儿内科

进修医师必读

主　编　傅君芬

副主编　汪　伟　唐兰芳

编　委　（以姓氏笔画为序）

马　鸣　马晓路　王金玲　王晶晶　王颖硕　毛姗姗　方优红　卢美萍
华春珍　江佩芳　汤永民　杜立中　杨子浩　吴　蔚　吴　磊　吴建强
余　佳　余　楠　余金丹　邹丽霞　汪　伟　张　婷　张　黎　张园园
张晶樱　陈　正　陈英虎　陈振杰　林慧佳　罗　芳　罗优优　郑　琪
赵　泓　袁天明　袁金娜　袁哲锋　徐卫群　徐晓军　徐雪峰　高　峰
郭　莉　唐兰芳　黄　轲　黄国萍　章毅英　隆　琦　傅松龄　傅海东
楼金玕　路智红　解春红　潘佳容

秘　书　王思思　张　黎

人民卫生出版社
·北　京·

图书在版编目（CIP）数据

儿内科进修医师必读 / 傅君芬主编 . —北京：人
民卫生出版社，2024.2
ISBN 978-7-117-36017-3

Ⅰ. ①儿…　Ⅱ. ①傅…　Ⅲ. ①小儿疾病 – 内科 – 诊疗
Ⅳ. ①R725

中国国家版本馆 CIP 数据核字（2024）第 046910 号

人卫智网	www.ipmph.com	医学教育、学术、考试、健康，购书智慧智能综合服务平台
人卫官网	www.pmph.com	人卫官方资讯发布平台

儿内科进修医师必读
Erneike Jinxiuyishi Bidu

主　　编：傅君芬
出版发行：人民卫生出版社（中继线 010-59780011）
地　　址：北京市朝阳区潘家园南里 19 号
邮　　编：100021
E - mail：pmph @ pmph.com
购书热线：010-59787592　010-59787584　010-65264830
印　　刷：廊坊一二〇六印刷厂
经　　销：新华书店
开　　本：787×1092　1/16　　印张：31　　插页：2
字　　数：754 千字
版　　次：2024 年 2 月第 1 版
印　　次：2024 年 4 月第 1 次印刷
标准书号：ISBN 978-7-117-36017-3
定　　价：99.00 元

打击盗版举报电话：010-59787491　E-mail：WQ @ pmph.com
质量问题联系电话：010-59787234　E-mail：zhiliang @ pmph.com
数字融合服务电话：4001118166　　E-mail：zengzhi @ pmph.com

前　言

为满足国家儿童健康发展规划和儿科进修医师临床工作需要,进一步提高儿科临床医务人员的诊治技能和水平,我们组织了 50 余位从事临床一线工作的儿科专家,在汇集浙江大学医学院附属儿童医院多年来进修医师专题讲座的基础上,结合多年的临床及科研经验,编写了《儿内科进修医师必读》,旨在与广大儿科同道共同学习交流,为儿科医师岗位进修培训和提高儿科医疗质量发挥积极作用。

本书共分十三章,以新、精、简、实用为特色,总结临床实践并参阅大量国内外前沿文献,系统阐述了新生儿科、新生儿重症监护、临床营养科、风湿免疫科、感染科、呼吸内科、消化内科、心血管内科、肾脏内科、血液科、神经内科、内分泌科和重症监护十三个科室常见疾病的病因、临床特点、辅助检查、诊断及治疗措施。本书有助于进修医师建立正确、规范的儿科诊治理念,加深对儿科常见病、多发病的理解,具有较强的理论性和临床实用性。

在正文之前,对所有进修医师提出几点基本要求:①严格遵守进修医院各项规章制度、操作规程和医德规范;②进修学习以临床实践、老师带教及自学为主,积极参加专业工作及业务学习;③主动学习并掌握进修科室疾病和药物相关知识并不断更新,合理用药;④熟练掌握进修科室基本操作的适应证、禁忌证、操作技术等,并正确分析检验结果;⑤诊疗期间注意医患沟通技巧,及时完成各类谈话;⑥提高个人防护意识,防止院内感染及医务人员自身感染。

由于各专科的疾病和诊疗各有特点,参编人员较多,本书难免存在不足之处,恳切希望广大读者在阅读过程中不吝赐教,欢迎发送邮件至邮箱 renweifuer@pmph.com,对我们的工作予以批评指正,以期再版修订时进一步完善,更好地为大家服务。

编者

2023 年 10 月

目　录

第一章　新生儿科 ··· 1
第一节　新生儿高胆红素血症 ·· 1
第二节　新生儿脑病 ·· 12
第三节　新生儿细菌性脑膜炎 ·· 20
第四节　新生儿脑功能监测技术 ·· 30

第二章　新生儿重症监护 ·· 34
第一节　新生儿持续性肺动脉高压 ·· 34
第二节　早产儿支气管肺发育不良 ·· 42
第三节　新生儿动脉导管开放 ·· 49
第四节　新生儿坏死性小肠结肠炎 ·· 54
第五节　新生儿营养支持技术 ·· 59
第六节　新生儿呼吸支持技术 ·· 64

第三章　临床营养科 ·· 69
第一节　营养风险筛查和营养评定 ·· 70
第二节　肠内营养的实施和效果评价 ·· 77
第三节　肠外营养应用规范和并发症监测 ································· 82

第四章　风湿免疫科 ·· 89
第一节　幼年特发性关节炎 ··· 89
第二节　风湿病相关肺间质病变 ·· 98
第三节　风湿病相关皮疹及系统性红斑狼疮 ····························· 106
第四节　自身炎症性疾病 ·· 117
第五节　原发性免疫缺陷病与反复感染 ···································· 126

第五章　感染科 133

第一节　发热待查 133

第二节　百日咳 138

第三节　EB 病毒感染 144

第四节　抗菌药物的合理应用 150

第六章　呼吸内科 157

第一节　慢性咳嗽 157

第二节　间质性肺部疾病 165

第三节　呼吸内镜术与介入治疗 174

第四节　支气管哮喘 178

第五节　先天性气道畸形 188

第七章　消化内科 195

第一节　婴儿慢性腹泻 195

第二节　婴儿胆汁淤积症 208

第三节　炎症性肠病 218

第四节　消化道出血 228

第五节　消化内镜在儿科的规范化应用 235

第八章　心血管内科 243

第一节　严重心律失常 243

第二节　川崎病 256

第三节　心力衰竭 262

第四节　心肌病 273

第九章　肾脏内科 283

第一节　激素抵抗型肾病综合征 283

第二节　紫癜性肾炎 290

第三节　夜遗尿 296

第四节　遗传性肾小管疾病 304

第十章　血液科 312

第一节　贫血 312

第二节　原发性免疫性血小板减少症 319

第三节　急性淋巴细胞白血病 325

第四节　噬血细胞综合征 336

第十一章　神经内科 ·····346

第一节　中枢神经系统自身免疫性疾病 ·····346

第二节　惊厥 ·····360

第三节　细菌性脑膜炎 ·····370

第四节　肌无力 ·····379

第五节　抽动障碍 ·····388

第十二章　内分泌科 ·····396

第一节　1 型糖尿病 ·····396

第二节　先天性肾上腺皮质增生症 ·····406

第三节　性发育异常 ·····415

第四节　多垂体激素缺乏 ·····423

第五节　内分泌常用功能试验 ·····431

第十三章　重症监护 ·····441

第一节　暴发性心肌炎 ·····441

第二节　休克 ·····449

第三节　急性呼吸窘迫综合征 ·····461

第四节　急性中毒 ·····469

第五节　重症颅内感染 ·····478

第一章

新生儿科

新生儿科学范畴包括新生儿期(生后4周)内科疾病的病因、发生机制、临床表现、诊疗方法和预防策略。新生儿在这一生命早期阶段易受各种围产期因素(如宫内感染、脐带、胎盘和分娩因素等)影响而发病,也容易受环境因素(如喂养、环境温度、病原体感染等)影响而致病;也可因母亲因素、自身代谢或基因异常等因素而发病。

近年来,国内外新生儿医学取得了长足发展,尤其是围产期保健制度的建立和落实、高通量测序技术、串联质谱筛查技术、新生儿重症监护、机械辅助通气技术、体外膜氧合、脑保护策略、静脉营养支持等技术的推广和应用,使新生儿内科疾病的诊疗水平突飞猛进。随着基础医学、临床医学和循证医学的蓬勃发展,新生儿内科学的内涵将更加丰富,新生儿内科疾病的诊疗将更加科学与规范。

本章重点选择了临床常见或诊疗困难的新生儿内科疾病和实用诊治技术进行编写和阐述。新生儿内科进修期间,不仅需掌握新生儿内科相关疾病诊疗原则和规范施治的方法,还要注重手卫生和核对制度。同时,新生儿医学是有温度的人文医学,良好的医患沟通是医疗质量持续改进的基石,新生儿内科医师需不断提高医患沟通能力,促进医患和谐。

第一节　新生儿高胆红素血症

一、概述

新生儿黄疸(neonatal jaundice)是因胆红素在体内积聚引起的皮肤或其他器官黄染,是新生儿期最常见的临床问题,超过80%的正常新生儿在生后早期可出现皮肤黄染;在新生儿期,多数胆红素来源于衰老红细胞。血红素在血红素加氧酶(heme oxygenase)作用下转变为胆绿素,后者在胆绿素还原酶(biliverdin reductase)作用下转变为胆红素,在血红素转变为胆绿素的过程中产生内源性的一氧化碳(carbon monoxide,CO),可通过呼出气CO的产量来评估胆红素的产生速率。1g血红蛋白可产生34mg(约600μmol)未结合胆红素。

二、病因和诊断

（一）胆红素生成过多

多见于各种血管外溶血。

1. 红细胞增多症。

2. 较大的头颅血肿、颅内出血或脏器血肿等。

3. 同族免疫性溶血，如 ABO 或 Rh 血型不合。

4. 红细胞酶缺陷，如葡萄糖-6-磷酸脱氢酶（glucose-6-phosphate dehydrogenase，G6PD）缺乏等。

5. 各种重症感染皆可致溶血，以金黄色葡萄球菌、大肠杆菌引起的败血症多见。

（二）肝酶系统未成熟

出生时尿苷二磷酸葡萄糖醛酸基转移酶（uridine diphosphate glucuronosyltransferase，UDPGT）含量低（仅为正常的 0~30%），生后 1 周接近正常；因此，生后早期生成结合胆红素的量较少。

（三）肠肝循环增加

先天性肠道闭锁、先天性幽门肥厚、巨结肠、饥饿和喂养延迟等均可使胎粪排泄延迟，使胆红素重吸收增加。

（四）常见的几种特殊情况

1. 母乳喂养与黄疸

（1）母乳喂养相关性黄疸（breast feeding-associated jaundice）：指母乳喂养的新生儿在生后 1 周内，由于生后数天内奶量摄入不足、排便延迟等，使血清胆红素升高；约 2/3 母乳喂养的新生儿可出现这种黄疸现象；患儿可同时有明显的生理性体重下降及血钠增高，提示喂奶量不足；可通过增加母乳喂养量和频率而使黄疸得到缓解，母乳不足时可以添加配方奶。该类黄疸不是母乳喂养的禁忌。

（2）母乳性黄疸（breast milk jaundice）：是指母乳喂养的新生儿在生后 1~3 个月内仍有黄疸，表现为非溶血性高未结合胆红素血症，其诊断常是排除性的。母乳性黄疸的确切机制仍不完全清楚，研究表明部分母亲母乳中的 β-葡糖醛酸酐酶活性较高，可在肠道通过增加肠葡糖醛酸与胆红素的分离，使未结合胆红素被肠道再吸收，从而增加了肝脏处理胆红素的负担；也有研究提示与肝脏 UGT 酶基因多态性有关。母乳性黄疸一般不需任何治疗，停喂母乳 24~48 小时，黄疸可明显减轻，但一般可以不停母乳，当胆红素水平达到光疗标准时应给予干预。

2. Gilbert 综合征　是一种慢性的、良性高未结合胆红素增高血症，属常染色体显性遗传，是由于肝细胞摄取胆红素功能障碍和肝脏 UDPGT 活性降低所致。其 UDPGT 酶活性降低的机制是在基因起动子区域 TA 重复增加；而在我国人群，常见是基因外显子 G71R 突变，导致酶的活力降低。Gilbert 综合征症状轻，通常于青春期才有表现；在新生儿期由于该酶活力降低，致肝细胞结合胆红素功能障碍而表现为高胆红素血症。当 UDPGT 基因突变和 G6PD 缺乏、ABO 血型不符等同时存在时，高胆红素血症更为明显。

3. 先天性甲状腺功能减退　甲状腺功能减退时，肝脏 UDPGT 活性降低，并可持续数周至数月；甲状腺功能减退时还可以影响肝脏胆红素的摄取和转运，经甲状腺素治疗后，黄疸常明显缓解。

（五）高胆红素血症评估与分类

传统基于单个血清胆红素值而确定的所谓"生理性或病理性黄疸"的观点已受到了挑战。根据临床实际，目前较被接受的高胆红素血症风险评估方法是采用日龄（表1-1-1）或小时龄胆红素值分区曲线，又称Bhutani曲线（图1-1-1）；根据不同胎龄和生后小时龄，以及是否存在高危因素来评估和判断某一时刻的胆红素水平是否属于正常或安全，以及是否需要治疗干预（图1-1-2）。

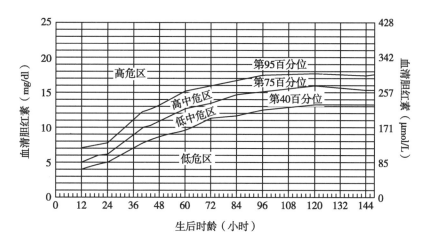

图 1-1-1　小时胆红素风险评估曲线（Bhutani 曲线）

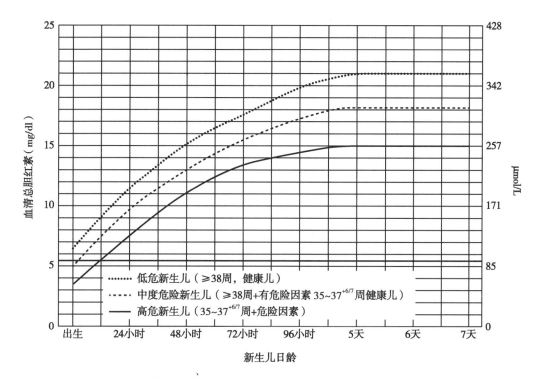

图 1-1-2　>35 周新生儿不同胎龄及不同高危因素的生后小时龄光疗干预标准

表 1-1-1　全国 875 例足月新生儿检测 7 日龄内胆红素百分位数值（μmol/L）

百分位数值	1 日龄	2 日龄	3 日龄	4 日龄	5 日龄	6 日龄	7 日龄
第 50 百分位数	77.29	123.29	160.91	183.82	195.28	180.74	163.98
第 75 百分位数	95.41	146.71	187.42	217.51	227.43	226.74	200.75
第 95 百分位数	125.17	181.60	233.75	275.31	286.42	267.44	264.19

胆红素脑病：是新生儿高胆红素血症最严重的并发症。按美国儿科学会 2004 年的标准，推荐将生后数周内胆红素所致的中枢神经系统损害称为急性胆红素脑病（acute bilirubin encephalopathy）；将胆红素所致的慢性和永久性中枢神经系统损害或后遗症称为核黄疸（kernicterus）或慢性胆红素脑病（chronic bilirubin encephalopathy）。胆红素升高也可引起暂时性脑病（transient encephalopathy），指胆红素引起的神经系统损伤是可逆的，临床表现随着胆红素水平的增高逐渐出现，如嗜睡、反应低下，但随治疗后胆红素的降低而症状消失；脑干听觉诱发电位显示各波形的潜伏期延长，但可随血清胆红素下降而恢复。胆红素脑病的典型表现常在 24 小时内较快进展，临床可分为 4 个阶段：

第一期：表现为嗜睡、反应低下、吮吸无力、拥抱反射减弱、肌张力减低等，偶有尖叫和呕吐。此期约持续 12~24 小时。

第二期：出现抽搐、角弓反张和发热（多与抽搐同时发生）。轻者仅有双眼凝视，重者出现肌张力增高、呼吸暂停、双手紧握、双臂伸直内旋，可出现角弓反张。此期约持续 12~48 小时。

第三期：吃奶及反应好转，抽搐次数减少，角弓反张逐渐消失，肌张力逐渐恢复。此期约持续 2 周。

第四期：出现典型的核黄疸后遗症表现。可有：①手足徐动：经常出现不自主、无目的和不协调的动作；②眼球运动障碍：眼球向上转动障碍，形成落日眼；③听觉障碍：耳聋，对高频音失听；④牙釉质发育不良：牙呈绿色或深褐色。此外，也可留有脑瘫、智能落后、抽搐、抬头无力和流涎等后遗症。

胆红素所致的神经功能障碍：除上述典型的胆红素脑病外，也可仅出现隐匿性的神经发育功能障碍，而没有典型的胆红素脑病或核黄疸临床表现，称为胆红素所致的神经功能障碍（bilirubin-induced neurological dysfunction，BIND）或微小核黄疸（subtle kernicterus）。可表现为轻度的神经系统和认知异常、单纯听力受损或听神经病变谱系障碍（auditory neuropathy spectrum disorder，ANSD）等。也有研究发现高胆红素水平与多种儿童临床情况相关联，包括儿童期学习障碍、注意缺陷多动障碍（attention deficit hyperactivity disorder，ADHD）、肌无力、笨拙和不协调、中央视力障碍、精神发育迟滞、失明、自闭症等。

除通过颅脑影像检查和脑干听觉诱发电位检查外，通过对胆红素脑病的进展、稳定或逆转等各阶段做出客观的临床评估，可对预防或治疗是否有效做出判断，也有利于判断预后。对 BIND 的评估可按表 1-1-2 进行。评分 7~9 分：提示急性胆红素脑病进展，推荐立即进行个体化的干预以防止进一步脑损伤，减少严重后遗症或可能逆转急性损伤；评分 4~6 分：提示中度急性胆红素脑病，进行紧急的降低胆红素措施可以逆转脑损伤；评分 1~3 分：提示是高胆红素血症的轻微症状或体征。脑干听觉诱发电位异常可提示胆红素相关的神经毒性，也可能此时已存在中度急性胆红素脑病;当患儿有上述非特异性表现(评分为 1~3 分)同时伴脑干听觉诱发电位筛查异常,支持中度急性胆红素脑病的诊断。

表 1-1-2　急性胆红素脑病脑损伤的严重程度评分

项目	体征	BIND 评分
神经状态	正常	0
	嗜睡但能唤醒,喂养减少	1
	嗜睡、吸奶差和/或激惹伴强力吸吮	2
	半昏迷、呼吸暂停、不能喂养、抽搐、昏迷	3
肌张力	正常	0
	持续性轻-中度肌张力降低	1
	轻-中度肌张力增高与降低交替、刺激后开始颈部和躯干弓形	2
	持续卷曲或角弓反张、手和足抽搐或踏车样动作	3
哭吵形式	正常	0
	唤醒时尖叫	1
	尖叫不易被安抚	2
	不能被安抚的哭吵、哭声微弱或消失	3
总积分		

三、胆红素脑损伤的辅助检查

(一) 头颅 MRI 检查

胆红素的神经毒性作用部位具有高度的选择性,最常见的部位是基底神经核的苍白球;头颅 MRI 检查对胆红素脑病诊断有重要价值。胆红素脑病急性期头颅 MRI 可出现双侧苍白球对称性 T_1 加权高信号,这是特征性表现,但此改变与患儿长期预后并不十分相关;数周或数月后上述 T_1 加权高信号逐渐消失,恢复正常;数月后(2~4 个月)若在相应部位呈现 T_2 加权高信号,即是慢性胆红素脑病(核黄疸)的改变,提示预后不良。

(二) 脑干听觉诱发电位检查

脑干听觉诱发电位(brain-stem auditory evoked potential,BAEP)是指起源于耳蜗听神经和脑干听觉结构的生物电反应,常用于筛查 ANSD。BAEP 异常在胆红素急性神经毒性中出现最早,是监测病情发展的敏感指标,也可是唯一表现;因 BAEP 属无创、客观检查,适用于胆红素脑病的早期诊断及进展监测。血清胆红素增高对中枢神经系统的毒性作用可通过观察 BAEP 的 I 波、III 波、V 波的波峰潜伏期,以及 I ~ III 波、III ~ V 波的峰间潜伏期的延长来判断;急性期 BAEP 的改变也可随治疗、血清胆红素水平下降而好转。

四、新生儿高胆红素血症的监测和随访

(一)目测

对黄疸的目测主要依靠的是皮肤黄疸发展的头尾规律,即皮肤黄疸首先出现在新生儿

的头面部,然后再向躯干、四肢近端及远端发展。但肉眼估计胆红素水平是不可靠的。

近年来,采用基于智能手机,对黄疸新生儿进行皮肤拍照,上传至网络相关黄疸筛查软件进行处理,获取黄疸程度参考值。该方法较肉眼观察更为客观,可作为家庭黄疸的早期识别方法之一,以便在发现异常后及时到医疗机构检查;该方法也可作为早期新生儿出院后的黄疸程度家庭随访。

(二) 实验室测定

主要为经皮胆红素(transcutaneous bilirubin,TCB)和血清总胆红素(total serum bilirubin,TSB)的测定,新生儿黄疸的评估必须依靠 TCB 值或 TSB 值。TCB 属非侵入性测定,快捷方便,可以用来对新生儿胆红素水平进行适时动态监测,是新生儿高胆红素血症进行大规模筛查和随访非常有用的方法。但 TCB 测定不能完全取代血清 TSB 测定,TCB 有一定的局限性;在 TSB 处于较高水平时,例如 TSB>15mg/dl(>256μmol/L)时,TCB 测量的准确性下降。光疗可使皮肤变白,故光疗时、光疗后的 TCB 水平不能代表 TSB 水平。一般将 TSB 值作为"金标准"。

(三) 日龄胆红素和小时龄胆红素

TCB 或 TSB 的测定应在生后 24 小时内就开始进行,如果发现新生儿生后 24 小时之内出现黄疸,应该立即进行血清胆红素测定。医务人员在进行新生儿生命体征检查时应同时评估新生儿黄疸情况,并确保每 8~12 小时对新生儿的黄疸程度进行一次评估,具体测定时间间隔取决于测定值在胆红素小时百分位列线图(见图 1-1-1)所处的危险区间、新生儿小时龄及黄疸的进展情况。根据小时龄胆红素值所处的百分位值大小,列线图被分为高危区、高中危区、低中危区和低危区。高危区指小时总胆红素值在第 95 百分位数以上,预测之后胆红素 >291μmol/L 的机会非常大。低危区指初生 72 小时内胆红素值在第 40 百分位数以下,之后 1 周内胆红素值不太可能超过第 95 百分位数,也不太会发生与黄疸有关的临床问题。中间区指胆红素值在第 40~95 百分位数之间的区间,该区又可分为高中危区和低中危区。小时胆红素百分位列线图处于高危区,是急性胆红素脑病的高危因素,也是新生儿黄疸的干预指标。

对产科分娩的新生儿,特别是对于在生后 72 小时即随母亲出院者,在出院前进行风险因素评估,可提高出院后高胆红素血症的预测价值。常推荐两种可选择的预测措施:①测定出院前小时龄胆红素值,并根据小时龄胆红素值分析新生儿出院前黄疸处于哪个危险区;②用临床危险因素进行评估。这两种推荐方案可以单独或联合使用。

胎龄≥35 周新生儿发生重度高胆红素血症的主要危险因素包括:出院前总胆红素值或 TCB 指数处于高危区、在生后 24 小时内发现黄疸、血型不合伴直接抗球蛋白试验阳性、其他溶血病(如 G6PD 缺乏)、呼气末 CO 增高、胎龄 35~36 周、头颅血肿或明显瘀斑、单纯母乳喂养,尤其是因喂养不当、体重丢失过多等。次要危险因素包括:出院前总胆红素值或 TCB 指数处于中危区、胎龄 37~38 周、出院前有黄疸、之前同胞有黄疸、糖尿病母亲所生的巨大儿、男性等。低危因素包括:出院前总胆红素值或 TCB 值处于低危区、胎龄≥41 周、人工喂养、出院时间大于生后 72 小时等。

根据小时胆红素风险评估曲线,对产科出院新生儿进行 TSB 或 TCB 测定随访:①对于生后 48 小时内出院的新生儿,应进行 2 次随访,第一次在 24~72 小时,第二次在 72~120 小时。②生后 72~120 小时内出院的新生儿,应在出院后 2~5 天内随访。③对于存在风险因素的新生儿,应多次随访;而无风险因素的新生儿,可延长随访时间间隔。④结合出院前胆红素值及所在危险区域,制定合适的随访计划。

五、新生儿高胆红素血症的治疗

(一) 光照疗法

1. **指征** 当 TSB 水平增高时,根据胎龄、患儿是否存在高危因素及生后日龄,对 >35 周胎龄新生儿可参照光疗干预列线图(图 1-1-2),当达到光疗标准时即可进行。对于早产儿,可参照表 1-1-3 进行光疗。

表 1-1-3 出生体重 <2 500g 的早产儿光疗和换血参考标准

出生时间	血清总胆红素值(mg/dl)											
	<24 小时		<48 小时		<72 小时		<96 小时		<120 小时		≥120 小时	
治疗方案	光疗	换血	光疗	换血	光疗	换血	光疗	换血	光疗	换血	光疗	换血
<1 000g	4	8	5	10	6	12	7	12	8	15	8	15
1 000~1 249g	5	10	6	12	7	15	9	15	10	18	10	18
1 250~1 999g	6	10	7	12	9	15	10	15	12	18	12	18
2 000~2 299g	7	12	8	15	10	18	12	20	13	20	14	20
2 300~2 499g	9	12	12	18	14	20	16	22	17	23	18	23

(左侧竖排:出生体重)

2. **原理** 光疗主要作用是降低总胆红素水平和减少胆红素对神经系统毒性作用。主要作用机制是通过光能量改变未结合胆红素的形态和结构,形成构象异构体(configurational isomers:4Z,15 E-Bilirubin IX,ZE;4E,15Z-Bilirubin IX,EZ)和结构异构体(structural isomer),即光红素(lumirubin,LR),异构体呈水溶性,可不经肝脏处理,直接经胆汁和尿液排出。波长 425~475nm 的蓝光和波长 510~530nm 的绿光效果最佳。光疗主要作用于皮肤浅层组织,光疗后皮肤黄疸消退并不表明血清未结合胆红素已达到了正常,此时仍应将监测血清胆红素作为"金标准"。

3. **设备与方法** 包括光疗箱、光疗灯、LED 灯和光疗毯等。光疗方法有单面光疗和双面光疗。影响光疗效果的因素为光源性质与强度、单面光源或多面光源、光源-光照对象的距离、暴露在光照下的体表面积及光照时间。光照强度以光照对象表面所受到的辐照度计算。辐照度由辐射计量器检测,单位为 $\mu W/(cm^2 \cdot nm)$。辐照度与光疗时总胆红素值下降率直接相关。标准光疗为 $8\sim10\mu W/(cm^2 \cdot nm)$,强光疗 $>30\mu W/(cm^2 \cdot nm)$。光照时,婴儿双眼用黑色眼罩保护,以免损伤视网膜,除会阴、肛门部用尿布遮盖外,其余均裸露;可以连续照射,也可间隔 12 小时或以其他不同的间隔方式进行"间歇光疗"。

4. **副作用及注意事项** 可出现发热、腹泻和皮疹,但多不严重,可继续光疗,或在暂停光疗后可自行缓解。当血清结合胆红素 $>68\mu mol/L$(4mg/dl),并且血清谷丙转氨酶和碱性磷酸酶增高时,光疗可使皮肤呈青铜色即青铜症,此时应停止光疗,青铜症可自行消退。因新生儿在蓝光照射时很难正确地观察到皮肤颜色,光疗时需要有心率和氧饱和度监测仪。

早产儿是急性胆红素脑病的高危人群,在早产儿出生早期具备了几乎全部形成严重高胆红素血症和胆红素脑病的高危因素。早产儿,尤其是极低和超低出生体重儿,在血清胆红素水平尚未达到光疗标准时是否需要预防性光疗,一直以来存在着争议。有研究显示,超低出生体重儿在出生早期积极地预防性光疗与对照组相比,能改善神经发育预后,但可能会增加死亡风险,故早产儿尤其是极低和超低出生体重儿预防性光疗时建议采用低光疗强度光源或间歇的光疗。

5. 光疗的终止　常通过光疗过程中密切监测胆红素水平的变化、对照光疗曲线,以确定是否停用光疗。一般 6~12 小时监测一次。对于胎龄 >35 周新生儿,一般当 TSB<13~14mg/dl(222~239μmol/L)时可停光疗。

（二）药物治疗

1. 静脉注射用丙种球蛋白　静脉滴注丙种球蛋白可以阻断网状内皮系统 Fc 受体,使吞噬细胞不能破坏致敏红细胞,在一定程度上减轻溶血反应,常用于治疗新生儿母婴血型不合溶血病。相对于单纯光疗,静脉滴注丙种球蛋白联合光疗能缩短光疗时间,使换血机会减少。用法为 0.5~1g/kg,于 2~4 小时内静脉滴入,早期应用于 ABO 或 Rh 血型不合溶血临床效果较好,必要时可重复应用。

2. 白蛋白　白蛋白主要作用是与血中胆红素联结,减少游离胆红素透过血脑屏障,避免胆红素脑病的发生。研究表明,胆红素脑病的发生与胆红素/血浆白蛋白(B/A)的比值有关。B/A 比值越高,发生胆红素脑病的危险性越大。对于高胆红素血症需要换血者,换血治疗前静脉注射白蛋白(1g/kg),能降低换血后血胆红素的水平,减少光疗的次数,目前已经作为换血治疗前的常规治疗方法。应用 5% 碳酸氢钠提高血 pH 值,以利于未结合胆红素与白蛋白的联结。

3. 其他药物　下列药物属临床尚在探索中或疗效的循证医学证据尚不充分,主要有:

（1）金属卟啉:血红素氧合酶(hemeoxygenase,HO)是催化血红素分子的 α-次甲基桥处氧化断裂,形成等分子的胆绿素,并最终形成胆红素的一种限速酶。金属卟啉可以通过竞争性抑制 HO 的活性,使血红素转化为胆绿素的通道被阻断,减少胆红素的生成,从而显著降低胆红素浓度。锡-中卟啉(sn-mesoporphyrin,SnMP)虽有小样本临床研究,并有较好的疗效,但考虑到新生儿高胆红素血症有多种治疗手段可选择及锡-中卟啉的潜在不良反应的不确定性,近期美国 FDA 已暂时放弃该治疗手段的开发和进一步深入。

（2）诱导肝酶增加肝脏胆红素代谢:由于新生儿肝脏葡糖醛酸转移酶活性仅为成人的 1%~2%,未结合胆红素在肝内不能有效地与葡糖醛酸结合,排泄缓慢。一些药物能够诱导 UDPGT 酶活性,从而增加胆红素的结合与排泄,使血清胆红素下降。苯巴比妥是肝酶诱导剂,可以诱导 UDPGT 酶活性,增加肝细胞摄取未结合胆红素的能力,促进胆红素代谢。苯巴比妥剂量每日 5mg/kg,分 2~3 次口服,共 4~5 日。但目前已有的循证医学证据并不强,也缺乏长期的神经系统随访研究资料。

（3）阻断胆红素重吸收:活性炭、琼脂可与胆红素结合,阻断其再次被吸收,但目前临床尚无随机对照研究对活性炭、琼脂治疗新生儿高胆红素血症进行评价。蒙脱石散是一种硅铝酸盐,也可能通过吸附肠内胆红素,加速胆红素排泄等方式来减少胆红素的重吸收,但目前无临床随机对照研究资料,故不推荐用于治疗新生儿高胆红素血症。

（4）益生菌:理论上益生菌能促进肠道菌群生长,后者能使肠道内的结合胆红素还原成尿胆原及其氧化产物而随粪便排出体外,从而减少了胆红素的肠肝循环。但是,益生菌制剂品种多,剂量不统一,目前的临床研究结果证据不足以支持益生菌治疗新生儿高胆红素血症,尚需要高质量、大样本的研究进一步确认。

（三）换血疗法

换血疗法（exchange transfusion）是对于严重新生儿溶血性疾病和就诊过晚的极严重高胆红素血症新生儿的急救措施。在采取强光疗措施后胆红素水平下降仍然不满意的情况下采取换血治疗对于减少急性胆红素脑病和核黄疸有着重要意义。

1. 作用 换出部分血中游离抗体和致敏红细胞,减轻溶血;换出血中大量胆红素,防止发生胆红素脑病;纠正贫血,改善携氧,防止心力衰竭。

2. 指征 大部分 Rh 溶血病和个别严重的 ABO 溶血病需换血治疗。

符合下列条件之一者即应换血:

（1）出生胎龄 35 周以上的早产儿和足月儿根据换血参考标准(图 1-1-3),在准备换血的同时先给予患儿强光疗 4~6 小时,若 TSB 水平未下降甚至持续上升,或对于免疫性溶血患儿在光疗后 TSB 下降幅度未达到 2~3mg/dl（34~50μmol/L）立即给予换血。

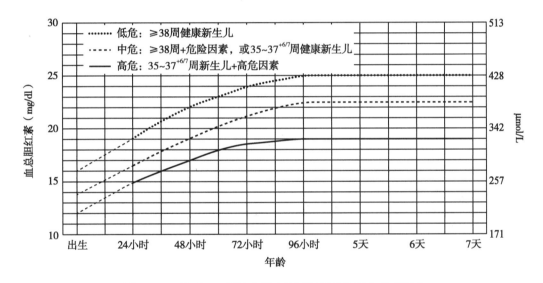

图 1-1-3 胎龄 35 周以上早产儿以及足月儿换血参考标准

注:低危险因素的新生儿(胎龄≥38 周,一般情况好);中等危险因素的新生儿(胎龄≥38 周,有高危因素;或胎龄 35~37+6 周,一般情况好);高危新生儿(胎龄 35~37+6 周,有高危因素,包括:新生儿溶血病、G6PD、窒息、缺氧、酸中毒、高热、低体温、严重感染、高碳酸血症、低血糖、低蛋白血症等。

（2）严重溶血,出生时脐血胆红素 >4.5mg/dl（76mmol/L）,血红蛋白 <110g/L,伴有水肿、肝脾大和心力衰竭。

（3）已有急性胆红素脑病的临床表现者不论胆红素水平是否达到换血标准、或 TSB 在准备换血期间已明显下降,都应换血。

3. 方法

（1）血源:Rh 溶血病应选用 Rh 系统与母亲同型、ABO 系统与患儿同型的血液,紧急或找不到血源时也可选用 O 型血;母 O 型、子 A 或 B 型的 ABO 溶血病,最好用 AB 型血浆和 O 型红细胞的混合血;有明显贫血和心力衰竭者,可用血浆减半的浓缩血。

（2）换血量：一般为患儿血量的 2 倍（约 150~180ml/kg），大约可换出 85% 的致敏红细胞和 60% 的胆红素及抗体。

（3）途径：一般选用脐静脉或其他较大静脉进行换血，也可选用脐动、静脉或外周动、静脉进行同步换血。

（4）注意事项：如红细胞比容（Hct）<30%，可用浓缩红细胞 50~80mL/kg 进行部分换血，以提高红细胞比容和携氧能力，同时有严重高胆红素血症时双倍血量换血。等量同步换血对于心功能不全的患儿耐受性更好。早期贫血严重者通过换血纠正贫血。部分患儿未行换血治疗，其贫血可输注浓缩红细胞来纠正。

病例链接： 新生儿高胆红素血症

【一般情况】男，10 天龄。

【主诉】皮肤黄染 8 天，少吃少哭 2 天。

【现病史】患儿 8 天前不明诱因出现皮肤黄染，无少吃，无气促，无发热，无抽搐，当地监测经皮胆红素 13.1mg/dl，给予"某种中成药"口服，未定时监测胆红素值，2 天前出现少吃、少哭、少动，无发热，无抽搐，无发绀，来院急诊，经皮胆红素 25mg/dl，建议住院，家属要求回当地住院治疗，当地医院予以"光疗、白蛋白"等治疗，血总胆红素升至 606.6μmol/L（参考值 3.42~20.5μmol/L），为进一步治疗，转至浙江大学医学院附属儿童医院。急诊查血总胆红素 460μmol/L（参考值 3.42~20.5μmol/L），拟"新生儿高胆红素血症、新生儿胆红素脑病"收入院。

起病以来，反应不佳，胃纳欠佳，睡眠尚可，大便褐色糊状，每天 5~6 次。胎便 24 小时内排出，尿量可。体重较出生时下降 210g。

【既往史】无其他特殊病史。

【个人史】G_3P_2，胎龄 38^{+6} 周，单胎剖宫产分娩，羊水、胎盘、脐带无特殊异常，出生体重 3 200g。出生 1 分钟、5 分钟 Apgar 评分均为 10 分。生后母乳喂养。

【家族史】父母体健。父亲血型 O 型，母亲血型 B 型。有一兄 3 岁，患"蚕豆病"。

【入院查体】体温 36.9℃，脉率 166 次/min，呼吸 46 次/min，血压 86/39mmHg，体重 2 990g。反应欠佳，哭声高尖，呼吸平，全身皮肤、巩膜重度黄染，前囟平，口腔黏膜光滑，两肺呼吸音对称，未闻及啰音，心律齐，心音中强，未闻及杂音。腹软，肝脾未及肿大，四肢肌张力稍增高，生理反射弱，末梢温。

【辅助检查】急诊静脉血气 + 电解质 + 胆红素分析：pH 7.289，PO_2 23.8mmHg，PCO_2 55.4mmHg，Hb 80g/L（参考值 180~190g/L），K^+ 4.2mmol/L，Na^+ 136mmol/L，HCO_3^- 25.7mmol/L，TBil 460μmol/L（参考值 3.42~20.5μmol/L），COHb（碳氧血红蛋白）2.1%（参考值 0.5%~1.5%）。

【入院诊断】新生儿胆红素脑病、新生儿高胆红素血症、新生儿溶血性贫血。

【进一步检查】

1. 血常规 + 网织红细胞、尿常规、粪常规、血型 + 血清学检查、G6PD 酶活性等检测。

2. 血培养、CRP、PCT 等检查。

3. 肝功能、肾功能、心肌酶谱等检测。

4. 甲状腺功能检查。

5. 胸片、头颅超声、腹部超声(肝、胆、胰、脾、肾、肾上腺)等检查。

6. 颅脑 MRI、脑干听觉诱发电位等检查。

【诊疗计划】

1. 患儿已出现胆红素脑病表现,需立即换血治疗。

2. 准备换血过程中先予以蓝光光疗退黄(强光疗治疗)。灌肠通便以促进胆红素排泄,必要时可输注白蛋白治疗。

3. 予以心率和氧饱和度监护,补液支持维持内环境稳定。

4. 行血型血清学、G6PD 活性检测等以寻找患儿溶血性黄疸的病因。

【诊疗经过】

1. 辅助检查结果

(1)血型+血清学检查:患儿父亲血型为 O 型,患儿母亲血型为 B 型,患儿血型为 O 型。直接抗人球蛋白试验阴性,释放试验阳性,游离抗体:抗 A、抗 B。

印象:未证实新生儿溶血病。

(2)G6PD 活性 18.8U/dl(参考值 >26U/dl),G6PD/6PGD 比值 0.55(参考值 1.0~2.3)。

(3)血常规+网织+超敏 CRP:白细胞计数 15.81×10⁹/L,中性粒细胞 72.8%,血红蛋白 78g/L(参考值 180~190g/L),血小板计数 465×10⁹/L,网织红细胞 8%(参考值 3%~6%)。超敏 CRP 1mg/L。

(4)肝功能:总蛋白 50.4g/L,白蛋白 39.8g/L,球蛋白 10.6g/L,总胆红素 468.7μmol/L(参考值 3.42~20.5μmol/L),直接胆红素 41.8μmol/L(参考值 0~3.42μmol/L),间接胆红素 426.9μmol/L(参考值 0~17.1μmol/L),ALT 10U/L。

(5)甲状腺功能:TSH、fT₄ 无特殊异常。

(6)脑干听觉诱发电位:双耳 75dB nHL 气导插入式耳机给声,ABR 无波形分化;双耳 95dB nHL 气导插入式耳机给声,ABR 无波形分化。

结论:听性脑干 V 波反应阈:左耳 >99dB nHL,左耳 >99dB nHL。

(7)颅脑 MR 平扫:双侧苍白球 T₁ 信号增高。

2. 疾病治疗转归　入院后立即予以 O 型洗涤红细胞+AB 型血浆进行两倍血容量同步动静脉换血,换血历时约 2 小时,换血后总胆红素下降至 183μmol/L,Hb 131g/L,继续光疗,监测胆红素水平,输液支持等对症处理。住院期间,胆红素有波动,达到光疗标准予间歇性光疗。住院第二天经口喂养,逐渐增加奶量。患儿黄疸逐渐稳定,少吃少动症状好转,住院 8 天好转出院。出院时经皮测胆红素 3.8mg/dl。

【出院诊断】新生儿胆红素脑病;新生儿溶血性贫血;G6PD 缺乏症。

【出院建议】

1. G6PD 缺乏症宣教,回避相关的食物、药物等。

2. 定期监测胆红素水平和血红蛋白。

3. 生后 2~3 个月复查颅脑 MRI。

4. 3 个月复查脑干听觉诱发电位,耳鼻喉科就诊。

5. 发育行为随访,必要时康复治疗。

(杜立中)

参考文献

1. 中华医学会儿科学分会新生儿学组.中国新生儿胆红素脑病的多中心流行病学调查研究.中华儿科杂志,2012,50:331-335.
2. 中华医学会儿科分会新生儿学组《中华儿科杂志》编辑委员会.新生儿高胆红素血症诊断和治疗专家共识.中华儿科杂志,2014,52(10):745-748.
3. SUBCOMMITTEE ON HYPERBILIRUBINEMIA. Management of Hyperbilirubinemia in the Newborn Infant 35 or More Weeks of Gestation. Pediatrics,2004,114:297-316.
4. BHUTANI VK,JOHNSON L,SIVIERI EM. Predictive ability of a predischarge hour-specific serum bilirubin for subsequent significant hyperbilirubinemia in healthy term and near-term newborns. Pediatrics,1999,103(1):6-14.

第二节　新生儿脑病

一、概述

新生儿脑病(neonatal encephalopathy,NE)是由多种病因引发新生儿脑损伤,导致生后早期出现神经系统功能异常的一种异质性疾病。缺氧缺血性损伤、颅内出血、低血糖、先天颅内感染、严重高胆红素血症、先天性代谢紊乱、癫痫性脑病、戒断综合征和先天脑发育不良等均可导致 NE,临床表现为意识、肌张力改变和/或惊厥发作,可伴有多脏器和系统功能损害,常伴有呼吸困难、肌张力低下、原始反射减弱和脑神经功能紊乱,尤其是喂养困难。

发达国家 NE 的发病率为 1‰~6‰。根据临床表现、脑电图和头颅 MRI 结果,新生儿重症监护病房中 50%~80% 的 NE 患者被认为是缺氧缺血性脑病(hypoxic-ischemic encephalopathy,HIE)。不同国家和地区新生儿 HIE 比例有很大差异。新生儿 HIE 死亡率约为 15%,约 25% 表现有不同程度的神经系统后遗症。

NE 最常见的病因是急性缺氧缺血性损伤,其他病因包括颅内出血、低血糖、先天颅内感染、严重高胆红素血症(核黄疸)、先天性代谢紊乱、癫痫性脑病、戒断综合征和先天脑发育不良等。在病因及时去除后,许多 NE 新生儿神经系统的异常表现可在新生儿期迅速缓解,预后良好。然而,NE 患儿若发生明显脑损伤,则可能会出现神经系统后遗症。

美国著名 NE 专家 Volpe 提出"早产儿脑病"概念,认为在早产儿中,尤其在胎龄 <32 周的极早产儿和胎龄 <28 周的超早产儿中,脑白质损伤(white matter injury,WMI)和/或神经元/轴突病变为其特征性改变,部分表现为生发基质出血-脑室内出血(germinal matrix hemorrhage-intraventricular hemorrhage,GMH-IVH)和脑室周围出血梗死(periventricular hemorrhagic infarction,PHI),其发生机制包括前少突胶质细胞(pre-oligodendrocytes)损伤、轴突损伤、丘脑损伤、板层下神经元损伤和 GABA 能神经元迁移受阻等,可导致脑白质、丘脑、基底节、大脑皮层、脑干和小脑损伤和发育不良。早产儿脑病的发生过程可持续相当长时期(可达数月),因此,为实施神经保护和重塑提供了干预窗口;有效干预治疗对于改善远期认知、记忆力、注意力、社会适应和运动水平具有重要意义。

二、诊断与鉴别诊断

（一）病史采集要点

1. **母亲既往史**　既往疾病用药史（如严重贫血和心肺疾病及用药史）、药物滥用史、血栓栓塞史和既往妊娠史等。

2. **产科病史**　产前筛查、胎儿超声检查、胎心监测、羊水检测结果（评估胎儿染色体）、胎盘病理结果（评估胎盘早剥、血管病变、感染或脐带血栓）等。

3. **分娩事件史**　肩难产、臀位难产、急产、子宫收缩不良、子宫破裂、胎盘早剥、脐带脱垂、脐带绕颈、脐带真结和脐带撕裂等。

4. **家族史**　癫痫家族史、先天性神经肌肉疾病和先天性遗传代谢性疾病家族史。

5. **新生儿病史和症状**　神经系统异常如惊厥、激惹、少哭少动或肌张力改变等表现的详细发病过程、持续时间和进展情况。少尿、低血压、转氨酶升高或凝血功能障碍等提示多器官系统功能衰竭史。

（二）体格检查

1. **需进行全面系统的体格检查**　神经系统检查尤为重要，包括意识状态、精神反应、肌张力、原始反射、呼吸形式、瞳孔情况等。

2. **仔细评估是否存在胎儿发育异常的表现**　包括特殊面容、皮疹、毛发色泽、内脏和骨骼的先天性异常等，如小颌畸形、通贯掌、纵行皮疹、毛发色泽浅、肝脾肿大和关节挛缩等，可提示先天发育异常或产前因素引起的脑病。

（三）实验室及器械检查

1. **脐动脉血气分析**　可以提供有关胎儿灌注的重要线索。全面的实验室评估还包括新生儿血气分析、电解质、葡萄糖和乳酸水平以检测内环境状态。

2. **胎盘和脐带的大体和组织学检查**　可提供病因的证据，如胎盘血管病变、感染/炎症或脐带血栓形成。

3. **血常规检测、C反应蛋白、前降钙素和血培养检测**　感染情况。

4. **胆红素水平、肝酶、肌酐、血尿素氮、CK-MB检测**　肝肾功能和心肌受损情况。

5. **凝血谱和凝血因子检测**　凝血功能。

6. **腰椎穿刺**　脑脊液细胞计数、生化、培养和病毒检测（如肠道病毒、单纯疱疹病毒PCR检测）。

7. **尿液病原检测**　排除细菌或病毒感染，如尿培养、巨细胞病毒DNA检测。

8. **血氨、血或尿氨基酸和有机酸串联质谱筛查**　排除是否存在先天性代谢异常。

9. **遗传学检测**　常规染色体检查、染色体微阵列分析（chromosomal microarray analysis，CMA）、高通量基因Panel检测和全外显子测序（whole exome sequencing，WES）等以评估先天基因异常的原因。

10. **神经生理脑功能监测**　因新生儿惊厥发生表现不典型，易漏诊，另一方面，肢体抖动等非特异性动作易被误判为惊厥，所以神经生理脑功能监测尤为重要。神经生理脑功能监测用以确定是否有惊厥发作，并评估背景电活动，不仅用于诊断，而且还可评估NE的治疗和预后。通常在生后第一天（治疗前或治疗过程中）检查脑电图，若出现癫痫波，则至少持续24小时或更长时间的脑电图监测，推荐应用连续视频脑电图和振幅整合脑电图（amplitude

integrated electroencephalogram，aEEG）。

11. 头颅影像学检查

（1）头颅 MRI 检查：有助于判断 NE 的发病机制和预后。35 周以上胎龄新生儿建议生后 24~96 小时和 10 天左右做脑部 MRI 检查，急性严重缺氧缺血者头颅 MRI 可表现为深部灰质损伤，尤其位于豆状核尾部和丘脑前外侧；慢性轻度缺氧缺血者头颅 MRI 可表现为矢状旁区和皮层下动脉分布交界区白质损伤。传统 MRI 结合磁共振波谱分析（magnetic resonance spectroscopy，MRS）已经成为具备最高敏感性和特异性的新生儿脑损伤影像检测技术，MRS 检测基底节和丘脑乳酸/N 乙酰天门冬氨酸（lactic acid/N-acetyl aspartic acid，Lac/NAA）结果是评估 NE 患儿脑损伤和预后的重要指标；MRI 还可发现早产儿 WMI 和神经元/轴突病变，可表现为脑室周围白质软化（periventricular leukomalacia，PVL）、脑室周围胶质细胞弥漫增生、脑室扩张，亦可出现丘脑、基底节、大脑皮层、脑干和小脑容量减低或信号异常等改变；早产儿矫正胎龄 40 周左右头颅 MRI 弥散张量成像（diffusion tensor imaging，DTI）检查髓鞘化程度可评估脑发育水平和预后。

（2）头颅超声检查：使用便捷，无辐射，对于早产儿脑室扩大、PVL、GMH-IVH 或 PHI 敏感性和特异性均很高，对于早产儿脑病评估具有重要意义，胎龄小于 30 周早产儿生后 7~14 天和矫正胎龄 36~40 周时需做头颅 B 超检查。

（3）头颅 CT 检查：对新生儿脑损伤敏感性差，且辐射大，相对较少使用；但是，对于头部外伤、贫血和凝血功能异常的新生儿可考虑该项检查。

（四）诊断

1. NE 诊断依据   主要包括：引起神经系统损伤的围产期病史、母亲既往疾病用药史和家族史；新生儿神经系统异常临床表现，如惊厥、反应差、喂养困难或发绀等表现；神经系统阳性体征，如意识状态、精神反应、肌张力、原始反射、呼吸形式和瞳孔情况异常等；神经生理脑功能监测或头颅影像学检查提示脑病特征。

2. 早产儿   尤其在胎龄 <32 周的极早产儿或胎龄 <28 周的超早产儿中，头颅影像学见 WMI、神经元/轴突病变、脑室扩大、GMH-IVH 或 PHI，需考虑诊断早产儿脑病。新生儿期头颅 B 超检查在早产儿脑病诊断中具有独特优势和重要地位。

3. NE 诊断后需积极查找病因   HIE 是 NE 最常见的类型。2014 年，美国妇产科学会新生儿脑病工作组发布了《新生儿脑病和神经系统结局（第 2 版）》，其中详细阐述了胎龄 35 周以上新生儿 HIE 诊断依据，包括：

（1）新生儿表现符合急性围产期或产时缺氧缺血事件

1）5 分钟和 10 分钟时 Apgar 评分低于 5 分。

2）胎儿脐动脉血酸中毒，pH 值小于 7.0 和/或碱剩余 ≥12mmol/L。

3）神经影像学提示急性脑损伤的 MRI 或 MRS 改变与缺氧缺血相一致。

4）多系统损伤与 HIE 一致。

（2）不良影响因素的类型和时间与急性围产期或产时缺氧缺血事件一致

1）缺氧或缺血性事件发生于产前或产时，如子宫破裂、严重胎盘早剥、脐带脱垂、羊水栓塞、产妇心力衰竭和胎儿失血等。

2）胎心监测异常。

3）影像学检查脑损伤的时间和类型与急性围产期或产时事件相符。

4）排除其他可能因素。

（3）发育结果可能表现为痉挛性四肢麻痹或运动障碍性脑瘫

但有学者研究认为该 HIE 诊断标准过于严格，可行性欠佳，易造成漏诊，应用该诊断标准时需谨慎。

4. NE 新生儿若合并窒息 需重点鉴别是否为新生儿 HIE，2016 年中华医学会围产医学分会新生儿复苏学组发布《新生儿窒息诊断的专家共识》，提出关于结合 Apgar 评分及脐动脉血气 pH 值诊断新生儿窒息的方案：

（1）新生儿生后仍做 Apgar 评分，在二级及以上或有条件的医院生后应做脐动脉血气分析，Apgar 评分要结合血气结果作出窒息的诊断：

1）轻度窒息：Apgar 评分 1 分钟 ≤7 分，或 5 分钟 ≤7 分，伴脐动脉血 pH<7.2。

2）重度窒息：Apgar 评分 1 分钟 ≤3 分或 5 分钟 ≤5 分，伴脐动脉血 pH<7.0。

（2）未取得脐动脉血气分析结果的，Apgar 评分异常，可称之为 "低 Apgar 评分"。考虑到目前国际、国内的疾病诊断编码的现状，对于 "低 Apgar 评分" 的病例，Apgar 评分 ≤3 分列入严重新生儿窒息（severe，ICD-9 code 768.5/ICD10 code21.0）；Apgar 评分 ≤7 分列入轻或中度新生儿窒息（mild or moderate，ICD-9 code 768.6/ICD10 code21.1）的诊断。此共识推荐的新生儿窒息诊断方案为双轨制，"低 Apgar 评分" 并未取得相关的国内外编码。

（3）应重视围产期缺氧病史，尤其强调胎儿窘迫及胎心率异常，在有条件的医院常规定时做胎心监护，呈现不同程度胎心减慢、可变减速、晚期减速、胎心变异消失等，可作为新生儿窒息的辅助诊断标准，尤其是对于没有条件做脐动脉血气的单位，可作为诊断的辅助条件。

5. NE 鉴别 NE 病因复杂，详细的病史采集、仔细的体格检查和针对性的辅助检查对于建立更确切的诊断十分重要（图 1-2-1），尤其对于无明确围产期窒息病史的新生儿。NE 鉴别诊断除了上述 HIE，还包括：

（1）颅内出血：少量硬膜下出血、蛛网膜下腔出血一般无症状；Ⅱ度以上颅内出血是早产儿 NE 的常见原因；足月儿脑室内出血或丘脑出血需查找是否存在脑静脉窦血栓；足月儿脑实质出血需排除脑静脉窦血栓、外伤、凝血功能异常、血管发育畸形和基因异常（如 *COL4A1* 基因突变）；头颅影像学检查、凝血功能和基因检测等相关检查可进一步明确诊断。

（2）颅内感染：除了 NE 表现外，常有感染病史和表现，如孕母羊膜炎史、孕期 GBS 筛查阳性，患儿可有发热、反应差和休克表现等。脑脊液检查可协助诊断。

（3）内环境异常引起的脑病：电解质紊乱，如低钙、低镁血症；低血糖；严重高胆红素血症。

（4）脑发育异常：可存在颅面畸形或其他器官发育异常；胎儿或新生儿超声和 MRI 异常；可合并基因检测异常。

（5）先天代谢性疾病：影像学见脑水肿或对称性脑损伤；可有持续乳酸酸中毒、高氨血症、喂养不耐受或异常身体气味等。

（6）戒断综合征：母体特殊药物应用或者药物滥用。

（7）脑梗死：局灶性运动痉挛是新生儿最常见的临床表现，MRI 可表现为局部动脉缺血改变。动脉缺血性改变患儿需做心脏超声和 MRA 检测排除心脑血管畸形，并需追问家族史是否存在易栓症。

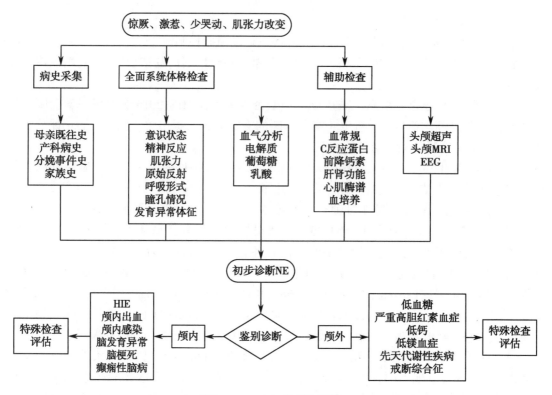

图 1-2-1   NE 诊断流程图

（8）癫痫性脑病：临床表现和/或 EEG 提示癫痫发作，药物较难控制；可有明显肌张力异常；EEG 可出现暴发抑制；临床表现和 EEG 发作形式可进行性加重；生后 1 周头颅 MRI 改变不明显；常检出相关基因突变（如 *KCNQ2*、*KCNQ3*、*SCN1A*、*SCN2A*、*SLC13A5*、*STXBP1*、*KCNT2*、*GDLC*、*CDKL5*、*CHD7* 和 *GNA01* 等）。

三、治疗

NE 新生儿应该在新生儿神经重症监护单元（neonatal neurointensive care unit，NNICU）接受治疗。NNICU 聚焦新生儿脑保护，通过整合新生儿科、神经科、神经影像学、神经电生理、遗传学、康复和神经专科护理的多学科团队，集监测、发育支持护理、治疗和随访为一体。NNICU 不仅给予合理脑保护治疗，还可实时动态监测神经功能，对改善危重新生儿神经发育结局具有重要意义。

治疗目标包括去除病因、维持生命体征、内环境稳定和减轻脑损伤。

（一）病因治疗

对于 NE 的不同病因，采取相应治疗。如颅内出血需采取止血、减轻脑水肿或血肿清除术治疗；颅内感染需针对病原抗感染治疗；低血糖脑病需维持血糖正常；胆红素脑病需换血治疗；先天代谢性疾病需特殊饮食和相应药物治疗；戒断综合征需避免相应药物摄入并促进排泄；若脑梗死为出血性静脉梗死灶且存在新鲜血凝块，需考虑抗凝治疗。

（二）支持对症性治疗

1. 保持足够的通气   避免低氧或高氧。

2. **维持足够的脑和其他重要器官灌注** 避免全身性低血压或高血压,避免血流高黏滞;维持正常代谢状态,如维持血糖正常、电解质正常、营养状态和酸碱度正常。

3. **控制惊厥发作** 苯巴比妥是首选药物,负荷剂量静脉注射 20mg/kg,如果癫痫持续发作,可根据需要再给予 5~10mg/kg。给予负荷剂量后 12~24 小时开始按 3~5mg/(kg·d)的剂量口服或静脉输入,分两次给药。

4. **控制脑水肿** 避免液体过多。

(三)治疗性亚低温

在生后 6 小时内开始,33~34℃下维持 72 小时,是治疗胎龄 35 周及以上新生儿 HIE 的唯一经证实的神经保护疗法。其机制包括减少神经元凋亡、降低炎症反应、减轻脑水肿、减缓脑代谢和惊厥发作。根据对照试验和荟萃分析研究,建议使用全身或头部冷却疗法作为足月或晚期早产儿中重度 HIE 的早期治疗方法。治疗性亚低温已成为国际上 NICU 的标准治疗。

治疗性亚低温通常耐受性良好,但短期副作用包括窦性心动过缓和血小板减少,皮下脂肪坏死伴或不伴高钙血症也已被视为一种潜在的罕见并发症。

(四)神经保护药物治疗

对于 NE 治疗,目前尚无确切疗效的神经保护药物。促红细胞生成素、褪黑素和氙气等尚处在动物实验或临床试验阶段,疗效有待进一步研究,临床暂不推荐应用。

(五)新生儿期神经重塑干预

对于 NE 患儿尤其是早产儿脑病,目前研究认为母乳喂养、合理营养摄入、良性环境听觉、视觉刺激和减少疼痛应激等措施可减缓脑损伤和促进脑发育。

(六)远期神经康复治疗

NE 患儿建议定期至儿童康复科评估生长发育水平,至少随访至 2 周岁,最好随访至学龄期。若生长发育落后,尽早发现并及时干预,由专业儿童康复科医师指导训练,可改善运动、智力和语言发育水平。

病例链接: 新生儿脑病

【一般情况】患儿,男,4 小时龄。

【主诉】窒息复苏后 4 小时。

【现病史】G_1P_1,孕 38 周因"妊娠期高血压、脐动脉舒张期血流缺如"剖宫产,羊水Ⅲ度污染,出生体重 2.35kg,出生后无哭声、无自主呼吸、肌张力软,给予气管插管后吸引胎粪、正压通气等新生儿复苏措施,1 分钟 Apgar 评分 3 分,给予正压通气,5 分钟 Apgar 评分 9 分,改用常压给氧,有气促,无发绀,无抽搐,无呕吐,用救护车转至医院急诊,监测氧饱和度 90%~95%,急诊拟"新生儿窒息、胎粪吸入综合征、小于胎龄儿"收入院。

起病以来,患儿反应差,未开奶,大小便未排,体重下降 70g。

【个人史】G_1P_1,孕 38 周剖宫产,出生体重 2.35kg,有窒息复苏史,生后未喂养。

【家族史】父母身体健康,母亲有输卵管疏通术史,否认家族中肝炎、结核等传染病史及遗传病史。

【入院查体】体温 35.4℃,脉搏 134 次/min,呼吸 48 次/min,血压 84/50mmHg,体重 2 280g。

反应差,呼吸浅弱,欠规则,皮肤黏膜苍灰,无黄染,面色无发绀,前囟平软,双侧瞳孔对光反射迟钝,口腔黏膜光滑,见三凹征,两肺呼吸音粗,未及啰音,心率 134 次/min,心律齐,心音中等,未闻及病理杂音,腹软,肝脾无肿大,四肢肌张力偏低,原始反射未引出。

【辅助检查】急诊血气、电解质、乳酸和血糖:pH 7.209(参考值7.35~7.45),PCO_2 37mmHg,PO_2 58.4mmHg(参考值80~100mmHg),K^+ 5.4mmol/L,Na^+ 133mmol/L,Cl^- 105mmol/L,Ca^{2+} 1.38mmol/L,HCO_3^- 14.2mmol/L(参考值 21~28mmol/L),Glu 1.2mmol/L(参考值 2.2~6.1mmol/L),乳酸 17.0mmol/L(参考值 0.5~2.2mmol/L),TSB 46μmol/L,HCT 50.3%,ABE −13mmol/L(参考值 −3.0~3.0mmol/L)。急诊血常规:WBC 15.68×10^9/L,N 0.613,Hb 162g/L,PLT 195×10^9/L,CRP 4.7mg/L。急诊胸片:两肺纹理增多。

【入院诊断】新生儿缺氧缺血性脑病;胎粪吸入综合征;新生儿低血糖;小于胎龄儿。

【进一步检查】

1. 血常规 + 网织红细胞、C 反应蛋白、肝肾功能、心肌酶谱、凝血功能。

2. TORCH 抗体、血培养等检查。

3. 头颅 B 超、头颅 MRI、振幅整合脑电图、脑干听觉诱发电位、心脏超声、腹部(肝、脾、肾脏)超声等检查。

【诊疗计划】

1. **监护和护理** 密切监测生命体征、心电和氧饱和度监护、尿量、血红蛋白、血气、电解质内环境和血糖。

2. **脑保护治疗** 患儿因"妊娠期高血压、脐动脉舒张期血流缺如"剖宫产,羊水Ⅲ度污染,有气管插管后吸引胎粪、正压通气等新生儿复苏史,1 分钟 Apgar 评分 3 分;入院查体:反应差,前囟平软,双侧瞳孔对光反射迟钝,四肢肌张力偏低,原始反射未引出。结合乳酸高、低血糖结果,考虑中重度 HIE,病因考虑系宫内缺氧缺血、低灌注。排除颅内出血、严重感染等诊断后可应用亚低温治疗。

3. **对症支持治疗**

(1)呼吸支持:鼻导管吸氧,必要时 CPAP 或机械辅助通气。

(2)循环支持:必要时应用米力农、多巴胺等改善循环;若存在肺动脉高压,考虑应用机械通气、NO 吸入。

(3)维持正常血糖:6mg/(kg·min)糖速,维持血糖正常,适时调整;若需 10mg/(kg·min)以上糖速,考虑氢化可的松应用。

(4)禁食补液:维持内环境稳定,提供足够能量,适当限制液体量。

(5)镇静、抗惊厥治疗:若出现激惹、惊厥,可予以苯巴比妥静脉注射治疗。

(6)降颅压:若出现脑水肿、颅内压增高表现,可考虑应用呋塞米或小剂量甘露醇治疗。

(7)抗感染治疗:羊水浑浊,有窒息复苏史,患儿反应差,考虑应用抗生素治疗。

【诊疗经过】

1. 辅助检查结果

(1)血气、电解质、乳酸和血糖(入院 1 小时):pH 7.19(参考值7.35~7.45),PCO_2 47mmHg,PO_2 67mmHg,K^+ 4.8mmol/L,Na^+ 138mmol/L,Cl^- 103mmol/L,Ca^{2+} 1.41mmol/L,HCO_3^- 17.7mmol/L(参考值 21~28mmol/L),Glu 3.1mmol/L,乳酸 12.2mmol/L(参考值 0.5~2.2mmol/L),TSB 42μmol/L,HCT 52.3%,ABE −10.7mmol/L(参考值 −3.0~3.0mmol/L)。血气、电解质、乳酸和

血糖(入院 3 小时):pH 7.372,PCO$_2$ 38.2mmHg,PO$_2$ 102mmHg,K$^+$ 4.6mmol/L,Na$^+$ 138mmol/L,Cl$^-$ 103mmol/L,Ca^{2+} 1.26mmol/L,HCO$_3^-$ 21.7mmol/L,Glu 7.6mmol/L,乳酸 6.5mmol/L(参考值 0.5~2.2mmol/L),TSB 66μmol/L,HCT 49.3%,ABE −2.7mmol/L。

(2)生化结果:ALT 26U/L,Cr 86μmol/L(参考值 13~33μmol/L),BUN 3.8mmol/L,CK-MB 454U/L(参考值 <25U/L)。

(3)TORCH 抗体:CMV-IgG 阳性,HSV I-IgG 阳性,其余阴性;尿巨细胞病毒、血培养均阴性。

(4)入院头颅 B 超:脑实质回声略增强、双侧脑室窄,未见明显出血。

(5)头颅 MRI(入院第 4 天):T$_1$ 相脑实质弥漫性信号偏高,脑室偏窄,矢状旁区皮质高信号,DWI 右侧额叶、左侧枕叶、双侧半卵圆中心片状高信号,符合 HIE 改变。

(6)振幅整合脑电图(入院第 1 天):背景电活动异常,见痫样放电;振幅整合脑电图(入院第 7 天):背景电活动如常,存在睡眠觉醒周期,未见痫样放电。

(7)脑干听觉诱发电位、心电图、心脏超声、腹部(肝、脾、肾脏)超声等检查未及特殊异常。

(8)胸片(入院第 7 天):两肺纹理增多。

2. **疾病转归** 入院后予以心电和氧饱和度监护,亚低温治疗,鼻导管吸氧;禁食补液支持对症治疗;患儿亚低温治疗中未见抽搐,但振幅整合脑电图背景电活动异常,见痫样放电,予以苯巴比妥 20mg/kg 负荷量,第 2 天予以 5mg/kg 维持静脉用药抗惊厥,严格限制液体,亚低温治疗 72 小时后停用,生后第 3 天开奶,逐渐增加喂养量,直至母乳足量按需喂养。

住院 17 天,出院时患儿无抽搐、无发绀,无少吃,无发热,无气促。查体:神清,反应尚可,呼吸平稳,前囟平软,口腔黏膜光滑,两肺呼吸音粗,未闻及啰音,心律齐,未及明显病理性杂音,腹软,肝脾肋下未及肿大,神经系统检查阴性。

【出院诊断】新生儿缺氧缺血性脑病;胎粪吸入综合征;新生儿低血糖;小于胎龄儿。

【出院建议】

1. 出院带药,维生素 AD 胶囊口服,一天一次,一次一粒。

2. 母乳喂养,母乳不足时添加配方乳。

3. 若有抽搐、发热、呕吐频繁、气促或发绀等症状,及时就诊。

4. 定期康复科和神经内科门诊就诊。

(潘佳容)

参考文献

1. VOLPE JJ. Neonatal encephalopathy:an inadequate term for hypoxic-ischemic encephalopathy. Ann Neurol,2012,72(2):156-166.

2. VOLPE JJ. Dysmaturation of Premature Brain:Importance,Cellular Mechanisms,and Potential Interventions. Pediatr Neurol,2019,95:42-66.

3. THE AMERICAN COLLEGE OF OBSTETRICIANS AND GYNECOLOGISTS' TASK FORCE ON NEONATAL ENCEPHALOPATHY. Executive summary:Neonatal encephalopathy and neurologic outcome,second edition. Obstet Gynecol,2014,123(4):896-901.

4. 中华医学会围产医学分会新生儿复苏学组. 新生儿窒息诊断的专家共识. 中华围产医学杂志,2016,19(1):3-6.

第三节　新生儿细菌性脑膜炎

一、概述

(一) 病因

引起新生儿细菌性脑膜炎的病菌很多,最常见的为革兰氏阴性菌如大肠埃希菌,另外革兰氏阳性菌如无乳链球菌(B 族溶血性链球菌)也较常见。一般认为新生儿细菌性脑膜炎与败血症相关,但血培养阳性率不高。有研究发现,早发型败血症发生细菌性脑膜炎者约 30% 血培养阳性;此外,大样本研究发现晚发型感染者 30%~38% 的细菌性脑膜炎血培养阴性。按脑膜炎的发生时间可分为早发型及晚发型脑膜炎两种。早发型脑膜炎常见于出生后 48~72 小时内,与母体产道感染有关,常合并呼吸窘迫或败血症等,死亡率高。而晚发型脑膜炎则常发生于出生 1 周左右及以后,死亡率亦不低,因此早期诊断和治疗是改善新生儿细菌性脑膜炎预后的关键。近年来医源性脑膜炎报道增多,国外报道脑膜炎败血性黄杆菌感染病死率高,其他医源性感染细菌包括铜绿假单胞菌、沙雷菌等,真菌性脑膜炎近年来也有报道。

(二) 临床表现

新生儿细菌性脑膜炎的症状与儿童或成人脑膜炎略有不同,缺乏典型的脑膜炎表现。如头痛、呕吐、颈项强直等在早产儿较为少见,往往以不定时发热、哭闹不安、拒食、活力欠佳等为主要表现,有时会出现黄疸、昏睡、呼吸急促或呼吸暂停等特殊症状,而且早产儿脑膜炎常是早产儿坏死性小肠结肠炎、脐炎、肺炎或败血症等的合并症。

二、诊断与鉴别诊断

(一) 诊断和脑脊液检查

1. **诊断**　对胎膜早破、产程延长、脑脊膜膨出、皮肤窦道的新生儿,如果出现难以解释的体温不稳定,精神、哭声、面色不好及拒奶等,应仔细检查有无激惹、易惊、尖叫、嗜睡、凝视或前囟紧张、饱满、骨缝增宽等提示颅内感染的表现。但诊断脑膜炎必须行脑脊液检查,如此才能明确病原菌,也可通过培养明确药物的敏感性。因为,脑膜炎在新生儿尤其是早产儿并无特定的症状,所以,当怀疑脑膜炎的可能性时,需积极行脑脊液(cerebrospinal fluid,CSF)检查,以免延误诊治;当然,对于脑膜炎患儿也应追踪 CSF 的变化,以了解治疗的成效。一旦怀疑是急性细菌性脑膜炎,必须及时采血送细菌培养,同时行腰椎穿刺术;但进行腰椎穿刺术前,要评估患儿是否需进行颅脑影像学检查,如头颅 CT,以判断患儿是否可行腰椎穿刺检查。

2. **CSF 检查**　新生儿,尤其是早产儿,因为胎龄和日龄不同,正常 CSF 的细胞数和蛋白等至今没有统一的标准;近年来的一些大样本关于足月儿或早产儿的 CSF 检查结果可供参考(表 1-3-1,表 1-3-2)。另外在临床工作中,由于各种原因会导致腰椎穿刺过程中的不顺利,从而导致 CSF 细胞数的不准确。496 例腰椎穿刺研究发现,其中 131 例存在腰椎穿刺损伤(CSF 红细胞数 >1 000/mm³),分析证实 CSF 每 3 300 红细胞将增加 1 个白细胞;表明红细胞数与白细胞比为 500∶1 原则可能会过度矫正血液污染的细胞数;提示对于损伤者进行 CSF 白细胞的调整不能提高新生儿细菌性脑膜炎的诊断,应尽快复查;CSF 蛋白量与损伤也有关系,研究发现 1 000 红细胞/mm³ 可增加 CSF 蛋白 1.9mg/dl。此外,尚缺乏关于新生儿抗生素应用对 CSF 白细胞计数的影响,但儿童研究表明应用抗生素 24 小时,CSF 白细胞数改变不明显,CSF 蛋白稍下降但仍高于正常,但 CSF 糖可在初始治疗 4 小时后恢复;因此,对于 CSF 细胞数的判断应考虑多种情况。

表 1-3-1 足月儿 CSF 细胞数和蛋白参考范围

研究	n	日龄（天）	CSF 白细胞数（10^6/L）			CSF 蛋白量（mg/L）		
			中位数	均数	上限	中位数	均数	上限
Byington, et al. 2011	278	1~28	5	6.1	18	730	750	1 310
	318	29~60	3	3.1	8.5	540	590	1 060
	81	61~90	3	3	8.5	380	390	710
Chadwick, et al. 2011	1 091	0~60	2.3	3.6	7.9	590	640	920
		0~7	6	8.6	26	980	1 060	1 530
		8~14	3	3.9	9	760	780	1 030
		15~21	3	4.9	9	660	710	1 060
		22~28	2	4.5	9	680	690	850
		29~35	2	4.3	8	590	620	840
		36~42	2	3	6	560	600	850
		43~49	2	3.2	8	480	530	840
		50~54	2	3.2	7	50	64	1 050
		54~60	2	2.2	7	510	540	840

表 1-3-2 早产儿 CSF 细胞数和蛋白参考范围

研究	n	日龄（天）	胎龄/出生体重	CSF 白细胞数（10^6/L）			CSF 蛋白量（mg/L）		
				中位数	均数	上限	中位数	均数	上限
Rodriguez, et al. 1990	43	0~84	<1 500g, <33 周	—	5	44	—	1 420	3 700
Smith, et al. 2008	4 632	0~257	<34 周	6	—	16	1 300	—	1 720
Mhanna, et al. 2008	243	1~85	25~34 周						
			25 周	14	—	23	1 280	—	1 800
			26 周	4	—	7	1 390	—	1 960
			27 周	7	—	30	1 800	—	2 700
			28 周	7	—	8	1 260	—	1 890
			29 周	8	—	12	1 520	—	2 100
			30 周	8	—	22	1 280	—	1 730
			31 周	6	—	21	1 540	—	2 250
			32 周	5	—	15	1 550	—	2 290
			33 周	13	—	20	1 260	—	1 520
			34 周	8	—	10	1 150	—	1 620

3. 有助于确定细菌性脑膜炎的 CSF 结果

（1）开放的颅内压一般在 200~500mmH$_2$O 之间，急性细菌性脑膜炎的新生儿、婴幼儿和儿童则略低一些。

（2）白细胞计数升高，一般以嗜中性粒细胞为主，为 80%~95%。

（3）新生儿期 CSF 糖/血糖比值较高，因此在这组人群中比率≤0.6 时定为异常。

（4）蛋白浓度升高。

（5）未给予抗菌治疗的患者其 CSF 细菌培养结果阳性率为 70%~85%。

4. 其他有助于区别细菌或病毒性脑膜炎的实验室检查

（1）预测细菌性脑膜炎达 99%：CSF 糖 <34mg/dl，CSF 糖/血糖 <0.23；CSF 蛋白 >1 220mg/dl，CSF 白细胞计数 >1 200×10^6/L 或中性粒细胞 >1 180×10^6/L。

（2）CSF 乳酸浓度：对于未用抗菌药者有较好的敏感性和特异性；神经外科术后者如 CSF 乳酸达 4.0mmol/L，应考虑给予经验性抗菌治疗。

（3）C 反应蛋白（CRP）：有助于革兰氏染色阴性者，以及准备停抗菌治疗时，数据表明正常 CRP 对细菌性脑膜炎的阴性预测值很高。

（4）前降钙素（PCT）：血清前降钙素浓度与细菌感染相关。

（5）PCR 检测：肠道病毒 RT-PCR 检测可能缩短患儿住院时间，减少使用抗菌素治疗。

（二）诊断和临床管理步骤

2004 年的"IDSA 细菌性脑膜炎管理指南"和 2016 年的"ESCMID 细菌性脑膜炎诊治指南"，对疑为急性细菌性脑膜炎的患者，初始处理措施都包括：脑膜炎症状的尽早识别、快速诊断、及时的抗菌治疗和辅助治疗；评估心肺功能和是否存在感染性休克情况等。

怀疑细菌性脑膜炎婴幼儿患者的初步处理步骤如下：

1. 首先判断是否存在以下情况

（1）局灶神经系统缺陷（除脑神经Ⅵ、Ⅶ瘫痪外）。

（2）新出现的惊厥。

（3）严重的意识障碍（Glasgow 昏迷评分 <10 分）。

（4）严重的免疫抑制状态。

（5）特别的中枢系统疾病史（如 CSF 分流、脑积水、创伤、神经外科术后或颅内占位性疾病等）。

（6）其他不能立即腰椎穿刺的情况。

2. 如果存在上述情况 应先行头颅 CT 等影像学检查，同时行血培养，给予地塞米松和经验性抗菌治疗，检查结果阴性者再行腰椎穿刺。

3. 如不存在上述情况 马上行血培养和腰椎穿刺，给予 DXM 和经验性抗菌治疗（图 1-3-1）。

（三）鉴别诊断

新生儿细菌性脑膜炎需与其他病原的脑膜炎进行鉴别：病毒性脑膜炎（肠道病毒、单纯疱疹病毒等）、真菌性脑膜炎、结核性脑膜炎等。

三、治疗

（一）抗菌治疗

目前尚缺乏足够的数据来明确遇到患儿与给予第一剂抗菌治疗的时间间隔指南，适

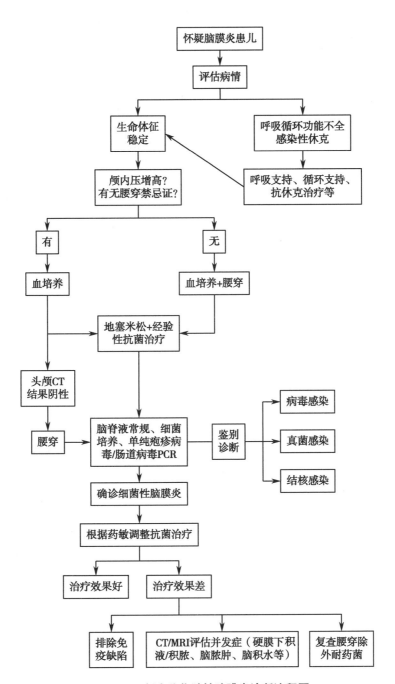

图 1-3-1　新生儿化脓性脑膜炎诊断流程图

当治疗应在可能的诊断后尽快启动。原则上选用敏感和易通过血-脑屏障的抗生素,静脉滴入。

　　1. **当病原菌尚未明确前**　可根据本地区化脑的常见病原菌选用抗生素。因致病菌以大肠埃希菌和 B 组溶血性链球菌(group B streptococcus,GBS)最常见,故可先试用氨苄西林,但有些地区对此种抗生素已产生耐药,故有人已采用易进入 CSF 的第三代头孢类药物。阿米卡星对耐庆大霉素的菌株仍有效,也可采用。

2. 当致病菌和药敏已明确　则对未产生耐药的葡萄球菌、GBS、肺炎球菌等可选用青霉素,剂量需加大;如系大肠埃希菌可用头孢噻肟或头孢曲松;如为克雷伯杆菌用头孢他啶或头孢曲松,对铜绿假单胞菌用头孢哌酮;对耐甲氧西林的葡萄球菌用万古霉素;对肠球菌和李斯特菌仍用氨苄西林;根据日龄不同,各种药物的推荐使用剂量也不同(表1-3-3)。抗菌疗程约3~4周,如疗效出现较晚,则疗程相应延长至4周以上(表1-3-4)。

表 1-3-3　细菌性脑膜炎推荐的常用抗菌药物剂量和用法

抗菌药物	不同日龄的每日总量(间隔时间:小时)	
	0~7 日龄	7~28 日龄
氨苄西林	150mg/kg(8)	200mg/kg(6~8)
头孢噻肟	100~150mg/kg(8~12)	150~200mg/kg(6~8)
头孢他啶	100~150mg/kg(8~12)	150mg/kg(8)
头孢曲松	—	80~100mg/kg(12~24)
美罗培南	—	120mg/kg(8)
奈夫西林	75mg/kg(8~12)	100~150mg/kg(6~8)
苯唑西林	75mg/kg(8~12)	150~200mg/kg(6~8)
青霉素 G	15 万 U/kg(8~12)	20 万 U/kg(6~8)
利福平	—	10~20mg/kg(12)
万古霉素	20~30mg/kg(8~12)	30~45mg/kg(6~8)
丁胺卡那霉素	15~20mg/kg(12)	30mg/kg(8)
庆大霉素	5mg/kg(12)	7.5mg/kg(8)
妥布霉素	5mg/kg(12)	7.5mg/kg(8)
氯霉素	25mg/kg(24)	50mg/kg(12~24)

注意:①<2kg 早产儿胎龄越小需延长间隔时间;②氨基糖苷类需监测血浆峰浓度;③万古霉素最佳血药浓度15~20μg/ml。

表 1-3-4　不同病原菌的建议抗菌疗程

细菌	疗程(天)
脑膜炎双球菌	7
流感嗜血杆菌	7
肺炎链球菌	10~14
无乳链球菌	14~21
需氧革兰氏阴性菌	21
李斯特杆菌	≥21

注意:革兰氏阴性菌脑膜炎至少首次 CSF 无菌后 2 周或≥3 周,甚至更长。

3. 特殊药物的抗菌治疗进展

（1）碳青霉烯药物（carbapenems）：近年来认为美罗培南（meropenem）是最适合中枢感染的药物，经验性治疗效果等同于头孢噻肟或头孢曲松；对产单核细胞李斯特菌和多种肠球菌及假单胞菌属有效，因此可与万古霉素联合作为院感脑膜炎的经验性治疗；或单用治疗青霉素过敏者社区获得性脑膜炎。亚胺培南（imipenem）：潜在惊厥反应，不推荐用于中枢感染；其他碳青霉烯药物：尚无脑膜炎治疗经验。

（2）达托霉素（daptomycin）：分子量相对较大（1 621Da），不容易进入中枢。但对于患脑室炎者，CSF 有一定的浓度。对革兰氏阳性菌有效；对青霉素和氟喹诺酮类耐药的肺炎链球菌，以及耐甲氧西林金黄色葡萄球菌（methicillin-resistant staphylococcus aureus，MASA）等似乎强于万古霉素。对产单核细胞李斯特菌并不足以治疗中枢神经系统感染。对治疗多重耐药革兰氏阳性细菌脑膜炎或脑室炎有病例报道；另外，达托霉素亦可行脑室内注入。

（3）氟喹诺酮类（fluoroquinolones）：氟喹诺酮类是小分子亲脂性复合物，易进入 CNS；是第 3 代喹诺酮类药物，对敏感菌中枢神经系统治疗报道较多。以往的喹诺酮类药对肺炎链球菌的活性不够，不作为经验治疗的首选。目前认为适合成人的中枢神经系统感染治疗药物，包括曲伐沙星（trovafloxacin）和莫西沙星（moxifloxacin）；但存在肝脏、心脏副作用（Q-T 间期延长等），一般只用于其他药物无效者。

（4）利奈唑胺（linezolid）：容易进入 CSF，对中枢神经系统感染的耐多药菌有效，如 MASA、凝固酶阴性葡萄球菌及耐万古霉素肠球菌（vancomycin-resistant enterococci，VRE）等，但利奈唑胺与万古霉素不同，易发生耐利奈唑胺菌株，因此不作为经验性治疗药物，不应该用于未证实的敏感性脑膜炎/脑室炎。

（5）替加环素（tigecycline）：属于甘氨酰环素类（glycylcyclines）的新抗生素，是米诺环素（minocycline）的衍生品，广泛覆盖革兰氏阳性和阴性菌。不容易进入 CSF；当无脑膜炎症时，100mg 剂量应用 90 分钟后 CSF 浓度大约 0.015mg/L 而血浆浓度为 0.306mg/L；24 小时后 CSF 浓度为 0.025，而血清浓度为 0.062mg/L。有报道治疗鲍曼不动杆菌脑炎时，50mg 每天两次，CSF 相对低浓度但稳定在 0.035~0.048mg/L。院感肠球菌脑膜炎：CSF 在 5~9 小时浓度（0.031 ± 0.004 5）mg/L［血浆（0.036 6 ± 0.001 4）mg/L］；但 CSF 浓度水平仍低于 MIC；但作为联合疗法的一部分，有报道替加环素能成功治疗多重耐药不动杆菌属中枢神经系统感染，但机制不清楚。

（6）头孢洛林（ceftaroline）和头孢托罗（ceftobiprole）：能紧密结合青霉素结合蛋白（PBPs）包括突变 PBP2a（甲氧西林耐药性）；因此，头孢洛林和头孢托罗对耐甲氧西林葡萄球菌和多重耐药肺炎双球菌有效。对多重耐药肺炎链球菌的 MIC90 比较：头孢曲松 2mg/L：头孢洛林 0.25mg/L：头孢托罗 1mg/L；不适合治疗超广谱 β-内酰胺酶细菌：不动杆菌属、假单胞菌、沙雷氏菌属等；脑膜炎动物模型研究：对大肠杆菌、肺克、和 β-内酰胺酶阴性流感嗜血杆菌抗菌效果类似于头孢吡肟（cefepime）；对 β-内酰胺酶阳性流感嗜血杆菌，头孢托罗比头孢吡肟更有效；脑膜炎时 CSF 浓度为 15% 血浆浓度，否则为 2%；目前尚没有关于人体 CSF 渗透或效果的数据报道。

4. 脑室炎的治疗　除选用上列抗菌药物外，尚需向侧脑室插入保留导管，每天或隔天注入有效抗生素，至 CSF 培养阴转和常规化验接近正常。

（1）CSF 分流术后的细菌性脑膜炎必须脑室内途径用药吗？目前认为：抗菌治疗 CSF

分流感染的原则与治疗急性细菌性脑膜炎相同;然而,不管是通过外部脑室穿刺术或分流贮液囊,直接滴注的抗菌药物进入脑室偶尔是有必要的,尤其在分流病人感染难以根除或者不能接受手术治疗者。

（2）脑室内用药选择或剂量如下（成人剂量供参考）:庆大霉素 5mg/24 小时;妥布霉素 5mg/24 小时;丁胺卡那霉素（阿米卡星）30mg/24 小时;链霉素 1mg/kg,24~48 小时;万古霉素 10~20mg/24 小时;达托霉素 5~10mg/72 小时等。注意:为减少细菌的耐药性,强烈推荐在脑室内用药时加用同一药物静脉治疗;上述这些药物存在耳毒性或肾毒性等,使用中要密切监测药物的副作用。

（二）支持和对症治疗

支持治疗不容忽视,可多次输新鲜血或血浆,静脉输注丙种球蛋白等免疫疗法;液体输入量控制在 60~80ml/（kg·d）,颅内压增高时可用甘露醇脱水,惊厥时用苯巴比妥等。

（三）糖皮质激素

关于糖皮质激素在危重新生儿脑膜炎中的应用,目前仍有争论。在成人细菌性脑膜炎或儿童细菌性脑膜炎可考虑短程激素治疗,有报道认为退热快,可减少并发症。目前尚缺乏证据来推荐新生儿细菌性脑膜炎时加用 DXM。DXM 应该抗菌药使用前 10~20 分钟,或者在抗菌药使用 4 小时内使用,剂量:0.15mg/kg,6 小时一次,连用 4 天。DXM 不应该用于明确病原菌非流感嗜血杆菌或肺炎链球菌者。近年来的 Cochrane 系统评价结果如下:共 4 121 成人和儿童:不减少死亡率（17.8 *vs.* 19.9%;P=0.07）;减少严重听力损伤（RR=0.67,95%CI 0.51-0.88）,减少神经后遗症（RR=0.83,95%CI 0.69-1.00）;亚组分析:减少肺炎链球菌死亡率（RR=0.84;95%CI 0.72-0.98）,但在流感嗜血杆菌或脑膜炎双球菌组中不明显。因此,关于儿童细菌性脑膜炎的激素治疗:高收入国家的疑似细菌性脑膜炎者推荐使用激素,但目前低收入国家的推荐依据不足。2015 年关于新生儿激素治疗的 Cochrane 系统评价共纳入两项研究,均为低级别证据:其中一项研究发现激素使用可减少死亡率（RR=0.46,95%CI 0.24-0.88;132 例）,但不减少 2 岁时感音神经性聋（RR=1.80,95%CI 0.18-18.21）;另一项研究发现 DXM 可减少出院后 4~10 周的听力损伤（RR=0.41,95%CI 0.17-0.98;59 例）。因此,目前认为使用 DXM 治疗新生儿脑膜炎可使死亡率和听力损失有所降低。目前还没有证据表明这种疗法能减少神经后遗症。

（四）关于腰椎穿刺复查

1. **抗菌治疗临床效果较好时**　再次 CSF 检查评价是否改善不是常规需要的。

2. **当规范抗菌治疗 48 小时未见明显临床疗效时应复查**

3. **新生儿革兰氏阴性杆菌脑膜炎必须复查**　以证实 CSF 中细菌清除效果,以决定疗程。

4. **CSF 分离术后感染者**　可通过引流管取得 CSF 进行分析。

（五）其他关于细菌性脑膜炎的相关治疗进展

1. **持续输注对比间歇用药**　723 例 2 个月至 13 岁患儿,随机分组 12 小时肌内注射 125mg/kg 头孢噻肟［总剂量 250mg/（kg·d）］或 250mg/（kg·d）头孢噻肟,6 小时一次组,结果:病原有流感嗜血杆菌、肺炎球菌、脑膜炎双球菌等;后遗症和耳聋来看对肺炎双球菌脑膜炎有差异（OR=0.18,95%CI 0.03-0.90,P=0.04）;头孢噻肟持续输注加对乙酰氨基酚:不管何种病原,减少了前 3 天的死亡率。

2. **特殊的多重耐药菌治疗** 成人耐碳青霉烯不动杆菌属感染研究:舒巴坦 CSF 浓度为血清浓度的 1%(正常)~33%(脑膜炎);对耐药鲍曼不动杆菌临床疗效不一致:6 例患者舒巴坦(4g/d)加氨苄青霉素,两例无效。个例报道:舒巴坦 1g,3 小时一次(8g/d),加氨苄青霉素 16g/d,治愈且无严重副作用。

3. **免疫调节治疗** 如 N-乙酰半胱氨酸(N-acetylcysteine)、C5 特异性单克隆抗体(C5-specific monoclonal antibodies)、Seliciclib(roscovitine,CYC202)-细胞周期依赖激酶(cyclin-dependent kinases,CDK)抑制剂、Toll-样受体拮抗剂等动物或基础研究,发现有促进粒细胞凋亡、减少炎症等作用,但非临床研究证实。

4. **亚低温治疗** 个例报道发现,亚低温对脑膜炎球菌性脑膜炎的严重高颅压有效;与严重的病毒性和细菌性脑膜炎,轻度亚低温(32~34℃)联合静脉血液滤过治疗似乎有效;动物研究,亚低温能降低颅内压和减轻炎症介质等。但一项成人的临床研究(NCT00774631):联合亚低温治疗严重细菌性脑膜炎病例(格拉斯哥昏迷评分 <8 分),但数据和安全监测委员会于 2012 在进行 98 例研究后因为亚低温组死亡率高而终止;因此对严重脑膜炎不推荐亚低温脑保护治疗。

(六)其他的 D 级证据的一些临床治疗

不推荐使用甘露醇、对乙酰氨基酚、抗癫痫药物或高渗盐水进行常规辅助治疗;禁止使用亚低温和甘油;使用颅内压/脑灌注压力监测和治疗可在选定的患者中挽救生命,但不能作为常规管理推荐,因为缺乏可靠的证据,可能会发生伤害;不推荐使用免疫球蛋白、肝素和活化蛋白 C 辅助治疗。

(七)注意常见并发症的发生

包括惊厥(17%)、脑积水(3%~5%)、缺血性脑梗死(14%~25%)、出血性脑梗死(3%)、硬膜下积液(3%)、脑脓肿(2%)、静脉窦血栓(1%)、严重脓毒症(合并肺炎、心内膜炎等)(15%)、听力损害(17%~22%)等。

病例链接: 新生儿细菌性脑膜炎

【一般情况】患儿,女,16 天。

【主诉】发热 1 天,抽搐 1 次。

【现病史】1 天前患儿不明诱因出现发热,体温最高 38.6℃,有少吃,气促,无发绀,无咳嗽,无呕吐,无腹泻,半天前出现抽搐 1 次,表现为双眼凝视,四肢强直,面色发绀,持续约 3 分钟左右,遂来院急诊就诊,查血常规:WBC 27.1×10^9/L,N 75%,Hb 148g/L,PLT 350×10^9/L,CRP 66mg/L;急诊以"新生儿败血症,颅内感染"收入院。

系 G_1P_1,孕 40 周单胎自然分娩,出生体重 3 650g,否认窒息抢救史,生后母乳喂养。

起病以来,患儿精神反应欠佳,胃纳有减少,睡眠可,大小便无特殊。出生至今体重增加 250g。

【既往史】第 3 天出现黄疸,第 12 天消退。

【出生史】G_1P_1,孕 40 周单胎自然分娩,出生体重 3 650g。无窒息抢救史。

【预防接种史】已接种乙肝疫苗和卡介苗。

【家族史】否认有遗传病家族史。

【入院查体】T 38.2℃，P 170 次/min，R 62 次/min，BP 75/40mmHg，体重 3 900g，反应欠佳，呼吸急促，皮肤无黄染，前囟稍隆起，举颈啼哭，无明显三凹征，双肺呼吸音粗，未闻及明显干、湿啰音，心率 170 次/min，心律齐，心音中，未闻及病理性杂音，腹软，脐轮无红肿，肝肋下 2cm 可及，质软，脾肋下未及，四肢肌张力增高，原始反射存在。

【辅助检查】血常规：WBC 27.1×10⁹/L［参考值（15~20）×10⁹/L］，N 75%，Hb 148g/L，PLT 350×10⁹/L，CRP 66mg/L（参考值 <8mg/L）。

【入院诊断】新生儿败血症、新生儿惊厥、化脓性脑膜炎。

【检查计划】完善三大常规（血、尿、便常规）、血气分析＋电解质、生化、血培养、脑脊液常规、脑脊液培养、胸片、脑电图、头颅 B 超、头颅 CT、头颅 MRI 等检查。

【治疗计划】

1. **一般治疗及护理**　保持正常体温，提供足够营养能量和液体，并维持电解质及酸碱平衡。

2. **抗病原菌治疗**　首先考虑细菌感染，经验性治疗，需要覆盖常见的 G⁺/G⁻ 细菌，如青霉素或氨苄西林联合头孢噻肟或美罗培南等静脉滴注；有病原学依据后，根据具体菌株分离培养和药敏结果选用敏感抗菌药物治疗。

3. **评估和治疗并发症**　治疗过程中需评估是否存在合并症，如硬膜下积液、脑室炎、脑脓肿、听力损害、癫痫发作、脑积水等，所以需作相应检查，如影像学检查、脑电图、脑干听觉诱发电位（BAEP）等。若存在并发症，则相应对症治疗，必要时神经外科干预。

4. **进一步检查**　如病原不明确，治疗效果不佳，行血和脑脊液病原高通量宏基因测序检查。

【治疗经过】入院后脑脊液常规：白细胞 3 400×10⁶/L［参考值（0~30）×10⁶/L］，多核 85%；脑脊液生化：Glu1.2mmol/L（参考值 3.9~5.0mmol/L），蛋白总量 3.5g/L（参考值 0.8~1.0g/L）；入院 24 小时血培养和脑脊液培养大肠杆菌阳性，对氨苄霉素耐药、头孢曲松、头孢噻肟、美罗培南等敏感。脑脊液肠道病毒检测，HSV-DNA、尿培养均阴性。前降钙素、血常规 +CRP 逐渐恢复正常。其他血液检查：血气＋电解质＋血糖、血生化五类、凝血谱检测、尿常规、粪常规等检测结果无特殊。此外，进行头颅超声、脑电图、头颅 MRI 等检查，评估病情。

入院后予以"青霉素＋美罗培南"静脉滴注经验性抗感染治疗，入院第 2 天根据脑脊液培养结果停用青霉素治疗，给予苯巴比妥止痉、甘露醇降颅压等对症治疗 3 天，入院第 5 天体温降至正常，吃奶情况好转，住院第 7 天复查血培养和脑脊液培养，结果转阴性。每周脑脊液常规检查提示细胞数稍好转，蛋白较前下降。住院第 10 天复查血常规、CRP、PCT 结果正常，每周复查头颅 B 超提示侧脑室增宽，双侧侧脑室大小波动于 0.8~1.2cm。住院第 4 周头颅 B 超发现侧脑室进行性增大至 1.8~2cm，头颅磁共振：脑室扩张（图 1-3-2）；予以脑室内穿刺检测脑脊液：WBC 2×10⁶/L；住院第 5 周时予以脑室内 ommya

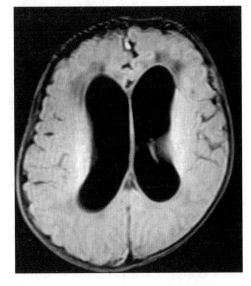

图 1-3-2　住院第 4 周头颅磁共振：脑室扩张

囊埋置,每天抽脑脊液 20~30ml,抽液 4 周余,复查头颅 B 超双侧侧脑室大小波动于侧脑室 1.6~1.8cm,头颅磁共振提示幕上脑室扩张,脑积水征象(图 1-3-3);多次复查脑脊液常规: WBC 50~80 × 10⁶/L,蛋白总量 1.8~1.5g/L;多次脑脊液培养:无菌生长。入院后一直用美罗

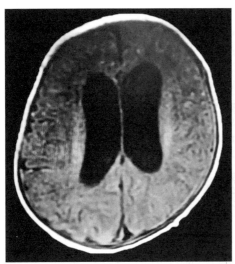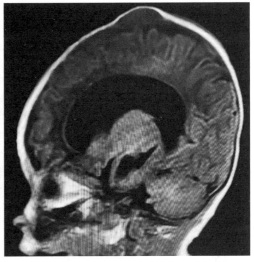

图 1-3-3　脑室内 ommya 囊埋置术后 4 周余,住院第 9 周头颅磁共振:幕上脑室扩张,脑积水征象

培南抗感染治疗;住院第 9 周行脑室腹腔分流术;术后改罗氏芬 +SMZco 继续抗感染 2 周,住院第 10 周复查头颅磁共振提示脑室扩张较前好转(图 1-3-4);住院第 11 周复查脑脊液 WBC 12 × 10⁶/L,蛋白 0.9g/L;复查头颅 B 超双侧侧脑室 1.0cm,予以出院;出院后第 10 天复查头颅 B 超:双侧侧脑室 0.3cm。

【出院诊断】新生儿败血症、新生儿化脓性脑膜炎、脑积水。

【出院建议】

1. 预防感染,母乳喂养。

2. 出院监测体温变化,注意头围变化;注意神经系统发育情况,定期神经行为评估。

3. 门诊定期行头颅 B 超、脑电图、MRI、BAEP 检查等。

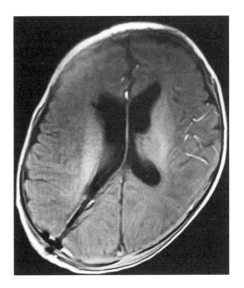

图 1-3-4　脑室腹腔(VP)分流术后 1 周,住院第 10 周头颅磁共振:脑室扩张较前明显好转

(袁天明)

参考文献

1. SRINIVASAN L, HARRIS MC, SHAH SS. Lumbar puncture in the neonate: challenges in decision making and interpretation. Semin Perinatol, 2012, 36 (6): 445-453.
2. TUNKEL AR, HARTMAN BJ, KAPLAN SL, et al. Practice guidelines for the management of bacterial meningitis. Clin Infect Dis, 2004, 39 (9): 1267-1284.
3. VAN DE BEEK D, CABELLOS C, DZUPOVA O, et al. ESCMID Study Group for Infections of the Brain (ESGIB). ESCMID guideline: diagnosis and treatment of acute bacterial meningitis. Clin Microbiol Infect, 2016, 22 (Suppl 3): 37-62.
4. NAU R, DJUKIC M, SPREER A, et al. Bacterial meningitis: new therapeuticapproaches. Expert Rev Anti Infect Ther, 2013, 11 (10): 1079-1095.
5. OGUNLESI TA, ODIGWE CC, OLADAPO OT. Adjuvant corticosteroids for reducing death in neonatal bacterial meningitis. Cochrane Database Syst Rev, 2015, (11): CD010435.

第四节　新生儿脑功能监测技术

一、概述

振幅整合脑电图（amplitude integrated electroencephalography, aEEG）是将源于单通道（P3-P4）或双通道（C3-P3、C4-P4）等有限数量导联的原始脑电图经过滤、校正和时间压缩形成基于振幅为主要元素的脑电活动趋势。因可实时、连续、无创床旁监测脑电活动，以及相对易判读和操作等特点，被广泛应用于国内外新生儿重症监护室。aEEG 在评估脑电活动背景，诊断癫痫并监测抗癫痫药物疗效，预测和评估早产或足月儿神经系统预后等方面有重要的临床价值。

将有限的导联应用于患儿进行无创床旁监测，采用相对简单的分类判读来描述患儿脑功能，aEEG 实现了危重症新生儿神经系统的床旁监控。使得脑功能监测同生命体征、心电监测等综合在危重症患儿的监护系统中。目前，aEEG 作为低温治疗的入选标准依然在研究和完善中。在早产儿适合不同胎龄的 aEEG 背景模式也在逐渐建立中。随着这些标准出现，aEEG 预测价值将进一步增加。以下从 aEEG 的形成、解读、临床应用、临床影响因素、发展前景等五个方面讲述。

二、aEEG 的形成和历史

20 世纪 60 年代开始，Prior 和 Maynard 应用仪器来监测复苏后患者潜在的脑损伤及手术麻醉下的成人脑电活动，并将这种仪器称为脑功能监护仪（cerebral function monitoring, CFM），其基本内容是振幅整合脑电图（amplitude integrated electroencephalography, aEEG）。80 年代 CFM/aEEG 开始被应用于新生儿，之后 30 年，aEEG 在新生儿领域得以长足发展。通常情况下将导联放置在双顶部（P3 和 P4）或中央区域（C3 和 C4），其所产生信号经过放大、过滤、校正、平滑化并以半对数的尺度显示在纵坐标上形成以 aEEG 为趋势内容的波谱带。

三、aEEG 的解读

阅读一份 aEEG 需要评估的内容至少包括以下三项：

（一）背景活动

背景活动（background）是 aEEG 记录的最主要脑电活动元素。背景活动随被记录者的清醒状态、药物应用和胎龄改变。通常早产儿 aEEG 为不连续背景活动,其连续性随胎龄(gastational age,GA)以及生后日龄(postnatal age,PNA)增加。Naqeeb 等通过测量 aEEG 的上下边界定义如下:正常(下边界 >5μV,上边界 >10μV),中度异常(下边界 <5μV,上边界 >10μV)和重度异常(下边界 <5μV,上边界 <10μV)。Hellstrom-Westas 等采用背景模式和电压相结合对 aEEG 描述分类:连续正常电压(continous normal voltage CNV),下边界(5~)7~10μV,上边界 10~25(~50)μV, ;不连续正常电压(discontinous normal voltage,DNV),下边界 <5μV,上边界 >10μV;暴发抑制(burst surpression,BS)不连续背景下边界波动于 0~1(2)μV 以及暴发振幅 >25μV,又分为 BS+ 即暴发次数 >100 次/小时和 BS- 即爆发次数 <100 次/小时;持续低电压(continous low voltage,CLV)振幅为 5 或低于 5μV;脑电低平(flat FT)即脑电静息,所有振幅低于 5μV,接近于 0。

(二)癫痫电活动

癫痫电活动(发作)(epileptic activity)在脑电图上表现为突然、反复、抬高的脑电活动。根据发作的定义癫痫电活动发作至少持续 10 秒。在 aEEG 上癫痫发作表现为上下边界的同时突然的上升,在 aEEG 上分为单次惊厥(半小时内 1 次)、反复惊厥(半小时内反复发作 3 次或以上),以及癫痫持续状态发作(发作持续 >30 分钟)。

(三)睡眠觉醒周期

睡眠觉醒周期(sleep wake cycling,SWC)是根据新生儿进入睡眠或清醒的不同阶段的振幅和背景不连续程度划分。在 aEEG 上呈现光滑的正弦变化的形式。宽带表示不连续活动,为安静睡眠期(quite sleep,QS);窄带(下边界高)代表更多的连续性成分,包括活动睡眠期(active sleep,AS)和清醒期。在 aEEG 上,对睡眠-觉醒周期的描述可分为无周期、不成熟周期和成熟周期。

四、aEEG 在新生儿病房的应用

(一)评估足月儿缺氧缺血性脑病严重程度及预后

aEEG 异常程度可反映不同程度的脑功能损伤,缺氧缺血性脑病(hypoxic ischemic encephalopathy,HIE)患儿 aEEG 最低振幅与 Sarnat 分度相关;MRI 病损与 aEEG 背景,以及最低振幅存在较高的一致性。采用背景活动模式分类的方法(CNV、DNV、BS、CLV、FT)对窒息后脑损伤诊断的敏感性和阳性预测值(PPV)在生后 3 小时和生后 6 小时分别为 85%、85%,以及 91%、86%。生后 72 小时持续监测,aEEG 背景恢复快的预后相对好;异常 aEEG 模式对预后不良的预测值的阳性似然比(LR)在生后 24~36 小时最高。生后 3~6 小时正常 aEEG 与 18 月龄不伴随严重残疾密切相关,阳性预测值最高可高达 100%;但是生后 3~6 小时异常 aEEG 对死亡或中度到重度残疾阳性预测值仅为 59%。可见预后与生后早期(3~6 小时)aEEG 背景异常程度及生后 72 小时内 aEEG 背景活动改善与否相关。生后早期的 aEEG 异常与否是纳入低温治疗的指征之一。SWC 的出现、数量和类型可帮助评估患儿预后,研究发现生后 36 小时周期出现与否预测 HIE 患儿预后的准确性达到 82%。

(二)评估新生儿惊厥

aEEG 上单次惊厥表现为上下边界的短暂同时抬高,癫痫持续状态呈现"梳齿"状改变或上下边界的持续抬高,很容易在图形上被识别。新生儿中惊厥 78% 起源于"cross-cerebral"区域即 C3-C4 导联所记录区域,81% 来源中央和颞叶区域或中央或双顶部电极记录区域,采用具有原始脑电图跟踪监测的双导联 C3-C4 和/或 P3-P4 aEEG 证明了 76%(31/41)的癫痫可被有经验的 aEEG 判读人员正确识别,且与多导联 cEEG 相比,两者之间存在较高的观察者之间一致性。但要注意的是,aEEG 容易疏漏那些短于 30 秒的癫痫电活动或发作区域距离所采纳的导联电极较远的发作。aEEG 上下边界的抬高还可因临床操作的干扰,如高频震荡或电源产生的高频干扰将提高 aEEG 下边界。电极接触不良、出汗和拍婴儿均可能带来节奏性脑电图改变,使 aEEG 外观表现为"抽搐",且仅使用两个通道可能监测不到颞叶癫痫发作。这些都是临床医师在使用 aEEG 评估癫痫电活动中应该注意的。

(三)评估早产儿脑功能成熟度

早产儿 aEEG 背景随胎龄增长呈现一个持续变化的过程。与足月儿相比,早产儿 aEEG 表现为不连续,以及有更频繁发生的"暴发",随着胎龄以及生后日龄增加带宽的上下边界上抬以及带宽变窄。Olischar 等将不伴有脑损伤的 30 周胎龄以下早产儿 aEEG 分类如下:①连续性背景,②高电压不连续背景和③低电压不连续背景。从 28~34 周不连续背景从 27% 降至 10%,连续背景从 10% 升至 80%,不连续低电压仅出现在 33 周前,34 周后连续性显著增强,当 GA>36 周时均为连续成熟背景。胎龄 28 周早产儿 aEEG 上即可以看到周期性变化;睡眠状态的识别最早文献报道是在 25~26 周。Burdjalov 等开发了一个基于 aEEG 对早产儿脑功能成熟度评估的量化的评分系统,采用了四个不同变量包括连续性、睡眠觉醒周期、带宽和下边界/振幅;四个变量赋值后相加的总分数为 0~13 分不等,分数越高提示脑功能越成熟,对应的胎龄越成熟(表 1-4-1)。这篇文献被广泛应用于早产儿 aEEG 阅读的指导和判读脑功能成熟度的依据。

表 1-4-1 脑功能成熟度评分

总分	连续性	周期	下边界振幅	带宽和下边界振幅
0	不连续的	无	重度抑制(<3μV)	带宽≤15μV 以及下边界振幅 <5μV
1	部分连续的	出现下边界的波动	轻度抑制(3~5μV)	带宽 >20μV 或波动在 15~20μV 之间,以及下边界振幅 <5μV
2	连续的	不明确的,部分呈现的周期	下边界抬高(>5μV)	带宽 >20μV 以及下边界 >5μV
3		明确的周期,但被中断		带宽在 15~20μV 之间,下边界 >5μV
4		明确的周期,未被中断		带宽 <15μV,下边界 >5μV
5		规律成熟的周期		

五、药物和干扰对 aEEG 的影响

NICU 中使用的许多药物可影响 aEEG。其中,抗癫痫药和阿片类药物是最常见的,主要表现为暂时性 aEEG 背景抑制。如苯巴比妥可致背景抑制和 IBI 延长。吗啡和咪达唑仑对 aEEG 产生类似的影响,经纳洛酮应用后这些变化可逆转。表面活性物质的应用可暂时抑制 aEEG 背景和爆发次数的减少。在应用 aEEG 在临床实践中可能会遇到许多来源于环境和医护操作的干扰。在公开发表的文献中记录到的干扰的发生率可高达 12%~60%。患儿的心电干扰、运动、高频振荡器呼吸机的应用,以及电极位置的改变,均可能导致干扰。在这些

干扰中,需要注意的是文献中提到的"基线漂移",见于所放置的导联的位置可能正好接近小动脉处,记录到的心电活动可以使得本来严重抑制的背景变得虚假提升下边界超过 5μV以上,影响结果的正确的判读。

六、在新生儿病房其他方面的应用以及发展前景

实际上 aEEG 也被越来越广泛应用于 HIE 及早产儿脑损伤之外的其他有神经系统高风险患儿的脑功能监测中,如缺血性发绀型心脏病、遗传代谢性疾病的脑损伤、颅内感染、低血糖脑病、胆红素脑病等均记录到了不同程度的 aEEG 异常改变。单独或联合其他脑功能监测工具如近红外光谱仪用于 HIE 亚低温、ECMO 或手术中脑电功能监测等。需要注意的是,视频全导脑电图仍然是癫痫诊断的金标准,临床上仍需谨慎应用和解读 aEEG,注意同步阅读同时跟踪的原始脑电图,注意采用合适的设置,注意药物的影响,注意对操作者的培训。

（罗　芳）

参考文献

1. NAQEEB N,EDWARDS AD,COWAN FM,et al. Assessment of neonatal encephalopathy by amplitude-integrated electroencephalography. Pediatrics,1999,103（6 Pt 1）:1263-1271.
2. HELLSTROM-WESTAS L,DE VRIES LS,GREISEN G. Amplitude-integrated EEG classification and interpretation in preterm and term infants. Neoreviews,2006,7:76-87.
3. HELLSTRÖM-WESTAS L,ROSÉN I,SVENNINGSEN NW. Predictive value of early continuous amplitude integrated EEG recordings on outcome after severe birth asphyxia in full term infants. Arch Dis Child Fetal Neonatal Ed,1995,72（1）:34-38.
4. THORESEN M,HELLSTRÖM-WESTAS L,LIU X,et al. Effect of hypothermia on amplitude-integrated electroencephalogram in infants with asphyxia. Pediatrics,2010,126（1）: 131-139.
5. BURDJALOV VF,BAUMGART S,SPITZER AR. Cerebral function monitoring:a new scoring system for the evaluation of brain maturation in neonates. Pediatrics,2003,112（4）:855-861.

第二章

新生儿重症监护

我国新生儿重症监护医学起步较晚,20世纪80年代早中期在浙江、上海、北京、沈阳等城市率先建立了为数不多的新生儿监护单元,且大多和儿童重症监护床位在一起,并未开设独立病区,但随后这些单位很快成为区域中心,并带动周边乃至全国新生儿重症监护工作的蓬勃发展。经过40年的建设,不论是医疗设施还是专业人员、诊疗技术等都取得了长足的进步,对降低新生儿及婴儿死亡率作出了巨大贡献。但不可否认的是,各地区、各单位间仍存在发展不平衡的问题,医疗资源配置需要进一步优化,医疗质量的同质化也需要进一步加强。

新生儿重症监护主要涵盖的内容包括:对危重新生儿提供持续的生命支持技术,对出生体重<1 500g或胎龄<32周的早产儿提供积极的医疗服务;提供机械通气、无创呼吸支持、一氧化氮吸入等呼吸支持技术;提供肠内肠外营养支持;对复杂先天畸形或继发性损伤进行矫正或手术处理;对高危新生儿远期神经发育结局进行随访;对危重新生儿进行远程转运和会诊;对专科医护人员进行继续教育培训等。

在本专业进修过程中,每一个医护人员都应做好手卫生,有创操作过程中应严格遵守无菌规则,谨防医源性感染的传播。在工作中除了精进的医疗技术以外,还应当富有同理心、仁爱心,给患儿及家庭以最大程度的帮助和支持,共同战胜疾病,渡过难关。

本章主要介绍需要重症监护的几个新生儿常见疾病的诊疗进展,以及两项常用的治疗技术。

第一节　新生儿持续性肺动脉高压

一、概述

新生儿持续性肺动脉高压(persistent pulmonary hypertension of the newborn,PPHN)是指生后肺血管阻力持续性增高,使胎儿型循环过渡至正常成人型循环障碍,而引起心房和/或动脉导管水平血液以右向左为主的分流,不伴有心脏结构畸形,临床出现严重低氧血症,继发心功能和循环衰竭者可致死。其发病率约占活产新生儿的0.2%,死亡率为10%~20%。经典的PPHN被认为是一种足月、过期产和晚期早产儿的疾病,与早产儿支气管肺发育不良并发的肺动脉高压有所区别。

胎儿期由于肺内充满液体,处于低氧环境,肺血管阻力较高,肺血流较少。出生后肺血流量增加 8~10 倍,肺通气和氧合迅速提升,肺内的内皮型一氧化氮(nitric oxide,NO)生成增多,促进了肺血管扩张。同时 NO 和前列环素分别激活血管平滑肌细胞中的鸟苷环化酶及腺苷酸环化酶,使环磷酸鸟苷和环磷酸腺苷的浓度相应升高,导致肺血管舒张。如果生后"胎儿"循环过渡至正常"成人"循环发生障碍,引起持续的肺动脉高压,造成血流动力学改变和循环功能障碍。

(一)肺血管阻力升高和右心室功能障碍

PPHN 因生后肺血管阻力持续增高导致肺动脉高压,致右心室后负荷加重,而新生儿心肌代偿能力较差,容易引起右心室收缩和舒张功能不全,右心室输出量和充盈减少,肺血流量降低;肺动脉压力持续升高,高于体循环压力时出现在动脉导管或卵圆孔水平右向左分流,导致肺血流量进一步减少;由于右向左分流导致严重的低氧血症和酸中毒,加重肺血管痉挛,肺血管阻力进一步升高,加重右心室功能不全。

(二)体循环低血压和休克

肺血管阻力升高时肺血流量减少,由肺静脉回到左心的容量减少,加上严重低氧血症酸中毒导致毛细血管渗漏,有效循环血量减少,使左心室容量负荷下降;过高的右心压力使室间隔凸向左心室,影响左心室舒张期功能,进一步降低左心室的容量负荷;窒息、酸中毒、感染等因素引起左心收缩功能下降;多种因素的共同作用下,导致左心室输出量降低,表现为体循环低血压和休克状态(图 2-1-1)。

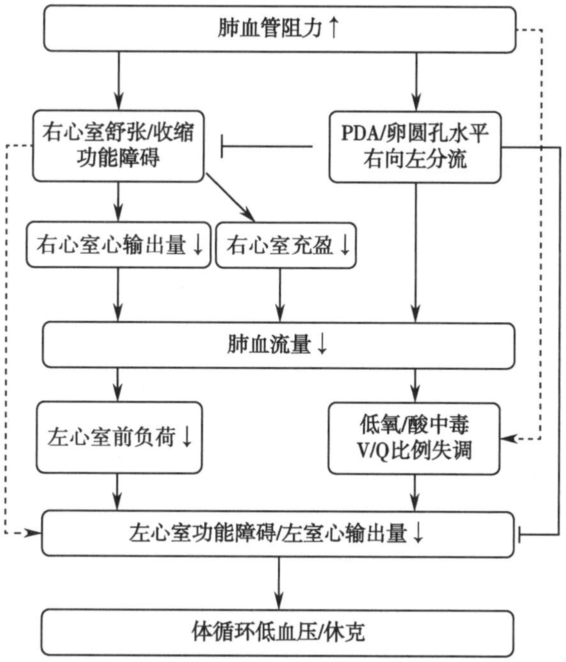

二、临床特点和诊断

PPHN 是一种急性肺动脉高压危象,常见于出生后从宫内"胎儿"循环向宫外"成人"循环的转换失败,肺血管阻力仍然保持较高的状态,而出现的严重低氧血症和循环功能障碍。

图 2-1-1　PPHN 血流动力学和循环改变

(一)临床表现

PPHN 的临床表现并非特异性,低氧性呼吸衰竭是主要表现。

1. **发绀**　常规吸氧不能缓解;新生儿在机械通气参数不变的情况下出现血氧饱和度不稳定;差异性青紫是患儿存在动脉导管水平的右向左分流,表现为动脉导管开口前(右上肢)高于动脉导管开口后(左上肢或下肢)动脉血氧分压差≥10~20mmHg,或经皮氧饱和度差值5%~10% 或以上。长时间低氧血症不能纠正会出现体循环低血压,甚至休克表现。

2. **呼吸窘迫**　如有胎粪吸入综合征、呼吸窘迫综合征、肺炎等肺部原发性疾病,可出现气促、三凹征或呻吟等呼吸窘迫症状和体征。如存在三尖瓣明显反流,可在左或右下胸骨缘闻及收缩期杂音。

3. **低氧血症**　胸部 X 线检查与严重的低氧血症不成比例。

（二）常见病因

1. **肺血管痉挛**　肺血管结构正常,但由于围产期窒息或肺实质疾病,如胎粪吸入综合征、呼吸窘迫综合征、肺炎和败血症等,导致肺血管不能适应生后的环境而始终处于收缩,肺动脉压力不能下降,又称为肺血管适应不良。

2. **肺发育不全**　肺泡和肺血管发育均受到影响,最常见于先天性膈疝,少见于羊水过少综合征、肾发育不良(Potter 综合征)等。先天性膈疝是指膈肌异常发育,腹腔脏器疝入胸腔,从而导致不同程度的肺发育不全,正常模式的气道分支和肺泡化功能受损,肺动脉分支和肺血管床的横截面积减少,小动脉的中膜和外膜增厚。其死亡率约为 20%~30%,取决于肺发育不全和 PPHN 的严重程度。

3. **肺血管发育不良**　肺血管结构重塑、排列异常、肺小动脉异常肌化、肺毛细血管密度减少等,常见于宫内慢性缺氧所致,如小于胎龄儿、红细胞增多症。肺泡毛细血管发育不良是一种罕见的肺间质性疾病,其特征是肺毛细血管数量减少,肺静脉分布排列异常。它在生后早期即可表现为严重的低氧血症和 PPHN,病死率极高。此类疾病胸部检查无实质性疾病,透亮度不低,也称"黑肺" PPHN。

4. **心功能不全伴肺动脉高压**　宫内动脉导管关闭引起血流动力学改变,生后出现肺动脉高压和右心衰竭;左心功能不全引起肺静脉淤血而继发肺动脉高压,临床处理针对改善心功能不全为主。

5. **围产期药物**　孕母产前应用非甾体抗炎药可导致胎儿宫内动脉导管关闭,引起血流动力学改变,生后易出现肺动脉高压和右心衰竭。孕 20 周后使用选择性 5-羟色胺再摄取抑制剂,会显著增加 PPHN 的风险。

6. **遗传因素**　表面活性物质蛋白 B 基因缺失和 *ABCA3* 基因的突变引起严重呼吸窘迫综合征,可导致难治性 PPHN。

（三）PPHN 诊断思路

1. **仔细询问病史**　排查相关诱因,如产前孕母用药、围产期缺血缺氧事件、感染,产前超声检查是否存在先天性膈疝或羊水过少等导致的肺发育不全,既往家族中是否存在因呼吸衰竭死亡的新生儿等。

2. **观察呼吸窘迫症状和体征、低氧血症与肺实质疾病的严重程度是否成比例,高氧试验(吸入 100% 氧)能否改善低氧血症,以及是否存在差异性发绀等。**

3. **超声心动图检查**　作为确诊 PPHN 的"金标准",是床边最常用的检查手段,除应用于 PPHN 诊断外,还可排除发绀型先天性心脏病和评估心脏功能,监测疾病的进展或治疗的反应。超声心动图指标可直接或间接评估肺动脉压力,对于肺静脉压力尚无可靠的无创评估方法。

（1）评估肺动脉压力:通过超声多普勒测量三尖瓣反流峰值流速评估肺动脉压力,反流血流速度与右室右房压力差的关系可通过流体力学公式(简化 Bemoulli 方程)计算:右室收缩压 = 右房压(常假定为 5mmHg)+(4× 三尖瓣反流峰值流速^2)。如超声检查提示收缩期肺动脉压力 >35mmHg 或 >2/3 体循环收缩压力,可诊断新生儿肺动脉高压。

（2）判断血液分流方向:通过动脉导管或卵圆孔水平的血流方向可对肺动脉压力进行判断:单纯的右向左血流提示在整个心动周期肺动脉压力超过体循环压力;双向的血流提示

肺动脉压力与体循环压力大致相等,可在收缩期出现右向左分流而舒张期出现左向右分流。

（3）监测心脏功能和心输出量:右心和左心功能下降伴心输出量减少,严重时心输出量可由正常的 150~300ml/（kg·min）降为 <100ml/（kg·min）。

（四）PPHN 的鉴别诊断

1. 如存在心房水平的右向左分流,而动脉导管水平无分流时应与全肺静脉异位引流鉴别;动脉导管水平右向左分流,应排除动脉导管依赖型先天性心脏病,如大动脉转位、主动脉缩窄、主动脉弓离断、左心发育不良等。

2. 难治性 PPHN 应考虑肺泡毛细血管发育不良、肺表面活性物质蛋白缺乏、*ABCA3* 基因缺陷等疾病,可行肺部 CT 检查、肺组织活检和相关基因检测。

三、治疗

PPHN 的治疗原则是在针对原发疾病的同时,给予对症支持,利用合适的呼吸支持保证最佳肺容量、维持体循环血压、改善心功能、减低肺血管压力,以及对难治性 PPHN 应用体外膜氧合（extracorporeal membrane oxygenation,ECMO）等综合性救治策略（图 2-1-2）。

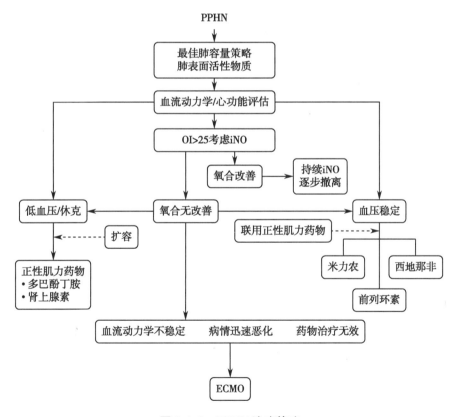

图 2-1-2　PPHN 治疗策略

（一）对症支持

注意临床治疗操作的集束化,减少不必要的刺激,可给予镇静镇痛;肌松剂应用可能会增加病死率,应避免使用。保证内环境稳定,纠正电解质紊乱,纠正低血糖,纠正代谢性酸中毒,维持血气 pH 值在 7.30~7.40 之间,避免过多使用碳酸氢钠导致代谢性碱中毒引起脑血管收缩和脑血流减少,增加神经发育障碍的风险。

（二）呼吸支持

1. **最佳肺容量**　PPHN 患儿在使用机械通气时,应选择合适的呼气末正压和平均气道压,使胸部 X 线片显示吸气相的肺下界在第 8、9 后肋间,避免呼吸支持压力过高造成肺血流量进一步减少;根据肺部原发疾病选择通气模式(常频通气或高频通气)及呼吸机参数,应注意血氧分压过高会引起肺血管收缩、一氧化氮(nitric oxide,NO)反应性降低、氧化应激损伤等不利影响。建议维持动脉导管前动脉血氧分压(arterial partial pressure of oxygen,PaO_2)在 55~80mmHg,动脉二氧化碳分压(arterial partial pressure of carbon dioxide,$PaCO_2$)在 45~60mmHg,血氧饱和度(oxygen saturation,SaO_2)在 90%~98%。对于严重的 PPHN,尤其是先天性膈疝并发 PPHN,如血乳酸水平正常(<3mmol/L)和尿量≥1ml/(kg·h),可维持动脉导管后 SaO_2 在 80% 左右。

2. **肺表面活性物质**　对于有肺实质性疾病,如胎粪吸入综合征、呼吸窘迫综合征、肺炎等存在原发或继发性肺表面活性物质失活,使用肺表面活性物质后可募集和复张更多的肺泡改善氧合,非肺实质性疾病者,肺表面活性物质应用一般无效。

（三）体循环血压和心功能管理

建议体循环收缩压维持在 50~70mmHg,平均动脉压在 45~55mmHg。当有血容量丢失或因血管扩张剂应用后血压降低时,可用白蛋白、血浆、输血、生理盐水等补充容量。当出现心功能不全时,应及时给予正性肌力药物。如体循环血压正常,可用多巴酚丁胺[5~10μg/(kg·min)],或米力农[负荷剂量 50~75μg/kg,维持剂量 0.50~0.75μg/(kg·min)];如有低血压或感染性休克,应用肾上腺素[维持剂量 0.1~0.3μg/(kg·min)]。不建议将血压提升至超过参考值范围以对抗动脉导管水平的右向左分流,因其虽可短期改善氧合,但长时间可增加左心室后负荷,加重左心室收缩功能不全。

（四）肺血管扩张剂

在呼吸支持保证最佳肺容量的情况下,根据体循环血压和心功能状态选择扩张肺血管药物。PPHN 合并左心功能不全时,多数扩张肺血管药物会增加肺血流、肺静脉回流至左心房血量增加,若此时左心收缩功能不能代偿,会加重肺水肿,反而使氧合情况恶化,因此应用扩张肺血管药物时可考虑联合正性肌力药物使用。肺血管扩张剂主要作用于肺血管内皮细胞和平滑肌细胞的 NO、前列环素、内皮素三条通路。

1. **NO**　NO 分布于通气良好的肺泡,选择性扩张肺血管,改善通气/血流比例且不显著影响体循环血压,可减少严重 PPHN 使用 ECMO 的比例,NO 吸入治疗可作为 PPHN 的首选肺血管扩张治疗手段。

（1）适应证:对于胎龄≥34 周,出生日龄 <14 天的新生儿,当吸入氧浓度(fraction of inspired oxygen,FiO_2)达到 1.0 时 PaO_2 仍小于 100mmHg 和/或氧合指数(oxygenation index,OI)[OI=FiO_2× 平均气道压 ×$100/PaO_2$]>25,应考虑 NO 吸入治疗。

（2）禁忌证:①依赖动脉导管右向左分流的先天性心脏病,如严重的主动脉瓣狭窄、主动脉弓离断、左心发育不良等;②致命性的先天性缺陷和充血性心力衰竭;③先天性高铁血红蛋白血症;④严重的颅内、脑室内或肺出血。

（3）起始剂量:NO 吸入常用初始浓度为 20ppm,应用 30~60 分钟后如出现氧合改善,

PaO_2/FiO_2 较基础值增加 >20mmHg 提示治疗有效。如果氧合未能改善，继续以 20ppm 吸入，每 4 小时对患者重新评估一次直至 24 小时。如果患儿在 24 小时内不能改善氧合，视为治疗失败。

（4）治疗调整：患儿持续吸入 4 小时后，氧合改善 PaO_2 维持在 ≥60mmHg，可考虑逐步降低 NO 吸入浓度，以 20ppm 开始每 4 小时将吸入浓度降低 5ppm，直至 5ppm 维持 24~96 小时。如果在下调 NO 吸入浓度过程中出现反跳性低氧（SaO_2 下降 >5%，FiO_2 需增加 0.15 来维持 PaO_2>60mmHg），需把吸入浓度恢复至下调前水平，待患儿临床状况进一步改善后再做调整。

（5）停用指征：当患儿病情稳定氧合改善，右向左分流消失，FiO_2<0.60 时 PaO_2 维持在 ≥60mmHg（SaO_2≥90%）持续超过 60 分钟，或 OI<10 时，可考虑停止 NO 吸入。为减少反跳性低氧，NO 吸入浓度从 5ppm 开始每隔 4 小时降低 1ppm，在停用前应将浓度逐渐降至 1ppm 或更低，停用前提高 FiO_2 或口服西地那非可改善反跳性低氧。如 NO 吸入 24 小时后不能耐受浓度降低，或 96 小时内不能停用，应考虑 NO 吸入治疗无效，需结合病情决定是否进行 ECMO。

（6）注意事项：NO 吸入治疗过程中应实时监测吸入 NO 和呼出二氧化氮（nitrogen dioxide，NO_2）浓度，NO_2 浓度在 FiO_2 为 0.6、NO 浓度为 40ppm 时，不应超过 0.5ppm；间歇测定血高铁血红蛋白浓度（应用后 2 小时和 8 小时分别测定 1 次，然后每天 1 次）；每天检测血小板、凝血时间、红细胞压积和血红蛋白，以及颅脑 B 超检查。如监测 NO_2 浓度过高，应及时排查 NO 气体装置故障，患儿病情允许情况下尝试降低 NO 吸入浓度。如血液中高铁血红蛋白水平上升超过 5%，NO 吸入需减量或停止使用。如发现严重血小板减少或颅内、脑室内和肺内等出血，应及时停止 NO 吸入应用。

2. **西地那非** 西地那非为磷酸二酯酶-5 抑制剂，增加血管平滑肌环磷酸鸟苷浓度，使 NO 通路的血管扩张效果持续。常用口服剂量每次 0.5~1.0mg/kg，每 6 小时口服 1 次，可显著降低肺动脉压力，主要不良反应是体循环低血压。

3. **米力农** 米力农为磷酸二酯酶-3 抑制剂，可增加平滑肌环腺苷酸的浓度，使前列腺素途径的血管扩张作用持续，同时有正性肌力作用。对于 PPHN 伴左心功能不全时，NO 吸入可加重肺水肿使呼吸和氧合状态恶化，禁忌使用 NO 吸入时可选米力农。由于米力农是非选择性血管扩张剂，应注意体循环低血压的不良反应。

4. **内皮素受体拮抗剂** 通过抑制内皮素受体 A 和 B 扩张肺血管。波生坦是目前常用的药物，口服剂量为每次 1~2mg/kg，每天 2 次，主要不良反应是肝功能损害。

（五）ECMO 应用

对于重症 PPHN 和严重低氧性呼吸衰竭的新生儿，预期生存率只有 20% 者，使用常规治疗无法改善氧合时，ECMO 然是有效的生命支持和救治手段，可将总体存活率提高至 80%。

1. **应用指征**

（1）常频机械通气时 OI≥40，高频通气时 OI≥50。

（2）最大的呼吸支持下，氧合和通气仍不能改善，PaO_2<40mmHg 超过 2 小时。常频机械通气吸气峰压 >28cmH_2O，或高频通气平均气道压 >15cmH_2O，但动脉导管前 SaO_2<85%。

（3）严重代谢性酸中毒伴休克：动脉血气 pH<7.15，血乳酸增高 ≥5mmol/L，液体复苏或

正性肌力药物应用仍不能纠正低血压或循环衰竭,尿量 <0.5ml/(kg·h)持续 12~24 小时。

（4）出生胎龄 >34 周,出生体重 >2kg。

2. **ECMO 使用时呼吸机参数** FiO$_2$ 设置为 0.21~0.30,吸气峰压 15~22cmH$_2$O,呼吸频率 12~20 次/min,平均气道压 5~8cmH$_2$O,吸气时间 0.5 秒。

3. **禁忌证**

（1）绝对禁忌证:Ⅲ~Ⅳ度脑室内出血;严重不可逆的脑损伤;致死性先天性畸形;明显不可治疗的先天性心脏病;严重不可逆的肺、肝或肾脏疾病。

（2）相对禁忌证:出生胎龄 <34 周;出生体重 <2kg;机械通气时间 >14 天;Ⅰ~Ⅱ度脑室内出血;疾病状态提示有非常大的预后不良可能性;先天性膈疝伴肺发育不良,且动脉导管前 PaO$_2$<70mmHg 或 PaCO$_2$>80mmHg。

PPHN 通过引起严重的通气/血流比例失调而产生低氧性呼吸衰竭,带来肺血流减少、低氧血症、酸中毒和心功能障碍等系列不良后果。其预防原则主要是减少围产期缺氧缺血事件的发生,保证肺部通气功能,提高氧合水平,使生后"胎儿"循环向"成人"循环的转换得以顺利进行。

病例链接: 新生儿持续性肺动脉高压

【**一般情况**】患儿,男,1 天。

【**主诉**】生后气促发绀 1 天。

【**现病史**】患儿生后 30 分钟出现气促呻吟,伴肤色发绀,心脏超声提示动脉导管未闭、重度肺动脉高压、左心功能下降,诊断为"新生儿持续性肺动脉高压",予以气管插管机械通气,生理盐水扩容,米力农联合西地那非、多巴胺及多巴酚丁胺治疗,氧饱和度降至 65%~70%,为进一步治疗转入笔者医院。

【**出生史**】G$_1$P$_1$,因"胎儿宫内窘迫"行剖宫产娩出,胎龄 38^{+3} 周,出生体重 4kg,羊水清,出生时 Apgar 评分 1 分钟 9 分,5 分钟 10 分。

【**家族史**】无殊。

【**入院查体**】体温 36.6℃,脉搏 136 次/min,呼吸 45 次/min,血压 60/25(38)mmHg,体重 4kg,神志清,反应差,气管插管机械通气(高频振荡模式,FiO$_2$ 1.0,平均气道压力 18cmH$_2$O,振幅 35cmH$_2$O,频率 7Hz)下全身青紫,导管前 SaO$_2$ 70%,导管后 SaO$_2$ 60%,心前区未闻及杂音,心音中,心律齐,双肺呼吸音清,未及啰音,腹软,肝脾未及肿大,四肢肌张力低。

【**辅助检查**】当地胸片见图 2-1-3。动脉血气 pH 7.446,PaCO$_2$ 29.4mmHg,PaO$_2$ 49mmHg(参考值 80~100mmHg),乳酸 5.4mmol/L(参考值 0.5~2.2mmol/L),剩余碱 –2.5mmol/L。心脏超声:动脉导管未闭(4.4mm,右向左分流)、卵圆孔

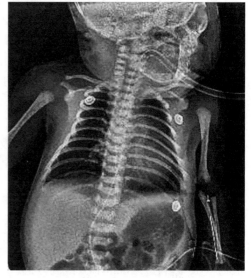

图 2-1-3 PPHN 案例胸片

未闭（2.8mm，右向左分流）、重度肺动脉高压（三尖瓣反流峰值流速 3.9m/s）、射血分数 0.66。

【入院诊断】新生儿持续性肺动脉高压、动脉导管未闭、大于胎龄儿。

【检查计划】完善血、尿、便常规检查，以及血气分析＋电解质、C 反应蛋白、血培养、胸片、心脏超声等检查。

【治疗计划】

1. **监测观察**　监测心率、呼吸、血压、氧饱和度（导管前后）等生命体征，观察四肢末梢循环情况、记录 24 小时尿量等。

2. **对症治疗**　米达唑仑镇静，维持血气、酸碱平衡和电解质在正常范围。

3. **呼吸循环支持**　继续机械通气（高频振荡模式），多巴酚丁胺 10μg/（kg·min）应用，NO 吸入降低肺动脉压力。

4. **进一步治疗**　如 NO 吸入治疗无效，结合适应证可考虑行 ECMO 应用。

【诊治经过】入院后 NO 吸入起始浓度 20ppm，应用 1 小时后血压 72/45（55）mmHg，导管前后 SaO_2 99%，应用 4 小时后血压 62/40（50）mmHg，导管前后 SaO_2 99%，复查动脉血气 pH 7.432，$PaCO_2$ 34.4mmHg，PaO_2 109mmHg，乳酸 1.3mmol/L，剩余碱 −3.5mmol/L，予以逐步降低呼吸机平均气道压力至 10cmH$_2$O，FiO_2 至 0.6，NO 吸入浓度降至 15ppm。

入院 12 小时导管前后 SaO_2 95%~99%，血压 63/49（54）mmHg，复查动脉血气 pH 7.44，$PaCO_2$ 35.7mmHg，PaO_2 105mmHg，乳酸 1.3mmol/L，剩余碱 0.7mmol/L，改为常频通气（FiO_2 0.4，呼气末正压 5cmH$_2$O，吸气峰压 18cmH$_2$O，吸气时间 0.4s，呼吸频率 35 次/min）。复查心脏超声：动脉导管未闭（2.0mm，双向分流）、卵圆孔未闭（1.2mm，双向分流）、肺动脉高压（三尖瓣反流峰值流速 3m/s）、射血分数 0.69。NO 吸入浓度降至 5ppm 维持。

入院 24 小时 FiO_2 0.3，NO 吸入浓度维持 5ppm。入院 48 小时复查心脏超声未见肺动脉高压，NO 吸入浓度从 5ppm 开始逐步下调至 1ppm，加用西地那非 0.5mg，6 小时一次口服。入院 72 小时血压、氧饱和度稳定，复查血气及胸片无异常，心脏超声未见肺动脉高压，停 NO 吸入。入院 96 小时拔除气管插管改无创辅助通气，停用西地那非及多巴酚丁胺。入院 1 周呼吸、循环功能稳定，出院。

【出院诊断】新生儿持续性肺动脉高压、动脉导管未闭、大于胎龄儿。

【出院建议】定期门诊随访，复查导管前后氧饱和度和心脏 B 超。

（陈　正）

参考文献

1. JAIN A，NAMARA PJ. Persistent pulmonary hypertension of the newborn：Advances in diagnosis and treatment. Semin Fetal Neonatal Med，2015，20（4）：262-271.

2. LAKSHMINRUSIMHA S，KESZLER M. Persistent pulmonary hypenension of the newborn. Neoreviews，2015，16（12）：e680-e692.

3. HILGENDORFF A，APIZ C，BONNET D，et al. Pulmonary hypertension associated with acute or chronic lung diseases in the preterm and term neonate and infant. The European Paediatric Pulmonary Vascular Disease Network，endorsed by ISHLT and DGPK. Heart，2016，102（2）：49-56.

4. 中华医学会儿科学分会新生儿学组.《中华儿科杂志》编辑委员会. 新生儿肺动脉高压诊治专家共识. 中华儿科杂志，2017，55（3）：163-168.

第二节 早产儿支气管肺发育不良

一、概述

随着围产医学和新生儿重症监护技术的迅猛发展,我国早产儿尤其是极低和超低出生体重儿的存活率显著提高,相应地,存活早产儿中支气管肺发育不良(broncho-pulmonary dysplasia,BPD)的发生率也随之上升。BPD是导致早产儿后期发生死亡或多种并发症的重要原因,BPD的预防和规范化管理已经成为围产和新生儿医学领域的热点问题。

(一)发病率和高危因素

1. **发病率**   不同中心报道的发病率差异较大,可能和收治的患儿群体存在差异以及采用了不同的BPD诊断标准有关。一般胎龄越小,出生体重越低,BPD发生率越高。美国报道的胎龄<28周的超低出生体重儿BPD发生率在35%~50%。我国早产儿BPD调查协作组曾报道2006—2008年10家医院收治的胎龄≤28周的早产儿BPD发生率为19.3%。2011年我国26家三级医院NICU收治的258例超低出生体重儿中BPD发生率为48.1%,其中胎龄≤27周的发生率超过60%;随着收治的小胎龄早产儿数量的增加,2019年报道的一项2 392例超低出生体重儿/超早早产儿的临床研究资料显示,BPD的发生率高达72.2%。

2. **高危因素**   BPD的本质是早产儿未成熟的肺在宫外环境中正常发育受阻和/或多种因素导致的肺组织损伤以及损伤后的异常修复。因此,多种高危因素均可导致BPD的发病和进展。

(1)早产:发育未成熟的肺对多种高危因素易感,尤其是肺发育进入囊泡期(始于孕25周),肺泡间隔发育,肺泡数目迅速增长,该阶段若受高危因素的影响,可导致肺泡发育受阻或停滞。

(2)氧毒性:早产儿体内由于超氧化物歧化酶、维生素E等水平较低,清除氧自由基的能力弱,因此在高氧浓度下产生大量氧自由基,导致肺部广泛的炎症反应。

(3)机械通气相关肺损伤:机械通气时若传递到肺部的压力、容量过大,可导致肺泡过度牵拉扩张,甚至引起肺泡破裂、肺间质气肿,从而触发炎症反应。

(4)宫内或围产期感染:细菌、病毒、支原体等感染后大量促炎性细胞因子产生,造成炎症性肺损伤。临床观察到母亲绒毛膜羊膜炎和早产儿BPD具有相关性,解脲脲原体宫内感染的早产儿BPD风险也有所增加。

(5)血流动力学显著改变的动脉导管未闭(hemodynamic significant PDA,hsPDA):大量的左向右分流导致肺血流增多、肺间质水肿,使肺顺应性降低、通气/血流比失调,患儿对氧的要求和呼吸机参数上调,机械通气时间延长,从而促进BPD的发展。

(6)营养不良:宫内生长迟缓的早产儿BPD发生率明显增加。宫外生长迟缓也显著影响肺发育和肺损伤的修复。

(7)基因易感性:有研究表明,编码表面活性物质蛋白、人类白细胞抗原-A2、转化因子β1基因多态性、Toll样受体10、血管表皮生长因子的基因多态性可能与BPD发病有关。

(二)病理生理

BPD的病理生理改变主要集中于肺实质、肺血管及气道三个方面:①肺泡数目减少,肺泡隔发育异常,结构简单化,且整个肺部病变不均一,局部肺泡过度膨胀形成肺气肿,局部肺泡萎陷形成肺不张;②肺小动脉数量减少、结构重塑、肺小动脉壁异常肌化;③气管、支气管软化,气道平滑肌增生、阻力显著增加,呈气道高反应性。重症 BPD(severe BPD,sBPD)往往上述改变混合存在。

二、诊断标准与病情分度

BPD 最早由 Northway 于 1967 年报道,此后,随着 BPD 患儿逐渐向更小胎龄、更低体重发展,BPD 的发病特点逐步变化,其诊断与分度标准也经历了系列演变。以下介绍目前常用的几个。

(一) 2001 年美国国家儿童健康与人类发展中心研讨会制定的诊断及分度标准

1. **胎龄 <32 周** 生后至少需要用氧 28 天,于校正胎龄 36 周或出院(以先达到者为准)时进行评估:①轻度 BPD:不吸氧;②中度 BPD:$FiO_2<0.3$;③sBPD:$FiO_2≥0.3$ 和/或需要正压通气。

2. **胎龄 ≥32 周** 生后至少需要用氧 28 天,于生后 56 天或出院(以先达到者为准)时进行评估,分度标准胎龄 <32 周者。

该诊断标准的缺陷:①2001 年以后才逐渐广泛应用于临床,如校正胎龄 36 周时接受高流量鼻导管吸氧,而 FiO_2 为 0.21 的情况就无法用该标准进行分度;②由于 sBPD 的诊断非常宽泛,对远期呼吸系统预后的预测价值较小;③未包括早期因呼吸系统疾病死亡的患儿,而这部分患儿恰恰发生 sBPD 的风险最高。

为了能更好地评估远期预后,有学者建议在此标准的基础上,将出生胎龄 <32 周的 sBPD 患儿分为两型,即校正胎龄 36 周时仍需气管插管机械通气者为Ⅱ型 sBPD,其余为Ⅰ型。Ⅱ型 sBPD 常伴有肺动脉高压、高血压、气管支气管软化、胃食管反流、宫外生长迟缓、神经发育落后、代谢性骨病等并发症。

(二) BPD 的生理学诊断标准

该诊断可以使临床用氧的标准得到进一步统一:①校正胎龄 36 周仍需要正压通气或 $FiO_2>0.3$ 才能维持 SaO_2 在 90%~96% 的诊断为 BPD。②校正胎龄 36 周时 $FiO_2≤0.3$ 或 $FiO_2>0.3$ 时 $SaO_2>96\%$ 的早产儿,在持续氧饱和度监测下进行停氧试验:停止吸氧 30 分钟,$SaO_2≥90\%$ 者排除 BPD;停止吸氧 30 分钟,$SaO_2<90\%$ 者诊断 BPD。

(三) 2016 年 NICHD 研讨会修订的 BPD 诊断标准

<32 周的早产儿,伴有影像学证实的持续性肺实质病变,校正胎龄 36 周时至少连续 3 天需要表 2-2-1 中呼吸支持和 FiO_2 才能维持氧饱和度为 90%~95%。

表 2-2-1 2016 年 NICHD 研讨会修订的 BPD 诊断标准

呼吸支持模式	分度			
	Ⅰ度	Ⅱ度	Ⅲ度	ⅢA 度
有创正压通气		$FiO_2=0.21$	$FiO_2>0.21$	生后 14 天至校正胎龄 36 周内因持续性肺实质疾病和呼吸衰竭而早期死亡
NCPAP,NIPPV,或流量 ≥3L/min 的鼻导管	$FiO_2=0.21$	$FiO_2=0.22~0.29$	$FiO_2≥0.3$	
流量 1~<3L/min 的鼻导管,或头罩	$FiO_2=0.22~0.29$	$FiO_2≥0.3$		
流量 <1L/min 的鼻导管	$FiO_2=0.22~0.7$	$FiO_2≥0.3$		

NCPAP:经鼻持续气道正压通气(nasal continuous positive airway pressure);

NIPPV:无创间歇正压通气(noninvasive intermittent positive pressure ventilation)。

该诊断标准的优点是纳入了近年在临床逐渐普及的呼吸支持模式,如高流量鼻导管、NIPPV 等,对校正胎龄 36 周时仍需要呼吸支持的患儿根据所需 FiO_2 进一步细分,对病情严重度的评估更为精准,并纳入了早期因肺部疾病死亡的 sBPD 高风险早产儿,可以更客观反映 sBPD 的发生率。

三、治疗

BPD 的发病机制复杂,致病因素诸多,其治疗需考虑各种因素,应在尽量避免肺损伤同时促进肺的生长和损伤的修复。sBPD 患儿容易并发多种并发症,尤其是需要多学科合作的多系统综合管理。

(一)呼吸管理

不同程度的 BPD 患儿肺部病理生理和呼吸力学差异显著,轻中度 BPD 一般可顺利撤离呼吸机改为无创呼吸支持。可供选择的无创呼吸支持除了研究最多的 NCPAP,还包括 NIPPV、加温湿化高流量鼻导管通气(high flow nasal cannula,HFNC)和经鼻无创高频震荡通气(nasal high frequency oscillatory ventilation,nHFOV)。撤离呼吸机后首选何种无创支持模式目前并没有明确的循证依据。有研究发现,和 NCPAP 相比,拔除气管插管后改用 NIPPV 再次气管插管的风险较小。HFNC 操作简单,鼻黏膜损伤也较 CPAP 更少,近年在临床应用较多,但需注意由于超低出生体重儿呼吸驱动较弱,HFNC 不能提供足够的 PEEP 以保证稳定的功能残气量,当 HFNC 作为拔管后的呼吸支持,失败率显著高于 NCPAP。近年也有几项样本量较小的将 nHFOV 应用于早产儿的试验,但研究对象基本集中于胎龄 30 周以上,最佳呼吸机参数、对 BPD 的影响,以及安全性等资料目前均不充足。

sBPD 患儿由于肺部病变显著,合并多种并发症等原因,常需要长时间的机械通气。sBPD 的肺部往往过度膨胀和肺不张区域交错存在,气道阻力明显升高,通气无效腔显著增加,这样的患儿若单纯追求"撤离呼吸机",勉强撤机后需要很高条件的无创呼吸支持,且出现呼吸做功增加、间断低氧、体重增长缓慢等,反而对肺部的发育和修复极其不利,并促进肺动脉高压的发展。若患儿呼吸机支持下仍存在明显的呼吸窘迫、吸气性凹陷、氧饱和度反复下降、不能耐受吸痰、给予充分的营养后体重仍生长缓慢,提示患儿应继续机械通气。呼吸机参数设置应逐渐从早期 RDS 阶段的"小潮气量、短吸气时间、快频率"过渡至"大潮气量(10~12ml/kg)、长吸气时间(≥0.5 秒)和低呼吸频率(10~25 次/min)"的设置,以克服气道阻力,减少肺不张,减少患儿呼吸做功,同时保证充分的呼气时间,避免过多二氧化碳潴留,PEEP 一般设置 6~8cmH_2O,但存在气管、支气管软化、二氧化碳排出困难的患儿则需要更高的 PEEP。通气模式上,常用同步间歇指令通气叠加压力支持(SIMV+PSV)或同步间歇指令通气叠加压力支持和容量保证(SIMV+PSV+VG),根据上述要求设置 SIMV 的参数,同时对指令通气以外的自主呼吸通过 PSV 给予足够的压力支持。

由于低氧血症可进一步促使肺血管阻力上升,加速肺动脉高压的形成和进展,建议将 BPD 患儿的氧饱和度维持在 92%~95%。BPD 患儿在疾病慢性期经过长期代偿,即使 $PaCO_2$ 水平较高也可维持正常的血液 pH 值,因此 pH≥7.3 的前提下,$PaCO_2$ 在 55~65mmHg 是可以接受的。

（二）循环管理

1. **PDA 的处理**　由于 hsPDA 的大量左向右分流引起肺血流增加、肺水肿，导致氧需求和呼吸机参数上调，机械通气时间延长，从而促进 BPD 的发展。hsPDA 的诊断主要通过临床症状、体征和心脏超声检查，干预方法主要包括药物治疗和手术结扎。

2. **BPD 相关肺动脉高压**　肺动脉高压是 BPD 慢性阶段的严重并发症，显著影响远期预后。发生肺动脉高压的高危因素主要有宫内生长迟缓、羊水过少、合并 hsPDA、反复感染、sBPD 等。近年还发现获得性肺静脉狭窄也是肺动脉高压的重要原因。

（1）临床表现：长期呼吸机或氧依赖，呼吸支持的需求进行性增高，对氧浓度的需求与肺部疾病本身的严重程度不成比例，反复发绀，能量供应充分的情况下仍体重增长缓慢，明显高碳酸血症、持续肺水肿等。

（2）评估：筛查首选心脏超声，筛查指征包括：①生后早期出现严重低氧性呼吸衰竭和持续肺动脉高压；②生后 1 周内持续机械通气，且生后第 7 天心脏超声提示肺动脉高压；③长期呼吸机或氧依赖，特别是氧饱和度反复下降、波动；④校正胎龄 36 周时诊断为中度 BPD 或 sBPD。心脏超声下测量三尖瓣反流的流速来评估肺动脉压力，将肺动脉收缩压（systolic pulmonary artery pressure，sPAP）/体循环收缩压（systolic blood pressure，sBP）的比值为 1/2~2/3 定义为轻中度 PH，sPAP/sBP>2/3 为重度肺动脉高压。若不能测到三尖瓣反流，可通过观察右心房增大、右心室肥厚或扩张、肺动脉扩张、室间隔变平坦或凸向左心室等间接指标来诊断 BPD 相关肺动脉高压。首次心脏超声筛查通常在校正胎龄 36 周进行，若在这之前患儿已经出现肺动脉高压相关症状，可以更早筛查。

（3）治疗：①供氧，维持目标氧饱和度 92%~95%；②急性肺动脉高压危象时可给予 NO 吸入，初始浓度（10~20）×10^{-6}，待患儿稳定后逐步降低 NO 浓度直至撤离；③西地那非是磷酸二酯酶 5 抑制剂，常用初始口服剂量为 0.3~0.5mg/kg，8 小时 1 次，逐渐增加至 2mg/kg，6~8 小时 1 次（婴儿最大剂量每天不超过 30mg）。主要不良反应为低血压、增加胃食管反流、男婴阴茎勃起，长期使用（>2 年）可能使病死率增加；④波生坦是常用的内皮素受体拮抗剂，初始口服剂量为 0.5~1mg/kg，12 小时 1 次，2~4 周后增加至 2mg/kg，12 小时 1 次，主要不良反应为肝功能损害；⑤曲前列尼尔，开始剂量 2ng/（kg·min），静脉滴注或皮下注射，每 4~6 小时逐渐增加至 20ng/（kg·min），若患儿耐受良好，剂量还可以逐渐增加。鉴于上述靶向药物在新生儿尤其早产儿大多属于超说明书应用，因此必须在严格评估、明确诊断和积极治疗原发病的基础上应用。

（三）营养支持

充足的能量和营养素摄入对于 BPD 患儿的肺发育和肺损伤的修复至关重要。BPD 患儿由于长期呼吸做功增加、慢性应激和炎症反应、限制液体摄入、应用利尿剂和糖皮质激素治疗等原因，对能量和营养素的需求高于一般早产儿。而另一方面，液体摄入过多容易肺间质水肿，影响呼吸功能，如何在这两方面寻找平衡点是一个难题，尤其面对 sBPD 患儿时。一般情况下每天需要 120~130kcal/kg 的能量摄入才能获得理想的体重增长，每天的液体量则控制在 130~150ml/kg。肠内营养首选强化母乳，其次早产儿配方乳。当限制液体入量和保证营养摄入之间存在突出矛盾时，可根据患儿耐受情况选择特殊高密度强化母乳或配方。

另外，BPD 患儿由于矿物质和维生素 D 摄入不足、长期缺乏活动，以及皮质激素、利尿剂等治疗，代谢性骨病的发生率较高。早产儿出生后应尽早开始补充足量的钙、磷和维生素

D,并注意监测血钙、血磷、碱性磷酸酶、甲状旁腺激素水平等生化指标。

喂养方式上,当 BPD 患儿胎龄达到校正 34 周左右,呼吸逐渐平稳,撤离有创和无创呼吸支持,可开始训练经口喂养。但部分 sBPD 患儿由于长时间气管插管形成上腭沟、呼吸吞咽不协调、胃食管反流或气管、支气管软化等原因,过于激进的经口喂养容易造成误吸,使肺部疾病加重,因此需进行康复性训练。

(四) 药物治疗

1. 糖皮质激素　能够抗炎、减轻肺水肿和支气管痉挛,但有较多短期副作用,如高血压、高血糖、消化道出血、胃肠穿孔等,对远期神经发育存在潜在不良影响,使脑性瘫痪的风险增加。因此在考虑应用前,应先对患儿进行谨慎的评估。目前已不建议糖皮质激素在生后早期(<7 天)的全身静脉应用,仅机械通气 1~2 周仍不能拔管撤机的 BPD 高风险患儿可考虑短疗程低剂量的地塞米松治疗。应用较多的是 DART 方案,即起始剂量 0.15mg/(kg·d) 持续 3 天,减量至 0.10mg/(kg·d) 持续 3 天,再减量至 0.05mg/(kg·d) 持续 2 天,最后减量至 0.02mg/(kg·d) 持续 2 天。整个疗程持续 10 天,累计剂量 0.89mg/kg。至于氢化可的松的静脉应用和糖皮质激素的吸入治疗,目前尚无资料证实可以减少死亡或 BPD 的发生率。

2. 利尿剂 BPD　患儿容易因 PDA 开放或补液过多等原因而出现肺间质水肿,从而使呼吸功能恶化。一些小样本研究显示,利尿剂可在短时间内改善肺顺应性、降低氧需求,但对于总用氧时间、BPD 发生率、病死率等并没有影响。临床上,若患儿因短时间内大量输液(如输血)或明确由于肺水肿导致呼吸功能恶化时,可给予呋塞米每次 0.5~1mg/kg,静脉推注,但不建议长期常规应用,应用过程中注意尿量和电解质的变化。

3. 支气管扩张剂 BPD　患儿由于气道高反应性可出现阵发性喘憋,支气管扩张剂吸入有助于缓解症状,临床常用的是沙丁胺醇气雾剂。但目前没有足够的证据表明支气管扩张剂可以缩短 BPD 患儿机械通气时间、降低病死率或再入院率,不建议长期使用。

(五) 出院计划和出院后随访

BPD 患儿出院后因呼吸道感染、哮喘、喂养困难等问题而再次入院的风险很高,容易出现远期神经发育不良结局,合并 PH、气管软化者 2 岁内死亡风险显著增加。sBPD 患儿可能出院后仍需家庭氧疗和多种药物治疗,对负责护理的家长要求较高。因此,对这些患儿应制定个体化的出院计划,出院前对家长进行培训,使其熟练掌握护理技能和紧急事件时的应对措施,以确保 BPD 患儿安全地从医院过渡到家庭。

给每一个出院的 BPD 患儿建立随访档案,组织由小儿呼吸、心血管、神经、眼科、耳鼻喉科、临床营养师、康复训练师和新生儿科医生等组成的多学科随访团队对 BPD 患儿进行出院后的管理和随访是十分重要的举措,可以降低再入院率,改善患儿的神经发育结局。

随访过程中应重点关注下列问题:①营养和生长情况:监测体重、头围、身高等生长指标,监测血液生化代谢指标;②出院后接受家庭氧疗的患儿,通常需要 SpO_2 监测,尤其在尝试停氧的过程中,氧饱和度应维持在 92% 以上;③pH 的监测:每 2~4 个月行心脏超声检查,对于出院前已经诊 pH 的患儿,可适当增加检查频次;④定期进行神经发育评估、早产儿视力和听力的随访;⑤各种营养补充剂和药物剂量的调整。

病例链接：早产儿支气管肺发育不良

【**一般情况**】患儿，男性，1 天。

【**主诉**】早产后呼吸急促 1 天余。

【**现病史**】因母亲胎盘早剥急诊剖宫产出生，出生胎龄 27^{+3} 周，出生体重 1 150g，出生后不久出现呼吸急促、呻吟，给予气管插管表面活性物质气管内滴注后一直机械通气，今为进一步治疗转入笔者医院 NICU。

母亲孕期产检未发现异常。

【**查体**】心率 132 次/min，血压 35/25mmHg，体温 34.2℃，反应欠佳，气管插管机械通气，SIMV 模式支持，PIP/PEEP 18/6cmH$_2$O，呼吸 40 次/min，FiO$_2$ 0.5，SpO$_2$ 92%，仍可见吸气性三凹征，双肺可闻及湿啰音，心前区未闻及杂音，腹部平软，肝脏肋下 1cm，肢端凉，毛细血管再充盈时间 3 秒。

【**辅助检查**】血常规：WBC 29.3 × 10^9/L［参考值（15~20）× 10^9/L］，N 66.8%，Hb 152g/L，PLT 176 × 10^9/L，CRP 3mg/L；动脉血气：pH 7.31（参考值 7.35~7.45），PO$_2$ 78mmHg，PCO$_2$ 67mmHg（参考值 35~45mmHg），BE −6.3mmol/L（参考值−3~+3mmol/L），Lac 2.8mmol/L；胸片见图 2-2-1；心脏超声：动脉导管未闭（直径 3mm，左向右分流），卵圆孔未闭（直径 3mm）。

【**初步诊断**】新生儿呼吸窘迫综合征，极低出生体重儿。

【**诊治经过**】入院后有创机械通气 21 天后改为无创呼吸支持（NIPPV 模式）。期间反复肺部感染 3 次，先后根据痰培养和药敏试验给予哌拉西林他唑巴坦、美罗培南、万古霉素等进行治疗。动态复查 X 线胸片见图 2-2-2~图 2-2-4。

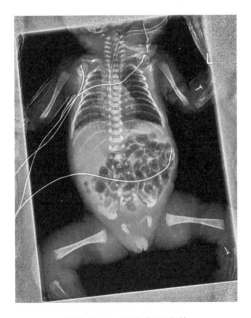

图 2-2-1　入院当天胸片

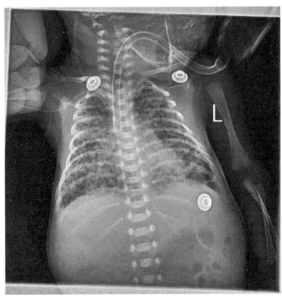

图 2-2-2　生后 14 天胸片

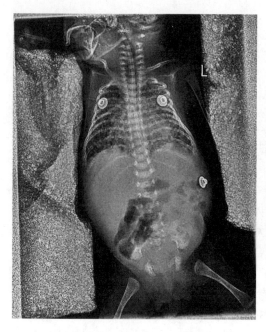

图 2-2-3　生后 1 个月胸片

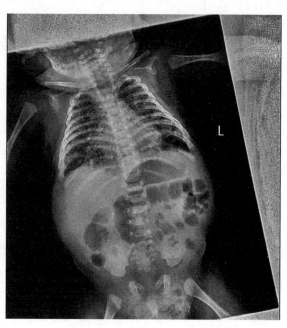

图 2-2-4　生后 3 个月胸片

因动脉导管一直开放,生后 18 天、24 天时分别给予 2 个疗程的口服布洛芬治疗,动脉导管仍未关闭。生后 43 天(校正胎龄 33 周)行动脉导管结扎术。因手术需要,重新气管插管,机械通气。术后 3 天撤离呼吸机,改为 NIPPV。校正胎龄 36 周改为 CPAP 支持,FiO₂0.4。每隔 2 周复查心脏超声,校正胎龄 35 周心脏超声提示三尖瓣轻度反流、室间隔增厚、右心室室壁增厚及肺动脉高压,给予西地那非、米力农治疗 2 周,肺动脉高压逐渐缓解。校正胎龄 39 周改为高流量鼻导管吸氧,校正胎龄 41 周改低流量鼻导管吸氧,后带氧出院。

【出院诊断】新生儿呼吸窘迫综合征;动脉导管未闭;支气管肺发育不良;肺动脉高压;呼吸机相关性肺炎;极低出生体重儿。

【出院医嘱】

1. 低流量鼻导管吸氧,监测脉搏氧饱和度,测维持氧饱和度在 92%~95%。
2. 定期复诊,监测营养状况和体格生长指标生长,出院后 1 个月复查超声心动图。

(马晓路)

参考文献

1. HIGGINS RD,JOBE AH,KOSO-THOMAS M,et al. Bronchopulmonary Dysplasia:Executive Summary of a Workshop. J Pediatr,2018,197:300.
2. SUN Y,ZHANG HY. Ventilation strategies in transition from neonatal respiratory distress to chronic lung disease. Semin Fetal Neonatal Med,2019,24(5):101035.
3. KRISHNAN U,FEINSREIN JA,ADATIAL I,et al. Evaluation and Management of Pulmonary Hypertension in Children with Bronchopulmonary Dysplasia. J Pediatr,2017,188:24.
4. ABMAN SH,COLLACO JM,SHEPHERD EG,et al. Interdisciplinary care of children with severe bronchopulmonary dysplasia. J Pediatr,2017,181:12.

第三节 新生儿动脉导管开放

一、概述

动脉导管开放(patent ductus arteriosus,PDA)是临床常见的新生儿循环问题,可导致血流动力学紊乱及相关并发症,使新生儿尤其是早产儿死亡率增加。足月儿 PDA 发病率较低(约 1/2 000),多数为导管结构异常,系先天性心脏病范畴。早产儿动脉导管一般结构正常,因各种原因导致导管持续开放,出现左向右分流引起循环功能障碍。通过了解 PDA 的病因和机制,结合临床表现和超声心动图评估 PDA 的大小及分流,从而制订综合有效的干预措施,关闭持续开放的动脉导管。

新生儿出生后随着自主呼吸建立和肺的膨胀,使肺血管阻力下降,肺血流增加;脐带结扎后,胎盘-脐血循环终止;体循环容量和血管阻力增加,左心房压力升高,卵圆孔发生功能性关闭;动脉血氧分压增高,循环血中前列腺素 E_2 水平降低,促使动脉导管收缩发生功能性关闭,继而形成解剖性关闭。出生后因各种因素会导致 PDA 而出现临床一系列症状。新生儿 PDA 与下列因素有关:

(一) 足月儿 PDA

与动脉导管结构异常有关,正常情况下,健康足月儿大约在生后 24~48 小时出现动脉导管壁平滑肌收缩,形成功能性关闭。生后 6~8 周动脉导管内膜垫堵塞管腔,并逐渐机化形成动脉韧带,约 80% 婴儿在生后 3 个月内、95% 婴儿在生后 1 年内形成解剖性关闭。足月儿如存在动脉导管的解剖结构异常,或合并有动脉导管依赖型先天性心脏病,则动脉导管维持开放状态。

(二) 早产儿 PDA

发生风险与出生胎龄相关,胎龄越小,PDA 发生率越高。生后 4 天,胎龄 30~37 周早产儿 PDA 发生率约为 10%,25~28 周早产儿约为 80%,24 周早产儿约为 90%;生后 7 天相应胎龄早产儿 PDA 发生率分别为 2%、65% 及 87%。早产儿 PDA 发病率较高的原因可能是早产对导管张力调节的影响,早产儿动脉导管肌层发育不成熟,对于高氧收缩的反应性差,体内前列腺素 E_2 水平较高,以及血管内皮生长因子、血管内皮细胞增殖受阻等因素作用下,削弱生后动脉导管的收缩程度,同时在功能性关闭状态下仍然可出现再次开放。

当动脉导管持续保持开放时,血液通常从左向右由主动脉流入肺动脉。随着出生后最初几天内肺血管阻力下降,主动脉血流转入肺循环的比例相应增加。这种经过动脉导管的"盗血"会造成过多的血液流进入肺部,易导致肺充血、肺水肿和呼吸衰竭恶化。血液从体循环中分流量过大时,肺循环与体循环血量之比 >1.5 时,可能会超过心脏总输出量的代偿能力,致体循环血量减少,出现显著的临床症状,引起肠道、肾脏和大脑等重要器官的灌注受损,临床上出现机械通气时间延长、支气管肺发育不良、肺出血、坏死性肠炎、肾功能受损、脑室出血、脑室周围白质软化症等许多不良后果,使新生儿尤其是早产儿的死亡率增高。

二、临床特点和诊断

PDA 分为无症状 PDA,指出生 3 天后无临床无症状,但心脏超声提示 PDA 直径≥1.5mm;

和症状性 PDA(hemodynamically significant PDA,hsPDA),指患儿 PDA 存在显著血流动力学变化,并具有临床症状。hsPDA 的临床表现如下:

（一）肺循环血量增多

经表面活性物质治疗后原发性早产儿呼吸窘迫综合征在恢复期,可突然出现肺部症状加重、呼吸暂停、二氧化碳潴留增加,对氧的需求和呼吸机参数的要求增加,胸片肺部渗出明显增加呈肺水肿,严重者可表现为肺出血。

（二）体循环血量减少

为适应体循环在动脉导管水平出现的左向右分流,心肌收缩力代偿性增加,表现为心率增快、心前区搏动增强和闻及杂音。当动脉导管分流量超过左心总输出量的 50% 时,尽管心输出量代偿性增加,但有效体循环血量开始降低伴脉压增宽(>25mmHg),或收缩压与舒张压的差值大于收缩压值的一半,出现低血压、少尿、代谢性酸中毒等循环不稳定的表现。

（三）肺动脉高压

由于生后早期肺复张不全或缺氧酸中毒等因素,导致肺血管阻力仍相对较高,动脉导管呈持续开放状态,若主动脉压力与肺动脉压力相当,临床可无杂音闻及,表现为持续肺动脉高压。随着肺血管阻力和肺动脉压的下降,出现经动脉导管左向右分流,肺血流量增加而出现动力性肺高压,此时心前区可闻及收缩期杂音。

单纯依赖临床表现来评估 PDA,可能会出现误导和诊断错误,目前超声心动图仍是诊断 PDA 的"金标准",可用于直接评估导管直径和分流方式,间接评估分流量,对血流动力学改变者可优先于临床表现前做出诊断。

超声心动图检查包括测定动脉导管的直径大小,动脉导管与左肺动脉管径之比,左心房与主动脉管径之比,经动脉导管的血流方向及两侧的压差,肺动脉血流速度和肺动脉压力,左心室大小和肠系膜动脉舒张期逆向血流等。

新生儿诊断 PDA 除临床症状外,主要依赖于超声心动图对于 hsPDA 的评估。目前常用的诊断指标有:PDA 直径 >1.5mm,左心房内径/主动脉根部直径之比 >1.5,临床可用超声的多项指标进行综合评估(表 2-3-1)。

表 2-3-1   诊断和评估左向右分流 hsPDA 的超声心动图指标和截断值

	超声心动图指标	分流量的影响	截断值
	直接评估指标		
直径	PDA(mm)	↑	小型 <1.5,中等 ≥1.5~2,大型 ≥2
	PDA/左肺动脉	↑	小型 <0.5,中等 ≥0.5~<1,大型 ≥1
	体重指数(mm/kg)	↑	≥1.4
流量模式	PDA 舒张末期与收缩期峰值流速之比	↓	<0.5
	替代评估指标		
肺血过多	左房/主动脉根部直径比	↑	≥1.5
	左室舒张末期/主动脉根部直径比	↑	≥2.1
	二尖瓣舒张早期和晚期流速比	↑	>1

续表

	超声心动图指标	分流量的影响	截断值
	左心室等容舒张时间(ms)	↓	<35
	左心室输出量[ml/(kg·min)]	↑	>314
	左肺动脉平均顺行流速(cm/s)	↑	≥42
	舒张末期LPA顺行速度(cm/s)	↑	≥20
体循环血流降低	全身动脉的舒张期血流模式(降主动脉、腹腔、肠系膜上段、大脑中段)	↓	小型舒张期顺行流量,中型无舒张期流量,大型舒张期逆行流量
	左心室输出量/上腔静脉流量	↑	≥4

新生儿 PDA 的鉴别诊断主要排除动脉导管依赖型先天性心脏病,可通过青紫程度、动脉导管前后氧饱和度和超声心动图明确。

三、治疗

干预和治疗仅针对 hsPDA,包括保守治疗、药物干预,以及手术治疗(图 2-3-1)。

(一)保守治疗

早产儿 PDA 自然关闭率在胎龄 >28 周约占 73%,出生体重 >1kg 约占 94%,胎龄 26~29 周无呼吸窘迫者约占 93%,因此,近年来早产儿 PDA 的保守治疗比例呈逐年增加趋势。对

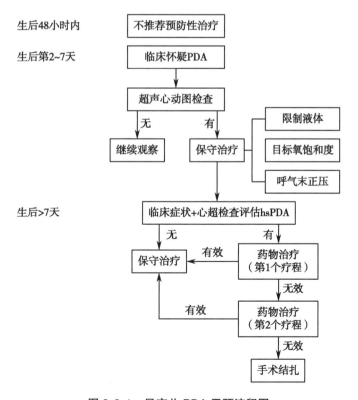

图 2-3-1 早产儿 PDA 干预流程图

于 hsPDA 患儿,采用液体限制(日龄 >3 天,每天液体量 <130ml/kg)、合适的目标氧饱和度(90%~95%)、提高呼气末正压,以及适当的利尿,可降低近一半的手术结扎比例。

（二）药物干预

前列腺素 E_2 具有保持导管开放的作用,因此前列腺素合成抑制剂如环氧化酶抑制剂(吲哚美辛和布洛芬)可用于治疗早产儿 PDA。基于药物副作用以及长期获益的临床系统评价证据,不推荐预防性使用环氧化酶抑制剂来减少早产儿 PDA 的发生。

1. **吲哚美辛**　静脉给药,共给药 3 次,每次剂量 0.2mg/kg,每剂间隔时间为 12 小时。由于吲哚美辛具有出血倾向,可引起坏死性小肠结肠炎和肾功能损害,干扰白蛋白与胆红素的结合、使胆红素脑损伤发生风险增加等副作用,因此使用时应注意以下禁忌证:PDA 依赖型先天性心脏病,使用前 24 小时内发生活动性出血,如Ⅲ度以上颅内出血或胃肠道出血,血小板 $\leq 60 \times 10^9/L$,未经治疗的确诊或疑似感染、坏死性小肠结肠炎、肾功能损害(血肌酐 $\geq 1.5mg/dl$),以及达到需要换血标准的严重高胆红素血症。

2. **布洛芬**　临床可用静脉给药和口服给药 2 种制剂,推荐剂量为首剂 10mg/kg、第二剂 5mg/kg、第三剂 5mg/kg,每剂间隔时间为 24 小时。荟萃分析研究发现采用口服大剂量(首剂 20mg/kg、第二剂 10mg/kg、第三剂 10mg/kg),PDA 关闭率可增加至 89%。布洛芬相对于吲哚美辛,引起肠系膜、肾脏和脑血管收缩的程度较弱。

药物干预是治疗 hsPDA 最常用的方法,建议在出现心功能衰竭前给予治疗。部分患儿第 1 个药物疗程干预效果不佳,可能由于胎龄较低、产前未进行皮质类固醇治疗、呼吸窘迫的严重程度增加及宫内炎症等因素引起前列腺素活性增加。临床研究数据显示,重复第 2 个药物疗程后 PDA 仍可有 40% 的关闭率。

（三）手术治疗

足月儿 PDA 口服药物治疗无效,因此对于 hsPDA 足月儿,以及 2 个药物疗程治疗无效或禁忌使用药物的 hsPDA 早产儿,可考虑手术结扎。

病例链接：新生儿动脉导管开放

【一般情况】患儿,男,1 小时。

【主诉】早产后气促、呻吟 1 小时。

【现病史】因母亲"妊娠期高血压"行剖宫产娩出,产前予以地塞米松促肺成熟。出生胎龄 29 周,出生体重 1 050g,羊水、脐带、胎盘情况无殊,无窒息史。生后即出现气促、呻吟,产房内给予肺表面活性物质气管内应用后,无创持续正压通气下转入笔者医院。

【查体】反应可,体温 36℃,心率 126 次/min,呼吸 50 次/min,血压 44/20(30)mmHg,氧饱和度 92%,可见轻度三凹征,心前区未闻及杂音,心音中,心律齐,双肺呼吸音略粗,未闻及啰音,腹软,肝脾未及肿大,四肢肌张力略低,肢端温,灌注可,毛细血管充盈时间 2 秒。

【辅助检查】X 线胸片:双肺透亮度稍有下降,呈毛玻璃样改变。

【初步诊断】早产儿呼吸窘迫综合征、极低出生体重儿。

【诊治经过】入院后继续无创持续正压通气(吸入氧浓度 30%,呼气末正压 6cmH_2O)、咖啡因应用,生后 48 小时改为高流量鼻导管吸氧,72 小时改为大气吸入。生后 96 小时出现频发呼吸暂停,动脉血气 pH 7.15(参考值 7.35~7.45)、$PaCO_2$ 70mmHg(参考值

35~45mmHg），PaO_2 40mmHg（参考值 80~100mmHg），予以常频机械通气（吸入氧浓度 0.45，呼气末正压 6cmH$_2$O，吸气峰压 18cmH$_2$O，呼吸频率 40 次/min），气管插管内吸出鲜红色血性分泌物；胸片提示双肺透亮度明显下降，呈"白肺"样改变（图 2-3-2）；急诊心脏超声提示 PDA（3.1mm），左向右分流，左房/主动脉根部直径比值 1.65（图 2-3-3，见文末彩插）。予以限制总进液量［130ml/（kg·d）］，提高呼气末正压至 8cmH$_2$O，维持动脉血气 pH>7.2、$PaCO_2$<60mmHg~65mmHg，多巴酚丁胺 10μg/（kg·min）改善左心功能。

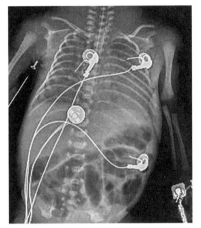

图 2-3-2　PDA 胸片

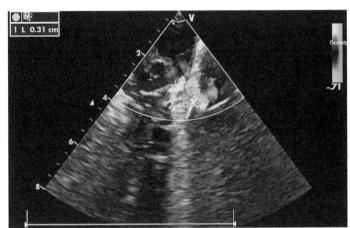

图 2-3-3　心脏超声检查提示动脉导管未闭（3.1mm），左向右分流，LA/AO 1.65

生后 7 天复查胸片透亮度较前好转，气管插管内无血性分泌物，改无创间歇正压呼吸支持（吸入氧浓度 40%，呼气末正压 6cmH$_2$O，吸气峰压 18cmH$_2$O，呼吸频率 40 次/min），心前区搏动增强，闻及Ⅲ/6 级连续性杂音，心率 160~170 次/min，收缩压 40~50mmHg，舒张压 15~20mmHg，平均动脉血压 23~26mmHg，动脉血气 pH>7.2、$PaCO_2$ 55~60mmHg，尿量 2.5ml/（kg·h）；复查心脏超声 PDA（3.0mm），左房/主动脉根部直径比值 1.5；测四肢血压及氧饱和度无差异。予以布洛芬首个疗程口服（首剂 10mg/kg、第二剂 5mg/kg、第三剂 5mg/kg，每剂间隔时间为 24 小时）。

生后 14 天无创呼吸支持条件同前，心率 150~160 次/min，心前区闻及Ⅲ/6 级连续性杂音，收缩压 45~55mmHg，舒张压 20~25mmHg，平均动脉血压 30~35mmHg。复查心脏超声 PDA（2.6mm），左房/主动脉根部直径比值 1.5，尿量 3.5ml/（kg·h）。予以布洛芬第二疗程口服（首剂 20mg/kg、第二剂 10mg/kg、第三剂 10mg/kg，每剂间隔时间为 24 小时）。

生后 21 天无创呼吸支持条件同前，心率 150~160 次/min，心前区闻及Ⅲ/6 级连续性杂音，血压正常，氧饱和度 90%~95%。复查心脏超声 PDA（2.6mm），左房/主动脉根部直径 1.5。复查胸片双肺可见渗出。行 PDA 结扎手术，术中测量动脉导管直径 2.5mm。

术后心功能稳定，生后 24 天改无创持续正压通气（吸入氧浓度 30%，呼气末正压 6cmH$_2$O），生后 28 天改高流量鼻导管吸氧，生后 35 天（纠正胎龄 34 周）停用氧气及咖啡因。后续锻炼经口喂养，于生后 49 天（纠正胎龄 36 周）出院，出院时体重 2.3kg，大气吸入下氧饱和度 90%~95%。

【**出院诊断**】早产儿呼吸窘迫综合征;动脉导管未闭结扎术后;极低出生体重儿。

【**出院医嘱**】定期复诊,出院 1 个月后复查心脏 B 超,评估生长发育指标。

(陈　正)

参考文献

1. BENITZ WE AND COMMITTEE ON FETUS AND NEWBORN. Patent Ductus Arteriosus in Preterm Infants. Pediatrics,2016,137(1):e20153730.
2. JAIN A,SHAH PS. Diagnosis,Evaluation,and Management of Patent Ductus Arteriosus in Preterm Neonates. JAMA Pediatr,2015,169(9):863-872.
3. MITRSA S,FLOREZ ID,TAMAYO ME,et al. Association of Placebo,Indomethacin,Ibuprofen, and Acetaminophen With Closure of Hemodynamically Significant Patent Ductus Arteriosus in Preterm Infants:A Systematic Review and Meta-analysis. JAMA,2018,319(12):1221-1238.
4. OLGUN H,CEVIZ N,KARTAL İ,et al. Repeated Courses of Oral Ibuprofen in Premature Infants with Patent Ductus Arteriosus:Efficacy and Safety. Pediatr Neonatol,2017,58(1):29-35.

第四节　新生儿坏死性小肠结肠炎

一、概述

新生儿坏死性小肠结肠炎(necrotizing enterocolitis,NEC)是最常见的新生儿消化道急症,以腹胀、呕吐、血便为主要临床表现,主要发生于早产儿,占 90% 以上,足月儿少见。据美国 NICHD 报道,NEC 在出生体重 <1 500g 的早产儿发生率为 7%~10%,病死率为 23~30%;据加拿大报道极低出生体重儿中的 NEC 发生率达 7%;我国不同 NICU 报道的 NEC 死亡率为 10%~30%。因此,NEC 也是现阶段新生儿重症监护室(neonatal intensive care unit,NICU)中早产儿死亡的主要病因之一。

(一)病因

NEC 的病因和发病机制尚未完全清楚,目前认为是多因素共同作用所致,主要与以下高危因素相关:

1. **早产**　是 NEC 发病的重要因素。早产儿的胃肠道功能不成熟,且消化液分泌少,胃肠蠕动较慢,容易使微生物在肠道内存活繁殖。另外,肠道免疫功能不成熟,产生分泌 SIgA 能力下降,使细菌侵入肠壁繁殖。

2. **肠黏膜缺氧缺血**　各种原因引起的缺氧缺血性疾病导致肠壁缺氧缺血,从而引起肠黏膜损伤。

3. **肠道菌群**　早产儿不能在出生后即建立正常的肠道菌群,研究表明 NEC 的肠道菌群种类减少、缺乏多样性,但目前尚不明确是否存在特定菌群引起 NEC 的发生。

4. **其他**　包括配方奶喂养、加奶速度过快、摄入配方奶或药物的渗透压高等。另外,有研究表明浓缩红细胞的输注、大剂量静脉免疫球蛋白输注可能会增加 NEC 的风险。

(二)临床表现

1. **多见于早产儿**　发生时间和胎龄有关,胎龄越小发病时间越晚,主要发生在生后 2~3 周。

2. 腹部症状　腹胀、胃潴留、呕吐、血便等。体征可见肠型、腹壁皮肤发红、腹肌紧张、压痛、肠鸣音减弱或消失。

3. 全身症状　非特异性,包括呼吸暂停、呼吸窘迫、嗜睡、体温不稳定等;严重者可发展为休克、DIC、呼吸衰竭等。

二、诊断与鉴别诊断

（一）诊断

1. NEC 诊断与分期　结合临床表现和 X 线检查,使用 Bell 分级标准进行诊断和评估严重程度(表 2-4-1)。Ⅰ期为疑诊病例;Ⅱ期以上为确诊病例;Ⅲ期病情严重,表现为生命体征不稳定(呼吸暂停、低血压、低体温等)、代谢性酸中毒、DIC、多脏器功能不全等,以及腹膜炎征象(腹部膨隆、压痛等)。

表 2-4-1　Bell-NEC 分期标准

分期	分度	全身表现	胃肠道表现	X 线特点
ⅠA	疑似 NEC	体温不稳定,呼吸暂停,心率下降	胃潴留增加,轻度腹胀,呕吐,大便潜血阳性	正常或轻度肠梗阻
ⅠB	疑似 NEC	同ⅠA	同ⅠA,肉眼血便	同ⅠA
ⅡA	轻度	同ⅠA	同ⅠA,肠鸣音消失,和/或腹部触痛	肠梗阻征象,肠壁积气
ⅡB	中度	同ⅠA,轻度代谢性酸中毒,轻度血小板减少	同ⅠA,加肠鸣音消失,明确的压痛,伴或不伴腹壁蜂窝织炎或右下腹包块	同ⅡA,加门静脉积气,伴或不伴腹水
ⅢA	重度肠损伤	同ⅡB,加低血压,心动过缓,严重呼吸暂停,呼吸性和代谢性酸中毒,DIC,白细胞减少	同上,加弥漫性腹膜炎征象,明显的压痛和腹胀	同ⅡB,加明确的腹水
ⅢB	重度肠穿孔	同ⅢA	同ⅢA	同ⅡB,加气腹

2. 辅助检查

（1）腹部 X 线检查:肠壁积气是 NEC 的典型征象,其他异常表现包括门静脉积气、固定肠袢、气腹等。

（2）腹部超声检查:在 NEC 中应用增多,主要优势在于无创安全、重复性强、减少放射线的暴露。超声检查显示中央强回声灶和低回声边缘可能提示肠坏死和即将穿孔;并可描述肠壁厚度、肠壁灌注、腹腔积液等。

（3）实验室检查

1）血液检查:白细胞异常升高或降低,粒细胞总数、淋巴细胞减少等。血小板减少与肠管坏死和疾病加重相关;CRP 持续升高通常反映病情严重;如伴有难以纠正的酸中毒、乳酸升高、严重的电解质紊乱,提示存在败血症和肠坏死。血培养阳性者仅占 1/3。

2）凝血功能检查:如出现凝血功能障碍时应行相关检查,重症 NEC 患儿常伴有 DIC。

3）大便检查:大便 OB 检查、大便涂片及培养等。

（二）鉴别诊断

1. 自发性肠穿孔（spontanous intestinal perforation，SIP） 通常为单发的肠穿孔，常见于回肠末端，主要见于极低出生体重儿，通常发生于出生后第 1 周内，与喂养情况无关。很少有类似 NEC 的严重临床表现，X 线片上没有肠壁积气、固定肠袢、肠壁增厚等影像学表现。可内科保守治疗，必要时行腹腔引流术和穿孔修补术，预后良好。

2. 牛奶蛋白过敏 临床症状包括腹部膨隆、排便增多、血便等，严重病例 X 线片上可有肠壁积气表现；但一般情况良好，不伴有感染指标增高，在回避牛奶蛋白或改深度水解奶粉/氨基酸配方奶粉进行喂养后，症状可缓解。

3. 肠扭转 常见于足月儿，可伴有各种畸形，剧烈呕吐胆汁，X 线检查可发现近端十二指肠梗阻征象。可行腹部超声或消化道造影检查明确诊断。

4. 感染性肠炎 沙门菌、志贺菌等致病菌有时可在新生儿中引起感染性小肠结肠炎，表现为排便次数增多且有时为血便、腹部膨隆和继发性脓毒症。可通过大便培养等检查鉴别。

三、治疗

（一）内科治疗

1. 支持治疗

（1）禁食与胃肠减压：停止胃肠喂养，并给予胃肠减压使肠道休息。禁食时间依病情而定，目前主张禁食时间不宜过长。可疑病例 2~3 天，确诊病例 7~10 天，待腹胀好转、肠鸣音恢复、大便潜血转阴、X 线片异常征象消失后可逐渐恢复开奶。

（2）胃肠外营养：禁食期间，需要胃肠外营养支持治疗，保证能量供给。

（3）补液：维持水电解质平衡，评估胃肠道丢失量，及时补充液体量。

（4）其他：危重患儿必要时需要气管插管、机械通气；心血管功能不全需要应用血管活性药物；休克患儿需积极给予液体复苏抗休克治疗等。凝血机制障碍时可适当输注新鲜冰冻血浆等。

2. 抗生素治疗

（1）经验性治疗：一般可选氨苄西林、哌拉西林钠或第 3 代头孢菌素等。如怀疑或确定有气腹或腹膜炎时，应考虑覆盖厌氧菌。

（2）培养阳性：经验性治疗方案可根据血液、腹腔积液或手术样本的培养结果进行调整。

（3）疗程：一般需 7~10 天，重症需 10~14 天或更长；如有合并腹腔脓肿，可能治疗疗程更长。

3. 实验室检查和影像学监测

（1）实验室检查：根据病情，每 12~24 小时可监测全血细胞计数、分类计数、血小板计数、血气电解质、乳酸水平等。

（2）影像学检查：对于重症患儿，每 6~12 小时进行腹部 X 线片检查，对于不能行腹部立位片检查者，可以行腹部正位片和水平侧位片检查。

（二）外科治疗

报道显示，20%~40% 的 NEC 患者需要外科手术治疗。

1. **手术适应证**

（1）绝对适应证:肠穿孔导致的气腹症。

（2）相对适应证:①内科治疗仍病情恶化:严重酸中毒、血小板减少、休克、少尿、腹部肿块;②腹部平片上见持续固定的肠祥或肠壁积气、门静脉积气进展;③腹壁红肿、水肿,有局限性肌紧张;④腹腔穿刺阳性。

2. **手术方式**　主要包括腹腔引流术、肠造瘘术、肠吻合术,根据患儿术中病变程度及耐受情况等,选择合适的手术方式。对于超低出生体重儿,腹腔引流术可能是首选的初步手术操作,可在床旁局部麻醉下进行。

四、并发症

(一) 急性期并发症

感染性休克、脑膜炎、腹膜炎、脓肿、DIC、低血压、呼吸衰竭、代谢性酸中毒等。

(二) 晚期并发症

1. **肠狭窄**　9%~36% 的内科或外科治疗的 NEC 患儿会出现肠狭窄,大多数发生在结肠,但也可累及回肠和空肠,狭窄通常发生在 NEC 急性发作后的 1~3 个月。临床表现为反复出现喂养不耐受,如胃潴留、呕吐、腹胀、便秘等。腹部立位片和消化道造影检查能进一步明确诊断。外科手术是治疗 NEC 后肠狭窄的唯一有效的手段,多数采取一期狭窄段切除肠吻合。

2. **短肠综合征**　手术治疗的 NEC 患儿约有 9% 会发生短肠综合征,会造成严重的吸收不良。NEC 也是小儿肠衰竭的常见原因。由于需要长期应用胃肠外营养,还有并发胃肠外营养相关性胆汁淤积、肝功能衰竭、导管相关性感染等。

五、预后

NEC 患儿 I 期和 II 期预后较好;经手术治疗的 NEC 患儿可能会出现术后并发症(主要为短肠综合征和肠衰竭)以及中枢神经系统发育等后遗症。有研究表明 25% 的 NEC 患儿远期可能出现小头畸形和严重的神经系统落后。

病例链接:　**新生儿坏死性小肠结肠炎病例**

【一般情况】患儿,男,22 天。

【主诉】腹胀、呕吐伴反应差 1 天。

【现病史】患儿系 G_5P_2,孕 33 周因 "宫内窘迫" 剖宫产出生,出生体重 1 510g,羊水 I 度混浊,出生时 Apgar 评分 9~10/1~5 分钟,即入住当地医院。生后予以配方奶喂养,每 3 小时喂养 1 次,逐渐加奶。生后 24 小时内排出胎便。

1 天前发现腹胀,监测发现腹围进行性增加,伴有呕吐,为奶汁,且喂奶后出现奶汁潴留,当日喂养量为每次 31ml,3 小时喂养 1 次;患儿无发热、无腹泻、无血便、无惊厥,但反应差,四肢动作减少。外院予以吸氧、禁食、胃肠减压、抗感染等治疗,因病情危重,转至笔者医院。

病来,神清,精神、反应差,禁食,大便未解,尿量少,体重较出生体重增加 310g。

【既往史】出生后因"早产"在当地医院住院。

【家族史】否认家族遗传病史。父亲体健,母亲怀孕期间诊断妊高征,予以口服盐酸拉贝洛尔。

【入院查体】T 37.2℃,P 180 次/min,R 54 次/min,BP 48/20mmHg,反应差,全身可见花斑,早产儿貌,呼吸促,可见三凹征,呼吸不规则,两肺呼吸音粗,未闻及啰音,心音中,心律齐,未闻及杂音,腹部膨隆,腹壁触诊紧张,腹壁静脉显露,肠鸣音消失,四肢肌张力偏低,末梢凉,毛细血管再充盈时间 4 秒。

【辅助检查】血常规:WBC:2.93×10⁹/L[参考值(15~20)×10⁹/L],L:45.4%,N:31.8%,Hbg:73g/L(参考值 180~190g/L),PLT:201×10⁹/L,网织红细胞 4.75%。CRP:77.49mg/L(参考值<8mg/L)。腹部 X 线:肠管充气欠均匀,可见扩张肠管,形态僵硬,肠壁可见囊状、线状透亮影,肠间隙不宽,腹脂线欠清(图 2-4-1)。

【入院诊断】新生儿坏死性小肠结肠炎。

【进一步检查】血气分析 + 电解质、血型、免疫功能、生化、血培养、便常规、便培养、凝血功能、超声等。

【诊疗计划】有呼吸暂停及氧饱和度不稳定患儿需给予适当的呼吸支持,包括鼻导管吸氧、高流量吸氧、无创呼吸支持、机械通气;出现休克症状予以扩容等抗休克治疗;抗感染治疗;禁食、胃肠减压等;外科会诊是否有手术指征;动态复查腹部 X 线片、血常规、CRP 等。

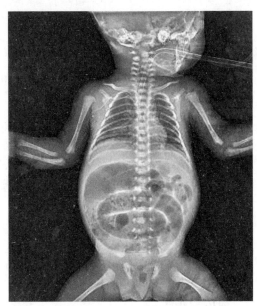

图 2-4-1　腹部 X 线片

肠管充气欠均匀,可见扩张肠管,形态僵硬,肠壁可见囊状、线状透亮影,肠间隙不宽,腹脂线欠清。

【诊疗经过】患儿入院后完善相关检查,血气分析 + 电解质:pH:7.086(参考值 7.35~7.45),PCO_2:67.2mmHg(参考值 35~45mmHg),PO_2:30.3mmHg(参考值 80~100mmHg),K^+:5.5mmol/L,Na^+:131mmol/L,Lac:3.4mmol/L,Hct:22.8%,BE:-9.1mmol/L(参考值-3.0~+3.0),HCO_3^-:19.3mmol/L;PT+APTT:PT:29.4 秒(参考值 9.4~12.5 秒),APTT:120.6 秒(参考值 25.1~38.4s);生化:总蛋白:36.7g/L,白蛋白:27.1g/L,球蛋白:9.6g/L,ALT:33U/L,AST:61U/L,AKP:154U/L,Ca^{2+}:2.23mmol/L,P:0.71mmol/L,Mg^{2+}:0.91mmol/L。血培养阴性。头颅 B 超:后颅窝积液。入院予以气管插管机械通气,外科会诊后予以手术治疗,术中见末端回肠 37cm 肠坏死,其中距屈氏韧带 50cm 处肠管稍有炎症未坏死,距回盲部 1cm 回肠及结肠形态尚可,予以近端小肠右下腹造瘘,造瘘近端肠管 70cm。术后予以抗感染、静脉营养支持、维持内环境稳定等对症治疗。术后 5 天给予开奶,逐渐增加奶量至全肠内喂养,喂奶耐受,造瘘口大便量正常范围,体重稳步增长。

【出院诊断】新生儿坏死性小肠结肠炎。

【出院建议】①注意喂养,每日记录造瘘口大便量,及时更换造瘘袋及护理造瘘口周围皮肤;②早产儿门诊随访,进行生长发育及神经系统发育评估;③外科随访,择期行肠造瘘回纳术。

(林慧佳)

参考文献

1. BELL MJ,TERNBERG JL,FEIGIN RD,et al. Neonatal necrotizing enterocolitis. Therapeutic decisions based upon clinical staging. Ann Surg,1978,187:1-7.
2. LIN PW,STOLL BJ. Necrotising enterocolitis. Lancet,2006,368:1271-1283.
3. 林慧佳,马晓路,施丽萍,等.危重评分预测新生儿坏死性小肠结肠炎预后62例回顾分析.中华儿科杂志.2013,51(5):326-330.
4. HINTZ SR,KENDRICK DE,STOLL BJ,et al. Neurodevelopmental and growth outcomes of extremely low birth weight infants after necrotizing enterocolitis. Pediatrics,2005,115(3):696-703.

第五节　新生儿营养支持技术

一、概述

生命早期的营养不仅可保证新生儿的正常生长,维持机体正常功能,还可促进大脑和神经系统的发育。NICU 内收治的患儿由于宫内储备欠缺、生后摄入不足、疾病等原因,宫外生长迟缓的发生率一直居高不下,因此制订适宜的营养支持方案并避免相关的并发症是提高新生儿尤其是极低和超低出生体重儿存活率和生存质量的关键技术之一。

二、肠外营养

(一) 应用指征

肠外营养(parenteral nutrition,PN)可以给无法耐受肠内喂养的新生儿提供足够的能量、蛋白质和各种营养素,避免负氮平衡。因此,出生体重 <1 500g 的极低出生体重儿、因为疾病因素(如严重围产期窒息、消化道畸形、坏死性小肠结肠炎等)无法在 3~5 天内开始肠内喂养的新生儿都应该及时给予肠外营养支持。

(二) 应用途径

PN 的途径主要分中心静脉和外周静脉两种:

1. **外周静脉途径**　适用于短期的肠外营养,要求静脉营养液的渗透压 <900mOsm/L、糖浓度≤12.5%。主要并发症为静脉炎和液体外渗。

2. **中心静脉途径**　包括经皮中心静脉导管(PICC)、脐静脉导管(UVC)、中心静脉导管(CVC)。需要长时间(>7 天)PN 支持或 PN 液体渗透压较高时首选中心静脉途径,糖浓度最高可达 25%。主要并发症包括导管相关感染、血栓、导管异位、胸腔积液,导管置入过深进入心脏还可引起心律失常、心脏压塞等。

（三）PN 液体的成分及推荐剂量

1. 液体和能量

（1）液体的需求：与新生儿胎龄、生后日龄、疾病及环境因素有关。胎龄越小皮肤屏障功能越不成熟，不显性失水量越多；另外，环境温度过高、湿度太低、光疗、置于开放辐射台上均显著增加不显性失水量。计算新生儿的液体需要量时应考虑维持液量、不显性失水量和大小便丢失液量。初始液量可参考表 2-5-1。

表 2-5-1　新生儿初始液体需要量

体重	液体需要量［ml/（kg·d）］		
	第 1 天	第 2 天	第 3~7 天
<1 000g	100~150	120~150	140~190
1 000~1 500g	80~100	100~120	120~160
>1 500g	60~80	80~120	120~160

（2）能量的需求：新生儿的能量组成以 40%~50% 来源于碳水化合物、30%~35% 来源于脂肪、10%~15% 来源于蛋白质为宜。新生儿在中性环境温度下平均需要 45~55kcal/（kg·d）的静息能量消耗。为了获得理想的体重增长，足月儿的能量需求大约为 80~100kcal/（kg·d），早产儿由于生长速度快，能量需求更高，一般需要 90~120kcal/（kg·d）。某些病理状态下，如宫内生长迟缓、先天性心脏病、BPD、败血症等，机体对能量的需求进一步增加，可能需要 130~150kcal/（kg·d）才能使体重增长良好。

2. 葡萄糖

每 1g 葡萄糖可以提供 3.4kcal 的能量。对于无法按时开始肠内喂养的新生儿，生后尽快开始静脉输注葡萄糖，以避免母亲胎盘葡萄糖供应中断后的低血糖。一般葡萄糖的起始输注速度为 4~6mg/（kg·min），同时监测血糖，若耐受良好，输注速度每天可以增加 1~2mg/（kg·min），直至 11~12mg/（kg·min）。一般不推荐 >12mg/（kg·min）的输注速度，因为摄入过多葡萄糖，超过了机体的氧化能力，葡萄糖会转化为脂肪，同时增加氧耗，产生过多二氧化碳。需注意不同成熟度的早产儿对葡萄糖的耐受能力相差较大，有的早产儿即使在常规输注速度下也会出现高血糖。若输糖速度降至 4mg/（kg·min），血糖水平仍反复 >10mmol/L，可加用胰岛素。

3. 氨基酸

每 1g 氨基酸可以提供 4kcal 的能量。早期补充氨基酸可以避免蛋白质分解所致的负氮平衡。和普通氨基酸配方相比，小儿专用氨基酸配方含有 19 种氨基酸，半胱氨酸、酪氨酸和牛磺酸等新生儿必需的氨基酸含量高。极低出生体重儿出生后若不补充氨基酸，体内蛋白质的分解速度可达 1g/（kg·d）。研究已经证实出生 24 小时内即给予 2g/（kg·d）的氨基酸是安全的。因此建议出生首日即开始供给至少 1.5g/（kg·d）以满足合成代谢需求，以后每天增加 1g/（kg·d），直至足月儿最大量 3g/（kg·d）和早产儿最大量 3.5~4.0g/（kg·d）。

4. 脂肪乳

每 1g 脂肪乳可以提供 10kcal 的能量，不仅能量密度高，还可有效避免必需脂肪酸缺乏，促进脂溶性维生素的吸收。20% 的脂肪乳比 10% 的更容易廓清，且具有更高的能量密度，因此更适合新生儿应用。出生 24 小时内即应开始补充，起始剂量为 1.0~2.0g/（kg·d），若能够耐受，每天增加 0.5~1g/kg，直至最大量 4g/（kg·d）。胎龄 <28 周的

极不成熟早产儿、超低出生体重儿、宫内生长迟缓、败血症等情况下,脂肪乳不耐受的风险显著增加,应从更小剂量开始。早产儿输注脂肪乳剂过程中应注意避光,尤其光疗时的强光,以避免脂肪的光氧化,同时尽量 24 小时持续输注,并监测甘油三酯水平,若甘油三酯 >3.0mmol/L,应先停用,待其廓清后再减量应用。

5. **电解质**　生后最初 1~3 天,新生儿需要排出部分细胞外液体,有一体重下降的过程,一般不需要补充钠离子和钾离子,除非存在明确的低钠或低钾血症。出生 3 天后开始补充钠离子生理需要量 2~3mmol/(kg·d)和钾离子生理需要量 1~2mmol/(kg·d)。

6. **维生素**　肠外营养时需补充 4 种脂溶性维生素和 9 种水溶性维生素,推荐剂量见表2-5-2。

表 2-5-2　肠外营养期间新生儿每日所需维生素推荐量

分类	早产儿	足月儿
脂溶性维生素		
维生素 A [IU/(kg·d)]	700~1 500	500~1 000
维生素 D [IU/(kg·d)]	80~400	40~150
维生素 E [mg/(kg·d)]	2.8~3.5(最大不超过 11mg/d)	
维生素 K [μg/(kg·d)]	10	
水溶性维生素		
维生素 C [mg/(kg·d)]	15~25	
维生素 B_1 [mg/(kg·d)]	0.35~0.50	
维生素 B_2 [mg/(kg·d)]	0.15~0.2	
维生素 B_6 [mg/(kg·d)]	0.15~0.2	
烟酸 [mg/(kg·d)]	4~6.8	
维生素 B_{12} [μg/(kg·d)]	0.3	
泛酸 [g/(kg·d)]	2.5	
生物素 [μg/(kg·d)]	5~8	
叶酸 [μg/(kg·d)]	56	

7. **矿物质**　PN 中添加的主要矿物质是钙、镁和磷。早产儿理想的钙磷比例(质量比)是 1.3~1.7∶1,推荐经中心静脉补钙,推荐剂量见表 2-5-3。

表 2-5-3　肠外营养期间新生儿每日所需矿物质的推荐量

矿物质推荐量	早产儿(稳定生长期)	足月儿
钙 [mg/(kg·d)]	100~140	30~60
磷 [mg/(kg·d)]	77~108	20~40
镁 [mg/(kg·d)]	5.0~7.5	2.4~5

8. 微量元素   推荐剂量见表 2-5-4。目前国内没有满足新生儿需要的复合微量元素制剂。如果肠外营养仅是肠内营养的补充或使用时间小于 2 周,仅需补充锌元素即可。微量元素铜和锰主要是从胆汁排泄,当新生儿存在胆汁淤积时,铜、锰的排泄受阻,因此需监测血铜、铜蓝蛋白和锰的水平,并适当减量或停用。PN 液中一般不含铁,铁的补充建议尽量通过肠内途径。

表 2-5-4   肠外营养期间新生儿每日所需微量元素和铁的推荐量

分类	早产儿	足月儿
锌$[\mu g/(kg \cdot d)]$	400~500	250
铜$[\mu g/(kg \cdot d)]$	40	20
硒$[\mu g/(kg \cdot d)]$	7	2~3
锰$[\mu g/(kg \cdot d)]$	≤1	≤1
碘$[\mu g/(kg \cdot d)]$	1~10	1
钼$[\mu g/(kg \cdot d)]$	1	0.25
铁$[\mu g/(kg \cdot d)]$	200~250	50~100

（四）肠外营养的并发症

1. 导管相关感染   最常见的病原为凝固酶阴性的葡萄球菌,在应用广谱抗生素的极低出生体重儿,白色念珠菌也较为常见。导管相关感染一旦发生,应拔除导管,同时送检外周血培养和导管末端培养及药敏,以指导抗生素的合理应用。

2. PN 相关胆汁淤积（parenteral nutrition associated cholestasis,PNAC）   发生 PNAC 的高危因素包括早产、长时间 PN、长时间禁食、感染、不恰当的 PN 配方及营养成分失调等。临床表现为应用 PN 1~2 周后直接胆红素水平逐渐上升超过 $34.2\mu mol/L$（2.0mg/dl）,随后出现肝功能损害。大部分 PNAC 是可逆的,仅少数需要长期 PN 支持的患儿发展为肝硬化、终末期肝功能衰竭而需要肝移植或死亡。PNAC 的治疗策略主要包括:①尽早建立肠内喂养,尽量缩短 PN 持续时间。即使微量的肠内喂养也可以促进胆汁分泌,对 PNAC 的缓解大有裨益;②避免能量和营养成分过量;③积极控制感染;④PN 输注过程中注意避光,避免 PN 液体在光氧化作用下产生大量过氧化物;⑤应用新型脂肪乳:传统脂肪乳来源于大豆,富含植物甾醇和 ω-6 多不饱和脂肪酸（PUFAs）,易通过炎症反应导致肝细胞损害。近年新开发的脂肪乳,如鱼油脂肪乳、混合脂肪乳（SMOF,含 30% 中链甘油三酯、25% 橄榄油、30% 大豆油、15% 鱼油),植物甾醇含量低,富含 ω-3 PUFAs 和 α-生育酚,具有良好的抗炎和抗氧化作用,可显著缓解 PNAC。

3. 代谢性骨病   早产儿宫内的钙磷储备少,出生后由于矿物质和维生素 D 摄入不足、长期缺乏运动,以及糖皮质激素、利尿剂等影响骨健康的药物暴露等原因,容易发生代谢性骨病甚至骨折。治疗过程中应注意监测钙、磷、碱性磷酸酶、甲状旁腺素等血液生化指标。

三、肠内营养

（一）肠内营养指征

不论是足月儿还是早产儿,出生后若生命体征平稳、血流动力学稳定且无先天性消化道畸形即可考虑尽早开始肠内喂养;若存在严重围生期窒息(5 分钟 Apgar 评分 <4 分)、脐动脉置管、严重宫内生长迟缓(体重 $<P_3$)或出生体重 <1 000g 者可适当延迟至 24~48 小时开奶。

（二）肠内营养途径

1. **管饲**　胎龄 <32 周、呼吸窘迫(呼吸频率 >60 次/min)、呼吸-吸吮-吞咽不协调的早产儿或因神经系统疾病或口咽、面部畸形导致吸吮、吞咽障碍的足月儿应选择管饲。

2. **经幽门喂养**　应严格掌握指征,仅限于无法耐受普通管饲、存在严重胃食管反流和吸入高风险的患儿。由于十二指肠和空肠无法像胃一样扩张,因此奶液应持续输入。

3. **奶瓶喂养**　胎龄 33~34 周的早产儿呼吸-吸吮-吞咽的协调性逐渐成熟,可尝试奶瓶或直接母乳喂养。

（三）肠内营养配方

1. **母乳**　首选亲母母乳,其次捐赠母乳。对于出生体重 <1 500g 的早产儿,母乳的能量、蛋白质、钙、磷等营养素含量无法完全满足其快速生长的需求,因此需要对母乳进行强化。母乳强化剂应用指征:①出生体重 <1 500g;②出生体重 <2 000g 或胎龄 <34 周,母乳喂养下体重增长不理想。一般于母乳喂养量达到 80~100ml/(kg·d)时开始添加,先半量强化持续 2~3 天,若患儿耐受良好可增至全量强化,每次喂养前按实际喂养量进行配制,随配随用,不宜久放,以免渗透压改变。母乳经全量强化后能量密度可达 80kcal/100ml。

2. **早产儿配方**　胎龄 <34 周或出生体重 <2 000g 的早产儿在不能获得足够母乳的情况下应选择能量密度为 80kcal/100ml 的早产儿配方。

3. **早产儿出院后配方**　能量密度为 74kcal/100ml,用于早产儿出院后的喂养,至生长指标达校正年龄的第 25~50 百分位数可逐渐转换为普通足月儿配方。

4. **足月儿配方**　适用于出生胎龄≥34 周或出生体重≥2 000g 的新生儿,能量密度为 66kcal/100ml。

（四）微量喂养

也称营养性喂养,通过少量的肠内喂养来刺激胃肠激素分泌、促进肠功能的成熟,避免因长时间禁食导致的肠黏膜萎缩、肠道细菌过度生长。早产儿出生后应尽早开始微量喂养,首选母乳,喂养量 10~20ml/(kg·d),持续 3~5 天。其益处显著,包括减少喂养不耐受、缩短肠外营养时间、更快达到足量喂养、改善体重增长等,且不增加坏死性小肠结肠炎的发生率。

（五）奶量增加速度

出生体重 <1 250g 的早产儿以每天增加 10~20ml/kg 为宜;1 251~1 500g 的早产儿每天可增加 20ml/kg,1 501~1 800g 的早产儿每天可增加 30ml/kg,直至全肠内喂养量 150ml/(kg·d)。

四、营养评估与监测

（一）生长指标的监测

新生儿生后最初几天有一体重下降过程,足月儿可下降 5%~10%,早产儿可下降达 15%,随后体重逐渐上升回到出生体重。之后的理想状态是新生儿体重开始按宫内生长速率稳步增长,<2 000g 的早产儿每天增长 15~20g/kg,≥2 000g 的每天增长 20~30g。身长每周增长 1cm,头围每周增长 0.5~1cm。

（二）生化指标的监测

对于接受肠内营养且生长满意的早产儿仅需常规生长监测,对于接受肠外营养或生长迟缓、临床存在并发症的早产儿需进行电解质、肝肾功能、矿物质、维生素等实验室指标的监测(表 2-5-5)。

表 2-5-5　新生儿肠外营养监测

实验室指标	第 1 周	稳定后
血常规	2~3 次/周	1 次/1~2 周
电解质	2~3 次/周	1 次/1~2 周
血糖	必要时	必要时
血钙、磷、镁	2~3 次/周	1 次/1~2 周
微量元素	必要时	必要时
肝、肾功能	1 次/周	1 次/1~2 周
血脂	脂肪乳剂量增加过程中每天 1 次 (标本采集前 6 小时内暂停脂肪乳输注)	必要时

（马晓路）

参考文献

1. BRONSKY J, CAMPOY C, BRAEGGER C. ESPGHAN/ESPEN/ESPR/CSPEN working group on pediatric parenteral nutrition. ESPGHAN/ESPEN/ESPR/CSPEN guidelines on pediatric parenteral nutrition: Vitamins. Clin Nutr, 2018, 37 (6 Pt B): 2366.
2. MIHATSCH W, FEWTRELL M, GOULET O, et al. ESPGHAN/ESPEN/ESPR/CSPEN working group on pediatric parenteral nutrition. ESPGHAN/ESPEN/ESPR/CSPEN guidelines on pediatric parenteral nutrition: Calcium, phosphorus and magnesium. Clin Nutr, 2018, 37 (6 Pt B): 2360.
3. DOMELLÖF M, SZITANYI P, SIMCHOWITZ V, et al. ESPGHAN/ESPEN/ESPR/CSPEN working group on pediatric parenteral nutrition. ESPGHAN/ESPEN/ESPR/CSPEN guidelines on pediatric parenteral nutrition: Iron and trace minerals. Clin Nutr, 2018, 37 (6 Pt B): 2354.
4. 中华医学会肠外肠内营养学分会儿科学组, 中华医学会儿科学分会新生儿学组, 中华医学会小儿外科学分会新生儿外科学组, 等. 中国新生儿营养支持临床应用指南. 中华小儿外科杂志, 2013, 34 (10): 782.

第六节　新生儿呼吸支持技术

一、概述

新生儿呼吸支持的目的是为获得目标氧合和可接受的二氧化碳,纠正低氧和高碳酸血症,降低患儿的呼吸做功,为引起呼吸衰竭的各种疾病治疗争取时间。新生儿呼吸支持技术应遵循个体化原则,根据疾病和患儿的呼吸病理生理变化实施肺保护性通气策略。

二、无创呼吸支持

（一）应用指征

1. 有自主呼吸的极早产儿（出生胎龄 25~28 周），产房早期预防性应用。

2. 可能发生呼吸窘迫综合征（respiratory distress syndrome，RDS）高危新生儿。

3. RDS 患儿应用肺表面活性物质（pulmonary surfactant，PS）拔除气管插管后呼吸支持。

4. 鼻导管、面罩或头罩吸氧时，当吸入氧浓度分数（fraction of inspired oxygen，FiO_2）>0.3 时，动脉血氧分压（arterial partial pressure of oxygen，PaO_2）<50mmHg 或经皮血氧饱和度（transcutaneous oxygen saturation，$TcSO_2$）<90%。

5. 早产儿呼吸暂停。

6. 有创机械通气拔除气管插管后出现的明显吸气性凹陷和/或呼吸窘迫。应用肺表面活性物质并拔除气管插管后的呼吸支持。

（二）通气模式

1. **经鼻持续气道正压通气**（nasal continuous positive airway pressure，NCPAP）　整个呼吸周期内给予持续气道压力，可通过鼻塞或鼻罩进行通气，增加供能残气量、防止呼气末肺泡萎陷、维持上气道开放、降低气道阻力、减少呼吸做功，是临床最常用的新生儿无创呼吸支持模式。参数设置：呼气末正压（positive expiratory end pressure，PEEP）早产儿呼吸暂停为 3~4cmH₂O，RDS 患儿 6~8cmH₂O，FiO_2 一般不超过 0.4。如患儿出现无自主呼吸，呼吸窘迫进行性加重（FiO_2>0.4，pH<7.25，PaO_2<50mmHg，$PaCO_2$>60mmHg），先天发育畸形（先天性膈疝、后鼻道闭锁、腭裂等），循环灌注不稳定或瘘综合征等情况，不适合应用 CPAP，应给予其余无创压力支持模式或气管插管进行有创通气。

2. **双水平正压通气**（bi-level positive airway pressure，BiPAP）　呼气和吸气相分别给予低水平压力和高水平压力进行呼吸支持，不适用情况同 CPAP。参数设置：低水平压力 4~6cmH₂O，高水平压力 8~10cmH₂O，吸气时间（time for inspiration，Ti）0.5~1.0 秒，呼吸频率（respiratory rate，RR）10~30 次/min，FiO_2 一般不超过 0.4。

3. **无创间歇正压通气**（noninvasive intermittent positive pressure ventilation，NIPPV）在 NCPAP 基础上给予一定频率的间歇无创正压通气，如正压通气与患儿呼吸同步则为同步无创间歇正压通气，有增加潮气量、分钟通气量、功能残气量和维持肺泡扩张的作用。如应用 NCPAP 或 BiPAP 后出现以下 5 项中的 2 项，可考虑应用 NIPPV：①呼吸窘迫进行性加重；②呼吸暂停发作需皮囊-面罩正压通气≥2 次/h；③FiO_2>0.4 才能维持 PaO_2>50mmHg 且持续半小时以上；④间隔半小时以上的 2 次动脉血气 pH<7.25；⑤间隔半小时以上的 2 次动脉血气 $PaCO_2$>55mmHg。参数设置：Ti 根据肺部病变情况，类似有创常频通气设置；吸气峰压（peak inflation pressure，PIP）15~25cmH₂O，PEEP 4~6cmH₂O，RR 15~40 次/min，FiO_2 一般不超过 0.4。

4. **经鼻高流量通气**（high flow nasal cannula，HFNC）　是通过特制鼻塞导管直接经鼻输入加温湿化的空气氧气混合气体，相对于鼻塞便于护理以及可降低鼻中隔损伤风险，可用于 NCPAP、BiPAP 或 NIPPV 撤离后的过渡性呼吸支持，不适用情况同 NCPAP。参数设置：气体流量一般设置为 2~8L/min，FiO_2 一般不超过 0.5。气体流量 <2L/min，FiO_2<0.25 时可考虑改为普通鼻导管吸氧。

5. **无创高频振荡通气**(noninvasive high-frequency oscillatory ventilation,NHFOV) 可作为其余无创通气模式失败时(FiO_2>0.5 才能维持 $TcSO_2$≥85%~95%,呼吸暂停频发 4 次/h 以上或需皮囊-面罩正压通气≥1 次/h,动脉血气 pH<7.2 且 $PaCO_2$>60mmHg)的营救性呼吸支持;以及有撤机失败高风险的有创机械通气患儿[FiO_2≥0.3~0.5,平均气道压力(mean airway pressure,MAP)8~10cmH_2O,和/或曾有撤机失败经历]拔除气管插管后的预防性呼吸支持。参数设置:NHFOV 频率一般为 8 赫兹,清除二氧化碳较佳;振幅以能观察道患儿下颌抖动即可;吸气时间比例 1:1 或 1:2;MAP 6~12cmH_2O,与有创高频通气类似,以维持最佳呼气末肺容积为准。提高振幅和吸气时间比例可增加潮气量,增加二氧化碳通出效果。

应用 NHFOV 时 FiO_2>0.6 或 MAP>14cmH_2O,方能维持 PaO_2>50mmHg;动脉血气 pH<7.2 且 $PaCO_2$>60mmHg;或严重呼吸暂停(24 小时内发作 >6 次,或至少 2 次需要复苏皮囊),应考虑气管插管进行有创机械通气。如患儿病情好转,FiO_2<0.3 或 MAP<6cmH_2O 时可考虑撤离 NHFOV。

三、有创常频机械通气

(一)应用指征

1. 频繁的呼吸暂停,经药物和无创通气干预无效。
2. RDS 患儿应用肺表面活性物质治疗。
3. FiO_2>0.6~0.7,PaO_2<50~60mmHg;或 $TcSO_2$<85%(发绀型先天性心脏病除外)。
4. $PaCO_2$>60~65mmHg,伴持续性酸中毒(动脉血气 pH<7.2)。
5. 全身麻醉的新生儿。

(二)常用呼吸支持模式

1. **同步间歇指令通气**(synchronized intermittent mandatory ventilation,SIMV) 呼吸机通过传感器感知患儿吸气开始时的压力或者流量的变化,在同步时间窗内触发通气,需设定 Ti、PEEP、PIP、RR,通气时潮气量可变,适合有自主呼吸的患儿。如同步时间窗内未出现患儿吸气,呼吸机按预设频率通气。

2. **辅助/控制通气**(assist/controlled ventilation,A/C) 患儿自主呼吸触发通气,通气频率与自主呼吸频率相同,需设定 Ti、PEEP、PIP、RR,通气频率作为患儿呼吸暂停或者无触发情况下的最低通气次数,适用于自主呼吸较多的患儿。但应注意自主呼吸过快时应用 A/C 可出现过度通气,而降低呼吸机频率并不能减少过度通气的发生,此时可降低呼吸支持压力或者切换呼吸支持模式。

3. **压力支持通气**(pressure support,PSV) 与 A/C 相似,由患儿自主呼吸触发通气,通气频率与自主呼吸频率相同。但 PSV 吸气时间并不固定,通过流量进行吸呼气切换,一般以吸气流量降至峰流量的 20%~25% 时,停止吸气并转为呼气。PSV 需设定 PEEP 和 PIP,同时设定后备通气 Ti、PEEP、PIP、RR,以备呼吸暂停或无触发时给予强制通气。PSV 可作为撤机前的常频模式,通常与 SIMV 联合应用。

4. **目标潮气量通气**(volume-targeted ventilation,VTV) 在压力限制模式基础上叠加目标潮气量,从而在肺顺应性变化时仍能保证相对稳定的潮气量(tidal volume,VT)减少容量性肺损伤。VTV 需要设定目标潮气量和最大吸气压力限制(pressure limit,Plimit),呼吸机根据设定潮气量在压力允许范围内,自动调节吸气压力,直到监测潮气量达到目标潮气量。VTV 常见容量保证 VG（volume guarantee，VG）和压力调节容量控制（pressure regulated volume control，PRVC）等模式。

（三）初设参数

应根据疾病和患儿的呼吸病理生理情况进行个体化参数设置，常见疾病常频呼吸支持参数初步设置参考如下（表 2-6-1）：

表 2-6-1　新生儿常见疾病常频呼吸支持参数初步设置

疾病	Ti（S）	PEEP（cmH$_2$O）	PIP（cmH$_2$O）	RR（次/min）	Plimit（VTV）（cmH$_2$O）	VT（VTV）（ml/kg）
RDS	0.3~0.4	6~7	20~25	30~40	25~28	4~6
MAS	0.4~0.5	5~7	20~25	30~40	25~28	4~6
肺炎	<0.5	4~6	20~25	30~40	25~28	4~6
膈疝	0.3~0.35	4~6	<20	40~50	<25	4~6

（四）参数调整

FiO$_2$ 根据患儿 TcSO$_2$ 或 PaO$_2$ 进行调整，维持目标氧饱和度，一般早产儿 TcSO$_2$ 为 85%~95%，足月儿为 90%~95%，但要注意 FiO$_2$>0.6 时会对肺产生高氧性损伤。

低氧血症伴高碳酸血症时，应结合肺部病变及胸片进行参数调整。如肺部均一性病变，胸片肺充气小于第 8 后肋下缘伴透亮度降低，考虑肺膨胀不全可适当提高 PEEP 和 PIP 进行肺复张；肺部非均一性病变，胸片肺充气大于第 9 后肋下缘伴透亮度增高，考虑肺过度膨胀可适当降低 PEEP 和 PIP；提高 Ti 可增加呼吸机 MAP，改善氧合；在保证潮气量前提下适当增加 RR，可增加分钟通气量改善通气。VTV 模式应注意"极限压力"不能设置过低，造成最大吸气峰压受限，如无法达到目标潮气量，可适当提高限制压力。

（五）撤机指征

原发疾病好转，重要脏器功能稳定，自主呼吸有力，FiO$_2$<0.4，PEEP 4~5cmH$_2$O，PIP≤18cmH$_2$O，RR≤15~20 次/min，动脉血气允许范围内，可考虑撤离有创机械通气。

四、有创高频振荡机械通气

高频振荡通气（high-frequency oscillatory ventilation，HFOV）是目前最常用的新生儿高频通气模式，其呼气模式为主动性，利用小于解剖无效腔的潮气量实现通气。

（一）应用指征

气漏综合征如气胸、肺间质气肿等，肺部均一性病变常频通气无效需进行肺复张，肺部非均一性病变如胎粪吸入综合征，肺发育不良如先天性膈疝，PPHN 需应用 NO 吸入治疗时，足月儿严重肺部疾病应用 ECMO 前的尝试性呼吸支持。

（二）初设参数

HFOV 参数包括吸气时间比例（Ti ratio）、RR（1Hz=60 次/min）、MAP、振幅。一般设置吸气时间比例为 1：2，新生儿体重越小，RR 越高，足月儿及近足月儿可设置 8~10Hz，早产儿 10~12Hz，体重 <1 000g 以下超低体重儿 12~15Hz。MAP 根据肺部病变情况进行通气策略选择：高压策略，针对肺部均一性实变需要进行肺复张者，可设置较高的 MAP，如从常频模式转为高频模式，高于常频呼吸机 2~3cmH$_2$O；低压策略，针对肺气漏综合征，MAP 应设置与常

频呼吸机相同。振幅初设以看见胸廓震动即可。常见疾病高频呼吸支持参数初步设置参见表 2-6-2。

表 2-6-2   新生儿常见疾病高频呼吸支持参数初步设置

疾病	Ti ratio	RR（Hz）	MAP（cmH₂O）	振幅（cmH₂O）	VT（ml/kg）
RDS	1：2	8~10	12~14	20~25	2~2.5
胎粪吸入	1：2	7~8	10~12	20~25	2.5~3.5
肺炎	1：2	8~10	10~12	20~25	2~2.5
膈疝	1：2	8~10	10~12	20~25	1.8~2.5

（三）参数调整

切换 HFOV 模式 1~2 小时内应及时复查胸片及动脉血气，理想的肺充气应在第 8~9 后肋下缘，根据肺充气容积调整 MAP。低氧血症伴高碳酸血症时，如胸片显示肺部均一性透亮度降低，可考虑进行肺复张，每次增加 MAP 1~2cmH₂O，直至达到目标氧饱和度。然后首先降低 FiO₂ 至 0.6 以下，再逐渐降低 MAP，每次 1~2cmH₂O，直至目标氧饱和度低限。如胸片显示肺过度膨胀，应及时降低 MAP。

如肺部已达理想充气，仍有高碳酸血症，可提高振幅，增加潮气量，改善通气。一般频率基本不做调整，如振幅已经足够，仍有二氧化碳潴留，可降低频率 1~2Hz。动脉血气提示过度通气时，应降低振幅，如振幅已经较小，可考虑增加频率 1~2Hz。

（四）撤机指征

基本原则同常频通气，FiO₂<0.4，MAP<8~10cmH₂O，动脉血气在允许范围内，可考虑改为常频通气或直接撤离改为无创机械通气。

五、注意事项

新生儿在机械通气过程中应注意：

1. 应使用大小合适的气管插管，尽量减少气道阻力和呼吸做功。

2. 新生儿应用呼吸支持时如出现哭吵和烦躁，影响氧合时，可用镇静药物如米达唑仑 1~5μg/（kg·min）或吗啡 10~20μg/（kg·h）静脉持续泵注。一般不建议使用肌松药物。

3. 在进行气管插管内吸痰时应注意无菌操作，避免呼吸机相关性肺炎。

4. 对于极低体重儿撤机前可考虑使用咖啡因以提高成功率。

（陈　正）

参考文献

1. 中华医学会儿科学分会新生儿学组. 早产儿无创呼吸支持临床应用建议. 中华儿科杂志，2018，56（9）：643-647.

2. ALEXIOU S，PANITCH HB. Physiology of non-invasive respiratory support. Semin Fetal Neonatal Med，2016，21（3）：174-180.

3.《中华儿科杂志》编辑委员会. 中华医学会儿科学分会新生儿学组. 新生儿机械通气常规. 中华儿科杂志，2015，53（5）：327-330.

4. MARTIN K. Mechanical ventilation strategies. Semin Fetal Neonatal Med，2017，22（4）：267-274.

第三章

临床营养科

　　临床营养学是营养学的重要领域之一,侧重于研究人体处于各种病理状态下的营养需求和营养输注途径,即在正常生理需要量的基础上,根据疾病的种类、病情、患者的营养状况等,合理提供营养支持,对提高疾病治愈率、促进患者康复等具有重要作用。

　　20世纪70年代,我国部分学者与胃肠外科医师首先接触到静脉高营养(intravenous hyperalimentation)这一理念,临床营养支持技术被引入我国,经过50余年的发展,营养治疗已经成为临床综合诊疗的重要组成部分,学术界对疾病代谢和临床营养的各项诊疗技术和理论有了广泛、深入的研究。

　　营养风险筛查、营养评估与营养治疗是临床营养支持的3个关键步骤。临床上采用快速、简便、准确的营养风险筛查工具,对入院患儿进行营养风险筛查,并在住院期间定期复查。根据营养风险筛查结果,如果患儿存在营养风险,就可以制订营养支持方案,定期进行营养评估。

　　营养评估是诊断营养问题存在与否的一种方法,可用以了解患儿的营养素摄入与代谢是否达到平衡。主要包括:①膳食史及现状调查;②人体测量;③临床检查;④生物化学测定。

　　营养支持治疗(nutrition support therapy)不仅针对门诊患儿,还针对因疾病因素所致能量、蛋白质摄入不足的住院患儿。主要治疗方式包括营养教育、肠内营养和肠外营养。

　　营养教育是通过营养信息交流,帮助门诊或住院患者获得食物和营养知识,培养健康生活方式的教育过程。肠内营养(enteral nutrition,EN)是经胃肠道提供代谢需要的营养物质及其他各种营养素的营养支持方式。肠外营养(parenteral nutrition,PN)是经静脉途径供应患者所需要的营养要素,包括热量(碳水化合物、脂肪乳剂)、必需和非必需氨基酸、维生素、电解质及微量元素。可作为手术前后及危重患者等疾病状况的营养支持,目的是使患者在无法正常进食的状况下仍可以维持营养状况、体重增加和创伤愈合。全部营养从肠外供给称全胃肠外营养(total parenteral nutrition,TPN)。

　　临床营养科主要工作包括住院患者营养干预和门诊诊疗。具体包括:①承担患者的营养会诊任务,根据患者的病情及营养状况,提出与制订患者的营养治疗方案;②保证营养治疗方案的实施,并给予检查与评估干预效果;③负责住院患者多种膳食的设计和特殊膳食的食谱制订;④开设营养门诊,对各类有营养需求的患者进行营养咨询、营养评估和营养指导。在本专业进修期间,进修人员必须通过以上4个方面工作的进修,才能全面了解和掌握临床营养科各项诊疗常规。

第一节　营养风险筛查和营养评定

一、概述

　　无论是发达国家还是发展中国家,疾病状态下住院患儿营养不良的现象仍普遍存在,不仅影响儿童生长发育,还会影响疾病治疗和预后。临床医师应提高对住院患儿营养状况的重视程度,使存在营养风险的患儿及时得到营养支持治疗。2017年国务院颁布的《国民营养计划(2017—2030)》中就明确指出:"逐步开展住院患者营养筛查工作,了解患者营养状况,建立以营养筛查-评价-诊断-治疗为基础的规范化临床营养治疗路径,依据营养阶梯治疗原则对营养不良的住院患者进行营养治疗,并定期对其效果开展评价"。营养筛查、营养评定是开展临床营养治疗和评价治疗效果的基础。

二、营养风险筛查

(一) 概述

　　营养风险是指现存的或潜在的与营养因素相关的导致患者出现不利临床结局的风险。它的内涵包括两个方面:有营养风险的患者发生不利的临床结局的可能性大;有营养风险的患者有较大可能从营养支持中受益。

　　理想的营养风险筛查工具应该简单且快速、具有足够的敏感性,在检查营养状况的同时考虑患者所患的其他疾病的严重性有助于进行正确的判断,因为这两者经常相互作用。筛查的结果应该是可量化且可以审核的指标,具有较好的重复性。

　　迄今为止,有超过70种营养筛查工具问世,这些营养风险筛查工具已在成人中被许多临床机构和不同疾病群体所证实,如营养风险筛查2002(nutritional risk screening 2002, NRS2002)、营养不良通用筛查工具(malnutrition universal screening tools,MUST)、微型营养评估(mini nutritional assessment,MNA)等。但没有一个成人的营养风险表被证实适合儿童使用。

　　在儿科领域,目前国际上尚没有统一的儿科营养风险筛查工具。常见的儿科营养风险筛查工具包括:儿科营养风险评分工具(pediatric nutritional risk score,PNRS)、儿科主观全面营养风险评定(subjective global nutritional assessment,SGNA)、儿科营养不良评估的筛查工具(screening tool for the assessment malnutrition in pediatrics,STAMP)、营养状况和生长发育风险筛查工具(screening tool for risk on nutritional status and growth,STRONG)、儿科Yorkhill营养不良评分工具(pediatric yorkhill malnutrition score,PYMS)、简易营养筛查工具(simple pediatric nutrition screening tool,PNST)和儿科数字化测量营养不良风险筛查工具(pediatric digital scaled malnutrition risk screening tool,PeDiSMART)等。目前国内采用较多的是儿科营养不良评估的筛查工具(STAMP)、营养状况和生长发育风险筛查工具(STRONGkids)。

(二) 常用儿科营养风险筛查工具介绍

　　1. 儿科营养不良评估的筛查工具(STAMP) 由McCarthy等在2008年提出,并于2010年修正。STAMP量表适用于2~17岁的患儿。内容包括:临床诊断和营养相关风险、饮食摄入情况和生长发育情况(身高、体重),每项最高 3 分(表 3-1-1)。总分≥4 分为高度风险,由营养(医)师或营养支持团队介入干预,每周复评;总分 2~3 分为中度风险,监测 3 天饮食摄入情况,3 天后复评营养风险;总分 0~1 分为低度风险,1 周后复评营养风险。目前,STAMP被认为是较为可靠的筛查工具。

表 3-1-1 STAMP 筛查表

临床诊断		饮食摄入情况		生长发育情况	
患儿目前的诊断是否存在营养相关风险?	评分	患儿住院期间饮食摄入如何?	评分	依据生长发育量表评估患儿身高、体重情况	评分
不存在	0	无变化	0	<5 岁:WAZ –2~2 ≥5 岁:BAZ –2~1	0
可能存在	2	近期减少一半以上	2	<5 岁:WAZ –3~–2 或 2~3 ≥5 岁:BAZ 1~2	1
肯定存在	3	无摄入	3	<5 岁:WAZ<–3 或 >3 ≥5 岁:BAZ>2	3

WAZ:weight for age Z score,年龄别体重的标准差;

BAZ:BMI for age Z score,年龄别 BMI 的标准差。

2. **营养状况和生长发育风险筛查工具**(STRONGkids) 2009 年,荷兰学者 Hulst 等提出了 STRONGkids。首次评估在患儿入院 48 小时内完成。内容包括:营养不良主观临床评价、疾病相关营养风险评估、营养的摄入与丢失和体重丢失/体重增长缓慢(表 3-1-2)。前 2 项内容由儿科医生评定,第 3、4 项与患儿父母或照顾者商量后评定。总分 4~5 分为高度风险,需通知医生和营养师进行全面的诊断,进行个体化的营养建议和随访,开始小口喂养直至进一步的诊断;总分 1~3 分为中度风险,需通知医生进行全面诊断,饮食上进行营养干预,2 次/周称体重,1 周后复评营养风险;0 分为低度风险,无营养干预的必要,定期称体重 1 次/周,1 周后复评营养风险。该工具的优点在于操作简便,耗时短。

表 3-1-2 STRONGkids 筛查表

评价内容	评分
主观临床评价:皮下脂肪和/或肌肉的减少和/或瘦削的脸	1 分
高风险疾病(有其中之一即得分):神经性厌食、烧伤、支气管肺发育不良、乳糜泻、囊性纤维化、未成熟儿或早产儿、慢性心脏疾病、获得性免疫缺陷综合征(acquired immune deficiency syndrome,AIDS)、炎症性肠病、肿瘤、慢性肝脏疾病、慢性肾脏疾病、胰腺炎、短肠综合征、肌肉疾病、代谢性疾病、外伤、心理障碍/精神发育落后、择期大手术、慢性腹泻、消化道畸形、多种食物过敏/不耐受、吞咽困难、其他(由医生判断)	2 分
营养的摄取与丢失(存在以下之一即得分): ① 最近几天大便每天≥5 次或呕吐每天 >3 次; ② 入院前几天主动摄食减少; ③ 饮食上入院前已有进行营养干预的建议; ④ 因为疼痛缺乏足够的摄入。	1 分
体重减轻/体重增长过缓:在近几周/月内是否存在体重减轻或 1 岁内儿童存在体重增长过慢	1 分

3. 儿科 Yorkhill 营养不良评分工具（PYMS） 2010 年由 Gerasimidis 等人提出。PYMS 适用于 1~16 岁的儿童（表 3-1-3）。内容包括：身体质量指数（body mass index，BMI）（表 3-1-4）、近期体重变化、近期（过去 1 周）膳食情况、预计当前疾病对营养状况的影响。每项最高 2 分，总分≥2 分提示存在高风险，营养师干预，1 周后复评；1 分为中度风险，3 天后复评；0 分为无风险，1 周后复评。Gerasimidis 等对该工具进行了多项临床验证，发现该工具具有较好的临床可靠度和适用性。

表 3-1-3　儿科 Yorkhill 营养不良评分表（PYMS）

评价内容		评分
步骤 1	BMI 是否低于该年龄限值	否	0
		是	2
步骤 2	最近孩子是否有体重减轻	否	0
		是： ①非计划体重减轻 ②衣服更宽松了 ③2 岁以下体重增长慢	1
步骤 3	至少近 1 周是否有摄入减少	否	0
		是（至少近 1 周较前摄入有减少）	1
		是（至少近 1 周没有摄入或者仅少量摄入）	2
步骤 4	预计目前疾病接下去 1 周是否对孩子营养状况有影响	否	0
		是（会减少摄入/增加消耗/增加丢失）	1
		是（预计会没有摄入/仅少量摄入）	2

表 3-1-4　儿科 Yorkhill 营养不良评分表-BMI 评分指导（kg/m²）

年龄（岁）	1	2	3	4	5	6	7	8	9
男	15	14.5	14	13.5	13.5	13.5	13.5	13.5	13.5
女	15	14	13.5	13.5	13	13	13	13	13
年龄（岁）	10	11	12	13	14	15	16	17	18
男	14	14	14.5	15	15.5	16	16.5	17	17
女	13.5	14	14.5	15	15.5	16	16.5	17	17

三、儿童营养评定

（一）概述

评估患儿的营养状况是营养治疗的第一步，有利于对患儿开展个体化的营养干预。通过营养评定能够准确判定机体营养状况，确定营养不良的类型和程度，同时也是评价营养治疗效果的方法。但目前仍缺乏较细致的参数，没有统一的儿童营养评估标准。因此，需要综合应用病史、营养史、用药史、体格检查、人体测量和实验室数据来判断儿童总的营养状况。

儿童营养评定方法包括膳食调查、体格检查、人体学测量、实验室指标、人体成分分析和静息能量测定等,多由富有经验的营养(医)师完成,较为费时费力。在临床工作中,通常先对住院患儿进行营养风险筛查,再进行更进一步的综合营养评定。

（二）病史分析

了解患儿是否存在急、慢性疾病及用药情况,评估疾病的严重程度。询问患儿的生产史、喂养史、手术史、食物过敏史等。完整详尽的既往史和疾病史有助于发现儿童营养性疾病的危险因素。

（三）膳食调查

膳食调查通过对进食时间、食物种类和数量、是否进食困难等内容进行详细询问,记录调查对象每日每餐所有食物的实际消耗量,再经食物成分表或营养软件计算和分析,将结果与对应年龄和性别的每日膳食能量和营养素参考摄入量(dietary reference intakes,DRIs)进行比较,判断儿童摄入的营养素是否足够。

膳食调查方法包括回顾记录法、称重法、记账法、食物频数法等。每种方法均有其优缺点。可根据调查目的和实际条件选择一种或多种方法。以下主要介绍临床较为常用的回顾记录法、称重法和食物频率法。

1. **回顾记录法**　一般由被调查儿童代理人回顾和描述过去 24 小时内儿童摄入的全部食物(包括饮料)的种类,并借助食物模具或图谱估算摄入量,一般进行 1~7 天的 24 小时膳食回顾获得儿童一段时间内的膳食情况。注意不能直接把 7 岁以下儿童直接作为访谈对象。该方法用于了解被调查对象近期的摄入情况,调查准确性很大程度上依赖调查者对调查技巧的掌握程度和被调查对象的回忆,具有一定的偏差。

2. **称重法**　调查期间称量每天每餐所吃各种主副食的生重、熟重及熟食物的剩余量,并统计每餐的用餐人数,计算出每餐平均每人的生食物重量。将一天各餐的结果加在一起,得出每人每天的进食量。一般可调查 3~7 天。该方法结果较为准确,但操作费时、费力,适用于调查进行称重膳食治疗者的膳食情况。

3. **食物频率法**　食物频率法是估计被调查者在指定的一段时期内吃某些食物频率的方法。这种方法以问卷形式进行膳食调查,以调查个体经常性的食物摄入种类,根据每日、每周、每月,甚至每年所食各种食物的次数或食物的种类来评价膳食营养状况。儿童的生长发育受到长期饮食习惯的影响,可通过食物频率法了解被调查对象平时的膳食构成和模式。

4. **膳食调查结果评价**　通过膳食评估软件进行计算分析。

（1）食物构成:评价每日摄入各类食物结构是否满足《中国居民膳食指南 2022 版》推荐的构成。

（2）根据以下标准,评价能量摄入量及构成比是否合理:①能量摄入量达到供给量标准的 90% 以上为充足,低于 80% 为供给不足,低于 60% 为缺乏;②蛋白质供能占总能量的 10%~15%,脂肪占 20%~30%,碳水化合物占 50%~65%;③早、中、晚三餐能量分配比例为 3∶4∶3。

（3）蛋白质摄入情况:①蛋白质总摄入量:青少年和儿童每日摄入蛋白质应占总能量 12%~14%;②保证优质蛋白质(动物性蛋白和豆类)占总蛋白量的 1/2 以上。

（4）脂肪摄入情况:①动物性脂肪应少于植物性脂肪;②饱和脂肪酸比例应小于总能量的 8%~10%。

（5）维生素和无机盐评价:根据《中国居民膳食营养素参考摄入量》中的标准,达到供给量标准的 90% 以上为充足,低于 80% 为供给不足,低于 60% 为缺乏。

（四）体格检查

通过细致的体格检查,及时发现以下情况并判定程度:肌肉萎缩,毛发脱落,皮肤损害,水肿或腹水,微量元素、维生素缺乏的体征,以及必需脂肪酸缺乏的体征等。

（五）人体学测量

人体学测量通过对身长/身高、体重、头围、中上臂围、皮褶厚度等指标的测量,能较客观地评估人体生长及短期、长期的营养状况,是目前临床上常用的评价营养不良的方法。精确测量获取真实的数据时正确评价的基本要素,并用适当的生长曲线图进行系列记录。对于早产儿,需要进行年龄纠正。纠正胎龄计算公式:早产的纠正值=40 周–出生胎龄;纠正胎龄=实足年龄–早产的纠正值。根据世界卫生组织（World Health Organization,WHO）建议,体重纠正至 2 周岁,身高纠正至 3 周岁。

1. 人体学测量指标

（1）体重:2 岁以下儿童应该裸体称重,2 岁以上穿着单衫裤称重,排空大小便。测量体重最好使用杠杆式台秤（婴儿采用电子秤）,精确度为 50g,记录数据以千克（kilogram,kg）为记录单位,保留小数点后两位。

（2）身长/身高:2 岁以下采用婴儿身高测量板测量身长,测量时需要两个人操作,一人将小儿的头部贴近测量板的头部并固定,另一人轻轻压直小儿的膝部并将可移动量板抵住足底读取数据,数据精确到 0.1cm。2 岁以上采用身高测量仪测量身高,要求脱鞋,双眼平视,足跟、臀部和肩部紧贴测量仪,数据精确到 0.1cm,一般站高比躺高矮 0.7cm。

（3）头围:测量头围是 2 岁以下儿童的常规检查项目。使用没有弹性的软尺,测量围绕额中部经枕骨粗隆的最大径围。数据精确到 0.1cm。

（4）中上臂围:以左手肩峰和鹰嘴为标记,取两者之间的中点为测量位置,使用无弹性的软尺测此处的径围 3 次,取其均数为测量值。数据精确到 0.1cm。

（5）左臂三头肌皮褶厚度:用于衡量脂肪储存量的指标。在放松状态下测量。用两个手指轻轻夹起左臂三头肌的皮肤和皮下组织,用卡钳读取计数,测 3 次取平均值,记录以毫米（mm）为单位,精确到 0.1mm。

2. 儿童生长发育和营养状况评价参考标准　　目前国内外评价儿童生长发育和营养状况常用的有以下标准。

（1）2006 年世界卫生组织（WHO）生长参考标准。

（2）美国国家卫生统计中心（national center for health statistics,NCHS）和疾病控制中心（centers for disease control,CDC）2000 年建议的 CDC 2000 生长曲线。

（3）早产儿 fenton 曲线:为胎龄≤40 周早产儿的生长参考标准,包括体重、身高、头围的标准曲线,2013 年进行修正,使其更好地和 WHO 2006 生长曲线衔接。

（4）中国 2005 年九大城市体格发育参考值。

目前临床上多采用 WHO 2006 标准,早产儿多采用 fenton2013 标准。

3. 儿童生长发育和营养状况评价指标

（1）年龄别体重（weight for age,WFA）:即按特定年龄分布、计算的体重,是评价儿童生长与营养状况最常用的指标。WFA 既可反映儿童急性、近期营养状态,也可反映慢性、远期营养情况,是一项综合性评价指标。年龄别体重过低,超过一定的界值点为低体重。

（2）年龄别身高（height for age,HFA）:即按特定年龄分布、计算的身高。HFA 是反映过去、远期营养变化的敏感指标。国际上把 HFA 低于一定的界值点称为发育迟缓或矮身材。营养、喂养、遗传等因素对身高都有影响,一般认为,遗传等因素对 5 岁以前的各地儿童身高都无重大影响,它突出地反映了营养的积累效应。

（3）身高别体重（weight for height,WFH）:即按特定身高分布、计算的体重。WFH 是反映近期、急性营养情况的敏感指标,也是评价肥胖状况的较准确、客观指标。国际上把低于一定界值点的 WFH 称为消瘦;将超过一定界值点的 WFH 称为肥胖。

（4）身体质量指数（body mass index,BMI）:被公认为反映蛋白质热量、营养不良以及肥胖症的可靠指标计算公式:BMI= 体重（kg）/身高（m）^{2}。

（5）头围:表示头颅及大脑的大小及发育情况,是出生后至学龄前期儿童生长发育的重要指标。

（6）皮褶厚度:指皮肤和皮下脂肪的双层厚度。用来评价体内脂肪的贮备情况,进而推测营养状况。评价部位一般为肱三头肌部、肩胛骨下角部和腹部,三者分别反映肢体、躯干部和腹部皮下脂肪的贮存情况。

（7）中上臂围:在没有条件测体重和身长或者体重存在误差（在水肿、液体分布异常等情况）时,可用左中上臂围作为筛查营养不良的指标。WHO 认为中上臂围简单、准确,可以预测营养不良相关的死亡率,具有合理的特异性和敏感性。WHO 颁布了 3 月至 5 岁儿童左中上臂围的正常参考标准。

4. 儿童营养状况的评价方法

（1）Z 值评分法:是目前进行学龄前儿童群体营养状况评价时最常用的方法之一。它的优点在于标化了年龄,因此,可以跨年龄组进行分析,可以计算出群体 Z 值的均数和标准差,可利用 t 检验、回归分析等进行统计分析,可区分营养不良的严重程度。Z 值计算公式为:Z=（测量数据−参考值中位数）/参考值标准差（表 3-1-5）。

表 3-1-5 单点数据评价营养不良标准

分类	轻度营养不良	中度营养不良	重度营养不良
身高别体重 Z 评分	−1~−1.9	−2~−2.9	≤−3
年龄别 BMI Z 评分	−1~−1.9	−2~−2.9	≤−3
年龄别身高/体长 Z 评分	无数据	无数据	≤−3
中上臂围 Z 评分	−1~−1.9	−2~−2.9	≤−3

（2）百分位数:即将个体儿童的体格测量数值与作为生长评价标准的各百分位数值比较,根据其所处的百分位数,来评价该儿童的生长或营养水平。常用第 3、10、25、50、75、90、97 百分位数,以 P 表示。将测量值 $<P_3$ 数定义成营养不良,实际体重 $>P_{97}$ 定义成肥胖。

（六）实验室检查

由于营养缺乏症状的各种临床症状和体征常常混杂在一起,通常需要根据疾病和膳食史的线索设定实验室检查项目。临床常用的实验室检查包括:

1. 内脏蛋白 血浆蛋白反映蛋白质-能量营养不良（protein-caloric malnutrition,PCM）

比人体测量指标敏感。了解各种血浆蛋白质半衰期有助于理解其化验值的意义,在疾病发生的急性期许多蛋白质会出现波动。

（1）血清白蛋白:如能排除其他原因,白蛋白是 PCM 的满意指标,能有效反映疾病的严重程度和预测手术风险程度。其半衰期为 20 天,代谢和营养支持对其浓度的影响需较长时间才能表现出来。

（2）前白蛋白:半衰期为 2 天,是很敏感的指标,临床上常用。

（3）视黄醇结合蛋白:半衰期为 12 小时。

（4）肌酐和尿素氮:蛋白质在肝脏降解的产物,经过肾脏排泄,反映蛋白质分解的指标,蛋白质摄入不足时下降,但肾小球滤过率下降等肾脏疾病时会影响结果。

2. 免疫功能检测   总淋巴细胞计数是评价细胞免疫功能的简易方法,测定简便、快速,适用于各年龄段。但应激、感染、肿瘤及免疫抑制剂的使用均会影响淋巴细胞计数,参考值 $>15 \times 10^9$/L。

3. 维生素和矿物质   包括钙、磷、镁、铜、铁、锌、硒、维生素 B_{12}、叶酸、脂溶性维生素检测,特别是与原发病(克罗恩病、胰腺囊性纤维化)相关的可能需要重点检测,来评价相关维生素和矿物质的营养状态。

（七）静息能量测定

合理的营养首先要了解人体每天总能量的消耗,静息能量消耗(resting energy expenditure,REE)是反映机体能量代谢状况的重要指标。常用方法有直接测热法、间接测热法、双标水法。目前临床常用间接能量测定仪,间接能量测定仪(代谢车)是由通过每次呼吸法测定通气量、氧气浓度、二氧化碳浓度。根据能量守恒和化学反应的等比定律,通过计算机辅助,得出一定时间氧气的消耗量和二氧化碳的呼出量,通过公式计算出 REE。

（八）人体成分分析

利用生物电阻抗原理设计的人体成分分析仪因简便、精确度高、重复性好更易被患者接受。人体成分分析用于对于机体营养状况的评价:细胞内液、细胞外液、蛋白质、脂肪、矿物质含量是否正常。对于发现肾病、透析、高血压、循环系统疾病、心脏病、营养不良、肥胖、肌肉衰减症等患者的营养状况评估具有较好的应用价值。

（马 鸣）

参考文献

1. 蔡威. 儿科临床营养支持. 上海:上海交通大学出版社,2019.
2. BECKER PJ,CARNEY LN,CORKINS MR,et al. Consensus Statement of the Academy of Nutrition and Dietetics/American Society for Parenteral and Enteral Nutrition:Indicators Recommended for the Identification and Documentation of Pediatric Malnutrition(Undernutrition). J Acad Nutr Diet,2014,114(12):1988-2000.
3. 中国医师协会. 临床技术操作规范·临床营养科分册. 北京:人民军医出版社,2013.
4. 石汉平,李薇,齐玉梅,等. 营养筛查与评估. 北京:人民卫生出版社,2014.

第二节　肠内营养的实施和效果评价

一、概述

临床营养支持是一门新兴技术,人们对它的认识不断在改进、深入。从一开始的营养理念"当患者需要营养支持时,首选静脉营养",到现在推荐"全营养支持,首选肠内营养,必要时肠内与肠外营养联合应用"。肠内营养可以提供各种必需营养素来满足患者的代谢需要。肠内营养的有效实施有赖于临床医师或者营养师对肠内营养的适应证和禁忌证、各种制剂的组分和特点、输注系统的使用和维护,以及在实施过程中可能发生的并发症的预防和处理等充分了解,才能使患者充分受益。

(一) 肠内营养的概念

肠内营养(EN)是指一种由于经口摄入不能或者不足,通过管饲给予液体配方或者给予与途径无关的特殊口服营养配方作为食物唯一来源的营养治疗方法,是营养支持的首选方式。

和肠外营养相比,EN 更符合生理、更实惠、更容易、更安全,所以只要患儿胃肠道有功能,就应该首先使用它。

(二) EN 的优势

1. 较少发生代谢和感染的并发症。
2. 能更好地维护胃肠道屏障功能,防止细菌移位。
3. 能更好地保持了电解质水平的生理性调控,可有效预防应激性胃病和消化道出血。
4. 可提供更全面的营养素,如谷氨酰胺、长链多不饱和脂肪酸、短链脂肪酸和纤维素。
5. 可促进胰腺和胆汁分泌,并通过内分泌、旁分泌和神经因子促进了肠道的生理和免疫完整性,对肠道起到了滋养作用。

二、适应证

通常经口摄入不足持续 3~7 天可作为 EN 支持的指征,但对于能量储备明显不足的患儿(如体重显著下降等)或者分解代谢旺盛者,应尽早进行营养干预。

EN 的适应证包括:

(一) 经口摄食能力降低

1. 神经系统疾病,如昏迷、严重智力迟缓、脑瘫等影响口腔面部运动。
2. 解剖异常,如头面部肿瘤、严重畸形如食管气管瘘。

(二) 经口摄入不足

1. 能量需要增加,如严重烧伤、多发性创伤和败血症等。
2. 食欲减退,如肿瘤、内分泌疾病、胃食管反流和神经性厌食等。

(三) 吸收障碍或代谢异常

1. 吸收障碍,如慢性腹泻、短肠综合征、炎症性肠病等。
2. 代谢性疾病,如苯丙酮尿症和糖原贮积病等。
3. 其他疾病,如食物过敏、胰腺炎和乳糜症等。

三、禁忌证

（一）绝对禁忌证

麻痹性或者机械性肠梗阻、小肠穿孔及坏死性小肠结肠炎。

（二）相对禁忌证

中毒性巨结肠、肠道动力功能障碍、腹膜炎、消化道出血、高输出的肠瘘、严重呕吐及顽固性腹泻。因胃肠道内少量的营养物质仍可促进肠道灌注、释放肠道激素并改善肠道屏障功能。这些疾病状况下，可提供少量 EN，最大限度提高患儿对 EN 的耐受性，并给予肠外营养补充以纠正营养缺失。

四、EN 途径及设备

（一）EN 途径

选择 EN 途径时，应根据患儿的年龄、胃肠道解剖和功能、预计 EN 时间和发生吸入风险综合判断（表 3-2-1）。EN 途径分为口服喂养和管饲喂养。管饲喂养的途径包括：经口胃管、经鼻胃管、经鼻十二指肠管、经鼻空肠管、经胃造瘘管、经空肠造瘘管、经胃空肠管。

常用管饲置管方法包括：床边盲插法、内镜置管术（胃镜辅助下鼻空肠置管、经皮内镜穿刺胃造瘘术、经皮内镜穿刺胃造瘘术 + 空肠喂养）、外科手术置管（胃造瘘术、空肠造瘘术）。

表 3-2-1　常见 EN 途径及适应证

途径	适应证	注意事项
口胃管	多用于早产儿，或鼻后孔闭锁者	
鼻胃管	短期应用（<4~6 周）且无吸入风险的患者	合并严重肺疾患者应避免间歇推注，因可造成短时的胃过度膨胀致膈肌上抬引起呼吸困难
鼻空肠管	易发生吸入者 胃排空延迟 严重胃食管反流	置管前应用促胃动力药物有助于提高成功率 连续喂养（推注式喂养易发生腹胀和腹泻）
胃造瘘管	适用于需长期 EN 的患儿（预计时间 >12 周）	间歇或连续喂养
空肠造瘘管	需长期 EN（预计时间 >12 周）同时伴有胃排空延迟或易吸入的患者	连续喂养（推注式喂养易发生腹胀和腹泻）
胃空肠管	用于胃内减压 + 空肠内连续输注	

（二）EN 输注设备

1. 肠内喂养泵　在输注 EN 时应使用肠内喂养专用泵，而不应用其他输液泵替代。有的喂养泵用于床边输注，有的可以放在随身的背袋中，后者方便患者活动。肠内喂养泵需要定期维护、保持清洁，以确保设备的正常工作，使用者应接受专门的培训。

以下情况应考虑使用肠内喂养泵：

（1）当 EN 液较稠厚时，如高能量密度的配方。

（2）当营养液直接进入十二指肠或者空肠时。

（3）当营养液需在限定时间内输完时。

（4）为防止短时间内进入过量的营养液时，如高渗液体等。

2. 喂养管　聚氨酯和硅胶材质的喂养管柔韧，组织相容性好，可以放置较长时间，内径大，适合肠内喂养，是首选的喂养管。聚氯乙烯管放置数天后，会变得僵硬而欠圆滑，只可用于胃肠减压或短期喂养，需要经常更换，以避免发生皮肤坏死或者肠道穿孔。

3. 输注系统　输注系统由储液器和输注管组成，输注管既要和储液器相配，又要能很好地和喂养管相连。如果不认真操作输注系统，则有细菌污染的风险。

五、管饲喂养的输注方式

肠内管饲喂养的输注方式主要包括以下 4 类：

（一）间歇推注法

将一定量的营养液在一定时间内用注射器缓慢推注，推注速度不能快于 30ml/min。此种方法多用于能活动或者不想连续使用营养泵的患者。

（二）间歇滴注法

24 小时循环滴注，但有间歇休息期，如输注 2 小时，休息 1 小时，如此循环重复。这种方法可让患者有较大的活动度。

（三）连续输注法

不间断输注营养液，至少持续 20 小时，应用于胃食管反流、胃排空延迟、胃肠动力不足、吸收障碍或间歇喂养不耐受患者。

（四）夜间输注法

晚上输注，白天不输，用于补充经口摄入不足。

六、营养制剂的选择

营养制剂应根据患儿的年龄、营养素需求、肠道功能、目前的进食情况，以及是否有食物过敏等因素综合选择。在绝大多数情况下，母乳是婴儿的最佳食品。液体受限的儿童可以选择高能量密度的 EN 制剂；婴儿管饲期间应鼓励非营养性吸吮；富含可溶性纤维的 EN 有助于改善肠道运动。此外，市场上多种婴儿配方奶粉供特殊情况下的婴儿选用。对于较大患儿（1 岁以上）来说，可以根据病情选择匀浆膳或商品化的 EN 制剂。

（一）肠内制剂的营养物质概述

1. 碳水化合物　占总能量来源的 50%~60%，大部分碳水化合物分解成葡萄糖、果糖等在小肠中吸收。EN 制剂中使用的碳水化合物分为以下几种：

（1）单糖：葡萄糖、果糖。因为单糖增加 EN 液的渗透压，所以单糖仅占碳水化合物的很小一部分。

（2）双糖：蔗糖、乳糖。因为很多人缺乏乳糖酶，在 EN 制剂中大多不使用乳糖，蔗糖作为甜味剂是唯一被使用的双糖。

（3）低聚糖：麦芽糖糊精是 EN 中主要的碳水化合物。因其低渗透压，易溶于水所以被广泛采用。

（4）多聚糖：是日常膳食中最丰富的碳水化合物，然而普通淀粉因为黏性高，会堵塞喂养管，不用于标准 EN 配方中，而改良的淀粉由于水解慢，被应用在糖尿病 EN 配方中。膳食纤维在小肠中不会被吸收，但是其发酵产品可以刺激结肠细胞再生，促进肠康复，所以膳食纤维会被添加到部分 EN 配方中。

2. **脂肪**　是重要的能量底物和机体主要的能源储备。脂类的摄入需达到总能量的 20%~40%。脂肪酸根据碳链的长短分为短链（C_4~C_6）、中链（C_8~C_{12}）、长链（C_{14}~C_{20}）、极长链（>C_{22}）。长链、极长链脂肪酸与中链脂肪酸的吸收途径不同：长链、极长链脂肪酸和甘油三酯等形成乳糜微粒，在小肠黏膜细胞积聚，再释放入淋巴系统，通过胸导管到达静脉系统；而中链脂肪酸主要通过门静脉直接转运至肝脏。富含中链脂肪酸配方的 EN 制剂可应用于：①淋巴管结构异常：乳糜胸、乳糜腹；②胆汁分泌不畅：先天性胆道闭锁、胆汁淤积症；③肠道脂肪吸收不良：先天性淋巴管扩张症、短肠综合征、慢性腹泻；④消化道脂肪酶分泌不足：慢性胰腺疾病、胰腺囊性纤维化等；⑤某些特殊的脂肪代谢性疾病：极长链酰基辅酶 A 缺乏症。在呼吸衰竭者的低碳水化合物配方中，需要脂肪所占能量比例更高，可达 40%~50%，来减少二氧化碳的产生。

3. **蛋白质**　食物中的蛋白质分解成氨基酸、二肽、三肽在小肠经血液吸收，短肽的吸收速率较氨基酸快，可用于肠道吸收不良的患儿。蛋白质是由相对分子质量约 1 000~1 000 000 的大分子物质组成，具有很强的免疫原性，在婴儿中会引起一些过敏症状，如便血、腹泻、腹胀、生长迟缓等。对于牛奶蛋白过敏的人工喂养的患儿，营养制剂需要选择低敏配方：如深度水解配方或者氨基酸配方，缓解过敏症状。

4. **维生素、矿物质和微量元素**　除了宏量营养素，微量营养素也是儿童生长的基础。如果采用商业化全营养素 EN 制剂喂养，当供给的能量充足时，则无须补充其他维生素。如果是母乳喂养，则需要补维生素 D，必要时需补充铁剂。患有某些特殊疾病的患儿，可能对维生素和矿物质的需求大于膳食推荐量，所以需要专业营养师进行评估后予以个体化额外补充。

（二）肠内制剂的种类和选择

不同年龄和疾病需要不同的营养配方。我国颁布的《食品安全国家标准特殊医学用途婴儿配方食品通则》（GB 25596-2010）和《食品安全国家标准特殊医学用途配方食品通则》（GB 29922-2013），促进了我国特殊医学用途配方食品的规范化使用。

《食品安全国家标准特殊医学用途婴儿配方食品通则》（GB 25596-2010）于 2012 年 1 月实施。特殊医学用途婴儿配方食品是针对患有特殊紊乱、疾病或医疗状况等特殊医学状况婴儿的营养需求而设计制成的粉状或液态配方食品。在医生或临床营养师的指导下，单独食用或与其他食物配合食用时，其能量和营养成分能够满足 0~6 月龄特殊医学状况婴儿的生长发育需求。根据我国婴儿常见的疾病，规定了 6 类产品的类型：针对乳糖不耐受婴儿的无乳糖配方或低乳糖配方，针对食物蛋白过敏婴儿的乳蛋白深度水解配方或氨基酸配方，针对氨基酸代谢障碍婴儿的配方，针对乳蛋白过敏高风险婴儿的部分水解配方，针对早产、低出生体重婴儿的配方食品及加入母乳中使用的母乳营养补充剂。

《食品安全国家标准特殊医学用途配方食品通则》（GB 29922-2013）于 2014 年 7 月实施。本标准适用于 1 岁以上人群的特殊医学用途配方食品。特殊医学用途配方食品是为了满足进食受限、消化吸收障碍、代谢紊乱或特定疾病状态人群对营养素或膳食的特殊需要，专门加工配制而成的配方食品。该类产品必须在医生或临床营养师指导下，单独食用或与其他食品配合食用。该标准将特殊医学用途配方食品分成 3 类，即全营养配方食品、特定全营养配方食品和非全营养配方食品。全营养配方食品可作为单一营养来源满足目标人群营养需求的特殊医学用途配方食品,主要针对有医学需求且对营养素没有特别限制的人群,如体质虚弱者、严重营养不良者等。患者可在医生或临床营养师的指导下,根据自身状况,选择使用全营养配方食品。特定全营养配方食品是可作为单一营养来源能够满足目标人群在特定疾病或医学状况下营养需求的特殊医学用途配方食品,是在满足上述全营养配方食品的基础上,依据特定疾病对部分营养素的限制或需求增加而进行适当调整后的产品。标准列出了13类常见的特定全营养配方食品类型,如糖尿病全营养配方食品、呼吸系统疾病全营养配方食品、肾病全营养配方食品等。非全营养配方食品是可满足目标人群部分营养需求的特殊医学用途配方食品,不适用于作为单一营养来源,主要包括了营养素组件、电解质配方、增稠组件、流质配方、氨基酸代谢障碍配方。

（三）EN 制剂的配制、输注和贮存规范

1. EN 制剂必须按照厂家的推荐及指南进行制备、标签、储存和弃用。EN 配方的制备工作必须由注册营养师进行。

2. 商品化无菌、可供喂养或液态浓缩配方制剂必须用无菌技术进行制备。应该具备无菌操作空间用于母乳以及 EN 制剂的制备。

3. EN 制剂的容器上必须有标签,标签上应标注患儿姓名、产品名称及 EN 制剂的浓度、添加剂、营养素含量、体积、保质期。

4. EN 制剂的标签应包括:输注途径及输注方法,输注速度,标签中必须注明只能用作肠内途径。

5. 配制好的营养液放在冰箱中不超过 24 小时,室温下存放不超过 4 小时。

七、EN 监测和并发症

（一）EN 监测指标

在应用 EN 过程中,需定期监测并发症,并评价 EN 的效果。需要监测的指标如下:

1. 每天实际完成奶量,实际摄入能量。

2. 皮肤弹性、囟门、水肿、出入量。

3. 消化道症状,包括恶心、呕吐、腹胀、腹泻、便秘等。

4. 呼吸道症状,包括咳嗽、呼吸困难、发绀等。

5. 实验室检查,包括血常规、血钠、钾、氯、钙、磷、镁、肝肾功能、血脂、血糖,必要时监测尿钠、钙、磷。

6. EN 置管外露长度,置管是否通畅,局部皮肤情况,鼻腔情况。

7. 监测营养状况,每天一次监测体重,每周一次监测身高、头围、中上臂围。

（二）EN 并发症

1. **导管相关机械性并发症** 鼻胃管可能发生移位;压迫鼻腔黏膜造成鼻黏膜充血或糜烂。胃造口置管常见的并发症如管道移位和阻塞。导管移位导致的肠穿孔是空肠喂养的最严重并发症。

2. **消化道并发症** EN 可能因某些原因导致消化道不耐受性,并发症包括腹泻、恶心、呕吐、胃潴留、反流或者吸入、便秘等。

3. **代谢并发症** EN 输入会引起高血糖、水中毒、低磷血症、低钾血症、低钠血症等,特别是长期禁食,严重营养不良等存在再喂养综合征风险的患者,必须密切监测电解质、维生素、矿物质,防止发生液体和电解质平衡紊乱。

(张　婷)

参考文献

1. CORKINS MR . The A.S.P.E.N pediatric nutrition support core curriculum. 2nd ed. Silver Spring:American Society for Parenteral Nutrition and Enteral Nutrition,2015.
2. 中华医学会. 临床技术操作规范(肠内肠外营养学分册). 北京:人民军医出版社,2015.
3. 申昆玲. 儿童营养学.7 版. 北京:人民军医出版社,2015.
4. 蔡威. 儿科临床营养支持. 上海:上海交通大学出版社,2019.

第三节　肠外营养应用规范和并发症监测

一、概述

适当的营养在婴幼儿、儿童期至关重要。当口服或肠内途径无法满足患儿营养需求时,应使用肠外营养(PN)。PN 本质上是非生理性的,因为营养物质直接进入到体循环,绕过胃肠道和门静脉循环。但是 PN 是一种快速而有效提供营养的策略,可保障患儿生长发育,本章将对其论述。

二、PN 适应证、禁忌证和输注途径

(一) PN 适应证

只有在无法通过胃肠道满足营养需求或肠道功能障碍时才应使用 PN。肠道存在功能的患者可以经口、置管或者胃造口术开展 EN,不必使用 PN。一般情况下,对婴儿和儿童而言,如果预计 5 天或更长时间无法行 EN 支持,可启动 PN,但具体取决于患者的个体特征,包括年龄、营养状况、潜在的疾病过程以及对未来营养需求的预期。对于新生儿和早产儿的营养储备有限,PN 通常较早开始。

儿科患者 PN 常见适应证包括:
1. **手术**　手术或创伤。
2. **坏死性小肠结肠炎、炎症性肠病**。
3. **肠梗阻**　肛门闭锁、肠扭转、肠闭锁。
4. **肠道吸收障碍**　短肠综合征、慢性腹泻、化疗、骨髓移植。
5. **肠道发育不良**　早产儿。
6. **肠动力障碍**　难治性呕吐、假性肠梗阻。
7. **肠外疾病导致的营养不良**　心脏或肾衰竭、严重烧伤、肿瘤。

(二) PN 禁忌证

休克、严重水电解质紊乱和酸碱平衡失调者,未纠治时,禁用以营养支持为目的的补液。严重感染、严重出血倾向、出凝血指标异常者慎用脂肪乳剂;停止输注含有脂肪乳剂的 PN 液 4~6 小时后测定血清甘油三酯浓度,若婴儿血清或血浆甘油三酯浓度超过 3mmol/L(265mg/dl),年长儿超过 4.5mmol/L(400mg/dl)应考虑减少脂肪乳剂使用剂量,

并密切监测血甘油三酯水平;严重肝肾功能不全者慎用脂肪乳剂,以及非肝/肾病专用氨基酸配方。

(三) 输注途径和方法

PN可以通过外周静脉或中心静脉给药。PN长于7天者,通常应行中心静脉置管,如短期外周静脉输注,营养液渗透压不超过900mOsm/L,葡萄糖浓度不超过125g/L。长期PN的住院患儿,应采用经外周静脉置入中心静脉导管(peripherally inserted central catheter,PICC)和隧道式中心静脉导管(central venous catheter,CVC)给予静脉营养。如果使用多腔CVC,则应将一个管腔专用于PN,应避免从CVC进行血液采样、输血和中心静脉压监测。

三、PN制剂的选择和临床应用

(一) 能量

确定适当能量摄入,避免摄入过度或者不足是十分必要的,在疑似代谢改变或营养不良的患者中,使用间接能量测定可提供能量消耗最准确的数据,但不容易获得。《儿科肠外营养指南(2016版)》推荐采用Schofield公式评估静息状态下的能量消耗(REE)(表3-3-1),病情稳定期PN的能量需求可根据体力活动因子、追赶生长,以及增加或减少REE。各年龄阶段不同疾病阶段的PN能量需要量不同(表3-3-2)。

表3-3-1　Schofield公式计算静息能量消耗(kcal/d)

年龄(岁)	男	女
0~3	59.5×(体重/kg)−30	58.3×(体重/kg)−31
3~10	22.7×(体重/kg)+504	22.3×(体重/kg)+486
10~18	17.7×(体重/kg)+658	13.4×(体重/kg)+692

表3-3-2　各年龄段不同疾病阶段PN能量需求量[kcal/(kg·d)]

年龄(岁)	恢复期[1]	稳定期[2]	急性期[3]
早产儿	90~120	—	45~55[*]
0~1	75~85	60~65	45~50
1~7	65~75	55~60	40~45
7~12	55~65	40~55	30~40
12~18	30~55	25~40	20~30

注:[*]生后第一天的能量推荐量,一为未给出。①急性期是指当患儿处于需要镇静、机械通气、血管加压药和液体复苏等重要器官支持的复苏阶段;②稳定期是指患儿病情稳定,可以脱离上述重要器官支持措施的阶段;③恢复期是指患儿各重要器官正逐渐开始自主运转的阶段。

(二) 氨基酸

理想的氨基酸利用需保证氮:非蛋白能量在1g:100~300kcal。3岁以下小儿和危重儿童应使用儿童型氨基酸溶液,因其中含有适量的半胱氨酸、牛磺酸和酪氨酸,而疾病状况下这些氨基酸的内源性合成会受到限制。目前在儿科没有证据显示谷氨酰胺可降低早产儿、严重胃肠道疾病和手术患儿的感染率和病死率。精氨酸补充剂可用于预防早产儿坏死性小肠结肠炎发生。《儿科肠外营养指南（2016 版）》中针对各年龄阶段病情稳定的患儿氨基酸推荐用量如下（表 3-3-3）。

表 3-3-3　各年龄阶段病情稳定的患儿氨基酸推荐用量

年龄	氨基酸推荐量［g/（kg·d）］	年龄	氨基酸推荐量［g/（kg·d）］
早产儿第 1 天	1.5~2.5	2 个月~3 岁	~2.5
早产儿 2 天后	2.5~3.5	3~18 岁	~2.0
足月儿	1.5~3.0		

（三）脂肪乳剂

脂肪乳剂是 PN 不可缺少的组成部分，能量密度较高，液体量少，渗透压低，含必需脂肪酸。脂肪乳剂可在早产儿出生后立即使用，不应晚于生后 2 天，对于无法实施 EN 的患儿，在 PN 开始时即可使用脂肪乳剂。脂肪乳剂以 0.5~1.0g/（kg·d）逐步加量，早产儿和足月儿摄入量不应超过 4g/（kg·d），儿童患者应在 3g/（kg·d）以内。脓毒血症、不明原因的严重血小板减少症患儿需密切监测血浆甘油三酯浓度，若婴儿血清或血浆甘油三酯浓度超过 3mmol/L（265mg/dl），年长儿超过 4.5mmol/L（400mg/dl），应考虑减少脂肪剂量，但需要保证最小量的亚油酸摄入［早产儿亚油酸 >0.25g/（kg·d），足月儿/儿童亚油酸≥0.1g/（kg·d）］，预防必需脂肪酸缺乏。早产儿或 PN 使用超过 4 周的患儿，可以根据病情考虑是否使用肉碱补充剂。

（四）碳水化合物

葡萄糖是唯一推荐在 PN 中使用的碳水化合物，提供 65%~75% 的非蛋白质能量。《儿科肠外营养指南（2016 版）》中关于碳水化合物的推荐量总结如下，婴幼儿和儿童 PN 中的推荐量按照体重和疾病所处阶段给予（表 3-3-4）。高血糖与发病率和死亡率增加有关，儿童重症监护病房和新生儿重症监护病房患儿应避免血糖 >8mmol/L，如血糖反复 >10mmol/L，调整葡萄糖输注速度无效时，应使用胰岛素治疗。所有监护病房患儿应避免反复血糖 ≤2.5mmol/L。

表 3-3-4　婴幼儿和儿童不同体重患儿疾病各阶段 PN 碳水化合物推荐量
［mg/（kg·min），括号内为 g/（kg·d）］

体重（kg）	急性期	稳定期	恢复期
~10	2.0~4.0（2.9~5.8）	4~6（5.8~8.6）	6.0~10（8.6~14）
11~30	1.5~2.5（2.2~3.6）	2.0~4.0（2.9~5.8）	3.0~6.0（4.3~8.6）
31~45	1.0~1.5（1.4~2.2）	1.5~3.0（2.2~4.3）	3.0~4.0（4.3~5.8）
>45	0.5~1.0（0.7~1.4）	1.0~2.0（1.4~2.9）	2.0~3.0（2.9~4.3）

（五）液体和电解质

婴儿期和儿童期 PN 液体应根据儿童年龄和体重变化而变化，并相应地调整（表 3-3-5）。手术后有消化道瘘及其他部位体液丢失的儿科患者，其电解质的需要量应作调整。

表 3-3-5　新生儿期外的婴儿和儿童的肠外液体和电解质摄入推荐

年龄	液体量 [ml/(kg·d)]	钠 [mmol/(kg·d)]	钾 [mmol/(kg·d)]	氯 [mmol/(kg·d)]
<1 岁	120~150	2.0~3.0	1.0~3.0	2.0~4.0
1~2 岁	80~120	1.0~3.0	1.0~3.0	2.0~4.0
3~5 岁	80~100	1.0~3.0	1.0~3.0	2.0~4.0
6~12 岁	60~80	1.0~3.0	1.0~3.0	2.0~4.0
13~18 岁	50~70	1.0~3.0	1.0~3.0	2.0~4.0

(六) 钙、磷、镁

婴儿、儿童和青少年 PN 时,应适当补充钙、磷和镁,确保最佳生长和骨矿化(表 3-3-6)。

表 3-3-6　婴幼儿和儿童 PN 中钙、磷和镁的推荐摄入量
[mmol/(kg·d),括号内为 mg/(kg·d)]

年龄	钙	磷	镁
0~6 月	0.8~1.5(30~60)	0.7~1.3(20~40)	0.1~0.2(2.4~5)
7~12 月	0.5(20)	0.5(15)	0.15(4)
1~18 岁	0.25~0.4(10-16)	0.2~0.7(6-22)	0.1(2.4)

(七) 微量元素和矿物质

铁、铬、铜、碘、锰、钼、硒和锌是参与许多代谢过程的必需微量元素。临床上一般应用微量元素混合制剂,具体微量元素推荐摄入量参考《儿科肠外营养指南(2016 版)》。

(八) 维生素

PN 时需补充 13 种维生素,包括 4 种脂溶性维生素和 9 种水溶性维生素。临床上一般应用维生素混合制剂。应尽可能将水溶性、脂溶性维生素添加至脂肪乳剂或含有脂肪乳剂的混合液中以增加维生素的稳定性,具体维生素推荐摄入量参考《儿科肠外营养指南(2016 版)》。

四、PN 并发症以及监测

PN 并发症的可分为中心静脉置管相关并发症和代谢性相关两大类。中心静脉置管相关并发症包括机械性、感染性和血栓性并发症。代谢性并发症主要包括:低血糖或高血糖症、微量元素缺乏、必需脂肪酸缺乏、高甘油三酯血症、静脉营养相关胆汁淤积和电解质紊乱。

(一) 导管相关并发症

1. 导管相关机械性并发症　包括置管失败、导管错置和移位、血栓、导管栓塞、血胸、气胸、心包积液/积血和心脏压塞等。由专业医护人员放置和护理中心静脉导管,按操作常规维护导管能减少并发症发生。

2. 导管相关感染性并发症　感染仍是中心静脉导管最严重并发症,主要发生在肠外营养使用期间,常见原因主要是导管内腔感染、导管破裂和渗液、营养液混合液污染和导管用作其他用途(中心静脉测压、抽血)、微生物从穿刺点沿导管移位、置管时直接污染。临床表

现局部的红、肿、痛或穿刺点脓性分泌物,全身表现多样,从低热到脓毒症休克和器官衰竭。目前与导管相关的感染大多是由金黄色葡萄球菌、表皮葡萄球菌和白色念珠菌引起。最重要的预防方法是无菌置管,通常不推荐预防性使用抗生素,如怀疑导管相关感染,建议:①暂时停止从中心静脉导管输液,需要同时从外周静脉和中心静脉采双份血培养标本,导管可暂不拔除,给予肝素化,并用无菌帽封管,必要时可经外周静脉输液或营养支持;②血培养完成后即开始经验性抗菌治疗,待血培养和药敏结果再调整用药,时间通常是 10~14 天;③如不能确定是导管相关血流感染,可重新启动中心静脉导管;④如为真菌、表皮葡萄球菌、分枝杆菌或铜绿假单胞菌感染时,相关脏器并发症发生的风险较高,建议拔除导管,拔除导管后合理抗生素治疗 24 小时以上再考虑重新置管。

（二）代谢相关并发症

1. 高血糖症或低血糖　PN 输注期间两次血糖 >10mmol/L,可采用连续肠外营养输注,并判断营养供给是否合理,如营养供给合理,可使用胰岛素持续输注,具体剂量需咨询内分泌科医生,一般血糖控制目标值在 5.5~10mmol/L。PN 输注期间血糖 <3.3mmol/L,多因输注突然中断或营养液中加入胰岛素过量所致,严重低血糖可导致脑损害,在输注过程中根据病情定期监测血糖,以避免高血糖和低血糖症的发生。

2. 高甘油三酯血症　主要原因是脂肪乳剂剂量偏大,输注速度过快,严重感染、肝肾功能不全及脂质代谢失调时更容易发生。当婴儿甘油三酯症超过 3mmol/L（265mg/dl）,年长儿超过 4.5mmol/L（400mg/dl）,可减少或停用脂肪乳剂,并评估碳水化合物供应量是否合理（过量碳水化合物在肝脏中转化为甘油三酯）和评估脂肪乳输注速度 [不应超过 0.12g/（kg·h）],必要时可考虑使用肉碱。

3. 静脉营养相关胆汁淤积　临床特征为应用肠外营养期间出现不明原因的黄疸或肝功能损害,危险因素包括出生体重、胎龄、肠外营养天数、脂肪乳用量和感染。预防和治疗措施如下:尽早肠内营养,避免使用大豆油基础的脂肪乳剂;长期使用肠外营养,可使用混合脂肪乳;直接胆红素 >2mg/dl,可选用鱼油脂肪乳以及使用熊去氧胆酸。

（三）监测

在 PN 应用期间,需定期行治疗效果评价和并发症的监测（表 3-3-7）。

表 3-3-7　PN 监测项目

	项目	第 1 周	稳定后
摄入量	能量	q.d.	q.d.
	蛋白质	q.d.	q.d.
	脂肪	q.d.	q.d.
	葡萄糖	q.d.	q.d.
临床体征	皮肤弹性、囟门	q.d.	q.d.
	黄疸、水肿	q.d.	q.d.
生长参数	体重	q.d.~q.o.d.	b.i.w.~t.i.w.
	身长/身高	q.w.	q.w.
	头围	q.w.	q.w.

续表

项目		第1周	稳定后
体液平衡	出入量	q.d.	q.d.
实验室检查	血常规	b.i.w.~t.i.w.	q.w.~b.i.w.
	血钠、钾、氯	b.i.w. 或调整电解质后第1天	q.w. 或调整电解质后第1天
	血钙	b.i.w.	q.w.
	血磷、镁	q.w.	p.r.n.
	肝、肾功能	q.w.	q.w.~q.ow.
	血脂*	q.w.	p.r.n.
	血糖	q.d.~b.i.d.	p.r.n. 或调整配方后,或血糖不稳定时
	尿糖(无法监测血糖时)	同血糖	同血糖

注:* 血脂测定标本采集前 4~6 小时内,应暂停输注含有脂肪乳剂的营养液。

q.d.,每日 1 次;q.w.,每周 1 次;b.i.w.,每周 2 次;t.i.w.,每周 3 次;q.o.w.,每 2 周 1 次;p.r.n,必要时。

病例链接: 神经母细胞瘤患儿围手术期营养管理

一、临床病史

患儿,女,5 月龄,于 2018 年 5 月 30 日入院,入院诊断:后腹膜巨大生殖细胞肿瘤、重度化疗后骨髓抑制、脓毒症、多脏器功能衰竭、腹腔间隙综合征、重症肺炎、肺不张、长时间机械通气、呼吸机依赖、重度营养不良、肾积水。

二、营养病史

询问既往营养病史:发病 2 个月来体重从 7.4kg 下降至 5.4kg(体重下降 27%),近 2 个月来摄入量为生理需要量的 20%~30%。

三、营养风险筛查

入院时营养风险筛查:高度营养风险。

四、营养评估

患儿腹腔肿块巨大,体重无法评估患儿实际营养状况,采用中上臂围来评估患儿营养状况。中上臂围 9cm(年龄别中上臂围 Z 评分 –4.93SD),结合体重下降 >10%,摄入量仅为生理需要量 25% 左右,综合营养评估:重度营养不良。

五、营养支持

(一) 术前营养支持(2018 年 5 月 31 日至 2018 年 6 月 7 日)

重度营养不良患者,营养方案制订中需高度警惕再喂养综合征和代谢紊乱。

1. 方案原则　腹腔巨大肿瘤,有腹腔间隙综合征,首选肠外营养,目标能量为生理需要量的50%,缓慢加量,积极补充维生素、钙、磷、镁、钾,每天监测电解质、离子类,维持内环境稳定。

2. 肠外营养　术前(疾病急性期)目标能量45kcal/(kg·d),中长链脂肪乳剂1g/(kg·d),蛋白质2g/(kg·d)。

3. 出现问题　肠外营养支持第4天,脂肪乳剂使用剂量为1g/(kg·d)时出现高甘油三酯血症,给予加用左卡尼汀改善脂质代谢。治疗中出现低磷、低镁,易引起心肌、呼吸肌无力,给予调整磷、镁剂量,有助于术后顺利撤离呼吸机。

(二) 术后营养支持

入院第8天行手术治疗,术后再次给予患儿营养状况评估和营养方案制订。营养评估:重度营养不良。术前体重5.4kg,术中切除肿块重量1.5kg,术后体重4.1kg(年龄别体重 Z 评分$-4.53SD$),中上臂围9.2cm(年龄别中上臂围 Z 评分$-4.93SD$)。

1. 方案原则　采取序贯式营养治疗,促进营养状况恢复。

2. 营养支持

(1) 全肠外营养(2018年6月8日至2018年6月13日):术后第2天以能量50kcal/(kg·d)、脂肪1.5g/(kg·d)、蛋白质2.0g/(kg·d)开始,第8天艰难达到目标能量95kcal/(kg·d)、脂肪2.5g/(kg·d)、蛋白质3g/(kg·d)。

出现问题和解决方案:①代谢负荷:高甘油三酯血症,继续使用左卡尼汀;②脏器损伤:直接胆红素明显升高,出现胆汁淤积,加用鱼油脂肪乳剂。

(2) 肠外营养+肠内营养(2018年6月14日至2018年7月2日):患儿存在肠内喂养不耐受:胃肠减压,每天有黄绿色引流液200~300ml。肠内营养逐渐缓慢增加:①第一阶段:氨基酸配方(能量密度0.67kcal/ml)1ml/(kg·h)经鼻胃管持续泵注(微量喂养,维持肠道黏膜完整);②第二阶段:氨基酸配方粉(能量密度0.67kcal/ml)根据消化道耐受性加量至6ml/(kg·h)经鼻胃管持续泵注;③第三阶段:短肽制剂(能量密度0.88kcal/ml)6ml/(kg·h)经鼻胃管持续泵注。肠内营养达目标能量的50%,予以肠外营养减停。

(3) 全肠内营养阶段(2018年7月2日至患儿转回普通病房):①第一阶段:短肽制剂(能量密度0.88kcal/ml)25ml/h经鼻饲管持续泵注;②第二阶段:短肽制剂(能量密度0.88kcal/ml)总量600ml/d,先经口喂养,余量通过鼻胃管喂养;③第三阶段:经口喂养量达到目标量70%,予以拔除鼻饲管;④第四阶段:出院后继续予以高能量密度饮食指导。

(隆　琦)

参考文献

1. 中华医学会肠外肠内营养学分会儿科协作组.中国儿科肠内肠外营养支持临床应用指南.中华儿科杂志,2010,48(6):436-441.
2. 欧洲儿科胃肠肝病与营养学会,欧洲临床营养与代谢学会,欧洲儿科研究学会,等.儿科肠外营养指南(2016版)推荐意见节译.中华儿科杂志,2018,56(12):885-896.
3. 中华医学会肠外肠内营养学分会儿科学组,中华医学会儿科学分会新生儿学组,中华医学会小儿外科学分会新生儿外科学组,等.中国新生儿营养支持临床应用指南.中华小儿外科杂志,2013,34(10):782-787.
4. 蔡威.临床营养基础.4版.上海:上海交通大学出版社,2013.

第四章

风湿免疫科

儿童风湿免疫科（pediatric rheumatology immunology & allergy，PRIA）是专门研究儿童从出生后满28天到18周岁各年龄阶段风湿免疫过敏相关性疾病，并进行长期随访、慢病管理的医学学科。PRIA是儿内科的重要亚专科，所研究的疾病范围包括免疫相关的各种疾病，常涉及全身多脏器、多系统受累。PRIA的目标是早诊断、早治疗、预防器官功能损伤、改善预后、防止疾病复发，争取最大程度地降低小儿死亡率和致残率。

PRIA的核心技术为疾病的早期诊断、危重症患者的早期识别救治、激素-免疫抑制剂-生物制剂的合理用药，以及慢病患者的长期管理。在药物治疗基础上，部分患者需要关节腔穿刺及治疗、康复训练指导、心理辅导等也可由本专科完成。

随着免疫学发展，同时随着本病临床研究的深入、抗风湿药，尤其是生物制剂的应用，该学科正向着更精准治疗的方向发展。

在本专业进修期间，应做好个人防护工作，防止交叉感染，佩戴口罩，接触患儿和各种操作前后或接触污染物后应充分洗手；此外，大多数风湿免疫患儿为慢性病，部分患儿病情危重、难治、预后差，家庭经济负担重，患儿及家属更渴望医护人员的关爱，因此要求进修人员必须将心比心，站在病患的立场上思考和处理问题。良好的医患沟通，是减少纠纷的一种方式，也是进修期间学习的一项技能。

第一节　幼年特发性关节炎

一、概述

幼年特发性关节炎（juvenile idiopathic arthritis，JIA）是一组异质性较大，以关节炎为主要表现，可累及多系统的最常见的儿童风湿性疾病，也是儿童关节残疾的主要原因。本病病因和发病机制至今未明，可能与感染诱发、遗传和免疫异常有关。JIA临床异质性大，包括7个亚型，分别为全身型JIA（systemic onset JIA，SoJIA）、少关节型JIA（oligoarthritis，O-JIA）、类风湿因子（rheumatic factor，RF）阳性多关节型JIA（polyarthritis，P-JIA，RF阳性）、RF阴性多关节型JIA、与附着点炎性相关的关节炎（enthesitis related arthritis，ERA）、银屑病性关节炎（psoriatic arthritis，PsA）和未分化型JIA。2018年，国际儿童风湿病试验组织（Paediatric Rheumatology International Trials Organisation，PRINTO）提出新的JIA分类标准（以下称为

"2018 版"),发病年龄由 16 岁更新为 18 岁以前,2018 版 JIA 包括 6 个亚型,分别为 SoJIA、RF 阳性 JIA、附着点炎/脊柱关节炎相关 JIA、早发抗核抗体(antinuclear antibody,ANA)阳性 JIA、其他 JIA 和未分类 JIA。但 2018 版分类标准的临床获益尚有待验证。因此,本文仍然按照 2001 年 ILAR 提出的 JIA 分类标准阐述 JIA 各亚型特点、诊断评估、治疗及预后等一系列临床问题,以增加对这一疾病谱的认识。

二、诊断和评估

(一)全身型 JIA

全身型 JIA(SoJIA)可发生于任何年龄段,是 JIA 最严重的亚型,病死率高,约占 JIA 死亡病例的 2/3。北美和欧洲报道 SoJIA 约占 JIA 的 10%。根据病情反复和不同的病程经过,本病可分为 3 个临床表型:①单相型,约占 11%~40%;②多相型,约占 2.3%~34%;③持续相型,约占 51%~66%。

1. SoJIA 诊断　指 16 岁以前起病,关节炎≥1 个关节,同时或之前发热至少 2 周以上,其中每天弛张发热时间至少连续 3 天以上,伴随以下一项或更多症状:①短暂的、非固定的红斑样皮疹;②全身淋巴结大;③肝和/或脾大;④浆膜炎。需除外感染、肿瘤及其他自身炎症性疾病等疾病,同时需除外下列情况:①银屑病、或患者或一级亲属有银屑病病史;②6 岁以上 HLA-B27 阳性的男性关节炎患儿;③强直性脊柱炎、ERA、反应性关节炎、伴炎症性肠病的骶髂关节炎、瑞特综合征、急性前葡萄膜炎,或一级亲属中有上述疾病之一;④间隔 3 个月至少 2 次 RF-IgM 阳性(表 4-1-1)。

表 4-1-1　SoJIA(ILAR 标准)

定义:≥1 个任何关节炎症,同时或之前发热至少 2 周以上,其中至少连续 3 天以上连续的弛张发热,伴随以下一项或更多症状:
① 短暂的、非固定的红斑样皮疹
② 全身淋巴结大
③ 肝和/或脾大
④ 浆膜炎
需排除:
① 银屑病、或患者或一级亲属有银屑病病史
② 6 岁以上 HLA-B27 阳性的男性关节炎患儿
③ 强直性脊柱炎、ERA、反应性关节炎、伴炎症性肠病的骶髂关节炎、瑞特综合征、急性前葡萄膜炎,或一级亲属中有上述疾病之一
④ 间隔 3 个月至少 2 次 RF-IgM 阳性

2. SoJIA 临床特点　①发热多表现为典型的弛张热,每天热峰超过 39℃,骤升骤降,一天内可出现 1~2 次高峰,高热时可伴有寒战和全身中毒症状,如乏力、食欲减退、肌肉和关节疼痛等,热退后患儿精神如常。②关节痛或关节炎是 JIA 主要症状之一,关节痛可以先于关节炎出现。2018 版 JIA 分类标准将关节炎作为主要标准之一,不作为必备条件,增加了诊断的敏感性。③皮疹典型特征为"热出疹出,热退疹退"。④肝脾及淋巴结肿大:约半数病例有脾肿大,肝肿大常发生在疾病活动时,可伴有轻度肝功能异常,少数患儿可出现黄疸,全身淋巴结肿大多为无痛性的。⑤浆膜炎:胸腔或心包积液多见,腹膜炎很少出现,心肌也可受

累,罕见心内膜炎。⑥神经系统症状:部分患儿出现脑膜刺激症状及脑病表现。

（二）少/多关节炎型 JIA

1. **诊断** 少关节炎型 JIA（O-JIA）指发病最初 6 个月有 1~4 个关节受累者,O-JIA 又分为 2 个亚型:①持续型 O-JIA,整个疾病过程中关节受累数≤4 个;②扩展型 O-JIA,病程 6 个月后关节受累数达≥5 个。多关节炎型 JIA（P-JIA）指发病最初 6 个月有 5 个及以上关节受累者,根据类风湿因子（RF）结果,P-JIA 又分为 2 个亚型:RF 阴性 P-JIA 和 RF 阳性 P-JIA。本病同时除外感染、肿瘤等,还应排除下列情况:①银屑病、或患者或一级亲属有银屑病病史;②6 岁以上 HLA-B27 阳性的男性关节炎患儿;③强直性脊柱炎、ERA、反应性关节炎、伴炎症性肠病的骶髂关节炎、瑞特综合征、急性前葡萄膜炎,或一级亲属中有上述疾病之一;④O-JIA、P-JIA（RF 阴性）患儿需除外 RF 阳性;⑤SoJIA。国外报道少关节型是 JIA 最常见亚型,以女性多见,多于 6 岁之前起病,约 1/3 患儿可发展为扩展型 O-JIA;而目前国内的报道中少关节型约占 10.7%~21.9%。

2. **临床特点**

（1）关节症状:O-JIA 常累及大关节,以膝关节受累最常见,很少致残,预后较好。P-JIA可同时累及大小关节,与成人类风湿关节炎类似,但幼年起病时近端指间关节最易受累而非掌指关节。颈椎、下颌关节、颞颌关节均可受累,可致张口困难、小颌畸形。P-JIA（RF 阴性）患者约有 10%~15% 最终出现严重关节炎。P-JIA（RF 阳性）患者关节症状较重,最终约半数以上发生关节强直变形而影响关节功能,关节致残发生率为 46.1%（表 4-1-2）。

（2）关节外表现:葡萄膜炎是 O-JIA 最常见的关节外表现,发生率约为 20%~30%,可导致视力障碍,甚至失明。部分 P-JIA 患儿可以出现发热、乏力、纳差等关节外表现,也可发生葡萄膜炎。ANA 阳性者是葡萄膜炎的高危因素,建议定期眼科筛查。RF 阳性型 P-JIA 患儿可发生 Felty 综合征（脾大伴白细胞减少）,约 10% 的患儿可出现类风湿结节,常见于肘关节周围,葡萄膜炎十分少见。

表 4-1-2 O-JIA/P-JIA（ILAR 标准）

O-JIA
发病最初 6 个月有 1~4 个关节受累者
持续型 O-JIA:整个疾病过程中关节受累数≤4 个
扩展型 O-JIA:病程 6 个月后关节受累数达≥5 个
需排除:
① 银屑病、或患者或一级亲属有银屑病病史
② 6 岁以上 HLA-B27 阳性的男性关节炎患儿
③ 强直性脊柱炎、ERA、反应性关节炎、伴炎症性肠病的骶髂关节炎、瑞特综合征、急性前葡萄膜炎,或一级亲属中有上述疾病之一
④ 间隔 3 个月至少 2 次 RF-IgM 阳性
⑤ SoJIA
P-JIA,RF−
发病最初 6 个月≥5 个关节受累,且 RF 为阴性
需排除:以上①、②、③、④、⑤条
P-JIA,RF+:
发病最初 6 个月有 5 个及以上关节受累,且病初 2 次以上间隔至少 3 个月 RF+

需排除:以上①、②、③、⑤条

（三）银屑病性关节炎（PsA）

1. **诊断**　指一个或更多的关节炎合并银屑病，或关节炎合并以下任何 2 项：①指/趾炎；②指甲凹陷或指甲脱离；③家族史中一级亲属有银屑病。应排除下列情况：①6 岁以上 HLA-B27 阳性的男性关节炎患儿；②一级亲属有 HLA-B27 相关疾病（强直性脊柱炎、ERA、急性前葡萄膜炎或骶髂关节炎）；③2 次 RF 阳性，2 次间隔为 3 个月；④SoJIA。本型占 JIA 的 2%~15%，白种人、女孩更多见，起病年龄多为 7~10 岁。常被误诊为 O-JIA，需注意鉴别。

2. **PsA 临床特点**

（1）关节症状：典型症状为指/趾炎，足趾较手指及远端指间关节更为显著，多为非对称性分布、受累关节少。

（2）关节外表现：15%~37.5% 的 PsA 患儿可发生葡萄膜炎。

（四）与附着点炎症相关的关节炎（ERA）

1. **诊断**　符合以下任何一条：①关节炎并附着点炎性反应。②关节炎或附着点炎性反应。伴有下列情况中至少 2 项：①骶髂关节压痛或炎性腰骶部疼痛，或既往有上述疾病；②HLA-B27 阳性；③6 岁以上发病的男性患儿；④急性（症状性）前葡萄膜炎；⑤一级亲属中有强直性脊柱炎、ERA、伴炎症性肠病的骶髂关节炎、瑞特综合征或急性前葡萄膜炎病史。应排除下列情况：①银屑病，或患者或一级亲属有银屑病病史；②间隔为 3 个月 2 次 RF 阳性；③SoJIA。本型男性多发（男女比为 6~9：1），多于 8~15 岁起病，大多数 HLA-B27 阳性（占 90%）和 RF、ANA 阴性，多有家族史。病程迁延的反应性关节炎患儿或炎性肠病相关性关节炎患儿在明确感染源之前可表现为附着点炎，常被归类为该类型。下列情况可混淆本型的诊断，如儿童期反应性关节炎及疼痛综合征；泛发性骨骼肌痛病，患儿可伴有程度很轻的附着点炎，可能被误诊为附着点炎症，需注意鉴别。

2. **ERA 临床特点**

（1）关节症状：以骶髂关节、脊柱和四肢大关节炎症为主，可对称分布亦可呈非对称分布。足附着点炎是 ERA 的特征性病理改变。足跟、跟腱、足背、足底、坐骨结节、胫骨粗隆、胸锁关节、骶髂关节和脊椎棘突等是最常受累部位。以足跟痛最为常见，占附着点炎约 85%。随病程发展，ERA 可逐渐出现中轴关节受累，部分患者可进展为强直性脊柱炎。

（2）关节外表现：少数重症者有发热、疲倦、消瘦、贫血或其他器官受累。12%~15% 的患儿在病程中会发生急性葡萄膜炎。

（五）未分化 JIA

指不符合上述任何 1 项或符合上述 2 项以上类别的关节炎。

三、辅助检查

本病无特异性实验室诊断。SoJIA 主要表现为炎症指标明显上升，如外周血白细胞计数增多，以中性分类为主，红细胞沉降率（erythrocyte sedimentation rate，ESR）加快，C 反应蛋白（C-reactive protein，CRP）、血清铁蛋白升高等。部分 O-JIA 患儿可有 ESR 加快、CRP 水平升高等，提示炎症活动，ESR 明显升高预示疾病可进展为扩展型 O-JIA，约 50%~70% 患儿 ANA 检测可呈阳性。P-JIA 患儿活动期大多伴有炎症指标升高、贫血，较少有 ANA 阳性；RF 的检测包括 IgG 和 IgM 抗体，需要间隔 3 个月的 2 次 RF 检测阳性可定义为 RF 阳性，此类患儿的抗环瓜氨酸肽（anti-cyclic citrullinated peptide，CCP）抗体更具特异性，与关节破坏相关。PsA 患儿 ESE、CRP、血小板可能轻度升高,伴轻度贫血,约 50% 患儿 ANA 阳性。ERA 活动期患儿可见 ESR 增快,CRP 增高及轻度贫血;ANA 可阳性,虽然 HLA-B27 阳性率较高,但仅是诊断标准之一。CT、MRI 检查有助于早期发现关节炎和关节破坏,MRI 可更敏感地发现慢性炎症。

四、评估

(一) ACR pediatric 评价系统

1997 年美国风湿病学会(american college of rheumatology,ACR)在成人 ACR 系统基础上提出了 ACR Pediatric 评价系统,分为 ACR 30/50/70,该评价标准包含 6 个核心纲要:①医生对疾病活动度的总体评价(VAS 直观类比量表);②患者/家长对疾病活动度的总体评价(VAS 直观类比量表);③功能评估;④活动性关节炎的关节数量;⑤活动受限的关节数量;⑥红细胞沉降率(ESR)。ACR Pediatric 30 改善定义为达到 3 项至少 30% 改善,并且不超过 1 项有 >30% 的恶化。同理,如果满足至少有 3 条改善≥50% 或≥70%,并且无任何一条≥30% 的恶化,即称为 ACR 50 或 70 改善。

(二) JADAS/cJADAS

2009 年 PRINTO 发布了幼年关节炎疾病活动性评分(JADAS),该评价系统涵盖 4 个方面:医生对疾病活动度的评价(VAS 直观类比量表)、父母或患儿对疾病活动度评价(VAS 直观类比量表)、活动性关节个数和 ESR。根据评估的关节个数不同分为 JADAS 10/27/71(图 4-1-1)。临床 JADAS(cJADAS)指不包含急性期反应物 ESR 指标,是 JADAS 的简化版,更适用于临床。

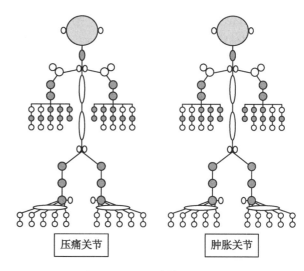

图 4-1-1 活动性关节个数

JADAS 71 在所有 71 个关节中评估;JADAS 27 在如图所示的 27 个关节中评估(27 个关节包括:颈椎 1;肘 2;腕 2;第 1 至第 3 掌指关节 6;第 1 至第 5 近端指间关节 10;髋 2;膝 2;踝 2);JADAS 10 在任意 10 个关节中评估。

五、治疗

(一) 治疗原则和目标

本病至今尚无根治方法,主要是减轻或消除关节疼痛和肿胀症状,预防感染和关节炎症加重,保持关节功能和防止关节畸形。

(二) 一般治疗

应重视患者及其家属的教育。急性期患儿应卧床休息,病变时间长者,可酌情鼓励加强功能锻炼及体育活动,以改善姿势和增强肌肉力量。物理治疗可以保持或恢复关节功能,以减少肌肉挛缩,防止畸形。

(三) 药物治疗

1. 非甾体抗炎药 非甾体抗炎药(nonsteroidal anti-inflammatory drug,NSAID)是 JIA 治疗的一线药物,可快速缓解症状。在 SoJIA 中,NSAID 单药治疗推荐适用于医生的整体评估分数低于 5（总分 10 分）、疾病活动持续时间小于 1 个月的患儿。随访 2~4 周后疾病活动度未达到有效应答者，需要加其他药物。在其他类型 JIA 中，单一 NSAID 治疗多用于疾病活动性低、无关节畸形及预后不良因素者。一种 NSAID 足量使用 1~2 周后无效才更换另一种，避免 2 种或 2 种以上 NSAID 同时服用。

2. 改善病情抗风湿药物及免疫抑制　改善病情抗风湿药物（disease-modifying antirheumatic drug，DMARD）可延缓病情进展，早期、积极、合理使用 DMARD 药物治疗是减少 JIA 患儿致残的关键。由于该类药物起效慢，1~3 个月起效，故也称慢作用药物。它虽不具备即刻止痛和抗炎作用，但可改善和延缓病情进展。目前常用药物包括：

（1）甲氨蝶呤（methotrexate，MTX）：剂量为 10~15mg/m²，每周 1 次顿服。不良反应：胃肠道症状、一过性肝酶升高、肺间质病变、脱发等。MTX 治疗时监测全血细胞计数、肝酶和肾功能。补充叶酸或亚叶酸有助于预防肝酶异常、口腔溃疡和恶心的发生。MTX 已作为 JIA 的一线用药，在 SoJIA 中 MTX 效果较差，对银屑病皮肤及关节损害有效。

（2）柳氮磺胺吡啶（sulfasalazine，SSZ）：剂量为 30~50mg/（kg·d）（最大剂量 2g），分 2~3 次服用。不良反应：转氨酶升高、骨髓抑制、低免疫球蛋白血症、胃肠道反应、中毒性肝炎、皮疹等。P-JIA 患儿一经确诊，MTX 是首选，也可应用 SSZ、来氟米特（leflunomide，LEF）及羟氯喹（hydroxychloroquine，HCQ）等。在 ERA 早期推荐使用 MTX 或 SSZ，SSZ 是治疗 ERA 安全有效的药物。

（3）羟氯喹（HCQ）：剂量为 4~6mg/（kg·d）（最大剂量 0.2g），分 1~2 次口服。不良反应：视网膜炎、肝功能损害、白细胞减少和肌无力。建议每 6~12 个月进行 1 次眼科随访。

（4）环孢霉素 A（cyclosporin A，CsA）：可特异性抑制 T 淋巴细胞发挥选择性的细胞免疫抑制作用，是一种非细胞毒免疫抑制剂。主要优点是起效快，少有骨髓抑制的不良反应。常用剂量 3~6mg/（kg·d），需注意监测其血药物浓度。主要不良反应有高血压、肝肾毒性、神经系统损害、胃肠道反应、齿龈增生及多毛等。在 MTX 耐药的 P-JIA、O-JIA 患儿的治疗报道中有一定效果，但缺少对照研究。CsA 也可用于重症 SoJIA，尤其在合并巨噬细胞活化综合征（macrophage activation syndrome，MAS）的患儿。

（5）硫唑嘌呤（azathioprine，AZA）：对 T 细胞的抑制较明显，并可抑制淋巴母细胞和浆母细胞，故能抑制细胞免疫和体液免疫反应。AZA 常用剂量为 1~2mg/（kg·d），1 次或分次口服，成人一般为 100mg/d，维持量为 50mg/d。不良反应有脱发、皮疹、骨髓抑制、胃肠反应，可有肝损害、胰腺炎，对精子、卵子有一定损伤，出现致畸，长期应用可致癌。NSAID 或 MTX 无效的 JIA 患者，AZA 有效且耐受性好，并可减少激素的用量。

（6）来氟米特（LEF）：是具有抗增殖活性的异唑免疫抑制剂，维持剂量依体重而不同，体重小于 20kg，10mg/d，隔天服用；体重 20~40kg，10mg/d，口服；体重大于 40kg，10~20mg/d，口服。不良反应：腹泻、肝功能损害、瘙痒、皮疹、脱发等。它对成人 RA 的疗效与 SSZ 和 MTX 类似，可延缓或阻止关节出现骨质侵蚀的作用，但在 JIA 研究较少。

3. 糖皮质激素　作为 DMARD 起效前的"桥梁"作用，可用于 JIA 患儿并发严重血管炎、多脏器损害、持续高热、严重贫血、眼及中枢神经系统损害，但其仅能缓解关节症状，而不能使关节炎治愈，也不能防止关节破坏。糖皮质激素能迅速减轻关节炎症和全身症状，其剂量和给药途径根据疾病临床分类和病情严重程度而定。SoJIA 患儿若发热和关节炎未能为足量 NSAID 药物所控制时，可加服泼尼松每日 0.5~1mg/kg，一次顿服或分次应用，一旦得到控制时即逐渐减量至停药。P-JIA 在使用 NSAID 及 DMARD 药物如关节炎仍活动,可短暂口服小剂量皮质激素,症状缓解后即尽快减量停用。O-JIA 和 PsA 患儿一般不建议全身应用皮质激素。关节腔内注射糖皮质激素适用于 O-JIA,但 1 年不超过 4 次。合并葡萄膜炎时可用扩瞳剂及激素类眼药水点眼。而对严重影响视力患儿,除局部激素外需加用泼尼松口服,先每日服,继以隔日顿服。若 JIA 合并严重并发症如心包炎、致盲性葡萄膜炎或 MAS 等情况,则需大剂量甲泼尼龙冲击治疗,剂量为 10~30mg/kg,最大量不超过 1 000mg,每天一剂,连续 3 天,随后给予小剂量的泼尼松口服或静脉维持,根据病情调整激素用量。

4. 生物制剂　生物制剂的应用,使 JIA 治疗进入了靶向时代,其在缓解炎症和阻止骨侵蚀方面均有突出作用。目前常用的生物制剂有抗白介素(interleukin,IL)-1 制剂(康纳单抗和阿纳白滞素)、抗 IL-6 制剂(托珠单抗)、肿瘤坏死因子(turmor necrosis factor,TNF)-α 抑制剂(依那西普、阿达木单抗、英夫利昔单抗、格利木单抗)和 JAK 抑制剂。我国目前上市且常用的适用于 JIA 的生物制剂有以下几种,其中有儿童适应证的两种,包括阿达木单抗和托珠单抗。

(1)英夫利西单抗(infliximab)、阿达木单抗(adalimumab)和格利木单抗(golimumab):为 TNF-α 单克隆抗体,可结合可溶性及膜结合性 TNF-α。英夫利西单抗部分来自鼠源性抗体,后两者为全人源化的单克隆抗体。三者均有成人类风湿关节炎和强直性脊柱炎的适应证,其中,阿达木单抗是唯一获批儿童 P-JIA 适应证的药物。英夫利西单抗常用剂量为每次 3~6mg/kg 静脉滴注,于第 0、2、6 周各静脉滴注 1 次,以后每 4~8 周静脉滴注 1 次。阿达木单抗剂量为 30kg 以下者,每次 20mg;30kg 及以上者,每次 40mg,2 周 1 次,皮下注射。格利木单抗剂量为 50mg,皮下注射,每个月一次。

(2)依那西普(etanercept):为重组人可溶性 TNF 受体融合蛋白,能可逆性地与 TNF-α 结合,竞争性抑制 TNF-α 作用。美国食品药品管理局(FDA)已批准用于 2 岁以上 P-JIA。依那西普的推荐剂量为每周 0.8mg/kg,分 1~2 次皮下注射,或每 2 周 1.6mg/kg,分 3 次皮下注射,每周总量不超过 50mg,一般在 3~4 周出现疗效。

(3)托法替布片(tofacitinib):JAK 通路抑制剂,是一种新型的口服蛋白酪氨酸激酶抑制剂。推荐剂量为 5mg,每天两次,口服给药。尚无儿童剂量。

(4)托珠单抗(tocilizumab):是一种重组的人类抗 IL-6 受体的单克隆抗体,通过阻止 IL-6 与其受体的结合,从而阻断糖蛋白 130 的激活。已被美国食品药品管理局批准用于 2 岁及以上儿童全身型及多关节型 JIA 的治疗。体重 <30kg 者,12mg/kg;体重≥30kg 者,8mg/kg,每 2 周 1 次。也是国内唯一获批治疗 SoJIA 的有儿童适应证的生物制剂。托珠单抗可迅速减轻炎症,使 SoJIA 患儿激素减量更快,该药的应用使 SoJIA 患儿 ACR70 缓解率达 90% 以上,对肾脏淀粉样变性患者有较好疗效。但也有文献报道认为托珠单抗可能诱发 MAS 的发生。

六、预后

JIA 若诊断及时,治疗得当,可明显缓解疾病进展,减少关节功能受限程度及致残率。其中关节残疾、畸形是 JIA 最常见的并发症,合并葡萄膜炎者可致盲。SoJIA 是 JIA 中病情最重、预后最差的一种亚型,容易合并 MAS 而导致死亡,MAS 死亡率高达 8%。大多数 O-JIA 患儿预后相对较好,但部分患儿病情易反复。P-JIA 预后较差容易关节致残,RF 阳性患儿较

RF 阴性 P-JIA 患者 5 年内缓解率低。目前关于儿童 PsA 远期预后的数据较少,此型合并葡萄膜炎发生率较高,病情隐匿,常为非疼痛性,未经治疗可致盲。ERA 持续或反复发作的髋、膝、踝和趾间关节炎较成人多见,病情活动可持续多年而转入静止状态,但最终累及脊柱而强直。

病例链接: 幼年特发性关节炎

【一般情况】患儿,女,4 岁 8 月。

【主诉】关节肿痛 4 个月。

【现病史】患儿 4 个月前在家无明显诱因下出现双腕、左踝关节、左手第一掌指关节肿痛,晨起明显,伴活动受限,屈曲及伸直不便,无法行走,伴晨僵表现,持续约 2~3 小时缓解,无发热、咳嗽、呕吐、腹泻及皮疹,家属未在意,未给予特殊处理。后逐渐出现右膝关节、右足疼痛,有跛行、下蹲困难,至当地医院就诊,查双下肢及右手腕 X 线片未见明显异常,未予以特殊处理,建议上级医院就诊,遂至我院门诊就诊,现患儿仍有双腕、左踝、左手掌指关节肿痛,右膝、右足疼痛,伴跛行、下蹲困难,为进一步诊治,门诊拟“关节炎”收住入院。

起病以来,患儿精神胃纳尚可,睡眠无殊,大小便无殊,体重无明显增减。

【既往史】无殊,否认手术、输血史。

【个人史】G_1P_1,足月顺产,出生体重 3kg,否认难产史及窒息抢救史。

【家族史】否认家族风湿病、遗传病等病史。

【入院查体】T 37.1℃,P 118 次/min,R 22 次/min,BP 103/65mmHg,神清,精神可,呼吸平,咽无充血,听诊双肺呼吸音清,双侧呼吸音对称,未闻及干、湿啰音,心律齐,心音中,未闻及心杂音,腹软,无压痛、反跳痛,肝脾肋下未及肿大,神经系统检查未见阳性病理性体征,全身未见皮疹。双腕、左踝、右膝、左手第一掌指关节肿胀伴压痛,活动受限,关节面不红,皮肤温度不高,4 字征阴性,余关节查体无殊(图 4-1-2,见文末彩插)。

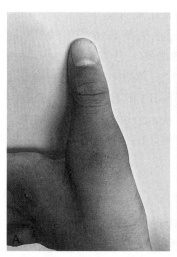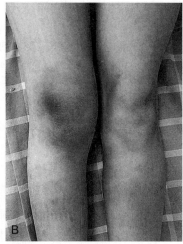

图 4-1-2　幼年特发性关节炎病例
A. 左手掌指关节肿胀;B. 右膝关节肿胀。

【辅助检查】双下肢及右手腕 X 线检查未见明显异常；ESR 33mm/h（参考值 0~20mm/H）；CRP 27.51mg/L（参考值 <8mg/L）。

【入院诊断】关节炎。

【诊疗计划】

1. **完善检查** ①常规血液检查：血常规 +CRP、ESR、血气 + 电解质 + 乳酸、前降钙素、血生化等。②病原学检查除外感染：PPD 试验、结核感染 T 细胞检测、ASO、血培养 + 药敏、肺炎支原体抗体及核酸、EB 病毒抗体及核酸、TORCH 检查、乙肝定量 HIV 梅毒丙肝等。③免疫学检查除外其他风湿免疫病：抗核抗体、TBNK 细胞分析、HLA-B27、类风湿因子、抗环瓜氨酸肽抗体、免疫球蛋白 + 补体等。④影像学检查：心电图、心脏超声、关节腔 B 超、腹部脏器超声、关节 MRI、胸部 CT 等。⑤其他检查：骨髓常规。

2. **对症治疗** 卧床休息，活动期制动等。

3. **药物治疗** 非甾体抗炎药、免疫抑制剂、生物制剂。

4. **抗感染** 治疗过程中根据病情合理使用抗生素/抗病毒药物。

【诊疗经过】入院后完善相关检查除外感染、肿瘤，并评估关节受累情况及病情严重程度。血常规：白细胞计数 7.49×10^9/L，血红蛋白 110g/L，血小板计数 436×10^9/L，CRP 10.09mg/L（参考值 <8mg/L）。ESR：22mm/h（参考值 0~20mm/h）。RF：136.1IU/ml（参考值 <30IU/ml）。CCP：>1 600RU/ml（参考值 ≤5RU/ml）。抗核抗体 19 项：阴性。骨髓穿刺术无殊。关节 B 超：右侧膝关节内积液、左踝膝关节内少许积液、双侧腕关节内积液。MR 右侧腕关节平扫：关节炎可能。MR 左手平扫：左手第 1、2、3 掌骨，多颗腕骨，左尺骨及骨骺骨髓水肿，其周围软组织多量渗出性改变，第 1 掌指骨间积液。

入院后完善检查后加用扶他林口服消炎止痛，甲氨蝶呤口服免疫治疗，患儿多关节肿痛，RF 和 CCP 阳性，结合病情予以加阿达木单抗每次 20mg，每 2 周 1 次，皮下注射治疗，经治疗，关节肿痛好转，一般情况尚可，予以出院。

【出院诊断】幼年特发性关节炎（多关节型 RF 阳性）。

【出院建议】

1. 注意休息，避免感染，如有发热、关节痛加剧、肿胀加剧等不适，及时来院就诊。眼科门诊定期就诊。疫苗接种咨询风湿科医生。

2. 出院带药 甲氨蝶呤片，每次 7.5mg，口服，每周 1 次（每周五）；叶酸片，每次 5mg，口服，每周 1 次（每周六）；双氯芬酸钠肠溶片，每次 25mg，口服，每天 2 次；阿达木单抗注射液，每次 20mg，皮下注射，每 2 周 1 次。

3. 出院 2 周至风湿科门诊复诊。

（卢美萍，吴建强）

参考文献

1. PETTY RE, SOUTHWOOD TR, MANNERS P, et al. International League of Associations for Rheumatology classification of juvenile idiopathic arthritis: second revision, Edmonton, 2001. J Rheumatol, 2004, 31（2）：390-392.

2. MARTINI A, RAVELLI A, AVCIN T, et al. Toward New Classification Criteria for Juvenile

Idiopathic Arthritis：First Steps，Pediatric Rheumatology International Trials Organization International Consensus. J Rheumatol，2019，46（2）：190-197．

3. BEUKELMAN T，PATKAR NM，SAAG KG，et al. 2011 American College of Rheumatology recommendations for the treatment of juvenile idiopathic arthritis：initiation and safety monitoring of therapeutic agents for the treatment of arthritis and systemic features. Arthritis Care Res （Hoboken），2011，63（4）：465-482.

4. RINGOLD S，ANGELES-HAN ST，BEUKELMAN T，et al. 2019 American College of Rheumatology/Arthritis Foundation Guideline for the Treatment of Juvenile Idiopathic Arthritis：Therapeutic Approaches for Non-Systemic Polyarthritis，Sacroiliitis，and Enthesitis. Arthritis Care Res（Hoboken），2019，71（6）：717-734.

5. 卢美萍，吴建强. 全身型幼年特发性关节炎合并巨噬细胞活化综合征诊断和治疗. 中国实用儿科杂志，2021，36（1）：7.

第二节　风湿病相关肺间质病变

一、概述

风湿性疾病（rheumatic diseases，RD）或称结缔组织疾病（connective tissue diseases，CTD）相关间质性肺病变（interstitial lung disease，ILD；以下统称为CTD-ILD），在儿童患者并不少见，以肺部表现为首发症状者极易误诊为感染性肺炎，不恰当使用抗生素或治疗不当将增加死亡率。由于肺间质及胸膜富含血管和胶原组织，因此，风湿病相关的血管炎症及免疫复合物沉积容易引起肺胸膜病变。肺部受累发生率较高的CTD包括系统性红斑狼疮（systemic lupus erythematosus，SLE）、系统性硬化症（systemic sclerosis，SSc）、幼年皮肌炎（juvenile dermatomyositis，JDM）、混合性结缔组织病（mixed connective tissue disease，MCTD）、抗中性粒细胞胞浆抗体（antineutrophil cytoplasmic antibody，ANCA）相关性血管炎（包括肉芽肿性多血管炎、显微镜下多血管炎、嗜酸性粒细胞肉芽肿性血管炎）及全身型幼年特发性关节炎（sJIA）等。虽然CTD-ILD可以急性起病，但慢性和反复迁延可能更常见。CTD-ILD的治疗方法主要是针对原发病，但是一些治疗原发病CTD的药物如甲氨蝶呤本身也可能引起ILD，尽管目前尚无甲氨蝶呤引起儿童ILD的相关文献。CTD-ILD的早期发现、及时治疗和规范化管理是改善CTD预后的关键因素。

二、CTD-ILD诊断及评估

（一）CTD-ILD临床表现

CTD-ILD是一组异质性较强的疾病。ILD大多发生在CTD之后，但也可以先于CTD出现或与CTD同时发生。CTD-ILD可急性起病，但大多起病隐匿或慢性过程。当CTD-ILD急性起病时，往往病情进展迅速，很快出现呼吸困难、呼吸衰竭等。除原发病CTD临床表现外，呼吸系统常表现为咳嗽、气促、呼吸困难、运动受限等，呈渐进性加重，也可有喘息、体重减轻、生长发育迟缓等表现。气促通常是最早和最常见症状。长期慢性缺氧可导致杵状指，严重者可发生肺动脉高压和右心功能不全等。肺部体征包括呼吸增快、三凹征，肺底部可闻及Velcro啰音等。部分患儿可无症状，仅在胸部影像学检查时才被发现，而且，胸部X线平片往往无法发现早期ILD。因此，建议CTD患者无论是否有呼吸系统症状，均常规行HRCT

检查,因为胸膜炎及胸腔积液也是 CTD-ILD 的常见表现。CTD 原发病不同,其肺部病变有所差异(表 4-2-1)。

表 4-2-1　CTD 患儿肺部表现

类型	JIA	SLE	JDM	SSc	MCTD	GPA[f]	MPA[g]
初始肺部病变发生率	+	++	+	+++	+	+++	+
疾病过程中肺部病变发生率	+	+++	+	+++	+++	+++	++
胸壁/横膈膜病变[a]	+	+	+++	+	+	−	−
胸膜病变[b]	++	+++	−	+	++	+	−
大气道病变[c]	−	−	−	−	−	++	−
支气管扩张	+	+	−	+	−	+	−
急性肺炎	+	++	+	−	−	−	−
ILD[d]	+	+	+	+++	++	−	−
肺肉芽肿	−	−	−	−	−	+++	−
血管炎/DAH[e]	+	+	−	+	+	++	+++
肺动脉高压	−	+	+	++	++	−	+
血栓形成	−	++	−	−	−	+	−

[a] 包括呼吸肌无力和膈肌功能障碍;[b] 胸膜炎和/或胸腔积液;[c] 支气管镜检查可见上呼吸道和支气管内病变和/或狭窄;[d] 包括"肺纤维化"的临床诊断以及寻常型间质性肺炎(usual interstitial pueumonia, UIP),非特异性间质性肺炎(non-specific interstitial pneumonia, NSIP),淋巴细胞性间质性肺炎(lymphocytic interstitial pneumonia, LIP),机化性肺炎伴闭塞性细支气管炎(bronchiolitis obhterans with organizing pneumonia, BOOP)和弥漫性肺泡损伤(diffuse alveolar damage, DAD)的组织病理学诊断;[e] 血管炎及弥漫性肺泡出血(diffuse alveolar hemorrhage, DAH);[f] 指肉芽肿性多血管炎(granulomatosis with polyangiitis, GPA);[g] 指显微镜下多血管炎(microscopic polyangiitis, MPA)。

(二) CTD-ILD 诊断

1. **诊断标准**　目前尚无 CTD-ILD 的诊断标准。建议 CTD 患儿在除外先天性、代谢性、感染及肿瘤等因素导致的肺部病变后,可参照儿童 ILD 标准,满足以下 4 项中的 3 项可临床诊断 CTD-ILD:

(1)呼吸系统症状:如咳嗽、气促、活动不耐受等。

(2)呼吸系统体征:如静息时气促、肺部啰音、杵状指、生长发育迟缓、呼吸衰竭等。

(3)低氧血症。

(4)胸片或 CT 检查提示两肺弥漫性改变。

需要注意的是,部分 CTD 患者早期无呼吸系统症状,往往不能满足上述条件,认为仅有影像学改变,也可诊断 CTD-ILD。部分患者 ILD 早于 CTD 发生,早期诊断较为困难,建议呼吸科医生收治 ILD 患者时,若合并多脏器受损,或抗感染治疗无效,需警惕 CTD 相关 ILD,建议抗核抗体谱等免疫相关检查以及多学科会诊,并密切随访。

2. **自身免疫特征的间质性肺炎**　既往被命名为未分化 CTD 相关 ILD(undifferentiated CTD associated ILD, UTCD-ILD)、肺部表现优势 CTD 或自身免疫特征的 ILD。在 2015 年欧

洲呼吸协会(european respiratory society, ERS)/美国胸科协会(american thoracic society, ATS)统一定义为"自身免疫特征的间质性肺炎(interstitial pneumonia with autoimmune features, IPAF)",并认为 IPAF 不属于 CTD。IPAF 的诊断标准:①存在间质性肺炎(通过 HRCT 或肺活检证实);②排除其他已知病因;③不符合某一确定的 CTD 诊断;④至少有以下这些 3 个特征中的 2 个特征(临床、血清学、形态学表现)。标准④的具体项目可参阅 2015 年 ERS/ATS 官方研究共识。

(三) CTD-ILD 评估

1. 高分辨率 CT(high-resolution CT, HRCT) HRCT 是评价儿童 ILD 的首选影像学方法,可早期诊断无临床症状和肺功能正常 CTD-ILD,有助于确定 ILD 病变类型、分布并指导治疗决策,监测治疗反应、指导肺活检部位等。根据患者年龄和合作程度,采用不同技术可获得高质量 HRCT 图像,包括通气控制 HRCT、年幼患儿采取俯卧位胸部 CT 扫描可以减少背部依赖性肺不张。ILD 影像学多表现为以胸膜下分布为主的两肺弥漫性改变,但也可以是细微的间质或结节性改变。磨玻璃样、网状改变和弥漫性小叶中央结节多提示急性或亚急性改变;蜂窝肺、支气管扩张和非气肿性囊肿等可能提示终末肺改变(图 4-2-1)。

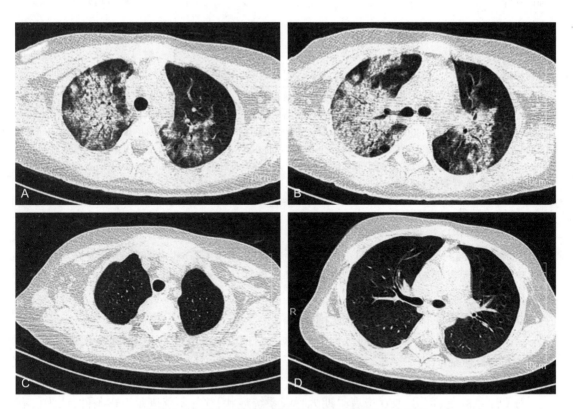

图 4-2-1　ANCA 相关血管炎并弥漫性肺泡出血的病例
患儿,女性,6 岁 11 月,因咳嗽半月腹痛 3 天,发现臀部皮疹 2 天住院,入院第三天出现咯血,血红色进行性下降,查胸部 CT 提示两肺弥漫性磨玻璃样改变(弥漫性肺泡出血,A 和 B),外周血 ANCA 阳性,诊断为 ANCA 相关性血管炎,予以静脉甲基强的松龙冲击加免疫抑制剂治疗,一月后复查胸部 CT 肺部病变基本消退(C 和 D)。

2. **肺功能检测**（pulmonary function testing，PFT）　PFT 有助于发现 ILD 亚临床疾病状态，并且可以评估和监测呼吸系统受累的严重程度及其进展，对 ILD 的诊断和监测非常重要。ILD 的肺功能异常主要为限制性通气功能障碍，肺顺应性降低，表现为功能残气量、用力肺活量、肺总量等下降。肺一氧化碳弥散量是一个敏感的指标，可在胸部影像改变之前出现异常，一般认为低于基线的 15% 具有临床意义。肺一氧化碳弥散量也可作为肺出血的敏感指标，用于监测病情的进展和缓解。临床上常用用力肺活量和一氧化碳弥散量来监测 ILD 的进展以及治疗反应。定期检测肺功能有助于病情的监测，以便及早进行有针对性的干预。但对于 6 岁以内小年龄儿童检测肺功能时存在配合问题，故诊断价值有限。

3. **支气管镜检查和支气管肺泡灌洗液**（bronchoalveolar lavage fluid，BALF）　支气管镜检查有助于鉴别气道异常（如肉芽肿性多血管炎引起的气管或支气管狭窄或声门下狭窄），但由于该检查方法为侵入性，对 ILD 诊断、疾病进展评估或指导治疗等价值也有限，因此，不作为常规推荐。当患者出现长期反复咳嗽、咯血、劳累性呼吸困难等症状时，通过 BALF 细胞学、病原学检查有助于判断是否有结核感染、肺泡出血、异常淋巴细胞或嗜酸性粒细胞浸润、载脂巨噬细胞、结节病中增加的 CD4+T 细胞，以及肺泡蛋白沉积症等。

4. **高危因素和生物标记物监测**　抗 Sm、抗 dsDNA 和抗核糖核蛋白抗体的存在可能增加 SLE-ILD 的风险，SLE-ILD 尤其是肺泡出血时通常伴有高滴度抗 dsDNA 抗体，而且部分患者同时有肾脏受累；雷诺现象和异常甲襞毛细血管环与 ILD 密切相关。抗 MDA5 抗体、抗 Ro-52 抗体、抗 Jo-1 抗体阳性预示 JDM-ILD 风险明显增高，而抗 Mi-2 抗体阳性则提示 JDM-ILD 风险降低。反映上皮细胞损伤、增殖、炎症和细胞外基质病变的分子，如 KL-6、SP-D、SP-A、基质金属蛋白和趋化因子等常被用于评估 ILD，但尚未广泛应用于临床。CTD-ILD 患儿血 KL-6 水平明显高于无 ILD 者，且与 HRCT 分级呈正相关，与用力肺活量和一氧化碳弥散量呈负相关，并可反映 CTD-ILD 的严重程度，但与 CTD 类型无关。白介素-6 变化可能与早期 SSc-ILD 进展相关，可作为监测治疗效果的指标。血趋化因子 CCL2 水平升高可能预示早期 SSc-ILD 的进展和较低的生存率，肺泡一氧化氮浓度增加可能提示 SSc 患者肺功能恶化。

5. **组织病理学（活检）**　肺活检是诊断 ILD 的金标准，但仅 50% 的肺活检可提供有助于诊断的病理学信息。如果有明确的原发疾病，经临床、影像学以及辅助检查即可确诊的患者，并不需要肺活检。仅有肺部表现、无创性检查不能作出明确诊断且无禁忌证者，可行肺活检。胸腔镜活检创伤小，有望取代开放式肺活检。建议尽量在 ILD 早期进行肺活检，此时糖皮质激素暴露量最少，从多个部位（至少 2 个）获取肺样本，避开左舌叶和右肺中叶，常见的 CTD-ILD 病理学类型包括脱屑性间质性肺炎、非特异性间质性肺炎和淋巴细胞性间质性肺炎。而类风湿关节炎合并 ILD 者则以寻常型间质性肺炎为多见。儿童 CTD 合并肺部病变的总的评估策略见图 4-2-2。

三、治疗

包括原发病 CTD 治疗和 ILD 治疗。目前国内外均无随机对照研究，最新版美国胸科协会（ATS）、欧洲呼吸协会（ERS）ILD 诊治共识中关于 CTD-ILD 治疗的资料也极其有限，且也是以病例报道和非系统性观察（如临床经验）为依据而形成。初始治疗时间取决于临床症状和疾病进展速度，包括每 3 个月进行一次肺功能测定，在发病后最初 2 年每 6~12 个月进行

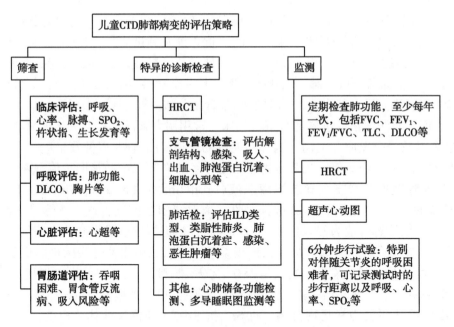

图 4-2-2　儿童 CTD 肺部病变的评估策略

一次 HRCT 和全面肺功能检查。鉴于 CTD-ILD 表现的广泛多样,治疗策略需个体化,轻度稳定状态的 ILD 一般无须特殊处理,仅对原发病进行治疗。

（一）一般治疗

患儿应常规进行血氧饱和度监测,血氧饱和度≤92% 时需要氧疗,严重者需要无创或有创正压通气治疗。同时,需纠正营养不良,保障患儿生长发育,接受适当的免疫接种如流感疫苗等以预防感染,以及积极治疗继发性感染等。

（二）糖皮质激素

糖皮质激素（glucocorticoid,GC）是 CTD-ILD 的主要药物。考虑到长期应用 GC 的副作用以及缺少单用 GC 有效治疗 CTD-ILD 的证据,建议早期联合激素助减剂（即有助于 GC 减量的药物,通常指免疫抑制剂）。临床常用泼尼松和甲泼尼龙:泼尼松 1~2mg/（kg·d）（最大量 40~60mg/d,或等效剂量的甲泼尼龙）4~8 周,根据临床表现、肺功能、HRCT 等定期评估,有效者逐渐减量,维持 6 个月以上;无效者,GC 在应用 8 周后逐渐减停。当出现快速进展或严重的 CTD-ILD 时,首选静脉大剂量甲泼尼龙冲击治疗［10~30mg/（kg·d）］,最大剂量 1.0g,连续 3 天,病情好转后改为口服泼尼松 1~2mg/（kg·d）,或等效剂量甲泼尼龙静脉注射或口服,有效者逐渐减量同上。

（三）传统的改善病情的抗风湿药物（非生物类）

1. 环磷酰胺（cyclophosphamide,CTX）　为烷化剂类细胞毒性免疫抑制剂,可抑制细胞生长、成熟和分化。对于进展迅速的 ILD,静脉注射 CTX 具有起效快、耐受性好的优点。口服免疫抑制剂如吗替麦考酚酯和硫唑嘌呤可能需要多达 2 个月才能达到治疗剂量,而静脉 CTX 10~14 天就能发挥作用,并能让快速进展的疾病在短时间内达到最大的疗效和肺功能的稳定,之后可以口服其他 DMARD 维持治疗。由于每日口服 CTX 会导致更高的累积剂量,增加出血性膀胱炎、恶性肿瘤、严重感染和性腺衰竭等风险,建议静脉间隔应用 CTX。

CTX 推荐剂量:500~750mg/m² 静脉滴注,1 个月 1 次,最大量 1.0g,根据病情调整剂量和用药间歇时间,一般持续 6 个月。或 1~2mg/(kg·d)口服,持续 1 年。但最佳的治疗时机(如诱导治疗与抢救治疗)尚需要进一步研究。

2. **吗替麦考酚酯**(mycophenolate mofetil,MMF)　MMF 可以抑制次黄嘌呤单核苷酸脱氢酶而抑制淋巴细胞的增殖,从而发挥免疫抑制作用,常用作 CTD-ILD 的维持治疗。吗替麦考酚酯的耐受性优于口服环磷酰胺,较少出现白细胞与血小板减少,以及相对较低的停药率和失败率。对于那些病情较重或进展迅速的 SSc-ILD 患者,可能有更大的治疗益处。口服吗替麦考酚酯推荐剂量:每次 600mg/m²,每天 2 次,其副作用包括胃肠道疾病、肝炎和增加的感染风险等。

3. **硫唑嘌呤**(azathioprine,AZA)　AZA 是一种嘌呤类似物,能抑制 T 细胞和 B 细胞增殖。它通常与激素联合治疗各种形式的 CTD-ILD,疗效与 MMF 和口服 CTX 相似,可使肺功能稳定或改善,而且 AZA 免疫抑制作用较弱,副作用小于 CTX,因此 AZA 通常用于静脉 CTX 诱导后的维持治疗,很少推荐作为 CTD-ILD 的单一疗法。口服 AZA 推荐剂量:2~3mg/(kg·d)。

4. **他克莫司**(tacrolimus,TAC)　TAC 为一种强力的免疫抑制剂,与 CsA 同属于钙调神经磷酸酶的抑制剂,主要通过抑制白介素-2(IL-2)的释放,全面抑制 T 淋巴细胞的作用,TAC 作用比 CsA 强 100 倍。在进展性或难治性的 CTD-ILD,TAC 能改善或稳定用力肺活量和一氧化碳弥散量,减少激素或其他免疫抑制剂的使用量。尚无儿童治疗的确切剂量,有报道口服 TAC 推荐剂量:0.05~0.2mg/(kg·d),儿童最大用量为 4mg/d,建议血药浓度为5~10ng/ml。药物的副作用包括肾毒性、高血压、神经毒性、肝毒性、高血糖和感染等。

现有数据尚不能直接比较各种方案的优劣,药物的选择需要基于特定的个体并权衡潜在的药物毒性。通常首选全身激素联合 CTX 作为诱导缓解用药,然后用较少毒性的药物如MMF、AZA、TAC 等进行维持治疗。

(四)生物制剂

主要用于治疗原发疾病。关于生物制剂在 CTD-ILD 中的治疗大多来源于小样本或回顾性研究。有研究显示利妥昔单抗可改善 SSc-ILD 的肺功能,包括用力肺活量和一氧化碳弥散量,然而由于利妥昔单抗本身可能会导致急性或亚急性药物诱导的 ILD,故一般用于传统治疗效果不佳的严重的 CTD-ILD;托珠单抗也有助于 SSc-ILD 患者肺功能的稳定,被建议用于难治性 CTD-ILD 的治疗。此类研究大多限于成年患者,目前尚缺乏生物制剂在儿童CTD-ILD 治疗中的应用研究,在儿童应用需进一步评估。

(五)抗肺纤维化治疗

抗纤维化药物吡菲尼酮和尼达尼布已被推荐用于特发性肺纤维化的治疗,能延缓疾病进展并降低死亡率。由于 CTD-ILD 和特发性肺纤维化在病理机制上有其相似性,抗纤维化药物也被尝试应用于 CTD-ILD,目前大多在临床试验中。有研究显示吡菲尼酮可改善无肌病性皮肌炎相关的快速进展的 ILD 患者的预后;尼达尼布能延缓 SSc-ILD 患者用力肺活量的下降,其安全性与特发性肺纤维化患者相似。然而,目前尚无儿童 CTD-ILD 抗纤维化治疗的研究数据。

(六)肺动脉高压的治疗

CTD-ILD 尤其是 SSc-ILD 常易合并肺动脉高压,因此建议对无症状的 SSc 患者每年进行超声心动图、肺一氧化碳弥散量和生物标记物等检测,以评估肺动脉压力。糖皮质激素联合免疫抑制剂治疗 CTD-ILD 同时也可改善 CTD 相关肺动脉高压患者的临床症状。CTD 相关肺动脉高压患者的治疗可参照特发性肺动脉高压的治疗策略,必要时加用内皮素受体拮抗剂、磷酸二酯酶 5 抑制剂、前列环素类似物等。

(七)其他治疗

抗酸治疗药物如口服奥美拉唑肠溶片等能降低胃食管反流,有助于延缓肺功能恶化和减少 ILD 急性加重的发生。尽管没有足够的数据证实静脉丙种球蛋白治疗 CTD-ILD 的益处,但有报道显示静脉丙种球蛋白在耐药的皮肌炎/多发性肌炎患者中可作为二线治疗或作为激素助减剂,用法为 400mg/(kg·d),连续 5 天。

(八)预后

CTD-ILD 预后取决于对激素、免疫抑制剂治疗反应,反应好则预后相对较好。预后还与合并症有关,合并肺动脉高压的患者预后较差。与显微镜下多血管炎、嗜酸性粒细胞肉芽肿性血管炎比较,肉芽肿性多血管炎的 ILD 预后差,不容易缓解且更易复发,可能与肉芽肿本身对治疗反应差有关。肺活检提示非特异性间质性肺炎和机化性肺炎者预后相对较好。

病例链接: 儿童风湿病合并肺间质病变

【一般情况】患儿,女,13 岁 11 月。

【主诉】反复关节痛 1 个半月,间断发热伴胸闷 1 月余。

【现病史】患儿 1 个半月前无明显诱因下出现双膝关节、右掌指关节疼痛,无皮疹、发热等不适,关节痛可自行缓解。1 月余前出现发热,体温最高 38.5℃,伴胸闷胸痛,无畏寒寒战,无气促发绀,无心悸。至当地医院住院治疗,查肺部 CT 提示两肺多发渗出;抗核抗体阳性、抗 SM 阳性,肌红蛋白 >1 200ng/ml,丙氨酸氨基转移酶 96U/L,肌酸激酶 6 451U/L,考虑 "系统性红斑狼疮,肺间质病变,多发性肌炎?",给予甲泼尼龙静脉滴注,后改为醋酸泼尼松片 15mg 每天 3 次,羟氯喹片 0.2g,每天 1 次,口服至今。患儿体温恢复正常,胸闷好转,随访查丙氨酸氨基转移酶 169U/L,肌酸激酶 5 311U/L,肌红蛋白 1 664.9ng/ml,考虑病情控制不佳,至笔者医院就诊,门诊拟 "结缔组织疾病" 收住入院。

起病以来,患儿精神胃纳一般,睡眠可,大小便无殊,体重无明显增减。

【既往史】无殊,否认手术、输血史。

【个人史】G_2P_2,足月剖宫产,出生体重 3kg,否认难产史及窒息抢救史。

【家族史】否认家族风湿病、遗传病等病史。

【入院查体】T 36.3℃,P 96 次/min,R 22 次/min,BP 105/69mmHg,神清,精神可,呼吸平,双肺呼吸音粗,双侧呼吸音对称,未闻及啰音,心律齐,心音中,未闻及杂音,腹软,肝脾未及肿大,神经系统检查阴性,双手第 Ⅱ~Ⅴ 掌指关节、近端指间关节 Gottron 征阳性,四肢近端肌力Ⅳ级,远端肌力Ⅴ级,肌张力正常,四肢关节无肿胀压痛,无活动受限。

【辅助检查】×× 医院:抗核抗体谱:抗核抗体阳性［斑点型 1∶1 000(参考值 <1∶100)］、抗 PM-SCL 抗体阳性、抗 SM 抗体阳性,丙氨酸氨基转移酶 169U/L(参考值 6~29U/L),肌酸激酶 5 311U/L(参考值 39~308U/L),乳酸脱氢酶 626U/L(参考值 180~430U/L),肌红蛋白 1 664.9ng/ml(参考值 2.75~31.03ng/ml)。胸部 CT 提示两肺多发渗出,考虑间质性病变可

能大。

【入院诊断】幼年型皮肌炎;肝功能异常。

【诊疗计划】

1. **完善检查**　①常规血液检查:血常规 +CRP、ESR、血气 + 电解质 + 乳酸、血生化等;②病原学检查:PPD 试验、结核感染 T 细胞检测、血培养、肺炎支原体抗体、EB 病毒抗体及核酸、TORCH 等;③免疫学检查:抗核抗体、TBNK 细胞分析、类风湿因子、免疫球蛋白 + 补体、肌炎抗体等;④影像学检查:心脏超声、关节腔 B 超、腹部脏器超声、关节 MRI、大腿 MRI、胸部 CT 等;⑤其他检查:肌电图、肌肉活检、肺功能检测、骨髓常规。

2. **对症治疗**　氧疗以维持氧合,按摩以防止肌肉萎缩,护肝,抑酸等。

3. **药物治疗**　糖皮质激素、非甾体抗炎药、免疫抑制剂、生物制剂、丙种球蛋白等治疗。

4. **抗感染**　治疗过程中根据病情合理使用抗生素/抗病毒药物。

【诊疗经过】入院后完善相关检查:生化示丙氨酸氨基转移酶 129U/L(6~29U/L),肌酸激酶 4 310U/L(参考值 39~308U/L)。抗核抗体滴度 1∶1 280(斑点型)(参考值 <1∶100),抗双链 DNA 抗体阳性,抗 SS-A 抗体阳性;肌炎抗体:Ro-52+++。双大腿 MRI 平扫示双侧大腿肌群多发异常信号,双侧股骨上段髓腔异常信号;胸部 CT 示两肺透亮度不均,肺野内散在模糊片状高密度影,局部呈毛玻璃网格状改变,胸膜下分布为主。肌电图提示肌源性损害。右股四头肌:局灶肌纤维萎缩,肌间散在炎性细胞浸润。

入院后继续给予口服醋酸泼尼松片 15mg,每天 3 次,羟氯喹片 0.2g,每天 1 次,抗炎抗免疫反应,静滴维生素 C、注射用复合辅酶护肝治疗。根据患儿 Gottron 征阳性,四肢近端肌力下降,肌酶升高,肌电图肌源性损害,肌活检符合皮肌炎改变,CT 提示两肺间质性改变,明确诊断幼年型皮肌炎,肺间质病变,予以静脉注射丙种球蛋白 1g/kg,分 2 天静脉滴注,以及环磷酰胺 500mg/kg 冲击治疗。患儿无关节活动疼痛,无胸闷、气促,无发热,予以出院。

【出院诊断】幼年型皮肌炎;肺间质性病变。

【出院建议】

1. 注意休息,避免感染,如有发热、关节肿痛、胸闷气促等不适,及时来院就诊。眼科门诊定期就诊。疫苗接种咨询风湿科医生。

2. 出院带药　硫酸羟氯喹片 0.2g,每天 1 次,口服;醋酸泼尼松片早 25mg,晚 20mg,每天 2 次,口服;葡醛内酯片 1 片,每天 3 次,口服;维生素 D 滴剂 400U,每天 1 次,口服;碳酸钙咀嚼片 0.3g,每天 1 次,口服;氯化钾缓释片 0.5g,每天 1 次,口服。

3. 出院后定期监测血压、血糖。

4. 出院 2 周风湿科门诊复诊。每个月 1 次环磷酰胺冲击治疗。

(徐雪峰,卢美萍)

参考文献

1. DELL S, CERNELC-KOHAN M, HAGOOD JS. Diffuse and interstitial lung disease and childhood rheumatologic disorders. Current opinion in rheumatology, 2012, 24(5):530-540.

2. BUSH A, CUNNINGHAM S, DE BLIC J, et al. European protocols for the diagnosis and initial treatment of interstitial lung disease in children. Thorax, 2015, 70(11):1078-1084.

3. FISCHER A, ANTONIOU KM, BROWN KK, et al. An official European Respiratory

Society/American Thoracic Society research statement:interstitial pneumonia with autoimmune features. Eur Respir J,2015,46（4）:976-987.

4. 徐雪峰,蒋敏,刘秀云,等. 中国儿童结缔组织疾病相关间质性肺病变诊治专家共识. 中国实用儿科杂志,2020,35（3）:37-41.

第三节　风湿病相关皮疹及系统性红斑狼疮

一、概述

　　皮疹是风湿性疾病最常见的首发症状之一,也是最重要的临床表现。风湿病相关皮疹表现多种多样,如斑丘疹、溃疡、紫癜、荨麻疹、网状青斑等;它可以是某一疾病的特征性表现,如系统性红斑狼疮（systemic lupus erythematosus,SLE）的蝶形红斑,幼年型皮肌炎（juvenile dermatomyositis,JDM）的向阳疹、Gottron 征;也可以是非特异性表现,如荨麻疹、雷诺现象、口腔溃疡、甲周毛细血管扩张等。熟悉皮疹特点对风湿病诊断及鉴别诊断至关重要。本节着重介绍系统性红斑狼疮及常见风湿病相关皮疹。

二、风湿病相关皮疹

（一）特征性皮疹

　　1. **蝶形红斑**　是 SLE 的特征性表现,发生率为 40%~92%。皮疹最初位于面颊部,为鲜红色红斑,边缘清晰,伴有轻度水肿,很少累及上眼睑,可有糜烂渗出、水疱结痂和鳞片状脱屑。皮疹可以逐渐扩大至鼻梁,当两侧面颊部皮疹相连形成类似蝴蝶样形状,称蝶形红斑。这种红斑消退后一般不留瘢痕,有时可留有色素沉着（图 4-3-1,见文末彩插）。

　　2. **盘状红斑**　最常见于盘状红斑狼疮,也可发生于 SLE。皮疹多位于暴露区域,早期为钱币大小红斑,境界清晰,上覆黏鳞屑,鳞屑下方有毛囊角栓,剥离鳞屑可见扩张的毛囊口。红斑逐渐扩大,周围色素沉着,损害中心逐渐出现萎缩,色素减退,有时可见白癜风样色素脱失。随着时间的推移,可出现瘢痕性脱发和毁损性瘢痕。

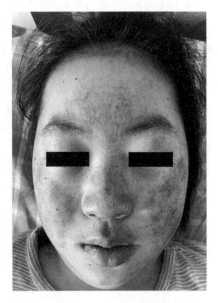

图 4-3-1　蝶形红斑
额、鼻梁、面颊部红斑,呈蝶形分布,伴有鳞状脱屑。

　　3. Gottron 征　为掌指关节、指间关节、跖趾关节和趾关节伸面红色或紫红色丘疹,可融合成斑块,有小鳞屑,中心发生萎缩并有色素减退和毛细血管扩张。也可出现在肘、膝、踝关节伸侧。多见于皮肌炎,具有诊断意义,发生率为 60%~80%（图 4-3-2,见文末彩插）。

　　4. **眶周皮疹**　此为皮肌炎早期高度特征性皮疹,表现为上下眼睑水肿性紫红色斑疹,也可蔓延至前额、鼻梁、上颌骨部位,可见毛细血管扩张,红斑有时融合成蝴蝶形,很像 SLE。

上述紫红色斑疹可累及手背和指背、手臂伸侧、三角肌区、肩后部和颈部（披肩征），颈前和上胸部 V 字区（V 领征）。皮疹轻重和持续时间不等，消退后可留有色素沉着（图 4-3-3，见文末彩插）。

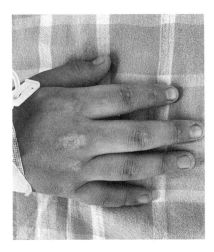

图 4-3-2　Gottrons 征
指关节伸侧红色斑及扁平隆起丘疹。

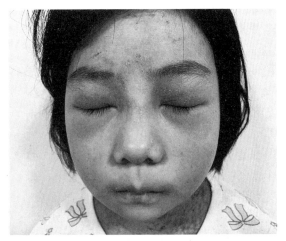

图 4-3-3　眶周皮疹
上、下眼睑水肿性红色斑疹。

5. **技工手**　表现为非瘙痒性、角化过度性皮损伴鳞屑、龟裂和色素沉着，外观类似手工劳动者结了茧的手。皮损沿拇指尺侧和手指的桡侧对称分布，示指和中指较明显，偶可扩展至掌面。这也是皮肌炎特征性皮肤改变。

6. **皮肤硬化**　水肿期皮肤肿胀，呈紫红色；硬化期皮肤增厚、发亮、绷紧，不易捏起，硬肿感，有色素沉着；萎缩期病变部位与皮下组织萎缩。见于局限性或系统性硬皮病，具有诊断意义。发生于手指表现为腊肠指、末节手指变尖（指腹消失）、变短（指骨吸收）、凹陷（溃疡）；发生于面部表现为面具脸。

（二）非特异性皮疹

1. **日照性皮炎（光过敏）**　皮疹发生于暴露部位，为红色斑疹，伴灼热感、瘙痒和刺痛，其程度与光照强度、时间相关。多发生于皮肌炎和 SLE 患者。

2. **雷诺现象**　典型改变分为三期：第一期，中小动脉痉挛引起肢体末端缺血，表现为皮肤苍白，伴疼痛；第二期，缺血使局部缺氧，导致局部皮肤变为紫色；第三期，缺氧使代谢产物增加到一定程度，血管扩张、皮肤变红，伴疼痛（图 4-3-4，见文末彩插）。多由寒冷或情绪变化诱发。几乎所有的硬皮病患者均可出现，也见于其他风湿性疾病。

3. **网状青斑**　由于皮肤小动脉血管痉挛、内腔狭小或闭塞引起小静脉扩张瘀血或血黏稠度增加，浅表毛细血管血流缓慢致皮肤出现网状或树枝状

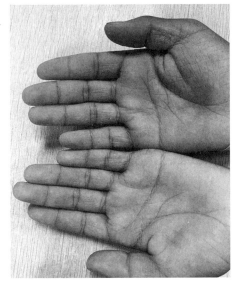

图 4-3-4　雷诺现象
双手指遇寒冷等刺激后发白-紫绀-潮红。

青斑。多发生在四肢伸侧、手背,好发于小腿,躯干部少见。可发生于 SLE、皮肌炎、系统性血管炎等。

4. 掌红斑　手掌的大小鱼际、指背、足跟侧及趾部散在丘疹样毛细血管扩张性红斑,此表现多发生于 SLE。

5. 甲周毛细血管扩张　甲周皱襞弥漫发红、毛细血管样扩张、不规则扭曲。融合时可见网状毛细血管扩张性红斑,间有萎缩和瘢痕、瘀点,有时色素沉着和脱失,外观似放射线皮炎。见于皮肌炎、硬皮病、混合性结缔组织病及 SLE 活动期。

6. 血管炎性皮损　根据其累及的血管(动脉或静脉)的大小和部位不同而表现不同。真皮和皮下脂肪组织小动脉发生坏死性血管炎,可表现为皮下结节、水肿、红斑、紫癜、坏死、溃疡等各种皮疹混合存在(图 4-3-5,见文末彩插)。

7. 黏膜损害　皮肤黏膜溃疡是白塞病的主要症状,常发生于口腔及会阴部。SLE 亦常出现口腔黏膜红斑、出血和糜烂,也可发生在硬腭。

8. 冻疮样皮损　见于 10% SLE,多发生于四肢末端,有时可见于鼻、肘、膝、小腿;皮损为紫红色,结节状或丘疹,表面皮肤发亮,边界不清,愈合后有瘢痕。

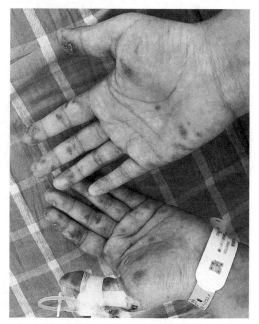

图 4-3-5　血管炎性皮损
双手掌及手指红斑、紫癜、溃疡。

其他非特异皮疹还有一过性红斑、多形红斑、荨麻疹、结节性红斑等,还可出现多毛症、多汗症、非瘢痕性脱发、指甲凹陷、皮肤萎缩、皮肤钙沉着等皮肤损害。

皮肤黏膜症状在许多情况下是脏器病变的反映,多种皮肤血管炎的症状并存往往提示其他脏器也可能有血管炎。故评估皮损的患者是否存在全身病变,医生需进行详细的皮肤检查以寻找可能的线索,并进行血和尿检验以及其他辅助检查寻找脏器损害的证据,同时进行自身抗体、免疫球蛋白等检测帮助诊断。

三、系统性红斑狼疮

系统性红斑狼疮(systemic lupus erythematosus,SLE)是一种侵犯多系统和多脏器并常有皮肤损害的自身免疫性疾病。患者体内可存在多种自身抗体和其他免疫学改变,临床表现多样,除皮疹、发热等共同表现外,因受累脏器不同而表现不同。儿童 SLE 每年的发病率约为(0.36~0.6)/10 万儿童,12~14 岁高发,男女之比为 1∶4.3。儿童 SLE 出现狼疮性肺炎、浆膜炎、狼疮性肾炎、中枢神经系统受累及心包炎发生率更高,如没有早期识别及诊治,儿童 SLE 的预后远比成人严重。SLE 的病因及发病机制尚不明了。近年来大量研究证明本病是在遗传易感的基础上,外界环境激发机体免疫功能紊乱及免疫调节障碍的自身免疫性疾病。儿童 SLE 被认为有相对较强的遗传背景,单卵双生儿发病率高达 30%~50%,而异卵双生儿仅为 2%~9%。感染是儿童 SLE 最重要的环境因素。研究发现,EB 病毒持续感染产生的 EBNA-1 和 EBNA-2 抗原可诱导机体发生抗原交叉反应,从而诱发自身免疫性抗 Sm 和 Ro 抗体的出现。

（一）临床特点

儿童 SLE 临床表现复杂多变,60%~85% 的患儿初发症状不典型。早期临床表现多为非特异性全身症状,如发热、乏力、体重减轻、关节痛等;也可以某一系统或某一脏器损害为首发症状,如皮疹、雷诺现象、口腔溃疡、脱发、贫血、紫癜、淋巴结肿大。

1. **皮肤黏膜症状**　70% 的患儿可出现皮肤黏膜症状,其中 44%~52% 的患儿以面部皮疹为首发症状,且具有特异性和多变性特点。面部蝶形红斑较为常见,盘状红斑少见。以单纯皮肤损害为主的盘状红斑狼疮在儿童中发病率很低,为 2%~3%,但其较成人更易进展为 SLE。除面部特征性皮疹外,部分患儿还可见非特异性皮肤黏膜损害,如光过敏、甲周毛细血管扩张、雷诺现象、网状青斑、口腔溃疡、冻疮样皮疹、紫癜、掌红斑、荨麻疹、多形红斑、非瘢痕性脱发等表现。因此对于临床出现皮肤黏膜损害的患儿应仔细询问病史,详细进行体格检查,以期早期识别患儿。

2. **其他系统损害**

（1）关节肌肉:70%~80% 的患儿有关节症状,表现为关节炎或关节痛,常在多系统累及前出现,故关节症状往往是本病的最早表现,甚至在长时间内唯一的表现。晨僵和关节痛常见,伴附近肌肉疼痛,好侵犯四肢大小关节,可为游走性亦可呈持续性,很少引起关节破坏和畸形。部分患儿可出现肌痛和肌无力。

（2）肾脏:是本病最常见和最严重的危及生命的主要原因之一。与成人相比,儿童更易发生肾损害,约 22% 病例发展为肾衰竭。肾脏损害多发生在起病两年内,可表现为无症状血尿和/或蛋白尿、急性肾炎、肾病综合征,常发生急性或慢性肾衰竭。

（3）血液系统:多数患儿有不同程度的贫血,并可以是首发症状,贫血一般为正细胞正血色素性贫血,也可以是自身免疫性溶血性贫血,伴有网织红细胞增多和 Coombs 直接试验阳性。50% 患儿有白细胞减少,15%~30% 出现血小板减少。

（4）肺胸膜病变:亦是儿童 SLE 常见表现,最常见为胸膜炎伴积液,也可表现为间质性肺炎、肺栓塞、肺动脉高压。急性狼疮性肺炎及广泛性肺出血常呈暴发型而迅速死亡。

（5）心血管系统:可发生心肌炎、心包炎、心内膜炎、急慢性心力衰竭,其中以心包炎多见,个别病例可出现冠状动脉炎。

（6）消化系统:任何部位均可受累,表现为腹痛、腹泻、恶心、呕吐等,系胃肠道血管发生血管炎和栓塞所致。少数可发生胰腺炎、无菌性腹膜炎、肠系膜血管炎、肠坏死或穿孔。

（7）神经精神性损害:也是本病的严重并发症,神经症状表现为癫痫样发作、偏瘫、舞蹈症、脑神经麻痹、多发性神经炎等;精神症状包括幻听、幻视、记忆减退等认知障碍以及抑郁、焦虑、情感淡漠等情绪失调,早期常表现为行为模式的细微改变。

（8）眼部症状:可出现巩膜炎、虹膜炎、视网膜血管炎和出血。

（二）辅助检查

1. **一般检查**　可以某一项或几项实验室指标异常为早期表现,如血尿或蛋白尿,不明原因血沉增快,肝功能异常,血常规三系减低等。

2. **抗核抗体谱**　高滴度抗核抗体（antinuclear antibodie,ANA）可以作为诊断 SLE 的标准之一,随病情好转而下降以至阴转,故连续观察滴度变化可作为疗效观察指标之一。抗

dsDNA 抗体是 SLE 特异的自身抗体,活动期患者阳性率高达 93%~100%,抗体滴度与疾病活动相关。抗 Sm 抗体阳性率为 30%~40%,抗体滴度与疾病活动无关,缓解期患者仍可阳性,有助于 SLE 回顾性诊断。抗 RNP 抗体常与抗 Sm 抗体同时存在,阳性率为 30%~50%,常伴有雷诺现象。抗 Ro/SSA 抗体在 SLE 阳性率为 30%~40%,新生儿狼疮阳性率高,与光敏感有关,与疾病活动无关。抗磷脂抗体与血小板减少、自发性流产或死胎、血栓形成、血管炎及神经系统病变有关。

3. 其他免疫学检查　可出现 γ 球蛋白增高,补体降低,Coomb 试验阳性,类风湿因子阳性,梅毒血清反应呈假阳性。

4. 肾脏病理　既往未经治疗的所有活动性狼疮性肾炎(lupus nephritis,LN),患者若无明确禁忌均应进行肾活检。根据 2003 年国际肾脏病学会/肾脏病理学会(ISN/RPS)发布的共识,LN 病理类型分为 6 型:Ⅰ型(轻微系膜病变性 LN);Ⅱ型(系膜增生性 LN);Ⅲ型(局灶增生性 LN);Ⅳ型(弥漫增生性 LN);Ⅴ型(膜性 LN);Ⅵ(晚期硬化型 LN)。

(三)特殊类型狼疮

新生儿红斑狼疮(neonatal lupus erythematosus,NLE)见于 SLE 或其他风湿病患者所生育的新生婴儿。主要是由于母亲体内与 SLE 相关的自身抗体经胎盘传递给婴儿,大多数患儿不出现临床症状,部分患儿生后即出现短暂的皮肤及血液系统改变,以及持续的心脏异常。

NLE 皮损为环状鳞屑性红斑,似盘状狼疮,主要见于头、颈、眼眶周围曝光部位,非曝光部位也可受累。多于生后几小时或几日内出现,通常在 6 个月内自动消退,偶见持续 2~3 年,皮损消退后不留瘢痕。

先天性完全心脏房室传导阻滞是 NLE 的最严重表现,可终身存在,为传导系统纤维化和钙化所致。此外,还可出现血小板减少、溶血性贫血、白细胞减少、转氨酶升高、胆汁淤积性黄疸等系统症状。抗 Ro/SSA 抗体为本病的血清学标志,母、婴血中均可有,偶可发现抗 U1RNP 抗体阳性。除心脏损害外,NLE 的临床表现是暂时的,可自行消退,伴心脏损害者病死率约为 5%~30%。

(四)诊断与鉴别诊断

儿童 SLE 的诊断标准与成人相同,目前还没有统一的标准,临床广泛使用的是美国风湿病学会(american college of rheumatology,ACR)1997 年 SLE 分类标准和系统性红斑狼疮国际合作临床组织(systemic lupus internationa collaborating clinics,SLICC)于 2012 年提出的分类标准。2019 年,欧洲抗风湿病联盟(the european league against rheumatism,EULAR)联合 ACR 共同发布了新的基于积分系统的 SLE 分类标准(表 4-3-1)。

表 4-3-1　2019 年 EULAR/ACR SLE 分类标准
必要条件:ANA 阳性(≥1:80,HEp-2 细胞方法)

临床领域	定义	权重(分)
临床表现		
全身状况	发热 >38.3℃	2
皮肤黏膜	非瘢痕性脱发	2
	口腔溃疡	2
	亚急性皮肤型或盘状红斑狼疮	4
	急性皮肤狼疮	6

续表

临床领域	定义	权重（分）
骨骼肌肉	滑膜炎≥2 个关节或压痛≥2 个关节 + 晨僵≥30 分钟	6
神经系统	谵妄	2
	精神症状	3
	癫痫	5
浆膜炎	胸腔积液或心包积液	5
	急性心包炎	6
血液系统	白细胞减少 <4×10^9/L	3
	血小板减少 <100×10^9/L	4
	自身免疫性溶血性贫血	4
肾脏	蛋白尿 >0.5g/h	4
	肾脏活检示Ⅱ型或Ⅴ型狼疮肾炎	8
	肾脏活检示Ⅲ型或Ⅳ型狼疮肾炎	10
免疫学表现		
抗磷脂抗体	中高滴度的抗心磷脂抗体或抗 β$_2$ 糖蛋白 1 阳性或狼疮抗凝物阳性	2
补体	低 C3 或低 C4	3
	低 C3 同时低 C4	4
高度特异性抗体	抗 dsDNA 抗体或抗 Sm 抗体阳性	6

每个核心条目只计算最高分,总分≥10 分可诊断 SLE。

本病应与其他风湿性疾病如皮肌炎、硬皮病、混合性结缔组织病、血管炎、风湿热等鉴别;其他需要鉴别的疾病包括溶血性贫血、血小板减少性紫癜、各种类型的肾病、细菌或病毒感染,以及各种原因引起的狼疮样综合征等。

(五) 治疗

SLE 治疗原则为早期、规范、个体化治疗,最大程度改善和延缓脏器官损害,尽可能减少药物不良反应及对生长发育的影响,改善预后。治疗目标为积极控制疾病活动、改善临床症状,达到临床缓解或最低疾病活动度;预防和减少复发,早期预防和控制疾病与药物所致的长期器官损伤和并发症,降低病死率,提高患儿的生活质量。

1. **一般治疗**　加强健康宣教,给予支持治疗。避免感染及高危物质,注意防晒,适度运动,注重心理支持,合理营养补充维生素 D。选择 SLEDAI-2000 评估 SLE 患者病情活动,≤6 分为轻度活动,7~12 分为中度活动,>12 分为重度活动。

2. **根据病情活动度选择治疗方案**

(1) 轻度活动 SLE:针对轻度活动 SLE 的皮肤黏膜和关节症状,可选用非甾体抗炎药(nonsteroidal anti-inflammatory drugs, NSAID)、羟氯喹(hydroxychloroquine, HCQ)及甲氨蝶呤(methotrexate, MTX)治疗,必要时给予小剂量糖皮质激素[≤0.5mg/(kg·d)泼尼松或等效剂

量的其他激素]。

（2）中度活动 SLE：可使用糖皮质激素 [0.5~1mg/（kg·d）泼尼松或等效剂量的其他激素]，当激素控制不佳或难以减量时，联用免疫抑制剂或生物制剂。常用药物为 MTX、硫唑嘌呤（azathioprine，AZA）、来氟米特（leflunomide，LEF）等。

（3）重度活动 SLE：因有重要器官的受累，其治疗分为诱导缓解和维持治疗两个阶段。诱导缓解阶段应用足量糖皮质激素 [≥1mg/（kg·d）泼尼松或等效剂量的其他激素，最大剂量不超过 60mg/d] 联合免疫抑制剂治疗；对于病情严重和 SLE 危象的患儿，应积极给予甲泼尼龙冲击联合免疫抑制剂或生物制剂。激素冲击治疗为静脉滴注甲泼尼龙 15~30mg/kg，最大量不超过 1g，每日 1 次，连用 3 日为 1 个疗程，每周 1 个疗程，可连用 2~3 个疗程，间隔期间及疗程结束后口服 1.5~2mg/（kg·d）泼尼松或等效剂量的其他激素，通常治疗时间为 4~8 周，但具体疗程应视病情而定。诱导缓解阶段免疫抑制剂可选用环磷酰胺（cyclophosphamide，CTX）、吗替麦考酚酯（mycophenolate Mofetil，MMF）、环孢霉素 A（cyclosporine A，CsA）和他克莫司（tacrolimus，TAC）。维持治疗阶段应根据病情活动度调整激素用量，对病情长期稳定的患者，可考虑逐渐减停激素；免疫抑制剂可选用 CTX、MMF、CsA、MTX、AZA、LEF 和 HCQ 等。

3. 特殊脏器受累的治疗

（1）LN 的治疗：当出现肾脏受损表现，尤其是持续性蛋白尿 ≥0.5g/24 小时（或晨尿尿蛋白与肌酐比值 ≥500mg/gCr），和/或不明原因的肾小球滤过率下降时，应考虑肾活检以明确病理类型，LN 用药方案应根据临床表现和病理类型进行选择（表 4-3-2）。

表 4-3-2　不同病理类型的儿童狼疮性肾炎治疗方案

病理类型	治疗推荐
Ⅰ型	根据蛋白尿和肾外表现使用激素治疗，疗效不佳时加用免疫抑制剂
Ⅱ型	激素联合免疫抑制剂
Ⅲ型与Ⅳ型	诱导缓解阶段：激素联合免疫抑制剂（静脉注射 CTX 或 MMF），CTX 疗程一般为 3~6 个月；对于活动性Ⅲ型或Ⅳ型患儿，可联用贝利尤单抗；当肾脏增生性病变显著增加时，建议使用激素冲击联合静脉注射 CTX 或 MMF。 维持治疗阶段：选用 MMF 或 AZA，但后者有可能增加复发风险；对于 MMF 治疗期间复发的患儿，可考虑多靶点治疗，加用低剂量 CsA（3mg/kg）或 TAC（0.05mg/kg）；不耐受者可使用 LEF 或静脉滴注 CTX。
单纯Ⅴ型伴非肾病性蛋白尿	ACEI 和/或 ARB 控制血压，并视肾脏累及情况应用免疫抑制剂。
单纯Ⅴ型伴肾病性蛋白尿	诱导缓解期：激素联合免疫抑制剂（尤其是钙调磷酸酶抑制剂和 MMF），还可选用多靶点治疗或 CTX。 维持治疗期：激素逐渐减量时，需联合 AZA 或 MMF，MMF 治疗无反应的患者可选择钙调磷酸酶抑制剂。
Ⅴ+Ⅲ型或Ⅴ+Ⅳ型	治疗方案与Ⅲ型与Ⅳ型相同

注：CTX：环磷酰胺；MMF：吗替麦考酚酯；AZA：硫唑嘌呤；CsA：环孢霉素 A；TAC：他克莫司；LEF：来氟米特；ACEI：血管紧张素转化酶抑制剂；ARB：血管紧张素Ⅱ受体拮抗剂。

（2）神经精神性狼疮（neuropsychiatric SLE，NPSLE）的治疗：对于重症患儿，诱导缓解期使用甲泼尼龙冲击联合静脉滴注 CTX，快速控制疾病活动；维持期可继续使用 CTX 治疗，不能耐受 CTX 者可换用其他免疫抑制剂，如 MMF、CsA、AZA、MTX。上述治疗措施效果不佳时，可考虑使用生物制剂、静脉滴注免疫球蛋白、血液净化、地塞米松或联合 MTX 鞘内注射。NPSLE 还需加强相应的对症治疗，如降颅压、抗精神病药物、抗惊厥药物等。

（3）血液系统受累的治疗：对出现血小板减少症或溶血性贫血的 SLE 患儿，使用激素或静脉滴注免疫球蛋白；效果不佳或复发者，加用免疫抑制剂（包括 CsA、MMF、CTX 等）。对出现难治性或危及生命的血液系统受累的 SLE 患儿，可使用利妥昔单抗。当常规药物效果不佳时，可考虑进行血浆置换或特异性免疫吸附。

4. 改善病情的抗风湿药物（disease-modifying antirheumatic drugs，DMARDs）

（1）HCQ：常用量为 4~6mg/(kg·d)，对关节症状、皮疹及疲倦等有效；HCQ 可以防治 SLE 复发和延长患者生存期；早期使用可以防治不可逆的系统损害、血栓形成和骨质疏松。故对无禁忌的 SLE 患者，推荐长期使用 HCQ 作为基础治疗；服用 HCQ 的患者，建议每 6~12 个月进行 1 次眼科检查对其进行眼部相关风险评估。

（2）CTX：是治疗重度活动性 SLE 的有效药物之一，早期与糖皮质激素联合应用是降低病死率的关键。环磷酰胺静脉冲击有 2 种方法可选择：

1）500~750mg/m²，每个月 1 次，共 6 次。

2）8~12mg/(kg·d)，每 2 周连用 2 天为 1 次，总计 6~8 次；环磷酰胺累计使用剂量 150~250mg/kg。

冲击当天应进行水化（增加补液 >20ml/kg）。如患儿有严重感染，或 WBC<4.0×10⁹/L 时应慎用。

（3）MMF：联合激素治疗狼疮性肾炎与激素联合 CTX 具有相同的疗效，而且在疲劳、精神压力及机体功能方面的影响均明显降低，特别是用于血管炎或增殖性肾炎诱导期的治疗。MMF 用于狼疮性肾炎的维持治疗、肾脏外器官损伤以及儿童 SLE 的治疗均安全且有效。MMF 常用剂量为 20~30mg/(kg·d)，分 2 次口服，每天总量不超过 2g。

（4）CsA：与其他免疫抑制剂联合可用于治疗重度或难治性 LN，能有效降低疾病活动度和缓解蛋白尿。CsA 治疗狼疮性肾炎总有效率为 83%，高于 CTX 的 60%，但停药后复发率较高。CsA 常用剂量为 3~6mg/(kg·d)，有效血药浓度维持在 120~200ng/ml。

（5）TAC：TAC 为一种强力的免疫抑制剂，与 CsA 同属于钙调神经磷酸酶的抑制剂，作用比 CsA 强 10~100 倍，能明显降低狼疮活动指标。对重度 LN 患儿诱导和维持期治疗均有效；可用于难治性 LN，尤其是以蛋白尿为突出表现者，且不良反应风险较低。TAC 常用量为 0.1~0.15mg/(kg·d)，每日最大剂量不超过 4mg，维持血药浓度在 5~15ng/ml。

（6）MTX：主要用于关节炎、肌炎、浆膜炎和皮肤损害为主的 SLE，长期用药耐受性佳。剂量为 10~15mg/m²，每周 1 次，用药第 2 天口服 5mg 叶酸预防不良反应。

（7）AZA：多用于 CTX 冲击治疗以后的维持治疗，特别是在狼疮性肾炎，治疗效果与 MMF 和 CTX 相当，不良反应则较 CTX 少。通常用量为 1~2mg/(kg·d)，每天最大剂量不超过 150mg。

（8）LEF：是具有抗增殖活性的异噁唑免疫抑制剂，对于轻中度 SLE 能显著降低狼疮活动指标，不良反应少。维持剂量根据体重而不同，体重小于 20kg，10mg/d，隔天服用；体重

20~40kg,10mg/d,口服;体重大于 40kg,10~20mg/d,口服。

5. 其他治疗

（1）抗凝治疗:对抗磷脂抗体阳性的患儿可给予低剂量阿司匹林或小分子肝素抗凝治疗,对合并肺动脉高压的患儿也多主张用潘生丁抗凝治疗。

（2）静脉注射丙种免疫球蛋白:可用于重症难治性或合并感染的 SLE 的患者,多采用 400mg/(kg·d),连续 3~5 天为 1 个疗程,每月 1 个疗程,依病情可持续数个疗程。

（3）生物制剂:经激素和/或免疫抑制剂治疗效果不佳、不耐受或复发的 SLE 患者,可考虑使用生物制剂进行治疗。目前仅贝利尤单抗获得我国国家药品监督管理局和美国食品药品监督管理局的批准,可用于 5 岁及以上 SLE 患儿的治疗,通常用于中度活动性患儿。在激素和/或免疫抑制剂治疗的基础上,静脉滴注贝利尤单抗(10mg/kg,前 3 次每 2 周给药 1 次,随后每 4 周给药 1 次)可降低 SLE 患者复发风险和激素用量,提高临床缓解率,严重不良反应包括感染、消化道反应、肌肉骨骼系统损伤、输液反应等。利妥昔单抗为抗 CD20 分子的鼠/人嵌合的单克隆抗体,对于对顽固性狼疮肾炎和血液系统受累的患者亦有良好效果。另外 JAK 抑制剂、针对 CTLA-4 的阿巴西普等也已经尝试用于 SLE 的治疗且取得一定的临床疗效。

（4）血浆置换和特异性免疫吸附:对重度或难治性 SLE 患者,可考虑使用血浆置换或免疫吸附辅助治疗,能明显改善临床症状和免疫学指标,但其远期效果与单纯应用药物治疗者无差别。适应证包括:活动性重症 SLE、伴有心脑肾等重要脏器受累、药物治疗无效或因药物副作用而不能耐受所需的糖皮质激素及免疫抑制剂者。

（5）干细胞移植:用于常规药物治疗无效;病情进行性发展,预后不良;累及重要脏器危及生命;或不能耐受药物毒副作用者。

6. 随访及预后

治疗后的规律随访对防止复发和减少并发症非常重要。轻症患者或维持治疗的患者应每 3 个月随访 1 次,稳定期的患者可以 6~12 个月随访 1 次,但是重症诱导缓解期则建议每月随访,包括 SLE 血清学检查、器官功能评估以及治疗药物不良反应检测等。

儿童 SLE 发病急、进展快,开始即可表现为多系统受累,如不及时积极治疗,预后远比成人严重。急性期的死亡原因主要是 SLE 多脏器严重损害和感染,尤其见于狼疮性肾炎和神经精神狼疮;慢性肾功能不全和药物的副作用,包括感染等,是 SLE 远期死亡的主要原因。预后的改善有赖于对轻症的早期识别和早期诊断,以及对 SLE 的正确治疗。

病例链接: 系统性红斑狼疮及风湿病相关皮疹

【一般情况】患儿,女,13 岁。

【主诉】皮疹 2 月余,发热咳嗽 4 天。

【现病史】患儿 2 月余前无明显诱因下出现双手红色皮疹,略高于皮面,部分融合,部分破溃,偶有瘙痒;后双足、颜面、四肢先后出现类似皮疹,日晒有加重,偶有踝关节疼痛。患儿无发热,无头晕、头痛,无咳嗽、气促,无腹痛、腹泻,无血尿、泡沫尿等,多次至当地医院就诊,考虑"皮炎",给予外用药治疗(具体不详),皮疹无明显好转。4 天前患儿出现咳嗽,为每次 1~2 声干咳,伴发热,体温最高 39.3℃,无咳痰,无气喘,无发绀,无胸闷等不适,至当地医院就诊,考虑"支气管肺炎"给予"阿奇霉素联合头孢唑肟"静脉滴注抗感染 3 天,咳嗽好转,仍有发热,皮疹较前增多,故来笔者医院,门诊拟"急性支气管肺炎,发热皮疹待查"收入院。

起病以来,患儿神志清,精神尚可,胃纳一般,睡眠安,大小便正常,体重无明显下降。

【既往史】既往体健,否认重大疾病史,否认食物药物过敏史。

【个人史】G₁P₁,足月顺产,出生体重 4.0kg,否认难产史及窒息抢救史。生后母乳喂养,按时添加辅食,现普食。按计划接种疫苗,生长发育与正常同龄儿相仿。

【家族史】父母体健,有一妹妹体健。否认家族中肝炎、结核等传染病史及肿瘤、遗传病史。

【入院查体】T 38.4℃,P 112 次/min,R 26 次/min,BP 130/70mmHg,体重 58kg,神清,精神可,双侧面颊部可见红斑,跨过鼻梁,伴少许脱屑;浅表未触及肿大淋巴结;下唇可见一溃疡,0.5cm×0.5cm,咽充血,扁桃体无明显肿大;呼吸平,两肺呼吸音粗,可闻及干啰音;心律齐,心音中等,未闻及明显病理性杂音;腹平软,肝脾肋下未及肿大;神经系统未见阳性体征;关节无肿痛及活动受限;四肢可见散在红色皮疹,部分高出皮面,部分融合成片,压之不褪色,部分有破溃。

【辅助检查】外院胸片:支气管肺炎考虑。本院血常规:白细胞 3.45×10⁹/L,中性粒细胞比例 43.2%,血红蛋白 103g/L,血小板 136×10⁹/L,C 反应蛋白 <1mg/L;红细胞沉降率 62mm/h。

【入院诊断】发热皮疹待查:结缔组织病、EB 病毒感染?;急性支气管肺炎。

【诊疗计划】

1. 完善血常规、尿常规、便常规、生化、尿微量蛋白、24 小时尿蛋白、肺部 CT、心电图、腹部 B 超、EB 病毒-DNA、TORCH、呼吸道病毒测定、PPD 试验、血培养、骨髓常规等,以及抗核抗体、类风湿因子、免疫球蛋白、补体、Coomb 试验等免疫学检查。

2. 监测生命体征,阿奇霉素静脉滴注抗感染;密切关注患儿体温、血压、精神状态等情况,根据病情变化及时调整治疗方案。

【诊疗经过】

1. 辅助检查结果

(1)抗核抗体 1:1 280(斑点型),ds-DNA 阳性,抗 Sm 抗体阳性,抗 nRNP 阳性,抗核糖体蛋白抗体阳性,抗核小体抗体阳性,抗组蛋白抗体阳性,抗中性粒细胞胞浆抗体-核周型阳性;免疫球蛋白+补体:IgG 19.0g/L,IgA 2.34g/L,IgM 1.7g/L,C3 0.14g/L(参考值 0.85~1.93g/L),C4 0.01g/L(参考值 0.12~0.36g/L);直接抗人球蛋白阳性;类风湿因子阴性。

(2)血常规:白细胞 2.34×10⁹/L(参考值 4.6~11.3×10⁹/L),淋巴细胞比例 47.3%,中性粒细胞比例 44.8%,血红蛋白 102g/L(参考值 114~154g/L),血小板 140×10⁹/L,网织细胞 1.03%;尿常规:潜血 ++,尿蛋白 +,尿红细胞 7/HP(参考值 0~3/HP);24 小时尿蛋白 997.3mg/24h(参考值 <150mg/24h)。肺部 CT:两肺散在斑片状影,双侧胸腔积液(左 1.3cm,右 0.5cm);B 超:心包积液(1.4cm)、腹腔积液(1.6cm)。

(3)凝血谱、TORCH、EB 病毒-DNA、PPD 试验、血培养、肝胆脾胰 B 超、泌尿系 B 超、心电图未见异常;骨髓穿刺术:增生性骨髓象。

2. 诊断及疾病活动度评估

(1)患儿诊断:系统性红斑狼疮;狼疮性肾炎;多浆膜腔积液;急性支气管肺炎。

(2)疾病活动度评分:SLEDAI-2000 评分为 30 分。

3. **进一步治疗**   静脉滴注甲泼尼龙 2mg/(kg·d),以及降压、补钾、补钙等对症支持治疗。2 天后患儿体温正常,四肢皮疹逐渐好转;1 周后复查血常规:白细胞 $6.65 \times 10^9/L$,淋巴细胞比例 29.8%,中性粒细胞比例 58.8%,血红蛋白 108g/L,血小板 $216 \times 10^9/L$;复查 B 超示胸水、腹水、心包积液明显减少。激素调整为口服甲泼尼龙 1mg/(kg·d),加用羟氯喹 4mg/(kg·d)、吗替麦考酚酯 30mg/(kg·d),口服治疗,并予以出院。

出院时患儿无发热,面部及四肢皮疹明显好转,无关节痛,无头晕,无咳嗽,无腹痛等不适。查体:神清,精神可,双侧面颊部陈旧性皮疹,口腔黏膜光滑,心肺腹查体无殊,神经系统查体阴性,四肢关节无明显肿痛及活动受限,四肢皮疹较前好转。

【出院建议】

1. 注意休息,均衡营养;预防感冒,积极防治各种感染;避免皮肤直接暴露在太阳光下,避免使用香菇、芹菜、无花果等光敏感食物。

2. 出院继续口服药物   甲泼尼龙 20mg,每天 2 次口服;羟氯喹 0.2g,每天 1 次口服;吗替麦考酚酯 0.75g,每天 2 次口服;依那普利片 7.5mg,每天 1 次口服;维生素 D 滴剂 400U,每天 1 次口服;碳酸钙咀嚼 0.3g,每天 1 次口服;氯化钾缓释 0.5g,每天 2 次口服。

3. 出院后定期监测血压、血糖,出院 2 周门诊复诊。

【随访及转归】

患儿出院后每半个月至 1 个月门诊复诊,规律门诊随访,甲泼尼龙逐渐减量。1 个月随访时浆膜腔积液完全吸收,尿蛋白 297.6mg/24h;3 个月随访时患儿无发热、无关节痛、无皮疹,复查血常规、C 反应蛋白、红细胞沉降率、肝肾功能正常,尿蛋白阴性,抗核抗体 1:320,ds-DNA 163IU/ml,C3 0.752g/L,C4 0.1g/L。甲泼尼龙减量至 12mg,每天 1 次口服,继续羟氯喹片 0.2g,每天 1 次,吗替麦考酚酯分散片 0.75g,每天 2 次口服。目前仍规律随访中。

(邹丽霞,卢美萍)

参考文献

1. 赵辨. 中国临床皮肤病学. 2 版. 南京:凤凰科学技术出版社,2017.
2. 江载芳,申昆玲,沈颖,等. 诸福棠实用儿科学. 8 版. 北京:人民卫生出版社,2015.
3. ARINGER M,COSTENBADER K,DAIKH D,et al. 2019 European League Against Rheumatism/American College of Rheumatology classification criteria for systemic lupus erythematosus. Ann Rheum Dis,2019,78(9):1151-1159.
4. 中华医学会风湿病学分会,国家皮肤与免疫疾病临床医学研究中心,中国系统性红斑狼疮研究协作组. 2020 中国系统性红斑狼疮诊疗指南. 中华内科杂志,2020,59(03):172-185.
5. 中华医学会儿科学分会免疫学组,《中华儿科杂志》编辑委员会. 中国儿童系统性红斑狼疮诊断与治疗指南. 中华儿科杂志,2021,59(12):1009-1024.
6. FANOURIAKIS A,KOSTOPOULOU M,CHEEMA K,et al. 2019 Update of the Joint European League Against Rheumatism and European Renal Association-European Dialysis and Transplant Association(EULAR/ERA-EDTA)recommendations for the management of lupus nephritis. Ann Rheum Dis,2020,79(6):713-723.
7. BRUNNER HI,ABUD-MENDOZA C,VIOLA DO,et al. Safety and efficacy of intravenous belimumab in children with systemic lupus erythematosus:results from a randomised, placebo-controlled trial. Ann Rheum Dis,2020,79(10):1340-1348.

第四节　自身炎症性疾病

一、概述

自身炎症性疾病（autoinflammatory disease，AID）是一组由某些炎症反应信号转导途径、调控因子相关基因突变导致的遗传性、复发性、非侵袭性、炎症性疾病，以反复发热、急性关节炎和急性期蛋白增加为特征，无典型的自身免疫现象（如自身抗体），长期慢性炎症可致淀粉样变，甚至脏器功能衰竭。本病治疗目标是缓解发作、控制症状、尽可能降低炎症指标、避免脏器损伤和减少并发症（如淀粉样变），以改善患儿的生活质量。一线治疗药物为秋水仙碱，传统治疗药物非甾体抗炎药（NSAID）和糖皮质激素。近年来，生物靶向治疗为 AID 带来了曙光。

(一) AID 的发展历史

AID 的概念 1999 年首次被提出，是基于发现了两个发热综合征-家族性地中海热（familial mediterranean fever，FMF）和肿瘤坏死因子受体相关周期热综合征（tumournecrosis factor receptor-associated periodic syndrome，TRAPs）的致病基因，所以最初被注意到的自身炎症性疾病是周期性发热综合征。随着对自身炎症性疾病的研究深入，越来越多的疾病被发现并被归入 AID 疾病谱中，AID 已经发展为一组涵盖范围广泛的疾病，从单基因遗传性疾病如 FMF 到多基因遗传性疾病如克罗恩病（Crohn's disease）。目前，AID 主要指由先天性固有免疫（天然免疫）异常所致的单基因遗传病，被归于原发性免疫缺陷病（primary immunodeficiency disease，PID）的范畴。2019 年 PID 分类中，AID 被列为 PID 十种类型中的第七种，并被分为 I 型干扰素病、炎症小体缺陷性疾病和非炎症小体相关疾病三大类，共 45 种疾病。

(二) AID 共同临床表现

AID 一般在儿童期起病，多发生于新生儿或婴儿早期。发热、皮疹、关节痛或关节炎、眼部病变为突出临床表现，可累及全身多脏器和多系统，并多伴有免疫异常及代谢障碍。AID 具有如下临床特征。

1. 复发性和周期性发热　热峰常大于 39℃，发热持续时间大多相同，一般为 2~8 天或 2~4 周，伴有乏力。

2. 多系统炎症　皮肤、胃肠、肌肉、滑膜、浆膜、眼等炎症表现。

3. 炎症发作的频率和病程各不相同（不同患者、同一患者的不同病期）。

4. 可完全或部分自然缓解，间歇期可存在亚临床炎症（长期慢性炎症可以导致淀粉样变等）。

5. 实验室中急性期反应物显著升高。

(三) AID 分类、发病机制和临床表现

AID 分类、发病机制和临床表现见表 4-4-1。

表 4-4-1 AID 分类、发病机制和临床表现

疾病	基因缺陷/可能的发病机制	临床表现
I型干扰素病		
STING 相关血管病	*TMEM173* 基因突变	皮肤血管病变,炎症性肺部疾病,系统性自身炎症和颅内钙化,家族冻疮狼疮
DADA2	*ADA2* 基因突变	结节性多动脉炎,儿童期起病,早发性反复缺血性脑卒中和发热,某些低丙种球蛋白血症
AGS1	*TREX1* 基因突变	经典伴发基底核钙化的脑病,SLE,家族冻疮狼疮
AGS2	*RNASEH2B* 基因突变	经典伴发基底核钙化的脑病,痉挛性瘫痪
AGS3	*RNASEH2C* 基因突变	经典伴发基底核钙化的脑病
AGS4	*RNASEH2A* 基因突变	经典伴发基底核钙化的脑病
AGS5	*SAMHD1* 基因突变	经典伴发基底核钙化的脑病,家族冻疮狼疮
AGS6	*ADAR1* 基因突变	经典伴发基底核钙化的脑病,双侧纹状体坏死,痉挛性瘫痪
AGS7	*IFIH1*(*GOF*)基因突变	经典伴发基底核钙化的脑病,SLE,家族冻疮狼疮,Singleton-Merten 综合征
DNAse Ⅱ缺陷	*DNASE2* 基因突变	伴发基底核钙化的脑病
DNASE1L3 缺陷导致的儿童 SLE	*DNASE1L3* 基因突变	较早发 SLE,补体降低,自身抗体(dsDNA,ANCA),狼疮肾炎,低补体性荨麻疹血管炎综合征
SPENCD	*ACP5* 基因突变	身材矮小,痉挛性瘫痪,颅内钙化,SLE,血小板减少和自身免疫性溶血性贫血,反复细菌和病毒感染
X 连锁网状色素沉积症	*POLA1* 基因突变	色素沉着,特殊面容,肺部和消化道受累
USP18 缺陷	*USP18* 基因突变	TORCH 感染样综合征
OAS1 缺陷	*OAS1* 基因突变	肺泡蛋白沉积症,皮疹
炎症小体缺陷性疾病		
FMF	*MEFV* 基因突变	反复发热,浆膜炎;易发生脉管炎和炎症性肠病
MKD	*MVK* 基因突变(引起甲羟戊酸通路阻断)	周期性发热,白细胞增多,IgD 水平升高
MWS	*NLRP3* 基因突变	荨麻疹,感觉神经性耳聋,淀粉样病变
FCAS-1	*NLRP3* 基因突变	遇冷出现非瘙痒性荨麻疹,关节炎,寒冷,发热,白细胞增多
FCAS-2	*NLRP12* 基因突变	遇冷出现非瘙痒性荨麻疹,关节炎,寒冷,发热,白细胞增多
NOMID/CINCA	*NLRP3* 基因突变 *CIAS1* 基因突变	新生儿起病的皮疹,脑膜炎,关节病伴发热,慢性炎症
NLRC4-MAS(FCAS-4)	*NLRC4* 基因突变	严重小肠结肠炎,巨噬细胞活化综合征

续表

疾病	基因缺陷/可能的发病机制	临床表现
PLAID（FCAS-3）	*PLCG2* 基因突变	遇冷之后荨麻疹,低丙种球蛋白血症,自身炎症
NLRP1	*NLRP1* 基因突变	角化不良,自身免疫和关节
NLRP1 GOF	*NLRP1* 基因突变	掌跖肿瘤,角膜瘢痕;复发性呼吸道乳头瘤病
非炎症复合体相关性疾病		
TRAPS	*TNFRSF1A* 基因突变(导致 TNF 炎症信号增加)	反复发热,浆膜炎,皮疹,眼内或关节炎症
PAPAS	*PSTPIP1*(也称为 *C2BP1*)基因突变	破坏性关节炎,炎性皮疹,肌炎
Blau 综合征	*NOD2*(也称为 *CARD15*)基因突变,该基因参与多种炎症过程	眼葡萄膜炎,肉芽肿性滑膜炎,屈曲指畸形,皮疹,脑神经损伤,30% 发生克罗恩病
ADAM17 缺陷	*ADAM17* 基因突变	早发性腹泻,皮肤病变
CRMO（Majeed 综合征）	*LPIN2* 基因突变(促炎基因表达增加)	慢性复发性多灶性骨髓炎,依赖输血的贫血症,皮肤炎症疾病
DIRA	*IL-1RN* 基因突变	新生儿起病的无菌性多灶性脊髓炎,骨膜炎和脓疱病
DITRA	*IL-36RN* 基因突变	脓疱性银屑病
SLC29A3 缺陷	*SLC29A3* 基因突变	色素沉着过度,多毛症,发热,糖尿病,淋巴结病,生长发育迟缓
CAMPS（CARD14 介导的银屑病）	*CARD14* 基因突变	银屑病
巨颌症	*SH3BP2* 基因突变	下颌骨变性
CANDLE 综合征	*PSMB8* 基因突变 *PSMG2* 基因突变	挛缩,脂膜炎,颅内钙化,发热 脂膜炎,脂肪代谢障碍,自身免疫性溶血性贫血
COPA 缺陷	*COPA* 基因突变	自身免疫性炎症,关节炎,间质性肺部疾病,Th17 细胞失调和自身抗体
Otulipenia/ORAS	*OTULIN* 基因突变	发热,腹泻,皮炎
A20 缺陷	*TNFAIP3* 基因突变	关节痛,黏膜溃疡,眼部炎症
AP1S3 缺陷	*AP1S3* 基因突变	脓疱性银屑病
ALPI 缺陷	*ALPI* 基因突变	炎症性肠病
TRIM22	*TRIM22* 基因突变	炎症性肠病
TIM3 缺陷	*HAVCR2* 基因突变	脂膜炎,HLH,皮肤 T 细胞浸润或 T 细胞淋巴瘤

注:AGS:伴发基底核钙化的脑病;SPENCD:脊椎软骨发育不良伴免疫调节障碍;CANDLE:非典型慢性中性粒细胞与脂肪代谢障碍性皮肤病;MKD:甲羟戊酸激酶缺乏症;MWS:Muclde-Wells 综合征;FCAS:家族性寒冷性自身炎症综合征;NOMID/CINCA:新生儿多系统炎性疾病/慢性婴儿神经皮肤关节综合征;MAS:巨噬细胞活化综合征;PLAID:PLCγ2 相关的抗体缺陷和免疫失调;APLAID:自身炎症和 PLCy2 相关的抗体缺陷和免疫失调;PAPAS:化脓性关节炎、坏疽性脓皮病和痤疮综合征;CRMO:慢性复发性多灶性骨髓炎综合征;DIRA 白细胞介素-1 受体抑制剂缺乏综合征;DITRA:白细胞介素-36 受体抑制剂缺乏综合征;CAMPS:CARD14 介导的银屑病。

（四）常见 AID

1. FMF　常染色体隐性遗传,编码 pyrin 蛋白的 *MEFV* 基因突变,是最常见的 AID。地中海地区、北欧犹太人好发,5~15 岁发病,20% 在 20 岁后发病。

（1）临床表现:①发热:38.5~40℃,1~3 天/周~月,自发完全缓解;②胸膜炎/心包炎:单侧,少量积液或胸膜肥厚,突发突止;③关节炎/肌痛:单个下肢大关节,红热明显,1~2 天达峰;④皮肤:下肢痛性水肿性红斑,边界清（"丹毒"样皮疹）;⑤腹痛:剧烈,部分疑似阑尾炎予以手术,弥漫性,伴肌紧张、呕吐、腹泻,1~2 天缓解,可继发肠梗阻;⑥阴囊鞘膜积液:单侧、红、肿、痛,数小时至 4 天缓解;⑦淀粉样变:可导致脏器功能衰竭。

（2）实验室检查:急性炎症指标增高,蛋白尿（淀粉样变）。

（3）治疗:①NSAID;②秋水仙碱减缓白细胞趋化和炎性因子产生,预防淀粉样变、神经病变;③白介素（interleukin,IL）-1 拮抗剂。

（4）预后:①≤1 个基因突变:治疗反应良好;②*H478Y* 基因突变:秋水仙碱无效;③*M694V* 基因突变:易淀粉样变。

2. TRAPS　常染色体显性遗传,*TNFRSF1A* 基因突变,又称家族性爱尔兰热。

（1）临床表现:①3 岁后至 20 岁前发病;②发作性:1~3 周/5~6 周,应激或外伤诱发;③发热:>38℃,>3 天;④皮疹:肌痛区的离心性、游走性、痛性红斑,假性蜂窝织炎;⑤肌痛:单个区域深部肌肉痛性游走性痉挛,肌酸激酶正常;⑥腹痛:伴呕吐、便秘、肠梗阻,剧烈,约半数人因此手术;⑦结膜炎及眶周水肿;⑧阴囊睾丸痛;⑨继发淀粉样变。

（2）实验室查体:①ESR、CRP、铁蛋白增高;②多克隆高球蛋白血症。

（3）治疗:①NSAID:缓解发热;②激素:减轻症状;③依那西普:适用于各种突变型TRAPS;④IL-1 拮抗剂;⑤秋水仙碱无效。

3. **甲羟戊酸激酶缺乏症（mevalonate kinase deficiency,MKD）**　又称为高 IgD 综合征,常染色体隐性遗传,MVK 酶基因突变。

（1）临床表现:①出生 6 个月即起病,持续终身,疫苗注射、手术、外伤、应激诱发,个别成人起病;②发热:每 4~6 天,弛张高热,伴寒战;③皮疹:红斑、丘疹、结节、荨麻疹（掌趾红斑）,活检多为血管炎;④关节炎:非侵蚀性大关节炎;⑤淋巴结肿大;⑥腹痛:伴呕吐、腹泻;⑦头痛;⑧浆膜炎及口腔、外阴溃疡。

（2）实验室检查:①炎症指标 WBC、ESR、CRP 等升高;②sIgD>100U/ml,连续 2 次,间隔超过 1 个月（<3 岁除外）;③血清胆固醇下降,MVK 参与胆固醇合成;④尿中 MV（甲羟丙二酸）排泄增多,如甲羟丙二酸尿症。

（3）治疗:①激素有效（3~5 天）,秋水仙碱无效;②TNF-a 拮抗剂和 IL-1 拮抗剂部分有效。

4. **周期性发热、口炎、咽炎、颈淋巴结炎综合征（periodic fever aphthous-stomatitis pharyngitis cervical-adenitis syndrome,PFAPA）**　目前病因不清。首次发作多在 5 岁以内,也可见于成人。周期性发热（可精确到小时）、口疮性口腔炎、咽炎、颈淋巴结炎,此外,可有头痛、厌食、吞咽困难、腹痛和寒战等。发热特点:体温高于 39℃,持续 5 天左右,间隔约 4周。单剂激素有效。Thomas 等于 1989 年提出诊断标准:5 岁以前开始的周期性发热;没有上呼吸道感染,而出现口腔溃疡、颈淋巴结炎、咽炎之一;除外周期性中性粒细胞减少症;发作间歇期完全无症状;生长发育正常。

5. 冷卟啉相关的周期性发热综合征（cryopyrin-associated periodic syndromes，CAPS）是一组常染色体显性遗传的 AID，包括家族性寒冷性自身炎症综合征（familial cold autoinflammatory syndrome，FCAS）、Muckle-Wells 综合征（Muckle-Wells syndrome，MWS）和新生儿发病的多系统炎症（neonatal onset multisystem inflammatory disease，NOMID）/慢性婴儿神经皮肤关节综合征（chronic infantile neurological cutaneous articular syndrome，CINCA）。治疗上，NSAID 减轻疼痛，糖皮质激素可以减轻发热和疼痛，IL-1 拮抗剂可能有一定疗效。

（1）FCAS：临床表现：①发热，寒冷诱发，30 分钟至 6 小时后出现，伴寒战；②风团样荨麻疹；③关节肿痛；④神经淀粉样变：少见。实验室检查：WBC、ESR 增高。

（2）MWS：又称荨麻疹-进行性感音性耳聋-淀粉样变综合征。临床表现：①婴儿期发病；②低热；③非瘙痒性荨麻疹；④关节炎；⑤结膜炎；⑥感音神经性聋，青春期起病，耳蜗神经萎缩，Corti 器缺如；⑦肾脏淀粉样变。实验室检查：WBC、ESR 增高。

（3）NOMID/CINCA：出生即发病，持续终身。临床三联征：①非瘙痒性游走性荨麻疹，真皮血管周围单核细胞浸润，轻度炎症；②慢性无菌性脑膜炎；③关节病变，关节痛、一过性肿胀，严重者关节变形。其他临床表现：①发热；②淋巴结肿大、肝脾大；③CNS 病变、颅骨病变、视力缺陷；④生长迟缓；⑤手指短，杵状指；⑥手/足掌皮肤皱纹明显；⑦肢体过长、畸形。实验室检查：WBC 增高。

6. 化脓性无菌性关节炎-坏疽性脓皮病-痤疮（pyogenic sterile arthritis pyoderma gangrenosum and acne syndrome，PAPA）　CD2BP1 基因突变，好发于 5 岁以下儿童。临床表现：①囊肿样痤疮，经常有瘢痕形成；②骨破坏的化脓性无菌性关节炎；③皮肤、关节和肌肉反复炎症。实验室检查：WBC、ESR 和 CRP 显著升高。治疗：糖皮质激素、沙利度胺、环孢素、TAC、丙种球蛋白有一定疗效；TNF 和 IL-1 抑制剂可以缓解症状。

7. 儿童肉芽肿性关节炎（Blau 综合征）　常染色体显性遗传，NOD2/CARD15 基因突变，典型的发病年龄是 5 岁以下。临床表现：①皮疹；②关节炎；③虹膜睫状体炎（图 4-4-1，见文末彩插）。实验室检查：血常规：轻度贫血，ESR 增高。治疗：NSAID；TNF 拮抗剂；虹膜睫状体炎可以局部用药。

二、诊断和鉴别诊断

（一）诊断

1. 反复发热儿童，炎症指标如 ESR、CRP、血小板和铁蛋白等明显升高，抗感染无效，除外肿瘤、感染等后，应考虑 AID 的可能；如果发热期间炎症指标正常则可除外 AID。

2. 对高度怀疑的病例应行基因检测以明确诊断。值得注意的是，一种基因突变可以引起不同的临床表型，而一种临床表型可以由多个不同的突变基因所致；大约 60% 的 AID 患者不能检测到基因突变，所以基因检测正常者不能除外 AID 诊断。

（二）鉴别诊断

1. **恶性肿瘤**　儿童常见恶性肿瘤有白血病、淋巴瘤、母细胞瘤等，多有发热、血象改变、骨痛等表现，骨髓细胞学检查可以确诊白血病，CT、MRI 检查可以发现实体肿瘤，行活检可以明确诊断。

2. **JIA（全身性）**　持续发热 2 周以上（至少有 3 天弛张高热）合并关节炎，如同时具有皮

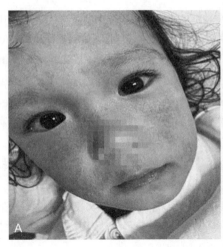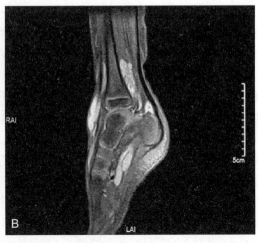

图 4-4-1　Blau 综合征病例

患儿,女,3岁,发现手足包块2年余。体检:眼结膜充血(A)、全身红色粟粒样皮疹(A)和手足包块,ESR、IgG升高;踝关节MRI:双踝周伸屈肌腱、跟腱周围多发长条形长 T_2 信号影,腱鞘积液考虑(B);眼科检查提示双眼葡萄膜炎;全外显子基因检测:*NOD2* 基因突变(c.1 001G>T,p.R334L),确诊为Blau 综合征。目前强的松、MTX、阿达木单抗,以及眼睛局部治疗中。

疹、肝脾淋巴结肿大、多浆膜腔炎之一表现,排除感染、肿瘤、其他风湿免疫性疾病,可以诊断。

3. **SLE**　多见于年长女孩,有发热、蝶形红斑、口腔溃疡、关节炎、多浆膜腔积液等表现,以及血液系统、消化系统和心、肺、肾、脑等多系统、脏器损害,ANA、dsDNA、Sm 等自身抗体阳性。

4. **皮肌炎**　有发热,向阳疹,高春征,肌无力,肌酶升高,肌电图提示肌源性损害,MRI提示肌肉异常高信号影,肌肉活检提示肌细胞水肿、坏死、炎症细胞浸润。

5. **白塞病**　发热,同时可有反复口腔、外阴溃疡,眼部病变,结节性红斑,针刺试验阳性。

6. **炎性肠病**　包括克罗恩病和溃疡性结肠炎,表现为发热、腹痛、腹泻等,肠镜检查可见黏膜充血、水肿、糜烂、溃疡、鹅卵石症等。

三、治疗

(一) 治疗目的

AID 治疗的目的是缓解发作,控制症状,尽可能降低炎症指标;同时尽可能避免脏器损伤和减少并发症(如淀粉样变),以改善患儿的生活质量。

(二) 药物治疗

1. **秋水仙碱**　对于大部分 AID 包括 FMF、TRAPS、MKD、PAPA 等治疗有效。约70% 的FMF 患者在口服秋水仙碱治疗后症状可完全消失,约25% 的患者炎性发作次数减少、淀粉样变减轻。秋水仙碱起始剂量:5岁以下儿童≤0.5mg/d;5~10岁,1mg/d;大于 10 岁,1.5mg/d。无效者可以每 3~6 个月增加 1 次剂量,每次增加 0.5mg,总量不超过 2mg/d。值得注意的是,秋水仙碱对于预防 TRAPS 的反复发作是无效的。

2. **NSAID 及糖皮质激素**　NSAID 及低剂量糖皮质激素被用于自身炎症性疾病的治疗。中等或大剂量糖皮质激素对中度、重度活动患者有效,可暂时缓解症状、缩短病程,但鉴于本病长期持续炎症及激素的副作用,建议联合其他免疫抑制剂,以减少激素的剂量和疗程。

3. 生物制剂

(1) IL-1 抑制剂　目前有 3 种 IL-1 抑制剂,分别是阿那白滞素(anakinra)、卡那单抗(canakinumab)和利那西普(filonacept)。阿那白滞素是人重组 IL-1 受体拮抗剂,半衰期短(4~6 小时),需皮下注射,每天 1~2mg/kg。卡那单抗是人源化 IL-1β 单克隆抗体,半衰期长(21~28 天),每 8 周皮下注射 1 次,对于体重≥7.5kg 的 2~4 岁儿童及体重在 7.5~15kg 的 4 岁以上儿童,剂量为 4mg/kg;体重 15~40kg 者,剂量为 2mg/kg;体重超过 40kg 者,剂量为 150mg。利那西普为由人源化 IL-1 Ⅰ型受体和 IL-1 受体辅助蛋白的细胞外结构域与 IgG1 的 FC 段融合而成的蛋白,半衰期为 6.3~8.6 天,每周皮下注射 1 次,起始剂量为 4.4mg/kg(每次最多 320mg),维持剂量为每周 2.2mg/kg(每次最多 160mg)。

阿那白滞素已成为治疗 DIRA 和 CAPS 的一线药物。阿那白滞素已获得欧洲药物管理局(EMA)批准用于年龄在 8 个月及以上的 CAPS 患者,美国食品药品监督管理局(FDA)批准用于 CINCA 或 NOMID 患者;卡那单抗获 EMA 批准用于 2 岁及以上的 CAPS 患者,FDA 批准其用于 4 岁及以上的 FCAS 和 MWS 患者;利那西普被 FDA 批准用于 12 岁及以上的 FCAS 和 MWS 患者。

近年来有报道,阿那白滞素对控制 TRAPS 患者临床症状具有更良好且持久的作用;卡那单抗治疗活动性复发或慢性 TRAPS 有效。卡那单抗或阿那白滞素成功治疗 FMF 患者,包括由继发性粉样变性引起的终末期肾衰竭患者。

(2) 肿瘤坏死因子(tumor necrosis factor,TNF)-α 抑制剂:主要有依那西普(etanercept)、英夫利昔单抗(infliximab)、阿达木单抗(adalimumab)等。依那西普为人 TNF-α 受体融合蛋白,0.4~1.2mg/kg,最大剂量每次 25mg,每周 2 次皮下注射;英夫利昔单抗是人-鼠嵌合 TNF-α 单克隆抗体,4~5mg/kg,每 6 周 1 次静脉输注;阿达木单抗是人源化 TNF-α 单克隆抗体,体重 <30kg 者用量为 20mg,≥30kg 者用量为 40mg,每 2 周 1 次皮下注射。

依那西普治疗 TRAPS 患者,可以剂量依赖的方式减轻症状、降低 TRAPS 血清炎症标记物,但不能使症状或急性期反应物完全正常。然而,随着治疗时间的延长有效性也降低,也有对依那西普耐药的报道。TRAPS 对其他 TNF 抑制剂效果不佳,甚至有报道,部分 TRAPS 患者应用英夫利西单抗或阿达木单抗后反而使患者体内炎性反应加重。

对 MKD 患者来说,TNF 抑制剂治疗可能改善部分患儿的发作和急性期反应。依那西普是最常用的抗 TNF 药物,也有少量患者使用英夫利昔单抗、阿达木单抗治疗,结果有时不一致。

已有报道 TNF 抑制剂可用于秋水仙碱耐药的 FMF 患者,可使淀粉样变的患者获益。TNF 抑制剂是 Blau 综合征患者最常用的治疗药物,似乎有助于部分控制关节疾病。TNF 抑制剂对 PAPA 综合征患者效果不一致。

(3) IL-6 抑制剂:对于部分 AIDs 患者同样可以选择 IL-6 抑制剂如托珠单抗(tocilizumab)治疗,但目前选择托珠单抗治疗的研究较少。

(4) JAK 抑制剂:JAK 抑制剂被认为是儿童 I 干扰素病的主流治疗手段,但也仅见于少量报道。我国已经上市的 JAK 抑制剂包括枸橼酸托法替布(tofacitinib)、磷酸芦可替尼(ruxolitinib)和巴瑞替尼片(baricitinib)。托法替布 2.5~5.0mg,每天 2 次口服;芦可替尼

0.2~0.5mg/kg,每天 2 次口服;巴瑞替尼暂无推荐剂量。

病例链接: 自身炎症性疾病

【一般情况】患儿,男,1 岁。

【主诉】颜面部皮疹 3 月余。

【现病史】患儿 3 月余前在家无明显诱因下出现颜面部皮疹,双侧面颊、鼻尖、耳郭为主,呈暗红色冻疮样,周围有红晕,压之不褪色,伴瘙痒,寒冷时加重,偶有咳嗽,不剧,无发热,无抽搐,无关节肿痛,无口腔溃疡,无腹痛、腹泻。患儿至笔者医院皮肤科就诊,予以"多磺酸黏多糖乳膏"外涂后皮疹未见好转,检查免疫球蛋白提示 IgG、IgA、IgM 及 IgE 均明显升高,遂又至门诊就诊,查 Trios 全外显子基因测序提示 STING 相关的婴儿期发病血管病变,未给予特殊处理。现患儿颜面部皮疹无明显消退,为进一步诊治,门诊拟"STING 相关的婴儿期发病血管病变"收入院。

起病以来,患儿精神、胃纳尚可,睡眠一般,大小便无殊,近 4 个月来体重增加约 0.5kg。

【既往史】平素偶有咳嗽,半年来有 3 次口腔溃疡,否认手术、输血史。

【个人史】G_2P_1,足月顺产,出生体重 3.11kg,否认难产史及窒息抢救史。

【家族史】爷爷、爸爸有强直性脊柱炎病史。

【入院查体】T 36.7℃,P 124 次/min,R 30 次/min,BP 104/67mmHg。神志清,精神可,双颊、鼻尖、耳郭可见暗红色冻疮样皮疹,略高出皮面,压之不褪色,部分结痂,颈部未及肿大淋巴结,咽稍红,软腭两侧可见黏膜糜烂,呼吸平,双肺呼吸音清、对称,未闻及干、湿啰音,心律齐,心音中,未闻及病理性杂音,腹软,肝脾肋下未及肿大,神经系统检查未见阳性体征(图 4-4-2,见文末彩插)。

【辅助检查】血常规 + 超敏 C 反应蛋白:白细胞计数 8.47×10⁹/L,中性粒细胞 66%,血红蛋白 121g/L,血小板 422×10⁹/L,超敏 C 反应蛋白 12.71mg/L;免疫球蛋白 + 补体:免疫球蛋白 G 22.10g/L(参考值 3.5~10.0g/L),免疫球蛋白 A 1.31g/L,免疫球蛋白 M 1.62g/L(参考值 0.4~1.4g/L),总免疫球蛋白 E>1 140IU/ml(参考值 <60IU/ml),补体 C3 1.224g/L,补体 C4 0.428g/L(参考值 0.12~0.36g/L);TBNK 细胞:CD19 14.0%,CD3 72.3%,CD4 36.70%,CD8 32.10%,CD3⁻ CD16⁺CD56⁺ 5.60%,CD4/CD8 1.14。

【入院诊断】自身炎症性疾病(STING 相关的婴儿期发病血管病变)。

【诊疗计划】

完善检查:①常规血液检查:血常规 +CRP、尿常规、粪常规、ESR、血气 + 电解质 + 乳酸、凝血谱、血生化等;②病原学检查除外感染:PPD 试验、结核感染 T 细胞检测、血培养 + 药敏、肺炎支原体抗体、EB 病毒抗体、TORCH 检查等;③免疫学检查除外其他风湿免疫病:抗核抗体、HLA-B27、类风湿因子等;④影像学检查:心电图,心脏、腹部(肝胆胰脾肾)、肾上腺、后腹膜、盆腔超声,胸部、头颅 CT 等;⑤其他检查:骨髓常规。

【诊疗经过】血常规:白细胞计数 8.96×10⁹/L,中性粒细胞百分比 42.3%,淋巴细胞百分比 52.9%,血红蛋白 111g/L,血小板计数 372×10⁹/L;超敏 C 反应蛋白测定 <0.5mg/L;ESR 27mm/h;胸部 CT:两肺透亮度对称,肺纹理增浓、模糊,肺野内弥漫分布颗粒状、斑片状密度增高影,边缘模糊。血沉、凝血功能、生化、抗核抗体、类风湿因子等均无异常;心电图、头颅

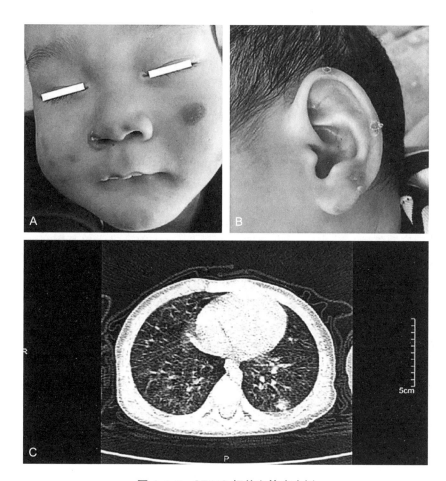

图 4-4-2　STING 相关血管病病例

患儿，男，1 岁，颜面部皮疹 3 月余。体检：双颊、鼻尖（A）和耳郭（B）暗红色冻疮样皮疹；CRP、ESR、IgG 升高；胸部 CT 提示间质性肺炎（C）；全外显子基因检测：*TMEM173* 基因突变（c. 463G>A,p. V155M）。确诊为 STING 相关血管病，目前 JAK 抑制剂托法替布治疗中。

CT、心脏 B 超、腹部 B 超均正常；PPD 试验、结核感染 T 细胞检测、TORCH、EB 病毒抗体、肺炎支原体抗体、血培养等均阴性；骨髓穿刺术示增生性骨髓象。

入院后完善检查后给予加用托法替布 2.5mg，每天 2 次口服治疗，予以出院。

【出院诊断】自身炎症性疾病（STING 相关的婴儿期发病血管病变），间质性肺炎。

【出院建议】

注意休息，避免感染，避免日光直接照射；出院 2 周至风湿免疫科门诊复诊，评估疗效及药物不良反应。

（郭　莉，卢美萍）

参考文献

1. TANGYE SG，HERZ W，BOUSFIHA A，et al. Human Inborn Errors of Immunity：2019 Update on

the Classification from the International Union of Immunological Societies Expert Committee.J Clin Immunol,2020,40（1）:24-64.

2. 胡亚美,江载芳,申昆玲.诸福棠实用儿科学.8版.北京:人民卫生出版社,2015.
3. 宋红梅.自身炎症性疾病简介.现在实用医学,2017,29（8）:981-983.
4. 宋红梅,李冀.自身炎症性疾病生物制剂治疗.中国实用儿科杂志,2017,32（7）:502-507.
5. 于仲勋,宋红梅.单基因自身炎症性疾病的药物治疗.中华儿科杂志,2019,57（12）:966-969.

第五节　原发性免疫缺陷病与反复感染

一、概述

原发性免疫缺陷病（primary immunodeficiency disease,PID）是由单基因突变造成的免疫细胞数量或功能异常所导致的一类疾病。目前发现的 PID 种类已超过 400 余种,我国 PID 发病率尚不清楚,根据国外文献报道,推算我国 PID 发病率在 1/10 000~1/2 000 之间（不包含无症状的选择性 IgA 缺乏症患者以及临床表现轻微的 PID 患者）。2019 版国际免疫学会（international union of immunology societies,IUIS）-PID 分类标准共纳入 430 种 PID,分为 10 大类:

（1）联合免疫缺陷病（combined immunodeficiency,CID）;

（2）伴典型表现的联合免疫缺陷综合征;

（3）抗体免疫缺陷病;

（4）免疫失调性疾病;

（5）吞噬细胞缺陷;

（6）天然免疫缺陷;

（7）自身炎症性疾病（autoinflammatory disease,AID）;

（8）补体缺陷;

（9）单基因骨髓衰竭综合征;

（10）拟表型免疫疾病。

儿童出现频繁的严重的或是对常规治疗无反应的感染,需警惕原发性免疫缺陷病可能。感染病原体的种类以及相关并发症是诊断免疫缺陷病的重要线索。本文就儿童常见免疫缺陷病易合并的感染性疾病进行阐述。

（一）以抗体缺陷为主的 PIDs

1. X 连锁无丙种球蛋白血症（X-linked agammaglobulinemia,XLA） XLA 的血清学特征为免疫球蛋白（IgG、IgA、IgM）水平明显降低,骨髓内原始 B 细胞数量正常,但外周血 B（CD19⁺）淋巴细胞数目极少或缺如,T 细胞数量及功能正常。酪氨酸激酶（bruton tyrosine kinase）相关基因（*btk*）突变为致病原因。临床以男性患者多见,于生后 2 周岁内出现反复细菌感染,包括反复中耳炎、鼻窦炎、肺炎、腹泻和皮肤感染。肺炎链球菌和流感嗜血杆菌为常见致病菌。

2. 选择性 IgA 缺陷病（selective immunoglobulin A deficiency,sIgAD） 是最常见的原发性免疫缺陷病,我国人群发生率约为 1/2 600~1/5 300。sIgAD 患者血清中 IgA 水平下降（<0.07g/L）,而其他免疫球蛋白水平在正常范围。体内 IgA 分为循环型和分泌型（secretory IgA,sIgA）两种。循环型 IgA 多以单体形式存在,而 sIgA 以二聚体形式存在于呼吸道、消化道和生殖系统的黏膜表面。人体黏膜表面附着约 1 800 多种微生态细菌,这些微生态细菌

被 sIgA 包绕,使其局限于黏膜表面。多数 sIgAD 患者临床无症状,少数患者可出现反复的窦肺感染、消化系统感染、胃肠功能紊乱,以及自身免疫性疾病和肿瘤的发生概率升高。有症状的 sIgAD 患者易发生细菌感染,尤以流感嗜血杆菌和肺炎链球菌感染多见。

3. **普通变异型免疫缺陷病**(common variable immunodeficiency,CVID)　是最常见的症状性抗体缺陷病。CVID 临床表现异质性较大,包括反复细菌感染、自身免疫性疾病、间质性肺病、免疫性肠病、淋巴细胞增生、恶性肿瘤和过敏性疾病等。临床表现中,中耳炎和发育迟缓在儿童 CVID 患者中更常见,而支气管炎、关节炎和乏力在成年 CVID 患者中更为常见。CVID 患者实验室特征为低丙种球蛋白血症和特异性抗体生成障碍。近年来,部分 CVID 相关的单基因突变位点(*TNFRSF13B*、*TNFRSF13C*、*TNFRSF12*、*TNFRSF7*、*MS4A1*、*PI3KR1*、*PI3LCD* 等)已被确定,但仍有近 80% 的 CVID 分子机制不明。免疫球蛋白替代治疗是 CVID 最重要的治疗手段。造血干细胞移植(hematopoietic stem cell transplantation,HSCT)适用于极其严重的 CVID 病例,尤其是同时存在细胞免疫缺陷和难治性自身免疫性疾病的患者。

(二)T 细胞功能缺陷/联合免疫缺陷病

由于 B 细胞介导的抗体生成依赖于 T 淋巴细胞的辅助功能,因此多数 T 淋巴细胞缺陷将导致联合免疫缺陷(combined immuodeficiency disorder,CID)。

1. **重症联合免疫缺陷**(severe combined immuodeficiency disorder,SCID)　患者除 T 淋巴细胞功能缺陷外,可伴有不同程度的 B 淋巴细胞、NK 细胞功能缺陷。患者多在出生时即出现严重的、反复的机会菌感染,包括白假丝酵母菌感染(鹅口疮)、卡氏肺孢子虫病和巨细胞病毒感染等,部分患者生后不久即夭折。除严重感染外,SCID 患者还可出现慢性腹泻和神经系统发育迟缓等表现。

2. **湿疹血小板减少伴免疫缺陷综合征**(Wiskott-Aldrich syndrome,WAS)　即湿疹-血小板-免疫缺陷综合征,这类患者存在固有免疫和适应性免疫的联合缺陷。固有免疫缺陷表现为单核巨噬细胞的趋化和吞噬活性下降、中性粒细胞黏附和脱颗粒功能缺失。WAS 患者体内 T/B 淋巴细胞数量和功能的下降使得这类患者同时伴有适应性免疫功能障碍。WAS 患者对细菌、病毒和真菌的易感性均增高,易出现反复的细菌性中耳炎、鼻窦炎和肺炎,组织出现脓疱疮、蜂窝织炎或脓肿表现。同时,患者可继发严重甚至是致命的病毒感染,如水痘-带状疱疹病毒、单纯疱疹病毒、EB 病毒、巨细胞病毒和人乳头瘤病毒等。

3. **高 IgE 综合征**(hyper IgE syndrome,HIES)　是一种较为罕见的原发性免疫缺陷病,分为常染色体显性遗传(*STAT3* 突变)和常染色体隐性遗传(*PGM3*、*SPINK5*、*DOCK8*、*TYK2* 突变)。临床以湿疹、反复的皮肤和肺部感染,以及血清中异常升高的 IgE 为特征。HIES 患者皮肤感染病原体包括细菌(金黄色葡萄球菌)、病毒(单纯疱疹病毒、传染性软疣病毒、乳头瘤病毒、水痘带状疱疹病毒)和真菌。肺部感染多出现于生命早期,常见病原体为金黄色葡萄球菌、肺炎链球菌和流感嗜血杆菌。80% 的患者在生后 3 年内发生至少一次细菌性中耳炎,约 1/4 的患者出现反复的,甚至是慢性的化脓性中耳炎。

4. **X 连锁高 IgM 综合征**(X-linked hyper IgM syndrome,HIGM)　是同时存在体液免疫和细胞免疫功能异常的疾病,患者血清中 IgG、IgA、IgE 水平明显下降,IgM 水平正常或升高。外周血 B 淋巴细胞数目基本正常,但记忆性 B 淋巴细胞转换发生障碍,并伴有不同程度的中性粒细胞、T 淋巴细胞和 NK 细胞功能下降。患儿常出现反复的呼吸道感染,50% 的患者感染在 1 周岁内出现,90% 的患者于 4 周岁内出现上述感染表现。HIGM 患儿细菌感染和机会菌感染的概率增高。卡氏肺囊虫肺炎和迁延性腹泻为主要致死原因。

（三）中性粒细胞功能缺陷

中性粒细胞胞浆内含有大量颗粒溶酶体，参与细胞的吞噬和消化功能。还原型烟酰胺腺嘌呤二核苷酸磷酸（NADPH）相关基因的突变将导致中性粒细胞的吞噬功能缺失，临床出现慢性肉芽肿病（chronic granulomatous disease，CGD）。CGD 患者可出现反复且严重的感染，易患细菌种类包括金黄色葡萄球菌、洋葱伯克氏菌、黏质沙雷氏菌和诺卡氏菌属等。常见感染器官有肺脏、肝脏、淋巴结、骨髓和皮肤软组织。其中，肺部感染以洋葱伯克氏菌、诺卡氏菌属、沙雷氏菌属和曲霉菌感染为主，皮肤、淋巴组织和肝脏则以金黄色葡萄球菌感染为主。

（四）补体缺陷

补体是固有免疫的重要成分，是机体抵御病原体感染的第一道防线。先天性或获得性补体缺陷患者发生侵袭性细菌感染的概率增加，同时发生免疫复合物相关疾病的概率也增加。补体活化的途径包括经典途径（classical pathway，CP）、凝集素途径和旁路途径（alternative pathway，AP）。CP 缺陷患者容易感染荚膜细菌（如肺炎链球菌），出现反复的肺部感染、脑膜炎和脓毒症。AP 通路蛋白缺陷患者容易感染脑膜炎球菌和淋球菌。日本学者进行的一项流行病学调查显示，补体缺陷在脑膜炎双球菌感染患者中的发生率为 50%，而在普通人群中的发生率为 0.1/1 000 000。因此，先天性或获得性（补体靶向抑制剂）补体缺陷者是脑膜炎球菌疾病发生的高危人群。

常见 PID 种类及感染表现见表 4-5-1。

表 4-5-1　常见 PID 种类及感染表现

PID 种类	临床表现
T 细胞（细胞介导）免疫缺陷	
• IFN-γ/IL-12	非典型分枝杆菌和沙门菌感染
• *AIRE* 基因突变	黏膜念珠菌感染（鹅口疮）
B 细胞（抗体介导）免疫缺陷	
• XLA	
• CVID	
• 选择性 IgA 缺乏	易患荚膜细菌感染，反复鼻窦炎、肺炎
T/B 联合免疫缺陷	
• WAS	湿疹，血小板减少，反复细菌和病毒感染
• SCID	严重的反复的机会菌感染，慢性腹泻，早期夭折
• HIES	慢性皮炎，反复且严重的皮肤/肺部感染
• HIGM	反复呼吸道感染、慢性腹泻、生长迟缓和机会菌感染
固有免疫缺陷	
吞噬功能缺陷	
• CGD	皮肤或深部组织的化脓性感染
• 淋巴细胞黏附缺陷	脐带延迟脱落，反复且严重的细菌感染，伤口愈合延迟
补体缺陷	反复奈瑟菌属（如脑膜炎奈瑟菌、淋球菌）感染

二、PID 诊断及常用实验室方法

(一) 免疫缺陷筛查

早期识别并诊断 PID 是防治相关并发症和减少致死率的关键因素。然而,目前国内尚未形成系统的新生儿免疫缺陷筛查机制,已经开展免疫缺陷筛查的国家(如美国)依旧有 60% 的 PID 患者直到成年期才被发现和诊断。严重的联合免疫缺陷如 SCID 的早期诊断和干预需要在生命早期进行免疫功能的筛查。通过 T 淋巴细胞受体切除环(T cell receptor excision circle,TREC)的计数间接反应新生儿体内 T 细胞的数量可以识别大部分 SCID 患者。TREC 技术为 SCID 患者获得造血干细胞移植从而改善疾病预后提供了时间窗。

在婴幼儿期即出现反复肺炎、中耳炎、鼻窦炎和皮肤感染的患者需至儿童免疫专科门诊就诊,进行 PID 排查。Jeffrey Moddel Foundations 提出 10 大 PID 临床预警表现,包括:①中耳炎每年发病≥4 次;②严重的鼻窦炎每年发病≥2 次;③考虑细菌感染但使用抗生素≥2 个月,效果欠佳;④肺炎每年发病≥2 次;⑤婴儿期出现生长迟缓者;⑥反复的皮肤或器官脓肿;⑦持续的鹅口疮或皮肤真菌感染;⑧需要静脉使用抗生素以清除感染病灶;⑨深部感染或有菌血症者;⑩家族中有 PID 患者。

(二) PID 常用实验室检查

1. **全血细胞计数和血涂片**　用以评估患者是否存在中性粒细胞缺乏、淋巴细胞减少或形态异常的吞噬细胞,严重的淋巴细胞缺乏症可以是 T 细胞功能缺陷(如 SCID)的早期表现。

2. **淋巴细胞增殖试验**　可用于评估多种不同激活剂(如丝裂原)作用下的淋巴细胞增殖和分化能力,反映体内 T 细胞功能,用于诊断和监测原发性及继发性免疫缺陷患者。该项试验多在研究机构中开展,临床检测较少。T 淋巴细胞的另一功能为合成细胞因子,通过检测丝裂原/抗原诱导的细胞因子水平,作为抗原特异性淋巴细胞计数的标志,评估不同 T 淋巴细胞亚群的功能。

3. **流式细胞技术**　运用荧光标记检测不同淋巴细胞表面特异性抗原或胞内蛋白成分,鉴定特定的细胞亚群及评估细胞功能状态。临床开展检测的外周血细胞亚群包括 CD3/CD4/CD8(辅助 T 细胞和细胞毒 T 细胞)、CD19/CD20(B 淋巴细胞)和 CD16/CD56(NK 细胞)。正常外周血 B 淋巴细胞占淋巴细胞数的 4%~10%,如外周血 B 淋巴细胞数目显著下降,则提示患者可能存在与 B 细胞缺少分化相关的免疫缺陷(如 XLA)。

4. **中性粒细胞功能测定**　中性粒细胞活性评估较为复杂,临床应用受到限制。中性粒细胞表面黏附分子缺陷(如 CD18、CD11a-c)可通过上述流式细胞表型分析确定。呼吸暴发试验用于评估中性粒细胞吞噬和清除外来抗原的能力,检测方法包括四氮唑蓝(NBT)还原试验和化学发光试验。上述细胞功能缺陷有助于 CGD 的诊断。

5. **体液免疫评估**　除流式细胞技术进行 B 淋巴细胞计数外,血清免疫球蛋白水平的定量和分类是体液免疫评估的常规方法。临床常用比浊法进行主要免疫球蛋白(IgG、IgA、IgM 和 IgE)及 IgG 亚类的水平测定。

6. **补体活性测定**　总补体溶血(CH50)试验用于评估经典补体级联反应,AH50 用于评估替代途径的补体功能。抗体覆盖的绵羊红细胞免疫复合物激活补体级联反应,如果所有的补体成分都存在而且具有功能,绵羊红细胞出现溶解现象,反之则提示某一补体成分缺如。

三、治疗

PID 的治疗方案需由免疫专科医生结合患者的免疫缺陷类型、感染状态等综合评估制定,具体治疗策略见表 4-5-2。

表 4-5-2 不同 PID 患者治疗策略

PID 类型	支持治疗	特异治疗
CID/SCID	免疫球蛋白替代治疗(IVIG)	骨髓移植
	积极抗感染	造血干细胞移植
	抗生素(预防性)治疗	基因治疗
	抗真菌(预防性)治疗	
	禁止接种所有活疫苗	
B 细胞缺陷	免疫球蛋白替代治疗(IVIG)	基因治疗
	抗生素(预防性)治疗	
	抗真菌(预防性)治疗	
	评估肺功能、监测并发症	
固有免疫缺陷	抗生素(预防性)治疗	骨髓移植(CGD)
	抗真菌(预防性)治疗	基因治疗
	细胞因子(IFN-γ)替代治疗	
	疫苗接种(脑膜炎奈瑟菌)	
	免疫球蛋白治疗(IVIG)	

病例链接: 原发性免疫缺陷与儿童反复感染

【一般情况】患儿,男,3 岁 6 月,体重 15kg。

【主诉】反复右膝肿痛 6 个月。

【现病史】患儿 6 个月前无明显诱因下出现右膝红肿,伴疼痛,夜间为主,疼痛剧烈时行走跛行,无发热,无皮疹,无光过敏,无口腔溃疡,无腹泻,无咳嗽,曾至当地医院就诊,查血沉(23mm/h),血常规:白细胞计数 11.73×10^9/L,血红蛋白 105g/L,超敏反应蛋白 49mg/L,考虑“滑膜炎”,嘱制动休息后,关节痛略有好转。近 1 个月患儿活动后再次出现右膝肿痛,为进一步诊治,今来笔者医院,门诊拟“关节炎”收入院。

自起病以来,患儿精神可,胃纳一般,睡眠可,大小便无殊,体重无明显改变。

【既往史】每年平均 3~4 次肺炎病史,均住院治疗好转;生后 3 个月因“重症肺炎”在 ICU 住院治疗;既往有 2 次“中耳炎”病史及 1 次“脓毒症”病史,在当地住院治疗。

【个人史及出生史】G_1P_1,孕 37 周因“胎膜早破”剖宫产娩出。

【家族史】双胎妹妹体健,否认遗传代谢及结缔组织疾病家族史。

【入院查体】T 37.3℃,P 100 次/min,R 30 次/min,BP 90/42mmHg,神清,精神略软,颈部可触及 1 枚肿大淋巴结,大小 1cm×0.5cm,质软,活动可,呼吸平,心律齐,瓣膜听诊区未闻及明显杂音,肺部听诊呼吸音清,腹软,肝脾未触及肿大。

专科查体:张口无受限,颈部活动自如,无压痛,脊柱无侧弯、畸形,颈椎/胸椎/腰椎无压痛,右膝关节肿胀明显,局部皮温升高,压痛及活动后疼痛(+),伸展及屈曲稍受限,双侧浮髌试验阴性,余关节无红肿、畸形,关节活动度正常。

【辅助检查】

1. 炎症指标　CRP 49mg/L(<8mg/L);ESR 21mm/h。

2. 免疫指标　抗核抗体谱检测:阴性;免疫球蛋白+补体水平:IgG 0.32g/L(参考值 5.0~13.0g/L),IgA 0.11g/L(参考值 0.4~1.8g/L),IgM 0.01g/L(参考值 0.4~1.8g/L),IgE<19IU/ml;补体 C4 0.5g/L。

3. 右膝关节磁共振检查(图 4-5-1)

【入院诊断】原发性免疫缺陷病? 幼年特发性关节炎。

【进一步检查】

1. 三大常规、肝肾功能、B 淋巴细胞、T 淋巴细胞、NK 细胞计数。

2. 病原体检测　血培养、前降钙素、TORCH、EB 病毒(抗体/DNA)、结核 T-Spot、抗链球菌溶血素 O、支原体、急诊免疫四项等。

3. 自身免疫性疾病筛查　抗核抗体、类风湿因子、抗环瓜氨酸抗体、抗中性粒细胞浆抗体、抗心磷脂抗体等。

4. 影像学检查　四肢长骨 X 线、双侧膝关节 B 超检查。

5. 基因检测　全外显子测定或免疫缺陷 panel 检测。

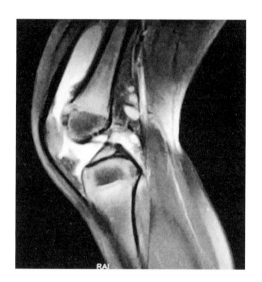

图 4-5-1　X 连锁无丙种球蛋白血症合并 JIA

右膝关节磁共振显示右侧髌骨下、股骨远端、右侧胫骨近端异常信号。

【诊疗计划】

1. 抗感染治疗。

2. 完善右膝关节穿刺术,进行穿刺液培养、细胞学计数检查等。

3. 静脉注射丙种球蛋白 400~600mg/kg。

【诊疗经过】患儿入院后完善相关检测,流式细胞检测结果提示 B 淋巴细胞明显减低(0.2%),关节腔穿刺液外观清亮、病原体检测阴性,遂停抗生素治疗,给予丙种球蛋白 10g 静脉滴注后患儿膝关节肿胀逐渐好转,关节活动度恢复。基因检测结果回报:*btk* 位点突变。

【出院诊断】X 连锁无丙种球蛋白血症;幼年特发性关节炎。

【出院建议】

1. 预防感染。

2. 定期输注丙种球蛋白(400~600mg/kg,3~4 周输注一次),定期评估患者免疫球蛋白水平及感染状况,调整 IVIG 输注时间及剂量。

3. 避免接种活疫苗。

（郑　琪，卢美萍）

参考文献

1. TANGYE SG，HERZ W，BOUSFIHA A，et al. Correction to：human inborn errors of immunity：2019 update on the classification from the International Union of Immunological Societies Expert Committee. J Clin Immunol，2020，40（1）：65.

2. FABIO C. Clinical Manifestations and Pathophysiological Mechanisms of the Wiskott-Aldrich Syndrome. J Clin Immunol，2018，38：13-27.

3. DIRK R. Chronic granulomatous disease. British Medical Bulletin，2016，118：53-66.

4. MARINA N，GIUSEPPE R. Overview of complement activation and regulation. Semin Nephrol，2013，33（6）：479-492.

5. 陈同辛，杜晶. 免疫功能状态的临床及实验室评估. 临床儿科杂志，2005，23（10）：754-756.

6. MODELL V，GEE B，LEWIS DB，et al. Global study of primary immunodeficiency diseases（PI）—diagnosis，treatment，and economic impact：an updated report from the Jeffrey Modell Foundation. Immunol Res，2011，51：61-70 .

第五章

感染科

人类与微生物关系密切,相互依存和制约,处于一种动态平衡状态。感染性疾病就是由病原微生物侵入人体导致健康受到损害的疾病,包括传染病。儿童感染性疾病与成人差异大。5岁以下(尤其是2岁以下)儿童,感染容易引起重症,致残率和死亡率高;同一病原引起儿童与成人感染的严重程度也可能不一样。

儿童感染性疾病分类方法多,可按照感染部位、病原微生物、起病快慢和严重程度进行分类。免疫抑制或缺陷人群可发生机会性感染。分子生物学技术让病原诊断取得很大进步,质谱菌株鉴定、高通量测序提高了诊断准确性,缩短时间。

细菌耐药是很大挑战,要根据免疫状态、感染部位和严重程度、可能病原菌及耐药的高危因素,在完成病原检测后经验性使用抗菌药物,待病原和药敏明确后,再改为目标治疗。抗菌药物的分级管理可有效避免抗菌药物的不合理使用。

感染科进修期间,应重点掌握常见感染性疾病特征及诊疗思路,提高防护意识,避免发生院内感染及自身感染,合理使用抗菌药物,掌握感染科常规操作技能。

第一节 发 热 待 查

一、概述

发热是儿科常见症状,儿童发热待查(fever of unknown origin,FUO)在体温度数及持续时间上不统一,国内采用 >2 周,耳温 37.5℃(肛温 37.8℃)以上,经查体、常规实验室检查 1 周以上不能确诊者。由于儿童 FUO 病因的复杂性,诊断难度大,耗时长,为小儿感染科临床诊疗的难点。本节着重探讨发热待查的病因、诊断线索与流程、鉴别诊断和治疗,为大家提供系统性治疗思维,希望能对各位的临床实践有切实的帮助。

FUO 的病种构成,主要是感染性疾病、结缔组织性疾病、肿瘤性疾病及其他疾病,虽经积极全面检查,仍有 10% 的 FUO 患者不能明确病因。

二、临床特点和诊断线索

发热只是一个症状,临床上要尽可能根据伴随症状明确长时间发热的病因。诊断程序要遵从先常见病后少见病,先器质性后功能性疾病,先一元论后二元论的基本原则。

（一）诊断线索

1. 确定 FUO 病因最重要的方法是病史和体检　特别注意局部症状、旅行史、动物接触史及用药史的询问，重视常见病的不典型表现；动态跟踪关键体征，新出现以及变化的体征是极其重要的线索；有诊断价值的体征有一半是在再次体检时发现的。

2. 寻找重要的线索，动态观察如下内容　热型、体温高低，主要伴随症状及体征，各项主要异常指标，对退热药物反应，影像学等特殊检查结果。如：①肝脾肿大；②多浆膜腔积液；③浅表及深部肿大淋巴结；④肌肉酸痛；⑤体重减轻；⑥皮疹；⑦头疼精神状态；⑧咳嗽。

3. 常规筛查　病原学检测做到有样必采，重视影像学检查价值及创伤性检查的价值，结合临床，综合判断。

（二）FUO 常见病种及诊断特点

1. 感染性疾病　首先应判定发热是否为感染所致，有中毒症状，且炎症指标高，偏向感染，病初伴随症状常为病原入侵患者途径，有助于感染定位。诊断感染的"金标准"是在无菌部位找到病原体。

（1）细菌性感染：①结核：结核中毒症状（低热、盗汗、食欲减退和体重不增），寻找感染部位，肺、脊柱/关节、颅脑、腹腔和泌尿系统，通过影像学检查可发现疑似病例，病原特异检测和病理诊断可确诊。②伤寒：高热、寒颤、皮疹和肝脾大，病初可有轻微腹泻或腹痛，可有家庭多人发病，肥达氏反应阳性可提示临床诊断，粪便培养可确诊。③细菌性脑膜炎：不完全治疗的细菌性脑膜炎，中枢症状不典型容易漏诊，腰椎穿刺和颅脑 MRI 可提示，脑脊液和血等无菌标本病原学检测可确诊。④感染性心内膜炎：心脏或瓣膜有结构和功能异常，伴不明原因发热时容易想到，但有时心脏正常的儿童也会发生感染性心内膜炎，反复心脏 B 超、血培养及血病原核酸检测有诊断意义。⑤骨髓炎/关节炎：热程 7~10 天以上出现骨骼、肌肉酸痛，运动功能障碍，X 线检查有提示作用，MRI 可临床诊断，血/骨髓病原检测阳性可确诊。⑥布鲁氏菌病：常有来自牧区或屠宰羊的流行病学史，体温曲线为弛张型或波状热，伴有颈部淋巴结肿大、触痛，可伴肌肉和骨骼痛，常规抗感染治疗效果不佳，血清学检测可临床诊断，血、骨髓或淋巴结中找到布鲁氏菌可确诊。⑦链球菌感染：比较常见，初期有咽痛，扁桃体炎，之后可出现持续高热，可继发变态反应性疾病，如风湿热和链球菌感染后反应性关节炎等。ASO 和咽拭子培养有诊断意义。

（2）病毒感染：①EB 病毒感染：反复或持续发热，伴有肝脾淋巴结肿大，肝功能异常或黄疸，血常规有异常，EB 抗体谱可以判断是否原发感染或再激活感染，结合血清 EB-DNA 阳性，可确诊。EB 病毒感染出现持久或反复发热，要注意发展为慢性、嗜血或淋巴细胞增殖性疾病可能。②巨细胞病毒感染：免疫缺陷或免疫抑制患者，CMV 可引起严重肺部、血流和颅内感染，CMV-IgM 和血清 CMV-DNA 同时阳性可确诊。需要注意痰液中 CMV-DNA 阳性意义不大，肺泡灌洗液中 CMV-DNA 阳性，需结合肺部 CT 表现判断。

（3）真菌感染：①侵袭性念珠菌感染：常发生于免疫抑制、营养不良、恶性肿瘤患者感染，以血流、肝脏、心脏瓣膜、肾脏及中枢神经感染多见，炎症指标基本正常，血清学动态监测有临床意义，血和骨髓等无菌体液培养阳性可确诊。②隐球菌病：可发生于免疫正常儿童，肺部、血流或颅脑感染多见，血或脑脊液中荚膜多糖阳性可临床诊断，无菌部位培养到隐球菌或找到核酸可确诊。

（4）寄生虫病：①阿米巴痢疾：热度不高，伴反复血便，里急后重，常规治疗无效，大便涂片找到阿米巴可确定诊断。②恙虫病:有恙虫叮咬史,发热,肌肉酸痛,可伴肝、脾和淋巴结肿大,恙虫叮咬的地方常在皮肤皱褶处,可见黑痂。

2. **非感染性炎症性疾病** 包括多种疾病,每种疾病有其自身特点,且均为排除性诊断。常见的有幼年类风湿性关节炎(全身型)、Still病、SLE、风湿热、亚急性坏死性淋巴结炎和不完全川崎病等。

(1)肿瘤性疾病:需要病理结果确诊,如穿刺或活检、流式细胞术、核医学、影像学和内镜检查有协助作用。常见的有淋巴瘤、白血病、其他恶性肿瘤。

(2)其他疾病:如甲亢、中枢性发热、暑热症及周期性发热等(表5-1-1,图5-1-1)。

表 5-1-1 FUO 诊断流程

阶段	病史 + 体检 + 筛查	非侵袭性 (特异性 + 病原学)	侵入性检查
筛查期	病史、体检、筛查(三大常规、CRP、PCT、生化、胸和鼻窦X线检查)	培养(血、尿、粪便、痰液)	无菌体液(骨髓、脑脊液等)常规及生化
特异筛查期	旅行史、接触史、环境因素、疫苗接种,针对性体检、热型;ANA,IG+C3 C4、ANCA,超声(心脏超声、腹部、盆腔、胸部和淋巴结)	非侵袭性诊断试验,包括血清学(外斐试验、Q热抗体、肥达氏反应、T-spot)、培养、核酸检测,PCR(HIV,CMV,EBV)	诊断性检验:培养(骨髓、胸水、腹水、脓液)
侵入性检查期	影像学检查:CT、MRI、核扫描	核酸:多重PCR,二代测序(血、脑脊液、骨髓、肺泡灌洗液等)	骨髓穿刺术、腰椎穿刺术、呼吸内镜、消化内镜、外科腔镜、组织活检
经验治疗	经验性抗生素应用,激素,丙种球蛋白,退热药,对症支持,观察病情变化		

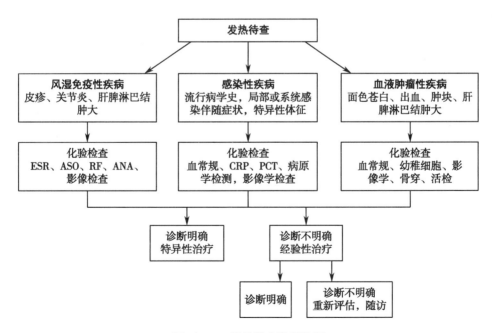

图 5-1-1 发热待查诊断流程

三、治疗

治疗原则是明确病因,针对病因进行治疗;病因不明者,可进行经验性对症支持治疗,诊断性治疗要权衡利弊。

（一）一般治疗

1. **体温管理**　退热,如布洛芬、对乙酰氨基酚。

2. **支持治疗**　补液,内环境平衡,注意脏器功能损伤和不全。

（二）药物治疗

1. **经验性抗菌治疗**　根据最有可能病原及前期抗菌素疗效选择或更换抗菌素,72 小时体温没有下降趋势,提示疗效欠佳,停止或更换抗菌素。

2. **诊断性抗结核治疗**　怀疑结核,但缺乏诊断依据;由于抗结核治疗副作用大,疗程长,治疗不规范会诱发耐药,如有诊断性治疗依据,权衡利弊,跟家属良好沟通,尤其是怀疑结核性脑膜炎时,可予以经验性治疗。

3. **糖皮质激素应用**　主要怀疑变态反应性疾病,由于激素会掩盖病情,病因不明确时使用激素要谨慎,需在骨髓穿刺术、腰椎穿刺术、常规抗感染治疗无效情况下使用,不主张大剂量和长疗程。

（三）长期随访

约 10% 的 FUO 患者最后查不到明确病因,疗效欠佳,但低热,病情轻且稳定,没有进展趋势,可门诊随访体温和病情变化。

病例链接： 儿童发热待查

【一般情况】患儿,男,8 岁 11 月。

【主诉】发热 12 天。

【现病史】患儿 12 天前于家中无明显诱因下出现发热,最高体温 40.2℃,伴畏寒、寒战,热峰每天 5 次,热高时伴头痛,以前额为主,不剧,热退缓解,伴阵发性腹痛,以脐周为主,不剧可忍,病初呕吐 3 次,非喷射性,为胃内容物,无咖啡样物,晨起少许咳嗽,无腹泻,无抽搐,无皮疹,无胸闷、气促,当地医院予以"干扰素肌内注射,奥司他韦口服"治疗 3 天,"头孢曲松"静脉滴注 2 天,体温仍反复。后住院治疗,诊断"脓毒血症、支气管炎、肝功能异常",先后给予"阿奇霉素、克林霉素静脉滴注抗感染,地塞米松及甲强龙静脉滴注抗炎,护肝利胆"等治疗,胸腔穿刺抽胸水,患儿体温正常 2 天后复升,热峰每天 1 次,咳嗽增多,为求进一步治疗至笔者医院。发热间期患儿神志清,反应可,胃纳欠佳,睡眠尚可,二便无殊,体重无明显变化。

【既往史】入院前 1 个月有狗咬伤病史。否认药物过敏史,否认重大疾病史。

【出生史】G_2P_2,足月顺产,出生体重 3.5kg,否认窒息抢救史。

【预防接种史】卡介苗已接种,其他按卡接种。

【家族史】亲属无类似疾病。

【入院查体】神志清,精神可,巩膜黄染,口唇无发绀,呼吸规则,未见吸气性三凹征,咽稍充血,扁桃体Ⅰ度肿大,双肺呼吸音粗,双侧呼吸音对称,未闻及干、湿啰音,心音中,心律齐,腹平软,无压痛、反跳痛,肝脏肋下 4cm,脾肋下未及肿大,神经系统检查未见阳性病理性体征,全身未见皮疹及出血点。

【辅助检查】当地医院血常规:白细胞计数 15.5×10⁹/L[参考值(4.3~11.3)×10⁹/L],中性粒细胞 56%,超敏 C 反应蛋白 19.1mg/L(参考值 <8mg/L)。生化:总蛋白 48.8g/L(参考值 65~84g/L),白蛋白 27.4g/L(参考值 39~54g/L),总胆红素 120.5μmol/L(参考值 3.42~20.5μmol/L),直接胆红素 77.7μmol/L(参考值 0~3.42μmol/L),间接胆红素 42.8μmol/L(参考值 0~17.1μmol/L),谷丙转氨酶 105.8IU/L(参考值 7~30U/L),谷草转氨酶 52.1IU/L(参考值 14~44U/L)。胸水常规:黄色,微混,李凡他试验 +,有核细胞数 106×10⁶/L,单核细胞 94%。结核感染 T 细胞斑点试验:阴性。心脏超声:二、三尖瓣微量反流。B 超示胆囊壁水肿,双侧胸腔积液,腹腔积液。胸部三维重建 CT 示两侧胸腔积液伴两肺下叶局部膨胀不全;右肺上叶局部气肿;心包少量积液;气管三维重建未及明显异常。全腹部 CT 平扫示右钙化灶,肝脏 glisson 鞘增厚;腹腔及盆腔大量积液。

【入院诊断】发热待查:结缔组织病,血液系统疾病? 支气管炎;多浆膜积液;肝功能损害。

【检查计划】完善相关检查,如血常规、尿常规、便常规、生化、前降钙素、病原学检测、抗核抗体、肥达氏反应、胸腹水 B 超、MRI,必要时行骨髓穿刺术、腰椎穿刺术等。

【治疗计划】

入院后给予阿奇霉素 0.3g,每天一次,静脉滴注,抗感染,以及护肝、利胆等对症支持治疗,根据检查结果及时调整治疗方案。

【治疗经过】入院完善相关检查:血常规:白细胞计数 9.23×10⁹/L,淋巴细胞 58.5%,血红蛋白 118g/L,血小板计数 367×10⁹/L,超敏 C 反应蛋白 18.28mg/L,异型淋巴细胞及幼稚细胞未见。复查血常规:白细胞计数 7.46×10⁹/L,淋巴细胞 54.7%,中性粒细胞 36.3%,血红蛋白 135g/L,血小板计数 389×10⁹/L,超敏 C 反应蛋白 <0.50mg/L。生化:总胆红素 50.8μmol/L,直接胆红素 28.5μmol/L,丙氨酸氨基转移酶 683U/L(参考值 7~30U/L),天门冬氨酸氨基转移酶 439U/L(参考值 14~44U/L),谷氨酰基转移酶 354U/L(参考值 5~19U/L),肌酸激酶-MB 活性 16U/L。复查生化:总胆红素 29.2μmol/L,直接胆红素 11.3μmol/L,间接胆红素 17.9μmol/L,丙氨酸氨基转移酶 158U/L(参考值 7~30U/L),天门冬氨酸氨基转移酶 57U/L,总胆汁酸 71.5μmol/L(参考值 0~10μmol/L)。抗链球菌溶血素 O 264.6U/ml(参考值 <200U/ml)。血清铁蛋白 258.8μg/L。血氨 33μmol/L。铜蓝蛋白 430mg/L。TORCH 抗体、EB 病毒抗体五项、EB-DNA、单纯疱疹病毒Ⅱ型 DNA、乙肝定性 HIV 梅毒丙肝、甲丙丁戊肝炎病毒、MP+CP+LG 抗体、肠道病毒、血培养、骨髓培养、肥达氏反应等均未见异常。免疫球 + 补体、凝血谱、肿瘤标志物均未见明显异常。抗核抗体 20 项:抗核抗体检测 +1:100(参考值 <1:100)。复查抗核抗体 20 项:抗 U1nRNP 抗体阳性,抗核抗体检测 +1:320(参考值 <1:100)。抗中性粒细胞核抗体无殊。肝纤维化血清标志物检:Ⅳ胶原 234.04pg/L,层粘连蛋白 115.70μg/L,Ⅲ型前胶原氨基端肽 279.64μg/L,透明质酸 85.52μg/L。CD 检测:CD19 12.80%,CD3 82.20%,CD4 40.15%,CD8 34.70%。

腹部 B 超:肝大,胆囊壁增厚、毛糙,胰腺尾部增厚,肝门部淋巴结肿大。心脏超声:三尖瓣轻度反流。腹水、胸水检查:右侧胸腔积液,未见明显腹腔积液。MRCP:肝脏饱满,肝方叶小囊肿考虑,门脉周围少许渗出,胰管稍扩张。头颅 MRI:双侧额顶叶血管间隙增多,余颅脑

MRI 平扫未见明显异常。心电图:窦性心律不齐,T 波改变。脑电图:未见异常。

入院后先后给予阿奇霉素、头孢噻肟、亚胺培南、头孢哌酮舒巴坦静脉滴注抗感染,复方甘草酸苷、丁二磺酸腺苷蛋氨酸、复合辅酶静脉滴注,熊去氧胆酸胶囊、葡醛内酯口服等护肝利胆及止咳对症处理。患儿第 16 天起体温正常,第 21 天直接胆红素升高,丙氨酸氨基转移酶无明显好转,给予大剂量甲强龙冲击治疗,输注血浆改善凝血功能,继续护肝利胆,加用门冬氨酸钾镁,第 26 天起肝功能好转,第 30 天出院。

【出院诊断】 脓毒症;胆汁淤积性肝炎(急性重度);肝功能损害;多浆膜腔积液;支气管肺炎。

【出院建议】

1. 合理喂养,注意休息,加强护理,避免感染。

2. 出院带药,复方甘草酸苷片、葡醛内酯、熊去氧胆酸胶囊口服。

(陈英虎)

参考文献

1. PETERSDORF RG,BEESON PB. Fever of unexplained origin:report on 100 cases. Medicine (Baltimore),1961,40:1.

2. DAYAL R,AGARWAL D. Fever in Children and Fever of Unknown Origin. Indian J Pediatr,2016,83(1):38.

3. CHIEN YL,HUANG FL,HUANG CM,et al. Clinical approach to fever of unknown origin in children. J Microbiol Immunol Infect,2017,50(6):893.

4. HASSAN RH,FOUDA AE,KANDIL SM. Fever of Unknown Origin in Children:A 6 year-Experience in a Tertiary Pediatric Egyptian Hospital. Int J Health Sci(Qassim),2014,8(1):13.

5.《中华传染病杂志》编辑委员会. 发热待查诊治专家共识. 中华传染病杂志,2017,35(11):641.

第二节　百　日　咳

一、概述

百日咳是由百日咳鲍德特菌感染引起的急性呼吸道传染病,其典型的临床特征是阵发性痉挛性咳嗽,伴咳嗽末深长的"鸡鸣"样吸气性吼声,如未得到及时有效治疗,病程可迁延数月,成为长期咳嗽的重要原因。新生儿和小婴儿临床症状可不典型,往往咳嗽数声后即出现屏气、发绀,易致窒息、惊厥,可因出现肺炎、脑病等并发症而死亡。近年来,全球百日咳发病率呈显著增加趋势,尤以发达国家最为明显,百日咳成为发达国家唯一一个疫苗高度覆盖而发病率不降反升的疾病。我国也出现百日咳再现,随着百日咳鲍德特菌抗体检测、细菌培养和 PCR 检测等病原诊断措施的相继开展,我国百日咳的年上报人数有较大幅度增加,百日咳这个被认为逐渐消失的古老疾病再次成为儿童感染领域的热点问题。

(一)病原菌及其致病机制

1. **病原菌**　鲍德特菌属是引起百日咳样痉挛性咳嗽的常见病原,其中百日咳鲍德特菌引起者称百日咳,其他鲍德特菌或其他病原也可以引起百日咳样咳嗽,临床习惯称之为类百日咳综合征。百日咳鲍德特菌对营养要求高,在碳琼脂基质平板上生长良好,该菌生长缓慢,需培养 3~5 天才见细小、银灰色的不透明圆形汞滴样光滑菌落。

2. **致病机制** 百日咳的毒力因子包括毒素及黏附素两大类。百日咳毒素是百日咳鲍德特菌主要的致病因子,它可以提升机体对于组胺及 5-羟色胺的敏感性,气道反应性增高,呼吸道炎症加重,纤毛上皮细胞受损,出现阵发性的痉挛咳嗽。百日咳鲍德特菌被吸入气道后释放百日咳黏附素,使细菌黏附于呼吸道黏膜的纤毛上,致使黏膜上皮细胞的纤毛运动失调、纤毛停滞,大量黏稠分泌物质无法排出,刺激患者黏膜中的感受器,出现强烈的阵发性痉挛性咳嗽,咳嗽末可出现高调的鸡鸣样的吼声。百日咳黏附素同时抑制中性粒细胞调节的细菌清除,延长细菌在呼吸道感染的持续时间,致使临床症状持续迁延。其他毒力因子包括菌毛、荚膜、丝状血凝素等也参与致病过程,因其可因生存环境改变而改变,导致受感染的机体临床表现出现多样化。

(二)流行病学特点

本病遍及全球,全年均可发病,但以春、夏两季相对高发。

1. **传染源** 百日咳鲍德特菌感染者是本病唯一的传染源,家庭内症状不典型或轻症成人患者和潜在感染者是儿童百日咳的主要传染源。年幼的患儿常因症状典型而采取隔离措施,或播散飞沫的能力有限,在本病的传播中危害较小。百日咳的家庭内流行模式已从过去的儿童-儿童模式转变为现在的青少年、成人-儿童模式,但学校和托幼机构儿童-儿童模式依旧不容忽视。

2. **传播途径** 百日咳鲍德特菌是一个上呼吸道病原,主要在人体的鼻咽部聚集,当咳嗽或打喷嚏时病原菌可随呼吸道飞沫迅速传播,易感者吸入带菌飞沫而被感染。因该菌有严格寄生性,对外界抵抗力差,离开人体后很快死亡,故间接传播的可能性很小。

3. **易感人群** 人是百日咳鲍德特菌的唯一感染宿主,人群普遍易感。不同年龄人群感染百日咳后的临床症状不同,青少年和成人往往因临床症状较轻而被漏诊误诊。小婴儿对百日咳鲍德特菌的抵抗力弱,或未达疫苗接种年龄,导致 6 月龄以下的小婴儿成为百日咳感染的高发人群,新生儿感染百日咳危害最大。

(三)临床表现

患者吸入百日咳鲍德特菌后,潜伏期 2~21 天,一般为 7~14 天进入典型百日咳的 3 个临床阶段:卡他期、痉咳期和恢复期。

1. **卡他期** 一般 7~10 天,自发病至出现阵发性痉挛性咳嗽的时期,主要以鼻塞、流涕、喷嚏和咳嗽为主要症状,咳嗽往往不剧烈,可有短暂的一过性低热,临床表现类似普通感冒。此期鼻咽部细菌量已经达到高水平,由于不能早期识别,在传染过程中危害最大。

2. **痉咳期** 一般持续 2~6 周,亦可长达 2 个月以上。进行性加重的阵发性、痉挛性咳嗽,特点为成串的痉挛性咳嗽后,伴一次深长吸气,此时因较大量空气急促通过痉挛缩窄的声门发出一种特殊的高调鸡鸣样吸气性回声,之后又发生新一次痉咳,反复多次,直至咳出较多黏稠痰液。痉咳时患儿常面红唇绀,常见咳嗽后呕吐,特别在夜间表现更为明显。在两次发作间隔期,患儿多无明显症状。已有切齿的小儿可见舌系带溃疡。小婴儿比较容易出现呼吸暂停、肺炎、百日咳脑病等并发症,还有可能出现结膜下出血、脐疝、气胸等气压性损伤,临床表现重,病死率高。患有先天性心脏病的患儿可能会出现肺动脉高压,严重肺动脉高压可导致猝死。此期罕有发热,若有明显发热常提示合并其他病原混合感染。

3. **恢复期**　一般持续2~3周。咳嗽频率和严重程度逐渐减轻,咳嗽后呕吐也逐渐缓解。此期病情可因细菌再次繁殖、继发其他病原感染或其他刺激因素作用后再次出现痉咳,病情迁延可达数月之久。

临床表现不典型病例常被忽视。3个月以下小婴儿,尤其是新生儿百日咳常不典型,多见咳嗽数声后即发生屏气、发绀,甚至窒息、惊厥或心搏骤停。较大儿童和成人感染后症状较轻,表现为迁延不愈的慢性咳嗽,易被误诊为过敏性咳嗽。

(四)实验室检查

1. **外周血常规和血涂片**　早期外周血白细胞计数即明显升高,痉咳期最为明显,白细胞总数可 $>20 \times 10^9/L$,淋巴细胞绝对值 $>10 \times 10^9/L$,外周血涂片有时可见特异性的裂隙淋巴细胞。

2. **病原学检查**

(1)血清学检查:①急性期和恢复期的双份血清标本中百日咳鲍德特菌特异性抗体滴度上升4倍以上;②单份血清中百日咳特异性IgM、IgG、IgA抗体明显增高,但应考虑患儿的年龄和免疫状态。

(2)细菌培养:细菌培养以疾病早期阳性率为最高,采用无菌藻酸钙拭子采集鼻咽拭子,接种于碳琼脂基础培养基上,35~36℃培养3~7天可见典型菌落。

(3)核酸检测:PCR法检测呼吸道分泌物中百日咳鲍德特菌核酸,敏感度和特异度均较高,鼻咽拭子标本阳性率明显高于口咽拭子。

二、诊断与鉴别诊断

(一)百日咳的诊断

1. **流行病学史**　春夏季发病,当地有本病流行,或有百日咳接触史,未接种疫苗。

2. **临床表现**

(1)0~3月龄:无热或低热,进行性加重的咳嗽,加上鸡鸣样回声、呼吸暂停或咳嗽后呕吐、发绀、抽搐,密切接触长期无热咳嗽的患者,符合以上中的1项。

(2)4月龄至9岁:无热、低热,阵发性咳嗽≥7天,非脓性鼻炎加上咳嗽末鸡鸣样回声、咳嗽后呕吐、呼吸暂停、抽搐、肺炎、症状夜间加重,密切接触长期无热咳嗽的患者,符合以上中的1项。

(3)≥10岁:阵发性干咳≥2周,非脓性鼻炎,无热加上鸡鸣样回声、呼吸暂停、咳嗽后呕吐、症状夜间加重。

3. **实验室检查**

(1)外周血白细胞计数 $>20 \times 10^9/L$,淋巴细胞绝对值 $>10 \times 10^9/L$。

(2)病原学依据:痰、鼻咽拭子培养到百日咳鲍德特菌;或百日咳鲍德特菌核酸阳性,或恢复期血清特异性抗体比急性期成4倍增长。

4. **诊断标准**

(1)疑似病例诊断:具备临床表现,伴或不伴流行病学资料。

(2)临床诊断病例:疑似病例加上血常规特点。

(3)确诊诊断病例:具备病原学依据中的任何一条。

（二）鉴别诊断

1. **副百日咳** 由副百日咳鲍德特菌感染引起。患儿也可有百日咳样痉挛性咳嗽表现，可以有聚集发病的特点，病程也可迁延反复。外周血白细胞和淋巴细胞计数可以不增高，大环内酯类抗生素治疗疗效优于百日咳，鼻咽拭子细菌培养有助于鉴别。

2. **类百日咳综合征** 鲍德特菌属中其他菌种或其他病原体如支原体、衣原体、呼吸道合胞病毒等也可引起患儿百日咳样咳嗽，相应病原培养、抗原检测或核酸检测有助于诊断。

3. **过敏性咳嗽** 年长患儿百日咳样咳嗽症状不典型，可表现为迁延不愈的慢性咳嗽，需与过敏性咳嗽鉴别。细菌培养和过敏原检测、肺功能检测有助于鉴别诊断。

4. **支气管异物** 本病可有迁延不愈的反复咳嗽，异物呛入史不明确时须与本病鉴别。支气管异物以刺激性呛咳为主要表现，胸部 CT 及气道重建和纤维支气管镜检查有助于诊断。

三、治疗

（一）抗菌治疗

1. 目的和意义

（1）消除传染源：对百日咳患儿进行抗生素治疗的最大意义在于清除鼻咽部的细菌，减少疾病在人群中进一步传播的风险。

（2）改善患儿症状：对患儿早期进行敏感抗生素治疗能明显减轻患儿症状，缩短病程，降低死亡率。

2. 常用药物

（1）大环内酯类抗生素：如红霉素、阿奇霉素、罗红霉素或克拉霉素等。①红霉素 $30 \sim 50 mg/(kg \cdot d)$，每天 3 次，静脉滴注或口服，推荐 14 天为 1 个疗程。②阿奇霉素 $5 \sim 10 mg/(kg \cdot d)$，1 次顿服，总量 $30 mg/kg$，$3 \sim 5$ 天为 1 个疗程。绝大多数患者需 2 个疗程才能清除鼻咽部的细菌。

（2）复方新诺明：近年国内有报道百日咳鲍德特菌耐红霉素比例较高，临床使用大环内酯类抗生素 1 周左右仍无改善时，可考虑复方新诺明（SMZ-TMP）$50 mg/(kg \cdot d)$ 分两次口服，并根据细菌培养结果确定治疗疗程。因复方新诺明可与胆红素竞争在血浆蛋白上的结合部位，增加新生儿胆红素脑病发生的危险性，因此该类药物在 2 个月以下婴儿中禁用，此外，使用前还需除外葡萄糖-6-磷酸脱氢酶（G6PD）缺乏症。

（3）β-内酰胺类抗生素：如头孢哌酮、派拉西林。上述抗生素在体外对百日咳鲍德特菌有良好的抗菌活性，临床治疗也取得一定疗效，可作为耐大环内酯类百日咳的替代用药。百日咳鲍德特菌对第一代和第二代头孢菌素耐药。

（二）对症和支持治疗

目前尚无特别有效的针对痉咳的干预措施。糖皮质激素、支气管舒张药、抗组胺药和白三烯受体拮抗剂等，由于缺乏严谨的临床研究论证，目前没有公认的推荐意见。中医药治疗可改善部分患儿症状，缩短病程，对依从性好的年长患儿可考虑使用。严重痉挛性咳嗽患儿、因恐惧、烦躁而引发的痉咳，可给予水合氯醛灌肠或服用异丙嗪、苯巴比妥等。

（三）其他治疗

并发肺实变和/或肺不张时，需要支气管镜检查及肺泡灌洗；对于危重百日咳病例，肺动脉高压是预后不良的主要危险因素,国外有应用一氧化氮、西地那非舒张肺血管等治疗,但有效性及安全性有待进一步研究。对白细胞过高的患儿,换血治疗的收益存在争议。

（四）对患者的管理

保持室内空气流通及环境安静舒适,避免刺激诱发患儿痉咳。小婴儿雾化应慎重。痰液黏稠可雾化吸入后及时吸痰护理,发生窒息应及时吸痰、给氧,若发生脑水肿需及时进行脱水治疗。呼吸道隔离应至患儿鼻咽部百日咳鲍德特菌培养阴性。

四、预防

（一）儿童的主动免疫

接种百日咳疫苗是预防儿童百日咳的重要手段。WHO 建议儿童应尽早及时接种百日咳疫苗,首针在 6~8 周基础免疫。常用的疫苗:百白破(白喉类毒素、百日咳鲍德特菌Ⅰ相灭活菌苗、破伤风类毒素)三联菌苗,初种年龄分别为 3、4、5 和 18 月龄各接种 1 剂次;百白破-b 型流感嗜血杆菌联合疫苗,可替代百白破疫苗,分别于 3、4、5 月龄和 18~24 月龄各接种 1 剂次;百白破-b 型流感嗜血杆菌-脊髓灰质炎五联疫苗于 2、3、4 月龄或 3、4、5 月龄进行 3 剂次基础免疫,18 月龄进行 1 剂次加强免疫。

（二）对新生儿和小婴儿的免疫保护

由于近年来未能完成百日咳疫苗接种的婴儿成为儿童百日咳的主要患病人群,而且患儿月龄越小疾病程度往往越严重,因此对新生儿、小婴儿的免疫保护尤为重要。美国计划免疫委员会建议孕妇最好在孕龄大于 20 周时接种百日咳疫苗,或对家庭成员均进行百日咳疫苗接种,有助于预防成人、青少年百日咳感染向未免疫的小婴儿传播。

病例链接: **重症百日咳**

【一般情况】患儿,女,2 月 15 天。

【主诉】咳嗽半月,加重 7 天。

【现病史】患儿半月前因接触"感冒家人"后出现咳嗽,初起为单声咳嗽,不剧烈,有鼻塞流涕,未予以处理。7 天前咳嗽进行性加重,夜间为著,剧烈时每次连咳十多声,有咳嗽后呕吐,伴口唇发绀,偶有咳嗽后鸡鸣样回声。病程中无发热,无惊厥,当地拟"重症肺炎"住院,给予"鼻导管吸氧、头孢哌酮舒巴坦静脉滴注 3 天,红霉素联合万古霉素静脉滴注 3 天,以及甲强龙、硫酸镁静脉滴注"等治疗,患儿咳嗽无明显好转,咳剧时频繁口唇发绀,由 120 携氧转至笔者医院。病来患儿精神较差,食欲减低,有咳嗽后呕吐,睡眠差,大小便正常。

【既往史】无殊。

【出生史】G_3P_3,足月剖宫产,出生体重 3.0kg,无窒息抢救史。

【预防接种史】已接种乙肝疫苗和卡介苗,未接种百白破-b 型流感嗜血杆菌-脊髓灰质炎五联疫苗。

【家族史】否认有家族遗传病、结核病等病史。有两个姐姐,分别为 10 岁和 6 岁,已经咳嗽 1 月余,为阵发性咳嗽,夜间明显。患儿母亲和父亲均有咳嗽症状。

【入院查体】T 36.0℃,P 170 次/min,R 66 次/min,BP 106/68mmHg,危重评分 78 分,营养评分 2 分,GCS 评分 10 分,嗜睡,双侧瞳孔等大等圆,直径 3mm,对光反射灵敏,呼吸急促,可见吸气性凹陷征,两肺呼吸音对称,可闻及细湿性啰音,心音中,心律齐,未闻及明显杂音,腹软,肝肋下 3cm,质软,脾肋下未及,神经系统查体阴性,肢端尚暖,左侧腹股沟斜疝,可回纳。

【辅助检查】病程第 7 天当地血常规:白细胞 52.49×10⁹/L[参考值(4.3~14.2)×10⁹/L],淋巴细胞百分比 62.6%,血红蛋白 91g/L,血小板 817×10⁹/L,CRP 27.1mg/L。病程第 11 天白细胞 84.86×10⁹/L[参考值(4.3~14.2)×10⁹/L],淋巴细胞百分比 48.70%,血红蛋白 89g/L,血小板 908×10⁹/L,CRP 15.6mg/L。呼吸道病毒抗原检测副流感病毒Ⅲ型阳性,痰培养肺炎链球菌+++,对青霉素、头孢曲松、利奈唑胺、万古霉素和复方新诺明敏感。胸部 CT 提示支气管肺炎,两肺上叶、右肺下叶部分实变。

【入院诊断】急性重症肺炎;呼吸衰竭;类白血病反应;左侧腹股沟斜疝。

【检查计划】完善三大常规(血、尿、便常规),血气,前降钙素,生化,凝血功能,病原学检查(鼻咽拭子培养、血培养、门诊呼吸道五联和衣原体抗体等),免疫球蛋白检测,以及心电图、胸片、心脏超声和肝胆胰脾 B 超、骨髓穿刺检查等,并做好纤维支气管镜检查准备。

【治疗计划】

1. 监测观察 告病危,记尿量,监测心率、呼吸、血压、血糖,观察神志反应、四肢末梢循环情况等。

2. 一般治疗 禁食补液,胃肠减压,雾化吸痰,气道护理。吸氧,必要时辅助机械通气,抗凝治疗,强心、营养心肌治疗。

3. 抗感染治疗 入院后暂给予利奈唑胺联合美罗培南静脉滴注抗感染,待病原学检查结果及时调整方案。

【治疗经过】入院后查血常规白细胞 88.10×10⁹/L,淋巴细胞百分比 43.0%,中性粒细胞百分比 45.0%,血小板计数 908×10⁹/L,超敏 C 反应蛋白 12.58mg/L,未见异常淋巴细胞。脑脊液常规无色透明,潘氏球蛋白定性试验弱阳性,白细胞数 2.0×10⁶/L。脑脊液生化葡萄糖 4.79mmol/L,氯 105.6mmol/L,微量总蛋白 576.9mg/L。脑脊液培养阴性。骨髓穿刺检查未见异常细胞。胸片提示肺炎,伴右上肺不张、右中下肺野透亮度增高。颈胸部平扫加气道重建 CT 示两肺感染性病变,伴部分实变不张,右肺上叶及中叶支气管近端偏窄。心电图提示窦性心动过速,轻度 T 波改变。心脏超声:房间隔回声中断 2.7mm,三尖瓣轻度反流,射血分数正常。头颅 B 超示右侧室管膜下出血(约 0.5cm×0.3cm)。

入院后禁食,吸氧,给予美罗培南联合利奈唑胺针静脉滴注抗感染。入院第 2 天改鼻饲喂养。患儿仍有反复发热,阵发性咳嗽。入院后第 4 天肺泡灌洗液高通量检查:检出百日咳鲍特菌、肺炎链球菌。鼻咽拭子培养肺炎克雷伯菌++,百日咳鲍特菌++++(图 5-2-1)。父母鼻咽拭子培养均示百日咳鲍特菌生长。改哌拉西林他唑巴坦抗感染,甲泼尼龙抗炎,丙种球蛋

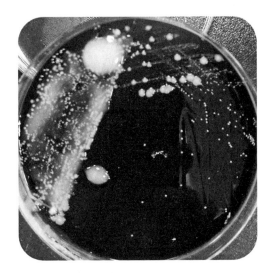

图 5-2-1 百日咳患儿的鼻咽拭子培养结果
细小的菌落为百日咳鲍德特菌,粗大黏稠的菌落为肺炎克雷伯菌。

白、白蛋白支持治疗。入院第 7 天体温正常,第 24 天病情平稳,血象正常,改头孢曲松静脉滴注抗感染,第 32 天停吸氧,转母乳喂养。

【出院诊断】脓毒血症;百日咳(重症);急性重症肺炎;呼吸衰竭;类白血病样反应;肝功能损害;副流感病毒Ⅲ感染。

【出院建议】注意保暖,合理喂养,避免着凉,预防感染。

(华春珍)

参考文献

1. CARBONETTI NH. Bordetella pertussis:new concepts in pathogenesis and treatment. Curr Opin Infect Dis,2016,29(3):287.
2. 中华医学会儿科学分会感染学组,《中华儿科杂志》编辑委员会. 中国儿童百日咳诊断与治疗建议. 中华儿科杂志,2017,55(8):568.
3. WINTER K,ZIPPRICH J,HARRIMAN K,et al. Risk factors associated with infant deaths from pertussis:a case-control study. Clin Infect Dis,2015,61(7):1099.
4. HUA CZ,WANG HJ,ZHANG Z,et al. In vitro activity and clinical efficacy of macrolides, cefoperazone-sulbactam and piperacillin/piperacillin-tazobactam against Bordetella pertussis and the clinical manifestations in pertussis patients due to these isolates:A single-center study in Zhejiang Province,China. J Glob Antimicrob Resist,2019,18:47.
5. MI YM,HUA CZ,FANG C,et al. Effect of macrolides and β-lactams on clearance of Bordetella pertussis in the nasopharynx in children with whooping cough. Pediatr Infect Dis J,2021,40(2): 87.

第三节　EB 病毒感染

一、概述

EB 病毒(Epstein-Barr virus,EBV)是 1964 年由 Epstein MA 和 Barr YM 在淋巴瘤组织中分离到的一种双链 DNA 病毒,疱疹病毒属 γ 亚科。线性双链 DNA 病毒,172kb,约 100 个基因,其中重要的有编码 VCA、EA 和 NA 的基因等。患者及 EBV 携带者是传染源,经密切接触传播,人群普遍易感,90%~95% 的成年人可检测到 EBV 抗体,即曾被 EBV 感染。EBV 感染引起的疾病谱广,包括急性感染性疾病、诱发自身免疫性疾病及恶性肿瘤性疾病,病程长,病情轻重不一,热退后肝脏损害仍可进行性加重,预后差异大,初次感染症状消退后可再激活。在感染初期,难以判断疾病发展,EBV 靶细胞 CD19 细胞数量恢复在 EBV 感染 6 周之后,需要常规随访 3 个月,重症感染随访时间更长。

二、临床特点、诊断线索和分类

(一)EBV 感染的临床特点

1. 临床表现　以发热、扁桃体炎和颈部淋巴结肿大为典型"三联征",可伴有眼睑水肿、皮疹、肝脾大。

2. 并发症　大部分患者 1~3 周症状消退而自愈,小部分患者病情进展,出现气道梗阻、间质性肺炎、多浆膜腔积液、脑炎、吉兰-巴雷综合征、免疫性溶血性贫血、免疫性血小板减少症、心肌炎、心包炎、心律失常、肝衰竭、胰腺炎、脾破裂,甚至进展为 EBV 相关噬血淋巴组织细胞增多症。

3. 化验检查 外周血异型淋巴细胞增高,血小板或白细胞降低,EBV-VCA-IgG 和 IgM 阳性;或者 EBNA-IgG 和 EBV-VCA-IgG 阳性,血清 EBV-DNA 阳性。

4. 影像和超声检查 颈部淋巴结肿大,肝脾大,肺部炎症,多浆膜腔积液。

（二）诊断线索

根据患者的特征性临床表现,如发热、扁桃体白色分泌物、颈部淋巴结肿大、肝脾肿大、异常淋巴细胞增高,高热持续不退,吸气困难,黄疸,血细胞降低,血清铁蛋白升高提示病情进展,有并发症出现;明确诊断需要 EBV 抗体谱和血清 EBV-DNA 检测。

（三）EBV 感染的分类

按感染时间分原发性 EBV 感染和继发性 EBV 感染;按发病机制分传染性单核细胞增多症（infectious mononucleosis,IM）、重型传染性单核细胞增多症（severe infectious mononucleosis,SIM）、EBV 相关噬血淋巴组织细胞增生症（EBV-hemophagocytic histiocytosis,EBV-HLH）、慢性活动性 EBV 感染（chronic active EBV infection,CAEBV）及 X 连锁淋巴组织增生性疾病（X-linked lymphoproliferative disease,XLP）。

1. IM 临床特点

（1）发热:90%~100% 的患儿有发热,约 1 周,重者 2 周或更久,幼儿可不明显。

（2）扁桃体炎:约 50% 的患儿扁桃体有灰白色膜状渗出物。

（3）淋巴结肿大:80%~95% 的患儿有浅表淋巴结肿大,以颈部淋巴结肿大最常见。

（4）脾脏肿大:35%~50% 的患儿可伴脾肿大。

（5）肝脏肿大:发生率为 45%~70%。

（6）眼睑水肿:部分患儿有眼睑水肿。

（7）皮疹:皮疹多样,可为斑丘疹、红斑、荨麻疹或丘疹等。化验检测有异常淋巴细胞增多,EBV-VCA-IgM 阳性,EBNA-IgG 阴性,血清 EBV-DNA 阳性。

2. SIM 起病同 IM,病情重,进展快,常伴发如下并发症:①气道梗阻:口咽肿胀、扁桃体和颈部淋巴结肿大;②肺脏:间质性肺炎、胸腔积液;③神经系统:脑炎、脑膜炎、小脑炎、ADEM、脊髓炎、吉兰-巴雷综合征、颅内出血;④免疫性溶血性贫血;⑤免疫性血小板减少症;⑥多浆膜腔积液;⑦心脏:心肌炎、心包炎、心律失常;⑧消化:肝衰竭、胰腺炎、脾破裂;⑨进展为 EBV 相关 HLH、XLP 和 SCAEBV。

3. EBV-HLH EBV 感染引起 HLH,是以发热、肝脾肿大、血细胞减低、血清铁蛋白升高、高甘油三酯血症和/或低纤维蛋白原血症、骨髓有嗜血现象为特点的临床综合征,是 EBV 引起的一种严重威胁患儿生命的过度炎症反应综合征,γ-IFN 显著升高,伴 IL-10 和 IL-6 增高。EBV-HLH 患儿通常存在特异性免疫缺陷,EBV 感染触发过度的炎症反应,已知的基因有 *PRF1*、*UNC13D*、*SH2D1A*、*BIRC4*、*AP3B1*、*LYST* 和 *RAB27A* 等。

4. CAEBV EBV 感染引起 IM 样症状持续或反复发作超过 3 个月以上,排除目前已知自身免疫性疾病、肿瘤性疾病及免疫缺陷性疾病。临床以反复发热、淋巴结肿大和肝脾肿大、血细胞减少、多浆膜腔积液、牛痘样水疱、蚊虫过敏、消化道出血与溃疡、间质性肺炎及心肌炎为特点的综合征。CAEBV 活动期与静止期交替进行,病情加重时出现 HLH、DIC、肝功能衰竭、消化道溃疡或穿孔、心肌炎、中枢神经系统损害,危及生命。EBV 病毒除感染外周血 B 细胞外,还能持续感染 T 细胞或 NK 细胞,引起 T 细胞、NK 细胞或 B 细胞克隆性增生。根据克隆性增生的细胞类型,CAEBV 可分为 T 细胞型、NK 细胞型和 B 细胞型,其中 T 细胞型预后最差。

5. XLP　患者仅对 EBV 特别敏感,对其他疱疹病毒如单纯疱疹病毒和巨细胞病毒的免疫反应正常。表现为高热持续不退,造成暴发性肝炎和血细胞进行性降低。CD8+T 细胞和巨噬细胞大量增生并在全身各脏器浸润,肝功能衰竭是引起死亡的常见原因,大多数在 EBV 感染后 1 个月内死亡。EBV 感染可能仅为 XLP(*LYP*)基因缺失者发生 XLP 的诱因,在 EBV 感染前就有免疫缺陷。XLP 合并致死性传染性单核细胞增多症的发病机制是淋巴细胞增殖失控,导致淋巴细胞浸润各种器官,最终导致功能障碍。XLP 患者 Th2 细胞功能亢进,而 Th1 细胞功能相对低下,可能与 XLP 合并致死性 FIM 有关。诊断线索是同一母亲所生的 2 个或 2 个以上男孩于 EBV 感染后表现为致死性传单症状。

三、诊断和鉴别诊断

(一) EBV 感染的诊断流程

EBV 感染的诊断流程见图 5-3-1。

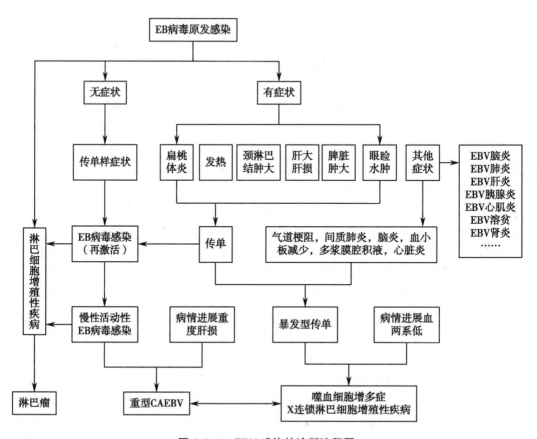

图 5-3-1　EBV 感染的诊断流程图

（二）诊断标准

1. IM

（1）临床诊断病例:满足下列临床指标中任意 3 项及实验室指标中第 4 项。

（2）实验室确诊病例:满足下列临床指标中任意 3 项及实验室指标中第 1~3 项中任意 1 项。

1）临床指标:①发热;②咽扁桃体炎;③颈淋巴结肿大;④脾脏大;⑤肝脏肿大;⑥眼睑水肿。

2）实验室指标:①抗 EBV-VCA-IgM 和抗 EBV-VCA-IgG 抗体阳性,且抗 EBV-EBNA-IgG 阴性;②抗 EBV-VCA-IgM 阴性,但抗 EBV-VCA-IgG 抗体阳性,且为低亲和力抗体;③外周血异型淋巴细胞比例≥0.10;④6 岁以上儿童外周血淋巴细胞比例 >0.50 或淋巴细胞绝对值 >5.0×10⁹/L。

2. SIMIM　起病,病情重,进展快,伴有脏器功能障碍。

3. EBV-HLH　有 EBV 感染的证据,同时达到嗜血细胞综合征诊断标准。

4. CAEBV　IM 样症状持续或反复发作 3 个月以上,有 EBV 感染及引起组织病理损害的证据,排除目前已知自身免疫性疾病、肿瘤性疾病及免疫缺陷性疾病所致。

5. XLP　临床诊断同一母亲所生的 2 个或 2 个以上男孩于 EBV 感染后表现为 XLP 症状,确诊需明确位于 Xq25 的 XLP（*LYP*）基因的 SH2 区存在基因突变。

（三）鉴别诊断

需要与化脓性扁桃体炎、结核、亚急性坏死性淋巴结炎、淋巴瘤、白血病等。

四、治疗和预后

（一）病因治疗

抗病毒治疗的指针,急性期高热持续不退,或存在并发症,可予以阿昔洛韦(每次 10mg/kg,每 8 小时给药一次)或更昔洛韦(每次 5mg/kg,每 12 小时给药一次)抗病毒治疗,热退后可停药,疗程不超过 14 天。

（二）对症处理

护肝,退热,气促、低氧血症者吸氧。

（三）激素应用指征

高热持续不退,病情进展,伴有脏器功能障碍或严重并发症,在排除白血病、淋巴瘤及结核等情况下,可以使用。甲基强的松龙 2mg/(kg·d),每天 2 次,静脉滴注;或地塞米松 10mg/(m²·d),每 12 小时给药一次,静脉滴注。疗程根据疾病类型分。SIM 一般 3~7 天,CAEBV、EBV-HLH 和 XLP 根据标准方案进行。

（四）并发症治疗

药物治疗,免疫抑制治疗,化学治疗,移植治疗。

（五）出院后治疗和随访

随访发热、肝功能、肝脾颈部淋巴结肿大、EBV 载量,CD19 细胞数量,防止肝损反复、EBV 再激活及淋巴细胞增殖性疾病。

（六）预后

总体预后良好,重症或并发症者预后欠佳,发生 EBV-HLH、CAEBV、XLP 预后差。

病例链接：慢性活动性 EB 病毒感染

【一般情况】患儿,女,6岁3月。

【主诉】咳嗽1月余,发热18天。

【现病史】患儿1月余前无明显诱因下出现咳嗽,阵发性,每次2~4声,有痰不易咳出,无喘息、气促,无犬吠样咳嗽,18天前出现发热,体温波动在40℃左右,无寒战、惊厥,无发绀,无皮疹,无呕吐、腹泻,当地医院诊断"1.急性支气管肺炎;2.EB病毒感染;3.脾重度肿大伴脾亢;4.肝腹水;5.胸腔积液;6.腹腔积液",给予"阿莫西林克拉维酸钾、头孢曲松、头孢哌酮舒巴坦、阿奇霉素"静脉滴注及护肝等治疗18天,咳嗽有所改善,仍反复发热,建议转上级医院进一步治疗。病来患儿神志清,精神一般,胃纳欠佳,大小便无殊,体重无明显增减。

【既往史】患儿10个月前因"EB病毒感染"于笔者医院住院治疗。因"慢性EB病毒感染、肝大伴脾大、肝功能损害"定期就诊于复旦大学附属儿科医院。

【出生史】G_2P_2,足月剖宫产,出生体重4.1kg,否认窒息抢救史。

【预防接种史】卡介苗已接种,其他按卡接种。

【家族史】家中无类似疾病。否认结核等家族史。

【入院查体】体温36℃,心率116次/min,呼吸30次/min,血压90/48mmHg,经皮氧饱和度95%。神清,精神可,咽稍红,呼吸平稳,右肺呼吸音较左侧稍低,右肺闻及少许湿啰音,心律齐,未闻及明显病理性杂音,腹膨隆,肝肋下6cm,剑突下5cm,质韧,无触痛,表面光滑,脾肋下10cm,质韧,神经系统查体阴性,未见皮疹,肢端温。

【辅助检查】当地医院血常规:WBC 2×10^9/L,N 52.8%,RBC 3.19×10^{12}/L,Hb 85g/L,PLT 95×10^9/L,CRP 10.8mg/L;肝功能:ALT 104U/L,AST 77U/L;肺部CT示右肺下叶炎症、实变,右肺下叶支气管闭塞,两侧胸腔少量积液,心脏增大。

【入院诊断】迁延性肺炎;慢性活动性EB病毒感染;脾亢;多浆膜腔积液。

【检查计划】完善相关检查,如血常规、尿常规、便常规、生化、EB病毒、血培养、痰培养,以及心电图、心脏超声、肝胆胰脾肾B超等检查,必要时行纤维支气管镜。

【治疗计划】入院后暂给予哌拉西林他唑巴坦联合万古霉素静脉滴注抗感染,根据检查结果及时调整治疗方案。

【治疗经过】入院完善相关检查:血常规:白细胞计数 1.891×10^9/L[参考值（4.3~11.3）× 10^9/L],淋巴细胞43.1%,中性粒细胞49.6%,中性粒细胞绝对值 0.94×10^9/L,红细胞计数 3.43×10^{12}/L,血红蛋白93g/L(参考值118~156g/L),未见异型淋巴细胞,超敏C反应蛋白11mg/L。复查血常规:白细胞计数 1.63×10^9/L,中性粒细胞绝对值 0.76×10^9/L,红细胞计数 3.14×10^{12}/L,血红蛋白88g/L(参考值118~156g/L),血小板计数 198×10^9/L,网织红细胞2.5%,幼稚细胞分类未见,超敏C反应蛋白6mg/L。凝血功能:纤维蛋白原（Fib）1.141g/L,活化部分凝血活酶时间45.7秒(延长22秒),血浆D-二聚体测定1.09mg/L。生化:白蛋白21.1g/L(参考值39~54g/L),总胆红素75.6μmol/L（3.42~20.5μmol/L）,直接胆红素43.2μmol/L（0~3.42μmol/L）,间接胆红素32.4μmol/L(参考值0~17.1μmol/L),丙氨酸氨基转移酶90U/L,天门冬氨酸氨基转移酶88U/L(参考值14~44U/L),肌酐34μmol/L,尿素2.96mmol/L,肌酸激酶-MB活性8U/L;铁蛋白125.1ng/ml。复查肝功能:总蛋白54.8g/L,白

蛋白 33.1.0g/L,总胆红素 92.6μmol/L,直接胆红素 56.3μmol/L,间接胆红素 36.3μmol/L,丙氨酸氨基转移酶 172U/L,天门冬氨酸氨基转移酶 165U/L。血清 EB-DNA:阳性 6.48×10^4 拷贝/ml。骨髓 EB-DNA:阳性 2.20×10^5 拷贝/ml。EB 病毒抗体 IgG(EBVCA-IgG):203.45U/ml;EB 病毒核抗原抗体(IgG):3.54U/ml。细胞因子流式测定:humanIL-2 3.5pg/ml,humanIL-4 2.9pg/ml,humanIL-6 20.7pg/ml,humanIL-10 12.2pg/ml,humanTNF 2.4pg/ml,humanIFN-r 40.0pg/ml。CD 检测:CD20 3.65%,CD39 3.151%,CD46 2.901%,$CD3^-CD16^+CD56^+$ 5.00%。CD 检测(活化 T 细胞亚:HLA-DR+/$CD3^+CD4^+$ 68.58%,CD69+/$CD3^+CD4^+$ 55.76%,HLA-DR+/$CD3^+CD8^+$ 52.29%,$CD69^+/CD3^+CD8^+$ 34.86%)。真菌 D-葡聚糖、MP+CP+LG 抗体、乙肝定量 HIV 梅毒、免疫球蛋等均未见明显异常。

胸片:两肺炎症,伴右下肺节段性不张,右侧胸腔积液;左侧肺底积液可能,请结合临床。附见:肝脾影大。腹部 B 超:后腹膜未见明显异常、未见腹腔淋巴结肿大、肝大伴肝回声增强、门静脉壁回声增强。囊壁增厚、脾大、腹腔积液、双侧胸腔积液。心脏超声:左心增大,三尖瓣轻度反流。心电图:窦性心动过速。头颅 CT 平扫:苍白球密度欠均匀;附见:副鼻窦炎可能。

考虑患儿处于活动性 EB 病毒感染期,入院后暂给予哌拉西林他唑巴坦联合万古霉素静脉滴注抗感染,经感染科、血液科会诊后加用阿昔洛韦抗病毒,甲强龙 2mg/(kg·d),每 12 小时给药一次,静脉滴注,输注血浆、白蛋白、护肝、化痰止咳等对症支持治疗。患儿第 5 天起体温正常,第 9 天激素减量。考虑患儿慢性活动性 EB 病毒感染,多器官功能受损,建议使用免疫抑制剂,但家属要求出院(图 5-3-2)。

【出院诊断】迁延性肺炎;慢性活动性 EB 病毒感染;脾亢;多浆膜腔积液;低白蛋白血症。

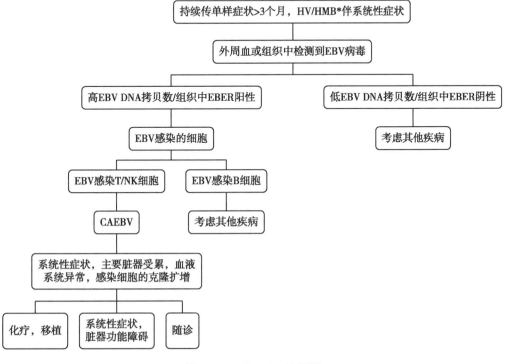

图 5-3-2　CAEBV 流程图

【出院建议】

1. 注意保暖,合理喂养,预防感染。
2. 出院带药,甲强龙片、利可君片、熊去氧胆酸、补钾补钙等口服。
3. 出院 1 周内感染科门诊复诊。

(陈英虎)

参考文献

1. DUNMIRE SK,VERGHESE PS,BALFOUR HH .Primary Epstein-Barr virus infection. J Clin Virol,2018,102:84.
2. 刘钢,谢正德,申昆玲.重视儿童严重 EB 病毒性疾病.中华儿科杂志,2016,54(8):561.
3. 中华医学会儿科学分会感染学组.儿童 EB 病毒感染相关疾病的诊断和治疗原则专家共识.中华儿科杂志,2021,59(11):905.
4. CHANDRAKASAN S,FILIPOVICH AH. Hemophagocytic lymphohistiocytosis:advances in pathophysiology,diagnosis,and treatment. J Pediatr,2013,163(5):1253.
5. OKANO M. Recent Concise Viewpoints of Chronic Active Epstein-Barr Virus Infection. Curr Pediatr Rev,2015,11(1):5.

第四节　抗菌药物的合理应用

一、概述

儿童是细菌感染的好发人群,临床抗菌药物的使用率相应较高。抗菌药物有杀菌药物和抑菌药物两大类,前者通过抑制细菌细胞壁的合成或抑制细胞膜的功能导致细菌死亡,如 β - 内酰胺类、糖肽类和多黏菌素类等;后者通过抑制蛋白质或核酸合成达到抑制细菌的作用,如大环内酯类和磺胺类。合理使用这些抗菌药物可有效治愈感染,改善疾病预后,而不合理的使用则可导致治疗失败、诱导细菌耐药、发生菌群失调和二重感染。

抗菌药物合理应用,包括抗菌药物的种类选择合理,使用剂量合适,用药间隔符合药代动力学特点。种类选择合理最为关键,选择时应考虑机体、病原微生物和抗菌药物三者的关系。医师应从机体的角度了解疾病常见的病因或病原谱,从微生物的角度了解常见病原的耐药谱,从抗菌药物的角度了解各药的抗菌谱,通过三个层面的融会贯通,逐渐做到"程式化"的抗菌药物选择。

二、常见感染性疾病的病原谱

(一)化脓性咽炎、扁桃体炎

最常见的病原菌为化脓性链球菌(A 群 β 溶血性链球菌),其他如肺炎链球菌、流感嗜血杆菌、金黄色葡萄球菌、咽峡炎链球菌等也占一定比例。腺病毒、EB 病毒感染也可致渗出性扁桃体炎,应与化脓性扁桃体炎鉴别。

（二）社区获得性肺炎

常见病原因患儿年龄不同而异。新生儿肺炎以沙眼衣原体、流感嗜血杆菌、呼吸道合胞病毒多见，其他年龄阶段的婴幼儿以呼吸道合胞病毒、肺炎支原体、肺炎链球菌、流感嗜血杆菌和卡他莫拉菌多见。年长儿肺炎支原体感染的构成比较婴幼儿更高。近年百日咳再现成为公共卫生领域的新问题，小婴儿百日咳半数可因继发肺炎链球菌等细菌感染而出现肺炎的表现。

（三）鼻窦炎和中耳炎

细菌引起者最常见的病原是肺炎链球菌、流感嗜血杆菌和卡他莫拉氏菌。

（四）血流感染

新生儿以大肠埃希菌最常见，其次为无乳链球菌。婴幼儿常见的病原菌为肺炎链球菌、金黄色葡萄球菌、大肠埃希菌和其他链球菌属的细菌。年长儿血流感染相对少见。原发或继发免疫功能低下者大肠埃希菌、肺炎克雷伯菌等革兰氏阴性菌引起者较多。

（五）细菌性脑膜炎

新生儿以大肠埃希菌最常见，其次为无乳链球菌；婴幼儿以肺炎链球菌最为常见，金黄色葡萄球菌、大肠埃希菌和其他细菌占一定比例。年长儿细菌性脑膜炎较为少见。原发或继发免疫功能低下者大肠埃希菌、肺炎克雷伯菌相对多见。

（六）化脓性骨、关节炎

最常见者为金黄色葡萄球菌，在已知病原的患者中占 80% 以上。

（七）细菌性肠炎

近年明确病原的细菌性肠炎主要由沙门氏菌引起，以鼠伤寒沙门菌最常见。

（八）泌尿道感染

最常见的病原菌为大肠埃希菌，其次为肺炎克雷伯菌和变形杆菌，肠球菌是尿液培养常见的细菌，但其意义需结合临床分析。

三、常见病原菌的耐药谱

对于病原学检测阳性者，应首选结合临床表现和标本类型，判断该菌是否为感染的病原，再决定是否选择针对性的抗菌药物。对于病原学检测阴性者，也应结合临床预测可能的病原。感染性疾病的病原学是临床选择抗菌药物最重要的依据。

（一）肺炎链球菌

非脑膜炎株对青霉素的敏感率达 80% 以上，对头孢曲松和头孢噻肟的敏感率更高，对万古霉素和利奈唑胺均敏感，对红霉素和阿奇霉素的耐药率高达 90% 以上。脑膜炎株因耐药折点值不同，对青霉素和头孢菌素的耐药率高于非脑膜炎株。肺炎链球菌不产生 β-内酰胺酶，因此用含酶抑制剂的复合制剂治疗肺炎链球菌感染也属于不合理用药。

（二）流感嗜血杆菌

近年我国的流感嗜血杆菌菌株对历史沿袭的首选药物氨苄西林的耐药率快速上升，耐药率接近或超过 70%，对氨苄西林-舒巴坦或阿莫西林-克拉维酸耐药率为 30%~40%，对大环内酯类耐药率为 30%~35%，对头孢曲松、头孢噻肟、美罗培南和左氧氟沙星高度敏感。

（三）金黄色葡萄球菌

对苯唑西林耐药率为 30%~40%，甲氧西林耐药的金黄色葡萄球菌（Methicillin-resistant

Staphylococcus aureus，MRSA）对一代、二代、三代头孢菌素均耐药,对头孢罗膦和头孢比罗则敏感。菌株对复方磺胺甲基异噁唑敏感率高,对万古霉素和利奈唑胺均敏感。

（四）大肠埃希菌

社区感染者大多数不产生超广谱β-内酰胺酶,对头孢他啶、头孢哌酮敏感性较高,可作为经验性用药,而超广谱β-内酰胺酶阳性者,可考虑头霉素类、头孢哌酮舒巴坦、哌拉西林他唑巴坦,如果药敏结果提示不敏感,则选择美罗培南或亚胺培南。避免一看到大肠埃希菌就直接用碳青霉烯类抗菌药物。

（五）肺炎克雷伯菌

该菌产生超广谱β-内酰胺酶比例较高,耐药性较大肠埃希菌严重,社区感染经验用药可考虑头孢哌酮舒巴坦、哌拉西林他唑巴坦,对这两个抗菌药物耐药者考虑碳青霉烯类。肺炎克雷伯菌是院内最常见的产碳青霉烯酶的肠杆菌科细菌,这类泛耐药细菌的治疗较为棘手,可能会用到替甲环素、多黏菌素等抗菌药物。产碳青霉烯酶的肺炎克雷伯菌对磷霉素敏感率较高,不存在交叉耐药。

（六）无乳链球菌和化脓性链球菌

目前这两种细菌罕有对青霉素耐药者,对所有青霉素类和绝大多数头孢菌素类敏感率高。但菌株对青霉素G的敏感程度最高,高于苯唑西林等其他β-内酰胺类抗菌药物。

（七）卡他莫拉菌

该菌90%以上产生β-内酰胺酶,对不耐酶的青霉素类耐药,对第三代头孢菌素头孢噻肟和头孢曲松敏感。

四、常用抗菌药物的抗菌谱

（一）β-内酰胺类

1. 青霉素类

（1）不耐酶的天然青霉素:抗菌谱窄,常用的有青霉素G、普鲁卡因青霉素、苄星青霉素（长效青霉素）、青霉素V等,对不产β-内酰胺酶的革兰氏阳性球菌（如化脓性链球菌、无乳链球菌、肺炎链球菌非脑膜炎株）、部分革兰氏阳性杆菌（如破伤风杆菌、炭疽杆菌）、螺旋体和放线菌都有强大的抗菌作用,对革兰氏阴性球菌如淋球菌和脑膜炎双球菌有较好的杀菌作用。对阴性杆菌抗菌活性差,对产β-内酰胺酶的阳性球菌（如MRSA）无杀菌作用。

（2）不耐酶半合成广谱青霉素-氨基类青霉素:氨苄西林和阿莫西林对化脓性链球菌等各种球菌的作用略逊于青霉素G,但对粪肠球菌感染疗效好;对革兰氏阳性杆菌产单核李斯特菌有特效,对革兰氏阴性杆菌有一定抗菌作用。氨基类青霉素皮疹发生率较高,在EB感染患儿中使用可引起严重皮疹,故在不能排除EB病毒感染的渗出性扁桃体炎患儿中应慎用。

（3）不耐酶半合成广谱青霉素-脲基类青霉素:羧苄西林、替卡西林、美洛西林、阿洛西林等,对铜绿假单胞菌、变形杆菌、肠杆菌等革兰氏阴性杆菌具有较强的抗菌活性,对革兰氏阳性球菌也有一定抗菌作用。

（4）耐酶半合成窄谱青霉素:有甲氧西林、苯唑西林、氯唑西林、双氯西林、氟氯西林等,具有耐葡萄球菌β-内酰胺酶的特点,主要用于甲氧西林敏感金黄色葡萄球菌（MSSA）感染的治疗。

（5）不耐酶半合成广谱青霉素-抗假单胞菌青霉素:有哌啦西林、替卡西林和磺苄西林,其中哌拉西林抗菌活性最强,对不产酶的革兰氏阳性球菌有较好的抗菌作用,但对肠球菌的作用逊于氨苄西林。对铜绿假单胞菌抗菌活性好,对肺炎克雷伯菌、大肠埃希菌、变形杆菌、沙门菌、百日咳鲍德特菌和厌氧菌等也具有较强的杀菌活性。

2. 头孢菌素类

(1)第一代头孢菌素:有头孢氨苄、头孢唑啉、头孢拉定和头孢羟氨苄等,对其敏感的细菌主要有化脓性链球菌、无乳链球菌、肺炎链球菌等不产酶的革兰氏阳性球菌和甲氧西林敏感金黄色葡萄球菌,多数对革兰氏阴性菌的抗菌活性较弱。

(2)第二代头孢菌素:如头孢克洛、头孢呋辛、头孢替安、头孢丙烯等。抗菌谱较一代头孢略广,对革兰氏阳性菌抗菌作用与第一代相近,对细菌产生的 β-内酰胺酶较稳定,因此对革兰氏阴性菌的抗菌活性较第一代头孢菌素强。

(3)第三代头孢菌素:目前较广泛应用于临床,常见的有头孢噻肟、头孢曲松、头孢哌酮、头孢他啶、头孢唑肟、头孢地尼、头孢克肟、头孢地嗪等,对革兰氏阳性菌的抗菌作用弱于第一代,对革兰氏阴性菌的作用较第二代头孢菌素更强,而且对多种 β-内酰胺酶稳定,对流感嗜血杆菌、卡他莫拉菌和不产超广谱 β-内酰胺酶的革兰氏阴性杆菌均具有很好的抗菌活性。第三代头孢菌素亚类间抗菌谱差别较大,头孢曲松和头孢噻肟对革兰氏阳性菌具有较强抗菌活性,而头孢哌酮和头孢他啶则对革兰氏阳性球菌抗菌活性弱,但对革兰氏阴性菌作用更强,对铜绿假单胞菌作用明显优于其他 β-内酰胺类。头孢曲松半衰期长达 8 小时,每日一次注射即能维持 24 小时疗效浓度,因其血浆蛋白结合率高,不用于高胆红素血症的新生儿。头孢哌酮 75% 药物自胆汁排出,适用于肾功能不全者或肝、胆道感染,但在肝功能不全或胆道梗阻者禁用。

(4)第四代头孢菌素:包括头孢匹罗、头孢吡肟等,抗菌谱更广,对化脓性链球菌、肺炎链球菌、苯唑西林敏感的金黄色葡萄球菌等革兰氏阳性球菌作用较强,对铜绿假单胞菌抗菌活性好。头孢吡肟对细菌产生的 AmpC 酶、超广谱 β-内酰胺酶等多种酶稳定,对多数耐第三代头孢菌素的革兰氏阴性杆菌往往有效,该药 100% 从肾脏排出,使用时应警惕肾毒性。

(5)抗 MRSA 头孢菌素:有头孢罗膦(ceftaroline)和头孢比罗(ceftobiprole),是头孢菌素中仅有的对 MRSA、苯唑西林耐药凝固酶阴性葡萄球菌有抗菌活性的药物,对青霉素耐药肺炎链球菌抗菌活性好,对屎肠球菌、非发酵菌抗菌活性弱。

3. 头霉素类 有头孢西丁、头孢米诺、头孢美唑、头孢替坦等,对革兰氏阳性球菌的作用较第二代头孢菌素差,对革兰氏阴性杆菌的作用较第三代头孢菌素稍强,对超广谱 β-内酰胺酶稳定,对厌氧菌有效。

4. 单环酰胺类 氨曲南,属于窄谱类抗菌药物,只对革兰氏阴性菌有效,对肠杆菌科细菌和铜绿假单胞菌具强大作用,对革兰氏阳性菌和厌氧菌无抗菌活性。其优点是在密切观察下可用于青霉素或头孢菌素过敏的患者。

5. 氧头孢烯类 如拉氧头孢和氟氧头孢,对肠杆菌科细菌、厌氧菌和铜绿假单胞菌有效;对革兰氏阳性菌活性较差。氧头孢烯类可导致凝血酶原缺乏、血小板减少和功能障碍,故有出凝血功能障碍的患儿应慎用。

6. 青霉烯类 常用品种法罗培南,抗菌谱广,对各种酶稳定,适用于超广谱 β-内酰胺酶阳性菌引起的反复发作性或复杂性尿路感染。

7. 碳青霉烯类 属特殊使用级抗菌药物,常用的有亚胺培南、美罗培南、厄他培南等。

它的特点是抗菌谱很广,对革兰氏阳性菌、革兰氏阴性菌、厌氧菌都有很强的抗菌作用,对超广谱 β-内酰胺酶非常稳定。目前主要用于严重的耐药菌感染,或有恶性肿瘤及免疫低下的危重患者。该类抗菌药物对 MRSA 无抗菌活性。亚胺培南不用于颅内感染患儿。美罗培南抗菌药物后效应优于亚胺培南,除了对快速生长型细菌有效,对分子杆菌也有杀菌效果,是治疗多重耐药结核分枝杆菌感染的二线用药。厄他培南对革兰氏阳性菌作用比亚胺培南略差,对革兰氏阴性菌活性强于亚胺培南。

8. **β-内酰胺酶抑制剂复合制剂**　常用的竞争性 β-内酰胺酶抑制剂有舒巴坦、克拉维酸钾、他唑巴坦和阿维巴坦。β-内酰胺酶抑制剂的作用是对 β-内酰胺酶具有强的抑制或钝化作用,增强抗菌药物对产酶菌株的抗菌活性,扩大抗菌谱。四种酶抑制剂对 β-内酰胺酶的抑制作用强弱是阿维巴坦 > 他唑巴坦 > 克拉维酸钾 > 舒巴坦。常用的含 β-内酰胺酶抑制剂的抗菌药物复合制剂,有阿莫西林-克拉维酸、替卡西林-克拉维酸、氨苄西林-舒巴坦、哌拉西林-他唑巴坦、头孢哌酮-舒巴坦和头孢他啶-阿维巴坦。六种复合制剂对临床常见菌的抗菌作用强弱见表 5-4-1。

表 5-4-1　六种复合制剂对临床常见菌的抗菌作用

制剂	肠杆菌科细菌	铜绿假单胞菌	鲍曼不动杆菌	厌氧菌	链球菌属	MRSA
阿莫西林-克拉维酸	++	–	–	++++	++++	–
氨苄西林-舒巴坦	+	–	+++	++++	++++	–
哌拉西林-他唑巴坦	+++	+++	++	++++	++++	–
替卡西林-克拉维酸	+	++	NA	++	+++	–
头孢哌酮-舒巴坦	+++	++	++++	+++	+	–
头孢他啶-阿维巴坦	++++	+++	++	–	+	–

注:"+"代表有效,数量多表示作用强;"–"代表无效;MRSA 指甲氧西林耐药金黄色葡萄球菌;上述制剂不推荐用于不产生 β-内酰胺酶(如链球菌)的细菌感染的治疗。

(二) 大环内酯类

分子结构都含有一个较大的内酯环,属于 14 元环的有红霉素、克拉霉素、罗红霉素、地红霉素等;属于 15 元环的有阿奇霉素;属于 16 元环的有交沙霉素、麦迪霉素、螺旋霉素等。大环内酯类对细胞内微生物如肺炎支原体、衣原体及军团菌等有一定的抑制作用,对弯曲菌有效。近年来,我国分离的常见细菌如金黄色葡萄球菌、链球菌属、百日咳鲍德特菌等对大环内酯类普遍耐药。本类药物血浓度低,不易透过血脑屏障,主要不良反应为胃肠道反应、静脉炎。阿奇霉素半衰期长,可一天一次使用。

(三) 林可酰胺类

常用的有林可霉素和克林霉素,多用于革兰氏阳性球菌或厌氧菌感染,在胆汁和骨髓中浓度较高,但我国临床分离的革兰氏阳性球菌对该类抗生素耐药率高达 80% 以上,单药抗感染可导致治疗失败。对链球菌引起的坏死性筋膜炎等外科疾病,联合使用克林霉素有助于抑制细菌毒素的释放,改善病情。克林霉素在 4 岁以下儿童使用时呼吸抑制、猝死的风险增加,应慎用。

(四) 磺胺类

常用的有磺胺甲基异噁唑(sulfamethoxazol,SMZ),抗菌谱较广,与甲氧苄胺嘧啶(trimethoprim,TMP)合用可增强数倍至数十倍,对嗜麦芽窄食单胞菌、耶氏肺孢子菌、奴卡菌、百日咳鲍德特菌和金黄色葡萄球菌有较好抗菌活性。其缺点为皮疹、胃肠道反应、结晶尿发生率较高,可引起白细胞减少,长期大量应用时需同时服用碳酸氢钠碱化尿液。

(五) 糖肽类

有万古霉素、去甲万古霉素、替考拉宁,两者均只对革兰氏阳性菌有效,为窄谱杀菌药。我国临床分离的链球菌、葡萄球菌、粪肠球菌对其敏感,可用于 MRSA、耐青霉素肺炎链球菌等病原引起的重症感染。屎肠球菌存在少数耐药情况。由于本类药物具有明显肾毒性、耳毒性,故肾功能不全及年幼患者(<6岁)慎用。使用中密切监测血浆药物浓度。替考拉宁较难通过血-脑屏障,对中枢感染无效。

(六) 噁唑烷酮类

利奈唑胺,用于治疗革兰氏阳性球菌引起的感染,包括由 MRSA、耐万古霉素肠球菌和非结核分枝杆菌感染。利奈唑胺也是治疗多重耐药结核分枝杆菌感染的二线用药。

(七) 甘酰胺环素类

常用品种为替加环素,抗菌谱极广,对 MRSA、耐万古霉素肠球菌、耐青霉素肺炎链球菌、多重耐药革兰氏阴性菌、脆弱拟杆菌等厌氧菌、肺炎支原体等非典型病原体、多重耐药不动杆菌等具良好抗菌活性,铜绿假单胞菌对其耐药。

(八) 磷霉素

是一种全合成的广谱抗菌药物,对多种革兰氏阳性球菌和阴性杆菌有效,与其他抗菌药物也无交叉耐药性,对 MRSA 和多重耐药肠杆菌有效。

五、合理使用抗菌药物的原则

正确选择抗菌药物后,剂量的确定也是影响抗生素使用强度的重要方面。抗菌药物有较大的剂量范围,通常,轻中度感染中小剂量应用即可,而重症感染或颅内等特殊部位感染,抗生素的剂量宜偏大或大剂量。此外,抗菌药物使用的时间间隔应符合药物代谢动力学特点,β-内酰胺类等大多数抗菌药物是时间依赖性的,合理的用药时间间隔是保证治疗有效、避免诱导耐药的重要因素。门诊治疗很多药物一天一次使用也属于不合理用药。以下药物使用频次为每天3次或3次以上:青霉素、苯唑西林、氨苄西林舒巴坦、哌拉西林他唑巴坦(除外1周内新生儿)、头孢呋辛、头孢噻肟、氟氧头孢、头孢替安、头孢甲肟等。抗菌药物种类繁多,医疗机构通过建立健全抗菌药物分级管理制度,将抗菌药物分为非限制使用级、限制使用级和特殊使用级三级,进一步规范医务人员用药的合理性。

儿科临床选择抗菌药物,应遵循以下原则:①病毒感染或发热原因不明者,不轻易使用抗菌药物;②根据预测或明确的病原菌和感染的部位选择抗菌药物的种类和疗程,根据病情轻重确定抗菌药物的剂量,根据抗菌药物的药代动力学特点决定用药频次;③病原菌培养阳性者应结合临床和标本特点区分定植与感染;④不轻易预防性用药,若用则以非限制使用级抗菌药物为主;⑤经验治疗时应结合本地区近年常见菌的耐药模式,治疗过程中根据病原菌药敏试验结果及时调整抗菌药物;⑥必须考虑患儿年龄及其药代动力学特点。

(华春珍)

参考文献

1. 江载芳,申昆玲,沈颖.诸福棠实用儿科学.8 版.北京:人民卫生出版社,2015.
2. FU P,XU H,JING C,et al. Bacterial Epidemiology and Antimicrobial Resistance Profiles in Children Reported by the ISPED Program in China,2016 to 2020. Microbiol Spectr,2021,9(3):e0028321.
3. HUA CZ,WANG HJ,ZHANG Z,et al. In vitro activity and clinical efficacy of macrolides,cefoperazone-sulbactam and piperacillin/piperacillin-tazobactam against Bordetella pertussis and the clinical manifestations in pertussis patients due to these isolates:A single-center study in Zhejiang Province,China. J Glob Antimicrob Resist,2019,18:47.
4. 中华医学会儿科学分会感染学组,中国儿童感染性疾病病原学及细菌耐药监测协作组,《中华儿科杂志》编辑部. 儿童流感嗜血杆菌感染诊断及治疗专家建议. 中华儿科杂志,2019,57(9):663.

第六章

呼吸内科

儿童呼吸医学（pediatric respiratory medicine，PRM）是专门研究儿童从出生后满 28 天到青春期各年龄阶段呼吸系统病症，并进行及时有效地管理和治疗的医学学科。PRM 是儿科学的分支，也是呼吸医学（respiratory medicine，RM）的分支，它所研究的疾病范围包括各种小儿呼吸系统发育异常和功能障碍，主要包括呼吸系统感染性疾病和过敏性疾病。PRM 的研究目标是保护和治疗呼吸系统的异常状况，防治儿童呼吸系统脏器功能障碍，防止和减少儿童呼吸系统脏器的损伤。

PRM 主要实践基地包括儿童呼吸病房（pediatric respiratory wards，PRW）和儿童呼吸门诊（pediatric respiratory clinics，PRC），二者相辅相成，相互补充。在我国，PRW 收治和处理较为严重及复杂的儿童呼吸系统各种疾病，包括哮喘、呼吸系统感染性疾病、睡眠医学、呼吸系统先天性发育异常，以及其他呼吸系统疾病，而 PRC 面对的患者对象和 PRW 基本一致，囊括以上各种疾病范围，只是 PRC 主要处理的是相对简单和轻微的病例或是完成出院患者的复查和随访。同时，PRM 包括许多具有专科特色的特殊检查设备和装置，包括呼吸内镜及介入治疗、过敏原检测及脱敏治疗、睡眠监测、肺功能、FeNO 等。

第一节　慢 性 咳 嗽

一、概述

慢性咳嗽是儿科常见的临床症状之一，其定义为以咳嗽为主要或唯一的临床表现，病程 >4 周、胸部 X 线检查未见明显异常者。目前临床所称的儿童慢性咳嗽主要是指"非特异性咳嗽"。由于儿童慢性咳嗽病因的复杂性、诊断的易混淆性，已成为儿科临床诊断治疗的难点和关注热点。

儿童慢性咳嗽不同年龄段病因分布不同：婴幼儿期、学龄前期（0~6 周岁），常见原因为呼吸道感染和感染后咳嗽（post-infection cough，PIC）、咳嗽变异性哮喘（cough variant asthma，CVA）、上气道咳嗽综合征（upper airway cough syndrome，UACS）、迁延性细菌性支气管炎（protract/persistent bacterial bronchitis，PBB）、胃食管反流性咳嗽（gastroesophageal reflux cough，GERC）等；学龄期（>6 周岁至青春期），常见原因为 CVA、UACS、心因性咳嗽（psychogenic cough，PC）等。对于儿童慢性咳嗽的病因，美国胸科医师协会（ACCP）《儿童慢性咳嗽评估指南-ACCP循证临床实践指南》中指出的前3位病因是UACS、CVA和GERC,而依据2012年的《中国儿童慢性咳嗽病因构成比多中心研究》表明我国儿童慢性咳嗽病因构成比的前3位分别是CVA(41.95%)、UACS(24.71%)、PIC(21.73%),所以对《2008年儿童慢性咳嗽诊断与治疗指南》曾建议的诊断性治疗顺序UACS、CVA、GREC进行了修正。而多病因者占8.54%,前2位是UACS合并CVA(50.13%)、PIC合并UACS(26.10%)。其他儿童慢性咳嗽的病因包括:非哮喘性嗜酸粒细胞性支气管炎(non-asthma eosinophilic bronchitis,NAEB)、PC、异物吸入、先天性呼吸道疾病、抽动症、药物性咳嗽等。

二、临床特点和诊断线索

慢性咳嗽只是一个呼吸道症状,临床上要尽可能明确引起慢性咳嗽的病因,其诊断程序应遵循从简单到复杂,从常见病到少见病的基本原则。

详细的病史询问及体格检查是必需的:病史包括患儿年龄、咳嗽持续时间、咳嗽性质(如犬吠样、雁鸣样、断续性或阵发性、干咳或有痰咳嗽、夜间咳嗽或运动后加重等)、有无打鼾、有无异物或可疑异物吸入史、服用药物史(尤其是较长时间服用血管紧张素转换酶抑制剂)、既往有无喘息史、有无过敏性疾病或过敏性疾病阳性家族史等,要注意患儿暴露的环境因素(如被动吸烟、环境污染、大气污染等)。体格检查:注意评估患儿生长发育情况、呼吸频率、胸廓有无畸形、腭扁桃体和/或增殖体有无肥大、咽后壁有无滤泡增生、有无分泌物黏附、有无发绀及杵状指等,尤其要注意检查肺部及心脏。

辅助检查包括:

(1)影像学检查:慢性咳嗽患儿应常规作胸部X线检查,确定胸部X线片有无异常,如果胸部X线仍不能明确诊断或病情复杂的患儿,可以行胸部CT检查以明确诊断。对怀疑增殖体肥大的患儿,可以摄头颈部侧位片了解增殖体增大的情况。鼻窦部CT若显示鼻窦黏膜增厚4mm以上、或窦腔内有气液平面、或模糊不透明,则是鼻窦炎的特征性改变。考虑到放射线对儿童可能的损害,鼻窦部CT不宜列为常规检查,而对其结果的解释尤其在1岁以下小儿也需慎重,因为儿童鼻窦发育尚不完善(上颌窦、筛窦出生时虽存在但很小,额窦、蝶窦5~6岁才出现)、骨结构不清晰,单凭影像学容易过多诊断造成"鼻窦炎"。

(2)肺功能:5岁以上患儿应常规行肺通气功能检查,并可根据第1秒用力呼气量进一步做支气管舒张试验或支气管激发试验,以助CVA、NAEB和过敏性咳嗽(atopic cough,AC)的诊断与鉴别诊断。

(3)鼻咽喉镜检查:对怀疑有鼻炎、鼻窦炎、鼻息肉、增殖体肥大/肿大的患儿,可以做鼻咽喉内镜检查明确诊断。

(4)支气管镜检查:对怀疑气道发育畸形、气道异物(包括气道内生异物、痰栓)等引起的慢性咳嗽可以做支气管镜检查及灌洗。

(5)诱导痰或支气管肺泡灌洗液细胞学检查和病原微生物分离培养,可以明确或提示呼吸道感染病原,也可根据嗜酸性粒细胞百分率明确NAEB的诊断。

(6)血清总IgE、特异性IgE和皮肤点刺试验:对怀疑与过敏相关的慢性咳嗽、了解患儿有无特应性体质等有一定参考价值。

(7)24小时食管下端pH值监测:是确诊GERC的金标准。对怀疑GERC患儿,应进行此项检查,很遗憾,目前很少有儿童医院开展此项检查。

（8）呼出气 NO（FeNO）测定：FeNO 的升高与嗜酸粒细胞相关性气道炎症有关，测定 FeNO 可作为辅助诊断 CVA、嗜酸粒细胞性支气管炎的非侵入性检查方法。

（9）咳嗽感受器敏感性检测：怀疑 AC 时可行此项检测，在儿童期该技术尚需在开展中积累经验。

（一）常见病因的诊断

1. CVA 临床上以慢性持续性干咳为唯一或主要症状，其临床诊断依据：

（1）持续咳嗽 >4 周，常在运动、夜间和/或清晨发作或加重，以干咳为主，不伴有喘息。

（2）临床上无感染征象，或经较长时间抗菌药物治疗无效。

（3）抗哮喘药物诊断性治疗有效。

（4）排除其他原因引起的慢性咳嗽。

（5）支气管激发试验阳性和/或 PEF 日间变异率（连续监测 2 周）≥13%。

（6）个人或一、二级亲属过敏性疾病史，或变应原检测阳性。

以上 1~4 项为诊断基本条件。

2. UACS 是指各种鼻炎、鼻窦炎、腺样体肥大、慢性咽喉炎、腭扁桃体炎等上气道疾病引起的以咳嗽为主要表现的临床综合征，其临床诊断依据：

（1）持续咳嗽 >4 周，伴有白色泡沫痰（过敏性鼻炎）或黄绿色脓痰（鼻窦炎），咳嗽以晨起或体位变化时为甚，伴有鼻塞、流涕、咽干并有异物感和反复清咽等症状。

（2）咽后壁滤泡明显增生，有时可见鹅卵石样改变，或见黏液样或脓性分泌物附着。

（3）抗组胺药、白三烯受体拮抗剂和鼻用糖皮质激素对过敏性鼻炎引起的慢性咳嗽有效，化脓性鼻窦炎引起的慢性咳嗽需要抗菌药物治疗 2~4 周。

（4）鼻咽喉镜检查或头颈部侧位片、鼻窦 X 线或 CT 有助于诊断。

3. PIC 是指病原微生物如百日咳杆菌、结核杆菌、病毒（特别是呼吸道合胞病毒、副流感病毒等）、肺炎支原体、衣原体等引起的呼吸道感染，其临床诊断依据：

（1）近期有明确的呼吸道感染病史。

（2）咳嗽持续 >4 周，呈刺激性干咳或伴有少许白色黏痰。

（3）胸部 X 线检查无异常或仅显示双肺纹理增多。

（4）肺通气功能正常，或呈现一过性气道高反应。

（5）咳嗽通常有自限性，如果咳嗽时间超过 8 周，应考虑其他诊断。

（6）除外其他原因引起的慢性咳嗽。

4. GERC 指由于胃食管反流引起症状和/或伴有胃食管功能紊乱的疾病，其临床诊断依据：

（1）阵发性咳嗽最好发的时相在夜间。

（2）咳嗽也可在进食后加剧。

（3）24 小时食管下端 pH 值监测呈阳性。

（4）除外其他原因引起的慢性咳嗽。

5. PC 指在除外多发性抽动症，并且经过行为干预或心理治疗后咳嗽能得到改善的疾病，其临床诊断依据：

（1）年长儿多见。

（2）日间咳嗽为主，专注于某件事情或夜间休息时咳嗽消失，可呈雁鸣样高调的咳嗽。

（3）常伴有焦虑症状,但不伴有器质性疾病。

（4）除外其他原因引起的慢性咳嗽。

（二）其他原因引起的慢性咳嗽

1. NAEB 的临床诊断依据

（1）刺激性咳嗽持续 >4 周。

（2）胸部 X 线正常。

（3）肺通气功能正常,且无气道高反应性。

（4）痰液中嗜酸粒细胞相对百分数 >3%。

（5）支气管舒张剂治疗无效,口服或吸入糖皮质激素治疗有效。

（6）除外其他原因引起的慢性咳嗽。

2. AC 的临床诊断依据

（1）咳嗽持续 >4 周,呈刺激性干咳。

（2）肺通气功能正常,支气管激发试验阴性。

（3）咳嗽感受器敏感性增高。

（4）有其他过敏性疾病病史,变应原皮试阳性,血清总 IgE 和/或特异性 IgE 升高。

（5）除外其他原因引起的慢性咳嗽。

3. 药物诱发性咳嗽　血管紧张素转换酶抑制剂、β 肾上腺素受体拮抗剂如普萘洛尔等药物可诱发慢性咳嗽,通常表现为持续性干咳,夜间或卧位时加重,停药 3~7 天咳嗽明显减轻乃至消失。

4. 耳源性咳嗽　人群中 2%~4% 具有迷走神经耳支（arnold 神经）,当中耳发生病变时,迷走神经受到刺激会引起慢性咳嗽。耳源性咳嗽是儿童慢性咳嗽的一个少见原因。

儿童慢性咳嗽最重要的是排除性诊断,经验性治疗后观察治疗反应以最后明确诊断（图 6-1-1）。

鉴别诊断方面主要是观察是否为特异性咳嗽病例,一般认为有以下特点常提示特异性咳嗽:

（1）肺部听诊发现干啰音、爆裂音或喀喇音、异常呼吸音或高调喘鸣音。

（2）注意咳嗽性质与出现的时间,如令人窒息样咳嗽或出生不久就出现的咳嗽常提示特异性咳嗽。

（3）有心脏畸形或心脏杂音。

（4）伴有胸痛或胸廓畸形。

（5）每天都有湿性或有痰咳嗽。

（6）有杵状指/趾。

（7）活动性或休息时的呼吸困难。

（8）与百日咳、结核病患者有密切接触史。

（9）生长发育迟缓。

（10）存在喂养困难或吞咽困难。

（11）咯血。

（12）原发或继发免疫缺陷。

（13）有药物使用史（ACE 抑制剂）。

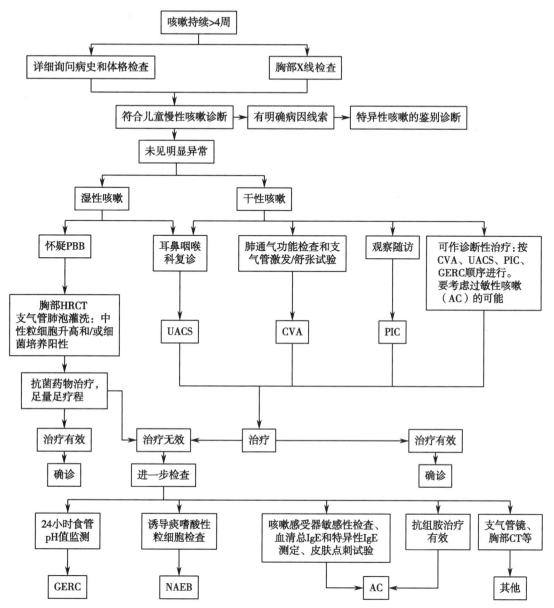

PBB：迁延性细菌性支气管炎；CVA：咳嗽变异性哮喘；UACS：上气道咳嗽综合征；PIC：（呼吸道）感染后咳嗽；GERC：胃食管反流性咳嗽；AC：过敏性（变应性）咳嗽；HRCT：高分辨率CT；NAEB：非哮喘性嗜酸粒细胞性支气管炎

图 6-1-1　慢性咳嗽诊断程序

（14）神经系统发育障碍。

（15）反复肺炎者。常见的特异型咳嗽包括先天性呼吸道疾病、异物吸入、PBB 等。

三、治疗

治疗原则是明确病因，针对病因进行治疗；病因不明者，可进行经验性对症治疗，诊断性治疗的顺序是 CAV、UACS、PIC。治疗强调观察（watch）、等待（wait）和随访（review）。

当然,我们近几年的临床实践发现我们国内慢性咳嗽的病因越来越接近美国胸科医师协会(ACCP)《儿童慢性咳嗽评估指南-ACCP循证临床实践指南》中指出的前3位病因是UACS、CVA和GERC。

常见病因的治疗:

1. CVA治疗　可予以口服β_2受体激动剂(如丙卡特罗、特布他林、沙丁胺醇等)作诊断性治疗1~2周,也有使用透皮吸收型β_2受体激动剂(妥洛特罗),咳嗽症状缓解者则有助诊断。一旦明确诊断CVA,则按哮喘长期规范治疗,选择吸入糖皮质激素或口服白三烯受体拮抗剂或两者联合治疗,疗程至少8周。

2. UACS治疗　根据引起患儿慢性咳嗽的上气道不同疾病,采取不同的治疗方案。过敏性(变应性)鼻炎:予以抗组胺药物、鼻喷激素、白三烯受体拮抗剂治疗等治疗。鼻窦炎:予以抗菌药物治疗,可选择阿莫西林或阿莫西林 + 克拉维酸钾或阿奇霉素等口服,疗程至少2周,辅以鼻腔灌洗、鼻喷激素或祛痰药物等治疗。

3. 增殖体肥大　根据增殖体肥大程度,轻至中度者可鼻喷激素联用白三烯受体拮抗剂,治疗1~3个月并观察等待,无效可采取手术治疗。

4. PIC治疗　PIC通常具有自限性,症状严重者可考虑使用口服白三烯受体拮抗剂或吸入糖皮质激素等治疗。

5. GERC治疗　首选质子泵抑制剂(如奥美拉唑),也可使用H_2受体拮抗剂(如西咪替丁)和促胃动力药多潘立酮等;改变体位取半卧位或俯卧前倾30°,改变食物性状,少量多餐等对GERC有效。

6. PC治疗　可给予心理疗法。

7. NAEB治疗　支气管舒张剂治疗无效,吸入或口服糖皮质激素治疗有效。

8. AC治疗　主张使用抗组胺药物、糖皮质激素治疗。

9. 药物诱发的咳嗽　最好的治疗方法是停药观察。

10. PBB治疗　予以抗菌药物,可优先选择7∶1阿莫西林-克拉维酸制剂或第二代以上头孢菌素或阿奇霉素等口服,通常疗程需2~4周(表6-1-1)。

表 6-1-1　慢性咳嗽常用药物及使用方法

药物	使用剂量及疗程
盐酸丙卡特罗片	6岁以上儿童:1天1次,睡前口服或1天2次,早、晚睡前口服,一次25μg(相当于口服溶液5ml)。6岁以下儿童:1天2次,早、晚睡前口服,一次1.25μg/kg(相当于口服溶液0.25ml/kg)。用于CVA时诊断性治疗1~2周
妥洛特罗贴剂	1天1次,儿童0.5~3岁为0.5mg,3~9岁为1mg,9岁以上为2mg,粘贴于胸部、背部及上臂部均可。用于CVA时诊断性治疗1~2周
孟鲁司特	6~14岁儿童:每天一次,每次5mg;2~5岁儿童:每天1次,每次4mg;6个月至2岁有较多使用经验,剂量同2~5岁儿童。治疗CVA时疗程至少8周
丙酸氟替卡松吸入气雾剂 沙美特罗替卡松粉吸入剂 布地奈德福莫特罗粉吸入剂	均为吸入激素,可用于CVA或PIC、NAEB、AC的治疗,治疗CVA时疗程至少8周。根据不同年龄和疾病严重程度选择不同品种,儿童用辅舒酮气雾剂时一般需配用储雾罐
糠酸莫米松鼻喷激素	3~11岁儿童:常用推荐剂量为每侧鼻孔1揿,1天1次

续表

药物	使用剂量及疗程
阿莫西林克拉维酸钾片剂或颗粒剂	成人和 12 岁以上儿童,每次 250mg(以阿莫西林计,下同),1 天 3 次;7~12 岁儿童,每次 187.5mg,1 天 3 次;1~7 岁儿童,每次 125mg,1 天 3 次;3~12 个月儿童,每次 62.5mg,1 天 3 次。治疗鼻窦炎时疗程在 10~14 天或以上。治疗 PBB 通常疗程需 2~4 周
奥美拉唑肠溶片	婴儿:每次 0.7mg/kg,1 岁及以上儿童和青少年:体重小于 10kg,每次 5mg/kg,体重小于 20kg,每次 10mg/kg,超过 20kg,每次 20mg/kg,用于 GERC 的治疗,治疗开始 1~2 周可考虑 1 天 2 次,稳定后改 1 天 1 次,总疗程在 1~2 个月或以上

病例链接 1： 因鼻窦炎导致的一例慢性咳嗽

【一般情况】患者,男,5 岁。

【主诉】咳嗽 2 个月。

【现病史】2 个月前患儿无明显诱因下出现咳嗽,晨起明显,为清嗓样咳嗽,每次 4~5 声,偶有脓痰咳出,平素有流涕,有时流脓鼻涕,伴有鼻塞及抠鼻动作,咳嗽无进行性加重,无发热,无呕吐、腹泻,当地查胸片未见明显异常,血常规无殊,给予止咳药及阿奇霉素口服治疗,咳嗽缓解不明显,为求进一步诊治,至笔者医院门诊就诊。

起病来,患儿神志清,精神可,胃纳可,睡眠一般,大小便正常,体重无明显下降,否认异物呛咳史及结核病患者接触史。

【既往史】既往体健,幼时有湿疹史,否认食物药物过敏史。

【个人史】G_1P_1,足月剖宫产,出生体重 3.0kg,否认难产史及窒息抢救史。生后母乳喂养,按时添加辅食,现普食。按卡接种疫苗,2 月龄抬头,4 月龄翻身,6 月龄独坐,1 岁会走,生长发育与正常同龄儿相仿。

【家族史】母亲体健,父亲有鼻炎病史。否认家族中肝炎、结核等传染病史及肿瘤、高血压等遗传病史。

【查体】WT 36.3℃,P 104 次/min,R 25 次/min,BP 101/62mmHg,神清,精神可,呼吸平稳,鼻黏膜红肿,下鼻甲肥大,咽后壁见鹅卵石样改变,可见脓涕附着,双肺呼吸音粗,未闻及干、湿啰音,心律齐,未闻及明显病理性杂音,腹软,肝脾肋下未及肿大,神经系统检查阴性。

【辅助检查】外院血常规 + 超敏 CRP:WBC 7.0×10^9/L,L 18.6%,N 72.8%,E 3.5%,Hb 114g/L,PLT 210×10^9/L,CRP<1mg/L;胸片:两肺纹理增多。

【初步诊断】慢性咳嗽:鼻窦炎。

【进一步检查】

1. 血常规及过敏原 + 免疫球蛋白检测。

2. 副鼻窦 CT。

【诊疗计划】

1. 鼻腔生理海水清洗。

2. 糠酸莫米松鼻喷雾剂喷鼻。

3. 抗感染治疗,阿莫西林克拉维酸钾口服。

4. 1 周后门诊复诊。

【门诊复诊结果】患儿咳嗽明显缓解。嘱其继续糠酸莫米松鼻喷雾剂喷鼻 1 个月,继续口服阿莫西林克拉维酸钾 3~7 天。

病例链接2: 因胃食管反流引起的一例慢性咳嗽

【一般情况】患者,女,8 岁。

【主诉】反复咳嗽半年。

【现病史】半年前无明显诱因下出现咳嗽,夜间明显,晚饭吃多时咳嗽明显增多,为刺激性咳嗽,平素偶有反酸,无流涕,无发热等,当地查胸片未见异常,血常规无殊,给予止咳药、孟鲁司特、阿奇霉素、阿莫西林克拉维酸钾、丙卡特罗及雾化等处理,仍无好转,为求进一步诊治,至笔者医院门诊就诊。

起病来,患儿神志清,精神可,胃纳可,睡眠一般,大小便正常,体重无明显下降,否认异物呛咳史及结核病患者接触史。

【既往史】既往体健,否认幼时湿疹史,否认食物药物过敏史。

【个人史】G_1P_1,足月剖宫产,出生体重 3.3kg,否认难产史及窒息抢救史。生后母乳喂养,按时添加辅食,现普食。按卡接种疫苗,2 月龄抬头,4 月龄翻身,6 月龄独坐,1 岁会走,生长发育与正常同龄儿相仿。

【家族史】父母亲体健,否认鼻炎等过敏性体质,否认胃炎病史,否认家族中肝炎、结核等传染病史及肿瘤、高血压等遗传病史。

【查体】WT 24kg,T 36.0℃,P 90 次/min,BP 114/63mmHg,神清,精神可,咽充血,呼吸平稳,鼻黏膜无红肿,双肺呼吸音粗,未闻及干、湿啰音,心律齐,未闻及明显病理性杂音,腹软,上腹部轻压痛,未及包块,肝脾肋下未及肿大,神经系统检查阴性。

【辅助检查】外院血常规 + 超敏 CRP:WBC 7.5×10^9/L,L 20.6%,N 65.8%,E 1.5%,Hb 102g/L,PLT 200×10^9/L,CRP<1mg/L;胸片:两肺纹理增多。

【初步诊断】慢性咳嗽:胃食管反流。

【进一步检查】

1. 胃肠钡餐造影未见异常反流。

2. 24 小时胃食管 pH 监测见异常酸反流。

【诊疗计划】

1. 嘱调整饮食,不暴饮暴食,睡前 2 小时不吃东西,忌甜食及油炸食品。

2. 奥美拉唑口服。

3. 1 周后门诊复诊。

【门诊复诊结果】咳嗽明显减少。嘱继续口服奥美拉唑 2 个月后停药,注意饮食,之后无明显咳嗽,反酸好转。

(唐兰芳)

参考文献

1. CHANG AB,GLOMB WB.Guidelines for evaluating chronic cough inpediatrics：ACCP evidence based clinical practice guidelines.Chest,2006,129：260-283.
2. 中华医学会儿科学分会呼吸学组慢性咳嗽协作组,《中华儿科杂志》编辑委员会. 中国儿童慢性咳嗽诊断与治疗指南（2013 年修订）. 中华儿科杂志,2014,52（3）：184-188.
3. CHANG AB,OPPENHEIMER JJ,WEINBERGER MM,et al. Use of management pathways or algorithms in children with chronic cough：CHEST guideline and expert panel report. Chest,2017,151：875-883.
4. SONG DJ,SONG WJ,KWON JW,et al. KAAACI Evidence-Based Clinical Practice Guidelines for Chronic Cough in Adults and Children in Korea. Allergy Asthma Immunol Res,2018,10（6）：591-613.

第二节　间质性肺部疾病

一、概述

间质性肺部疾病（interstitial lung disease,ILD）是一大类在临床（氧合障碍）、影像（弥漫性病变征象）、病理（炎症和纤维化）上具有共同特征,而病因不同的异质性疾病的总称。由于病变侵犯肺间质的同时,往往同时合并肺实质病变,故也被称为弥漫性肺实质病变（diffuse parenchymal lung disease,DPLD）,或更简称为弥漫性肺疾病（diffuse lung disease,DLD）。儿童 ILD（childhood ILD,chILD）具有其独特的病理基础,临床表现和影像学表现也与成人 ILD 截然不同。与成人 ILD 相比,chILD 是非常罕见而疑难的病症,17 岁以下儿童的发病率约是 0.13~16.2/10 万。目前已知导致 chILD 的疾病多达 200 多种,其临床上发病率不高,但死亡率非常高,只有进行合理的分类,才能理解 chILD 患者的发病机制、研究进展和预后。

二、临床特点、诊断线索和分类

chILD 的临床特点主要包括以下几点：

1. 临床表现　生后既有或逐渐出现的咳嗽、气促、呼吸困难和运动不耐受,症状持续或呈进行性加重;查体可有呼吸增快、吸气性胸壁凹陷、杵状指,两肺可有湿性啰音、爆裂音和呼吸音异常等。

2. 影像学检查　常见为双肺弥漫性病变,多见磨玻璃阴影、结节阴影、网状阴影及气腔实变等肺间质受累征象。

3. 病理检查　特征为肺组织炎症和损伤,经治疗后可消失,也可进展为间质纤维化。

chILD 的诊断线索根据患者的特征性临床表现,主要是持续的低氧血症和肺部听诊呈现持续性细爆裂音,同时患儿一般无明显的免疫疾病或综合征或先天代谢紊乱;婴儿期特有的 chILD 甚至在新生儿期就有明显的临床症状,典型的表现足月儿难以纠正的 RDS。影像学检查呈现小气道或弥漫性肺泡炎症等肺间质改变时,应高度怀疑本病。最终需要借助病理检查或基因检测以明确。

chILD 的分类方法很多,目前比较主流的是按病因将 chILD 分为婴儿期(<2 岁)特有 ILD、非婴儿期特有的 ILD 和未分型的 ILD。

(一) 婴儿期特有的 ILD

婴儿期特有的 ILD 与胎儿肺部的发育异常明显相关。胎儿肺部的发育分为以下几个时期:①胚胎期(embryonic stage,孕 4~7 周):是气管、支气管、段、亚段支气管在内的大气道逐步形成的时期;②假腺管期(pseudoglandular stage,孕 5~17 周):小气道逐步发育,同时肺血管系统包括淋巴管的发育也随之一同进行;③小管期(canalicular stage,孕 16~26 周):这个时期的发育特点为呼吸道远端腺泡结构形成,呼吸性细支气管发育基本成熟,同时肺泡表面的肺表面活性物质开始产生,这个阶段后期的早产儿也有了存活的解剖学基础;④囊型期(saccular stage,孕 24~36 周):此期的肺泡的腺泡区面积不断增大,Ⅱ型上皮不断增长,间质继续发育;⑤肺泡期(alveolarization,孕 36 周至 21 岁):肺脏的发育不断进展,直至形成含近 3 亿个肺泡的肺脏。婴儿期特有的 ILD 的分类即与胎肺发育不同阶段的发育障碍有关。

1. 弥漫性肺发育障碍(diffuse developmental disorders) 是以肺脏早期广泛的发育障碍为特征的严重肺炎障碍,一般发生在胎肺发育的早期,主要是假腺管期和小管期的早期,这一类的婴儿期特有的 ILD 往往发生在足月儿,生后 48 小时内即出现难以纠正的肺动脉高压和呼吸衰竭;除非病变部位局限或生后早期即行肺移植术,不然,一般在出生后短期内就发生死亡;由于本病的进展迅速,其影像学资料目前多以胸片为主,早期可正常,此后可表现为肺透亮度的下降(类似于早产儿的 RDS 表现),后面由于机械通气,往往会表现为气胸或纵隔积气。

2. 肺泡生长异常(alveolar growth abnormalities) 为婴儿期间质性肺部疾病最常见类型,多为继发性,约占总数的 43%,主要包括:

(1) 由于染色体异常所致的肺部结构异常。

(2) 由于各种疾病,如先天性膈疝、先天性肺部占位、羊水过少和神经肌肉疾病等造成的肺发育不良。

(3) 先天性心脏病所致肺结构发育异常,如唐氏综合征的患儿,部分会在先天性心脏病的同时,合并肺间质的发育异常,表现为特征性的肺动脉高压和胸膜下肺泡囊性扩张(图 6-2-1)。

(4) 不明原因所致的肺泡简单化。

(5) 早产儿支气管肺发育不良是这一类型的 ILD 最常见的临床类型。

3. 肺泡表面蛋白功能障碍(surfactant dysfunction disorder) 肺泡表面蛋白(PS)是由肺泡Ⅱ型上皮合成和分泌的脂类及蛋白的复合物,对于维持肺泡结构、防止肺泡萎陷具有非常重要的作用。PS 合成和代谢过程中相关的基因突变,可以引起婴儿呼吸窘迫综

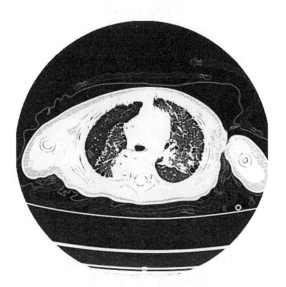

图 6-2-1　唐氏综合征和合并肺间质性改变伴胸膜下肺泡囊性扩张

合征、间质性肺部疾病等。基因引起的肺间质疾病总结如表 6-2-1 所示。PS 具有降低肺泡表面张力、防止肺泡萎陷、维持肺泡容积相对稳定、增加肺的顺应性、防止肺泡内形成组织液等功能。PS 内稳态相关基因的突变将导致一系列的肺部疾病。具体各个基因的作用环节，参见图 6-2-2。

表 6-2-1　影响 PS 代谢的基因突变

基因	*SFPTB*	*SFPTC*	*ABCA3*	*TTF-1*	*CSF2R*
蛋白产物	SP-B	SP-C	ABCA3	TTF-1	CSFRA、B
遗传方式	AR	AD	AR	AD	AR
发病机制	SP-B 缺乏	SP-C 缺乏	SP 折叠障碍	SP 转录障碍	SP 代谢障碍
发病年龄	新生儿	任何年龄	新生儿多见	新生儿多见	新生儿多见
结果	致死	高度变异	新生儿致死，儿童轻重不一	新生儿致死，儿童轻重不一	严重程度不一

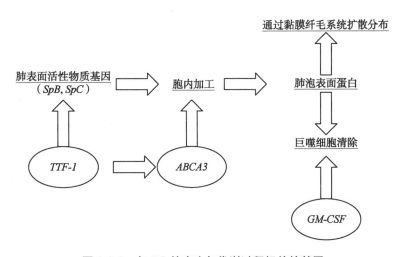

图 6-2-2　与 PS 的产生与代谢过程相关的基因

4. 未知原因的特殊类型疾病　包括 2 种类型：

（1）神经内分泌细胞过度发育（neuroendocrine cell hyperplasia of infant，NEHI）：主要发生在 3 个月之内的婴儿，早期可无症状，多在一次病毒感染后表现为持续的气促、爆裂音和低氧血症等，肺活检示支气管和肺泡管内神经内分泌细胞填充；NEHI 患儿的胸 X 线片可正常，也可表现为过度通气，肺高分辨率 CT 的特征为地图样的磨玻璃影，主要累及右中叶、左舌叶，为其特征性表现。临床上常有自愈倾向。

（2）肺间质糖原贮积症（pulmonary interstitial glycogenosis，PIG）：病理表现为间质部位间充质细胞成熟障碍，细胞浆内糖原贮积；为儿童生长发育过程中，肺细胞分化异常，糖原细胞贮积在肺部；影像学呈现间质性肺疾病表现，可呈局部性或弥漫性改变，临床表现均为呼吸窘迫为主的缺氧症状。

（二）非婴儿期特有的 ILD

1. 无基础疾病婴儿的 ILD　主要包括：某些病原体严重感染后的后遗症（如腺病毒等感

染后）、环境因素所致超敏性肺炎（如接触到卵清蛋白抗原、霉菌孢子和油漆、胶水和杀虫剂等气传性的过敏原）、吸入综合征、嗜酸性粒细胞性肺炎（如嗜酸性粒细胞性肺炎合并多发性血管炎）。

2. 全身性疾病所致 chILD 主要包括免疫功能异常所致疾病（如血管炎性疾病、特发性肺含铁血黄素沉着症及 Heiner 综合征等）、代谢病（如戈谢病、尼曼-皮克病等）和朗格汉斯细胞组织细胞增多症（Langerhans cell histiocytosis, LCH）。

3. 免疫功能缺陷患者的 chILD 淋巴细胞间质性肺炎（lymphocytic interstitial pneumonitis, LIP）和滤泡性细支气管炎（被认为是同一系列疾病的一部分）在儿童时期很少见，通常与免疫系统损害有关，尤其是 AIDS 患者，其他的还包括干燥综合征和系统性红斑狼疮患者。LIP 在儿童 AIDS 感染中发生率高达 30%~50%，在成人 AIDS 患者中发生率仅为 3%，原因可能是引起此类淋巴增殖性疾病是由于 EB 病毒感染所致，而儿童有着更高的 EB 病毒感染率。胸部 CT 主要表现为小叶中央性的结节，其他少见的表现包括小叶间隔增厚、支气管扩张等。其他免疫功能缺陷造成的 chILD 还包括器官移植、移植后排异反应综合征和特发性胸膜周围弹性组织增生症等。

（三）未分型的 chILD

这部分疾病包括一些疾病的终末期表现，活检结果或目前的临床资料尚不能明确病因的 chILD。

三、诊断和鉴别诊断

chILD 的诊断，需要一套程序性的诊断策略，过去主要采用临床表现-影像学-病理的综合诊断，但是，由于 chILD 完全不同于成人的病因，美国 chILD 协作组及欧洲呼吸学会特别课题组提出了"chILD 综合征"，即对儿童未知原因的肺间质疾病，采用以下的诊断策略，符合以下 4 条标准中的 3 条即可临床诊断为 chILD：

1. 呼吸道症状 如咳嗽、气促、活动不耐受。
2. 体征 如气促、啰音、杵状指、生长迟缓和呼吸衰竭等。
3. 低氧血症
4. 影像学检查 提示肺间质损害。

在初步明确 chILD 之后可以先进行一些非侵入性的检查，明确初步的病因：包括病原学的检查、免疫功能的检查、环境因素的追溯、家族史的了解，以及结缔组织疾病的排除等。如果仍未确定可根据具体情况选择基因监测和侵入性的检查（支气管镜和肺活检）来最终确定 chILD 的类型。

近年来，由于基因检测技术的发展迅速，许多 chILD 的诊断不再像成人一样，必须通过肺活检的病理结果进行明确，因此在婴儿期 ILD 的诊断上，更推荐先行基因检测，肺活检作为最后的诊断步骤（图 6-2-3）。

四、治疗和预后

chILD 的治疗需要多学科的联合合作，明确病因后进行治疗，主要包括以下几个方面：
（一）病因治疗
chILD 的病因治疗仅限于少数有明确病因且可进行治疗的病种，如某些病毒感染、吸入、

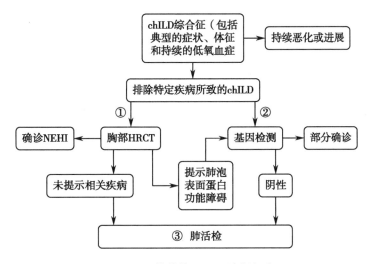

图 6-2-3　推荐的 chILD 诊断程序

某些因基础疾病所致的病种。如环境规避、抗病毒治疗、抗反流吸入等。

（二）对症处理

包括维持正常的血氧饱和度,主要是氧疗,根据缺氧程度的不同,选择不同的给氧方式,从最基本的鼻导管吸氧,到面罩、头罩直至机械通气;生长发育的监测和营养支持,多数的 chILD 由于呼吸困难或基础疾病进食困难,因此需保证基本的能量供应;避免不良的环境和积极接种疫苗:某些 chILD 由环境因素引起,或存在免疫缺陷,需要进行环境的规避和积极的主动防御策略。

（三）药物治疗

主要是免疫抑制剂的治疗,包括糖皮质激素和羟氯喹。需要注意的是,这些药物可能仅对少数婴儿期 ILD 有效,还需关注药物本身的副作用。

糖皮质激素常用的是泼尼松和甲泼尼龙,可以选择泼尼松 1~2mg/（kg·d）（或等效剂量甲泼尼龙）治疗 4~8 周,根据疗效进行评估,有效者糖皮质激素逐渐减量,至少维持 6 个月以上;少数病情进展迅速者,可予以冲击治疗,甲泼尼龙 10~20mg/（kg·d）（最大剂量 1g）,静脉滴注 3 天,病情缓解后改为口服泼尼松 1~2mg/（kg·d）,逐步减量同上;无效者,糖皮质激素在应用 8 周后逐渐减停。

对于全身糖皮质激素治疗反应不佳,不能耐受或激素依赖,或自身免疫性疾病诱发的 chILD 者,可以使用其他免疫抑制剂。常用药物及其推荐剂量:羟氯喹 4~6mg/（kg·d）;环磷酰胺 500~600mg/m² 静脉滴注,每 4 周 1 次（累计剂量 150~250mg/kg）,或 1~2mg/（kg·d）口服;甲氨蝶呤 10mg/（m²·周）;硫唑嘌呤 2~3mg/（kg·d）;环孢素 A 4~6mg/（kg·d）,维持谷浓度 100~200μg/L;霉酚酸酯 600mg/（m²·d）等,疗程一般为 1~2 年。

（四）肺移植

某些无法上述方式治疗的 chILD,最终依赖于肺移植。

（五）基因治疗

通过基因编辑技术,对病变基因进行改造和修复,使疾病得到彻底根治,近年来在国外有所报道,并已有成功案例。

（六）预后

chILD 的 5 年生存率约为 64%，如果同时合并肺高压的存在，5 年生存率为 38%，婴儿期间质性肺疾病（经肺活检确诊）患者死亡率在 30%，并有 50% 的患者病情持续进展，不同的疾病预后有明显的不同：如 *SFTPB* 基因突变和 ACD-MPV 预后极差，多在新生儿时期死亡；而 *SFTPC* 和 *ABCA3* 基因突变病情轻重不一；NEHI 预后较佳，有自愈倾向。

病例链接1：因 SP-C 缺乏导致的一例间质性肺部疾病

【一般情况】患者，男，3 月 6 天。

【主诉】咳嗽 20 天，气促伴面色发绀 10 余天。

【现病史】患儿 20 天前无诱因下出现阵发性单声咳嗽，不剧，无咳痰，无发热。10 余天前出现气促伴面色发绀，咳嗽加重，阵发性连咳，较剧，无喘息，无发热，自行口服"头孢类抗生素及止咳药物"（具体不详）治疗 4 天，无好转，至当地医院住院，诊断"急性重症肺炎、呼吸衰竭"，予以"头孢曲松、甲泼尼龙"静脉滴注、"阿奇霉素、奥司他韦"口服及"丙种球蛋白"静脉滴注治疗 9 天，咳嗽好转，气促、发绀未见好转，转来笔者医院，门诊以"急性重症肺炎"收入院。

起病来，患儿神志清，精神软，胃纳可，睡眠一般，大小便正常，体重无明显下降，否认异物呛咳史及结核病患者接触史。

【既往史】既往体健，否认食物药物过敏史。

【个人史】G_1P_1，足月顺产，出生体重 3.45kg，否认难产史及窒息抢救史。生后母乳喂养。已接种卡介苗、乙肝疫苗（第 1、2 剂）。现尚不能抬头。

【家族史】父母亲体健。否认家族中肝炎、结核等传染病史及肿瘤、高血压等遗传病史。

【入院查体】WT 5kg，T 36.8℃，P 182 次/min，R 113/89mmHg，神清，精神软，前囟平，呼吸促（面罩吸氧），可见明显三凹征，两肺呼吸音粗，可闻及少许哮鸣音及湿啰音，心音中等，律齐，未闻及明显病理性杂音，腹软，肝脾肋下未及肿大，神经系统检查阴性。

【辅助检查】外院血常规 + 超敏 CRP：WBC 9.18×10^9/L，L 69.7%，N 9.5%，Hb 129g/L，PLT 420×10^9/L，CRP 3mg/L；胸部 CT：两肺炎症伴左肺下舌段气肿；急诊血气 + 电解质：pH 7.423，PCO_2 36.4mmHg，PO_2 39.6mmHg（参考值 80~100mmHg），K^+ 3.9mmol/L，Na^+ 136mmol/L，HCO_3^- 23.4mmol/L，ABE -0.2mmol/L。

【入院诊断】急性重症肺炎；呼吸衰竭。

【进一步检查】血常规、尿常规、便常规、血生化、血气 + 电解质、病原学检查（痰培养 + 药敏、痰肺炎支原体（MP）RNA、解脲支原体（UU）DNA、肺炎衣原体（CP）DNA、沙眼衣原体（CT）DNA、巨细胞病毒（CMV）DNA、痰呼吸道免疫荧光检测等）、MP+CP 抗体、TORCH、G 及 GM 试验、PPD、抗核抗体20项、免疫球蛋白检测、CD 检测（T、B、NK 细胞）、心脏超声、肝胆胰脾超声、心电图、胸部高分辨率 CT、婴儿间质性肺炎相关基因、纤维支气管镜（排除禁忌）等。

【诊疗计划】

1. **一般治疗**　吸氧、心电监护、血氧饱和度监测，充足营养及水分供给，保持呼吸道通畅等。

2. **抗感染治疗**　重症肺炎，细菌感染不能排除，给予头孢哌酮舒巴坦静脉滴注抗感染。

3. **抗炎治疗** 甲基泼尼松龙［1~2mg/（kg·d）］静脉滴注。

4. **对症治疗** 雾化吸入、祛痰、补液等，密切关注患儿病情变化，及时调整治疗方案。

【诊疗经过】

辅助检查结果：血常规+CRP：WBC 6.95×10^9/L，L 71.7%，N 10.2%，Hb 120g/L，PLT 383×10^9/L，CRP 3mg/L；血气（吸氧下）：pH 7.488，PCO_2 27.7mmHg，PO_2 114mmHg，HCO_3^- 20.8mmol/L，ABE -1.2mmol/L；痰培养黏滞沙雷菌++；痰 UU-DNA 3.89×10^3 拷贝/ml；CMV-DNA 5.60×10^5 拷贝/ml（痰液）、1.40×10^3 拷贝/ml（血液）、1.43×10^6 拷贝/ml（尿液）；CMV-PP65 4.56%（参考值<2%）；CMV-IgM 抗体 1.32（参考值<1.1）；痰 MP-RNA、痰 CT-DNA、痰呼吸道病毒免疫荧光检测、PPD 试验、GM 试验、抗核抗体 20 项阴性；MP+CP-IgM 抗体、G 试验、免疫球蛋白、CD 检测（T、B、NK）、血生化、凝血功能等正常；胸部 CT：两肺弥漫性病变，以间质性改变为主（图 6-2-4）；心电图：窦性心律，右心室肥大；心脏超声：卵圆孔未闭，三尖瓣轻度狭窄；肝胆胰脾超声未见异常。

疾病转归：入院后先后予以鼻导管、面罩吸氧，先后给予头孢哌酮舒巴坦、美罗培南联合红霉素、更昔洛韦抗感染，先后甲基泼尼松龙静脉滴注、泼尼松片口服抗炎治疗，以及丙种球蛋白增强免疫等治疗。住院 52 天，仍有气促，面罩吸氧下偶有发绀，家长自动出院。

出院后相关基因结果回报：在受检者中检出 *SFTPC* 基因的一个已知致病变异 c.218T>C（p.I173Thr;Het）（图 6-2-4）。

【出院诊断】先天性肺间质疾病：*SFTPC* 基因缺陷。

【出院建议】自动出院，建议继续吸氧，预防感染，定期呼吸科门诊复诊。

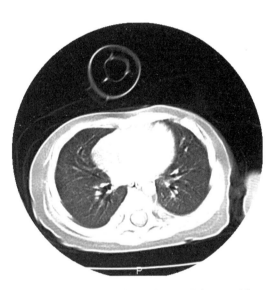

图 6-2-4　*SFTPC* 基因突变患儿胸部 CT 影像

病例链接 2：因胃食管反流导致的一例间质性肺部疾病

【一般情况】患者，男，3 岁 4 月。

【主诉】咳嗽 1 月余，加重伴气喘 10 天。

【现病史】患儿 1 月余前在家中无明显诱因下出现咳嗽，干咳，病初不剧，无发热、气促、气喘，无发绀，无恶心、呕吐，未治疗。1 个月前咳嗽加重，阵发性连咳，有痰不易咳出，在当地医院诊断"急性支气管炎"住院治疗（具体不详），咳嗽好转出院。10 天前咳嗽加重，阵发性剧烈咳嗽，可咳出白色黏痰，伴气喘，夜间明显，至当地医院住院治疗，查胸部 CT 提示两肺广泛感染病变，上消化道造影提示反流性食管炎伴胃炎，诊断"1. 间质性肺炎，2. 反流性食管炎，3. 纵隔气肿，4. 颈部皮下积气"，给予静脉滴注"阿奇霉素、舒普深"抗感染治疗及抑酸、促进胃动力、化痰等治疗，咳嗽气喘无好转，至急诊就诊，拟"1. 重症肺炎，2. 纵隔气肿"收入院。

起病来,患儿神志清,精神稍软,胃纳欠佳,睡眠一般,大小便正常,体重无明显下降,否认异物呛咳史及结核病患者接触史。

【既往史】生后因"幽门梗阻"手术治疗,有湿疹史、尘螨及鱼过敏史,否认药物过敏史。

【个人史】G_1P_1,足月顺产,出生体重 3.35kg,否认难产史及窒息抢救史。生后母乳喂养,按时添加辅食,现普食。按卡接种疫苗,2 月龄抬头,4 月龄翻身,6 月龄独坐,1 岁会走,生长发育与正常同龄儿相仿。

【家族史】父母亲体健。否认家族中肝炎、结核等传染病史及肿瘤、高血压等遗传病史。

【入院查体】WT 18.3kg,T 36.6℃,P 120 次/min,R 52 次/min,BP 101/65mmHg,神清,精神欠佳,呼吸促,可见明显三凹征,左颈部皮肤可及捻发感,咽红,两肺呼吸音减低,未闻及明显干、湿啰音及喘鸣音,心律齐,未闻及明显病理性杂音,腹软,肝脾肋下未及肿大,神经系统检查阴性。

【辅助检查】外院血常规 + 超敏 CRP:WBC 11.2×10^9/L,L 26.5%,N 67.0%,Hb 139g/L,PLT 329×10^9/L,CRP<1mg/L;胸部 CT:两肺广泛感染;上消化道造影:反流性食管炎伴胃炎;痰细菌培养、血细菌真菌培养阴性、痰衣原体 DNA、痰支原体 DNA、痰 RSV-RNA:阴性;TS-port:阴性。笔者医院急诊血气 + 电解质急:pH 7.364,PCO_2 38.9mmHg,K^+ 4.3mmol/L,Na^+ 138mmol/L,HCO_3^- 21.6mmol/L,ABE −2.9mmol/L。

【入院诊断】间质性肺炎;I 型呼吸衰竭;纵隔气肿;皮下积气;胃食管反流。

【进一步检查】

1. 血常规、尿常规、便常规及心电图检查等。

2. 免疫球蛋白、免疫球蛋白 IgG 亚类、血生化、血气 + 电解质、前降钙素、抗核抗体、抗中性粒细胞抗体等检测、心脏超声等检查。

3. 咽拭子病原学(培养 + 药敏、MP-RNA、CT-DNA、呼吸道免疫荧光检测等)检测,血清真菌 D 葡聚糖、腺病毒抗体、肺炎支原体 + 肺炎衣原体抗体、TORCH、EB 病毒抗体、EBV-DNA 等检测。

4. 食管 24 小时 pH 值监测、胸部高分辨率 CT、肺活检(必要时)等。

【诊疗计划】

1. 入院后卧床休息,心电监护、血氧饱和度监测;吸氧,必要时机械通气。

2. 重症肺炎,感染不能排除,给予抗生素抗感染。

3. 甲强龙抗炎,奥美拉唑抑酸抗反流。

4. 支持治疗,维持水电解质平衡等治疗,并根据病情变化及时调整治疗方案。

【诊疗经过】

1. 辅助检查结果　血常规 +CRP:WBC 12.0×10^9/L,N 70.1%,E 0.4%,Hb 136g/L,PLT 420×10^9/L,CRP 3mg/L;血气 + 电解质:pH 7.336,PCO_2 45mmHg,PO_2 83.3mmHg,K^+ 4.4mmol/L,Na^+ 142mmol/L,HCO_3^- 23.4mmol/L,ABE −2.1mmol/L。咽拭子病原学(培养 + 药敏、MP-RNA、CT-DNA、呼吸道免疫荧光检测等)阴性。血清真菌 D 葡聚糖、腺病毒抗体、肺炎支原体 + 肺炎衣原体抗体、TORCH、EB 病毒抗体、EBV-DNA 无异常。免疫球蛋白、免疫球蛋白 IgG 亚类、血生化、前降钙素、抗核抗体 20 项、抗中性粒细胞抗体正常。心脏超声、肝胆胰脾超声无异常。胸部高分辨率 CT 示两肺广泛间质性病变,感染性病变考虑(图 6-2-5)。经食管 24 小时 pH 值监测示胃食管反流。

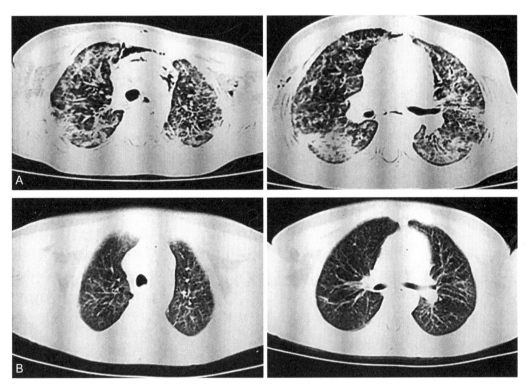

图 6-2-5　吸入造成的间质性肺病的胸部 CT 表现

2. 疾病转归　入院后面罩吸氧,先后给予头孢哌酮舒巴坦钠、氨苄西林钠舒巴坦钠抗感染;甲强龙 20mg,12 小时一次(7 天),后改为 20mg,每天 1 次"(5 天)静脉滴注抗炎;奥美拉唑 9mg,12 小时 1 次(7 天),后改为奥美拉唑 9mg,每天 1 次(2 天)抑酸抗反流;布地奈德 1mg+ 异丙托溴铵 250μg,每天 2 次雾化吸入;丙种球蛋白 10g,静脉滴注 2 次支持治疗。患儿入院第 3 天气促好转,改为鼻导管吸氧,入院第 4 天气促、气喘明显好转,入院第 7 天咳嗽好转,住院第 11 天出院。出院时患儿无发热,偶有阵发性咳嗽,气稍促,有时有气喘,鼻导管 0.5L/min 吸氧下血氧饱和度 96%~98%。

【**出院诊断**】间质性肺炎;Ⅰ型呼吸衰竭;纵隔气肿;皮下积气;胃食管反流。

【**出院建议**】出院继续口服奥美拉唑抗反流。治疗 1 个月,大气吸入下无发绀,气促、气喘、咳嗽基本消失,胸部 CT 间质性改变明显好转。

(王颖硕)

参考文献

1. KURLAND G, DETERDING RR, HAGOOD JS, et al. American Thoracic Society Committee on Childhood Interstitial Lung Disease(chILD) and the child Research Network. An official American Thoracic Society clinical practice guideline: classification, evaluation, and management of childhood interstitial lung disease in infancy. Am J Respir Crit Care Med, 2013, 188(3): 376-394.

2. SPAGNOLO P, BUSH A. Interstitial Lung Disease in Children Younger Than 2 Years. Pediatrics,

2016,137(6).

3. 中华医学会儿科学分会呼吸学组全国儿童弥漫性肺实质疾病/肺间质疾病协作组,儿童肺间质疾病诊断程序专家共识,中华儿科杂志,2013,51(2):101-103.

4. THACKER PG,VARGAS SO,FISHMAN MP,et al. Current Update on Interstitial Lung Disease of Infancy:New Classification System,Diagnostic Evaluation,Imaging Algorithms,Imaging Findings, and Prognosis. Radiol Clin North Am,2016,54(6):1065-1076.

第三节　呼吸内镜术与介入治疗

一、呼吸内镜的发展历史

1897 年,德国医生 Gustav Killia 首次使用硬质内镜对气管和支气管进行了检查并取出患者气道内的异物。硬支气管镜操作难度大,对喉及气道刺激大,容易诱发喉痉挛及气道痉挛,因此对麻醉的要求极高,以上特点限制了硬支气管镜的推广及应用。但硬质支气管镜在多种疾病的治疗中有不可替代的地位:①硬质支气管镜一直是儿童呼吸道异物治疗的首选;②硅酮支架置入必须在硬质支气管镜下进行;③对于气道大出血及大气道狭窄,硬质支气管镜介入治疗仍是较好的选择。

1968 年日本的 Shigeto Ikeda 教授以光纤为基础,研制了世界上第一台可弯曲纤维支气管镜。早期的纤维支气管镜外径为 6mm,不适合儿童。直到 20 世纪 70 年代末,美国学者 R.E.Wood 结合儿科特点研制了插入部直径 3.5mm、具有 1.2mm 活检孔道的纤维支气管镜,使支气管镜术在儿科的应用成为可能。纤维支气管镜存在图像不够清晰、光纤容易损坏等不足。1983 年美国发明了电子摄像内镜。电子支气管镜具有清晰度高、色彩影像逼真、操作孔道大等明显的优势。电子支气管应用初期,由于 CCD 大小的限制,没有适合儿童的电子支气管镜,为了解决这个矛盾,发明了复合支气管镜。复合支气管镜的插入部为纤维支气管镜的结构,所以插入部直径较小,CCD 安置于操作手柄中,使得成像比纤维支气管镜清晰。但是复合支气管镜同样存在光纤容易损坏、图像质量不佳等弊端。近年来随着电子技术的发展,适用于儿童的电子支气管镜已经应用于临床。

儿科呼吸内镜术已经成为安全可靠的有效诊疗手段,特别是对呼吸系统重症和疑难症的诊断与治疗,呼吸内镜术起到了巨大作用。除了常规的气道检查及肺泡灌洗治疗,近年来,在儿童患者中开展了气道异物取出术、球囊扩张气道成形术、热消融术(电凝、氩气刀、激光刀)、冷消融术、气道支架置入术等新的介入技术。这些新技术的应用在儿科呼吸系统疾病的诊断治疗方面均起到了革命性的作用。

二、呼吸内镜的诊断与治疗作用

(一)呼吸内镜下的诊断作用

内镜下可以观察到喉、气管、支气管壁异常:黏膜改变(充血、水肿、粗糙不平、肥厚、萎缩、环行皱褶、纵形皱襞、溃疡、坏死脱落、瘢痕、结节),肉芽,肿瘤,瘘管,憩室,血管扩张或伴纤曲,色素沉着,钙化物质,O 型气管环等。可以观察到气道管腔阻塞、异物、狭窄、扩张、闭锁、气管和支气管异常分支。可以观察到管腔内的异常分泌物:浆液性、黏液性、脓性、血性、牛奶样、干酪样、塑型性等。可以观察到喉-气管支气管动力学改变,如喉软化、声带麻痹、支气管痉挛、气管软化等。

支气管肺泡灌洗（bronchoalveolar lavage，BAL）是经支气管镜获取下呼吸道主要是肺泡来源的细胞和生化成分，进行一系列检测和分析，达到对肺部疾病的诊断、研究和治疗的目的。目前已用于多种疾病的临床诊断，预后评估和临床治疗，如肺部感染、急性呼吸窘迫综合征、过敏性肺炎、哮喘、肺泡蛋白沉着症、弥漫性肺间质疾病、免疫受损患者的肺部感染等，有"液体肺活检"之美称。支气管肺泡灌洗液较痰培养更能反映肺部病原学，是肺炎病原诊断更为敏感和可靠的方法。

内镜下支气管黏膜活检术是指支气管镜直视的管壁病变部位后，活检钳通过工作孔道到达病变处进行黏膜活检。标本进行印片、特殊染色、病理和培养等。

经支气管镜肺活检（transbronchial lung biopsy，TBLB）是指经可弯曲支气管镜的活检孔送入活检工具，至预定的外周肺病灶获取肺组织进行病理组织学检查的技术。该技术对支气管镜在直视范围难以看到的外周肺病变部位进行取材，克服了常规支气管镜只能对 3~4 级支气管内组织取材的缺点。

经支气管针吸活检术（transbronchial needle aspiration，TBNA）是采用特制的带可弯曲导管的穿刺针，通过支气管镜工作孔道进入气道内，穿透气道壁对气管、支气管腔外病灶进行穿刺吸引，获取气道壁、肺实质及邻近支气管树纵隔内病变部位的细胞学、组织学或微生物学标本的一种技术。

快速现场评价（rapid on-site evaluation，ROSE）是一种在取样现场对患者标本进行快速染色后，通过显微镜观察，快速对样本作出评价和判读的病理学方法。主要包括快速现场细胞学评价和快速现场微生物学评价。

（二）呼吸内镜下的治疗作用

1. BAL 治疗作用　经呼吸内镜用生理盐水进行灌洗，能稀释炎性分泌物，通过吸引，迅速排出分泌物，减轻细菌毒素反应，促进炎症吸收。此外，生理盐水还可以对局部气道黏膜产生较小的刺激，增强患者咳嗽反射，促进痰液排出，可解除局限性肺不张，改善通气功能，而不至于引起过强刺激导致剧烈咳嗽、肺气肿等。对于痰栓未完全堵塞的气道，呼吸内镜可进入痰栓的深部，利用灌洗的压力直接将痰栓排出，打通气道。

2. 经支气管镜热消融术　包括经支气管镜激光、电凝、电切、氩等离子体凝固术等治疗术，主要应用于气道腔内肉芽、肿块、占位、囊肿等增生性病变的消融。电凝、电切术尤其适用于体积较大病变，电圈套器适用于带蒂增生物的切割治疗；氩等离子凝固术对弥漫性、浅表性增生病变更为适用，对浅表性气道出血的治疗有优势；激光光纤纤细，可通过 1.2mm 的工作孔道，对气道病变能精准治疗。

3. 经支气管镜冷消融术　包括经支气管镜冻融和冻切技术。冻融术可应用于气道内良恶性肿物、良恶性气道狭窄的治疗，可抑制肉芽增生，临床多与热消融术配合使用；冻切技术可应用于气道黏膜、良恶性肿瘤及肺活检，清理气道内血栓、支气管塑型及气道内良恶性肿瘤的切除等。可用冷冻方式协助冻取异物。

4. 经支气管镜气道支架置入术　适用于气管、支气管软化；气管支气管狭窄的气道重建。儿童气道支架根据材质不同分为金属支架、硅酮支架和生物可降解支架等。支架置入术应综合评估患儿的病情、气道病变的部位与类型、内镜中心的设备及操作人员的技术能力等方面。

5. 协助困难气道的气管插管、胃管置入术　可曲支气管镜的直视优势可引导气管插管。超细支气管镜代替胃镜为小婴儿进行上消化道检查及引导困难胃管置入。

三、呼吸内镜的适应证

1. 不明原因的慢性咳嗽　一般来说,急性的咳嗽是不需要进行支气管镜检查的,除非有行气管镜检查的另外指征(肺不张、局限性气肿、咯血等)。对于慢性咳嗽患者,其病因不明或者诊断性治疗但疗效不佳者,有进行支气管镜检查的指征。

2. 反复或持续性喘息　对于支气管扩张剂、抗哮喘治疗无效或病情反复、胸部影像学检查表现为肺过度通气、存在严重阻塞性肺通气功能的患者有支气管镜检查的指征。

3. 喉鸣及局限性喘鸣　对于喉鸣及局限性喘鸣患儿,支气管镜检查可确定病变的部位和性质,帮助明确诊断。

4. 反复呼吸道感染　反复下呼吸道感染,尤其是肺部同一部位的反复感染,支气管镜检查可明确病因,查看气道内病变、堵塞及发育情况。

5. 咯血支气管镜检查　可以通过观察鼻腔、咽喉部、气管、支气管,确定出血的部位,是诊断和鉴别诊断的一项重要手段。

6. 撤离呼吸机困难　撤离呼吸机困难者,行支气管镜检查可以了解气道通畅情况,是否存在阻塞、狭窄、软化。

7. 可疑异物吸入　怀疑气管、支气管异物,反复咳嗽、肺炎、肺气肿为排除异物者应行支气管镜检查。

8. 胸部影像学异常　以下影像学变化时,有支气管镜检查指征:气管、支气管肺发育不良和/或畸形;肺不张;肺气肿;肺部团块状病变;肺部弥漫性疾病;纵隔气肿;气道、纵隔占位;血管、淋巴管、食管发育异常;胸膜腔病变需鉴别诊断者。

9. 胸部外伤、怀疑有气管支气管裂伤或断裂者　胸部外伤,尤其是怀疑有气管支气管裂伤或断裂的,行支气管镜检查可明确病变部位、范围、程度。

10. 需经支气管镜行各种介入治疗者

11. 心胸外科围手术期患儿的气道评估和管理

12. 引导困难气道气管插管、胃管置管　气管插管困难、存在气道畸形或阻塞、颈椎外伤或其他各种原因导致声门暴露不良的情况,可在支气管镜引导下进行气管插管。

13. 其他　如不明原因的生长发育迟缓、睡眠障碍等需鉴别诊断者。

四、呼吸内镜的禁忌证

儿童常规支气管镜检查安全性相对较高,禁忌证大多是相对的,很多时候取决于手术者的技术及必要的设备。

1. 绝对禁忌证　监护人不同意检查;手术者未经正规的培训,技术不够熟练;缺乏足够的人手和设备处理手术中可能出现的各种紧急情况。

2. 相对禁忌证　严重心肺功能减退者,有严重心力衰竭者;严重心律失常:心房、心室颤动及扑动,Ⅲ度房室传导阻滞者;高热:持续高热而又亟须行支气管镜术者,可将其体温降至 38.5℃以下再手术,以防高热惊厥;活动性大咯血者;严重的出血性疾病;凝血功能障碍;严重的肺动脉高压及可能诱发大咯血者等;严重营养不良,不能耐受手术者。

五、常见并发症及其处理

1. 出血 少量出血多可以自行止血。不能自止者可经内镜下注入4℃生理盐水、1：10 000肾上腺素或凝血酶等止血。持续不止的大出血要立即采取措施,包括使用垂体后叶素和其他止血药物、患侧卧位、气管插管开放气道、支气管镜持续吸引清除患侧血液,必要时球囊导管置入患侧局部压迫止血、数字减影血管造影栓塞止血或行紧急开胸肺叶切除术等。

2. 喉痉挛、喉头水肿、气管痉挛 可能由于缺乏足够的麻醉镇静、支气管镜过粗、操作不熟练、多次操作等原因造成,患者出现呼吸困难伴低氧血症,应立即停止操作刺激,给予高浓度高流量吸氧,使用支气管扩张剂、抗组胺药、糖皮质激素等,不能恢复者给予肌松剂并气管插管。

3. 气胸、纵隔气肿、皮下气肿 操作动作粗暴、供氧气流压力过高可引起。少量气胸和气肿可自行吸收,吸氧有利于气漏的吸收。大量气漏导致呼吸困难者应紧急排气。

4. 低氧血症 一旦患儿出现血氧饱和度下降或唇色发绀,应积极查找并解除引起低氧的原因,必要时拔出支气管镜,提高氧流量,加压吸氧。待末梢血氧饱和度恢复正常再行检查。

5. 心律失常 心动过缓可由于麻醉镇静深度不足、气管隆突受刺激、迷走神经张力升高导致,术前应用阿托品预防,术中操作动作轻柔可以减少发作概率。出现心律失常时需暂停操作,严重不能恢复者按相应心律失常类型予以药物处理,心脏停搏者立即心肺复苏。

6. 药物过敏 围手术期用药均有可能引起过敏反应,如抗感染、镇静及麻醉药物等。表现为皮疹、皮肤瘙痒、胸闷、脉速而弱、面色苍白、血压降低,甚至呼吸困难、过敏性休克等表现。轻者停止用药后过敏反应可逐渐好转,重者加用抗过敏药物,有喉头水肿、过敏性休克时就地抢救。

7. 感染与发热 术者无菌观念不强、支气管镜消毒不严、患儿自身免疫功能受抑制、操作时上气道病原体带入下气道、肺部感染灶由于大量冲洗扩散等均可引起。严格消毒流程,术者提高无菌观念素养,患者术前有效抗感染治疗,检查时上气道避免负压吸引,先查看健侧后到患侧,分次少量对病灶进行灌洗、吸引可减少继发感染的发生。

六、操作注意事项

1. 术前要结合临床表现和胸部影像学检查进行综合判断 预估操作的风险、难度及需要重点检查的区域。对于预估高风险或者操作难度大患儿术前做好应对措施。

2. 术者对正常解剖结构要非常熟悉 术中能准确区别解剖变异和发育畸形。

3. 规范化操作,操作要轻柔 检查时尽量保持视野处于支气管腔的中央,避免碰撞管壁、刺激管壁引起咳嗽、支气管痉挛及黏膜损伤,切勿暴力操作。

4. 术中严格无菌操作 按照相关内镜洗消、储存规范对内镜清洗、消毒、储存,防止交叉感染。

(吴 磊)

参考文献

1. 国家卫生健康委员会人才交流服务中心儿科呼吸内镜诊疗技术专家组.中国儿科可弯曲支气管镜术指南(2018年版).中华实用儿科临床杂志,2018,13(33):7.

2. FARO A. Official American Thoracic Society technical standards:flexible airway endoscopy in children. American Journal of Respiratory & Critical Care Medicine,2015,191(9):1066.

第四节　支气管哮喘

一、概述

支气管哮喘是一种以慢性气道炎症和气道高反应性为特征的异质性疾病,以反复发作的喘息、咳嗽、气促、胸闷为主要临床表现,常在夜间和/或清晨发作或加剧。呼吸道症状的具体表现形式和严重程度具有随时间而变化的特点,并常伴有可变的呼气气流受限。

二、诊断与鉴别诊断

儿童处于生长发育过程,各年龄段哮喘儿童由于呼吸系统解剖、生理、免疫、病理特点不同,哮喘的临床表型不同,哮喘的检测方法和诊断思路也有所不同。

(一)儿童哮喘的诊断

哮喘的诊断主要依据呼吸道症状和体征特征,及肺功能检查证实存在可变的呼气气流受限,并排除可引起相关症状的其他疾病。

1. 反复发作喘息、咳嗽、气促、胸闷　多与接触变应原、冷空气、物理、化学性刺激、呼吸道感染、运动及过度通气(如大笑和哭闹)等有关,常在夜间和/或清晨发作或加剧。

2. 发作时在双肺可闻及散在或弥漫性、以呼气相为主的哮鸣音　呼气相延长。

3. 上述症状和体征经抗哮喘治疗有效或自行缓解。

4. 除外其他疾病所引起的喘息、咳嗽、气促和胸闷。

5. 临床表现不典型者(如无明显喘息或哮鸣音)应至少具备以下1项:

(1)证实存在可逆性气流受限:①支气管舒张试验阳性:吸入速效 β_2 受体激动剂(如沙丁胺醇压力定量气雾剂 200~400μg)后 15 分钟第一秒用力呼气量(FEV$_1$)增加≥12%;②抗炎治疗后肺通气功能改善:给予吸入糖皮质激素和/或抗白三烯治疗 4 周,FEV$_1$ 增加≥12%。

(2)支气管激发试验阳性。

(3)最大呼气峰流量(PEF)日间变异率(连续监测 2 周)≥13%。

符合 1~4 条或 4、5 条者,可以诊断为哮喘。

(二)5 岁及以下儿童哮喘的诊断评估

由于年幼儿童喘息表型多样、肺功能检查实施困难等原因,目前尚无特异性的检测方法和指标。临床上主要是依据症状/发作的频度、严重程度及是否存在哮喘发生的危险因素,评估患儿发展为持续性哮喘的可能性,从而判断是否需要启动长期控制治疗,并依据治疗反应进一步支持或排除哮喘的诊断。喘息儿童如具有以下临床症状特点时高度提示哮喘的诊断:①超过每个月 1 次的频繁发作性喘息;②活动诱发的咳嗽或喘息;③非病毒感染导致的间歇性夜间咳嗽;④喘息症状持续至 3 岁以后;⑤抗哮喘治疗有效,但停药后又复发。

（三）咳嗽变异型哮喘的诊断

咳嗽变异性哮喘（cough variant asthma,CVA）是儿童慢性咳嗽最常见原因之一,以咳嗽为唯一或主要表现。诊断依据:

1. 咳嗽持续 >4 周 常在运动、夜间和/或清晨发作或加重,以干咳为主,不伴有喘息。

2. 临床上无感染征象 或经较长时间抗生素治疗无效。

3. 抗哮喘药物诊断性治疗有效

4. 排除其他原因引起的慢性咳嗽

5. 支气管激发试验阳性和/或 PEF 日间变异率（连续监测 2 周）≥13%

6. 个人或一、二级亲属特应性疾病史 或变应原检测阳性。

以上 1~4 项为诊断基本条件。

（四）哮喘的分期和分级

1. 分期 根据临床表现,哮喘可分为急性发作期、慢性持续期和临床缓解期。急性发作期是指突然发生喘息、咳嗽、气促、胸闷等症状,或原有症状急剧加重;慢性持续期是指近 3 个月内不同频度和/或不同程度地出现过喘息、咳嗽、气促、胸闷等症状;临床缓解期系指经过治疗或未经治疗症状、体征消失,肺功能恢复到急性发作前水平,并维持 3 个月以上。

2. 哮喘的分级 包括哮喘控制水平分级、病情严重程度分级和急性发作严重度分级。

（1）控制水平分级:哮喘控制水平的评估包括现症哮喘症状控制水平的评估和未来危险因素评估。依据哮喘症状控制水平,分为良好控制、部分控制和未控制（表 6-4-1,表 6-4-2）。未来危险因素评估包括未来发生急性发作、不可逆肺功能损害和药物相关不良反应风险的评估。

表 6-4-1　儿童哮喘症状控制水平分级（6 岁及以上）

评估项目	哮喘症状控制水平		
在过去的 4 周:	良好控制	部分控制	未控制
日间症状 >2 次/周?	全无	存在 1~2 项	存在 3~4 项
夜间因哮喘憋醒?			
应急缓解药使用 >2 次/周?			
因哮喘而出现活动受限?			

表 6-4-2　儿童哮喘症状控制水平分级（5 岁及以下）

评估项目	哮喘症状控制水平		
在过去的 4 周:	良好控制	部分控制	未控制
持续至少数分钟的日间症状 >1 次/周?	全无	存在 1~2 项	存在 3~4 项
夜间因哮喘憋醒或咳嗽?			
应急缓解药使用 >1 次/周?			
因哮喘而出现活动受限?（较其他儿童跑步/玩耍减少,步行/玩耍时容易疲劳）			

（2）病情严重程度分级：依据达到哮喘控制所需的治疗级别进行回顾性评估分级。轻度持续哮喘：第 1 级或第 2 级阶梯治疗方案治疗能达到良好控制的哮喘；中度持续哮喘：使用第 3 级阶梯治疗方案治疗能达到良好控制的哮喘。重度持续哮喘：需要第 4 级或第 5 级阶梯治疗方案治疗的哮喘。但哮喘的严重度并不是固定不变的，会随着治疗时间而变化。

（3）哮喘急性发作严重度分级：根据哮喘急性发作时的症状、体征、肺功能及血氧饱和度等情况，将发作严重度分为轻度、中度、重度和危重度，6 岁及以上见表 6-4-3，5 岁及以下见表 6-4-4。

表 6-4-3　哮喘急性发作严重度分级（6 岁及以上）

临床特点	轻度	中度	重度	危重度
气短	走路时	说话时	休息时	呼吸节律不齐
体位	可平卧	喜坐位	前弓位	不确定
讲话方式	能成句	成短句	说单字	难以说话
精神意识	可有焦虑、烦躁	常焦虑、烦躁	常焦虑、烦躁	嗜睡、意识模糊
辅助呼吸肌活动及三凹征	常无	可有	通常有	胸腹反常运动
哮鸣音	散在，呼气末期	响亮、弥漫	响亮、弥漫、双相	减弱乃至消失
脉率	略增加	增加	明显增加	减慢或不规则
PEF 占正常预计值或本人最佳值的百分数（%）	SABA 治疗后：>80	SABA 治疗前：>50~80；SABA 治疗后：>60~80	SABA 治疗前：≤50；SABA 治疗后：≤60	无法完成肺功能
SaO$_2$（吸空气）	0.90~0.94	0.90~0.94	0.90	<0.90

注：幼龄儿童较年长儿和成人更易发生高碳酸血症（低通气）；判断急性发作严重度时，只要存在某项严重程度的指标，即可归入该严重度等级。

表 6-4-4　哮喘急性发作严重度分级（5 岁及以下）

症状	轻度	重度 [*]
精神意识改变	无	焦虑、烦躁、嗜睡或意识不清
SaO$_2$（治疗前）[**]	≥0.92	<0.92
讲话方式 [***]	能成句	说单字
脉率	无明显心动过速	>200 次/min（0~3 岁） >180 次/min（4~5 岁）
发绀	无	可能存在
哮鸣音	存在	减弱，甚至消失

注：* 判断重度发作时，只要存在一项就可归入该等级；** 血氧饱和度是指在吸氧和支气管舒张剂治疗前的测得值；*** 需要考虑儿童的正常语言发育过程。

（五）难治性哮喘

采用包括吸入型糖皮质激素和长效 β₂ 受体激动剂两种或更多种的控制药物（即 GINA 2014 的第 4 级治疗方案），规范治疗至少 3~6 个月仍不能达到良好控制的哮喘。

（六）哮喘诊断和病情监测评估的相关检查

1. 肺通气功能检测　主要用于 5 岁以上儿童，是诊断哮喘的重要手段，也是评估哮喘病情严重程度和控制水平的重要依据。哮喘患者主要表现为阻塞性通气功能障碍，且为可逆性。对疑诊哮喘儿童，如出现肺通气功能降低，可考虑进行支气管舒张试验，评估气流受限的可逆性；如果肺通气功能未见异常，则可考虑进行支气管激发试验，评估其气道反应性；或建议患儿使用峰流量仪每日两次测定峰流量，连续监测 2 周。如患儿支气管舒张试验阳性、支气管激发试验阳性，或 PEF 日间变异率≥13% 均有助于确诊。

2. 过敏状态检测　主要是变应原皮肤点刺试验或血清变应原特异性 IgE 测定，可以了解患者的过敏状态，协助哮喘诊断。也有利于了解导致哮喘发生和加重的个体危险因素，有助于制订环境干预措施和确定变应原特异性免疫治疗方案。但必须强调过敏状态检测阴性不能作为排除哮喘诊断的依据。外周血嗜酸性粒细胞分类计数对过敏状态的评估有一定价值。

3. 气道炎症指标检测　嗜酸细胞性气道炎症可通过诱导痰嗜酸粒细胞分类计数和呼出气一氧化氮（FeNO）水平等无创检查进行评估。虽然目前上述检测在儿童哮喘诊断中尚无确切价值，但这些指标的连续监测有助于评估哮喘的控制水平和指导优化哮喘治疗方案的制订。

4. 胸部影像学检查　哮喘诊断评估时，不建议进行常规胸部影像学检查。反复喘息或咳嗽儿童，怀疑哮喘以外其他疾病，如气道异物、结构性异常（如血管环、先天性气道狭窄等）、慢性感染（如结核），以及其他有影像学检查指征的疾病时，依据临床线索所提示的疾病选择进行胸部 X 线或 CT 检查。

5. 支气管镜检查　反复喘息或咳嗽儿童，怀疑哮喘以外其他疾病，如气道异物、气道局灶性病变（如气道内膜结核、气道内肿物等）和先天性结构异常（如先天性气道狭窄、食管-气管瘘）等具有纤维支气管镜检查指征的疾病时，应予以纤维支气管镜检查以进一步明确诊断。对于诊断为哮喘并按哮喘治疗效果欠佳的患儿，尤其是喘息、痰鸣等临床表现较明显的婴幼儿，可考虑进行纤维支气管镜检查，了解气道局部病变情况，对气道内黏稠分泌物予以局部冲洗处理。同时可进行支气管肺泡灌洗液病原学、细胞学及其他相关检查，以协助进一步明确诊断。

三、治疗

（一）防治原则

哮喘控制治疗应尽早开始。要坚持长期、持续、规范、个体化治疗原则。治疗包括：

1. 急性发作期　快速缓解症状，如平喘、抗炎治疗。

2. 慢性持续期和临床缓解期　防止症状加重和预防复发，如避免触发因素、抗炎、降低气道高反应性、防止气道重塑，并做好自我管理。

强调基于症状控制的哮喘管理模式，治疗过程中遵循"监测-评估-调整治疗"的管理循环，直至停药观察（图 6-4-1）。注重药物治疗和非药物治疗相结合，不可忽视非药物治疗如

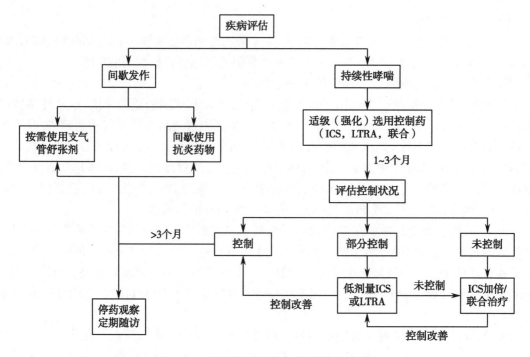

图 6-4-1   基于控制的儿童哮喘管理流程图

哮喘防治教育、变应原回避、患儿心理问题的处理、生命质量的提高、药物经济学等诸方面在哮喘长期管理中的作用。

（二）长期治疗方案

根据年龄分为 6 岁及以上儿童哮喘的长期治疗方案和 5 岁及以下儿童哮喘的长期治疗方案,分别分为 5 级和 4 级,从第 2 级开始的治疗方案中都有不同的哮喘控制药物可供选择。对以往未经规范治疗的初诊哮喘患儿根据病情严重程度分级（6 岁及以上参考图 6-4-2,5 岁及以下参考图 6-4-3）,选择第 2 级、第 3 级或第 4 级治疗方案。在各级治疗中,每 1~3 个月审核一次治疗方案,根据病情控制情况适当调整治疗方案。如哮喘控制,并维持至少 3 个月,治疗方案可考虑降级,直至确定维持哮喘控制的最小剂量。如部分控制,可考虑升级或越级治疗直至达到控制。但升级治疗之前首先要检查患儿吸药技术、遵循用药方案的情况、变应原回避和其他触发因素等情况。还应该考虑是否诊断有误,是否存在鼻窦炎、变应性鼻炎、儿童睡眠呼吸暂停综合征、胃食管反流和肥胖等导致哮喘控制不佳的共存疾病。

（三）急性发作期的处理

哮喘急性发作需在第一时间内予以及时恰当的治疗,以迅速缓解气道阻塞症状。儿童哮喘急性发作期的医院治疗流程详见图 6-4-4。

1. 氧疗 有低氧血症者,采用鼻导管或面罩吸氧,以维持血氧饱和度 >94%。

2. 吸入速效 β_2 受体激动剂 是治疗儿童哮喘急性发作的一线药物。沙丁胺醇或特布他林,体重 ≤20kg,每次 2.5mg;体重 >20kg,每次 5mg;第 1 小时可每 20 分钟 1 次,以后根据治疗反应逐渐延长给药间隔,根据病情每 1~4 小时重复吸入治疗。如不具备雾化吸入条件时,可使用压力型定量气雾剂（pMDI）经储雾罐吸药,每次单剂喷药,连用 4~10 喷（5 岁及以下 2~6 喷）,用药间隔与雾化吸入方法相同。快速起效的 LABA（如福莫特罗）也可在 6 岁及

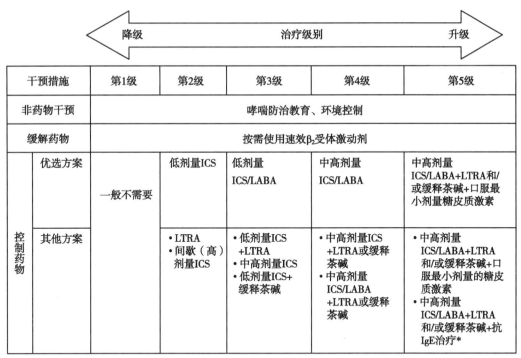

*抗IgE治疗适用于≥6岁儿童

图 6-4-2　6 岁以上儿童哮喘的长期治疗方案

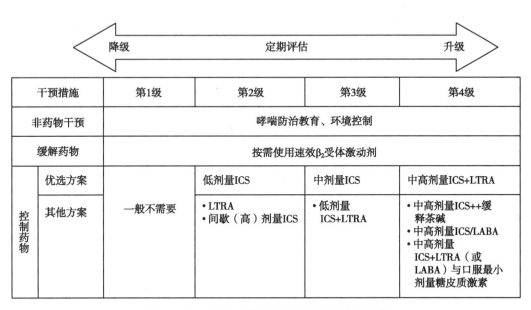

图 6-4-3　5 岁及以下儿童哮喘的长期治疗方案

以上哮喘儿童作为缓解药物使用,但需要和 ICS 联合使用。

3. 糖皮质激素　全身应用糖皮质激素是治疗儿童哮喘重度发作的一线药物,可根据病情选择口服或静脉途径给药。

（1）口服:泼尼松龙 1~2mg/（kg·d）,疗程 3~5 天。

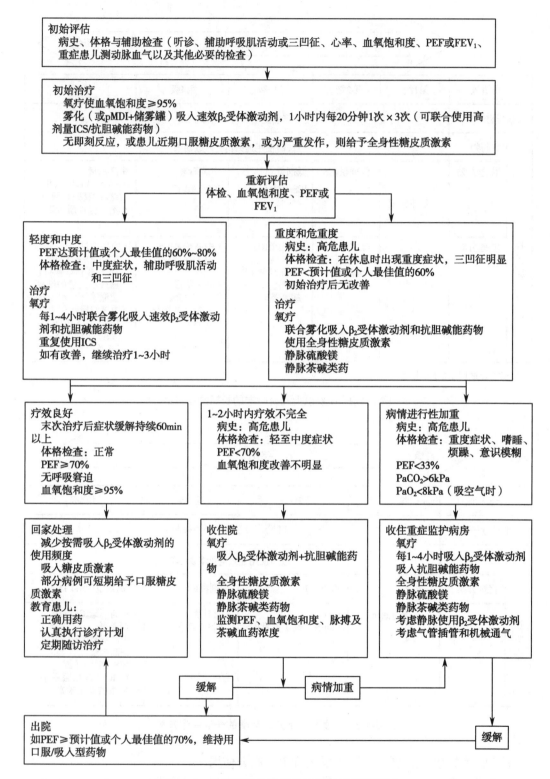

图 6-4-4 儿童哮喘急性发作的医院治疗流程图

（2）静脉:注射琥珀酸氢化可的松 5~10mg/kg,或甲基泼尼松龙 1~2mg/kg,根据病情可间隔 4~8 小时重复使用。若疗程不超过 1 周,可无须减量直接停药。

（3）吸入:雾化吸入布地奈德悬液每次 1mg,或丙酸倍氯米松混悬液每次 0.8mg,每 6~8 小时 1 次。

4. 抗胆碱能药物　短效抗胆碱能药物（SAMA）是儿童哮喘中-重度发作联合治疗的组成部分,尤其是对 β_2 受体激动剂治疗反应不佳的重症者应尽早联合使用。体重≤20kg,异丙托溴铵每次 250μg;体重 >20kg,异丙托溴铵每次 500μg,加入 β_2 受体激动剂溶液作雾化吸入,间隔时间同吸入 β_2 受体激动剂。

5. 硫酸镁　有助于危重哮喘症状的缓解。硫酸镁 25~40mg/(kg·d)（≤2g/d）,分 1~2 次,加入 10% 葡萄糖溶液 20ml 缓慢静脉滴注（20 分钟以上）,酌情使用 1~3 天。不良反应包括一过性面色潮红、恶心等,如过量可静脉推注 10% 葡萄糖酸钙拮抗。

6. 茶碱　一般不推荐,若哮喘发作经上述药物治疗后仍不能有效控制时,可酌情考虑使用,但治疗时需密切观察,并监测心电图、血药浓度。氨茶碱负荷量 4~6mg/kg（≤250mg）,缓慢静脉滴注 20~30 分钟,后以 0.7~1mg/(kg·h) 维持;已用口服氨茶碱者,可直接使用维持剂量持续静脉滴注。亦可每 6~8 小时缓慢静脉滴注 4~6mg/kg。

7. 经合理联合治疗,但症状持续加重,出现呼吸衰竭征象时　应及时给予辅助机械通气治疗。在应用辅助机械通气治疗前禁用镇静剂。

（四）临床缓解期的处理

1. 鼓励患儿坚持每日定时测量 PEF、监测病情变化、记录哮喘日记。

2. 注意有无哮喘发作先兆,如咳嗽、气促、胸闷等,一旦出现应及时使用应急药物以减轻哮喘发作症状。

3. 病情缓解后应继续使用长期控制药物,如使用最低有效维持量的 ICS 等。

4. 控制治疗的剂量调整和疗程　单用中高剂量 ICS 者,尝试在达到并维持哮喘控制 3 个月后剂量减少 25%~50%。单用低剂量 ICS 能达到控制时,可改用每天 1 次给药。联合使用 ICS 和 LABA 者,先减少 ICS 约 50%,直至达到低剂量 ICS 才考虑停用 LABA。如使用最低剂量患者的哮喘能维持控制,并且 1 年内无症状反复,可考虑停药。5 岁及以下哮喘患儿每年至少要进行两次评估以决定是否需要继续治疗,经过 3~6 个月的控制治疗后病情稳定,可以考虑停药观察,但是要重视停药后的管理和随访。如果出现哮喘症状复发,应根据症状发作的强度和频度确定进一步的治疗方案。如仅为偶尔出现轻微喘息症状,可以继续停药观察;非频发的一般性喘息发作,恢复至停药前的治疗方案;当出现严重和/或频繁发作,应在停药前方案的基础上升级或越级治疗。应选择合适的时机调整控制药物的剂量和疗程,避免在气候变化、呼吸道感染、旅行等情况下进行。

5. 根据患儿具体情况处理　包括了解诱因和以往发作规律,与患儿及家长共同研究,提出并采取一切必要的切实可行的预防措施,包括避免接触变应原、防止哮喘发作、保持病情长期控制和稳定。

6. 并存疾病治疗　70%~80% 哮喘儿童同时患有过敏性鼻炎,有的患儿并存鼻窦炎、儿童睡眠呼吸暂停综合征、胃食管反流和肥胖等因素等。这些共存疾病和因素可影响哮喘的控制,需同时进行相应的治疗。对于肥胖的哮喘儿童,建议适当增加体育锻炼,减轻体重。

（五）变应原特异性免疫治疗

变应原特异性免疫治疗（allergen specific immunotherapy，AIT）是通过逐渐增加剂量的变应原提取物对过敏患者进行反复接触，提高患者对此类变应原的耐受性，从而控制或减轻过敏症状的一种治疗方法。AIT 适用于症状持续、采取变应原避免措施和控制药物治疗不能完全消除症状的轻、中度哮喘或哮喘合并变应性鼻炎患者。

病例链接：　支气管哮喘

【一般情况】患者，女，9 岁 7 月。

【主诉】反复咳喘 1 年，咳嗽、气喘 3 天，加重 1 天。

【现病史】患儿 1 年前开始"感冒后"出现咳喘发作，表现为阵发性干咳，夜间为主，伴有气喘，运动后明显，每年发作 3~4 次，予以"普米克 + 爱全乐 + 万托林"雾化治疗 3~5 天即能缓解，未长期规范用药。平时剧烈运动后常有咳嗽。3 天前无明显诱因下在家中出现咳嗽，初不剧，渐加重，为阵发性干咳，夜间为主，运动后加剧，同时伴有气喘，无发热，无犬吠样咳嗽，无咳末鸡鸣样回声，无呕吐、腹泻，无低热、盗汗，自行口服"易坦静"治疗，未见好转。半天前咳喘加重，伴明显呼吸增快，遂来院急诊，监测氧饱和度 90%，予以鼻导管吸氧，"布地奈德 1mg+ 沙丁胺醇 5mg+ 异丙托溴铵 500μg"雾化吸入，未见好转，急诊拟"支气管哮喘、急性支气管炎"收入院。

起病来，患儿神志清，精神稍软，胃纳尚可，睡眠一般，大小便正常，体重无明显下降，否认异物呛咳史及结核病患者接触史。

【既往史】既往体健，幼时有湿疹史，否认食物药物过敏史。

【个人史】G_1P_1，足月剖宫产，出生体重 3.2kg，否认难产史及窒息抢救史。生后母乳喂养，按时添加辅食，现普食。按卡接种疫苗，2 月龄抬头，4 月龄翻身，6 月龄独坐，1 岁会走，生长发育与正常同龄儿相仿。

【家族史】父亲体健，母亲有过敏性鼻炎病史。否认家族中肝炎、结核等传染病史及肿瘤、高血压等遗传病史。

【入院查体】WT 30kg，T 36.4℃，P 124 次/min，R 40 次/min，BP 104/67mmHg，神清，精神软，呼吸促，可见明显三凹征，咽红，两肺呼吸音粗，可闻及明显哮鸣音，呼气相延长，心律齐，未闻及明显病理性杂音，腹软，肝脾肋下未及肿大，神经系统检查阴性。

【辅助检查】外院血常规 + 超敏 CRP：WBC $8.0×10^9$/L，L 18.6%，N 72.8%，E 6.8%，Hb 144g/L，PLT $220×10^9$/L，CRP<1mg/L；胸片：两肺纹理增多；急诊血气 + 电解质：pH 7.402，PCO_2 40.9mmHg，PO_2 45.0mmHg，K^+ 4.1mmol/L，Na^+ 135mmol/L，HCO_3^- 24.9mmol/L，ABE 0.6mmol/L。

【入院诊断】支气管哮喘；急性支气管炎。

【进一步检查】

1. 血常规、尿常规、便常规及心电图检查等。

2. 过敏原 + 免疫球蛋白、生化、前降钙素等检查。

3. 病原学检查，包括咽拭子培养 + 药敏、咽拭子 MP-DNA、咽拭子呼吸道免疫荧光检测等。

4. 肺功能检查（待气喘好转后）。

【诊疗计划】

1. 卧床休息，心电监护；持续低流量鼻导管吸氧，必要时机械通气。

2. 给予甲强龙 40mg，8 小时 1 次静脉滴注；布地奈德 1mg+ 沙丁胺醇 5mg+ 异丙托溴铵 500μg，8 小时 1 次雾化吸入治疗。

3. 该患儿考虑病毒感染可能性大，故不使用抗生素。

4. 维持水电解质紊乱及酸碱失衡，密切关注患儿呼吸、咳嗽、气喘、肺部喘鸣音等情况，根据病情变化及时调整治疗方案。

【诊疗经过】

1. 辅助检查结果

（1）血常规 +CRP：WBC 7.0×10^9/L，L 20.6%，N 70.8%，E 4.8%，Hb 134g/L，PLT 310×10^9/L，CRP<1mg/L；心电图：窦性心动过速。

（2）过敏原测定 + 免疫球蛋白测定：屋尘螨/粉尘螨 56.81IU/L（参考值 <0.35IU/L），免疫球蛋白 G 11.84g/L，免疫球蛋白 A 1.11g/L，免疫球蛋白 M 1.31g/L，总免疫球蛋白 E 216IU/ml（参考值 <100IU/ml）。

（3）PPD 试验、呼吸道病毒免疫荧光检测、咽拭子培养、咽拭子 MP-DNA、前降钙素、生化、大小便常规基本正常。

（4）肺功能（图 6-4-5）

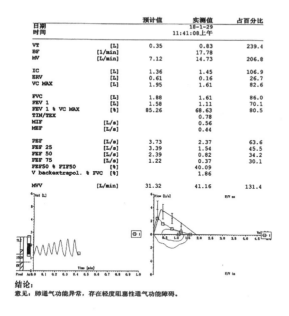
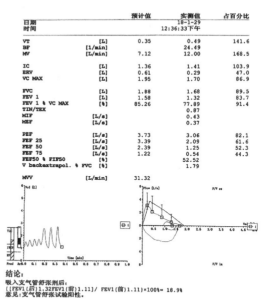

图 6-4-5　支气管哮喘肺功能结果

2. 疾病转归　入院后予以鼻导管吸氧 3 天；甲强龙 40mg，8 小时 1 次，连用 3 天，后减量为 40mg，每天 1 次，连用 3 天，静脉滴注；布地奈德 1mg+ 沙丁胺醇 5mg+ 异丙托溴铵 500μg，8 小时 1 次，连用 2 天，后改为 12 小时 1 次，连用 3 天，再改为每天 1 次，连用 2 天雾化。患儿入院第 3 天起咳喘渐好转，住院治疗 1 周出院。

出院时患儿无发热,无明显咳嗽,无气喘。查体:神清,精神可,呼吸平稳,两肺呼吸音粗,未闻及干、湿啰音,心律齐,未闻及明显病理性杂音,腹软,肝脾肋下未及肿大,神经系统检查阴性。

【出院诊断】支气管哮喘(急性重度发作);急性支气管炎。

【出院建议】

1. 出院带药,沙美特罗替卡松粉吸入剂1瓶,每次1吸,每天2次。

2. 定期呼吸科门诊复诊,复查肺功能。

3. 患儿有尘螨过敏,建议清洗暴晒被褥,清洁家具、空调、沙发、床垫等,必要时AIT治疗。

(张园园)

参考文献

1. 全国儿科哮喘协作组,中国疾病预防控制中心环境与健康相关产品安全所. 第三次中国城市儿童哮喘流行病学调查. 中华儿科杂志,2013,51(10):729-736.
2. MCGEACHIE MJ,YATES KP,ZHOU X,et al. Patterns of Growth and Decline in Lung Function in Persistent Childhood Asthma. N Eng J Med,2016,374(19):1842-1852 .
3. BUI DS,BURGESS JA,LOWE AJ,et al. Childhood Lung Function Predicts Adult Chronic Obstructive Pulmonary Disease and Asthma-Chronic Obstructive Pulmonary Disease Overlap Syndrome. Am J Respir Crit Care Med,2017,196(1):39-46.
4. 中华医学会儿科学分会呼吸学组. 儿童支气管哮喘的诊断与防治指南. 中华儿科杂志,2016,54(3):167-181.
5. HONG J,BAO Y,CHEN A,et al. Chinese guidelines for childhood asthma 2016:Major updates,recommendations and key regional data. J Asthma,2017.

第五节　先天性气道畸形

一、概述

先天性气道畸形(congenial airway malformations)是一类呼吸通道发育异常的疾病,常引起儿童呼吸困难、喘鸣、发绀、呼吸暂停、进食困难、误吸和反复呼吸道感染,进而影响其生长发育,严重者危及生命。气道(airway)以环状软骨为界限,将气道分为上下两部分:上气道由鼻、鼻窦、咽喉构成;下气道,包括从气管到终末细支气管整个通气管道。与儿童呼吸科相关的先天性气道畸形主要位于喉、声门下和气管。本文将重点介绍这些部位的先天性畸形。

二、临床特点和诊断线索

(一)临床特点

先天性气道畸形的临床特点根据发生部位的不同,临床表现有所不同,我们根据部位高低将畸形分为三种类型:

(1)喉部、声门下畸形:一般生后既有症状,常表现为吸气性喘鸣,吸气性呼吸困难,多伴有喂养困难,呛奶,查体常有气促,营养不良,吸气性胸壁凹陷等表现;影像学检查上,普通X线检查通常不能发现病变,往往需要借助呼吸内镜观察明确。

（2）气管下段、近端支气管畸形:生后即可有表现,症状往往较喉部病变者轻,多有双相喘鸣音,轻度呼吸困难,呼吸道感染时症状较重,可出现明显呼吸窘迫表现;往往需要借助CT、MRI等影像学检查或呼吸内镜检查才能发现病变。

（3）远端支气管畸形:临床症状多较隐匿,与正常儿童无明显差异,常在胸部X线检查时意外发现,胸部CT检查能更加明确病变,呼吸内镜检查多无异常。

（二）诊断线索

先天性气道畸形的诊断线索根据患者畸形位置不同而不同,畸形部位越高往往临床表现更加明显,对全身影响更大,畸形部位越低,对患儿的日常影响越小,临床表现越为隐匿:喉部及声门下畸形表现生后持续的吸气性呼吸困难,持续的喘鸣音,甚至喂养困难、频繁呛奶和营养不良;气管下段及主支气管的畸形表现为生后逐步出现的双相喘鸣,并在呼吸道感染时明显加重;而段支气管及以下的畸形常没有特殊临床特征,其发现往往借助偶然的放射学检查。最终的明确诊断往往需要借助呼吸内镜和胸部CT检查以明确(图6-5-1)。

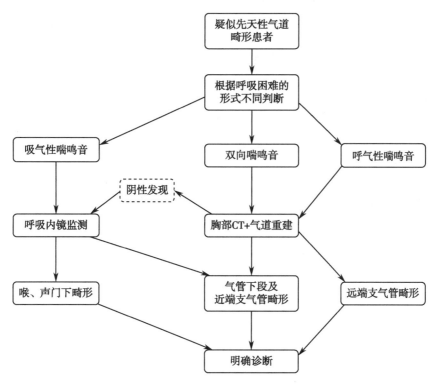

图 6-5-1　先天性气道畸形诊断流程图

三、不同部位的先天性气道畸形的分类、诊断和鉴别诊断

（一）先天性喉、声门下畸形

这部分病变位于喉部、声门和气管胸腔外段,最突出的临床表现为喉喘鸣,吸气相更为明显,严重者伴有呼吸困难和喂养困难,甚至营养不良,具体的鉴别需要借助呼吸内镜检查

以明确,几种常见畸形鉴别见表 6-5-1。

表 6-5-1　常见先天性喉、声门下畸形类型及临床特点

解剖位置	畸形名称	临床特点和治疗
声门上	喉软化	喉喘鸣最为常见的原因,生后最初几周即出现喉喘鸣,不需要治疗,随年龄增长自行缓解
	会厌囊肿	生后出现喘鸣,且症状进行性加重,需手术治疗
声门部位	喉蹼	生后既有声嘶、喘鸣,需手术治疗
	喉裂	根据畸形程度不同临床表现有所不同,轻度的可无明显临床表现,严重者可有吃奶呛咳、吸入性肺炎等,重度者需要手术治疗
	声带麻痹	可分单侧和双侧声带麻痹,前者多有哭声低落,轻度的呼吸困难;后者症状重,多伴喘鸣、呼吸暂停和发绀,并伴有进行性气道阻塞
声门下	声门下狭窄	生后既有喘鸣和呼吸困难,需手术治疗
气管	气管软化	生后既有喘鸣,可以是先天性,也可以是继发性的如血管畸形压迫所致,一般需手术治疗
	完全性气管环	生后既有喉喘鸣和呼吸困难,常误诊为先天性喉软化,需手术治疗

(二) 先天性气管下段、近端支气管畸形

这部分气道畸形,生后症状不如喉部和气管上段畸形明显,喘鸣多呈双向性,常在呼吸道感染时症状明显。常见的疾病如气管下段或主支气管的狭窄和支气管桥等,明确诊断需要借助呼吸内镜和胸部 CT 检查,部分气管狭窄为心血管系统先天性发育异常,如肺动脉吊带、双主动脉弓等造成,因此有时需要通过心脏超声或增强 CT 明确诊断,几种常见畸形鉴别见表 6-5-2。

表 6-5-2　常见先天性气管下段、近端支气管畸形临床特点

名称	临床特点	治疗
支气管桥	右肺下叶和中叶或整个右肺支气管起源于气管更远端,分两种类型,部分患者合并肺动脉吊带,临床表现为生后不久即出现的呼吸困难和喘鸣,诊断依赖于胸部 CT+ 气道重建	临床表现较轻者,随年龄增大,症状可逐步缓解,少数症状严重者需手术治疗
先天性心血管系统发育异常所致的气管支气管狭窄	气管下段或左、右主支气管因异常血管走行,形成血管环对气道造成压迫,从而发生狭窄。临床表现为生后数周出现的呼吸困难和喘鸣,诊断依赖于 CTA 或心脏超声检查	临床表现轻微者可以观察,多数需要心血管手术解除血管环对气道的压迫,少数患者继发气管、支气管软化症,尚需行气管成形术或内镜下放置支架

(三) 先天性远端支气管畸形

段支气管以下气道的畸形往往缺乏明显的临床表现,常在行胸部影像学检查时发现,由于病变部位较低,呼吸内镜无法到达,明确诊断多需借助胸部 X 线、CT 或增强 CT 检查,

在某些情况下,还需借助最后手术后的病理活检结果明确畸形的类型,几种常见畸形鉴别见表 6-5-3 及表 6-5-4。

表 6-5-3　常见先天性远端支气管畸形

畸形名称	病变特点	治疗
先天性肺气道畸形（congenital pulmonary airway malformation, CPAM）	为远端气道畸形最为常见类型,过去称肺囊性腺瘤样畸形,肺部多有囊性病变,根据囊肿的大小和数量按病理学特点将 CPAM 分为 5 型(见表 6-5-4)。多无明显临床表现,常通过胸部 CT 检查明确,确诊依赖术后病理活检	一般推荐手术治疗
先天性支气管闭锁	各级支气管局灶性中断,CT 典型"三联征"表现:支气管黏液栓,连续的含气腔隙和邻近肺气肿;部分患者伴 CPAM,诊断依赖胸部 CT 检查	一般不需要手术治疗,合并 CPAM 者需考虑手术治疗
先天性肺隔离症	存在于胸腔的由体循环供血的胚胎肺组织,该组织与支气管树和肺血管无连接,也没有正常的呼吸功能;分叶内型和叶外型,前者易于感染和出血,后者多无临床表现。胸部增强 CT 或 CTA 检查可明确诊断	一般需手术治疗
支气管源性囊肿	临床表现通常与囊肿感染或邻近组织压迫相关。囊肿压迫食管和/或主气道可出现胸痛、咳嗽、呼吸困难以及吞咽困难等症状,也可继发感染。诊断依赖于胸部 CT,确诊依赖于病理活检	手术治疗

表 6-5-4　先天性肺气道畸形分型及特点

项目	0 型	1 型	2 型	3 型	4 型
占比	1%~3%	50%~60%	20%~25%	8%	10%
来源	气管支气管	支气管或细支气管	细支气管	细支气管或肺泡管	远端腺泡
囊肿大小	0.5cm	2~10cm	<2~2.5cm	<0.2cm	多样,最大可达 7cm
恶变风险	不详	细支气管肺泡癌	不详	不详	胸膜肺母细胞瘤

四、治疗

先天性气道畸形的治疗主要借助手术治疗,根据畸形的程度不同,选用的治疗方式有所不同:一些病变如先天性喉软化,可以自愈,以观察和支持治疗为主;部分病变虽然持续存在,但不影响患者的生活(如轻症的 CPAM 和支气管闭锁),可以持续观察;多数严重的气道畸形需要及早手术,根据畸形的不同可以选择内镜下的介入治疗和传统的直视下手术。具体治疗方式的选择可见表 6-5-1~表 6-5-3。

病例链接 1: 先天性喉部、声门下畸形病例

【一般情况】患者,男,2 月龄。
【主诉】喉鸣 1 月余。
【现病史】患儿 1 月余前(出生后)出现喉鸣,吃奶时、活动哭吵后明显,无发热,无咳嗽,

无声音嘶哑,无呼吸困难,无气促,无发绀,未治疗。10余天前喉鸣加重,呼吸略促,来笔者医院呼吸科门诊就诊,纤维鼻咽内镜检查示"会厌囊肿",门诊拟"会厌囊肿"收入院。

　　起病来,患儿神志清,精神可,胃纳可,睡眠可,大小便正常,体重无明显下降,否认异物呛咳史及结核病患者接触史。

　　【既往史】既往体健,否认食物、药物过敏史。

　　【个人史】G_1P_1,足月顺产,出生体重3.2kg,否认难产史及窒息抢救史。生后母乳喂养,抬头尚不稳。

　　【家族史】父母亲体健。否认家族中肝炎、结核等传染病史及肿瘤、高血压等遗传病史。

　　【入院查体】WT 4.8kg,T 36.8℃,P 136次/min,R 48次/min,BP 92/54mmHg,神清,精神可,呼吸略促,吸气时胸骨上窝凹陷,咽无充血,两肺呼吸音粗,可闻及喉喘鸣音,未闻及明显干、湿啰音,心律齐,未闻及明显病理性杂音,腹软,肝脾肋下未及肿大,神经系统检查阴性。

　　【辅助检查】纤维鼻咽内镜示会厌囊肿(图6-5-2,见文末彩插)。

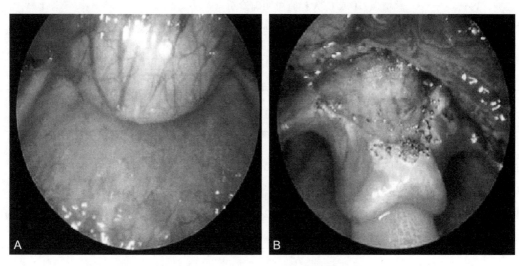

图6-5-2　会厌部位黏液囊肿及术后表现
A.咽部会厌囊肿至会厌倒伏;B.经激光手术后囊肿减小,会厌形态恢复。

　　【入院诊断】会厌囊肿。

　　【进一步检查】入院后完善血常规、尿常规、便常规、生化、凝血谱、免疫功能、心电图、胸片等检查。

　　【诊疗计划】排除手术禁忌证,择期行咽部囊肿切除术。

　　【诊疗经过】辅助检查结果:血常规+CRP:WBC 13.2×10^9/L,N 46.2%,Hb 136g/L,PLT 420×10^9/L,CRP 3mg/L;血生化、凝血功能、急诊免疫功能检查未见异常。心电图示窦性心动过速。胸片示两肺纹理增多。入院第2天全麻下行显微镜、支撑喉镜下等离子咽部囊肿切除术。术后喉鸣减轻,给予鼻饲喂养,无发热,无咳嗽,查体:悬雍垂无肿胀,黏膜恢复可,表面无出血及渗液,呼吸平稳。入院第4天出院。

　　【出院诊断】会厌囊肿

【出院建议】注意营养及休息,鼻饲喂奶;出院 1 周门诊复查纤维鼻咽内镜。

病例链接2: 先天性气管下段、近端支气管畸形

【一般情况】患者,女,1 岁 1 月。

【主诉】反复咳嗽、喘息 1 月余。

【现病史】患儿 1 月余前在家中无明显诱因下出现喘息,晨起及活动后明显,伴喉头痰鸣,伴咳嗽,不剧,有气促,无发绀,无发热,无恶心、呕吐,无腹泻等不适,至当地医院中心医院住院 1 周,诊断"支气管肺炎",给予"头孢甲肟、甲强龙"静脉滴注抗感染、雾化对症治疗,咳嗽喘息好转。10 余天前再次因咳嗽、喘息在当地住院,先后给予"头孢他啶、阿奇霉素、哌拉西林他唑巴坦"静脉滴注抗感染 1 周余,未见明显好转,1 天前咳嗽加重,阵发性连咳,有痰,喘息、气促明显,遂转来笔者医院就诊,拟"1. 肺炎,2. 动脉导管未闭"收入院。

起病以来,患儿神志清,精神稍软,出汗较多,胃纳欠佳,睡眠不安,大小便正常,体重下降 0.3kg,否认异物呛咳史及结核病患者接触史。

【既往史】新生儿期因"呼吸急促伴面色发绀"在当地住院,今年 1 月、6 月分别因"咳嗽、气喘",在当地医院住院治疗。否认湿疹史,否认食物药物过敏史。

【个人史】G_2P_2,足月剖宫产,出生体重 2.45kg,否认难产史及窒息抢救史。生后母乳喂养,按时添加辅食。按卡接种疫苗。生长发育与正常同龄儿相仿。

【家族史】父母亲体健。否认家族中肝炎、结核等传染病史及肿瘤、高血压等遗传病史。

【入院查体】WT 8.5kg,T 37.5℃,P 128 次/min,R 42 次/min,BP 93/46mmHg,神清,精神欠佳,呼吸促,可见轻度三凹征,咽红,两肺呼吸音粗,可闻及明显干啰音,心律齐,未闻及明显病理性杂音,腹软,肝脾肋下未及肿大,神经系统检查阴性。

【辅助检查】外院血常规 + 超敏 CRP:WBC 17.8×10^9/L,L 42.5%,N 48.7%,Hb 139g/L,PLT 483×10^9/L,CRP<1mg/L;心脏超声:动脉导管未闭(2.5mm);急诊血气 + 电解质:pH 7.400,PCO_2 34.7mmHg,PO_2 81.1mmHg,K^+ 4.2mmol/L,Na^+ 137mmol/L,HCO_3^- 21.1mmol/L,ABE −2.5mmol/L。

【入院诊断】迁延性肺炎;动脉导管未闭。

【进一步检查】入院后完善血常规、尿常规、便常规、前降钙素、呼吸道病原体、过敏源 + 免疫球蛋白、血生化、心脏超声、胸部高分辨率 CT+ 气道重建、心电图等检查。

【诊疗计划】

1. 入院后吸氧,持续血氧饱和度监测。

2. 头孢曲松抗感染,甲强龙抗炎平喘,布地奈德 + 异丙托溴铵雾化平喘。

3. 纠正水电解质紊乱及酸碱失衡等治疗,并根据病情变化及时调整治疗方案。

【诊疗经过】入院辅助检查结果:血常规 +CRP:WBC 11.0×10^9/L,N 48.6%,Hb 136g/L,PLT 420×10^9/L,CRP<1mg/L;血气 + 电解质:pH 7.360,PCO_2 45mmHg,PO_2 83.3mmHg,K^+ 4.5mmol/L,Na^+ 140mmol/L,HCO_3^- 23.6mmol/L,ABE −2.1mmol/L。痰呼吸道病原学(培养 + 药敏、MP-RNA、CT-DNA、呼吸道免疫荧光检测等)阴性。血肺炎支原体 + 肺炎衣原体抗体、TORCH 正常,血细菌 + 真菌培养阴性。过敏源 + 免疫球蛋白、CD 检测(T、B、NK)基本正常。心电图、肝胆胰脾超声无异常。心脏超声示动脉导管未闭。胸部高分辨率 CT+ 气道重建示:1. 肺炎;2. 考

虑支气管桥(图 6-5-3)。入院给予头孢曲松抗感染,甲强龙抗炎平喘治疗 1 周,患儿体温正常,咳嗽气喘有好转,转往外科行手术治疗。

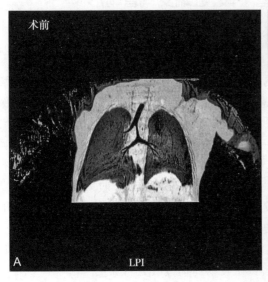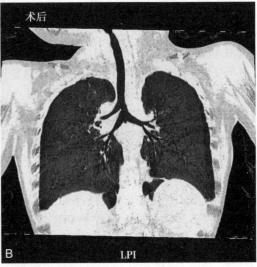

图 6-5-3　支气管桥及术后表现
A.示支气管桥术前;B.示手术后,气道狭窄改善。

【**出院诊断**】迁延性肺炎;支气管桥;动脉导管未闭。
【**出院建议**】外科门诊定期随访。

(王颖硕)

参考文献

1.《中华儿科杂志》编辑委员会,中华医学会儿科学分会呼吸学组肺血管疾病协作组,中华医学会儿科学分会呼吸学组弥漫性肺实质/肺间质性疾病协作组.儿童先天性呼吸系统疾病分类建议.中华儿科杂志,2018,56(4):247-260.
2. WONG KKY,FLAKE AW,TIBBOEL D,et al. Congenital pulmonary airway malformation:advances and controversies. Lancet Child Adolesc Health,2018,2(4):290-297.
3. CLARK CM,KUGLER K,CARR MM. Common causes of congenital stridor in infants. JAAPA,2018,31(11):36-40.

第七章

消化内科

消化系统（digestive system）由消化管和消化腺两部分构成。消化管包括口腔、咽、食管、胃、小肠和大肠等。消化腺分为小消化腺和大消化腺两类：小消化腺散在于消化管各部的管壁内；大消化腺有唾液腺（腮腺、下颌下腺、舌下腺）、肝脏和胰腺。消化系统的主要功能为摄取、转运、消化食物和吸收营养、排泄废物，供儿童生长发育所需的物质和能量。由于小儿处于生长发育时期，消化系统的组织结构及生理功能尚未成熟，容易出现各种消化系统疾病，占儿童常见疾病的第二位，仅次于呼吸系统疾病。

儿童消化系统疾病常见的症状有腹痛、呕吐、腹胀、腹泻、便血、食欲下降、贫血、营养不良及生长迟缓等，多数与消化系统疾病有关，同时也与神经系统、免疫系统、心血管系统、内分泌系统、心理精神因素等密切相关，需要在临床中加以合理的鉴别诊断，避免漏诊与误诊。与成人不同，儿童消化系统疾病诊治中需要高度重视遗传性疾病、先天性消化道畸形及食物过敏性疾病等的诊治。本章节将重点阐述有儿科鲜明特点的消化系统疾病：婴儿慢性腹泻、婴儿胆汁淤积症、炎症性肠病、消化道出血的诊治，以帮助各位进修医生更快掌握儿童消化专科疾病的诊治。

消化内镜技术是消化系统疾病诊治的一项必备技术。除胃镜及结肠镜外，胶囊内镜、小肠镜、超声内镜及十二指肠镜技术等也在儿童中得到了应用。消化内镜检查不仅可以观察消化道黏膜病变、活组织病理检查明确病因，还可以对部分疾病行内镜下微创治疗。为了尽快帮助各位进修医生熟悉和掌握儿童消化内镜技术，本节内容还将重点介绍儿童胃镜及结肠镜检查的规范化操作，为今后继续提高消化内镜诊疗技术打下坚实的基础。

总之，儿童消化系统疾病涉及脏器众多、病因复杂，临床症状特异性不高，消化专科医师需要在掌握普通儿科常见疾病的基础上，深入学习儿童常见消化系统疾病的临床诊治特点，对患儿进行合理的诊断与鉴别诊断，同时充分发挥消化内镜技术的诊治作用，才能做好儿童消化系统疾病的临床诊治工作，成为一个合格的儿科消化专科医师。

第一节　婴儿慢性腹泻

一、概述

婴儿腹泻是婴幼儿时期最常见的疾病之一，绝大部分为急性腹泻，主要由感染引起，包括病毒、细菌感染,一般呈自限性,症状较轻,并发症较少且为自限性。慢性腹泻较少见,且病因与急性腹泻不同,常见的病因包括过敏、感染,以及先天性肠病与腹泻等。如果在出生后几天内出现腹泻并持续超过两周或症状严重时,须警惕先天性肠道解剖结构异常和一些罕见的遗传性疾病,后者称为先天性腹泻与肠病(congenital diarrhea and enteropathies, CODEs)。本节主要介绍婴儿先天性腹泻与肠病的病因及诊治思路。

腹泻根据病程分为急性腹泻、迁延性腹泻和慢性腹泻,也可分为急性腹泻和慢性腹泻(持续大于 2 周)。根据病因可分为获得性腹泻和先天性腹泻。

在资源丰富的国家慢性腹泻常见的病因包括过敏、感染、先天性解剖结构异常,如腹裂、坏死性小肠结肠炎(necrotizing enterocolitis, NEC)、手术导致的短肠综合征。在发展中国家,慢性腹泻主要由一些肠道感染和肠功能异常引起。先天性腹泻与肠病是导致慢性腹泻的重要病因之一,一般表现为在生后早期出现严重腹泻伴吸收不良、生长发育落后,大部分由单基因突变导致,亦称为单基因肠病。

二、腹泻的定义及初始评估

(一)婴儿腹泻的定义

大便次数增加、大便性状改变,大便量超过 $20g/(kg \cdot d)$ 称为腹泻。可以通过定性或者定量的方法评估腹泻,对于腹泻严重、住院的婴儿,用定量的方法来评估腹泻更准确。

(二)腹泻的初始评估

第一步:定性或定量的方法明确腹泻,根据大便次数、性状及大便量,根据脱水严重程度、是否存在电解质紊乱等判断腹泻的严重程度。

第二步:进行详细的病史询问及体格检查,初步确定腹泻可能的原因。尤其要注意喂养史、生长发育史、是否有近亲结婚、营养状况评估。

第三步:根据初步判断的病因,进一步选择相关的实验室检查明确病因、评估病情(图7-1-1)。

三、获得性腹泻病因

获得性腹泻可在婴儿期的任何时候发生,一般在出生几周之后发生,腹泻严重程度通常为轻度或中度。常见病因如下:

1. 感染性腹泻　多数是由病毒感染引起的,包括轮状病毒、巨细胞病毒、腺病毒和诺如病毒。细菌感染常见的细菌包括沙门氏菌、志贺氏菌、空肠弯曲菌、致病性大肠杆菌。

2. 食物诱导的腹泻　食物蛋白引起的过敏性直肠炎结肠炎(food protein induced allergic proctocolitis, FPIAP)是婴儿便血的常见原因之一。食物蛋白诱发的小肠结肠炎综合征(food protein induced enterocolitis syndrome, FPIES)是一种罕见的胃肠道食物超敏反应,表现为大量反复呕吐,可伴有腹泻。急性发作主要导致脱水、电解质紊乱、嗜睡等,慢性发作则表现为体重减轻、生长迟缓。典型的 FPIES 表现为在摄入牛奶蛋白或大豆蛋白后 1~4 周发生。

3. 早产和其他内科疾病　如早产儿出现腹胀、便血、腹泻、喂养不耐受等需警惕坏死性小肠结肠炎(necrotizing enterocolitis, NEC);因肠闭锁等先天畸形手术后导致的短肠综合征等。

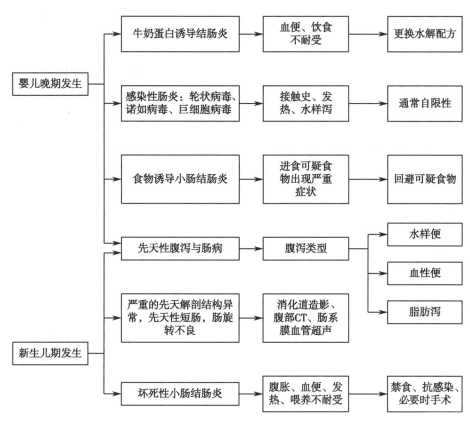

图 7-1-1　婴儿腹泻初步评估

四、CODEs 的分类及病因评估

(一) CODEs 的定义

一组发病机制不同的罕见遗传性疾病,主要特征为生后数周出现的持续且严重的腹泻。其他临床特征包括宫内羊水过多、多系统疾病(如畸形或其他先天性异常、免疫缺陷)、肠道外表现如肛周病变(肛周脓肿、肛周窦道)、皮肤关节病变。近亲结婚为高危因素,因发病早且腹泻严重,往往合并严重的营养不良和生长发育迟缓。

其他可以引起腹泻的先天性疾病,如先天性短肠综合征、肠旋转不良、先天性巨结肠、假性肠梗阻等,与 CODEs 不同,这一类疾病通过病史及常规影像学检查比较容易识别。

(二) CODEs 的分类

CODEs 根据发病机制可分为 5 大类,部分发病机制有重叠:①上皮细胞运输功能障碍;②肠上皮细胞酶和代谢异常;③肠上皮细胞转运和极化异常;④肠内分泌细胞功能异常;⑤原发性免疫缺陷。前四类主要影响上皮细胞功能,第五类常同时合并肠道以外的表现。广义的单基因肠病包括婴儿炎症性肠病、自身免疫性肠病和原发性免疫缺陷病。

1. 肠上皮营养物质和电解质运输障碍　CODEs 中肠上皮转运蛋白的异常较常见。包括先天性失氯性腹泻,主要表现为粪便氯含量过高,*SLC26A3* 基因突变,导致 Cl^-/HCO_3^- 交换障;先天性失钠性腹泻表现为粪便钠含量过高,*SLC9A3* 基因突变,导致 Na^+/H^+ 交换剂 NHE3

的功能丧失；钠依赖葡萄糖转运蛋白 SLC5A1 异常导致钠和葡萄糖吸收障碍；受体鸟苷酸环化酶 2C（GUCY2C）激活，致细胞内环磷酸鸟苷水平的升高，抑制 Na^+/H^+ 交换剂 NHE3 的功能。顶膜钠依赖性胆盐转运体 SLC10A2 双等位基因突变，导致上皮细胞继发性电解质转运障碍和液体过度丢失。以上疾病一般具有完整的肠上皮细胞，小肠绒毛刷状缘具有正常的绒毛/隐窝比例。出生后就发生腹泻，有宫内羊水过多表现。葡萄糖-半乳糖吸收不良由 SLC5A1 双等位基因突变导致，表现为饮食诱发的腹泻，停止摄入葡萄糖-半乳糖后腹泻即好转。

2. 肠上皮细胞酶和代谢异常　一些重要的营养物质吸收和上皮细胞代谢相关的酶异常也会导致严重腹泻。小肠绒毛刷状缘碳水化合吸收相关的酶，如乳糖酶，蔗糖-异麦芽糖酶缺乏，摄入含有碳水化合物的配方奶或食物后会引起食物诱导的腹泻。如乳糖酶-根皮苷水解酶（lactase-phlorizin hydrolase，LPH）功能下降导致的乳糖不耐受，蔗糖酶-异麦芽糖酶基因突变，在摄入包含蔗糖、淀粉、异麦芽糖、麦芽糖的食物后均可诱发腹泻。

近几年发现的 DGAT1 基因突变，主要临床表现为电解质转运相关的腹泻、呕吐、蛋白丢失性肠病及生长迟缓，通常由摄入含脂肪饮食引起。DGAT1 主要参与细胞甘油三酯形成，在胃肠道活检组织的病理可以发现刷状缘微结构破坏。参与上皮细胞脂肪吸收相关蛋白的基因突变，导致脂肪转运或代谢障碍的疾病，如微粒体甘油三酯转移蛋白基因突变导致的无 β 脂蛋白血症、载脂蛋白 B 基因突变导致的低 β 蛋白血症、乳糜微粒潴留病（SAR1B 基因突变）。

3. 肠上皮细胞运输和极性异常　一般在新生儿期发病，为常染色体隐性遗传，根据典型病理表现、肠外表现及基因检测可诊断。最常见的两种疾病为微绒毛包涵体病（microvillous inclusion disease，MVID）和先天性簇绒肠病（congenital tufting enteropathy，CTE）。MVID 由于细胞骨架肌球蛋白 Myosin5b（MYO5B 基因突变）异常，导致肠上皮细胞顶膜回收障碍，微绒毛破坏。病理可以观察到 CD10 和绒毛蛋白染色异常，电镜下可见细胞内微绒毛包涵体。禁食后腹泻无明显好转，进食后加重。极化蛋白 syntaxin 3（STX3）异常与 MYO5B 基因突变表现类似，但临床症状较轻。CTE 是由于上皮细胞信号和黏附蛋白 EPCAM 突变导致的严重失钠性腹泻，一般在 3 月龄内发病。禁食后仍有腹泻，进食加重腹泻，经典的病理表现为上皮细胞呈簇状，免疫组化可见 EPCAM（MOC31）蛋白表达缺失。

其他导致这类疾病的基因突变，如 TTC7A 基因突变主要影响上皮细胞极性，表现为多发肠闭锁和腹泻；TTC37 基因突变引起的发-肝-肠综合征，在病理上可见中重度绒毛萎缩和各种炎症细胞浸润。

4. 肠内分泌细胞功能障碍　正常肠内分泌细胞（enteroendocrine cells，EECs）数量或者肠道激素的产生受影响，可导致肠道内分泌疾病。表现为全面吸收不良，且常合并全身其他内分泌疾病，一般在婴儿期需要静脉营养支持。

（1）神经元素 3（neurogenin 3）：是肠道内分泌和 β 细胞发育需要的碱性螺旋-环-螺旋家族转录因子，临床表现为食物诱发的腹泻，不局限于某种特殊营养物质的丢失，肠黏膜活检隐窝/绒毛比例正常，选择性 EECs 细胞破坏。

（2）前蛋白转化酶枯草溶菌素 1（proprotein convertase subtilisin/kexin type 9，PCSK1）：参与多种激素原的剪切与成熟过程。PCSK1 基因突变致婴儿腹泻的表型与 NEUROG3 基因突变类似，但是合并广泛的系统性内分泌疾病，包括肾上腺皮质激素、甲状腺激素缺乏、尿崩症。

（3）Neurogenin3 上游和下游发挥功能的转录因子 RFX6 及同源异型转录因子 ARX：这两个基因突变都可以致 EECs 相关腹泻。

5. 免疫调节异常 *FOXP3*、*ICOS*、*IL10R*、*TRIM22* 和 *ARPC1B* 基因突变导致免疫调节异常，继而引起炎症和肠病。免疫介导的肠病临床表现各异，一般表现为血便或水样便，常合并系统性疾病或者表现为多器官累及。大部分表现为婴儿期炎症性肠病，以血性腹泻、水样泻、结肠炎、肛周疾病、肠道溃疡和营养不良为主要临床表现。*ICOS* 和 *FOXP3* 基因突变，也被称为自身免疫性肠病。这一类疾病大部分可以通过造血干细胞移植治疗。

（1）FOXP3：*FOXP3* 基因突变导致的 X 连锁多内分泌腺病肠病伴免疫失调综合征常表现为早期的水样泻，没有血便或肛周疾病。病理表现多样，可以表现为绒毛完全萎缩，类似移植物抗宿主病样凋亡表现，也可以表现为杯状细胞、潘氏细胞缺乏而炎症表现轻微。但 *FOXP3* 基因突变报道有许多不典型的胃肠道表现，需要结合临床诊断。

（2）ICOS：是一个 T 细胞共刺激蛋白，该基因突变以生后数月出现的饮食诱发的水样泻为主要表现，肠黏膜病理可见绒毛、隐窝萎缩，炎症细胞浸润。

表 7-1-1 CODEs 的分类、突变基因及主要临床特征

疾病名称 基因/遗传方式	蛋白功能	实验室检查特点	活检病理	主要临床特点
肠上皮营养/电解质运输障碍				
先天性失氯性腹泻 *SLC26A3*/AR	Cl^-/HCO_3^- 交换蛋白	粪便 Cl^-（>90mM），低氯、低钾代谢性碱中毒	正常	水样便，羊水过多
先天性失钠性腹泻 *SLC9A3*/AR	Na^+/H^+ 交换蛋白	粪便中 Na^+ 含量较高（通常 >140mM），代谢性酸中毒	正常	水样便，羊水过多
先天性失钠性腹泻 *GUCY2C*/AD	鸟苷酸环化酶	粪便中 Na^+ 含量高（通常 >140mM），代谢性酸中毒	正常	水样便，羊水过多
葡萄糖-半乳糖吸收障碍 *SLC5A1*/AR	Na^+-葡萄糖共转运蛋白	代谢性酸中毒	正常	水样便，禁食或不含葡萄糖和半乳糖的饮食可缓解腹泻；严重脱水
原发性胆汁酸性腹泻 *SLC10A2*/AR *SLC51B*/AR	回肠胆盐转运蛋白基底外侧胆汁酸转运蛋白	脂溶性维生素缺乏症 胆汁淤积	正常	水样便或脂肪便，结肠氯过度分泌；进食加重腹泻
肠病性肢端皮炎 *SLC39A4*/AR	锌转运蛋白	低血清锌	正常	水样便，红斑性水疱性肢端炎（常在脸颊和臀部），脱发，眼病

续表

疾病名称 基因/遗传方式	蛋白功能	实验室检查特点	活检病理	主要临床特点
肠上皮酶和代谢异常				
先天性乳糖酶缺乏症 *LCT*/AR	双糖酶	—	正常	水样便,禁食或无乳糖饮食可缓解腹泻,乳糖负荷试验异常、葡萄糖-半乳糖负荷试验正常
蔗糖酶-异麦芽糖酶缺乏症 *SI*/AR	双糖酶	—	正常	水样便,禁食或不含碳水化合物的饮食(蔗糖、麦芽糖或淀粉)腹泻缓解
海藻糖酶缺乏症 *TREH*/AR	双糖酶	—	正常	水样便,腹泻与含海藻糖饮食(如蘑菇或用酵母做的食物)
肠激酶缺乏症 *PRSS7*/AR	肠激酶	—	正常	水样便,氨基酸饮食治疗有效
DGAT1 缺乏症 *DGAT1*/AR	甘油三酸酯合成	低蛋白血症	绒毛异常,PAS 染色阳性	水样便,呕吐,生长迟缓,严重蛋白丢失性胃肠病
Hennekam 淋巴管扩张-淋巴水肿综合征 1 *CCBE1*/AR	静脉内皮细胞出芽	低蛋白血症	小肠淋巴管扩张	水样泻,蛋白丢失性胃肠病,面部畸形,认知障碍
PLVAP 缺乏症 AR	内皮细胞窗孔	高甘油三酯血症 低蛋白血症	正常	水样便,严重蛋白丢失性胃肠病
无 β 脂蛋白血症 *MTP*/AR	微粒体甘油三酸酯转移蛋白	低 LDL 粪便弹性蛋白酶正常	载脂肠细胞	脂肪泻
低 β 脂蛋白血症 *APOB*/AR *ANGPTL3*/AR	脂质吸收 抑制脂蛋白脂肪酶活性	低 LDL 粪便弹性蛋白酶正常	载脂肠细胞	脂肪泻
乳糜微粒潴留病 *SAR1B*/AR	细胞内乳糜微粒运输	低 LDL 粪便弹性蛋白酶正常	载脂肠细胞	脂肪泻
先天性角化不良 *TERT*/AR/AD	端粒维护	—	隐窝凋亡,上皮内淋巴细胞增多,绒毛萎缩和固有层扩大	水样或血性腹泻,不同年龄表型差异大

续表

疾病名称 基因/遗传方式	蛋白功能	实验室检查特点	活检病理	主要临床特点
歌舞伎综合征 *KMT2D*/AD	组蛋白甲基转移酶	—	正常或有炎症	水样泻或其他,可能与新生儿低血糖、免疫缺陷和/或自身免疫性疾病(包括白癜风)相关

肠上皮运输和极性异常

疾病名称 基因/遗传方式	蛋白功能	实验室检查特点	活检病理	主要临床特点
微绒毛包涵体病 *MYO5B*/AR *STX3*/AR	细胞运输,极性和信号转导		绒毛萎缩,微绒毛,包涵体 CD10/villin 染色阳性	水样泻,禁食无效
先天性簇绒肠病 *EPCAM*/AR	细胞间黏附和信号转导		小肠和大肠的绒毛萎缩和局灶性上皮簇;MOC31 阳性染色	水样泻,禁食无效
先天性失钠性腹泻的综合形式 *SPINT2*/AR	丝氨酸蛋白酶抑制剂		簇状肠病样特征	水样泻,后鼻孔闭锁,少见肠道闭锁
发-肝-肠综合征 1 *TTC37*/AR	细胞极性和信号	肝功能异常	绒毛萎缩,单核细胞浸润	水样泻或血便,肝病,免疫缺陷,面部畸形,毛发异常
发-肝-肠综合征 2 *SKIV2L*/AR	解旋酶		同上	同上
家族性噬血细胞淋巴组织细胞病 5 *STXBP2*/AR	突触素结合蛋白	肝功能异常,血三系减低	顶端绒毛短	轻度慢性水样泻,吞噬性淋巴细胞组织细胞增生症(过度的免疫激活,肝炎,血细胞减少症)
TTC7A 缺乏症 *TTC7A*/AR	蛋白质运输和贩运		小肠结肠炎,绒毛萎缩和慢性炎症	水样泻,肠道闭锁,底层 SCID
先天性吸收不良型腹泻 4 型(MEDNIK 综合征) *AP1S1*/AR	晚高尔基/高尔基外侧网络筛选需要	—	肠病表现	水样泻,智力发育落后,耳聋,外周神经病变,鱼鳞病,角化病
UNC45A 缺陷 *UNC45A*/AR	细胞迁徙、极化、信号转导	—	绒毛萎缩,微绒毛包涵体,CD10/villin 染色阳性	水样泻,胆汁淤积,听力受损,骨骼脆性
Mirage 综合征 *SAMD9*/AR	肿瘤坏死因子 α 的下游靶点	—	肠病表现	骨髓发育不良,感染,生长受限,肾上腺发育不全,外生殖器畸形

续表

疾病名称 基因/遗传方式	蛋白功能	实验室检查特点	活检病理	主要临床特点
肠内分泌细胞功能异常				
NEUROG3 缺乏症 *NEUROG3*/AR	转录因子-细胞命运		绒毛正常,EEC的选择性丢失(嗜铬粒蛋白或突触素染色)	水样泻,胰岛素依赖性糖尿病晚期发作(无自身抗体)
X 连锁无脑回畸形 *ARX*/XL	同源域转录因子	—	正常绒毛结构;可能有选择地减少某些 EEC	水样泻,全面性吸收不良性腹泻,无脑回、严重的神经系统异常、癫痫发作
肠内分泌障碍 *PCSK1*/AR	激素内肽酶	—	正常绒毛结构	水样泻,全面吸收不良;多系统性内分泌病变(肾上腺功能不全,甲状腺功能减退,尿崩症);胰岛素原升高
Mitchell-Riley 综合征 *RFX6*/AR	转录因子-细胞命运	—	绒毛结构和 EEC 正常	水样泻,肠道闭锁,肠旋转不良,胆内外胆管异常以及新生儿糖尿病
先天性吸收不良腹泻11 型 *PERCC1*/AR	EEC 细胞发育需要	—	绒毛结构正常,EEC 减少	顽固性水样泻,全面吸收不良
免疫调节异常相关肠病				
IPEX 综合征 *FOXP3*/XL	调节性 T 细胞	调节性 T 细胞减少	绒毛萎缩,自身免疫性肠病,非特异性炎症	水样泻,免疫机能失调,多内分泌病(糖尿病、甲状腺炎)和肠病,食物过敏常见,禁食有效
CD55 缺乏症 *CD55*/AR	补体级联抑制剂	低免疫球蛋白 低白蛋白血症 粪 α_1 抗胰蛋白酶升高	黏膜炎症	水样泻或血便,肠黏膜溃疡,严重蛋白丢失性胃肠病,血栓形成
新生儿炎症性皮肤和肠道疾病-1(NISBD1) *ADAM17*/AR	TNF-α 转化酶	—	局灶性绒毛萎缩;微小隐窝增生	水样或血便,新生儿起病时严重的炎症性皮疹和反复感染
新生儿炎症性皮肤和肠道疾病 2(NISBD2) *EGFR*/AR	EGF 受体	—	正常	水样泻,与 NISBD1 类似

续表

疾病名称 基因/遗传方式	蛋白功能	实验室检查特点	活检病理	主要临床特点
X 连锁淋巴增生综合征 *XIAP*/XL	凋亡抑制剂	—	黏膜炎症	血性便,反复感染,淋巴结病
普通男变异型免疫缺陷 1 型 *ICOS*/AR	T 细胞受体	低免疫球蛋白血症 B 淋巴细胞减少	黏膜炎症,浆细胞的消耗	严重水样泻,反复感染(鼻窦炎,支气管炎);淋巴结肿大
5 型自身免疫性淋巴组织增生综合征 *CTLA4*/AD	共刺激信号	—	炎症,淋巴细胞浸润	水样或血性便,间质性肺疾病,自身免疫性血小板减少症,各种器官中的淋巴细胞浸润
普通变异型免疫缺陷型病 8 型 *LRBA*/AR	内体运输调节剂	低免疫球蛋白血症	炎症,浆细胞消耗	婴儿早期出现水样或血性腹泻
小肠干细胞因子				
新生儿起病慢性腹泻 9 型 *WNT2B*/AR	细胞-细胞信号因子	—	隐窝发育不全;肠内分泌增生;萎缩性胃炎	眼-小肠综合征(前房发育异常)

　　AR:常染色体隐性遗传;AD:常染色体显性遗传;PAS:高碘酸-席夫染色;LDL:低密度脂蛋白;EEC:肠内分泌细胞;PCSK1,前蛋白转化酶激酶缺乏症;DGAT1,脂酰辅酶 A 氧化酶 1。

(三) 疑似 CODEs 的评估

　　初始评估包括血清学检查、粪便检查、影像学检查及内镜和组织学检查。

　　1. 血清学检查　常规的血清学检查需要包括:血常规、血电解质、炎症指标、肝功能、血清免疫球蛋白、血脂水平、脂溶性维生素、凝血功能、血清微量元素(锌)。如果怀疑免疫缺陷,需要进一步完善相关免疫功能评估的检查,如 T 细胞及 B 细胞亚群等。

　　2. 粪便检查　粪便检查非常重要。第一步各种常见的病原体检测(轮状病毒、诺如病毒、腺病毒),细菌、真菌培养,寄生虫检测,粪便的检测尽量采用新鲜排出的粪便。第二步评估粪便的量,对于婴儿准确的收集新鲜大便比较困难,可以用集尿袋来收集大便,进行粪便量的评估及粪便检测。粪便检测时同时需要准确评估饮食情况。

　　其他根据具体情况选择性进行粪便检测:

　　(1) 粪便电解质:评估腹泻性质、计算大便渗透压差。

　　(2) 粪便渗透压差:粪便渗透压差=290−2×(粪便 Na^++K^+)。结果以 mOsm/kg 粪便重量表示。

　　(3) 粪便渗透压差 >100mOsm/kg,表明饮食引起的(渗透性)腹泻。

　　(4) 粪便渗透压差 <50mOsm/kg,提示与电解质运输有关的(分泌性)腹泻。

　　(5) 粪便渗透压差介于 50~100mOsm/kg,提示粪便收集不当或者混合型腹泻。

　　(6) 粪便还原性物质和 pH 值:作为碳水化合物吸收不良的初步筛查。

（7）α₁抗胰蛋白酶:粪便中高水平的 α_1 抗胰蛋白酶（AAT）反映了肠道蛋白质的丢失。

（8）粪便脂肪:定性或随机大便脂肪试验(中性或分解脂肪)初步筛选脂肪吸收不良。如怀疑脂肪吸收不良,可进一步行72小时粪便定量脂肪测定。

（9）粪便弹性蛋白酶检测:有助于区分胰腺外分泌功能障碍和肠吸收不良。

（10）炎症标志物:粪便钙卫蛋白或乳铁蛋白升高与肠道黏膜炎症有关。

3. 影像学检查　根据临床症状,行腹部X线、消化道造影鉴别一些先天性消化道发育畸形,如先天性巨结肠、肠旋转不良、先天性短肠综合征、慢性假性肠梗阻（chronic intestinal pseudo obstruction,CIPO）等。

4. 内镜和组织学检查　根据病情选择胃十二指肠镜及结肠镜检查,对活检组织进行病理检查。肠黏膜活检组织HE染色观察肠上皮细胞的整体结构,绒毛/隐窝比例,上皮细胞的丰度和结构,固有层免疫细胞的组成及上皮内腔。

（1）绒毛/隐窝结构正常:提示营养物质和电解质吸收转运障碍,或者肠内分泌细胞受损。

（2）绒毛/隐窝结构异常:绒毛短或扁平合并隐窝增生或发育不良,见于肠上皮细胞结构缺陷、囊泡运输、分化和免疫介导的疾病中。

（3）H & E和特定细胞类型染色:可以了解肠道干细胞的区室和上皮分化细胞中细胞的相对丰度和分布。分化细胞类型的选择性消耗可能与自身免疫性肠病和内分泌病有关。肠内分泌失调（NEUROG3缺乏）可见肠内分泌细胞减少。

（4）固有层和上皮内室中异常丰富的单核细胞或缺乏单核细胞提示免疫介导的疾病。绒毛变钝、黏膜和固有层内嗜酸性粒细胞浸润提示嗜酸性肠胃炎。

（5）电子显微镜检查:评估微绒毛相对大小、位置,并确定细胞内微绒毛包涵体或异常泡囊结构,可以提示细胞内运输异常(如 STX3、TTC37 基因突变)。

（6）免疫组织化染色:水样泻患儿绒毛结构正常,肠内分泌细胞(嗜铬粒蛋白A)染色评估肠内分泌（NEUROG3缺乏）;绒毛结构异常:CD10/villin免疫染色评估微绒毛包涵体疾病。MOC-31免疫染色评估先天性簇绒肠病。怀疑脂质运输障碍,可行冷冻切片用油红色O染色;怀疑免疫缺陷,或者在初次活检时免疫细胞丰富或缺乏,可进一步评估免疫细胞亚型的其他特定标记。

(四)疑似CODEs的病因诊断步骤

首先根据大便外观初步将大便分为水样泻、脂肪泻和血性腹泻;如有比较明确的单基因腹泻危险因素时,可以尽早行基因检测。危险因素包括近亲结婚、婴儿时期胃肠道疾病的家族史、新生儿期开始的严重腹泻(图7-1-2)。

1. 水样便的评估

（1）第一步禁食试验:至少禁食24小时,评估大便量及粪便电解质含量,大便量无或仅少量减少提示电解质转运相关腹泻(分泌性)。如禁食后大便量明显减少是食物诱导的腹泻(渗透性)。

（2）第二步评估饮食:首先确定某一特定营养物质吸收不良,无碳水化合物及果糖的配方奶的饮食试验后腹泻明显改善,再次引入含碳水化合物的配方奶后粪便pH值降低,粪还原物质增加,提示碳水化合物吸收不良。其次明确是碳水化合物中的单糖(乳糖、果糖)还是双糖(蔗糖、乳糖、麦芽糖)吸收障碍,可通过双糖、单糖的激发试验,以及评估粪便量改变和氢呼气试验明确。双糖酶的活性测定和近端小肠活检可诊断双糖酶缺乏,检查结果容易受标本的质量影响,肠道炎症和小肠绒毛萎缩也可以继发双糖酶活性缺乏。

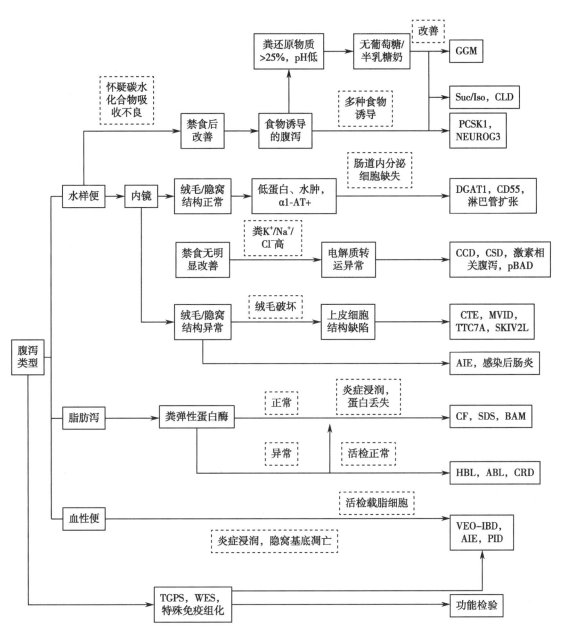

图 7-1-2 先天性腹泻与肠病诊断思路

GGM:葡萄糖-半乳糖吸收不良;Suc/Iso:蔗糖酶-异麦芽糖酶缺乏症;CLD:先天性乳糖酶缺乏症;PCSK1:前蛋白转化酶激酶缺乏症;NEUROG3:神经源素3缺乏症;α_1-AT:α_1-抗胰蛋白酶;DGAT1:脂酰辅酶A氧化酶1缺乏症;CCD:先天性失氯性腹泻;CSD:先天性失钠性腹泻;pBAD:原发性胆汁酸性腹泻;CTE:先天性簇绒肠病;TTC7A:四三肽重复结构域7A;MVID:微绒毛包涵体病;AIE:自身免疫性肠病;CF:囊性纤维化;SDS:Shwachman-Diamond综合征;BAM:胆汁酸吸收不良;HBL:低β脂蛋白血症;ABL:无β脂蛋白血症;CRD:乳糜微粒潴留病;VEO-IBD:极早发炎症性肠病;PID:原发性免疫缺陷病;TGPS:目标基因捕获测序;WES:全外显子测序。

如没有碳水化合物吸收障碍的依据,需要进行胃-十二指肠镜及结肠镜检查,并行活检组织病理检查,包括常规 HE 染色、电镜及双糖酶活性检测。根据绒毛/隐窝比例,以及炎症细胞浸润的情况选择进一步的检查。

蛋白丢失性肠病表现为低血清白蛋白、低 Ig 水平、低淋巴细胞,粪便 α 抗胰蛋白酶增高提示蛋白从粪便丢失,需要考虑肠道上皮细胞屏障功能破坏,往往提示自身免疫性肠病,其他如 *DGAT1*、*CD55* 基因突变导致的单基因肠病。

2. 脂肪泻的评估　粪便脂肪的检测,包括粪便中的中性及分裂(水解)脂肪检测,如有条件可收集 72 小时大便,定量评估粪便脂肪。粪便弹性蛋白酶检测可与胰腺外分泌功能不全进行鉴别。

粪便脂肪增高和粪便弹性蛋白酶低提示外分泌性胰腺功能不全,如囊性纤维化。大量腹泻可使粪便弹性蛋白酶出现假阳性,胰腺功能不全胰酶替代治疗后腹泻可好转。

粪便脂肪增高和正常粪便弹性蛋白酶表明肠黏膜脂肪运输和代谢紊乱(如乳糜微粒潴留症和家族性低 β 脂蛋白血症)导致肠道脂肪吸收不良。肠黏膜活检可以看到充满脂肪的肠上皮细胞,血清检查往往提示血脂异常,尤其是低密度脂蛋白降低。

3. 血性腹泻的评估　血性腹泻的评估需包括炎症指标、内镜及内镜活检病理,病理如果提示黏膜炎症的改变,需要进一步鉴别极早发炎症性肠病、自身免疫性肠病、原发性免疫缺陷病。

通过病史的采集,初步的实验室检查,内镜病理及饮食的试验,一部分先天性腹泻与肠病的病因可以明确,如不能明确则通过基因检测明确诊断。基因检测可以选择目标基因测序(targeted gene panel sequencing,TGPS)或全外显测序(whole-exome sequencing,WES)。如果在初步评估后已有倾向性诊断,亦可以选择一代测序诊断。如果没有倾向性诊断一般选择 WES,但 WES 可能检测不到大片段的插入或缺失,以及调控子、剪切、内含子区域的突变。并且,考虑到 WES 的覆盖率问题,对于一些特殊的病例,如果仍高度怀疑单基因疾病,可以考虑全基因组测序、RNA 测序。微阵列比较基因组杂交可以快速检测染色体拷贝数变异、大片段(>200kb)的缺失或重复。对新发现的可疑单基因疾病,需要进一步行功能方面的相关验证明确致病性及可能的发病机制。

五、慢性腹泻的治疗

慢性腹泻的治疗包括对症治疗及病因治疗。对症治疗,包括纠正脱水,维持电解质平衡,通过肠内及肠外营养纠正营养不良,纠正各种营养元素及微量元素缺乏。病因治疗,根据不同的疾病采用不同的治疗方案,对于饮食诱导的腹泻,回避相关的饮食或者营养元素;对于免疫调节异常的肠病,药物治疗包括糖皮质激素、免疫抑制剂,部分单基因腹泻病可以通过造血干细胞移植最终达到临床及病理的治愈。

病例链接：　慢性腹泻病例的诊治

【一般情况】患儿,男,1 岁。

【主诉】腹泻、呕吐伴体重增长不良 1 年。

【现病史】患儿生后混合喂养,即出现腹泻,每天 6~8 次蛋花汤样大便,量多,具体不详,伴呕吐,为奶汁,量不多,伴体重增长缓慢,出生体重 3.8kg,3 月龄体重 5kg,病初未予以重视。4 月龄将母乳更改为普通配方喂养后,奶量每次 120~160ml,3 小时 1 次,腹泻好转,次数减少,具体每次量不详,但仍有呕吐,且伴有体重逐渐下降。先后多次外院住院治疗,予以对症治疗,治疗效果均欠佳。11 月龄开始添加辅食(粥、米糊),辅以配方喂养,无明显腹泻(排便每天 1 次),仍有呕吐,体重进一步下降至 4kg。

【既往史】无殊。

【个人史】G_3P_3,足月自然出生,无窒息抢救史。4 月龄抬头,1 岁仍不会翻身。

【家族史】父母均身体健康,有一姐,身体健康,有一兄,生后 3 月龄起出现反复呕吐,5 月龄死亡(死因不详)。

【入院查体】生命体征平稳,神志清,精神尚可,体重 4kg,身高 62.1cm,体重 Z 值 –6.64,身高 Z 值 –5.91,消瘦貌,皮肤弹性差,心肺查体无殊,腹部膨隆,腹壁皮下脂肪 0.2cm,肝脾肋下未及,双足水肿,非凹陷性。

【辅助检查】门诊血常规:白细胞 $10.88 \times 10^9/L$,淋巴细胞比例 57%,血红蛋白 94g/L,血小板计数 $604 \times 10^9/L$,血气及电解质检查、粪常规、血氨未见明显异常。肝功能:白蛋白 41.3g/L,丙氨酸氨基转移酶 75U/L,天门冬氨酸氨基转移酶 72U/L。

【入院诊断】慢性腹泻;重度营养不良;重度生长迟缓。

【检查计划】完善血常规、尿常规、便常规、粪便病原学、生化、血气电解质、微量元素、维生素 D、免疫球蛋白、凝血谱、血氨、心电图、胸片、腹部超声、心脏超声、头颅磁共振检查。

【治疗计划】

1. 明确是否有腹泻,普通配方奶按需喂养,记录 24 小时奶量、大便量。

2. 如有腹泻,鉴别分泌性腹泻、渗透性腹泻。

3. 评估消化道症状,选择肠内营养、肠外营养,肠内营养实施方式及肠内营养制剂。

4. 监测体重、身高、头围,调整肠内营养、肠外营养。

5. 监测血糖、血常规、CRP、血气电解质、生化、微量元素,对症支持治疗。

6. 进一步检查,如怀疑肠上皮功能异常导致的腹泻,完善胃镜检查,观察小肠绒毛情况,同时行电镜检查;如怀疑先天性腹泻与肠病,完善外周血基因检测。

【治疗经过】生化:总蛋白 50g/L(参考值 58~76g/L),白蛋白 39g/L(参考值 39~54g/L),丙氨酸转氨酶 87U/L(参考值 11~47U/L),甘油三酯 1.4mmol/L,胆固醇 3.0mmol/L。免疫六项示 IgG 2.80g/L(参考值 3.5~10g/L),C3 0.65g/L(参考值 0.85~1.93g/L),余均正常。T 淋巴细胞亚群无异常。25 羟维生素 D3 0.5~37.4nmol/L(参考值 35.0~100.0nmol/L),游离 T_3<1.54pmol/L(参考值 2.75~9.9pmol/L),游离 T_4 7.28pmol/L(参考值 8.37~29.6pmol/L),T_3<0.38nmol/L(参考值 0.88~2.44nmol/L),T_4 57.9nmol/L(参考值 62.7~150.8nmol/L)。维生素 D 37.4nmol/L。促肾上腺皮质激素 + 皮质醇测定正常,凝血功能正常,粪病原学(病毒、细菌、寄生虫)、粪培养均未见异常。心电图:未见异常;胸片:两肺纹理模糊;腹部立位片:不全肠梗阻;心脏超声:房间隔缺损;肝胆脾胰肾脏超声:右侧肾结石;脑电图:未见异常;头颅磁共振正常;胃镜示十二指肠球部、降部黏膜绒毛萎缩。病理活检示黏膜慢性活动性炎伴绒毛中至重度萎缩。十二指肠降部黏膜透射电镜检查提示肠上皮细胞超微结构保存,腔面微绒毛排列规则但较短。未提示微绒毛包涵体病及先天性簇绒肠病等小肠上皮细胞结构异常疾病。

入院后予以对症支持治疗,配方奶量配方奶按需喂养,大便量明显增加,大于 80g/(kg·d),

存在腹泻;予以禁食 24 小时,大便量明显减少,考虑渗透性腹泻。调整肠内营养喂养方式,给予普通配方奶,从少量开始,鼻胃管重力滴注,监测大便量,根据腹泻情况逐渐增加鼻饲奶量,增加奶量后大便量增多,腹胀。改经鼻胃管 24 小时持续泵注,患儿仍不能耐受。考虑长期腹泻,营养不良,小肠吸收功能受影响。更改普通配方奶为深度水解配方奶,患儿腹泻情况无明显改善。减少配方奶量,同时给予肠外营养,大便量减少,但体重增加缓慢,建议继续静脉营养,考虑存在先天性腹泻与肠病,建议完善外周血全外显子检测。住院 35 天患儿家长因经济原因自动要求出院,出院体重 4.33kg。

【出院诊断】慢性腹泻,先天性腹泻与肠病? 重度营养不良,重度生长迟缓,不全肠梗阻,继发性甲状腺功能减退症,房间隔缺损,维生素 D 减少。出院后外周血全外显子测序结果回报:*DGAT1* 复合杂合突变,c.676+1G>T,c.367_368delCT。Sanger 测序验证,突变位点分别来自父亲和母亲。补充诊断:*DGAT1* 基因缺陷。

【出院建议】

1. 低脂饮食。
2. 定期监测体重、身高,补充并监测维生素 D 水平。
3. 3~6 个月复查心脏超声。

(方优红)

参考文献

1. THIAGARAJAH JR,KAMIN DS,ACRA S,et al. Advances in Evaluation of Chronic Diarrhea in Infants. Gastroenterology,2018,154:2045.
2. GUERRANT RL,DEBOER MD,MOORE SR,et al. The impoverished gut—a triple burden of diarrhoea,stunting and chronic disease. Nat Rev Gastroenterol Hepatol,2013,10:220.
3. KONISHI KI,MIZUOCHI T,YANAGI T,et al. Clinical Features,Molecular Genetics,and Long-Term Outcome in Congenital Chloride Diarrhea:A Nationwide Study in Japan. J Pediatr,2019,214:151.
4. ENSARI A,KELSEN J,RUSSO P. Newcomers in paediatric GI pathology:childhood enteropathies including very early onset monogenic IBD. Virchows Arch,2018,472:111.

第二节　婴儿胆汁淤积症

一、概述

婴儿胆汁淤积症(cholestasis)是指婴儿期由于胆汁形成和/或排泄减少发生的结合型高胆红素血症,由多种疾病引起。及时识别和诊断引起胆汁淤积的潜在疾病,可早期启动有效治疗,改善患儿结局。本节着重探讨婴儿胆汁淤积症的病因、诊断和治疗,指导临床实践。

(一) 定义

1. 婴儿胆汁淤积定义　是由不同原因引起的胆汁形成和/或排泄受损导致血清中胆汁成分升高,如血清胆红素、胆汁酸和/或胆固醇等,可由胆汁肝内合成缺陷、胆汁跨膜运输缺陷或胆汁流出道机械性梗阻等原因造成,结合胆红素升高是婴儿胆汁淤积的主要特征。不同胆汁成分的异常及严重程度与基础疾病有关。

2. 结合型高胆红素血症 血清总胆红素浓度 <85.5μmol/L(5mg/dl)时,血清直接胆红素浓度 >17.1μmol/L(1mg/dl);或者血清总胆红素浓度 >85.5μmol/L(5mg/dl)时,血清直接胆红素浓度 > 血清总胆红素浓度的 20%。

(二)婴儿胆汁淤积的评估

1. 评估时机 对于两周龄的足月新生儿,如果还有黄疸,建议评估是否存在胆汁淤积即结合型高胆红素血症。对于纯母乳或接近纯母乳喂养而可能存在母乳性黄疸的婴儿,如果婴儿体格检查正常,没有深色尿或浅色粪便史,且能够接受可靠监测,可延迟到 3 周龄再评估。

2. 初始筛查 评估婴儿黄疸第一步为检测血清总胆红素和结合胆红素浓度,如果 2 周龄婴儿存在非结合型高胆红素血症(>34.2μmol/L),通常考虑为母乳性黄疸所致,但如果总胆红素显著升高时,还需考虑其他原因。如果 2 周龄婴儿存在结合型高胆红素血症,则考虑存在胆汁淤积,应尽快寻找潜在原因。

3. 评价阶段

(1)快速诊断并对可治疗潜在疾病及早开始治疗:①必须及时发现胆道闭锁,2 月龄前进行早期手术干预可获得较好的预后。②必须及时识别并治疗可治疗的疾病,如脓毒症、甲状腺功能减退、全垂体功能减退和部分遗传代谢病(如半乳糖血症、酪氨酸血症),避免病情显著进展。

(2)特异性检测:诊断特定疾病,需行相关检测。

(3)检查潜在的并发症,如凝血障碍、高氨血症、门静脉高压、腹水、肝脾大等。

二、胆汁淤积诊断、鉴别诊断

(一)诊断

1. 病史 询问婴儿胆汁淤积病史应包括以下方面(表 7-2-1):

表 7-2-1 婴儿胆汁淤积病史问诊要点

临床症状	临床意义
大便颜色	可使用大便颜色卡区分正常和异常大便颜色; 持续大便颜色变淡或者灰白色大便,提示胆道梗阻,如胆道闭锁或其他原因,如希特林蛋白缺陷病
排便情况	大便延迟排出提示囊性纤维化或者甲状腺功能减退; 腹泻提示存在感染、代谢性疾病或进行性家族性肝内胆汁淤积症
尿色	深色尿提示结合型高胆红素血症
呕吐	代谢性疾病、肠梗阻或有先天性肥厚性幽门狭窄等
出血	提示维生素 K 缺乏或肝脏合成功能异常引起凝血功能异常
精神状态	易激惹提示脓毒血症或者代谢性疾病; 嗜睡提示脓毒血症、代谢性疾病或甲状腺功能减退或垂体功能低下
感染症状	发热,如尿路感染可引起暂时性胆汁淤积

临床症状	临床意义
出生史	
产前 B 超	可检测胆总管囊肿或肠道异常
孕周及出生体重	宫内发育异常提示遗传代谢性肝病可能性； 早产儿使用静脉营养情况
新生儿筛查结果异常	提示代谢性肝病可能，如半乳糖血症，酪氨酸血症，氨基酸、脂肪酸或有机酸代谢异常
母亲孕期情况	母亲孕期 TORCH、梅毒等感染 孕期肝内胆汁淤积提示进行性家族性肝内胆汁淤积症
家族史	
近亲结婚史	近亲结婚会增加常染色体隐性遗传性肝病的概率
家庭类似疾病史	存在家族史提示遗传性疾病可能
喂养史和生长发育史	
喂养史	半乳糖血症在喂养奶制品后出现症状
体重增长	严重的胆汁淤积、代谢性肝病、遗传性疾病可能会出现生长障碍

2. 体格检查　婴儿胆汁淤积体格检查应包括（表 7-2-2）：

表 7-2-2　婴儿胆汁淤积体格检查要点

体征	临床意义
生命体征	生命体征不平稳往往提示存在感染或代谢性疾病，胆道闭锁通常生命体征正常
精神状态	感染性或代谢性疾病精神状态差，胆道闭锁往往一般情况良好
生长发育	胆道闭锁早期生长正常，后期体重增长缓慢
面容	Alagille 综合征有特殊面容，三角形面容，宽鼻梁，眼窝凹陷。
皮肤	黄疸提示高胆红素血症 瘀斑、瘀点提示凝血功能异常或血小板减少
腹部检查 **肝脏大小** **肝脏质地** **脾脏大小**	 肝大提示贮积病，其他胆道闭锁或胆汁淤积也会存在肝大 肝脏质地增强提示肝纤维化或胆道闭锁 脾大提示门静脉高压或贮积病
腹水	提示门静脉高压
腹壁静脉	腹壁静脉显露提示门静脉高压
眼科检查	白内障提示宫内感染或半乳糖血症； 黄斑有樱桃红斑提示尼曼-皮克病； 角膜后胚胎环考虑 Alagille 综合征
心脏检查	胆道闭锁或 Alagille 综合征可伴有先天性心脏病

3. 实验室检查　婴儿胆汁淤积体格检查应包括（表 7-2-3）：

表 7-2-3　婴儿胆汁淤积体格检查实验室检查特点

检查项目	临床意义
初始检查（全部黄疸患儿）	
生化指标	
总胆红素和直接胆红素	评估是否存在结合型高胆红素血症还是非结合型高胆红素血症以及程度
谷丙转氨酶和谷草转氨酶	评估肝细胞损伤情况
碱性磷酸酶和 γ 谷氨酰基转移酶（GGT）	评估是否胆道受损或胆道梗阻，一部分遗传代谢性肝病可分为高 GGT 型和低 GGT 型
总蛋白和白蛋白	评估肝脏合成功能
血清胆汁酸	增高提示胆汁淤积，降低提示胆汁酸代谢障碍
葡萄糖、电解质、碳酸氢盐	评估代谢性疾病
白细胞和分类	评估感染及脾功能亢进
凝血功能	评估肝细胞合成功能和/或维生素 K 缺乏症
特异性检查	
尿常规和尿培养	排除尿路感染及评估肾脏是否受累
血培养	排除脓毒血症
甲状腺功能	筛查先天性甲状腺功能减退
代谢谱分析	血氨基酸谱，酰基肉碱谱，尿有机酸，血氨，血乳酸，乳酸/丙酮酸比值
尿还原物质	筛查半乳糖血症
尿胆汁酸分析	筛查胆汁酸代谢障碍疾病，往往伴随低 GGT
遗传检查	全外显子测序或代谢性肝病相关基因等

4. 影像学检查

（1）超声检查：因无创、容易操作，可识别肝胆管和腹部脏器的结构异常，建议将空腹腹部超声检查作为初始检查，如胆总管囊肿等。超声下某些表现也可能提示胆道闭锁，如胆囊缺失或未显影，存在三角形条索征（门静脉周围呈三角形或带状强回声，厚度 >3mm）。超声检查还能发现与胆道闭锁合并存在的内脏位置异常、多脾或心脏和血管异常等。

（2）磁共振胰胆管成像（MRCP）检查：不用造影剂即可观察胰胆管形态，安全、无创伤、患儿易接受且无并发症。但婴儿胆管系统细小，目前认为除经验丰富的中心，MRCP 在评估婴儿胆汁淤积症的作用有限。

（3）肝胆闪烁成像：通过追踪放射性同位素的排泄评估肝外胆管树的通畅性来判断是否存在胆道闭锁。示踪剂不排泄提示胆道闭锁，但不能完全排除其他胆汁淤积性肝病，相反，如果示踪剂从肝脏向小肠排泄，提示胆道通畅，胆道闭锁可能性极小，但因为胆道闭锁生后还在进展，如果小于 6 周龄进行扫描可观察到示踪剂排泄但胆汁淤积仍存在，所以应在 1~2 周后重新扫描。

5. 附加检查

（1）肝活检

1）对疑似胆道闭锁的患儿可进行肝活检,明确是否符合相关的组织学改变而决定是否行胆道造影。胆道闭锁的典型组织学特征包括:汇管区扩大伴胆管增生、汇管区水肿、纤维化和炎症,毛细胆管栓塞和胆管内胆栓。但胆道闭锁早期的组织学改变可能相对非特异性,过早活检可能导致假阴性。

2）鉴别其他不需要手术的肝内胆汁淤积的病因:Alagille 综合征表现为小叶间胆管缺失;巨细胞性肝病表现为无胆管增殖等。

（2）胆管造影:目前腹腔镜下胆道造影是诊断胆道闭锁的金标准,如果术中证实胆道梗阻,造影剂没有充盈胆管树或进入肠道,外科医生可施行 Kasai 手术。

（3）基因检测:随着下一代测序(NGS)在临床上的广泛应用,近年来评估婴儿胆汁淤积症的模式也发生变化,全外显子组测序(WES)和/或全基因组测序(WGS)不仅可以识别已知基因变异,还可以发现婴儿胆汁淤积症新的基因变异。

（二）鉴别诊断

1. 常见原因鉴别　婴儿胆汁淤积的原因可分为以下几种:感染性、阻塞性、代谢性/遗传性、中毒、同种免疫及特发性等(表 7-2-4)。

表 7-2-4　婴儿胆汁淤积的原因

分类	疾病
感染性	
病毒感染	巨细胞病毒,单纯疱疹病毒,风疹病毒,肝炎病毒,腺病毒,埃可病毒,肠道病毒,人类免疫缺陷病毒,微小病毒 B19
细菌感染	脓毒血症,梅毒,尿路感染
原虫感染	弓形虫
阻塞性	
	胆道闭锁
	胆管囊肿
	胆石症/胆泥
	新生儿硬化性胆管炎
遗传性/代谢性	
糖代谢异常	半乳糖血症
	果糖血症
	糖原贮积症
氨基酸代谢异常	酪氨酸血症
脂质代谢异常	Wolman 病
	尼曼-皮克病
	Gaucher 病

续表

分类	疾病
胆汁酸代谢异常	胆汁酸合成障碍
	Zellweger 综合征
	Smith-Lemli-Optiz 综合征
线粒体疾病	*POLG1*、*DGUOK*、*MPV17* 等基因异常
遗传性	Citrin 缺陷病
	Aalgille 综合征
	进行性家族性肝内胆汁淤积症（PFIC）
	ARC 综合征（关节弯曲-肾功能障碍-胆汁淤积综合征）
	Dubin-Johnson 综合征
	囊性纤维化
	α 抗胰蛋白酶缺陷
中毒性	
	药物
	静脉营养（肠衰竭）相关性肝病
内分泌	
	甲状腺功能减退
	垂体功能低下
其他	
	休克/低灌注
	肠梗阻

2. 几种常见病因引起胆汁淤积症的临床特点

（1）胆道闭锁:为一种进行性的特发性肝外胆管疾病,是小婴儿结合型高胆红素血症的最常见原因之一,表现为胆道梗阻的临床症状。胆道闭锁婴儿出生时往往是健康,出生后 8 周内出现进行性黄疸,无胆色粪,肝质地变硬和脾肿大,少数可伴有先天性畸形,包括内脏异位或者无脾等偏侧性缺陷。实验室检查提示血清结合胆红素升高,GGT 常不成比例地增高,血清转氨酶轻度或中度升高。需要早期识别和发现,早期采用 Kasai 手术干预可改善结局。

（2）胆管囊肿:是结合型高胆红素血症的一种可治疗的病因,表现为腹痛、腹部肿块和呕吐,可通过超声检查发现。实验室检查提示血清结合胆红素升高,GGT 常明显升高,血清转氨酶可轻度或中度升高,可在产前通过超声诊断。治疗方法取决于囊肿类型和是否存在胆道梗阻,但大多数婴儿期发病的胆管囊肿需要手术切除囊肿。切除囊肿可预防发生上行性胆管炎或胆管腺癌。

（3）Alagille 综合征:为常染色体显性遗传病,特征为小叶间胆管缺失(肝活检组织病理学检查)伴有以下特点:①慢性胆汁淤积,血清胆红素、GGT 和碱性磷酸酶水平升高,GGT 常不成比例地增加;②心脏异常,最常见为外周肺动脉狭窄;③蝴蝶椎;④眼部角膜后胚胎环;⑤特殊面容,包括宽鼻梁、三角形脸和眼深凹;⑥肾脏受累,最常见的为肾发育不良;⑦其他异常包括:身材矮小、生长迟缓及营养不良等。Alagille 综合征大部分由 *JAG1* 基因突变导致,少部分为 *NOTCH2* 基因突变导致,可通过基因检测明确。处理取决于每个受累器官的病变,胆汁淤积性肝病早期采用保守治疗,按需治疗瘙痒及吸收不良,终末期肝病需要行肝移植手术。瘙痒采用熊去氧胆酸或胆汁酸螯合剂如考来烯胺等治疗,营养不良可通过补充高能量补充剂和脂溶性维生素来进行积极治疗。

(4)半乳糖血症:是由半乳糖-1-磷酸尿苷酰转移酶(galactose-1-phosphate uridyl transferase,GALT)缺乏引起的。婴儿在开始摄入含半乳糖的母乳或奶粉后,出现混合型高胆红素血症,并常伴发脓毒症样表示,包括呕吐、腹泻、生长迟滞、肾小管酸中毒、白内障和凝血障碍。尿液中存在还原物质提示该诊断,可通过检测红细胞、白细胞或肝脏中的 GALT 活性来确诊,也可以通过基因检测明确诊断。治疗需要剔除饮食中的半乳糖和奶制品,以大豆或水解蛋白配方奶替代。

(5)酪氨酸血症:由延胡索酰乙酰乙酸水解酶缺乏引起,特征为进行性肝病、肾小管性酸中毒和神经系统损伤,小婴儿可表现为胆汁淤积、低血糖和凝血障碍,凝血障碍往往与肝病严重程度不成比例,血清氨基转移酶水平通常仅轻度升高。控制不佳的患儿可见重度神经系统表现,包括重度疼痛伴伸肌张力过高、呕吐或麻痹性肠梗阻、肌肉无力和自伤等。患者血中酪氨酸浓度明显增加及尿中琥珀酰丙酮排泄增加。血液或尿液中琥珀酰丙酮增高具有诊断意义,并可通过基因检测来发现致病突变。治疗上采用不含苯丙氨酸和酪氨酸的饮食来降低血液酪氨酸水平,并早期开始尼替西农治疗抑制代谢途径,减少有毒化合物的形成。

(6)进行性家族性肝内胆汁淤积症(progressive familial intrahepatic cholestasis,PFIC):为一组异质性的以胆汁成分分泌或排泄障碍的疾病,为基因突变所致遗传性肝细胞性胆汁淤积症,通常在婴儿期或儿童期发病。随着基因组检测技术的发展,PFIC 分类越来越多。除了 PFIC-3 型,这类疾病血清 GGT 通常正常或接近正常。PFIC-2 型是婴儿期最常见的类型,由 *ABCB11* 基因突变所致,胆汁淤积严重,进展迅速,血清胆汁酸明显升高,伴有顽固性瘙痒和维生素 K 吸收不良引起的凝血功能障碍。PFIC-1 和 PFIC-4 型是较少见类型,前者由 *ATP8B1* 基因突变所致,后者由 *TJP2* 基因突变所致,临床表现同 PFIC-2 型。最少见的为 PFIC-3 型,由 *ABCB4* 基因突变所致,区别其他类型 PFIC 的特征为 GGT 明显升高。

(7)原发性胆汁酸代谢障碍:由于合成胆酸和鹅去氧胆酸这两种主要胆汁酸所必需的一系列酶存在遗传缺陷,导致胆汁酸生成不足及有肝毒性异常胆汁酸生成增加,表现为从出生就出现重度胆汁淤积性黄疸,进行性肝衰竭,伴稀便、脂肪便或大便灰白色,也可伴瘙痒。实验室检查提示结合型高胆红素血症和氨基转移酶升高,GGT 正常,气相色谱/质谱分析尿液中存在异常胆汁酸。口服初级胆汁酸(胆酸、非熊去氧胆酸)治疗能使大多数肝功能恢复正常。

(8)Citrin 缺乏症(neonatal intrahepatic cholestasis caused by Citrin deficiency,NICCD):即新生儿期发病 Ⅱ 型瓜氨酸血症,由 *SLC25A13* 基因突变所致,会引起婴儿期暂时性肝内胆汁淤积,低白蛋白血症,凝血因子浓度降低,低血糖,弥漫性脂肪肝、肝实质细胞浸润和肝纤维化,低出生体重及生长迟缓。补充脂溶性维生素,使用无乳糖及含有中链脂肪酸的配方奶可减轻症状,一部分患儿后来可能会出现成人期发作的瓜氨酸血症 Ⅱ 型。

(9)线粒体疾病:多种线粒体 DNA 耗竭综合征表现为结合型高胆红素血症和肝功能障

碍,伴血清转氨酶升高、低血糖、凝血障碍和乳酸酸中毒。临床可表现为嗜睡、呕吐、哭声弱、吮吸无力、肌张力过低、呼吸暂停和抽搐。

（10）脂质代谢障碍:包括 Wolman 病、尼曼-皮克病和戈谢病,也可出现胆汁淤积。

（11）静脉营养相关性胆汁淤积:足月新生儿静脉营养 2 周以上,20%~35% 可发生胆汁淤积,早产儿可达 30%~50%,主要与氨基酸有关,停用静脉营养 1~4 个月,肝功能及肝脏病理变化一般均可恢复。

3. 婴儿胆汁淤积症评估流程（图 7-2-1）

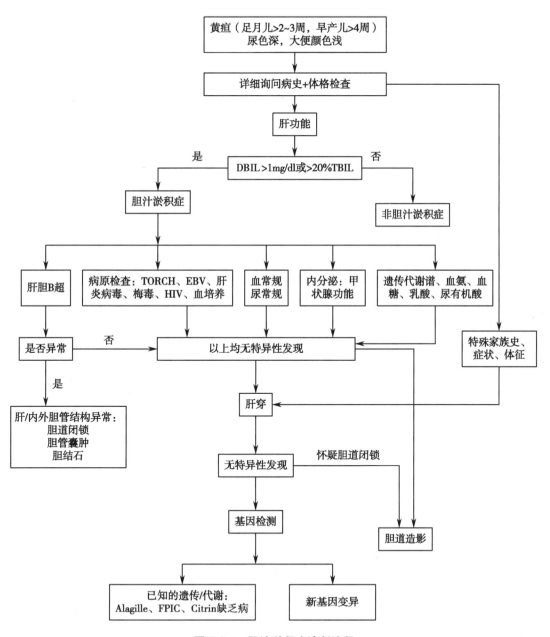

图 7-2-1 胆汁淤积症诊断流程

三、婴儿胆汁淤积症的治疗

婴儿胆汁淤积的治疗目标是改善肝脏功能、缓解症状及延迟疾病进展。治疗原则是祛除病因和对症治疗。根据疾病严重程度,选择治疗药物和疗程,在治疗过程中定期监测肝脏生化指标等。

1. 病因治疗

（1）若为感染,根据病原体,给予相应的抗感染治疗。

（2）遗传性代谢缺陷病的治疗:如半乳糖血症,停用一切奶量和奶制品,改用大豆或水解蛋白配方奶。酪氨酸血症采用不含苯丙氨酸和酪氨酸的饮食治疗,来降低血液酪氨酸水平,并早期开始尼替西农治疗抑制代谢途径,减少有毒化合物的形成先天性甲状腺功能减退或全垂体功能低下,可行激素替代治疗。

2. 对症支持治疗

（1）护肝利胆治疗

1）熊去氧胆酸:口服后进入肝内,与甘氨酸或牛磺酸结合,形成无毒性的亲水性胆汁酸,可置换胆汁中有毒性的胆汁酸,以减轻胆汁酸的致病作用。常用剂量为 10~20mg/（kg·d）,分 2~3 次口服。PFIC-1 型和 Alagille 综合征时剂量需增至 45mg/（kg·d）。

2）丁二磺酸腺苷蛋氨酸:通过依赖腺苷蛋氨酸合成膜磷脂,降低胆固醇与磷脂的比例,恢复细胞膜的流动性;通过转硫基途径合成参与内源性解毒过程的含硫化合物。儿童常用剂量为 30~60mg/（kg·d）。

3）护肝治疗:可应用甘草单胺、还原性谷胱甘肽、葡醛内酯片等护肝治疗。

（2）支持治疗:补充白蛋白,改善低蛋白血症;凝血功能异常补充维生素 K 及新鲜血浆、凝血酶原复合物。

（3）营养治疗:胆汁淤积症的婴儿因脂肪吸收受损、食欲降低、脂肪泻和代谢需求增加,容易引起营养不良、生长迟缓和脂溶性维生素吸收不良,因此胆汁淤积症婴儿建议在母乳中添加中链脂肪酸（medium-chain fatty acid,MCT）或喂养含有 MCT 的配方奶粉。胆汁淤积症的婴儿所需的热量为推荐的 125%~140%,在无肝性脑病时,应给予足够的蛋白质和热量。

3. 手术治疗　根据不同病因、不同的病程,施行不同的手术方式,如腹腔镜下胰胆管造影、Kasai 手术、肝移植术等。

病例链接: **Citrin 缺陷病**

【一般情况】患儿,男,2 月龄。

【主诉】发现皮肤巩膜黄染 1 月余。

【现病史】1 月余前发现全身皮肤及巩膜黄染,至今未消退,大便色黄,小便色略黄,无发热,无少吃、少动,无呕吐、腹胀。当地医院经皮测胆红素波动于 6.2~13.6mg/dl。2 天前查生化提示白蛋白 30.5g/L,总胆红素 211.7μmol/L,直接胆红素 116.4μmol/L,谷氨酸氨基转移酶 31U/L,天冬氨基转移酶 91U/L,γ-谷氨酰基转移酶 188U/L,未经特殊处理转来笔者医院,门诊查凝血功能异常,血氨偏高,给予维生素 K 5mg 肌内注射后拟"胆汁淤积症"收入院。

病来神情、精神可,胃纳可,睡眠正常,生后 24 小时排便,平常大便每天 6 次,黄糊便,

2 个月来体重增长 1.63kg。

【既往史】无殊。

【个人史】G_2P_2,足月顺产,出生体重 2.87kg,生后纯母乳喂养,目前体重 4.5kg。

【家族史】否认家族中类似疾病及遗传病史,父母体健,非近亲结婚,有一 2 岁姐姐,体健。

【入院查体】一般可,脉搏 132 次/min,呼吸 32 次/min,血压 74/43mmHg,体温 36.8℃,身高 56.5cm,体重 4.5kg,神志清,精神可,皮肤巩膜中度黄染,双肺听诊无殊,心音强,心前区未闻及杂音,腹软,肝脾肋下未及肿大,神经系统症状阴性。

【辅助检查】生化(外院 2021-04-14):白蛋白 30.5g/L(参考值 39~54g/L),总胆红素 211.7μmol/L(参考值 3.42~20.5μmol/L),直接胆红素 116.4μmol/L(参考值 0~3.42μmol/L),谷氨酸氨基转移酶 31U/L,天冬氨基转移酶 91U/L,γ-谷氨酰基转移酶 188U/L(参考值 5~19U/L);甲状腺全套 7 项:促甲状腺素 6.658mIU/L,三碘甲状腺原氨酸 1.13nmol/L,甲状腺素 78.6nmol/L,游离三碘甲状腺原氨酸 4.20pmol/L,游离甲状腺素 17.34pmol/L,甲状腺过氧化物酶抗体 52U/L;TORCH 抗体-IgM 均阴性。

凝血功能检查(2021-06-16):凝血酶原时间被检者:16.1 秒,正常对症者:11.6 秒,国际标准化比率(INR)1.45,活化部分凝血活酶时间被检者 43 秒,正常对照者 25.5 秒,凝血酶时间 25.8 秒,正常对照者 19.1 秒,纤维蛋白原 0.59g/L(2~4g/L)。血氨 68μmol/L。

【入院诊断】胆汁淤积症;低纤维蛋白原血症。

【进一步检查】检查血常规、尿常规、便常规、血培养、血气 + 电解质 + 乳酸 + 葡萄糖、血 AFP、铜蓝蛋白、血代谢谱、EBV 抗体等评估是否存在感染性,代谢性因素引起胆汁淤积;复查生化、凝血功能评估黄疸程度及肝脏功能;复查肝胆胰脾双肾 B 超、心脏超声评估是否存在胆管梗阻及内脏结构异常。

【诊疗计划】

1. 完善相关检测进一步评估胆汁淤积病因及黄疸程度、并发症。

2. 利胆处理,口服熊去氧胆酸、静脉滴注丁二磺酸腺苷蛋氨酸利胆治疗。

3. 改善并发症,肌内注射维生素 K、静脉滴注纤维蛋白原。

4. 根据当地医院血生化白蛋白低,直接胆红素及间接胆红素均升高,谷草转氨酶升高,凝血功能异常,警惕 Citrin 缺乏症可能,待遗传代谢谱结果调整治疗方案,并监测血糖。

【诊疗经过】入院后检查血常规:白细胞计数 17.15×10^9/L,中性粒细胞比例 39.1%,血红蛋白 110g/L,血小板 689×10^9/L,超敏 CRP 2.14mg/L;生化:白蛋白 24.9g/L(参考值 39~54g/L),总胆红素 161.6μmol/L(参考值 3.42~20.5μmol/L),直接胆红素 75.8μmol/L(参考值 0~3.42μmol/L),谷氨酸氨基转移酶 27U/L,天冬氨基转移酶 86U/L,γ-谷氨酰基转移酶 166U/L(参考值 5~19U/L),总胆汁酸 287.4μmol/L(参考值 0~10μmol/L);血气 + 电解质 + 乳酸 + 葡萄糖:pH 7.247,乳酸 3.3mmol/L(参考值 0.5~2.2mmol/L),碳酸氢根 23.3mmol/L,ABE -3.6mmol/L;凝血检查:凝血酶原时间被检者 11.1 秒,正常对症者 11.3 秒,国际标准化比率(INR)1.35,活化部分凝血活酶时间被检者 50.5 秒,正常对照者 25.8 秒,凝血酶时间 25.8 秒,正常对照者 19.0 秒,纤维蛋白原 0.6g/L(参考值 2~4g/L)。血甲胎蛋白 34 261ng/ml(参考值 0~9ng/ml),血遗传代谢谱:瓜氨酸 225.96μmol/L(参考值 7.14~37μmol/L),蛋氨酸 49.61μmol/L(参考值 7.18~41.35μmol/L),精氨酸 68.83μmol/L(参考值 2.54~50μmol/L)均升高,余未见异

常,监测血糖正常,腹部肝胆胰脾双肾 B 超及心脏超声正常。结合患儿胆红素增高,直接胆红素及间接胆红素均升高,低白蛋白血症,凝血功能异常,甲胎蛋白明显增高,血遗传代谢谱瓜氨酸、蛋氨酸、精氨酸均升高,临床诊断为 Citrin 缺乏症,行全外显子检查从基因水平精准诊断,同时停母乳喂养改为无乳糖高 MCT 配方奶喂养,补充白蛋白、纤维蛋白原及继续利胆治疗。入院 6 天复查生化,白蛋白 37.7g/L,总胆红素 108.2μmol/L,直接胆红素 46.0μmol/L,谷氨酸氨基转移酶 20U/L,天冬氨基转移酶 61U/L,γ-谷氨酰基转移酶 94U/L,总胆汁酸 147.6μmol/L。

【出院诊断】 Citrin 缺乏症。

【出院建议】

1. 饮食治疗,继续无乳糖高 MCT 配方奶喂养。
2. 利胆治疗,熊去氧胆酸 62.5mg,口服,一天一次。
3. 补充脂溶性维生素,维生素 A、维生素 D 和维生素 E。
4. 2 周后门诊复诊,复查生化、血氨、甲胎蛋白、血气、电解质及乳酸等。

(余金丹)

参考文献

1. FELDMAN AG,SOKOL RJ. Neonatal Cholestasis:Updates on Diagnostics,Therapeutics,and Prevention. Neoreviews,2022,22（12）:819-836.
2. FAWAZ R,BAUMANN U,EKONG U,et al. Guideline for the Evaluation of Cholestatic Jaundice in Infants:Joint Recommendations of the North American Society for Pediatric Gastroenterology, Hepatology,and Nutrition and the European Society for Pediatric Gastroenterology,Hepatology, and Nutrition. J Pediatr Gastroenterol Nutr,2017,64（1）:154-168.
3. MOYER V,FREESE DK,WHITINGTON PF,et al. North American Society for Pediatric Gastroenterology,Hepatology and Nutrition. Guideline for the evaluation of cholestatic jaundice in infants:recommendations of the North American Society for Pediatric Gastroenterology,Hepatology and Nutrition. J Pediatr Gastroenterol Nutr,2004,39（2）:115-128.

第三节　炎症性肠病

一、概述

炎症性肠病(inflammatory bowel disease,IBD)是指原因不明的一组非特异性慢性胃肠道炎症性疾病。包括克罗恩病(Crohn's disease,CD)、溃疡性结肠炎(ulcerative colitis,UC)和炎症性肠病未定型(inflammatory bowel disease unclassified,IBDU)。近年随着 IBD 在中国发病率的逐渐增高,IBD 引起广大儿童消化临床工作者的重视。由于 IBD 诊断缺乏金标准,且治疗方案复杂,给临床医生带来巨大挑战。本节着重探讨儿童 IBD 的诊断和治疗,以期对临床实践有所帮助。

(一) IBD 临床表现

儿童 IBD 多发于学龄期和青春期,其表现多样,多不典型。在儿童人群中,典型的"三联症"(腹痛、腹泻和体重下降)仅在 25% 的 CD 患儿中出现。CD 患儿多合并发热、体重下降、生长迟缓、贫血、青春期发育延迟等全身症状及肛周病变。UC 的最常见表现为持续性血便伴腹泻,体重下降、生长迟缓在 UC 人群中的发病率较 CD 少。IBD 患儿可合并关节、皮肤、眼、口及肝胆等肠外表现。

对于内镜及临床表现符合结肠 IBD,但无组织学依据及其他依据支持 CD 或 UC 者,称为炎症性肠病未分类(inflammatory bowel disease unclassified,IBDU)。

近年随着对儿童 IBD 研究的深入,发现年龄小于 6 岁的 IBD 儿童有其独特的表型,这类 IBD 被定义为极早发型炎症性肠病(very early onset inflammatory bowel disease,VEO-IBD)。VEO-IBD 中还包含新生儿 IBD(小于 28 天)和婴幼儿 IBD(年龄小于 2 岁)。VEO-IBD 无临床特异性表现。部分 VEO-IBD 为单基因缺陷病,其中报道最多的是 IL-10 及其受体基因突变。对于起病年龄早、病情重、影响生长发育、难治性肛周病变、常规治疗疾病难控制、一级亲属有家族史者,需高度警惕 VEO-IBD 的可能。

（二）IBD 内镜下表现

1. CD 内镜下典型表现　CD 病变可累及全胃肠道。病变呈节段性、非对称性分布;可见阿弗他溃疡、裂隙样溃疡、纵行溃疡;黏膜呈卵石样改变;肠腔狭窄。

2. UC 内镜下典型表现　除重症 UC 外,UC 病变仅累及结肠。典型病变多表现为从直肠开始,逐渐向近端弥漫的连续性黏膜炎症。内镜下黏膜呈颗粒状,充血、质脆易出血,血管纹理模糊或消失,弥漫性点状糜烂,浅溃疡或小溃疡,伴脓性分泌物附着。反复发作的 UC 可表现为假息肉及黏膜桥形成。重症 UC 患儿末端回肠可表现为非糜烂性红斑或水肿,称为"倒灌性回肠炎"。

（三）IBD 病理学特点

1. CD 病理学特点

（1）CD 手术标本大体病理特点:节段性病变、线性溃疡、肠黏膜卵石样改变、瘘管形成、肠系膜脂肪包绕、肠腔狭窄、肠壁僵硬。

（2）CD 组织学特点:透壁性淋巴细胞增生、非干酪样肉芽肿、局灶性隐窝结构异常、局灶性固有膜淋巴细胞、浆细胞增多、裂隙样溃疡、黏膜下神经纤维增生和神经节炎、有活动性炎症部位可见正常杯状细胞。

2. UC 病理学特点　隐窝结构改变:包括隐窝分支、扭曲、萎缩等;慢性炎性细胞的浸润,如局灶性或弥漫性基底部浆细胞增多。

二、IBD 诊断、鉴别诊断及病情评估

（一）IBD 的诊断

对于腹痛、腹泻、便血和体重减轻等症状持续 4 周以上或 6 个月内类似症状反复发作 2 次以上,临床上应高度疑诊 IBD。IBD 诊断缺乏金标准,需结合临床表现、内镜检查、组织病理学检查及影像学检查进行综合分析,排除肠道感染、肠结核、肠道肿瘤、过敏性紫癜、血管炎相关病变的肠道累及以及自身免疫性疾病的肠道病变,并密切随访观察(图 7-3-1)。

对于疑似 IBD 患儿需要进行的辅助检查建议如下:

1. 对于可疑 IBD 患儿,在进行内镜检查前,需先排除能引起类似症状的肠道感染。进行微生物学检查排除细菌、病毒及寄生虫感染,包括艰难梭菌感染。

2. 实验室检查

（1）疾病活动相关评估:血常规、C 反应蛋白、红细胞沉降率、肝肾功能、粪钙卫蛋白。

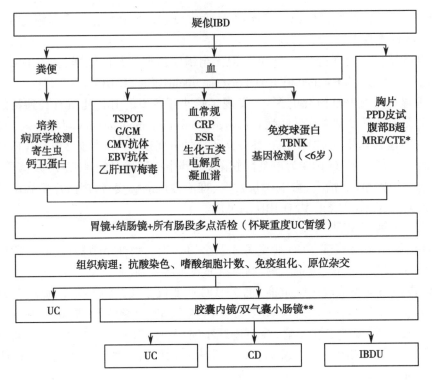

图 7-3-1　儿童 IBD 的诊断流程

IBD:炎症性肠病;T-SPOT:T 细胞酶联免疫斑点试验;G/GM 试验;CMV:巨细胞病毒;EBV:EB 病毒;HIV:人类免疫缺陷病毒;CRP:C 反应蛋白;ESR:红细胞沉降率;CTE:CT 小肠成像;MRE:磁共振小肠成像;PPD:结核菌素试验;UC:溃疡性结肠炎;CD:克罗恩病;IBDU:炎症性肠病未定型
* 对于小于 6 岁儿童首选 MRE 作为小肠影像学检查
** 双气囊小肠镜用于其他检查方法无法确诊 IBD,需要进一步小肠黏膜活检病理助诊时。

（2）排除感染性疾病:T-SPOT、G 试验、GM 试验、巨细胞病毒抗体、EB 病毒抗体、HIV。

（3）自身免疫相关抗体:抗核抗体、抗中性粒细胞包浆抗体、抗酿酒酵母抗体等。

（4）营养相关:对于存在营养风险或营养不良的患儿,需进行维生素、微量元素、电解质、骨代谢等营养相关指标的检测。

（5）免疫相关:免疫球蛋白、补体、淋巴细胞亚群,有条件者可进行中性粒细胞呼吸暴发检测、四唑氮蓝试验。对于怀疑 VEO-IBD 者,建议行基因检测明确相关基因缺陷可能。

3. 影像学检查

（1）肠道病变的评估:对于疑似 IBD 患儿需进行磁共振小肠水成像（magnetic resonance enterothy,MRE）明确 IBD 的特征性改变、评估肠道的炎症范围,以及肠壁的破坏程度;考虑到射线对儿童的影响,CT 小肠水成像（computed tomography enterothy,CTE）仅用于无法进行 MRE 检查的单位或患儿。肠壁及腹腔的超声检查对肠道炎症的判断有局限性,其结果精确性与超声医生的经验和专业程度有关。

（2）肛周病变的评估:对于合并有肛周病变或疑似肛周病变的患儿,需进行肛周 MR 的检查来评估肛周病变的累及部位及复杂程度。对于小婴儿肛周病变,可进行超声检查辅助评估。

（3）生长发育及骨骼代谢的评估:可进行双能 X 线骨密度测定、左手腕骨片等检查。

4. 内镜检查　建议对所有疑似 IBD 患儿进行食管胃十二指肠镜、结肠镜检查。对于不存在狭窄或梗阻性病变的患儿,需进行小肠胶囊内镜检查。若患儿仅存在小肠病变且诊断不明者,可考虑行双气囊小肠镜检查并小肠黏膜活检,通过病理学结果辅助诊断。

内镜检查的目的为观察病变的形态特点,评估病变累及部位及严重程度。除小肠胶囊内镜外,内镜检查要求进行多肠段、多点取材,其中包括病变部位及非病变部位。

（二）IBD 的鉴别诊断

1. CD 与 UC 的鉴别（表 7-3-1）。

表 7-3-1　克罗恩病与溃疡性结肠炎的鉴别要点

分类	溃疡性结肠炎	克罗恩病
临床表现	黏液脓血便	腹痛、腹泻、体重下降
疾病累及部位	结肠（重度 UC 可伴回肠炎）	全消化道
常见累及部位	直肠开始逐渐蔓延至全结肠	回盲部
内镜下表现	弥漫、浅溃疡	节段性、裂隙样溃疡、卵石样改变
病理	黏膜及黏膜下层炎	黏膜全层炎
肛周病变	少见	多见
狭窄、穿孔	少见	多见
生长迟缓	少见	多见

2. 肠结核　回结肠型 CD 与肠结核的鉴别困难,需根据接触史、临床表现、结肠镜下所见及活检进行综合分析。对于以下情况,需高度怀疑结核感染:伴活动性肺结核,血清结核菌纯化蛋白衍生物（purified protein derivatives,PPD）试验强阳性;结肠镜下见典型的环形溃疡、回盲瓣口固定开放;活检见肉芽肿分布在黏膜固有层且数目多、直径大,特别是有融合,抗酸染色阳性。活检组织结核杆菌 DNA 检测阳性有助肠结核诊断。T 细胞酶联免疫斑点检测（T-SPOT）阴性有助排除肠结核。对于鉴别诊断困难者,可先行诊断性抗结核治疗。

3. 过敏性结肠炎　过敏性结肠炎的表现可类似于 UC,尤其是婴儿过敏性结肠炎。患儿常伴湿疹,有牛奶蛋白过敏史,部分有过敏性疾病家族史。牛奶蛋白回避及激发试验可帮助判断婴儿的过敏情况。

4. 原发性免疫缺陷病　原发性免疫缺陷病的胃肠道表现可类似结肠炎或克罗恩病。尤其对于出生后数月即出现结肠炎表现,常合并肛周疾病、湿疹、毛囊炎或反复真菌、细菌感染。出现以下警报信息需高度警惕本病的可能性:

（1）家族中有原发性免疫缺陷病。

（2）父母或 2 位以上家庭成员有 VEO-IBD。

（3）婴儿 IBD。

（4）严重的难治性 IBD,尤其是合并肛周或直肠阴道疾病/脓肿者。

（5）未用免疫抑制剂的情况下,出现反复感染（尤其是肺部感染或皮肤脓肿）或粒细胞减少、血小板减少或免疫异常。

（6）指甲发育不良和毛发异常（脆发症）。

（7）皮肤疾病（先天性湿疹、白化病）。

5. 其他 包括感染性肠炎(如空肠弯曲菌、耶尔森菌、艰难梭菌、真菌、巨细胞病毒、EB病毒等感染、血吸虫病、阿米巴肠炎、人类免疫缺陷病毒相关肠病等)、嗜酸细胞性胃肠炎、系统性红斑狼疮、原发性系统性血管炎、肠道淋巴瘤、组织细胞增生症等。

(三) IBD 的疾病评估

对于确诊IBD的患儿,需进行疾病的评估。具体包括临床类型、病变范围、疾病活动程度、并发症、肠外表现、生长发育状况及性发育状况。

1. 临床类型及病变范围 可按巴黎分型进行分类(表 7-3-2,表 7-3-3)。

表 7-3-2 巴黎分型——克罗恩病

	代码	说明
年龄	A1a	0~<10 岁
	A1b	10~<17 岁
	A2	17~18 岁
疾病累及部位	L1	末端 1/3 回肠伴或不伴盲肠累及
	L2	结肠累及
	L3	回肠结肠累及
	L4a	上消化道累及
	L4b	屈氏韧带后至末端 1/3 回肠近端累及
并发症	B1	无狭窄无穿孔
	B2	狭窄
	B3	穿孔
	B2B3	在不同或同一时期的狭窄及穿孔
	p	肛周疾病(瘘、溃疡、脓肿)
生长发育情况 *	G0	无生长迟缓证据
	G1	生长迟缓

*说明:G1:有下述标准之一者:1. 诊治过程中身高 Z 评分低于预期:A:实际身高 Z 评分与根据家长身高估算的 Z 评分差值大于 2;或 B:实际身高与发病前身高 Z 评分相差大于 1。2. 现在的身高 Z 评分比诊断时评分低 0.75 或 0.75 以上。G0:在诊治过程中无下述生长异常。根据家长身高估算儿童身高公式:男:(父亲身高 + 母亲身高 +13)/2;(父亲身高 + 母亲身高 –13)/2。

表 7-3-3 巴黎分型——溃疡性结肠炎

	代码	说明
累及部位	E1	溃疡性直肠炎
	E2	左半结肠炎(至脾曲)
	E3	弥漫性结肠炎(至肝曲)
	E4	全结肠炎
严重度	S0	从没到重度(PUCAI≥65)
	S1	曾经达到重度

2. **疾病活动程度** CD疾病活动程度可按儿童克罗恩病活动指数（pediatric Crohn's disease activity index，PCDAI）进行评估。将PCDAI<10定义为缓解期，10~27.5为轻度活动期，30~37.5为中度活动期，40~100为重度活动期。UC疾病活动程度可按儿童溃疡性结肠炎活动指数（pediatric ulcerative colitis，PUCAI）进行评估。将PUCAI<10定义为缓解期，10~34为轻度活动期，35~64为中度活动期，65及以上为重度活动期。

3. **并发症** CD患儿可出现各种瘘（包括肠瘘、直肠阴道瘘、直肠膀胱瘘、肠皮肤瘘等）、腹腔脓肿、肠狭窄、肠穿孔、肠梗阻等并发症可能，在初诊时需进行甄别。狭窄或穿孔性病变需在诊断上根据巴黎分型的标准进行记录。

UC患儿可出现消化道大出血、肠穿孔、中毒性巨结肠等并发症可能。

4. **肠外表现** IBD患儿需进行病史及体检方面对皮疹、关节病变及双眼可能的肠外表现的关注，并需相关科室会诊明确。对于存在肝功能异常患儿，需警惕原发性硬化性胆管炎的可能，根据病情选择胰胆管磁共振水成像（magnetic resonance cholangiopancreato graphy，MRCP）检查。

5. **生长发育及性发育评估** 所有IBD患儿均需进行身高、体重的评估。可参照WHO儿童生长标准来进行年龄别身高/身长、年龄别体重（5岁以下儿童）、年龄别体重指数（5岁以上儿童）的评估。对于青春期儿童或存在生长迟缓的儿童，需内分泌科会诊生长水平及评估性发育水平。

三、IBD的治疗

儿童IBD的治疗目标为诱导并维持临床缓解及黏膜愈合，促进生长发育，改善患儿生存质量，将药物毒性维持在最低水平。儿童IBD治疗方案基于疾病活动度的评估及病变的累及范围。治疗包括诱导缓解和维持缓解两方面。对于初诊或复发的患儿，首先应进行诱导缓解，成功诱导缓解后，再进行维持缓解治疗。根据病情变化及时调整治疗方案，包括药物剂量及药物种类。

（一）诱导缓解

诱导缓解方案可采用"升阶梯"或"降阶梯"的方案进行。"升阶梯"是指先启用一线治疗方案，失败后改用二线治疗方案来诱导缓解。对于存在高危因素的患儿，可在一开始即用生物制剂来诱导缓解治疗，为"降阶梯"治疗。高危因素包括内镜下深溃疡、病变广泛、生长迟缓（年龄别身高Z评分低于-2.5）、严重骨质疏松、CD合并狭窄或穿孔、严重肛周病变。

1. **CD诱导缓解** CD诱导缓解治疗方案包括全肠内营养（exclusive enteral nutrition，EEN）、糖皮质激素、生物制剂。

（1）EEN：是指回避常规饮食，将肠内营养（enteral nutrition，EN）制剂作为唯一的饮食来源。EEN可作为轻中度儿童CD诱导缓解的一线治疗方案。营养制剂首选整蛋白配方。若整蛋白配方不耐受，需根据患儿的具体病情进行调整。如患儿同时存在牛奶蛋白过敏，则考虑要素配方。EEN给予途径首选口服，若口服热卡不能满足推荐需要量的70%时，应考虑鼻胃管喂养。当选择EEN作为治疗方案后，通常不需再用其他治疗IBD的药物。启动EEN后2周需评估疗效及依从性，若患儿无受益则需考虑及时调整治疗方案。

EEN疗程建议6~12周，随后在2~4周内逐步引入低脂少渣食物。根据患儿耐受情况下，可每隔3~4天引入一种简单有营养易消化的安全食物，逐渐再转为正常饮食，但须避免高脂、精糖类和粗纤维等不消化食物。在食物引入过程中,如获得有效的体重增加可考虑逐渐减量,最后停用 EN。对于存在孤立口腔溃疡或肛周病变患儿,不推荐 EEN 用作诱导缓解的治疗。

（2）氨基水杨酸制剂（5-aminosalicylic acid,5ASA）:可用于轻度活动期结肠 CD 的诱导缓解和维持缓解。

（3）糖皮质激素:糖皮质激素用于中重度 CD 患儿或轻度 CD 经 EEN 或 5ASA 治疗无效者。按泼尼松 1mg/（kg·d）（其他类型全身作用激素的剂量按相当于上述泼尼松剂量折算）起始给药,最大总剂量每天 40mg。对于重症患儿,每天最大剂量可增至 60mg。糖皮质激素不能作为维持缓解药物。

（4）生物制剂:目前国内获批用于儿童 CD 的生物制剂为英夫利西单抗（infliximab,IFX）。其适用指征:①中重度活动期 CD 的诱导和维持缓解治疗;②激素耐药的活动性 CD 的诱导缓解治疗;③急性肛周瘘管性 CD;④有严重肠外表现（如关节炎、坏疽性脓皮病等）的 CD;⑤存在高危因素:内镜下深溃疡、充分诱导缓解治疗后仍持续为重度活动、病变广泛、生长迟缓（年龄别身高 Z 值在 -2.5 以下）、严重骨质疏松、起病时即存在炎性狭窄或穿孔、严重肛周病变。

IFX 每次剂量 5mg/kg,在第 0、2、6 周静脉注射作为诱导缓解方案;然后同样剂量每隔 8 周用药一次作为维持缓解方案。在 IFX 治疗前需严格除外结核、乙肝及其他感染因素。若存在脓肿、感染、结核,需充分抗感染、脓肿引流后再考虑 IFX 治疗。

2. UC 诱导缓解　UC 的诱导缓解方案包括氨基水杨酸制剂、糖皮质激素、他克莫司、环孢霉素和生物制剂。

（1）5ASA:5ASA 是轻中度 UC 诱导缓解的一线治疗方案。5ASA 制剂包括美沙拉嗪和柳氮磺胺吡啶。目前常用美沙拉嗪,可通过口服或直肠途径进行给药。对于轻中度溃疡性直肠炎,可考虑单用栓剂或灌肠液治疗。直肠 5-ASA 用药量为 25mg/（kg·d）,最大总剂量为每天 1g。口服 5-ASA 用药量为 30~50mg/（kg·d）。治疗 2 周需进行疾病活动性评估,根据情况及时调整治疗方案。

（2）糖皮质激素适应证:中重度 UC 的诱导缓解;轻度 UC 经 5ASA 治疗无好转或 5ASA 不耐受者。治疗剂量同 CD。对于急性重度 UC 患儿,可给予甲强龙 1~1.5mg/（kg·d）（最大量 60mg/d）静脉滴注,每 2~3 天动态观察疾病活动变化,及时调整治疗方案。对于口服激素治疗有效者,可按初始剂量维持 2~3 周后按照激素减量表（表 7-3-4）进行减量,10 周减停。

表 7-3-4　激素减量表

第1周（mg/d）	第2周（mg/d）	第3周（mg/d）	第4周（mg/d）	第5周（mg/d）	第6周（mg/d）	第7周（mg/d）	第8周（mg/d）	第9周（mg/d）	第10周（mg/d）	第11周（mg/d）
60	50	40	35	30	25	20	15	10	5	0
50	40	40	35	30	25	20	15	10	5	0
45	40	40	35	30	25	20	15	10	5	0
40	40	30	30	25	25	20	15	10	5	0
35	35	30	30	25	20	15	15	10	5	0

续表

第1周 (mg/d)	第2周 (mg/d)	第3周 (mg/d)	第4周 (mg/d)	第5周 (mg/d)	第6周 (mg/d)	第7周 (mg/d)	第8周 (mg/d)	第9周 (mg/d)	第10周 (mg/d)	第11周 (mg/d)
30	30	30	25	20	15	15	10	10	5	0
25	25	25	20	20	15	15	10	5	5	0
20	20	20	15	15	12.5	10	7.5	5	2.5	0
15	15	15	12.5	10	10	7.5	7.5	5	2.5	0

（3）生物制剂:英夫利西单抗可用于 UC 的拯救治疗。对于静脉糖皮质激素治疗无效患儿,可考虑英夫利西单抗作为拯救治疗。剂量为每次 5~10mg/kg,按第 0、2、6 周方案进行诱导缓解。用药期间需密切检测患儿病情活动情况,根据病情(有条件者可进行药物谷浓度检测),考虑是否强化剂量或缩短两次注射间隔时间。

（4）环孢霉素或他克莫司:可作为急性重度 UC 的拯救治疗,但鉴于其副反应不能长期应用,可作为桥接嘌呤类药物的治疗。

（二）维持缓解

1. CD 维持缓解　CD 维持缓解药物包括 5ASA、免疫抑制剂、生物制剂等。

对于以 5ASA 单药诱导缓解的 CD 患儿,可以 5ASA 继续维持缓解。

对于 EEN 或糖皮质激素诱导缓解的 CD 患儿,可给予免疫抑制剂维持缓解。嘌呤类制剂为 CD 维持缓解的一线治疗方案,药物包括 6-巯嘌呤(mercaptopurine,6-MP)和硫唑嘌呤(azathioprine,AZA)。6-MP 目标剂量为 1~1.5mg/(kg·d),AZA 目标剂量为 1.5~2.5mg/(kg·d)。二线治疗药物为甲氨蝶呤(methotrexate,MTX),其初始剂量为 15mg/m^2,病情稳定后可改为 10mg/m^2 长期维持。

对于生物制剂诱导缓解的 CD 患儿,可继续生物制剂或改免疫抑制剂维持缓解。

2. UC 维持缓解　UC 维持缓解药物包括 5ASA、嘌呤类制剂及生物制剂,具体用法参照"CD 维持缓解"方案。

（三）手术

IBD 手术指征

（1）出现肠梗阻、腹腔脓肿、瘘管形成、急性穿孔、消化道大出血等并发症。

（2）癌变。

（3）内科治疗无效。

（4）UC 内科拯救治疗无效。术前应与外科医师、患儿及家属密切沟通,权衡利弊,视具体情况进行手术。

（四）其他治疗

1. 抗生素　对于合并有肛瘘或肛周脓肿的患儿,推荐应用甲硝唑或三代头孢类抗生素抗感染治疗。对于有细菌感染依据的患儿,可以根据病情应用相关抗生素。

2. 沙利度胺　部分难治性患儿可选择沙利度胺治疗。但由于此药的潜在致畸作用及对外周神经的损害可能,用药前需与家长充分沟通,知情同意后方可考虑应用。

病例链接： 儿童炎症性肠病

【一般情况】患儿,男,15 岁 8 月,于 2021 年 8 月 9 日入院。

【主诉】腹痛 2 月余。

【现病史】患儿 2 月余前无明显诱因下出现腹痛,脐周痛,阵发性,发作时疼痛剧烈,不能忍受,伴便血,表现为黄色成形软便,每天 1~2 次,便后滴血或拭纸有血,无发热,无腹泻,无腹胀,无肛周疼痛,至当地医院诊断为"肠梗阻",给予抗生素静脉滴注 2 天(具体不详),患儿疼痛程度较前减轻,可以忍受。1 月余前患儿再次出现疼痛加重,症状同前,再次当地医院就诊,给予头孢类抗生素静脉滴注 5 天,口服 2 周(具体药名不详)。查腹部增强 CT 示小肠低位不完全性肠梗阻,回盲部炎症伴窦道形成,Crohn 病考虑。为求进一步诊治,遂至笔者医院,门诊拟"克罗恩病?"收入院。

患儿发病以来胃纳可,睡眠欠佳,大便如上述,小便正常,体重无明显变化。

【既往史】无殊。

【个人史】G_1P_1,出生体重 3kg,足月顺产。

【家族史】否认家中有类似疾病史。

【入院查体】体温 36.3℃,心率 88 次/min,呼吸 20 次/min,血压 114/86mmHg,身高 173.1cm,年龄别身高 Z 评分 0.15,体重 73.4kg,年龄别体重 Z 评分 1.32。神清,精神软,心肺听诊无殊,腹软,无压痛、反跳痛,未及包块,肝脾肋下未及,神经系统检查阴性。肛门截石位 6 点及 12 点可见两处皮赘。

【辅助检查】血常规(2021-8-2,当地医院):白细胞计数 $6.6×10^9$/L,淋巴细胞百分比 23.9%,中性粒细胞百分比 63.6%,血红蛋白 147g/L,血小板计数 $311×10^9$/L,CRP 9.38mg/L(参考值 <8mg/L)。粪常规(2021-8-2,当地医院):OB 弱阳性,余正常。腹部 CT 平扫(2021-8-3,当地医院):下腹部分小肠肠壁略毛糙,其旁可疑团片状软组织密度影,肠系膜多发淋巴结影,部分稍大。盆腔少量积液。腹部增强 CT(2021-8-6,当地医院):小肠低位不完全性肠梗阻,回盲部炎症伴窦道形成,克罗恩病考虑,结肠内较多气粪影,肠系膜多发淋巴结影,部分稍大。盆腔少量积液。

【入院诊断】克罗恩病?

【进一步检查】进一步完善血常规、尿常规、便常规、粪便培养、粪便艰难梭菌、粪便钙卫蛋白、血生化五类、抗核抗体、免疫球蛋白、TBNK、抗核抗体、ANCA、小肠磁共振水成像、胃镜、结肠镜、胶囊内镜、肛门直肠磁共振、肠管超声、肝胆脾胰肾超声、肛周超声等检查。

【诊疗计划】完善肠道准备,准备胃镜、结肠镜及胶囊内镜检查,根据内镜检查结果及实验室检查结果制订相应诊疗方案。

【诊疗经过】入院后完善检查结果如下:

1. **实验室检查**　血常规:白细胞计数 $6.5×10^9$/L,血红蛋白 142g/L,红细胞压积 43.4 %,血小板计数 $263×10^9$/L,C 反应蛋白 8.13mg/L;生化五类:总蛋白 71.7g/L,白蛋白 42.8g/L,谷丙转氨酶 18U/L,总钙 2.23mmol/L,磷 1.46mmol/L;红细胞沉降率 5mm/h;粪钙卫蛋白 54.57μg/g(参考值 <50μg/g);抗核抗体全套:阴性;叶酸 2.4ng/ml(参考值 3~17ng/ml);维生素 B_{12} 312pg/ml;微量元素:锌 110.37μmol/L,铜 20.05mmol/L,铁 8.79μmol/L,镁 1.53mmol/L;25 羟维生素 D:

27nmol/L（参考值 41.7~175nmol/L）；T-SPOT：阴性；粪艰难梭菌：阴性。

2. 影像学检查

（1）小肠磁共振水成像：右下腹（回肠末端）局部肠壁增厚伴强化。

（2）肛门直肠磁共振：盆腔少量积液。

（3）骨龄片：骨龄提前（左腕骨化中心出现 10/10 颗，形态成熟，各掌指骨骺板基本闭合，尺桡骨远端骨骺线闭合中）。

（4）B超：肝胆脾胰腺 B 超未见异常；末端回肠及横结肠肠壁稍增厚，符合炎症性肠病超声表现；肛周扫查未见明显肛瘘及肛周脓肿。

3. 内镜检查

（1）胃镜：十二指肠球炎、浅表性胃炎。

（2）结肠镜：回肠末端见两处溃疡，大小分别为 0.3cm×0.5cm、0.4cm×0.5cm，表覆白苔，周围黏膜光滑，可见滤泡。逐退镜，回盲瓣、阑尾孔及结肠黏膜正常。肛周截石位 6 点及 12 点可见皮赘。结肠镜诊断：回肠末端多发溃疡，克罗恩病？肛门皮赘。

（3）胶囊内镜：胃窦黏膜充血伴小片状糜烂；空肠、回肠黏膜见多发大小不等不规则溃疡数十处，溃疡上覆白苔，周围黏膜肿胀，部分溃疡沿肠腔 1/3~1/2 周生长，伴肠腔狭窄，胶囊通过缓慢，部分肠腔内容物多，影响黏膜观察，胶囊在有效工作时间未通过回盲瓣。胶囊内镜诊断：小肠多发溃疡伴肠腔狭窄。

4. 内镜病理 （胃窦）黏膜轻度慢性炎；（球部）黏膜慢性间质炎；（食管）黏膜慢性炎。（回肠末端、回肠末端溃疡）黏膜慢性小肠炎伴活动性，可见非干酪样肉芽肿形成；（升结肠、横结肠、降结肠、乙状结肠、直肠）黏膜慢性间质炎。

根据患儿为青春期男孩，反复腹痛 4 周以上，结合影像学提示节段性病变，内镜下小肠多发不规则溃疡伴肠狭窄，病理提示非干酪样肉芽肿。克罗恩病诊断成立。评估 PCDAI 评分 5 分，处于疾病缓解期。故给予全肠内营养治疗，选择整蛋白配方肠内营养制剂（1kcal/ml），建议每天 2 500ml 口服，持续 8 周。此外，营养素检查结果提示维生素 D 及叶酸缺乏。给予维生素 D 胶囊 800IU 口服，1 天 1 次，叶酸片 5mg 口服，一天 3 次治疗。

【出院诊断】克罗恩病（A1b，L4b，B1，G0，缓解期），维生素 D 缺乏，叶酸缺乏。

【出院建议】

1. 继续全肠内营养（整蛋白高能量密度肠内营养配方：1kcal/ml），每天建议 2 500ml。

2. 2 周炎症性肠病门诊复诊，检测身高、体重、血常规、C 反应蛋白及血沉。

3. 出院带药，维生素 D 胶囊 800IU，口服，1 天 1 次；叶酸片 5mg，口服，1 天 3 次。

4. 8 周后再次入院，复查小肠磁共振水成像及胶囊内镜。

（罗优优）

参考文献

1. 中华医学会儿科学分会消化学组，中华医学会儿科学分会临床营养学组. 儿童 IBD 诊断和治疗专家共识. 中华儿科杂志，2019，57（7）：501-507.

2. LEVINE A，GRIFFITHS A，MARKOWITZ J，et al. Pediatric modification of the Montreal classification for inflammatory bowel disease：the Paris classification. Inflamm Bowel Dis，2011，17（6）：1314-1321.

3. TURNER D,RUEMMELE FM,ORLANSKI-MEYER E,et al. Management of paediatric ulcerative colitis,Part 1:Ambulatory care-an evidence-based guideline from European Crohn's and Colitis Organization and EuropeaN Scociety of Pediatric Gastroenterology,Hepatology and Nutrition. J Pediatr Gastroenterol Nutr,2018,67（2）:257-291.

4. TURNER D,RUEMMELE FM,ORLANSKI-MEYER E,et al. Management of Paediatric Ulcerative Colitis,Part 2:acute severe colitis-an evidence-based consensus guideline from the European Crohn's and Colitis Organization and the European Scociety of Pediatric Gastroenterology, Hepatology and Nutrition. J Pediatr Gastroenterol Nutr,2018,67（2）:292-310.

第四节　消化道出血

一、概述

消化道出血按部位分为上消化道出血和下消化道出血两种。前者系指食管、胃、十二指肠、胰腺、胆道及 Treitz 韧带以上的消化道出血；后者系指十二指肠、空肠连接处以下 Treitz 韧带远端的小肠和大肠出血，各年龄组均可发病，病因复杂，可由消化道局灶病变引起，也可为全身疾病的局部表现。

（一）病因与发病机制

大致包括五个方面：①消化道局部炎症和溃疡；②胃肠道血液循环障碍；③各种因素造成胃肠道缺氧、感染、中毒、过敏致毛细血管通透性增加；④胃肠道黏膜机械性或其他原因引起的损伤；⑤出凝血功能障碍或凝血因子缺乏。

（二）消化道出血的临床表现

1. 呕血与便血　通常幽门以上出血易致呕血，幽门以下出血易致黑便，呕血者通常有黑便，黑便者可无呕血，任何部位发生 5~10ml 出血时仅为大便隐血试验阳性，超过 60ml 肉眼可见血便。呕血与黑便同时存在为上消化道出血特征性表现。呕出血液的颜色取决于血液是否经过酸性胃液的作用，若出血量大，出血速度快，血液在胃内停留时间短则呕血多呈暗红或鲜红色，反之，由于血液经胃酸作用而形成正铁血红素则呈咖啡或棕褐色。血液在肠道中，血红蛋白铁经肠内硫化物作用而形成硫化铁大便则成黑色或柏油样。下消化道出血大便色泽可为鲜红、暗红或为果酱样便，出血量多时血液反流入胃也可引起呕血。

2. 腹痛　消化性溃疡常有慢性反复发作上腹痛史；右上腹绞痛合并黄疸应考虑胆道出血；肠腔内积血刺激肠蠕动增强，肠鸣音活跃可致腹痛也可伴腹泻。

3. 发热　中等量以上消化道出血者，24 小时内常出现低热，持续数日，引起发热机制不明，可能与血容量减少、贫血、周围循环不良等因素影响体温调节中枢有关。

4. 失血性周围循环衰竭　出血量大，出血速度快可引起循环血量迅速减少，静脉回心血量相应不足，继而心排出量减少出现头晕、乏力、心悸、口干、尿少、昏厥、皮肤灰白、四肢温冷、血压下降等休克症状。

5. 氮质血症　上消化道出血特别是大量出血后，血中尿素氮浓度常增高，其原因：

（1）大量出血后，血红蛋白的分解产物在肠道吸收引起肠源性氮质血症，出血后数小时开始增加，24~48 小时达高峰，3~4 天内降至正常。

（2）出血导致周围循环衰竭,使肾血流量及肾小球滤过率下降,产生肾前性氮质血症。

（3）严重休克可造成肾小管坏死引起急性肾衰竭,尿量减少,血尿素氮可持续升高。

二、诊断与鉴别诊断

（一）确定是否存在消化道出血

确定是否存在消化道出血必须排除下列因素:

（1）由于口腔、牙齿、鼻咽部出血或者乳母乳头破损出血被吞咽后而引起的呕血、褐色便及黑便。

（2）由于食物和药物所引起的血色便或黑便,如摄入大量动物血、肉类、猪肝、活性炭、铁剂及中药。

（3）正确区别呕血及咯血

1）呕血:血是呕出,有恶心感,呈酸性为暗红色或咖啡样部分凝固无泡沫,常含有食物残渣,无血痰,常伴血便。

2）咯血:血是咯出,有喉痒感,呈碱性,鲜红色,有泡沫混有痰液,粪便多无血。

（二）消化道出血的诊断

1. 年龄与病因的关系

（1）新生儿:多见吞咽母血、反流性食管炎、严重感染性疾病、血液系统疾病、新生儿自然出血症、应激性溃疡、消化性溃疡、血管畸形、肠扭转、肠重复畸形、先天性巨结肠、坏死性小肠结肠炎。

（2）婴幼儿:多见反流性食管炎、食管裂孔疝、胃炎、消化性溃疡、胆道出血、钩虫病、肠息肉、肠套叠、梅克尔憩室、出血性坏死性小肠炎、肠道细菌感染性腹泻、消化道畸形、全身感染性出血性疾病。

（3）儿童:同婴幼儿,常见病因为食管静脉曲张、急性坏死性胰腺炎、炎症性肠病、家族性肠息肉病。

2. 病史和体格检查 对于怀疑消化道出血的患者,首先应仔细询问其病史(包括目前症状、既往史、用药史、家族史等)。详细可靠的病史和体格检查是诊断消化道出血的基础。

3. 出血量与出血速度

（1）慢性隐性出血:肉眼不能观察到呕血、便血又无明显临床症状,仅用化验方法证实粪便潜血阳性。

（2）慢性显性出血:肉眼能观察到鲜红咖啡色呕吐物或黑色的粪便,临床上无循环障碍史。

（3）急性大量出血:肉眼观察到呕血黑色粪便或暗红色血便,伴循环障碍和重度贫血者可出现低血压或休克症状。

（4）失血量的判断:病情严重度与失血量呈正相关,因呕血与黑便混有胃内容物与粪便,而部分血液潴留在胃肠道内未排出,故难以根据呕血或黑便量判断出血量。常根据临床综合指标判断失血量的多少,如根据血容量减少导致周围循环的改变(伴随症状、心率和血压、实验室检查)来判断失血量。休克指数(心率/收缩压)是判断失血量的重要指标。体格检查中可以通过皮肤黏膜色泽、颈静脉充盈程度、神志和尿量等情况来判断血容量减少程度,客观指标包括中心静脉压和血乳酸水平。

4. 消化道出血的定位诊断

（1）呕血（鲜红或暗红）与黑便同时存在,血便混合较均匀考虑上消化道出血。

（2）黑便、果酱样便、咖啡色便不伴呕血多提示为小肠或右侧结肠出血。

（3）鲜红或暗红色便多为左半结肠或直肠出血。

（4）血附着于成形大便外或便后滴血多为直肠、肛门病变。

（5）大便混有黏液及脓血多为肠道炎症性病变。

5. 活动性出血的判断　判断出血是否停止对决定治疗措施极有帮助。若患者症状好转、心率及血压稳定、尿量足[>0.5ml/(kg·h)],提示出血停止。临床上,以下均提示有活动性出血:①呕血或黑便次数增多,呕吐物呈鲜红色或排出暗红血便,或伴有肠鸣音活跃;②经快速输液输血,周围循环衰竭的表现未见明显改善,或虽暂时好转而后又恶化,中心静脉压仍有波动,稍稳定又再下降;③红细胞计数、血红蛋白浓度和血细胞比容继续下降,网织红细胞计数持续增高;④补液和尿量足够的情况下,血尿素氮持续或再次增高;⑤胃管抽出物有较多新鲜血。

6. 消化道出血的辅助检查

（1）实验室检查:常用项目包括血常规、呕吐物或粪便隐血试验、凝血功能、肝肾功能等。

（2）内镜检查

1）常规内镜检查:包括胃镜和结肠镜检查,是诊断除小肠外的消化道出血最敏感、最可靠的方法,可以发现活动性病变,可以结合病理判断病变性质,同时可行内镜下止血治疗。初次检查时,可能因病灶微小、位置隐蔽或检查者经验不足等造成漏诊,易被漏诊的病变有毛细血管扩张等微血管病变、息肉和位于视野盲区的病变等。初次检查阴性的患者必要时可重复进行内镜检查,有助于减少漏诊,提高诊断率。

2）胶囊内镜:目前,胶囊内镜检查已成为小肠出血的主要诊断方法之一。胶囊内镜对可疑小肠出血的诊断率为38%~83%。胶囊内镜检查阴性者再出血率为6%~27%,重复检查能提高诊断率。诊断率和出血状况密切相关,显性出血和持续性出血的诊断率显著高于隐性出血及间歇性出血。急诊胶囊内镜检查常因视野不佳而不能明确病因。择期胶囊内镜的最佳检查时机为出血停止后2周内。择期行胶囊内镜检查需行肠道准备。胶囊内镜的优点为非侵入性,不足之处有以下几点:①不能进行常规内镜检查时的充气、冲洗、局部反复观察、活组织检查,以及治疗等操作;②肠内容物残留和动力障碍可影响其对消化道的全面观察;③在出血量较多或有血凝块时视野不清,易遗漏病灶,无法做出病因诊断,而肠道狭窄时有发生滞留的危险;④不能控制胶囊内镜的移动速度;⑤胶囊内镜靠自身电池供电,部分病例的胶囊尚未通过回盲部,电池电量就已耗尽。

3）小肠镜:小肠镜是目前小肠疾病的主要检查手段,常用的是单气囊小肠镜和双气囊小肠镜。优点是可在直视下行小肠活组织检查,除诊断外还可开展内镜下治疗。不足之处在于该检查为侵入性检查,操作技术要求较高。

（3）消化道造影:对消化道出血的诊断率不高,并且假阴性率较高。随着小肠CTE、胶囊内镜和小肠镜的广泛应用,消化道造影检查在小肠疾病诊断中的地位正在逐步降低,但对消化道畸形的诊断仍有价值,如食管裂孔疝、胃扭转、幽门狭窄、十二指肠隔膜、肠旋转不良等。

（4）CT/MRI 小肠影像学检查：CT/MRI 小肠影像学检查作为非侵入性检查，易被患者接受。可以在相对短的时间内完成对整个小肠疾病的评价，观察到腹部实质脏器及肠腔内外情况，并可显示病变及毗邻血管、淋巴结之间的关系，有利于术前评估。作为小肠出血影像学的初步筛查，应首选小肠计算机断层扫描造影（computed tomography enterography，CTE）。MRI 检查虽无 X 射线且对软组织分辨率高，但相对费时，空间分辨率也不如 CT 检查。小肠磁共振成像造影（magnetic resonance enteroclysis，MRE）能显示的肠管异常主要为肠壁增厚及强化、肠腔狭窄、肠管扩张等，对小肠克罗恩病，特别是早期的克罗恩病，其诊断价值较高，而对浅表溃疡、糜烂和毛细血管病变的诊断价值有限。儿童如高度怀疑小肠克罗恩病，推荐首选小肠 MRE 检查。

（5）核素扫描：核素扫描仅对活动性出血（出血速率≥0.1~0.5ml/min）有诊断价值，诊断率约为 50%，尤其适用于间歇性和延迟性小肠出血，不适用于大出血患者。使用 ^{99m}Tc 标记壁细胞是检查憩室出血的一种方法。怀疑憩室出血患者和疑似小肠出血的患儿可考虑应用核素扫描。

（6）选择性血管造影：血管造影是一项有创性检查，适用于活动性出血（出血速率≥0.5ml/min）患者，对小肠出血的诊断率约 50%。对于血流动力学不稳定的急性小肠大出血患者，可首选血管造影。血管造影的优点在于能直接进行血管栓塞治疗，止血率较高。缺点为其属有创性检查及存在辐射暴露，同时有发生肾衰竭、缺血性肠炎等并发症的风险。血管造影对肿瘤和血管发育不良造成的出血性病变诊断价值较大，其直接出血征象为造影剂外溢。小肠肿瘤的影像学特征为血管团伴有血管移位、包绕、痉挛和狭窄；肠道血管扩张性病变造影的特征为有血管团、肠壁静脉扩张、纤曲，以及末梢血管杆状扩张。

（7）手术探查和术中内镜检查：如以上多种检查手段仍未能明确病因，且反复出血严重影响患者生命质量或生命时，建议行手术探查和术中内镜检查。术中内镜检查对可疑小肠出血的诊断率为 58%~88%。

7. 消化道出血的诊疗流程 见图 7-4-1。

三、治疗

（一）一般治疗

1. 卧床休息 烦躁不安者可给予适量镇静剂。

2. 呕血者应保持呼吸道通畅 以防窒息。出血量大时可放置胃管，既可抽取胃液判断出血停止与否，又可直接灌注药物。

3. 对上腹饱满、恶心、呕吐、呕血者应禁食 保持营养，维持水、电解质平衡。

4. 出血征象的监测

（1）症状和实验室检查：记录呕血、黑便和便血的频度、颜色、性质、次数和总量，定期复查红细胞计数、血红蛋白、血细胞比容与血尿素氮等。

（2）生命体征和循环状况：监测意识状态、心率、脉搏、血压、呼吸、肢体温度、皮肤和甲床色泽、周围静脉特别是颈静脉充盈情况、尿量等，对意识丧失、呼吸停止及大动脉搏动不能触及的患儿应立即开始心肺复苏；对存在气道阻塞的患者，应当采取必要的措施以保持气道开放，特别是当使用高流量吸氧仍不能缓解呼吸窘迫时，应及时实施人工通气支持；对出现意识障碍或呼吸循环障碍的患者，应常规采取吸氧、监护和建立静脉通路；意识障碍患者，因

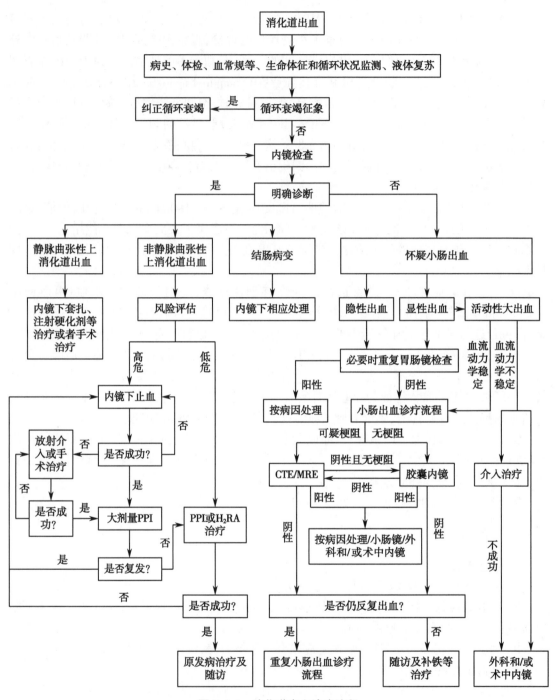

图 7-4-1　消化道出血诊疗流程

无创通气增加误吸的危险,不提倡应用;意识障碍和排尿困难者需留置导尿管,危重大出血者必要时进行中心静脉压、血清乳酸测定,危重患者常需心电、血氧饱和度和呼吸监护。

(二) 液体复苏

1. 血容量的补充　应立即建立快速静脉通道,并选择较粗静脉以备输血,建议留置中心静脉导管。常用液体包括氯化钠注射液（0.85%~0.95%）、平衡液、全血或其他血浆代用品。根据失血的多少在短时间内输入足量液体，以纠正循环血量的不足。对于血流动力学不稳的患者，液体复苏要优先于内镜止血治疗。为防止出现肺水肿、稀释性凝血功能障碍、血管外液体的蓄积等，在液体复苏达到终点指标，血流动力学稳定后应尽早采用限制性液体复苏。对于急性大量出血者，应尽可能施行中心静脉压监测以指导液体的输入量。

2. 血管活性药物的使用 在积极补液的前提下，可以适当选用血管活性药物（如多巴胺或去甲肾上腺素），以改善重要脏器的血液灌注。

（三）药物治疗

1. 抑酸药物 抑酸药能提高胃内 pH 值，既可促进血小板聚集和纤维蛋白凝块的形成，避免血凝块过早溶解，有利于止血和预防再出血，又可治疗消化性溃疡，对控制上消化道出血及治疗异位胃黏膜如梅克尔憩室出血具有重要意义。临床常用的抑酸剂包括质子泵抑制剂（PPIs）和 H_2 受体拮抗剂（H_2RAs），常用的质子泵抑制剂是奥美拉唑（0.7~0.9mg/kg），常用的 H_2 受体拮抗剂是雷尼替丁（3~5mg/kg）和西米替丁（10~15mg/kg）。

2. 生长抑素及其类似物 生长抑素及其类似物在急性消化道出血治疗中的短期应用较为广泛，长期应用对胃肠道毛细血管扩张和蓝色橡皮大疱痣综合征引起的慢性肠道出血有一定的治疗作用，其机制可能与抑制血管生成和内脏血流有关。推荐用法：首剂 3.5μg/kg 静脉推注，继以 3.5μg/（kg·h）静脉维持至出血停止 48~72 小时。

3. 血管加压素（垂体后叶素） 具有收缩内脏血管、减少门静脉血流量、降低门静脉压力的作用，多用于门静脉高压致食管胃底静脉破裂出血，但因副作用大，临床应用不多。

4. 胃内注药 考虑非静脉曲张性上消化道出血时可通过胃管注入稀释后的去甲肾上腺素或者凝血酶帮助止血。

（四）内镜治疗

1. 非静脉曲张性上消化道出血

（1）内镜下注射药物：考虑非静脉曲张性上消化道出血时可通过内镜注射稀释后的去甲肾上腺素或者凝血酶帮助止血，与胃管注入相比注射定位准确，可实时观察出血部位。

（2）内镜下热凝止血：包括高频电凝、氩离子凝固术（APC）、热探头、微波等方法，止血效果可靠，但需要一定的设备与技术经验。

（3）内镜下机械止血：主要采用各种止血夹，尤其适用于活动性出血，但对某些部位的病灶难以操作。

2. 静脉曲张性上消化道出血 急性食管胃底静脉曲张破裂出血是门静脉高压最常见的并发症之一。近年来内镜下食管静脉曲张破裂出血硬化剂联合组织胶注射和套扎治疗得到了广泛应用，并收到一定效果。但进行此类操作需要操作人员技术熟练，而且有发生肺栓塞等并发症的可能。

3. 消化道息肉所致的消化道出血 内镜下发现消化道息肉伴出血，可在内镜下行息肉摘除术。

（五）介入治疗

主要用于小肠急性大出血，方法主要包括选择性动脉内加压素治疗、超选择性微线圈栓塞或合用明胶海绵或聚乙烯醇栓塞等。该治疗方式快速、有效，但有可能发生小肠坏死，须密切监测。

（六）手术探查

随着内镜技术的不断发展，手术治疗消化道出血已不再是一线治疗手段。但对于小肠肿瘤、经保守治疗无效的大出血、小肠穿孔、小肠梗阻和不明原因的反复出血等仍是手术治疗的指征。手术探查的困难在于难以发现小肠腔内微小的病灶，尤其是血管扩张性病变，因而可能发生术后再出血。术中内镜检查有助于明确病因，提高小肠出血的疗效。腹腔镜检查可有效诊断及治疗梅克尔憩室所致消化道出血。

病例链接： 消化道出血

【一般情况】患儿，男，10 岁 2 月。

【主诉】面色苍白、间断头晕、乏力 4 天，黑便 1 次。

【现病史】患儿 4 天前跳街舞时突起头晕，伴面色苍白、乏力、出汗，自觉发热，未测体温，无鼻出血，无牙龈出血，无呕血、便血，无咳嗽、气促，无胸闷、胸痛，无腹痛、腹泻，家长接患儿回家，卧床休息后患儿未再出汗，头晕、乏力、面色苍白较前好转。2 天前再次头晕、乏力，出现站立不稳，解柏油样成形便 1 次，伴呕吐 2 次，非喷射性，呕吐物为胃内容物，无呕血，无咖啡色液，无胆汁样液，至本院急诊就诊。查血常规：白细胞 $14.08 \times 10^9/L$，血红蛋白 55g/L，血小板 $407 \times 10^9/L$。予以生理盐水 500ml 扩容 2 次，奥美拉唑抑酸，预约红细胞悬液，拟诊"1. 重度贫血；2. 消化道出血"收入院。

患儿发病以来胃纳可，睡眠可，大便如上述，小便正常，体重无明显变化。

【既往史】无殊。

【个人史】G_2P_2，足月剖宫产，出生体重 2.9kg。

【家族史】患儿母亲、祖母、姐姐有幽门螺杆菌感染病史，查 ^{13}C 呼气试验阳性，其母亲、祖母已服药治愈，其姐姐 16 岁，未治疗及复查。

【入院查体】T 36.8℃，P 85 次/min，R 22 次/min，BP 96/49mmHg，体重 33kg，精神可，面色、睑结膜苍白，呼吸平，咽无充血，心肺听诊无殊，全腹部软，无压痛、无反跳痛，无肌紧张，全身未见皮疹，四肢末端温，CRT 1 秒。

【辅助检查】白细胞 $14.08 \times 10^9/L$，血红蛋白 55g/L（参考值 118~156g/L），红细胞比积 16.7%（参考值 36%~46%），平均红细胞体积 88.7fL，平均血红蛋白浓量 29.1pg，平均血红蛋白浓度 327g/L，血小板 $407 \times 10^9/L$，超敏 C 反应蛋白 <0.20mg/L。

【入院诊断】急性上消化道出血；重度失血性贫血。

【进一步检查】查血常规、尿常规、大便常规及隐血，以及电解质、凝血功能、生化、心电图、胸片、肝胆胰脾 B 超、肠管 B 超、胃镜。

【诊疗计划】

1. 告病危，卧床休息，鼻导管吸氧，监测生命体征、血糖、经皮血氧饱和度。

2. 禁食，补液，奥美拉唑抑酸。

【诊疗经过】入院予以吸氧，卧床休息，监测生命体征，禁食补液，奥美拉唑 30mg，12 小时 1 次，静脉滴注抑酸，输注浓缩红细胞 3U。输血后复查血红蛋白 80g/L，行无痛胃镜检查，提示十二指肠球部溃疡（A2 期），幽门螺杆菌相关性胃炎。镜下未见溃疡活动性出血。予以流质饮食,继续奥美拉唑静脉滴注、铝碳酸镁片 0.5g,每天 3 次口服,2 天后改半流质饮食,患儿无腹痛,无呕吐、呕血,无黑便、便血,大便色黄,医嘱出院。

【出院诊断】 十二指肠球部溃疡伴出血;幽门螺杆菌相关性胃炎;重度失血性贫血。

【出院建议】 避免刺激性食物,口服奥美拉唑、阿莫西林、克林霉素三联抗幽门螺杆菌治疗 2 周,奥美拉唑疗程 4~6 周,复查胃镜。

(赵 泓)

参考文献

1.《中华内科杂志》编辑委员会,《中华医学杂志》编辑委员会,《中华消化杂志》编辑委员会,等. 急性非静脉曲张性上消化道出血诊治指南(2018 年,杭州). 中华内科杂志,2019,58(3):173-180.
2.《中华消化杂志》编辑委员会,小肠出血诊治专家共识意见(2018,南京). 中华消化杂志,2018,9(38):577-582.
3. TRINGALI A,THOMSON M,DUMONCEAU JM,et al. Pediatric gastrointestinal endoscopy:European Society of Gastrointestinal Endoscopy(ESGE)and European Society for Paediatric Gastroenterology Hepatology and Nutrition(ESPGHAN)Guideline Executive summary. Endoscopy,2017,49(1):83-91.

第五节　消化内镜在儿科的规范化应用

一、概述

胃镜和结肠镜是采用头端带有摄像头的柔软、细小管子来观察消化道管腔的方法。胃镜可以依次观察食管、胃、十二指肠黏膜,结肠镜可以观察回肠末端、结肠、直肠黏膜。胃镜和结肠镜不仅可以清晰观察到相应部位的黏膜情况,还可以进行黏膜活检病理检查明确病变性质,对部分疾病还可以采用特定器械进行治疗。由于儿童与成人在年龄、解剖结构、病种等方面均存在明显差异,儿科胃镜和结肠镜检查有其自身特点。儿科消化专科医生需要学习和掌握相关内镜技术,将其规范应用于临床,既能提高临床诊治能力,又能保证医疗安全及患儿利益。在儿童内镜诊疗中,需要注意以下问题:

1. 内镜技术是一本专业性很强、要求很高、在人体腔内进行诊疗工作的学科 消化内镜医生需要同时掌握医学、影像学等多学科知识。由于儿科特点,儿科消化医生需要在熟练掌握消化系统疾病基础知识、熟悉儿童消化道管腔结构特点的情况下,才能接受儿科消化内镜的专科培训。

2. 儿童消化系统症状特异性不强,尤其是小年龄患儿 因此在选择内镜检查前,需要进行周全的诊断和鉴别诊断,严格把握适应证,既能有效解决临床问题,又能避免过度内镜诊疗。

3. 在儿童内镜诊疗中需要注意

(1)充分考虑患儿年龄因素,选择合适的术前准备方式、合适直径的内镜及匹配内镜器械管道的配件等。

（2）严格的术前评估,确保患儿内镜诊疗的耐受性;轻柔仔细操作,避免并发症发生;严密的术中、术后监测,一旦出现并发症及时有效处理。

4. 医患沟通与人文关怀

（1）知情同意:术前详细告知内镜检查目的、术中潜在的风险及处理措施,取得家长和患儿的知情同意。

（2）术后告知初步的内镜检查结果、下一步的处理方案等。

二、儿童胃镜的规范化操作

（一）胃镜检查适应证和禁忌证

1. 适应证

（1）不明原因上腹痛或脐周疼痛。

（2）上消化道出血,如呕血、黑便。

（3）不明原因呕吐。

（4）吞咽困难、吞咽痛。

（5）难治性胃食管反流病。

（6）腐蚀性异物。

（7）不明原因腹泻。

（8）炎症性肠病。

（9）移植物抗宿主病。

（10）不明原因胸痛。

（11）不明原因贫血。

（12）体重减轻、生长迟缓。

（13）其他系统疾病累及上消化道。

2. 绝对禁忌证

（1）有严重的心肺、神经系统疾病或处于休克、昏迷等不能耐受者。

（2）疑有腹膜炎、严重腹胀者。

（3）用于诊断上消化道穿孔。

3. 相对禁忌证

（1）有出凝血机制障碍的出血性疾病者。

（2）有腹水者。

（3）有发热、急性咽喉炎、扁桃体炎者。

（4）严重脊柱畸形。

（二）术前准备

1. 术前禁食 8 小时,禁水 4 小时　纯母乳或配方奶喂养婴儿禁奶 6 小时。幽门梗阻者视梗阻程度禁食 2~3 天或更长,必要时胃肠减压或者洗胃。钡餐造影后需胃内钡剂排空后行胃镜检查。

2. 术前了解　病史、检查目的、检查要求,有无传染病等,确认有无内镜检查禁忌证,确认已经签署知情同意书。

3. 术前检查确认　内镜主机、内镜的控制按钮、送气送水功能正常,图像采集系统功能正常,确认检查需要的器械、急救药品及设备准备齐全。

4. 术前用药　术前常规不使用镇静药及解痉药。精神紧张的年长儿,术前可给予咪达唑仑 0.1mg/kg 静脉推注。无痛胃镜患儿,可在麻醉医生的监护下用药,常用药物为依托咪酯、纳布啡、丙泊酚等。

（三）操作步骤

1. 体位摆放　取左侧卧位,双下肢屈曲,放置牙垫,下颌微抬,由助手扶持患儿头部并固定牙垫,保持患儿口、咽及食管处于同一水平,便于进镜。如患儿有活动牙齿,放置及取出牙垫时要注意牙齿有无脱落。

2. 操作医生　面向患儿,左手持内镜操纵部,保持操作部直立状态,以虎口及腕部力量支撑内镜,仅以左手无名指及小指持握操纵部,不要抓持过紧以免影响操作的灵活性。左手拇指和中指及无名指调节大（上下）小（左右）旋钮,两指配合保持旋钮的稳定性。调整小旋钮（左右旋钮）视野晃动幅度较大,可以右手旋转镜身代替。左手中指控制注气、注水,左手示指控制吸引按钮及控制冻结图像及解除冻结。右手持软管部,控制内镜的进退,同时辅助旋转镜身。右手抓持镜身距镜端至少 15cm 以上,确保胃镜前端插入食管前,握持胃镜软管部的右手不必更换位置。

3. 进镜步骤

（1）胃镜前端通过舌根,沿左侧梨状窝进镜并轻轻右旋镜身（左手操作手柄顺时针旋转）,顺势插入食管。插入食管的过程中,手下会感知到轻微阻力,胃镜前端通过食管入口后会有"落空感",插镜过程中避免暴力硬插,否则易导致咽部损伤甚至梨状窝穿孔。

（2）胃镜进入食管后,需边送气边进镜,保持食管腔在视野正中,观察食管、齿状线、贲门病变,并记录。食管病变需同时记录距门齿距离以及前后左右侧壁（在没有旋转镜身情况下:视野上方为右侧壁、下方为左侧壁、左侧为前壁、右侧为后壁）。

（3）胃镜通过贲门后,继续注气,循腔进镜,此时胃腔在视野的左下方,左旋镜身,大钮向前推（Down）,即可进入胃体;循大弯侧纵行皱襞方向前进,至胃体下部后,大钮向上（Up）,胃镜沿胃体小弯侧进入胃窦部观察,视野的上、下、左、右分别为胃窦的小弯、大弯、前壁及后壁。进入胃窦后,使幽门孔始终保持在视野中央,便于进入球部。

（4）胃角观察:在胃窦部可用低位反转法（进镜至胃窦体交界正对幽门,用大拇指适度按下大旋钮,推进胃镜）,可见两个腔,上方为胃体腔（可见镜身）,下方为胃窦腔（可见幽门）,交界的切迹即为胃角切迹,视野的左侧为前壁,右侧为后壁,胃角处为小弯,胃角对侧为大弯;当胃镜退至胃体中下部时,可对胃角作正面观察,可见一拱形切迹即为胃角。

（5）通过幽门进入十二指肠球部,少量注气,使球部展开。通过幽门后若无视野,提示胃镜紧贴球部前壁,可稍稍向后退镜并注气或注水,即可看到十二指肠球腔四壁。视野正前方为前壁,视野的上方是小弯,视野的下方是大弯,后壁位于视野的右方,显示不清的时候稍后退并且右旋可观察后壁。

（6）胃镜进入球部后,看清十二指肠上角后,此时腔一般在视野的右上方,向右旋转镜身（顺时针转向,一定要充分但是不要过分）及向上（缓慢 Up 到底并保持固定不变）,在此过程中看到光亮就说明进入十二指肠降部。进入降部后,保持旋钮位置,充气的同时向后提拉,取直镜身,胃镜在胃内拉直的时候就会自动进入降部远端。

（7）胃底、贲门的观察:①低位反转法:将胃镜退至胃窦胃体交界部,上调大旋钮

（Up），继续推进胃镜转向胃体腔，同时轻度左旋绕过胃角后右旋，向后提拉胃镜，胃镜前端沿胃体小弯侧提拉至胃底部，小弯侧在视野的上方，大弯黏液湖在视野的下方，若胃镜前端浸到黏液湖中，及时吸引，做到吸水不吸气，回拉镜身使镜面接近贲门处，即可观察胃底及贲门；左右旋转观察，不要遗漏镜身后贲门小弯侧；②高位反转法：将胃镜退至胃体上部时，大拇指压住大旋钮同时推送镜身，此时胃镜紧贴贲门口处反转，调整角钮即可仔细观察贲门。

（8）观察顺序：进镜时观察一遍，退镜时再观察一遍。进镜时观察顺序：食管-贲门-胃体-贲门下部-吸干胃穹窿黏液池黏液-看清胃腔方向-胃体上、中、下部-胃角-胃窦-幽门-十二指肠球部-十二指肠上角-十二指肠降部-十二指肠乳头-退镜；退镜时观察顺序：十二指肠球部-胃窦-反转胃镜-胃角、胃体、胃底、贲门、穹窿-贲门-食管。

4. 注意事项

（1）胃镜操作不可暴力插入，遵循"循腔进镜"原则。

（2）常规胃镜操作，按一定顺序仔细观察，避免漏诊。

（3）进入胃腔，胃穹窿黏液池有液体时需要先吸引再进镜，避免误吸；从十二指肠球部退至胃窦前，吸引以减轻胃镜后患儿腹胀感。

5. 新生儿及婴儿胃镜检查特点

（1）尽可能选择外径较细的内镜，推荐采用鼻胃镜。

（2）尽量减少术前麻醉及镇静用药，避免抑制呼吸。

（3）新生儿咽部反射不敏感，为避免检查后误吸呛奶，可不使用咽部麻醉。

6. 胃镜检查的常见并发症及预防处理

（1）口咽部并发症：常见的有咽部及梨状窝损伤、出血或穿孔等，多发生于操作者为新手或强行进镜所致。文献报道梨状窝穿孔约占全部胃镜下穿孔的 50%，而预防穿孔关键是不要贸然进镜，更不要盲目进镜，对于反复多次未能进入食管者需及时请上级医师协助。

（2）鼻出血和眼睑结膜充血：多见于普通胃镜检查患儿，由于不合作或过度紧张等所致。鼻出血多数按压止血，少数需耳鼻喉科行鼻腔填塞止血。眼睑结膜充血数天后可自行消退，无须处理。

（3）食管、贲门黏膜出血：多由于患儿剧烈恶心、呕吐导致，一般少量出血可自行止血，对于出血量大或反复出血不止，可内镜下喷洒去甲肾上腺素溶液。

（4）消化道穿孔：发生率低，但是后果严重。一般发生在食管下段或梨状窝，其他穿孔部位包括胃和十二指肠，多数发生在较深的十二指肠球部溃疡、胃溃疡创面上。预防方法除了在检查中动作轻柔、循腔进镜外，严格掌握胃镜检查指征，对怀疑有胃肠穿孔的患儿暂不宜行胃镜检查。

三、儿童结肠镜的规范化操作

（一）儿童结肠检查适应证和禁忌证

1. 适应证

（1）下消化道出血。

（2）不明原因腹痛。

（3）不明原因腹泻。

（4）炎症性肠病。

（5）肛周病变（肛瘘、肛周脓肿）。

（6）肠息肉。

（7）移植物抗宿主病。

（8）不明原因贫血。

（9）体重不增、生长迟缓。

（10）其他系统疾病累及下消化道。

2. 绝对禁忌证

（1）有严重的心肺、神经系统疾病或处于休克昏迷无法耐受者。

（2）疑有肠穿孔、腹膜炎、腹腔内有广泛粘连者。

（3）严重的坏死性肠炎、巨结肠危象、完全性肠梗阻。

3. 相对禁忌证

（1）有出凝血机制障碍的出血性疾病者。

（2）肠切除 7 天以内。

（3）近期有肠穿孔。

（4）明显腹胀者。

（二）术前准备

1. 饮食准备 术前 3 天低渣饮食，术前 1 天流质饮食。便秘患儿术前 3 天口服缓泻剂，如乳果糖等。检查日禁食 8 小时，禁水 4 小时，纯母乳或配方奶喂养婴儿禁奶 6 小时。

2. 肠道准备 18 个月以下患儿肠镜检查前用生理盐水清洁灌肠；18 个月以上患儿可以口服肠道清洁剂包括聚乙二醇电解质散、乳果糖等，还可以服用刺激性泻药，如番泻叶。

3. 术前了解 病史、检查目的、检查要求，有无传染病等，确认有无内镜检查禁忌证，确认已经签署知情同意书。

4. 术前检查确认 内镜主机、内镜的控制按钮、送气送水功能正常，图像采集系统功能正常，确认检查需要的器械、急救药品及设备准备齐全。

5. 术前用药 术前常规不使用镇静药及解痉药。精神紧张年长儿，术前可给予咪达唑仑 0.1mg/kg 静脉推注。无痛结肠镜患儿，可在麻醉医生的监护下用药，常用药物为依托咪酯、纳布啡、丙泊酚等。

（三）操作步骤

1. 体位摆放 患儿一般选择左侧卧位，双腿弯曲贴近腹部。根据检查中情况可以改为仰卧位或右侧卧位。患儿躯体长轴与镜身轴线保持平行。

2. 结肠镜检查 分为单人操作法和双人操作法，两种方法均需循腔进镜，避免过度拉长，不断缩短大肠长度，即轴缩短法。

（1）单人操作法：整个结肠镜检查过程由一人完成。内镜医生站在患儿身后，左手控制内镜控制按钮、送气送水、吸引，同时右手插镜及旋转内镜。左手放在与胸平行高度握持内镜的操作部，右手以握羽毛球拍方式握住距离肛门 20~30cm 处的内镜镜身软管。选择操作空间大及合适高度、位置方向的检查台。

（2）双人操作法：由内镜医生和助手共同配合完成检查。内镜医生负责控制操作部各旋钮、实施拉退镜,助手负责将内镜向肠腔内送、把持及防止内镜外滑。医生和助手各自的经验水平以及配合默契程度决定了整个结肠镜操作的情况。医生站在患儿的足侧,协调左右手调控各种按钮,指挥助手(站在患儿臀部后方)进镜或退镜,在肠腔内完成镜身的旋转并协助进镜。

3. 操作要领

(1)循腔进镜:是指努力寻找肠腔的走向,镜端的前进力求沿着肠腔的走向插入,而非紧贴腔壁滑进,以免使肠腔被额外撑长,并减少被检者的不适感及减少肠道损伤等并发症的发生。当内镜越过肠腔弯曲部位后视野消失时,通过吸气、旋转拉镜等手法短缩肠管,重现视野。保持肠腔在视野中央是循腔的一种基本境界。

(2)注气和吸气:尽量少注气,如需要注气也只注到肠腔稍微张开,能看到肠腔走行方向即可。在插镜过程中,尽可能多吸气,可缩短肠腔,使锐角变为钝角。吸气时对腔吸引,避免黏膜误吸及保证吸引效果。

(3)防袢和解袢:结肠镜检查过程中,弯曲和成袢会导致进镜效率下降、患儿疼痛加剧,甚至容易导致损伤及穿孔等。因此在检查过程中,要避免一直进镜,注意随时解袢,尤其是乙状结肠的袢。如果乙状结肠取直缩短了,脾曲角度变钝,接下来的进镜会很轻松。防袢可以采取通过吸气、拉镜、旋转镜身等措施。当患儿痛苦感加重或进镜阻力明显增加时,需退镜解袢。退镜解袢时,要保持肠腔在视野中央,通过旋转镜身增加弯曲加扭转的镜身与肠黏膜的摩擦力获得支撑,若解袢得当,可明显缩短肠管,镜端保持不变甚至前进而非后退。解袢成功后镜身复位到自然状态成 U 形,再进镜。如果解袢不成功,应将内镜退出,重新进镜,进镜中反复吸气拉镜,尝试取直镜身通过该弯曲部位,避免成袢。确实无法解袢及不可避免成袢时,可带袢进镜,越过前方的转弯部位后再拉镜解袢。

(4)拉镜:在结肠镜检查全过程中,应不断拉镜,反复回拉、吸气以缩短肠管。拉镜过程中配合旋转镜身寻找阻力感,保持肠腔在视野中央,以提高缩短肠管的效果。

(5)腹部按压和变换体位:目的在于找到支撑点。切记,没有拉直镜身情况下腹部按压和变换体位往往是无效的,而且有穿孔危险。按压主要压住下垂的横结肠(从脐部向上按压),左弯曲乙状结肠(左侧卧位时,从左腰部托起左下腹部),右弯曲乙状结肠(仰卧位时按压右下腹)。

4. 操作过程   插镜前先肛门指检,确认有无肛门狭窄,同时可润滑肛门便于进镜。用左手拇指和示指将肛门分开,用右手握住已涂有润滑剂的前端,镜端侧面斜贴肛门一侧,用示指轻按使镜端滑入直肠内。在保证内镜不会滑脱的情况下右手退至距肛门 20~30cm 处握持镜身,保持右手至肛门间的镜身成直线状态并与直肠同轴,向肠内少量注气并寻找肠腔走向,寻腔进镜。各肠段通过方式如下:

(1)直肠:较固定,肠腔较大,稍注气,旋转上下按钮,循腔进镜通过三个直肠横皱襞,到达直肠-乙状结肠移行部,不宜过多注气。

(2)直乙交界:在内镜进入乙状结肠前的直乙交界处,充分吸引,推拉镜身,进行取直缩短操作。

(3)乙状结肠:乙状结肠是整个结肠镜操作的关键和困难部位。大部分人的乙状结肠系膜较长,游离度较大,通过较困难。在通过时手法要轻巧,角度钮尽量不要打紧,半腔进镜即可,尽可能在镜身取直的状态下通过,使肠管充分缩短。若无法完全短缩、取直,镜端通过乙状结肠-降结肠移行部时,镜身在乙状结肠处形成α襻或N襻,则应在镜端到达降结肠后进行乙状结肠短缩操作,解除已于乙状结肠上形成的肠襻,使镜身恢复取直状态。确实解襻困难时应将内镜退回至直肠,使肠镜恢复自由感后重新尝试取直状态下进镜,力求在内镜不结襻的状态下通过乙状结肠。

（4）降乙交界:该段需要反复吸气,使肠管变软缩短,消除肠腔曲折。运用右旋缩短技术,一边退拉内镜,同时右旋内镜,使乙状结肠缩短直线化过程中进入降结肠。

（5）降结肠:降结肠较直且固定,容易通过。但是在通过过程中要检查镜身自由度是否恢复正常。可反复吸气、快速进退,把乙状结肠均匀套在镜身上,充分取直缩短肠襻进镜。

（6）脾曲:镜端到达脾曲后,镜头有助力感,尽量抽吸肠腔内的空气,吸住右侧肠腔,左旋内镜插入。过脾曲后再拉直,缩短脾曲以下的肠管。

（7）横结肠:横结肠较宽大,进镜时需反复吸气,向肝曲靠近。横结肠较长或下垂时,反复吸气、钩拉、循腔旋转镜身、退镜,取直进镜。如仍无法取直,可在仰卧位由助手从脐部向剑突方向推顶,再进镜。

（8）肝曲:到达肝曲时,需耐心旋转镜身寻腔,吸气,适当拉镜取直镜身,进入升结肠。

（9）升结肠:进入升结肠后,不必直接进镜,可把肠腔置于视野中央,右旋拉镜,取直肝曲以下肠管,再进镜至回盲部。

（10）回盲瓣及末端回肠:镜身充分自由时,回盲瓣位于视野左上方。轻微上调镜端,左旋镜身,拨开回盲瓣进镜,进入回肠末端。适当注气,循腔进镜10~20cm观察小肠黏膜结构。

5. 单人法结肠镜要点

（1）手握与肛门的距离,保持20~30cm的镜身,以肛门口为支点,时刻留意保持直线,镜身保持自然状态呈U形,这样力量容易传到头端。镜身时刻保持润滑,保护肛门及减少摩擦。尽量少换把,尤其在弯曲部位。

（2）强调右手操控镜身与左手调节大小旋钮,各司其职,协调一致。一开始训练时要训练纯粹的左手操作大小旋钮,发挥左手中指、无名指的作用。

（3）螺旋状进镜,左右旋转进镜,及时复位,保持镜身自由度,随时吸气拉镜,缩短镜身。

（4）镜身轴线和肠腔尽量保持平行,肠腔中心点的连线就是进镜的方向。

（5）由于角度钮弯曲度的限制,肠腔方向最好调在视野中央或左右侧上方。

（6）操作中可以通过旋转镜身让镜身保持一定的张力,有一定的张力镜身才会直,才能保持内镜轴呈直线,手上的力才会传到镜端,进而有效控制内镜。

6. 结肠镜检查的常见并发症及预防处理

（1）肠穿孔:文献肠穿孔发生率0.17%~0.9%,多数为操作过程中不循腔进镜、暴力滑行、注气过多、解襻手法不当及活检过深等所致。营养不良、合并结肠深溃疡患儿,穿孔风险更高。确诊肠穿孔患儿多数需要外科手术治疗。

（2）出血:多数是由于原有黏膜变脆、滑镜损伤、镜端擦伤、活检过深等。少量出血无须治疗,出血不止或出血量大可采取内镜下止血,包括喷洒去甲肾上腺素溶液、氩离子凝固术止或金属钛夹止血。

（楼金玕）

参考文献

1. 许春娣. 儿科消化内镜诊疗技术. 北京：人民卫生出版社，2017.
2. 中华医学会消化内镜学分会儿科协作组. 中国儿童胃镜结肠镜检查规范操作专家共识. 中国实用儿科杂志，2018，33（11）：817-820.
3. 于中麟. 消化内镜诊断金标准与操作手册. 北京：人民军医出版社，2009.
4. 陈李华. 单人法大肠镜检查操作心得. 中国消化内镜，2007，1（11）：45-46.

第八章

心血管内科

　　心血管系统又称循环系统,由心脏和血管,包括大血管及其分支和毛细血管网所组成。它们构成循环的管道系统,毛细血管网分布在全身各部位的组织和器官中。在神经、体液等因素的调节下,血液在这一管道系统内循环流动,将氧、营养物质、激素等运送到组织各处,又将代谢产物运走,从而保证机体新陈代谢的需要,维持生命活动。

　　心血管疾病完整的诊断包括病因诊断、病理解剖诊断及病理生理方面的诊断。在心血管疾病诊断和治疗新技术大量应用的今天,获取充分、详细的病史,以及仔细、全面的体格检查对疾病的正确诊断和治疗仍十分重要。此外,实验室和辅助检查的进展也使心血管疾病的诊治技术大大发展。

　　小儿心血管系统初生时尚未发育完善,随年龄增长而逐渐成熟健全,在解剖与生理上都有儿童自身的特点,因此儿童心血管疾病的种类、临床特征、发病机制、治疗手段也与成人有较大区别,在不同的年龄阶段各有特点。儿童常见的心血管疾病主要有先天性心脏病、心律失常、病毒性心肌炎、心肌病、川崎病、血管迷走性晕厥、高血压、急性心力衰竭等。在本专业进修期间,需保持良好有效的医患沟通,合理用药,对于心脏专科用药如治疗心律失常、心力衰竭药物的应用需规范准确,认真把握药物适应证和禁忌证。同时,需掌握心电图操作及报告解读,熟练应用除颤仪,熟悉心包穿刺引流术,了解心导管造影及介入治疗的适应证、禁忌证、并发症,以及术前和术后的注意事项。除了娴熟的操作技术外,相关的专业或基础知识如心脏胚胎发育、解剖结构、心脏传导系统构成、心血管疾病的病理生理、疾病治疗过程中不良反应的防范等知识的掌握,对顺利完成各项操作并正确诊治疾病也非常重要。

第一节　严重心律失常

一、概述

　　临床遇见心律失常患儿,首先识别和纠正血流动力学障碍,对于血流动力学相对稳定者,可根据临床症状及心律失常性质,选用适当的治疗策略,必要时可观察。对于血流动力学不稳定,出现进行性低血压、休克、急性心力衰竭、进行性缺血性胸痛、晕厥、意识障碍等症状者,应立即进行处理。在紧急情况下,可以边询问病史边抢救,其病史采集和体检突出要点为:既往有无心脏病、既往有无类似发作、用何药物终止、本次发作时间,体检集中判定有无血流动力学障碍,如血压、意识、胸痛、心衰等。

在稳定血流动力学后,快速完成心电图记录,按如下顺序鉴别心律失常种类:首先看心率快慢,心律是否规整;其次看 QRS 波时限宽窄,QRS 波群形态是单形还是多形;最后看 Q-T 间期是否延长,P 波、QRS 波是否相关。大致确定心律失常的种类后,再纠正和处理基础疾病及诱因,衡量获益和风险并兼顾治疗及预防。然后再采取针对心律失常本身的处理。根据基础疾病、心功能状态、心律失常性质选择抗心律失常药物。如果应用一种静脉抗心律失常药物后疗效不满意,应首先审查用药是否规范、剂量是否足够、诊断是否准确。一般不建议短期内换用或联合应用另一种静脉抗心律失常药物,宜考虑非药物治疗方法,如电除颤或食管调搏。序贯或联合应用静脉抗心律失常药物易致药物不良反应及促心律失常,仅在室性心动过速/心室颤动风暴状态或其他顽固性心律失常处理时才考虑。

二、临床特点和诊断线索

(一) 快速性心律失常

快速性心律失常是儿童和青少年较常见的一组心律失常。快速性心律失常的常见症状是心悸,发作时间较长时可以表现为心功能不全,婴幼儿临床表现往往不典型。根据相关报道,儿童和青少年快速性心律失常以房室折返性心动过速(atrioventricular reentrant tachycardia,AVRT)为主,房室结折返性心动过速(atrioventricular node reentrant tachycardia, AVNRT)次之。临床上一般根据 QRS 波时限将其分为窄 QRS 波心动过速和宽 QRS 波心动过速。

1. 窄 QRS 波心动过速 窄 QRS 波心动过速是指 QRS 时限在 0.11 秒以内的心动过速,其绝大部分为室上性心动过速(supraventricular tachycardia,SVT),包括窦性心动过速、窦房折返性心动过速、房性心动过速、心心房扑动动、心心房颤动动、AVNRT 及顺向型 AVRT 等(图 8-1-1)。部分特发性室性心动过速的患者,尤其是儿童,其 QRS 时间也可 <0.11 秒。在儿童期间最常见的是 AVNRT 及顺向型 AVRT(表 8-1-1)。

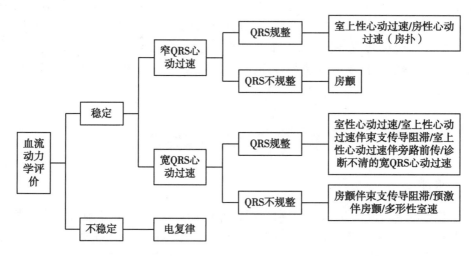

图 8-1-1 心动过速的紧急处理原则

表 8-1-1　窄 QRS 心动过速的体表心电图鉴别

	房性期前收缩	交界性期前收缩	室性期前收缩
P'	提前出现与窦性不同	Ⅱ、Ⅲ、AVF、P' 倒置，在 QRS 前、中、后或无	无相关 P 波
P'-R	≥正常 P-R	<正常 P-R	（－）
QRS	室内差异传导，脱落	室内差异传导	宽大畸形 QRS
ST-T	正常	正常	继发 ST-T 改变
ST-T 代偿间歇	多不完全	多为完全	多为完全

AVRT 也称为旁路介导的心动过速，是迄今为止儿童中最常见的室上性心动过速类型。AVRT 涉及心房和心室之间的两个或以上不同的通路，窦性心律下可沿其产生房室结或旁道下传，可表现为显性预激和隐匿性预激，约 50% 的患儿在心电图上以 δ 波的形式表现为显性预激。心动过速时房室结与旁道形成折返环，从而导致快速性心律失常，可根据下传激动心室路径表现为窄或宽 QRS 心动过速。临床上大部分为窄 QRS 心动过速。房室旁道（预激综合征）是儿童 SVT 的最常见类型，约占 SVT 的 60%。50% 的预激综合征患儿在初次诊断时并无症状，但其中 30% 在今后由于并发 AVRT 而出现症状。房室折返不仅是胎儿快速性心律失常的最常见机制，而且 90% 以上婴儿 SVT 与房室旁道有关，故房室折返性心动过速最常发生在胎儿期和婴儿期。

AVRNT 是由于房室结内或周围存在两个离散的传导通路：一个是顺行的"慢"通路；另一个是逆行的所谓"快速"通路。从而形成折返环，导致窄 QRS 心动过速。房室结折返性心动过速在婴儿期较为罕见，仅占婴儿 SVT 的 4%，其发病率通常随年龄增长而增加，可能与房室旁道随年龄增长逐渐消退，而房室结快径路有效不应期随年龄增长而延长有关，1~5 岁为 23%，6~10 岁为 34%，10 岁以上为 20%，但远远低于成人 60% 的发病率，多数房室结折返性心动过速不能自然消失，需行射频消融根治。

异位房性心动过速并不常见，约占儿童 SVT 的 10%。随着年龄的增加房性心动过速的发生率逐渐下降，并且有一定的自然消失率，小婴儿发生率为 20%~50%，大部分在 3 岁之前消失。小婴儿房性心动过速早期药物治疗效果理想，并且大部分在 3 岁之前消失，而 3 岁以上房性心动过速一般药物治疗效果不理想，如果有心脏增大或心功能减退时建议予以射频消融治疗。心房扑动和心房颤动在儿童期间临床上均少见，心房扑动较心房颤动多见。心房扑动从胎儿期到各年龄组均可发生，除了合并先天性心脏病或心脏手术后，在新生儿期之后很少见。年长儿童常见于 Fontan 手术或法洛四联症手术后。心房颤动常继发于导致心房扩大的器质性心脏病、先天性心脏病术后，尤其是心房内存在手术瘢痕的患儿。此外，亦可见于甲状腺功能亢进，并且在极少数情况下具有一定的家族遗传倾向。

分支性室性心动过速在儿童并不常见，由于其起源于正常传导系统而具有相对窄的 QRS，因此经常被误诊为室上性心动过速。与许多其他形式的心律失常一样，在幼儿期这种类型的室性心动过速经常会随着时间的推移而消退，但在年龄较大的儿童和青少年中则不然。发作通常是阵发性的，经常由压力或运动引起，并且可能在持续数小时后自行好转。尽管患者在分支型室性心动过速发生期间通常有症状，但通常耐受良好。长时间发作可导致心动过速引起的心功能障碍。

　　SVT 所导致的临床表现与心动过速所持续的时间有密切关系,大多数患儿有良好的耐受性。小婴儿常表现为突然烦躁不安,喂养不耐受,呼吸频率增快,发作时间较长时可表现为面色青灰、皮肤湿冷、脉搏细弱等灌注不良情况。年长儿或可自诉心悸、心前区不适、头晕等。一次发作可持续数秒钟至数日,听诊时第一心音强度完全一致,发作时心率较固定而规则等为本病的特征。发作时间持续超过 24 小时者,易引发心力衰竭。

　　2. 心房扑动动　儿童心房扑动与成人不同,小儿心房扑动较心房颤动多见。心房扑动从胎儿期到各年龄组均可发生,除了合并先天性心脏病或心脏手术后,在新生儿期之外很少见到这种情况。其中最常见于经历过 Fontan 手术或法洛四联症手术修复的儿童,应及时治疗。其心电图特征是具有典型的锯齿样心房波的快速、规则的异位房性心律失常。其心房率婴幼儿期约为 350~600 次/min,儿童期约为 250~350 次/min。心房扑动虽不多见,但病情较重,因其常导致严重的血流动力学改变,甚至死亡,故为儿科急症,需紧急处理。它占胎儿心动过速的 30% 左右,新生儿心动过速的 18%,大龄儿童的 8%。大多数新生儿无症状,除非心动过速 >48 小时;患有长期心动过速的婴儿可能出现喂养不良、易怒、嗜睡、发汗和苍白的病史,年龄较大的儿童可能会出现心悸、胸痛和/或头晕。心电图检查可见恒定的心房率约为 240~360 次/min,AV 比率 >1:1,可变但一般规律,心室率 120~240 次/min,典型的锯齿状外观可见于导联 II、III 和 aVF,以及正常出现的 QRS 复合波。如果患儿的心输出量减少,可选择性心脏复律,则使用 0.5J/kg 的直流心脏复律,如果需要,可增加至 1~2J/kg。如果生命体征稳定,则可选用胺碘酮或用 β-受体拮抗剂或钙通道阻滞剂进行速率控制。在结构正常的心脏存在的情况下,新生儿心房扑动复发的风险很低,不需要长期治疗。在心脏和/或复发性心房扑动结构异常的情况下,可能需要长期治疗。

　　3. 宽 QRS 波心动过速　宽 QRS 波心动过速(wide QRS complex tachycardia,WCT)系指 QRS 波群宽大畸形(时间≥0.12 秒),频率超过一定数值的心动过速,是临床常见的危急症之一,也是心电图诊断的难点、热点。宽 QRS 波心动过速按发生机制分类可分为室性心动过速(ventricular tachycardia,VT)、室上性心动过速伴束支阻滞或室内差异性传导、室上性心动过速合并旁路前传。宽 QRS 波心动过速约 80% 为室性心动过速,约 20% 为室上性心动过速合并室内差异性传导或束支阻滞、旁路前传。因不同类型的宽 QRS 波心动过速导致的危害性及治疗用药有区别,早期及时和正确的对其鉴别诊断显得尤为重要,临床上一般根据临床表现、既往病史及心电图特征予以鉴别诊断,主要依托体表心电图予以鉴别。

　　通过体表心电图对 WCT 进行鉴别诊断时,体表心电图其一应该具备完整的 12 导联,其二记录频率不应太快,应该能够区分 QRS 的起始点和形态。鉴别诊断的指标一般有诊断指标和提示指标。室性心动过速的诊断指标:①房室分离 20%~50% 的 VT 存在完全性房室分离,并且 P 波和 QRS 波的周长不一致,两者无固定关系;15%~20% 的 VT 呈室房文氏传导,表现为不完全的房室分离;②心室融合波或心室夺获是诊断 VT 的另一项重要指标。室性心动过速的提示指标:①QRS 波时限绝大部分情况 VT 的 QRS 波时限大于 0.14 秒,右束支阻滞型 QRS 波群时限大于 140 毫秒时或左束支阻滞波型 QRS 时限大于 160 毫秒,支持考虑 VT,当 QRS 时限 >200 毫秒时,更支持室性心动过速的诊断;②QRS 波电轴其电轴越左,诊断 VT 的可能性越大,如表现为无人区电轴:额面电轴在 -90°~180° 即 I、III、(AVF)主波向下,则可诊断室性心动过速,特异性在 95% 以上;③胸前导联 QRS 波的同向性;④V_1 导联呈左突耳征。V_1 导联呈 RSR' 型,R 波的振幅高于 R' 波的振幅,称为兔耳征阳性。Wellens 等分析室性心动过速和室上性心动过速伴室内差传各 100 例患者心电图图形特征,观察到 V_1 导联 QRS 波群呈左耳大者,100% 为室性心动过速,呈右耳大者 93% 为室内差传。

儿童室性心动过速是指连续 3 个或 3 个以上起源于心室的搏动,儿童室性心动过速一般以心率 >120 次/min(成人 >100 次/min)。关于婴幼儿室性心动过速的最低心率界限目前意见尚不一致。与成人相同,引起儿童室性心律失常的机制为自律性异常、触发激动与折返机制。

儿童时期室性心动过速可发生在各个年龄时期,室性心动过速心电图表现:①连续 3 次以上的室性期前收缩、QRS 波宽大畸形、婴儿 QRS 时间可不超过 0.08 秒,心室率 150~250 次/min。②可见窦性 P 波,P 波与 QRS 波各自独立,呈房室分离,心室率快于心房率;P 波常被宽大畸形的 QRS 波所掩盖,心电图中房室分离不易辨别。③可出现室性融合波及心室夺获。

长 Q-T 综合征是一种心室复极延迟的疾病,表现为心电图 Q-T 间期延长,与其相关的特征性心律失常为尖端扭转性室性心动过速,常导致室颤和猝死,分为遗传性 LQTS 和获得性 LQTS。遗传性 LQTS 是患者自出生起先天携带某种基因变异,其含常染色体隐性遗传伴耳聋的 Jervell-Lange-Nielsen 综合征(JNL 综合征)和常染色体显性遗传不伴耳聋的 Romano-Ward 综合征(RWS 综合征)。获得性 LQTS 的致病因素则是一些外界因素,常见于电解质紊乱(低钾、低镁、低钙血症等)、心源性(冠心病、低体温、心肌炎等)、神经源性(脑血管意外、脑炎、蛛网膜下腔出血、脑外伤等)及药源性(如抗生素、抗心律失常药物、三环抗抑郁药)。遗传性长 Q-T 综合征是一种编码通道的基因突变而引起的心律失常,常见基因型有十余种。患儿可能出现晕厥前兆或晕厥反复发作、癫痫或心搏骤停。其诱发因素可能因为剧烈运动,情绪波动或突然的声音刺激等。诊断主要根据家族史,不明原因晕厥及 ECG 上 Q-T$_c$ 延长,可通过积分式进行临床诊断,必要时可以通过 Valsalva 试验、动态心电图及运动试验心电图来提高诊断率。治疗上对于尖端扭转型室性心动过速,转化为室颤的需紧急除颤,然后视情况给予补镁、补钾或利多卡因来抑制早期后除极。

(二) 缓慢型心律失常:房室传导阻滞

1. 一度房室传导阻滞 一度房室传导阻滞通常在体检查心电图时偶然发现,其典型的心电图表现是 P-R 间期延长。在许多情况下,一度房室传导阻滞是由身体某些神经活动增加引起的正常现象。例如迷走神经被激活时,通过房室节点的电传输可能比正常情况稍慢,从而产生一度房室传导阻滞。许多完全健康的个体可能在放松或睡眠期间显示出一度房室传导阻滞的证据。此外,一度房室传导阻滞也可能是潜在的 AV node 功能障碍的征兆,一些进行性电传导系统异常疾病早期可能以一度房室传导阻滞起病。

2. 二度房室传导阻滞 二度房室传导阻滞是电激动自心房传至心室过程中有部分传导中断,即有心室脱漏现象,可同时伴有房室传导延迟。可分为 Mobitz I 型和 Mobitz II 型。

在心电图表现上,二度 I 型房室传导阻滞表现为 P-R 间期逐次延长,最后心房激动完全受阻,P 波之后无 QRS 波,引起心室漏搏。此型阻滞多在房室交界区,预后较好。二度 II 型房室传导阻滞系指一部分心房激动传导到心室,而另一部分激动受阻于房室之间,因而发生心室漏搏现象,房室比率大多为 3:1 或 2:1,P-R 间期固定不变。此型阻滞多在希氏束或以下,预后差,可能发展为完全性房室传导阻滞。患儿可无自觉症状,心率缓慢时,可有头晕、乏力,劳动时气短等症状。

引起二度房室传导阻滞的原因通常有自身免疫或炎性病症（新生儿红斑狼疮、心肌炎、心内膜炎、莱姆病和风湿热）；药物或其他物质的毒性（过量的地高辛、β 受体拮抗剂、钙通道阻滞剂和 Vaughan Williams Ⅲ 类药物）；甲状腺疾病；先天性长 Q-T 综合征；先天性心脏病或射频消融术后，以及先天性肌病患儿。

3. 三度房室传导阻滞　三度房室传导阻滞是指当来自房室交界区以上的激动完全不能通过阻滞部位时，房室间的传导完全被阻断，全部心房冲动不能传入心室，在阻滞部位以下的潜在起搏点就会发放激动，造成心房和心室各自独立活动，房室之间完全脱节，出现交界性逸搏心律或室性逸搏心律。

在儿童中，永久性获得性完全性房室传导阻滞的最常见原因是先天性心脏病的手术。第二个常见的原因是与完全房室传导阻滞相关的先天性心脏病。获得性房室阻滞的其他病因通常是可逆的，包括洋地黄和其他药物中毒、病毒性心肌炎、急性风湿热、莱姆病和传染性单核细胞增多症。极少数情况下，三度房室传导阻滞可能是射频导管消融或介入性心导管术的并发症。

心电图检查可见 P-P 间隔与 R-R 间隔各有其固定规律，P 波与 QRS 波无固定关系；心房率较心室率快；心室节律为交界性或室性自身心律；QRS 波交界性心律为正常图型，室性心律则增宽，呈左或右束支阻滞型；Q-T 间期可延长，并易发生室性心动过速，提示预后不良。

临床表现上，一部分患儿可耐受 30~50 次/min 的心室率而无症状，但部分患儿可出现不同症状，包括疲倦乏力、眩晕、心绞痛、心力衰竭，心室率极慢者可致脑缺血，从而出现意识丧失，甚至抽搐等阿-斯综合征表现，严重者可致猝死。若合并室性心律失常，患者可感到心悸不适。

三、治疗

（一）快速性心律失常的治疗

1. 窄 QRS 波心动过速治疗　心电图检查表现为规则的 QRS 波群（房性心动过速除外），频率在 160~300 次/min，P 波可有可无。临床上可通过逆行 P 波伴有休克的室上性心动过速需立刻转律治疗，首选同步电复律。能量 0.5~1.0J/kg，无效者可增加至 2J/kg。已建立静脉通路者可给予腺苷或三磷酸腺苷（ATP）弹丸式快速静脉注射，剂量为 0.1~0.2mg/kg，单次最大剂量为 12mg。在准备同步电复律或静脉注射腺苷的过程中可首先考虑以冰毛巾敷面刺激迷走神经提高迷走神经张力尝试转律。对于不伴休克的室上性心动过速可首先刺激迷走神经，常用潜水反射即以冰毛巾敷面每次持续时间不超过 10 秒。无效者可给予腺苷或 ATP 快速静脉注射。腺苷或 ATP 无效者可考虑同步电复律，电复律之前应适度镇静，但无休克者不建议电复律。值得注意的是，烦躁和呕吐发生时间常是室上性心动过速开始发生的时间，儿童 24~48 小时后易发生心衰，心动过速持续 >12 小时者，慎用普罗帕酮（表 8-1-2）。

一旦建立了正常的窦性心律，需重复心电图以排除预激和潜在的其他心律失常。所有 1 岁以下的患儿或血流动力学不稳定的室上性心动过速患儿均应入院观察。第一次发作且正常心脏的患儿应观察过夜，无须进一步治疗。对于合并结构性心脏病的患儿，建议在个体化的基础上进行治疗。

表 8-1-2 婴儿和儿童血流动力学稳定的窄 QRS 心动过速治疗建议

药物	剂量(静脉推注)	分类	分级
腺苷	快速推注起始剂量:婴儿:0.15mg/kg;>1 岁:0.1mg/kg,逐渐加量至 0.3mg/kg	I	B
维拉帕米 *	0.1mg/kg 在 2 分钟内缓慢静推	I	B
Flecainideb	1.5~2mg/kg 在 5 分钟内缓慢静推	IIa	B
普罗帕酮	负荷:2mg/kg,持续 2 小时,维持:4~7μg/(kg·min)	IIa	B
胺碘酮	负荷:5~10mg/kg 在 60 分钟内用完,维持:5~15μg/(kg·min)	IIb	B

* 维拉帕米在 1 岁以内患儿不推荐。

在儿科人群中,SVT 发生率最高的是新生儿。60%~90% 的婴儿 SVT 在 1 岁时自然消失,但是婴儿期自然消失的 SVT 约 30% 将会复发,主要复发年龄为 4~6 岁。与婴幼儿 SVT 相反,如 5 岁以后初次发作或伴有心脏结构异常(如 Ebstein 畸形),78% 的 SVT 将持续存在,自然消失的机会很小。一般针对 SVT 目前主张"弹丸式"药物治疗(房性心动过速除外),预防性抗心律失常药物治疗仅限于反复发作的 SVT 患儿,通常在其生后 6~12 个月给予预防性抗心律失常药物来防止其反复发作。

2. 宽 QRS 波心动过速治疗 引起宽 QRS 波心动过速的病因很多,常见伴有全身或心脏病理改变的短阵室性心动过速,临床处理时应首先去除病因,如洋地黄中毒、电解质紊乱低钾、拟交感神经的药物、缺氧、心肌炎、心肌病、心力衰竭等。对于不同临床情况,不同病因导致的室性心动过速,应选择不同的药物治疗;对于应用单种抗心律失常药物不能奏效的难治性室性心动过速,可以经验性考虑同时选用 2 种以上的抗心律失常药物治疗,往往可以取得一定疗效(表 8-1-3,表 8-1-4)。特发性室性心动过速多数反复发作,用药控制不满意,射频消融是治疗的根本有效方法。对于离子通道病的儿茶酚胺敏感性多形性室性心动过速、Brugada 综合征、致心律失常性右室心肌病及遗传性长 Q-T 综合征并发尖端扭转型室性心动过速,儿科临床少见。

表 8-1-3 关于急性治疗婴儿和儿童宽 QRS 波心动过速的建议

宽 QRS 心动过速	药物/干预(部分剂量见表 8-1-2)	分类	分级
机制不明的宽 QRS 心动过速	电复律	I	C
	利多卡因静脉推注起始剂量为 1mg/kg(间隔 10min,最多 3 次);然后输注 20~50μg/(kg·min)	IIa	C
	静脉注射胺碘酮:60 分钟内 5~10mg/kg,然后维持输注 10mg/(kg·d)[5~15μg/(kg·min)]	IIb	
	Procainaimide 静脉推注	IIb	
	艾司洛尔静脉推注 500μg/kg	IIb	
	硫酸镁静脉推注	IIb	
逆行性心动过速 预兴奋性心房颤动	电复律	I	B
	氟卡尼静脉推注	IIa	C
分支型室性心动过速	请参见表 8-1-2		

续表

宽 QRS 心动过速		药物/干预（部分剂量见表 8-1-2）	分类	分级
单形室性心动过速	电复律		I	C
	普萘洛尔静脉推注		Ⅱb	C
	利多卡因静脉推注			
	索他洛尔静脉推注			
多形性室性心动过速	电复律		I	C
	普萘洛尔静脉推注		Ⅱb	C
	深度镇静或全身麻醉			
	钾和镁静脉推注			

表 8-1-4　婴儿和儿童常用的 SVT 和 VT 口服预防性抗心律失常药
的建议剂量和主要副作用/注意事项

药物	每日体重的总日剂量及次数	主要禁忌证和注意事项	减量或停药指征	减慢 AVnode 传导速度
地高辛			心动过缓	中等
普萘洛尔	1~3mg/kg，每天 3 次		支气管哮喘及心动过缓	中等
阿替洛尔	0.3~1.3mg/kg，每天 1 次		支气管哮喘及心动过缓	中等
维拉帕米	4~8mg/kg，每天 3 次	心肌抑制作用	心动过缓	显著
氟卡尼	2~7mg/kg，每天 2 次	如果肌酐清除率 <50mg/ml 或 LVEF 降低，则禁用	QRS 持续时间比基线增加 25%	无
普罗帕酮	200~600mg/m² 或 10~15mg/kg，每天 3 次	如果 LVEF 降低则禁忌。注意传导系统疾病和肾功能损害	QRS 持续时间比基线增加 25%	轻微
索他洛尔	2~8mg/kg，每天 2 次	显著的左心室肥厚，心衰，既往 Q-T 间期延长，低钾血症，肌酐清除率 <50mg/ml 或支气管哮喘。中度肾功能不全需要仔细调整剂量	Q-T 间隔 >500 毫秒	与大剂量 β 受体拮抗剂相似
胺碘酮	负荷：10mg/kg，持续 10 天。维持：5mg/kg，每天 1 次	合用 QT 延长药物、心衰。应减少维生素 K 拮抗剂和洋地黄毒苷/地高辛的剂量	Q-T 间隔 >500 毫秒	轻微

（二）缓慢型心律失常的治疗

一度房室传导阻滞本身不会产生任何症状，通常不需要任何治疗。如果认为它是生理学或正常变异，则甚至可能不需要进一步的随访。二度Ⅱ型、三度房室传导阻滞常见于各种心脏病，特别是心肌炎，若心室率慢可致头晕，甚至晕厥等临床表现，在治疗原发病基础上，多采用提高心室率为主的办法，常用药物如下：

1. **阿托品**　每4小时口服0.01~0.02mg/kg;必要时肌内注射或静脉注射,每4~6小时注射0.01mg/kg。

2. **异丙肾上腺素**　调整滴速,使心率维持在70~80次/min,剂量为1mg,以50g/L葡萄糖液250ml稀释,静脉滴注速度0.05~2.0μg/(kg·min),极量为4μg/(kg·min)。使用本药应注意质量浓度不宜过高,速度不宜过快,否则可引起室性期前收缩、心动过速、心室颤动而死亡。

3. **氨茶碱**　有拮抗腺苷受体作用,逆转腺苷对心脏的异常电生理效应,提高高位起搏点心率,改善心脏传导。口服4~6mg/kg,每天3~4次。必要时静脉滴注2~4mg/kg,每天1次。

(三) 小儿心律失常的非药物治疗

1. **射频消融(radiofrequency catheterablation,RFCA)**　治疗快速小儿心律失常:作为根治性手术,目前RFCA已成为治疗阵发性心动过速的首选方法。目前常用2016 PACES/HRS专家共识来界定RFCA适应证:Ⅰ类:预激综合征发生心搏骤停后复苏成功;预激综合征合并心房颤动伴晕厥,心房颤动时最短的RR间期<250毫秒;室上性心动过速反复或持续性发作伴心功能不良且药物治疗无效;体重≥15kg,反复发作的症状性室上性心动过速;体重≥15kg,心室预激导致预激性心肌病,药物治疗无效或不能耐受;反复发作的单形性室性心动过速伴心功能不良。Ⅱa类:体重≥15kg,反复发作的室上性心动过速,长期药物治疗可有效控制;体重<15kg(包括婴儿)的室上性心动过速,Ⅰ类及Ⅲ类抗心律失常药物治疗无效,或出现难以耐受的不良反应;体重<15kg,心室预激导致预激性心肌病,药物治疗无效或不能耐受;体重≥15kg,Ebstein畸形合并预激综合征,外科矫治术前;体重≥15kg,反复或持续发作症状明显的特发性室性心动过速,药物治疗无效或家长不愿接受长期药物治疗者;体重≥15kg,伴有相关症状的频发室性早搏(室性期前收缩)。Ⅱb类:体重<15kg,反复发作的症状性室上性心动过速;体重≥15kg,发作不频繁的室上性心动过速;体重≥15kg,无症状的心室预激,未发现有心动过速发作,医生已详细解释手术及发生心律失常的风险及收益,家长有消融意愿;无症状性预激综合征合并结构性心脏病,需行外科矫治手术,且术后会影响导管消融途径的患儿。Ⅲ类:体重<15kg,无症状的心室预激;体重<15kg,常规抗心律失常药物可以控制的室上性心动过速;束-室旁路导致的预激综合征;体重<15kg,药物控制良好或无明显血流动力学改变的室性心律失常;可逆原因导致的室性心律失常(如急性心肌炎或药物中毒)。

2. **植入式永久心脏起搏器**　用于治疗缓慢性小儿心律失常。

3. **埋藏式心脏复律除颤器(implantable cardioverter defibrillator,ICD)**
用于治疗恶性室性小儿心律失常,预防心脏性猝死。

近十年来,RFCA治疗小儿快速心律失常已获得长足进展,成为治疗阵发性室上性心动过速的首选方法和唯一根治方法。而植入永久心脏起搏器治疗小儿高度房室传导阻滞及病态窦房结综合征正在逐步被儿科医师和患儿家长所接受。

病例链接：　心　律　失　常

【病例一】
患儿,男,4月22天,因"胃纳差4小时,家长觉其心率快"入院。

心电图特点:

1. 基本特点:心率:275 次/min;QRS 波时间:62 毫秒;Q-T/Q-Tc 间期:184/305 毫秒;QRS 波电轴:136°。

2. 可见快速且节律规则的心动过速,QRS 波形态正常,未见明显的 P 波。

心电图诊断:阵发性室上性心动过速(图 8-1-2)

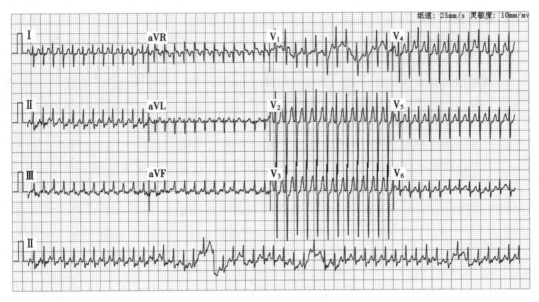

图 8-1-2　阵发性室上性心动过速

【病例二】

患儿,女,1 岁 5 月,因"咳嗽 5 天,喘息 3 天,发现心率快 1 天余"入院。

心电图特点:

1. 基本特点:心率:232 次/min;QRS 波时间:90 毫秒;Q-T/Q-Tc 间期:214/452 毫秒;QRS 波电轴:265°。

2. 可见连续快速的 QRS 波宽大畸形,V₁ 导联呈右束支阻滞图形,肢体导联 QRS 波呈左前分支阻滞型(RavL>RI,Ⅱ、Ⅲ、avF 导联 QRS 波呈 rS 型,SⅢ>SⅡ,Ⅰ、Ⅲ导联主波均向下,为无人区电轴)。心电图诊断:阵发性室性心动过速(图 8-1-3)。

【病例三】

患儿,男,2 岁,因"发热 4 天,抽搐 2 次"入院。

心电图特点:

1. 基本特点:心率:108 次/min;P-R 间期:168 毫秒;QRS 波时间:80 毫秒;QT/QTc 间期:270/362 毫秒;QRS 波电轴:80°。

2. P-R 间期延长,所有 P 波后均有 QRS-T 波群,QRS 波形态正常。

心电图诊断:窦性心律;一度房室传导阻滞(图 8-1-4)。

【病例四】

患儿,女,1 岁 10 月,因"发热 1 个月,心律不齐 1 天"就诊。

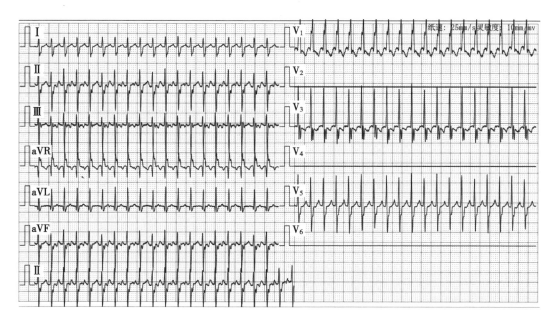

图 8-1-3　阵发性室性心动过速

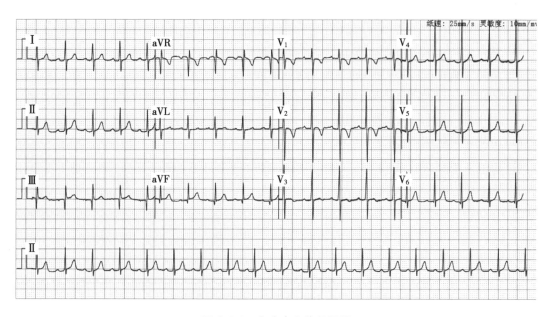

图 8-1-4　Ⅰ度房室传导阻滞

心电图特点：

1. 基本特点：心率：约 93 次/min；P-R 间期：126 毫秒；QRS 波时间：72 毫秒；QT/QTc 间期：322/401 毫秒；QRS 波电轴：84°。

2. P 波在Ⅱ导联直立，在 avR 导联倒置。P-P 间期不等，可见长 P-P 间期，长 P-P 间期小于最短 P-P 间期的 2 倍。

心电图诊断：窦性心律；二度Ⅰ型窦房传导阻滞（图 8-1-5）。

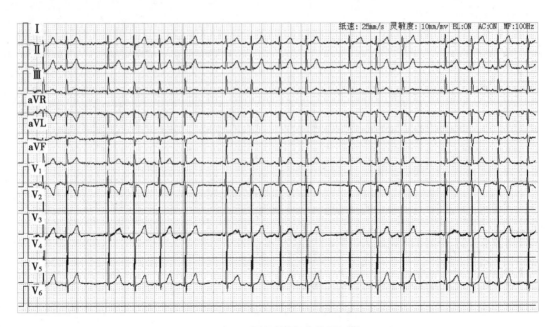

图 8-1-5　Ⅱ度Ⅰ型窦房传导阻滞

【病例五】

患儿,男,4 岁,因"发现心电图异常 4 天"入院。

心电图特点:

P 波形态,P-P 间期不等,可见长 P-P 间期,长 P-P 间期为短 P-P 间期的 2 倍。

动态心电图诊断:窦性心律;二度Ⅱ型窦房传导阻滞(图 8-1-6)。

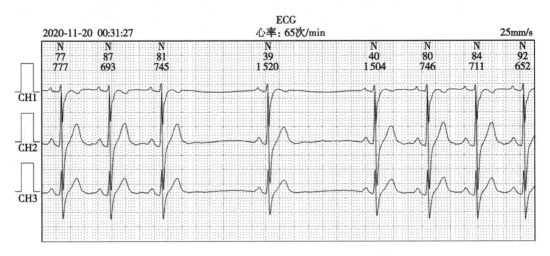

图 8-1-6　Ⅱ度Ⅱ型窦房传导阻滞

【病例六】

患儿,女,13 岁,因"心跳慢 1 月余"入院。

心电图特点:

1. 基本特点:心房率:68 次/min;心室率:36 次/min;P-R 间期:392 毫秒;QRS 波时间:

108 毫秒；Q-T/Q-Tc 间期：550/426 毫秒；QRS 波电轴：63°。

2. 第 2 个 QRS 波群为窦性下传，P-R 间期延长，其余 QRS 波群缓慢匀齐，P 波与 QRS 波群无关，QRS 波时限、形态正常。

心电图诊断：窦性心律；高度房室传导阻滞；交界性逸搏心律（图 8-1-7）。

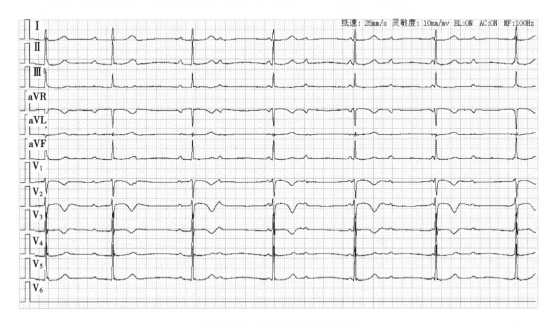

图 8-1-7　高度房室传导阻滞

（汪　伟）

参考文献

1. 李小梅. 小儿心律失常学. 北京：科学出版社，2004.
2. EPSTEIN AE，DIMARCO JP，ELLENBOGEN KA. ACC/AHA/HRS 2008 Guidelines for Device-Based therapy of Cardiac Rhythm Abnormalities. Circulation，2008，117（21）：350-408.
3. 李奋. 儿童心律失常的药物治疗进展. 儿科药学杂志，2012，18（5）：8-11.
4. PRIORI SG，WILDE AA，HORIE M，et al. HRS/EHRA/APHRS expert consensus statement on the diagnosis and management of patients with inherited primary arrhythmia syndromes：document endorsed by HRS，EHRA，and APHRS in May 2013 and by ACCF，AHA，PACES，and AEPC in June 2013. Heart Rhythm，2013，10（12）：1932-1963.
5. PHILIP S，KANTER R，ABRAMS D，et al. PACES/HRS expert consensus statement on the use of catheter ablation in children and patients with congenital heart disease. Heart Rhythm，2016，13（6）：251-289.
6. 中华医学会心电生理和起搏分会小儿心律学工作委员会，中华医学会儿科学分会心血管学组，中国医师协会儿科分会心血管专业委员会. 中国儿童心律失常导管消融专家共识. 中华心律失常学杂志，2017，21（6）：462-470.
7. European Society of Cardiology（ESC），European Heart Rhythm Association（EHRA），BrignoleM，et al. 2013 ESC guidelines on cardiac pacing and cardiac resynchronization therapy：the task force on cardiac pacing and resynchronization therapy of the European Society of Cardiology（ESC）.

Developed in collaboration with the European Heart Rhythm Association（EHRA）. Europace，2013，15（8）：1070-1118.

第二节 川 崎 病

一、概述

川崎病（Kawasaki disease，KD）于 1967 年由日本川崎富作首先报道，又称为黏膜皮肤淋巴结综合征（mucocutaneous lymphnode syndrome，MCLS），是一种以婴幼儿发病为主的急性全身性血管炎，是儿童后天性心脏病的主要病因之一，主要累及冠状动脉，引起冠状动脉扩张、动脉瘤、血栓形成，可导致缺血性心脏病和猝死，可能影响成年后的生活质量。世界各国均有发生，以亚裔人发病率为高。本病呈散发或小流行，四季均可发病。发病年龄以 5 岁以下儿童多见。经静脉用免疫球蛋白（intravenous immunoglobulin，IVIG）治疗，KD 冠状动脉瘤并发症的发生率已从 25% 降至 4% 左右。

目前川崎病病因不明，流行病学资料提示多种病原如立克次体、葡萄球菌、链球菌、反转录病毒、支原体感染等为其病因，但均未能证实。川崎病发病机制亦尚不清楚，推测可能感染导致免疫活性细胞异常活化，所产生的细胞因子参与血管内皮损伤及干扰自身免疫耐受，引起免疫性血管炎症反应。

二、临床表现

1. 主要表现

（1）发热：体温可达 39~40℃，持续 7~14 天或更长，呈稽留或弛张热型，抗生素治疗无效。

（2）球结合膜充血：于起病 3~4 天出现，无脓性分泌物，可自行消散。

（3）唇及口腔表现：唇充血皲裂，口腔黏膜弥漫充血，舌乳头突起、充血，呈草莓舌。

（4）手足症状：急性期手足硬性水肿和掌跖红斑，恢复期指/趾端甲下和皮肤交界处出现膜状脱皮，指/趾甲有横沟，重者指/趾甲亦可脱落。

（5）皮肤表现：多形性红斑和猩红热样皮疹，常在第 1 周出现。肛周皮肤发红、脱皮。

（6）颈淋巴结肿大：单侧或双侧，表面不红，无化脓，可有触痛。

2. 心脏表现 于病程第 1~6 周可出现心包炎、心肌炎、心内膜炎、心律失常。冠状动脉损害多发生于病程第 2~4 周，但也可发生于疾病恢复期。发生冠状动脉瘤或狭窄者，可无临床表现，少数可有心肌梗死的症状。心肌梗死和冠状动脉瘤破裂可致心源性休克，甚至猝死。

3. 其他 可有间质性肺炎、无菌性脑膜炎、消化系统症状（腹痛、呕吐、腹泻、麻痹性肠梗阻、肝大、黄疸等）、关节痛和关节炎。原接种卡介苗瘢痕处再现红斑（接种后 3 个月至 3 年内易出现），对不完全型 KD 的诊断有重要价值。

三、诊断与鉴别诊断

（一）诊断

1. 完全型 KD 的诊断标准（表 8-2-1）

表 8-2-1　完全型 KD 的诊断标准

发热 5 天以上,伴下列 5 项临床表现中 4 项者,排除其他疾病后,即可诊断为川崎病:
(1)四肢变化:急性期掌跖红斑,手足硬性水肿;恢复期指/趾端膜状脱皮
(2)多形性皮疹
(3)眼结合膜充血,非化脓性
(4)唇充血皲裂,口唇黏膜弥漫充血,舌乳头突起、充血呈草莓舌
(5)颈部淋巴结肿大

对于 >4 项上述主要临床表现,尤其是出现掌跖红斑、手足硬性水肿时,热程 4 天即可诊断。对于症状典型者,有经验的医生可以在热程 3 天作出诊断。

2. 不完全 KD　儿童发热≥5 天,具备 2 或 3 项上述主要临床表现,除外其他疾病;婴儿发热≥7 天且无其他原因可以解释者,需要考虑不完全 KD 的可能。不完全 KD 的诊断流程图(图 8-2-1)。

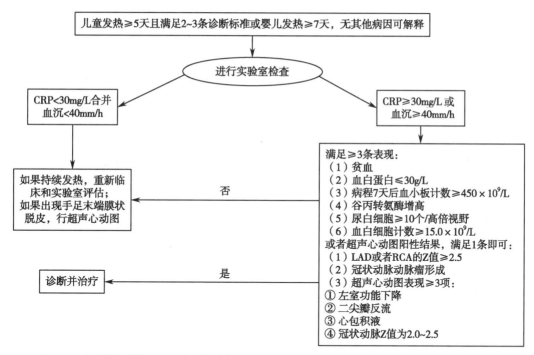

注:LAD:左前降支动脉;RCA:右冠状动脉

图 8-2-1　不完全川崎病的诊断流程图

3. IVIG 非敏感型 KD　也称 IVIG 无反应型 KD、IVIG 耐药型 KD、难治型 KD 等。多数认为,KD 患儿在发病 10 天内接受 IVIG 2g/kg 治疗,无论一次或分次输注 36~48 小时后体温仍高于 38℃,或给药后 2 周(多发生在 2~7 天)再次发热,并符合至少 1 项 KD 诊断标准者,可考虑为 IVIG 非敏感型 KD。

（二）鉴别诊断

1. 感染性疾病

（1）猩红热：由 A 组溶血性链球菌感染所致，临床特征为发热、咽峡炎、全身弥漫性鲜红色皮疹和疹退后明显的脱屑。可有帕氏线、口周苍白圈。脱皮的特点为躯干呈糠状脱皮，手掌足底皮厚处见大片膜状脱皮，甲端皲裂样脱皮。病原学检查可有阳性，如咽拭子培养可有溶血性链球菌生长。抗生素治疗后症状改善，炎症指标明显下降。

（2）麻疹：多有流行病学史，注意发热的同时有卡他症状、麻疹黏膜斑。发热 3~4 天后出现皮疹，且出疹后体温更高，出疹有自上而下的顺序，先于耳后、发际，渐及额、面、颈部，蔓延至躯干、四肢，最后达手掌与足底。出疹 3~4 天后发热开始减退，症状逐渐好转，血常规示白细胞计数降低而淋巴细胞增高，CRP、SAA、ESR 常不高或轻度升高，麻疹病原学检测阳性。

（3）传染性单核细胞增多症：常合并咽峡炎，扁桃体表面可见白色渗出物或假膜形成。血常规可见白细胞计数以淋巴细胞为主，可见异常淋巴细胞，超过 10% 或绝对值超过 1.0×10^9/L 时有诊断意义。EBV 特异性抗体及 DNA 检测有助于诊断。

（4）咽结合膜热：由腺病毒感染所致，咽部充血疼痛明显，结膜炎往往见于一侧，高热可持续 3~5 天，病程有自限性，对症治疗可好转。

（5）脓毒症：感染中毒症状明显，病原学检测可有阳性发现，如血培养、骨髓培养等，有效的抗生素治疗可控制症状。

2. 其他风湿免疫性疾病

（1）渗出性多形性红斑：该病皮损明显，表现为红斑、丘疹、水疱、大疱，典型的呈靶形或虹膜状红斑，多在肢端对称分布，常伴口腔、生殖器、眼部黏膜的糜烂或大疱。

（2）全身型幼年特发性关节炎：该病发热时间长，需至少 2 周以上，伴不明原因关节肿胀持续 6 周以上，自身抗体检测可有阳性，如 RF、ANA 可呈阳性，通常无川崎病的口唇及口腔变化、四肢末端红肿、结膜充血等。

3. 外科急腹症 如阑尾炎、肠套叠、肠梗阻等，外科处理后并在抗生素治疗下如仍有发热不退情况，则需警惕，密切观察合并的临床症状，并及时检查心脏彩超观察冠脉变化，有助于川崎病的诊断。

4. 肿瘤性疾病 对于长期不明原因发热的患者需警惕肿瘤性疾病。相关的影像学检查、骨髓常规细胞学检查、血液肿瘤学指标等检查有助于鉴别诊断。

（三）心血管异常的评估

超声心动图是评估的主要手段。目前主张用 Z 值，即体表面面积校正的冠状动脉管腔内径来评估冠状动脉异常。Z 值在 2.0~2.5 是近端冠状动脉的临界值，远端冠状动脉及其他非冠状动脉血管 ≥ 相邻内径的 1.5 倍定义为异常。

依据 Z 值对冠状动脉异常的分类：

1. 无受累：Z 值 ≤ 2。

2. 仅扩张：2 < Z 值 < 2.5；或初始 Z 值 < 2，随访中 Z 值下降幅度 ≥ 1。

3. 小型冠状动脉瘤：2.5 ≤ Z 值 < 5。

4. 中型冠状动脉瘤：5 ≤ Z 值 < 10，且内径绝对值 < 8mm。

5. 巨大冠状动脉瘤：Z 值 ≥ 10，或内径绝对值 ≥ 8mm。

四、治疗

急性期治疗

1. 初始治疗

（1）主要治疗

1）静脉注射丙种球蛋白（IVIG）：明确诊断后，尽早应用单剂 IVIG 2g/kg，10~12 小时持续静脉输入。

2）阿司匹林：初始剂量 30~50mg/（kg·d），在热退 48~72 小时改为小剂量 3~5mg/（kg·d），6~8 周且冠状动脉恢复正常后停用。

3）如果川崎病诊断延迟超过 10 天及以上，只要存在临床症状和/或炎性指标仍异常，仍建议给予以上治疗；如果临床症状已消退、炎性指标恢复正常、超声心动图显示无冠状动脉病变，则不进行上述治疗，仅给予抗血小板治疗和随访。

（2）辅助治疗

1）糖皮质激素：用于预估 IVIG 无应答和冠状动脉瘤高风险患者的初始治疗。醋酸泼尼松剂量为每天 1~2mg/kg，2~3 周逐渐减停，联合 IVIG（2g/kg）及阿司匹林治疗。

2）英夫利昔单抗：为 TNF-α 单克隆抗体，能将 IVIG 无应答率从 20% 降至 5%，剂量为 5mg/kg，2 小时缓慢静脉滴注，通常单次用药。

2. IVIG 非敏感型 KD 的治疗

IVIG 非敏感型 KD 指川崎病标准初始治疗结束后 36~48 小时，体温仍高于 38℃，或者用药之后 2 周内再次出现发热，并且出现至少 1 项川崎病主要临床表现者，排除其他可能导致发热的原因。

（1）用第二剂 IVIG（2g/kg），用法同前。

（2）大剂量甲泼尼龙冲击治疗，通常是甲强龙 10~30mg/（kg·d），静脉注射 3~5 天，后续口服泼尼松，并逐渐减停。

（3）甲泼尼龙治疗 2mg/（kg·d），分 2 次静脉滴注，CRP 正常时逐渐减停。

（4）部分重症川崎病患儿可选择大剂量激素联合 IVIG（2g/kg）及阿司匹林。

（5）英夫利昔单抗：5mg/kg，可替代第二剂 IVIG 或激素。

（6）环孢霉素：主要抑制钙神经素-NFAT 通路。可用于第二剂 IVIG、英夫利昔单抗、激素治疗无效的难治性 KD，3~5mg/（kg·d），分为 2 次口服，一般小剂量开始，逐渐加量，根据血药浓度调整药物用量。

（7）免疫调节单克隆抗体（除 TNF-α 拮抗剂）、细胞毒性药物、血浆置换可考虑用于第二剂 IVIG、长时间激素治疗、英夫利昔单抗无效的难治性患者。

3. 冠状动脉瘤患者血栓预防及溶栓治疗

（1）抗血小板药物：对于小型冠状动脉瘤，用阿司匹林预防血栓形成；对于中型冠状动脉瘤，阿司匹林可与噻吩吡啶类（如氯吡格雷）联合；对巨大冠状动脉瘤者，应给予抗血小板联合抗凝治疗。

（2）冠状动脉血栓溶栓治疗

1）冠状动脉瘤合并闭塞或即将闭塞的血栓患儿应采用溶栓治疗，如果有可行的血管通路，可采用心导管介入行冠状动脉机械性血运重建，建议在急性期心肌梗死发生的 12 小时内尽早用药，超过 12 小时溶栓意义不大，儿科最常用的溶栓药物是纤溶酶原激活因子（tissue plasminogen activator,tPA）、尿激酶。

2）溶栓药物应与小剂量阿司匹林和小剂量肝素联合使用,并密切监测出血倾向。

病例链接: 川　崎　病

【一般情况】患儿,女,5 岁。

【主诉】发热伴颈部肿物 5 天、眼红 2 天、关节疼痛 1 天。

【现病史】5 天前患儿无明显诱因出现发热,体温 39.5℃,伴有右侧颈部出现一肿物,约 2cm×2cm 大小,表面无红肿,局部皮温不高,痛感不明显,无皮疹,无咳嗽、咳痰,无腹泻、腹痛,无恶心、呕吐,无抽搐等不适,在当地医院就诊,诊断为"急性淋巴结炎",给予头孢呋辛每次 2g,1 天 1 次,静脉注射抗感染治疗,治疗 3 天,疗效不佳,患儿仍有发热,体温波动于 38.5~39.5℃,淋巴结无明显缩小,无其他伴随症状。入院前 2 天,患儿出现眼红,无分泌物,未给予特殊处理。1 天前患儿出现双手、双膝关节肿痛,表面不红,活动不受限,非游走性,为进一步治疗,来我院。查血常规:白细胞计数 $15.8×10^9/L$,血红蛋白 105g/L,血小板计数 $302×10^9/L$,超敏 C 反应蛋白 >160mg/L,血沉 95mm/h,门诊以"发热淋巴结肿大原因待查"收入院。

发病以来,患儿精神反应稍差,食欲欠佳,大小便正常。

【既往史】既往体健。正规进行预防接种。无药物食物过敏史。无结核接触史,无其他传染病接触史。

【个人史】足月顺产,生后无窒息,新生儿期体健,生长发育同同龄儿平均水平。

【家族史】无殊。

【入院查体】体温 39.5℃,呼吸 30 次/min,脉搏 125 次/min,血压 92/55mmHg,体重 20kg。发育正常,营养良好,神志清楚,精神反应稍差,呼吸平稳,全身皮肤未见皮疹,卡疤(+),无明显红肿,双眼球结膜充血,咽充血,杨梅舌(+),口唇干红,皲裂,有血痂,右颈部可及 2~3 个肿大淋巴结,最大约2.5cm×1.5cm,光滑,质软,活动可,皮肤表面无红肿,无明显触痛,双肺呼吸音粗,未闻及干、湿啰音,心脏叩诊心界不大,心音有力,律齐,未闻及杂音,腹软,肝脾肋下未及,双手指/趾端稍红肿胀,双手掌指关节、双膝关节肿胀,压痛明显,活动无受限。神经系统查体无明显异常。

【辅助检查】门诊血常规:白细胞计数 $15.8×10^9/L$［（4.3~11.3）$×10^9/L$］,血红蛋白 105g/L（118~156g/L）,血小板计数 $302×10^9/L$,超敏 C 反应蛋白 >160mg/L（<8mg/L）,血沉 95mm/h（0~22mm/h）。胸片:双肺纹理粗多,右下肺为著,心影不大。

【入院诊断】发热淋巴结肿大原因待查:①川崎病? ②淋巴结炎?

【诊疗计划】

1. 完善相关检查,尽早明确诊断。

2. 给予退热补液等对症支持治疗,尽早给予丙种球蛋白、阿司匹林、华法林等治疗。

3. 根据相关检查结果及患儿病情变化,及时调整治疗方案。

【诊疗经过】

1. 辅助检查结果

（1）血常规:白细胞计数 $16×10^9/L$,中性粒细胞百分比 80.4%,血红蛋白 100g/L,血小板

计数 285×10^9/L,超敏 C 反应蛋白 97mg/L,血沉 90mm/h。

（2）尿常规阴性。PPD 阴性。血生化、肝肾功血钾、血钠、血钙、血氯均正常,白蛋白略低,心肌酶、肝功能正常。血培养阴性。血清病毒抗体检测病毒检测阴性、抗 "O"、类风湿因子、支原体抗体、抗核抗体均阴性。凝血功能无殊。

（3）心电图:心电图窦性心律 $ST_{II、III}$、$V_{4\sim6}$ 水平压低 0.05mV。心脏彩超各房室内径正常,左右冠状动脉瘤形成,左冠状动脉内径 8.0mm,前降支 5.1mm,回旋支 3.1mm,右冠状动脉起始端段 10.2mm,末段 5.4mm。

（4）手、膝关节 X 线片:双膝及手关节诸骨未见明显骨质异常,关节周围软组织稍肿。

（5）腹部 B 超及大血管 B 超未发现体动脉瘤。腹部脏器未见明显异常。

2. 疾病转归 入院后完善相关检查,立即给予丙种球蛋白 2g/kg 静脉滴注治疗,阿司匹林［50mg/（kg·d）］、华法林［0.07mg/（kg·d）］口服治疗。次日热退,眼红、颈部淋巴结肿大、关节肿痛等渐好转。动态复查血常规和 CRP 渐恢复正常,ESR 渐渐升高,INR 波动在 1.5~2.0,心脏彩超冠状动脉扩张基本同前,未见血栓形成。

出院时患儿无发热,无眼红,无皮疹,无关节肿痛,胃纳可,二便无殊。查体:神清,精神可,呼吸平稳,两肺呼吸音清,未闻及干、湿啰音,心律齐,心音中等,未及心杂音,腹软,肝脾肋下未及肿大,神经系统检查阴性。

【出院诊断】 川崎病;巨大冠状动脉瘤。

【出院建议】

1. 注意休息,避免劳累,避免剧烈运动,11 个月内避免疫苗接种。

2. 患儿需终身随访,出院后 2 周、1 个月、3 个月、6 个月、9 个月及 1 年进行一次全面检查(包括体格检查、心电图和超声心动图等);之后每 3~6 个月随访 1 次;每 6~12 个月需进行诱导性心肌缺血的评估,必要时完善冠状动脉造影、多层螺旋 CT 血管成像或磁共振冠状动脉成像检查。

3. 患儿合并有巨大冠状动脉瘤常不易完全消失,后期有冠脉狭窄及缺血风险,严重者需外科手术治疗。

4. 如有再次发热、胸闷胸痛、心悸等不适,及时就诊。

（傅松龄）

参考文献

1. 王卫平,孙锟,常立文. 儿科学.9 版. 北京:人民卫生出版社,2018.
2. MCCRINDLE BW,ROWLEY AH,NEWBURGER JW,et al. Diagnosis,Treatment,and Long-Term Management of Kawasaki Disease:A Scientific Statement for Health Professionals From the American Heart Association. Circulation,2017,135（17）:927-999.
3. 林瑶,李晓惠,石琳,等. 2017 年版《川崎病的诊断、治疗及远期管理——美国心脏协会对医疗专业人员的科学声明》解读. 中国实用儿科杂志,2017,32（9）:641-648.

第三节　心 力 衰 竭

一、概述

心力衰竭（心衰）是一种由不同病因引起的复杂的临床综合征，是心血管疾病发展的终末阶段。心衰是儿科临床常见的危重急症之一，如不及时治疗，可危及生命。心衰的诊断以临床表现为主要依据，但其临床表现缺乏特异性，与年龄及病因等有关，呼吸系统等其他疾病也可有类似的症状及体征，因此，心衰的诊断及严重程度的评估比较困难，临床工作中难免发生诊断扩大化或漏诊的情况，从而影响治疗。本节着重探讨心衰的诊断与治疗，旨在帮助大家及时识别，给予针对性的治疗，以降低死亡率，改善预后。

（一）心衰的定义

由于心脏的结构或功能异常导致心脏泵功能（心肌收缩或舒张功能）减退，心排血量绝对或相对不足造成氧转运不能满足全身组织代谢需要的病理生理综合征。其临床表现是心脏充盈或泵血功能不全和体内神经激素系统等代偿反应相互影响形成。

（二）心衰的病因

儿童心衰的病因对其临床病程和预后有重要影响。成人心衰的病因中冠心病约占 2/3。儿童心衰病因中以先天性心脏病、心肌疾病多见（图 8-3-1）。

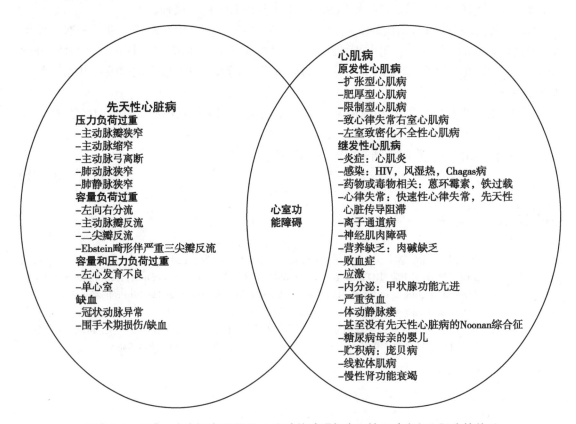

图 8-3-1　儿童心力衰竭常见原因-心室功能障碍与先天性心脏病和心肌病的关系

二、诊断与鉴别诊断

(一) 诊断

首先,根据病史、体格检查、心电图、胸片判断有无心衰的可能性;然后,通过脑利钠肽等检测和超声心动图明确是否存在心衰,再进一步确定心衰的病因和诱因;最后,还需评估病情的严重程度及预后,以及是否存在并发症及合并症。

1. 临床表现 心衰的诊断是综合病因、病史、临床表现及辅助检查作出的。心衰的临床表现是诊断的重要依据。年长儿心衰的临床表现与成人相似,而新生儿、婴幼儿则有明显差别。心衰的症状和体征是心脏泵血功能不全和为了维持生命功能的病理生理代偿反应相互影响而形成,常兼有体、肺循环瘀血和体循环灌注不足的表现(表 8-3-1)。

表 8-3-1 儿童心衰的症状

年龄	常见症状	少见症状
婴幼儿	气促 喂养困难 多汗 面色苍白	发绀 心悸 晕厥 颜面部水肿 坠积性水肿 腹水
大龄儿童和青少年	疲劳 活动耐力下降 呼吸困难 端坐呼吸 腹痛 恶心 呕吐	心悸 胸痛 坠积性水肿 腹水

2. 辅助检查

(1)胸部 X 线检查:有助于确定心脏增大及肺充血。通常心胸比例超过 0.5,提示心脏增大。正常新生儿及婴儿心胸比例可达 0.55。急性心衰及舒张性心衰时,不一定有心脏增大表现。肺静脉充血、肺间质及肺泡水肿,提示严重左心功能不全。

(2)心电图检查:可示房室肥厚及心律的变化。有助于病因诊断和指导洋地黄的应用。

(3)超声心动图检查:明确心脏的原发疾病。测定心功能及血流动力学参数,包括 SF、EF、CO 等,判断心功能状态,但这些指标不敏感。临床研究证明,左心室射血分数与临床表现不完全一致。先天性心脏病心室形态改变也影响射血分数的测量。

(4)生物标志物:脑利钠肽(brain natriuretic peptide,BNP)和氨基末端脑利钠肽原(N-terminal probrain natriuretic peptide,NT-proBNP)是目前在心衰诊疗中应用最广泛的生物标志物,有助于心衰的诊断和鉴别诊断。心室扩大、心室壁应力增高是刺激脑利钠肽分泌增多的主要因素,并与心衰严重程度相关。出生后 1 周内血浆 BNP 及 NT-proBNP 水平较高,之后降低并稳定在与成人相当的水平。血浆脑利钠肽升高也可见于左心室肥厚、肾功能不全及川崎病急性期等疾病;肌钙蛋白(cTn)I 或 T:推荐心衰患儿初次入院时行 cTnI 或 cTnT

检测,用于急性心衰的病因诊断和预后评估。

（5）实验室检查:建议将血常规、动脉血气、电解质、肝肾功能、血糖、甲状腺激素水平及血清铁等作为心衰患儿初诊时的常规检查,有助于判别心衰的原发病和评估心衰的常见并发症及预后。

（6）其他检查:核素心室造影及心肌灌注显像有助于评估心室功能和心肌缺血状况。心脏磁共振（cardiac magnetic resonance,CMR）可用于评估心功能,当超声心动图未能作出诊断时,CMR 是最好的替代影像检查。CMR 也是复杂性先天性心脏病的首选检查方法。有创性血流动力学检查主要用于经过无创性检查而诊断不能明确的病例。

3. 心衰类型

（1）急性心衰和慢性心衰:急性心衰:由于突然发生心脏结构和功能异常导致的心衰,导致短期内心排血量明显下降,器官灌注不足及受累心室后向的静脉急性淤血。根据是否存在外周组织灌注异常和循环淤血,将儿童急性失代偿性心衰分为 A 型（干暖型）、B 型（湿暖型）、C 型（湿冷型）和 D 型（干冷型）(图 8-3-2);慢性心衰:逐渐发生的心脏结构和功能异常,或由急性心衰演变所致,一般均有代偿性心脏扩大或肥厚,心肌重构是其特征。

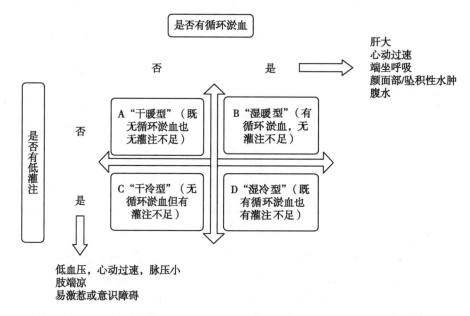

图 8-3-2　儿童急性失代偿性心衰的分类

（2）左侧心衰、右侧心衰和全心衰:左侧心衰指左心室代偿功能不全,临床以肺循环淤血及心排血量降低的表现为主,其特点为咳嗽、气促、呼吸困难、肺部湿啰音和哮鸣音、奔马律;右侧心衰指右心室代偿功能不全,临床以体循环淤血表现为主,其特点为食欲减退、腹痛、颈静脉怒张、肝颈反流征阳性、肝肿大有压痛、水肿、尿量减少;全心衰指左、右心室同时受累,左侧与右侧心衰同时出现。

（3）根据左心室射血分数（left ventricular ejection fraction,LVEF）,分为射血分数降低的心衰（heart failure with reduced ejection fraction,HFrEF）、射血分数保留的心衰（heart failure with preserved ejection fraction,HFpEF）和射血分数中间值的心衰（heart failure with mid-range ejection fraction，HFmrEF）。2013 年加拿大心血管协会儿童心力衰竭诊疗指南中将收缩功能障碍定义为射血分数小于 55% 和/或短轴缩短率小于 25%。

4. 心衰程度的临床评估

（1）婴儿心衰：1992 年 Ross 等提出婴儿心衰严重程度评分分级方法，分成 4 级即正常、轻度、中度及严重心衰。Ross 评分分级仅适用于出生后至 6 个月婴儿（表 8-3-2）。

表 8-3-2　婴儿心衰 Ross 分级评分

项目	0	1	2
喂养情况（每次）			
喂奶量（ml）	>100	70~100	<60
喂奶时间（min）	<40	>40	
体检			
呼吸次数（次/min）	<50	50~60	>60
心率（次/min）	<160	160~170	>170
呼吸形态	正常	异常	
末梢充盈	正常	减少	
第三心音	无	存在	
肝肋下缘（cm）	<2	2~3	>3

注：0~2 分无心衰；3~6 分轻度心衰；7~9 分中度心衰；10~12 分重度心衰。

（2）婴幼儿及年长儿：可参考改良 Ross 心衰分级计分法（表 8-3-3）评估心衰程度。

表 8-3-3　改良 Ross 心衰分级计分方法

症状和体征	计分		
	0	1	2
病史			
出汗	仅在头部	头部及躯干部（活动时）	头部及躯干部（安静时）
呼吸过快	偶尔	较多	常有
体格检查			
呼吸	正常	吸气凹陷	呼吸困难
呼吸次数（次/min）			
0~1 岁	<50	50~60	>60
1~6 岁	<35	35~45	>45
7~10 岁	<25	25~35	>35
11~14 岁	<18	18~28	>28
心率（次/min）			
0~1 岁	<160	160~170	>170

续表

症状和体征	计分		
	0	1	2
1~6 岁	<105	105~115	>115
7~10 岁	<90	90~100	>100
11~14 岁	<80	80~90	>90
肝大(肋缘下)	<2cm	2~3cm	>3cm

注:0~2 分无心衰;3~6 分轻度心衰;7~9 分中度心衰;10~12 分重度心衰。

依据纽约心脏病学会(NYHA)提出的一项儿童心脏病患者心功能分级方案可评价心衰程度,主要按患儿症状和活动能力分为 4 级(表 8-3-4)。

表 8-3-4 NYHA 心功能分级法

分级	症状与活动能力
I	体力活动不受限制。学龄期儿童能够参加体育课,并且能和同龄儿童一样活动
II	体力活动轻度受限。休息时无任何不适,但一般活动可引起疲乏、心悸或呼吸困难。学龄期儿童能够参加体育课,但活动量比同龄儿童小。可能存在继发性生长障碍
III	体力活动明显受限。少于平时一般活动即可出现症状,例如步行 15 分钟,就可感到疲乏、心悸或呼吸困难。学龄期儿童不能参加体育活动,存在继发性生长障碍
IV	不能从事任何体力活动,休息时亦有心衰症状,并在活动后加重。存在继发性生长障碍

(二)鉴别诊断

1. 呼吸系统疾病   心衰时可有气促、呼吸困难,两肺喘鸣音和湿啰音,要与肺炎、哮喘或毛细支气管炎等呼吸系统疾病鉴别。有发热等感染征象,胸片或胸部 CT 有片状阴影者有助于肺炎的诊断,有心脏基础疾病或胸片显示心脏增大,NT-pro BNP 或 BNP 显著增高者支持心衰诊断,进一步可行心脏超声检查助诊。

2. 消化系统疾病   心衰时可有喂养困难、腹痛、呕吐,甚至肝功能损害等,要与消化系统疾病鉴别,尤其以腹痛、呕吐起病者易误诊为阑尾炎、肠炎、肠套叠等,腹部 B 超、胸片及心电图、心脏超声等检查有助于鉴别。

3. 肾衰竭   尿少、水肿明显时要与肾衰竭鉴别,但是心衰也可引起肾衰竭,两者有合并存在的可能。尿常规、肾功能及双肾 B 超等检查及既往的基础疾病史有助于诊断。

三、治疗

(一)病因治疗

积极治疗引起心力衰竭的原发疾病,如婴幼儿大型左向右分流型先天性心血管病经药物治疗,心衰不能控制,应及时手术;抗感染、抗风湿、纠正电解质紊乱、治疗贫血等。

(二)一般治疗

1. 休息   卧床休息可以减轻心脏负担,因此明显心功能不全者应绝对卧床休息,年长儿宜取半卧位,小婴儿可抱起,使下肢下垂,减少静脉回流。同时保持安静,避免患儿烦躁、哭闹,必要时可适当应用镇静剂。

2. 饮食 应给予少量多餐易消化和营养丰富的食物,婴儿宜少量多次喂奶。由于严重心衰导致呼吸极度困难、全身情况差而无法吸吮时,可以给予鼻胃管喂养。同时适当控制钠盐的摄入量。

3. 吸氧和保持呼吸道通畅 对气促和青紫者应及时给予吸氧,同时,需要保持呼吸道通畅。有严重肺水肿者可以应用正压通气。对依赖开放的动脉导管而生存的先天性心脏病新生儿,如主动脉弓离断、大动脉转位、肺动脉闭锁等,供给氧气可使血氧增高而促使动脉导管关闭,危及生命。

4. 控制液体量 有循环淤血者应限制液体总量及输液速度,至生理需要量的80%。同时,要注意电解质和酸碱平衡。

(三)药物治疗

1. 急性心衰的药物治疗

(1)正性肌力药

1)洋地黄制剂:病情危重者可首先给予毛花苷C静脉滴注,首次给予洋地黄化总量的1/2,余量分两次,每隔6~8小时给予,多数患儿可于8~12小时内达到洋地黄化,12小时后可以给予维持量,常用地高辛维持量口服。维持量使用时可以保持更稳定的血浓度(表8-3-5)。当有以下情况时需测定地高辛血浓度:①当给予标准剂量的地高辛而没有获得满意疗效时;②当未知剂量的地高辛已被应用时;③当肾功能损害或存在药物相互作用时;④当怀疑地高辛中毒时。抽血一般在下次用药前而距上次用药至少4小时以上。这时地高辛在组织和血浆中已经达到平衡。洋地黄制剂应用前应注意的情况:①注意近期内使用情况,以防药物过量引起中毒;②各种病因引起的心肌炎、早产儿、2周内的新生儿在应用洋地黄制剂时应减1/3量使用;③钙剂对洋地黄有协同作用,故用洋地黄制剂时应避免使用钙剂;④测定血电解质水平,避免低血钾。

表8-3-5 洋地黄类药物用法

洋地黄制剂	用法	洋地黄化总量 (μg/kg)	每日维持量 (μg/kg)	作用时间
地高辛	口服	早产儿 10~20 新生儿 20~30 婴幼儿 30~40 年长儿 25~30	2~5 4~7 6~10 5~8	2小时开始,4~8小时达高峰,持续4~7天。中毒作用可持续1~2天
毛花苷C	静脉滴注	新生儿 20 <2岁 30~40 >2岁 20~30		10~30分钟开始,1~2小时达高峰,持续2~4天。中毒作用可持续1天

洋地黄中毒的表现:①最常见的表现为心律失常,如房室传导阻滞、室性早搏及阵发性心动过速等;②其次为恶心、呕吐等胃肠道症状;③神经系统症状,嗜睡、头昏、色视等较少见。

洋地黄制剂应用时应注意的情况:①洋地黄应用时需密切注意心电图的改变,如出现新的心律不齐,需停用洋地黄。②P-R间期延长并不是洋地黄的停药指征,但可以根据患儿情况考虑延迟下次给药或减少剂量。如 P-R 间期延长超过用药前的 50%,则需停药。③虽然测定地高辛血清浓度在婴儿并不十分可靠,但当怀疑洋地黄中毒时可以测定地高辛血清浓度。血地高辛浓度增高需结合临床和心电图改变(如心律和传导情况)加以判断。④洋地黄应用时常可发生 ST 段及 T 波的改变,但不影响洋地黄化。

洋地黄中毒时的处理:①洋地黄中毒时应立即停用洋地黄及排钾利尿剂,同时补充钾盐观察。一般 12~24 小时症状即可消失,但肾功能不全及房室传导阻滞时忌用静脉补钾。②钾盐治疗无效并有明显期前收缩或心动过速时可给予苯妥英钠口服[5~10mg/(kg·d),分 3 次]或静脉注射(1~2mg/kg)。③有明显心动过缓或传导阻滞时,可静脉注射阿托品 0.01mg/kg,如无效可安装起搏器。

2)β-肾上腺素受体激动剂主要适用于心衰患儿对洋地黄制剂疗效不显著或有毒性反应,以及血压偏低的患儿。

多巴胺:小剂量[2~5μg/(kg·min)]兴奋肾血管、肠系膜血管、脑血管及冠状血管等多种脏器的多巴胺受体,引起其血管扩张。肾血流量增加可使肾小球滤过率和尿量增加。中剂量[6~10μg/(kg·min)]直接兴奋心肌的 β₁ 受体,增快心率、增强心肌收缩力,增加心输出量。大剂量[>10μg/(kg·min)]直接兴奋 α 受体,使所有动脉和静脉收缩。

多巴酚丁胺:作用于 β₁ 受体、β₂ 受体、α 受体,具有强烈地选择性 β₁ 受体作用,增强心肌收缩力,增加心输出量。多巴酚丁胺的适应证:难治性心力衰竭、心源性休克;心脏手术时及手术后急性心力衰竭。常用剂量为 5~15μg/(kg·min)静脉注射。多巴酚丁胺应用的注意事项:不能与碱性药物合用;特发性肥厚性主动脉瓣下狭窄、心房颤动、心房扑动患者禁忌。

磷酸二酯酶抑制剂:通过抑制磷酸二酯酶增加细胞内 CAMP 浓度,具有明显的正性肌力和扩张周围血管作用。常用于心衰及低心排综合征,特别在心脏手术后。米力农:首先给予负荷量 50μg/kg 静脉注射,随后 0.25~0.75μg/(kg·min)静脉注射维持。副作用较少,可应用于新生儿。副作用:周围血管扩张引起的低血压,一般能通过适当增加补液得到纠正;长期应用有心肌毒性作用并可诱发心律失常,一般应用不超过 1 周。

钙增敏剂:代表药物为左西孟旦,通过提高肌钙蛋白 C 对细胞内钙的敏感性,发挥其正性肌力作用,同时提高了肌动蛋白与肌球蛋白横桥的结合效率,此外,可使血管平滑肌细胞上 ATP 依赖的钾通道开放,导致外周血管扩张,从而降低心脏后负荷,大剂量时具有磷酸二酯酶Ⅲ抑制剂的作用。常用剂量为 0.1~0.4μg/(kg·min),为剂量依赖型。

(2)血管扩张剂:主要用于心室充盈压增高者,可使心排血量增加,而对左心室充盈压降低或正常者不宜使用。

1)减轻心脏前负荷:硝酸甘油主要是扩张静脉,减少回心血量,从而减轻心脏的前负荷。常用剂量为 1~3μg/(kg·min)静脉注射。

2)减轻心脏后负荷:酚妥拉明为 α 受体拮抗剂,能降低周围血管阻力和肺动脉压,使心搏出量增加,从而减少心室的舒张末容量和降低心室的舒张末压。常用剂量为 0.1~0.3mg/kg,每次最大不超过 10mg,稀释后静脉滴注。作用发生迅速,但持续时间短,停药 15 分钟左右作用即消失,可 2.5~15μg/(kg·min)静滴维持。副作用:酚妥拉明可引起心率增快和明显鼻塞而导致患儿烦躁不安。

3)减轻心脏前、后负荷:硝普钠主要是扩张末梢动脉,减轻心脏的后负荷,同时,可以扩张静脉,减少静脉回流,减轻前负荷。常用剂量为 0.2μg/(kg·min)静脉注射开始,以后根据病情可逐渐加量,最大可达 8μg/(kg·min)。副作用:半衰期非常短,应用时需连续监测动脉压,因为剂量过大可发生低血压。存在低血压的心力衰竭者禁用硝普钠;当大量的硝普钠被应用后可出现硫氰酸盐中毒的临床表现,如乏力、恶心、定位困难和肌肉痉挛等。如果长期应用硝普钠应监测血硫氰酸盐的水平,当血硫氰酸盐的水平大于 10μg/dl 时,则可出现中毒。

（3）利尿剂:有液体潴留的急性心衰患儿均应使用利尿剂。急性心衰时可使用呋塞米静脉注射。常用利尿剂见表 8-3-6。

表 8-3-6　常用利尿剂及用法

药物	用法及剂量
呋塞米	口服:1~2mg/kg,每 6~24 小时 1 次;静脉:0.5~2mg/kg,每 6~24 小时 1 次;持续静脉滴注:0.05~0.4mg/(kg·h)
布美他尼	口服、肌内注射或静脉滴注:每次 0.015~0.1mg/kg,每 6~24 小时 1 次
氢氯噻嗪	口服:1~4mg/(kg·d),每 12~24 小时 1 次
螺内酯	口服:起始每天 1mg/kg,最大量每天 3.3~6mg/kg,每天总量不超过 100mg

2. 急性心衰的治疗流程(图 8-3-3)

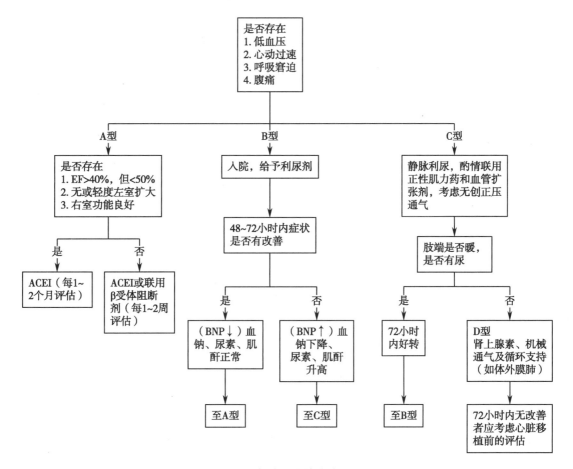

图 8-3-3　急性心衰的治疗流程图

3. 慢性心衰的药物治疗

（1）利尿剂：有明显液体潴留的患者，首选袢利尿剂。噻嗪类利尿剂适用于有轻度液体潴留者。

（2）血管紧张素转换酶抑制剂（angiotensin converting enzyme inhibitor, ACEI）类药物：ACEI 类药物的主要作用机制为抑制血管紧张素 II 的生成从而抑制心肌重构、扩张动脉减轻心脏的后负荷；扩张静脉并通过抑制醛固酮分泌减少水钠潴留，从而减轻心脏的前负荷；它具有保钾利尿的作用。

（3）卡托普利：0.5~1.0mg/kg，每天 2~3 次口服。副作用：可出现低血压，表现为头晕、乏力和嗜睡；在 5%~8% 的患儿可以出现斑丘疹、瘙痒，但不需要停药，因为皮疹可以随着时间的推移而自动消失；少数患儿可出现刺激性咳嗽、中性粒细胞减少和肾功能损害等。

1）依那普利：0.08~0.1mg/（kg·d），每天 1 次口服。

2）苯那普利：0.1mg/（kg·d），每天 1 次口服，1 周左右渐增至 0.3~0.4mg/（kg·d）。

3）赖诺普利：起始每次 0.07~0.1mg/kg，总量≤0.5~0.6mg/（kg·d）。

（4）Ang II 受体拮抗剂（angiotensin receptor blocker, ARB）：包括氯沙坦和缬沙坦。可同时阻断 ACE 和非 ACE 介导的 Ang II 生成，而不影响缓激肽降解和前列腺素合成。

（5）醛固酮受体拮抗剂的应用：现已证明人心肌细胞有醛固酮（aldosterone, Ald）受体，心衰时血 Ald 增加可导致水钠潴留、低钾血症和低镁血症，从而导致心肌细胞电不稳定和心肌细胞死亡。Ald 在心肌细胞肥厚和心肌纤维化中也参与作用，上述因素均加重心衰的恶化。安体舒通：每天 1~2mg/kg，分 2~3 次口服。

（6）β-受体拮抗剂：国外多中心临床实验已证实 β-受体拮抗剂对 CHF 患者可以提高心肌收缩功能，缩小心脏，提高左心室功能，逆转心肌肥厚，改善生活质量，降低病死率。儿科临床应用 β-受体拮抗剂时应在病情稳定后开始应用，从小剂量开始并长期应用。常用药物：普萘洛尔：1~4mg/（kg·d），分 2~3 次口服，从小剂量开始，逐渐增加剂量；美托洛尔：0.2~0.5mg/（kg·d），分 2 次口服，2~3 周内逐渐增加剂量，最大耐受量为 2mg/（kg·d），分 2 次口服，疗程可达数年；Carvedilol：0.08mg/（kg·d），每天 1 次，12 周内逐渐增加剂量，最大剂量为 0.5mg/（kg·d）。

（7）洋地黄制剂：对慢性心功能不全者开始就可以给予地高辛维持量口服，5~7 天后可以达到洋地黄化。维持量使用时间根据原发病而定。

（8）伊伐布雷定：通过特异性抑制心脏窦房结起搏电流减慢心率。成人研究显示伊伐布雷定使心血管死亡和心衰恶化住院的相对风险降低 18%，患者左心室功能和生活质量均显著改善。

（9）血管紧张素受体脑啡肽酶抑制剂（angiotensin receptor-neprilysin inhibitor, ARNI）：有ARB 和脑啡肽酶抑制剂的作用，后者可升高利钠肽、缓激肽和肾上腺髓质素及其他内源性血管活性肽的水平。ARNI 的代表药物是沙库巴曲缬沙坦钠。

（10）能量代谢类药物：有研究显示使用改善心肌能量代谢的药物，如曲美他嗪、辅酶 Q_{10}、辅酶 I、左卡尼汀、磷酸肌酸等可以改善患者症状和心脏功能。

（四）非药物治疗

1. 心衰患者的心脏植入型电子器械治疗　主要包括 2 项内容：心脏再同步化治疗（cardiac resynchronization therapy, CRT），用于纠正心衰患者的心脏失同步以改善心衰；ICD

治疗,用于心衰患者心脏性猝死的一级或二级预防。

2. 心室辅助装置（ventricular assist device,VAD） 主要用于心衰末期,药物不能控制的心衰,作为心脏移植等待时期的治疗方法。

3. 体外膜氧合（extracorporeal membrane oxygenation,ECMO） 应用指征基本与VAD相似,适用除心功能不全外,还有因肺部疾病显著缺氧者。

4. 主动脉内球囊反搏（Intra-aortic balloon pump,IABP） 对于心脏手术后或心肌炎、心肌病等并发心衰者,药物不能控制时可选用。

5. 心脏移植 已作为小儿心脏病终末期唯一有效的治疗手段。最常见的指征是心肌病引起的终末期心脏病。

病例链接： 心 力 衰 竭

【一般情况】患儿,女,入院时年龄11岁6月,因"腹痛1周"入院,伴胸闷,查心脏超声提示全心扩大,EF:0.13,心电图:ST段抬高,胸片:心影增大,考虑"心力衰竭,暴发性心肌炎? 心肌病？"给予正性肌力药物、利尿剂、营养心肌及对症治疗后症状缓解,但是胸片及心脏超声提示心脏仍增大,EF低于正常,出院后门诊随访过程中心脏大小无明显缩小,EF:0.48~0.51,活动量较同龄儿小,考虑"心力衰竭,扩张型心肌病"。

【主诉】腹痛1周。

【现病史】患儿1周前无明显诱因下出现腹痛,阵发性,不剧,能忍,伴头痛、胸闷、面色发白,当时无恶心、呕吐,无头晕、黑蒙,无气急,无口唇青紫,无发热,无眼睑及双下肢水肿,无大汗淋漓等。自服"藿香正气水"2天,头痛缓解,腹痛较前加剧,持续十余分钟后能缓解,其后仍有间断发作,不定时发作,每天最多3~4次,仍有胸闷,进食后出现呕吐,非喷射性,为胃内容物。2天前在外院就诊,给予"维生素C"静脉滴注等治疗,仍有腹痛,1天前再次至医院就诊,在输液时(具体不详)患儿腹痛加剧,呈持续性,伴口唇青紫,胸闷,感恶心,即查心电图提示:ST段抬高,左心房负荷增加,心脏B超提示:EF下降(0.13),全心扩大,心肌运动减弱,左心衰,二尖瓣反流(重度)。遂转至我院,门诊给予"多巴酚丁胺"泵注及补钾等治疗,以"重症心肌炎"收入院。平时活动量可,无气促、发绀等病史。

患儿病来精神尚可,胃纳欠佳,睡眠可,小便无殊,大便稀,一天一次,体重无明显增减。

【既往史及出生史】无异常。

【家族史】家族中无心肌病患者。

【入院查体】体温:36.7℃,脉搏:92次/min,呼吸:30次/min,血压:100/49mmHg,精神软,双瞳孔等大等圆,直径2mm,光反射存在,颈软,双肺呼吸音粗,可闻及湿啰音,心率:92次/min,心音低,律齐,未闻及杂音,腹软,肝、脾肋下未及肿大,四肢肌张力中,双巴氏征阴性,四肢偏凉,毛细血管充盈时间2秒。

辅助检查:外院心电图(2015-8-1)提示:ST段抬高,左心房负荷增加,心脏B超提示:EF0.13,全心扩大,室间隔及左心室后壁弥漫性运动减弱,左心衰,二尖瓣反流(重度)。

【入院诊断】心力衰竭,暴发性心肌炎? 心肌病？

【进一步检查】2015-8-12:血气电解质:pH 7.512,PCO_2 33.4mmHg,PO_2 122mmHg,K^+ 2.8mmol/L(参考值3.5~4.5mmol/L),Na^+ 134mmol/L,Ca^{2+} 0.98mmol/L,Lac 1.4mmol/L,HCO_3^- 27.3mmol/L,

ABE 5.2mmol/L;血常规:白细胞计数 13.80×10^9/L,淋巴细胞 29.9%,中性粒细胞 63.2%,红细胞计数 4.42×10^{12}/L,血红蛋白 131g/L,血小板 243×10^9/L,超敏 C 反应蛋白 5mg/L,CKMB 质量 2.95ng/ml,超敏肌钙蛋白 T 0.024ng/ml,N 末端 B 型利钠肽原 11 693pg/ml(参考值 <100pg/ml);生化提示丙氨酸氨基转移酶 117U/L(参考值 7~30U/L),天门冬氨酸氨基转移酶 110U/L,CKMB 活性 32U/L(参考值 0~25U/L),余未见明显异常;肠道病毒三联检测(2015-8-17 粪便):肠道病毒通用型(HEV)核酸检测阳性;细胞因子、甲状腺功能、PCT、RF、ASO、抗核抗体谱检测、EB 病毒抗体、甲状腺功能、呼吸道病毒、血培养、遗传代谢谱、尿淀粉酶、幽门螺杆菌抗体、尿常规、乙肝梅毒 HIV 丙肝病毒检测、腹部 B 超(肝胆胰脾双肾)均未见异常;胸片示:心影增大,两肺网状及片状影(肺淤血可能,感染性病变待排)。心脏超声示:左心明显扩大,左心室收缩功能明显减低(EF 25%),二、三尖瓣轻度反流,肺动脉瓣轻度反流。心电图示:窦性心律,左心房扩大,左心室肥大,Q-T 间期延长,ST-T 改变(Ⅱ、Ⅲ、aVF、V$_5$、V$_6$ 导联 T 波倒置,Ⅱ、Ⅲ、aVF、V$_5$、V$_6$ ST 段压低 1~1.5mm)。

【诊疗计划】

1. 紧急评估和对症处理　患儿半卧位休息,迅速评估血流动力学是否稳定,包括血压、尿量、肝脏大小、四肢末梢循环情况等,急诊化验心肌标志物、N 末端 B 型利钠肽原、电解质和血气分析、生化功能,判断心肌损伤、心功能及电解质、酸中毒及其他脏器损伤的程度,同时予以心电监护、血氧监测,吸氧、纠酸、纠正电解质紊乱等对症治疗。

2. 液体评估　记录进出量,限制液体,利尿等。

3. 正性肌力药物应用　洋地黄类及磷酸二酯酶抑制剂、β 肾上腺素能受体激动剂等应用。

4. 积极治疗病因和诱因

5. 心肌能量代谢药物　营养心肌细胞的药物。

6. 加强护理,防止感染。

【诊疗经过】患儿入 PICU,给予甲强龙抗炎抑制免疫,双氢克尿噻、螺内酯利尿,丙种球蛋白应用,多巴酚丁胺泵注、地高辛口服强心,右旋糖酐改善循环,维生素 C、细胞营养剂护心,卡托普利扩张血管,治疗后复查 N 末端 B 型利钠肽原下降,丙氨酸氨基转移酶好转,心功能好转,肺部渗出减少。患儿病情平稳后,办理出院。

治疗后心脏超声 EF 变化如下:

心脏超声(2015-8-12):EF:0.25,左心室扩大 6.1。

心脏超声(2015-8-14):EF:0.40,左心室 6.3,左心室后壁可见厚约 0.7cm 的无回声。

心脏超声(2015-8-15):EF:0.46,左心室 6.0,左心室后壁无回声暗区 0.22cm。

心脏超声(2015-8-18):EF:0.5,左心室 5.0,左心室后壁无回声暗区 0.7cm。

心脏超声(2015-8-19):EF:0.44,左心室 5.8,左心室后壁无回声暗区 0.53cm。

心脏超声(2015-8-25):EF:0.49,左心室 5.8。

心脏超声(2015-8-28):EF:0.48,左心室 5.7。

胸片变化如图 8-3-4。

【出院诊断】心力衰竭;肝功能损害;扩张性心肌病? 暴发性心肌炎?

【出院建议】避免剧烈运动;口服地高辛、卡托普利、利尿剂、营养心肌药物;心内科门诊随诊。

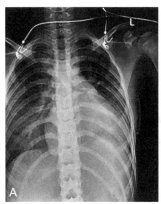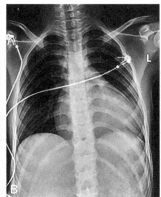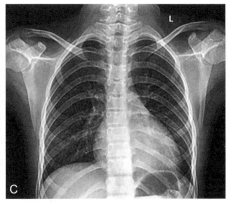

图 8-3-4　胸片动态变化
A.8 月 12 日胸片;B.8 月 19 日胸片;C.9 月 1 日胸片。

（解春红）

参考文献

1. 杨思源,陈树宝.小儿心脏病学.4 版.北京:人民卫生出版社,2012.
2. 中华医学会儿科学分会心血管学组,《中华儿科杂志》编辑委员会.小儿心力衰竭诊断与治疗建议.中华儿科杂志,2006,44（10）:753-757.
3. KANTOR PF,LOUGHEED J,DANCEA A,et al. Presentation,diagnosis,and medical management of heart failure in children:Canadian Cardiovascular Society guidelines. Can J Cardiol,2013,29（12）:1535-1552.
4. DAS BB. Current State of Pediatric Heart Failure. Children（Basel）,2018,5（7）:88.
5. KIRK R,DIPCHAND AI,ROSENTHAL DN,et al.The International Society for Heart and Lung Transplantation Guidelines for the management of pediatric heart failure:Executivesummary. J Heart Lung Transplant,2014,33（9）:888-909.

第四节　心　肌　病

一、概述

心肌病（cardiomyopathy）是指心肌构造和解剖的异常,需排除冠状动脉病、高血压、心瓣膜病和先天性心血管病引起的心肌异常。心肌病是引起儿童心力衰竭（heart failure,HF）、心律失常和猝死（sudden cardiac death,SCD）最常见的疾病之一。国外流行病学调查发现,小儿心肌病发生率为 1.1~1.2/10 万,婴儿发生率高于年长儿 8~12 倍,扩张型心肌病（dilated cardiomyopathy,DCM）占小儿心肌病的 51%~59%。儿童心肌病病因及发病机制复杂,DCM 可以归结于基因或非基因因素,后者包括活动性心肌炎、毒素、药物、炎症性等因素。肥厚型心肌病（hypertrophic cardiomyopathy,HCM）儿童或青春期发病的 HCM 以肌小节蛋白基因突变为主,约占 HCM 的 50%,主要是常染色体显性遗传,包括 MHY7 和 MYBPC3 等;其余为非肌小节蛋白基因突变引起,如神经肌肉病、线粒体心肌病、溶酶体贮积症和代谢性疾病等。限制型心肌病（restrictive cardiomyopathy，RCM）是由于心室主动松弛功能障碍引起心室顺应性受损。约 50% 的患者存在基因变异，发病率最低，预后最差。致心律失常性心肌病（arrhythmogenic ventricular cardiomyopathy，AVC）是一种编码桥粒蛋白的基因发生杂合或联合突变所致的心脏病，还有其他遗传和非遗传表型，涵盖了系统性、遗传性、感染性和炎症性等一系列疾病，包括但不限于致心律失常性右/左心室心肌病。左心室致密化不全（left ventricular noncompaction，LVNC）是一种未分类的心肌病，可能为一种先天性心肌病。儿童心肌病有别于成人，在 1 岁以内发病以遗传代谢病和功能异常综合征多见，可以表现为 HCM、DCM、RCM 及 LVNC 临床特征，占 11%~34%。随着医学科技发展心肌病诊断技术也有了长足的进步，影像技术、基因检测、分子免疫学、串联质谱、气相色谱、酶学及组织病理检查为儿童心肌病精准诊断及治疗提供了可能。洋地黄制剂、β 受体拮抗剂、ACEI、利尿剂、醛固酮受体拮抗剂为心肌病心力衰竭治疗的基本方案，免疫抑制剂糖皮质激素及丙种球蛋白的应用减慢了炎症性心肌病的发病进程，先天性代谢缺陷病的替代治疗能逆转、阻止或延缓心肌病变并改善预后，室间隔消融及室间隔肥厚切除术为 HCM 伴左心室流出道肥厚减除了梗阻，延长了生存期，基因治疗及心脏移植为心肌病的根治带来了希望。

二、临床与病理特征

（一）扩张型心肌病

以左心室收缩功能下降为特征，伴心室腔扩大、心肌质量增加、进行性心力衰竭、心脏性猝死（sudden cardiac death，SCD）。研究发现许多 DCM 的潜伏期较长，早期临床症状不明显，或心脏结构或功能轻度异常，约 70%~90% 的患儿在确诊时以心力衰竭为主要表现。2016 年欧洲心脏病协会（European Society of Cardiology，ESC）心肌心包疾病专家组发表的立场中要求临床医师关注 DCM 患者及其亲戚发病的病因及临床特点。强调 DCM 临床前期或早期阶段包括突变基因携带和/或 AHA 阳性（无左心室异常和心律失常）、孤立性心室扩大及心律失常型心肌病，临床阶段包括收缩功能减退/无扩张及左心室扩张 + 收缩功能减退，有助于提高 DCM 的临床诊断和治疗水平。

（二）肥厚型心肌病

临床常见胸闷、胸痛（多在劳累后出现）、心悸、黑蒙、晕厥、猝死；心脏杂音（胸骨左缘下段心尖内侧收缩期杂音）。以室间隔、左心室心肌异常肥厚为特征，伴心肌舒张功能受损、心肌纤维化，可能伴随左心室流出道梗阻。肥厚型心肌病是年轻人最常见的早发心因猝死原因，特别是年轻运动员。早期心脏舒张功能不全，晚期收缩功能亦受影响。

（三）致心律失常性心肌病

表现充血性心力衰竭和/或恶性心律失常（伴左束支阻滞型的室性心动过速）。病理特征为心肌渐进性纤维脂肪替代。以 ARVC 多见，主要累及右室，是因纤维脂肪进行性替代右心室心肌为特征的一种遗传性心肌病。早期常无任何异常，部分以心搏骤停、猝死为首发症状，检查时发现恶性心律失常。心电图右胸前导联 QRS 波 S 波升支延迟伴终末激动时限 ≥55 毫秒与 T 波倒置，碎裂 QRS 波（Epsilon 波），室性期前收缩、室性心动过速。

（四）限制型心肌病

是以心室充盈受限、单侧或双侧心室舒张容量减少、收缩功能和室壁厚度正常或接近正常、伴增生性间质纤维化为特征的心肌病。早期易疲劳、劳力性呼吸困难、间隙性水肿；晚期有严重体肺循环淤血症状:严重呼吸困难,肝脏增大,腹水和高度周围性水肿,RCM 发病最少见,预后不良。临床上与缩窄性心包炎难鉴别。

（五）未命名的心肌病

包括左心室心肌致密化不全、心内膜弹力纤维增生症（endocardial fibroelastosis,EFE）、遗传代谢病和功能异常综合征、神经肌肉疾病。左心室心肌致密化不全病理特征是明显的左心室小梁和深腔内凹,临床表现与 DCM 有重叠,从无症状到心律失常、心力衰竭、体循环栓塞,甚至心源性猝死。EFE 以心内膜弹力纤维和胶原纤维增生、心内膜增厚僵硬为病理特征,多见婴儿期 3~6 月龄发病,常以左心心力衰竭为首发症状,是婴幼儿时期发生充血性心力衰竭致死的主要原因之一。遗传代谢病和功能异常综合征可以表现为 HCM、DCM、RCM 及 LVNC 的临床特征,临床表型与病因并非是相互对应的关系,同一种代谢缺陷在疾病不同时期可出现不同的改变,不同的代谢缺陷也可导致相似的心肌改变。主要包括:①糖原贮积病:糖原贮积病Ⅱ型（庞贝病）、糖原贮积病Ⅲ型、糖原贮积病Ⅳ型、PRKAG2 心脏综合征、Danon 病等;②脂肪酸代谢异常:如原发性肉碱缺乏症、多种酰基辅酶 A 脱氢酶缺乏症、肉碱棕榈酰基转移酶Ⅱ型缺乏症等;③线粒体病:Barth 综合征,丙酮酸脱氢酶缺乏症,呼吸链复合物Ⅰ、Ⅱ、Ⅲ、Ⅳ和Ⅴ缺陷等;④溶酶体病:黏多糖贮积病Ⅰ型、黏多糖贮积病Ⅱ型、GM1 节苷脂贮积症等。

三、诊断

心肌病诊断是一个非常复杂的过程,需要多学科共同参与。目前儿童心肌病诊断已从临床表型发展到临床表型-基因表型。具体包括以下几个方面:

（一）各类心肌病临床特征

见前述。

（二）影像学检查

影像学检查是目前诊断心肌病最重要的手段。主要包括超声心动图、心脏磁共振成像（CMR）、计算机断层扫描。DCM 主要诊断标准是各腔室明显增大,以左心房、左心室为主,室间隔及左心室后壁运动幅度减弱,左心室收缩功能障碍。左心室扩张基于 LVEDD 和 LVESD,儿童必须根据身体大小进行调整（Z 值 >2）。HCM 室间隔、左心室后壁厚度增加超过同年龄、同性别和同体表面积儿童左心室壁厚度平均值加 2 个标准差（或 Z 值 >2）,并排除引起心脏负荷增加的其他疾病,非梗阻性肥厚型心肌病室间隔与左心室后壁对称性均匀性增厚,梗阻性肥厚型心肌病室间隔厚度显著重于左心室后壁,多伴有左心室流出道狭窄。RCM 心室大小正常或缩小,室壁厚度正常或轻度增厚;心房明显增大,心包无增厚;收缩功能正常,舒张功能显著受损及心内膜下和心肌壁强化。AVC:受累心室明显扩大,以心尖部、右室流出道及基底部显著,严重者形成室壁瘤;室壁局限性变薄及收缩幅度减弱。LVNC 形态评估突出的肌小梁、深陷的小梁间隐窝、变薄的致密化心肌三大特点,无典型心肌纤维化特征。目前多用 Jenni 标准:左心室乳头肌水平至心尖肌小梁增多,数目 >3;主要累及心尖部、心室下壁和侧壁;小梁间隙可见来自心室腔的血流;收缩末期非致密心肌层/致密心肌层 ≥2（成人）;无其他心脏异常。EFE:左心室多呈球形增大,左心房增大,室壁运动幅度弥漫性减弱,心脏收缩或舒张功能降低;左心室心内膜回声弥漫性粗糙、增厚、增强。心脏核磁无辐射、多参数多序列一站式扫描,具有高组织分辨率,能更好地显示心脏结构、评估心脏功能,已广泛应用于心肌病的诊断及疗效评估,是目前评估心肌病最佳影像方法。此外,CMR 钆对比剂延迟强化(late gadolinium enhancement,LGE)扫描发现心肌 LGE 与心肌纤维化间具有良好的相关性,使无创性评价心肌病中的心肌纤维化情况成为可能。

(三) 致病基因检测及筛查

2013 年中华医学会儿科学分会心血管学组提出的《儿童心肌病基因检测建议》中明确了基因诊断路线图及不同类型心肌病推荐的相关基因检测,为我们临床诊治工作提供了依据。2016 年 AHA 关于 DCM 的科学声明,无论患者是否患有家族性特发性 DCM,均应行基因检测(A 类证据),同时可以结合遗传咨询。DCM 伴有典型或进行性心脏传导阻滞(房室传导阻滞或窦房结功能障碍)和/或具有早期 SCD 家族史的 DCM 患者,推荐全面或选择性($LMNA$ 和 $SCN5A$)基因检测;HCM 临床确诊者,推荐 $MYBPC3$、$MYH7$、$TNNT2$、$TPM1$ 基因检测,对其亲属进行逐层遗传筛查;RCM 已临床确诊者,可进行 $MYH7$、$TNNI3$、$TNNI2$、DES 等基因检测;ARVC 在符合 ARVC2010 国际专家共识诊断标准的患儿中可进行选择性或综合性 ARVC 基因($PKP2$、DSP、$DSC2$、$CSG2$、JUP、$TMEM43$ 及 $TGF-\beta 3$)检测;LVNC 目前推荐肌小节蛋白基因($MYH7$、$TPM1$、$MYBPC3$)、遗传代谢相关基因、TAZ 等基因检测。

1. 疾病初步筛查 AHA 和 ESC 建议对 DCM 患者亲属进行初级筛查,采集包括患者在内的至少 3 代亲属的家族史,同时对一级亲属行临床评估。通过心电图和超声心动图进行初级筛查,其次是采集心律失常及神经肌肉系统疾病病史。研究发现在临床初筛中 10% 伴有中度心脏超声异常的患者会在 5 年内发展为心肌病。同时结合心脏磁共振成像技术和实验室指标,有助于疾病初筛。HCM 患者的所有一级亲属应接受筛查,包括病史、体格检查、心电图和超声心动图,先证者查出明确的致 HCM 突变后,对一级亲属进行基因检测。

2. 遗传咨询 是为了给患者及其家属提供有效信息,包括基因风险、疾病结局、遗传可能性、疾病管理及计划生育。以专业遗传咨询人员为主导,内容包括对可能基因检测结果的讨论、遗传风险的评估,以及进行家族性测试。

(四) 抗心肌抗体

抗心肌抗体(anti-heart autoantibody,AHA)是机体产生的针对自身心肌蛋白分子抗体的总称,AHA 检查阳性反映患者体内存在自身免疫损伤。常见的 5 种抗体为抗线粒体腺嘌呤核苷异位酶(ANT)抗体(抗线粒体 ADP/ATP 载体抗体)、抗肾上腺素能 β_1 受体($\beta 1AR$)抗体、抗胆碱能 M2 受体(M2R)抗体、抗肌球蛋白重链(MHC)抗体和抗 L-型钙通道(L-CaC)抗体。

(五) 串联质谱、气相色谱、酶学及组织病理检测

对于合并有低血糖、代谢性酸中毒、高氨血症、肝功能异常、肌酶增高等生化异常的心肌病患儿,要充分考虑先天性代谢缺陷病所致代谢性心肌病的可能。病因诊断对心肌病的诊断与治疗至关重要,大多数遗传代谢性心肌病可通过现有的串联质谱、气相色谱、酶学检测、组织病理及基因检测等手段明确病因。

四、治疗

儿童心肌病的治疗需要多学科的合作,明确病因后进行治疗,主要包括以下几个方面:

(一) 一般治疗

根据病情采取适当休息,减少心脏负担。对有心力衰竭者,需绝对卧床休息,并给予吸氧;烦躁不安者,给予镇静剂;对于心功能不全而未到心力衰竭者,限制活动;无心功能不全者也需减少活动,禁止竞技性运动。患儿饮食尽量少吃多餐,适当吃低盐、易消化的食物,多

吃水果及蔬菜。

（二）药物治疗

1. 抗心力衰竭药物　心力衰竭是心肌病最常见的临床表现,可以分为射血分数降低的心衰(heart failure with reduced ejection fraction,HFrEF)、射血分数保留的心衰(heart failure with preserved ejection fraction,HFpEF)和射血分数中间值的心衰(heart failure with mid-range ejection fraction,HFmrEF)。随着对 HF 病理生理机制的深入认识,HFrEF 的药物治疗已经取得了显著进步,治疗重点为纠正神经内分泌系统的异常激活,延缓和逆转心室重构,纠正血流动力学,改善症状,同时改善预后、生活质量、延长寿命及减少再住院率。联用洋地黄制剂、β 受体拮抗剂、ACEI/ARB、利尿剂、醛固酮受体拮抗剂、营养心肌及对症处理为慢性HFrEF 药物治疗的基本方案。新药的研究及应用研究也有了新的进展。

（1）病情较重时可先用多巴酚丁胺和多巴胺强心:小剂量多巴胺有改善肾血灌注利尿的作用。多巴酚丁胺剂量:$2\sim20\mu g/(kg \cdot min)$持续静脉注射。多巴胺剂量:$2\sim5\mu g/(kg \cdot min)$(激动多巴胺受体),$5\sim15\mu g/(kg \cdot min)$(激动 β 受体),$5\sim15\mu g/(kg \cdot min)$(激动 α 受体)持续静脉注射。

（2）磷酸二酯酶抑制剂(米力农):有强心作用,减轻心脏后负荷和改善左心室舒张功能,常用于难治性心力衰竭。静脉给药,负荷量 $25\sim50\mu g/kg$($>10min$),维持量 $0.25\sim0.75\mu g/(kg \cdot min)$,持续静脉注射。

（3）洋地黄制剂:常用地高辛片或地高辛酊剂,一般用维持量:为洋地黄化量的 1/4,分2 次,每 12 小时给药一次,口服,定期监测地高辛浓度。

（4）利尿剂:呋塞米为袢利尿剂,抑制髓袢肾小管再吸收钠、钾、氯,在病情较重,肺静脉及体静脉充血明显时,先静脉给药,症状改善后改为口服治疗,注意电解质平衡。剂量$0.5\sim2mg/kg$,每 $6\sim24$ 小时给药一次[最大剂量 $6mg/(kg \cdot d)$]。氢氯噻嗪为噻嗪类利尿剂,抑制远端小管前段和近端小管对氯化钠的重吸收,剂量 $1\sim4mg/(kg \cdot d)$,每 $12\sim24$ 小时 1 次。

（5）血管紧张素转化酶抑制剂:抑制 RAS 系统在体内的激活。常用卡托普利,婴儿/儿童每次 $0.15\sim0.3mg/kg$,每天 3 次(逐渐加量,最大剂量每次 $2mg/kg$),依那普利 $0.1mg/(kg \cdot d)$,每天 $1\sim2$ 次[逐渐加量,最大剂量每次 $0.5mg/(kg \cdot d)$]。

（6）醛固酮受体拮抗剂:改善 HFpEF 患者心功能、逆转心室重塑,并阻断醛固酮效应。螺内酯:$1\sim3mg/(kg \cdot d)$,分每天 $2\sim4$ 次。但仅限于肾功能正常者。

（7）β 受体拮抗剂:β 受体拮抗剂可上调心肌内 β 受体密度,改善交感神经活性,降低心肌耗氧量,影响细胞因子和心肌基因表达,从而改善心功能。可使心血管事件死亡率降低,且对左心室收缩功能、左心室重塑和室性心律失常也有良好疗效。常用美托洛尔或卡维地洛,一般从小剂量开始,缓慢加大剂量。美托洛尔有较弱的膜稳定作用,无内源性拟交感活性,对心脏的 β 受体有较大的选择性作用,起始每次 $0.2\sim0.4mg/(kg \cdot d)$,每天 2 次,逐渐加量 $1\sim2mg/(kg \cdot d)$。卡维地洛作为第三代 β 受体拮抗剂,有非选择性 β_3 受体阻断作用,同时又具有扩血管作用,口服,起始每次 $0.05mg/kg$,每天 2 次,逐渐加量致每次 $0.4\sim0.5mg/kg$,每天2 次。

（8）血管紧张素受体脑啡肽酶抑制剂(angiotensin receptor-neprilysin inhibitor,ARNI):用于射血分数降低的慢性心力衰竭,代表药物是沙库巴曲缬沙坦钠,可代替 ACEI 或 ARB,降低心血管死亡和心力衰竭住院风险。

（9）血管升压素 V_2 受体拮抗剂：代表药为托伐普坦，对于心力衰竭伴顽固性水肿或低钠血症患者疗效显著。初次建议住院用药，剂量：学龄儿童起始剂量 7.5mg/d，疗效欠佳者逐渐加量 15mg/d，监测血钠水平及血容量状态，短期可使用 7~14 天。

HFpEF 在儿童心肌病中的主要是 HCM，病理生理机制和 HFrEF 不同，目前 HCM 的药物治疗是基于症状改善和预防 SCD 的治疗：包括 β 受体拮抗剂、非二氢砒啶类钙通道阻滞剂等。有明显容量负荷过重者给予中小剂量的利尿剂。

2. 免疫抑制剂　炎症是儿童 DCM 发病的重要机制之一，多种原因引起的心脏损伤均可引起自身免疫激活。研究表明，一部分病毒性心肌炎最终会发展成为 DCM。

（1）糖皮质激素：有研究显示免疫抑制剂如泼尼松等可抑制自身免疫反应及缩短病程，并改善患者心脏收缩功能。泼尼松每天 2mg/kg，4 周后减量至每天 0.5mg/kg，共 6~12 个月。

（2）静脉注射免疫球蛋白：部分 DCM 换儿血液标本显示抗心肌抗体阳性，后者介导心肌细胞损害，并且与心力衰竭进展及心脏功能的严重程度有关。新近诊断 DCM（6 个月以内），纽约心脏病协会（NYHA）心功能Ⅲ~Ⅳ级，LVEF<40% 的患儿静脉注射免疫球蛋白，400mg/（kg·d），连用 3~5 天，每间隔 3 个月可重复应用。可以产生良好的抗炎症效应，并改善心脏功能。

3. 替代治疗　先天性代谢缺陷病所致代谢性心肌病在明确病因后需替代治疗。如 Pompe disease 因酸性 α-葡萄糖苷酶（GAA）缺乏，导致糖原不能正常代谢而贮积在肌肉细胞的溶酶体中，造成不可逆的神经肌肉病变，婴儿型出现进行性心肌病伴心力衰竭。目前可通过应用阿糖苷酶 α 替代治疗，推荐方案 20mg/kg，静脉输液泵输注，时间 4 小时，每 2 周 1 次，终身维持，可重塑心肌结构，改善心肌功能。原发性肉碱缺乏症因长链脂肪酸代谢障碍，导致脂质在心肌细胞质内蓄积、能量产生减少，急性期静脉或口服左旋肉碱（左卡尼汀）：剂量 100~400mg/（kg·d），病情稳定后改为维持量 30~100mg/（kg·d）口服，需终身维持。

4. 能量代谢类药物　儿童心肌病常存在心肌能量代谢障碍，调节能量代谢药物应用可以改善患者症状和心脏功能，常用辅酶 Q_{10}、左卡尼汀、磷酸肌酸、1-6,二磷酸果糖等。

5. 纠正贫血　所有伴 HF 患者应详细评估贫血情况。贫血是 HF 严重程度的独立相关因素，铁缺乏可引起贫血及运动耐量下降。研究发现，心功能分级Ⅱ~Ⅲ级患者确诊铁缺乏，尤其是铁调节蛋白缺乏时，在排除其他原因后给予铁剂替代治疗，可显著提高运动耐量和生活质量。

（三）非药物治疗

1. 室间隔消融治疗及室间隔肥厚心肌切除术（Morrow 手术）　主要用梗阻性 HCM，疏通左心室流出道，减少晕厥及阿斯发作。

2. 心脏再同步化治疗　符合 2021 年 ESC 指南对于心脏再同步化治疗（CRT/ICD）治疗心力衰竭推荐标准的患者。

3. 超滤治疗　对于利尿剂无反应的心肌病伴难治性充血性心力衰竭患者。

4. 永久起搏器　对于心肌病合并Ⅲ度 AVB 血流动力学不能稳定的患者。

5. 体外膜氧合（extracorporeal membrane oxygenation，ECMO）　应用于心肌病终末期心力衰竭患者及桥接到心脏移植的患者。

6. 左心室辅助装置（left ventricular assist device，LVAD）　对于尽管优化了药物和装置治疗，仍为终末期心力衰竭，对于适合心脏移植的患者，为了改善症状，降低心力衰竭住院风险和死亡风险,应当考虑用 LVAD(桥接到移植适应证);对于不适合心脏移植的患者,应考虑用 LVAD 降低早亡风险。

(四) 心脏移植

心肌病目前主要以药物治疗为主,大多数只能改善症状、延长生存期。自从 1967 年 Kantrowitz 医生创造性地完成了世界首例儿童心脏移植后,经过 50 余年的发展,儿童心脏移植的数量稳步上升。心脏移植适应证的选择要严格遵循国际儿童心脏移植的人选标准,小儿心脏移植对象主要为 DCM,当心肌病患者对常规内科药物或介入等方法治疗无效时,心脏移植是目前唯一确定疗效的外科治疗方法。

(五) 基因治疗

HCM 是单基因常染色体显性遗传病。传统治疗多以改善症状为主,不能抑制心肌肥厚的进展,患者最终发展为难治性心力衰竭。随着分子生物学技术的飞速发展,利用特异性病毒载体进行基因治疗目前已初试于临床,证实是安全可行的。采用心脏特异启动子构建目的基因,通过合适载体的选择、目的基因构建和器官靶向的载体运输系统达到合理的心脏基因靶向治疗有着广阔的前景。

五、预后

近 40% 有症状的心肌病患儿在接受心脏移植或在确诊后 2 年内死亡。HCM 及 AVC 是导致青少年 SCD 的重要原因。影响儿童心肌病预后不良的危险因素包括发病机制、临床特征、影响几何结构和功能的结构异常,具体的危险因素因表型而异。

病例链接：心　肌　病

【一般情况】患儿,男,5 岁 10 月,2019 年 1 月 2 日入院。

【主诉】颜面伴双下肢水肿 3 天,发现心功能异常半天。

【现病史】患儿 3 天前感冒后出现颜面及双下肢水肿,进行性加重,伴尿量减少,无发热,无咳嗽、咳痰,无胸闷、胸痛,无腹痛、腹泻,无肉眼血尿,无尿频、尿急、尿痛。1 天前就诊于当地医院,查尿常规:尿隐血 ++,尿蛋白 +,尿胆原 +,尿胆红素 +;血常规:WBC 11.9×10^9/L,N 51.6%,Hb 145g/L,CRP 0.86mg/L;ECG:心电轴右偏,右房异常,肢体导联 QRS 波低电压,T 波改变,遂收入院。诊断"水肿原因待查:急性肾小球肾炎? 心功能不全?",给予阿莫西林克拉维酸钾静滴,双氢克尿噻及辅酶 Q_{10} 胶囊口服治疗 2 天,无明显好转。心脏超声提示左心增大,左心室收缩功能减退,二三尖瓣轻中度反流,中度肺动脉收缩压升高。转至笔者院治疗。发病以来,精神软,胃纳欠佳,睡眠尚安,尿量减少,大便无殊,体重无明显增减。

【既往史】反复咳喘史,近 1 个月有呼吸道感染病史;因反复发热就诊当地于医院,胸片:双肺纹理增粗,心脏增大,呼吸道病毒提示流感 A 病毒阳性,ECG:窦性心律,肢体导压低电压,T 波轻度改变。抗炎、营养心肌治疗后好转。

【个人史】G_3P_2,足月顺产,出生体重 3.75kg,有一哥哥健康。

【家族史】家中无类似疾病史,家族中无遗传代谢性疾病史。

【入院查体】T 36.6℃,HR 106 次/min,RR 28 次/min,BP 107/78mmHg,体重 17.5kg,鼻导

管吸氧下,精神软,面色苍白,双眼睑及颜面部水肿,口周无发绀,呼吸稍促,双肺无啰音,心音低钝,律齐,心前区可闻及Ⅲ/6级杂音,心尖冲动弥散,位于胸骨左缘第8肋间腋前线,腹软,肝脏右肋下5cm,剑突下7cm,质中,神经系统查体无殊,双下肢非凹陷性水肿。

【辅助检查】当地医院(2019-1-1)尿常规:尿隐血++,尿蛋白+,尿胆原+,尿胆红素+,血常规:正常,ECG:心电轴右偏,右房异常,肢体导联QRS波低电压,T波改变。心脏超声(2019-1-2):左心增大,左心室收缩功能减退,EF:0.37,二、三尖瓣轻中度反流,中度肺动脉收缩压升高。GPT+肌酐+尿素+肌酸激酶同工酶(2019-1-2):AST 105U/L(参考值14~44U/L),肌酐44μmol/L,尿素5.83mmol/L,CK-MB活性25U/L。2019.1.2血气:pH 7.425,PCO$_2$ 41mmHg,PO$_2$ 40.2mmHg,K$^+$ 3.8mmol/L,Na$^+$ 131mmol/L(135~145mmol/L),Lac 2.2mmol/L,ABE 2.3mmol/L。

【入院诊断】心力衰竭;心肌病、心肌炎?肝功能损害;低钠血症。

【进一步检查】

生化(2019-1-3):AST 94U/L(参考值14~44U/L),肌酐61μmol/L,CK-MB活性31U/L(参考值0~25U/L)。

心肌标志物(2019-1-2):肌钙蛋白I 0.012 6ng/ml,CK-MB 5.5ng/ml(参考值0.8~5.1ng/ml)。

BNP(2019-1-2):2 833pg/ml(参考值<100pg/ml)。

甲状腺功能(2019-1-3):促甲状腺素2.325mIU/L,三碘甲状腺原氨酸0.48nmol/L,甲状腺素78.6nmol/L。ASO(2019-1-4):20.5U/ml。呼吸道免疫荧光(2019-1-4):均阴性。血Na$^+$(2019-1-5):127mmol/L(参考值135~145mmol/L)。肠道病毒、抗核抗体(2019-1-7)及血培养(2019-1-8)均阴性。

心脏超声(2019-1-2):全心扩张,心功能明显减低,EF0.33,三尖瓣轻中度反流,肺动脉瓣轻度反流,二尖瓣轻中度反流,肺动脉高压,左心房压高(图8-4-1)。

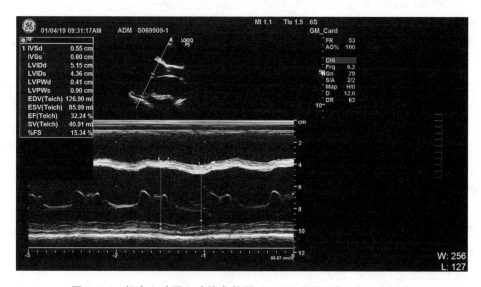

图8-4-1　超声心动图心功能参数图:EF、FS明显降低,左心室扩大

胸片（2019-1-2）：心肌病变伴肺淤血（心胸比 0.76）。

心电图（2019-1-3）：窦性心律，频发室性期前收缩，一度房室传导阻滞，前侧壁、下壁异常 Q 波，左胸导联 R 波递增不良，T 波轻度改变。

动态心电图（2019-1-4）：1. 窦性心律；2. 偶发房性期前收缩；3. 室性期前收缩，时成对，时呈短阵室性心动过速（lown 4B）；4. I 度房室传导阻滞；5. 提示右心房扩大，请结合临床。

CMR（2019-1-4）：全心扩大，左心功能低，三尖瓣、二尖瓣反流，心包少量积液，心肌弥漫性延迟强化，以左心为主，扩张型心肌病首先考虑，请结合临床（图 8-4-2）。

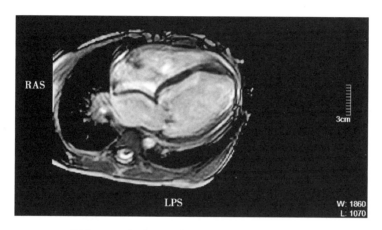

图 8-4-2 心脏 MRI 表现：显示左心室显著扩大

【诊疗计划】一般治疗：卧床休息，吸氧，控制液体量，易消化有营养饮食，维持水电解质平衡；抗心力衰竭：强心：米力农静脉泵注，病情控制后改地高辛口服维持，ACEI 制剂，利尿剂：呋塞米静脉推注联合双氢克尿噻口服，醛固酮受体拮抗剂：螺内酯；免疫治疗：丙种球蛋白、甲强龙应用；心肌赋能药：瑞安吉、辅酶 Q_{10} 口服；护肝；复查心脏超声、超声心动图、胸片、BNP、电解质等观察疗效，完善心脏磁共振检查及基因检测。

【诊疗经过】入院后予以绝对卧床休息，心电监护，面罩吸氧，抗心力衰竭：米力农 0.5μg/（kg·min）泵注，病情稳定后改地高辛口服液 1.7ml，12 小时 1 次口服；卡托普利片 6.25mg，8 小时 1 次口服，呋塞米注射液 10mg 静脉推注，12 小时 1 次，联合螺内酯片 10mg，每天 2 次口服，氢氯噻嗪片 25mg，每日两次口服，免疫治疗：静脉用丙种球蛋白每次 5g，静滴每天一次，连用 4 天，甲强龙 35mg，12 小时一次，3~5 天后减量改口服；抗心律失常：胺碘酮 0.066mg，12 小时一次，7~10 天调整 0.066mg，每天 1 次口服，心肌赋能药：瑞安吉 10ml，每天 3 次及辅酶 Q_{10} 10mg，每天 2 次口服；其他：美能护肝、补钠、口服补钾等综合治疗。住院第 3 天浮肿消退，呼吸渐平稳后停吸氧；住院第 11 天心律失常明显减少，室速消失；住院第 13 天复查心脏超声：LVEF46%，胸片：肺淤血好转，心胸比 0.75，病情稳定出院。

【出院诊断】扩张型心肌病；心力衰竭（心功能 IV 级）；心律失常（偶发房性期前收缩，频发室性期前收缩，短阵室性心动过速，I 度房室传导阻滞）；肝功能损害；低钠血症；心包积液。

【出院建议】

1. 卧床休息，合理饮食，避免感染。

2. 出院带药 地高辛，每次 0.083mg（约 1/3 片），每天 2 次，口服；卡托普利，每次 6.25mg，每天 3 次,口服;螺内酯,每次 10mg,每天 2 次,口服;氢氯噻嗪,每次 12.5mg,每天 2 次,口服;甲泼尼龙,每次 12mg,每天 1 次,口服;果糖二磷酸钠口服液,每次 10ml,每天 3 次,口服;辅酶 Q_{10},每次 0.5g,每天 2 次,饭后口服;氯化钾缓释,每次 0.5g,每天 3 次,口服;胺碘酮,每次 0.066g(约 1/3 片),每天 1 次,口服。

3. 2 周后心内科门诊复查,酌情加用 β 受体拮抗剂。

（章毅英）

参考文献

1. ELLIOTT PM,ANASTASAKIS A,BORGER MA,et al. 2014 ESC Guidelines on diagnosis and management of hypertrophic cardiomyopathy:the Task Force for the Diagnosis and Management of Hypertrophic Cardiomyopathy of the European Society of Cardiology(ESC)Eur Heart J,2014,35(39):2733-2779.
2. 中华医学会儿科学分会心血管学组,《中华儿科杂志》编辑委员会. 儿童心肌病基因检测建议. 中华儿科杂志,2013,51(8):595-597.
3. LIPSHULTZ SE,LAW YM,ASANTE-KORANG A,et al. Cardiomyopathy in Children:Classification and Diagnosis:A Scientific Statement from the American Heart Association. Circulation,2019,140(1):9-68.
4. DONAL E,DELGADO V,BUCCIARELLI-DUCCI C,et al. Multimodality imaging in the diagnosis,risk stratification,and management of patients with dilated cardiomyopathies:an expert consensus document from the European Association of Cardiovascular Imaging. Eur Heart J Cardiovasc Imaging,2019,20(10):1075-1093.
5. 中华医学会儿科学分会心血管学组儿童心肌病精准诊治协作组,《中国实用儿科杂志》编辑委员会. 中国儿童肥厚型心肌病诊断的专家共识. 中国实用儿科杂志,2019,34(5):329-334.

第九章

肾脏内科

儿童肾脏病是影响儿童健康的重要原因,发病率高。肾脏疾病在早期常缺乏典型的症状,往往易漏诊、误诊。儿童原发性肾小球疾病中以肾小球肾炎、肾病综合征为常见,其中激素抵抗型肾病综合征,病情复杂,易出现多种并发症及药物副作用,部分预后欠佳,对这类患儿的诊治应充分考虑到遗传背景、免疫状态、病理类型及并发症,进行个体化的评估和治疗。继发性肾小球疾病中以紫癜性肾炎为常见,狼疮性肾炎、乙肝病毒相关性肾炎相对少见。紫癜性肾炎发病率高,病情轻重变化大,需要依据临床分型、病理分型进行治疗。儿童肾小管疾病如肾小管酸中毒、Gitelman 综合征、Bartter 综合征、Dent 病等,大部分与遗传因素有关,很多早期症状不典型,诊断复杂、困难,需要全面分析,综合判断。儿童夜遗尿发病率高,遗尿的孩子很容易有自卑、焦虑等情绪,自尊心易受伤害。在国内儿童夜遗尿以往因各种因素而被忽视,近年来越来越引起重视,要求对儿童夜遗尿进行规范的诊断和治疗。

近年来,随着基于二代测序平台的遗传诊断技术的发展,单细胞测序技术的进步,以及基因编辑和修饰疗法的开发,遗传性及罕见肾脏疾病的诊治水平有了突破和进展。在内皮细胞损伤、足细胞损伤、线粒体功能障碍、肾小管间质纤维化等机制研究也有长足进步,越来越多的新型治疗药物被开发和应用,精准诊治策略在肾脏疾病未来的治疗中将越来越重要。

在本专业进修期间,应掌握儿童常见肾脏疾病的诊治,掌握肾脏病理分析、肾功能评估,掌握糖皮质激素与常见免疫制剂的使用方法,关注药物的副作用,做好与患儿及家属的沟通交流,做好人文关怀。

第一节　激素抵抗型肾病综合征

一、概述

原发性肾病综合征是儿童期常见的一类肾小球疾病。其中激素抵抗型肾病综合征(steroid-resistant nephrotic syndrome,SRNS),病情复杂,足量激素治疗 4 周尿蛋白不能转阴,易出现多种并发症及药物副作用,部分预后欠佳。SRNS 的病因及发病机制不明,可能与遗传、免疫异常及感染和血栓等并发症有关。对 SRNS 患儿的诊治应充分考虑到遗传背景、免疫状态、病理类型及并发症,进行个体化的精准评估和治疗。

激素抵抗型肾病综合征,又称为激素耐药型肾病综合征:泼尼松足量治疗 >4 周尿蛋白仍阳性。

　　近年来有研究表明,近 1/3 新生儿至儿童期发病的 SRNS 系单基因遗传病。Sadowski 等报道,在 1 783 例发病年龄为 0~25 周岁的 SRNS 患者中,有 29.5% 的患者是由于表达在肾小球足细胞上的 27 个基因中的某个基因突变导致的。国内的研究也表明,在 110 例来自全国 5 个中心的 1 天至 208 个月发病的 SRNS 患儿中,28.3% 是单基因遗传病,其中最常见的突变基因包括 *ADCK4*,*NPHS1*,*WT1* 和 *NPHS2* 等。目前不断发现与 SRNS 相关的基因(*NPHS2*,*NPHS1*,*PLCE1*,*CD2AP*,*TRPC6*,*CRB2*,*FAT1*,*WT1*,*LMX1B*,*SMARCL1*,*NUP93*,*NUP107*,*NUP205*,*XPO5*,*E2F3*,*NXF5*,*PAX2*,*LMNA*,*WDR73*,*ACTN4*,*INF2*,*MYO1E*,*MAGI2*,*ANLN*,*PTPRO*,*EMP2*,*CUBN*,*PODXL*,*ARHGAP24*,*ARHGDIA*,*DLC1*,*KANK1/2/4*,*ITSN1/2*,*SYNPO*,*TNS2*,*COQ2*,*COQ6*,*PDSS2*,*ADCK4*,*SCARB2*,*PMM2*,*ALG1*,*TTC21B*,*CDK20*,*CFH*,*DGKE*,*SPGL1*,*LAMB2*,*ITGB4*,*ITGA3*,*COL4A 3/4/5*,*GAPVD1*,*ANKFY1* 等),这些单基因突变导致的 SRNS 对各种免疫抑制剂的治疗效果差,目前只有少部分对某些特殊治疗有效。很多患者将进展为终末期肾病,需透析或肾移植。

　　研究表明,SRNS 的发病与 T 淋巴细胞、B 淋巴细胞及 NK 细胞等异常有关。研究发现 IL-4、IL-6、IL-10、IL-27、NF-κB 等与 SRNS 有关。并且 T 细胞数量异常,T 细胞亚群、Treg 细胞、Treg/CD4、Th1/Th2 比值等也与 SRNS 相关。近来,在局灶节段性肾小球硬化(focal segmental glomerulosclerosis,FSGS)复发患者的血清中发现有抗 CD40 抗体的存在,利妥昔单抗在治疗 SRNS 中有一定的疗效,提示 B 淋巴细胞可能参与了 SRNS 的过程。需要注意的是,可溶性尿激酶型纤溶酶原激活剂受体(soluble urokinase-type plasminogen activator receptor,suPAR)等与肾移植后 SRNS 的发病机制、治疗反应、复发风险等有关。有证据表明,SRNS 患者的免疫功能紊乱既有共性,也有个性,不同的个体可能存在不同的免疫状态。

　　激素敏感型肾病综合征(steroid-sensitive nephrotic syndrome,SSNS)的病理类型表现绝大多数为微小病变型(minimal change disease,MCD),而 SRNS 病理类型表现可多种多样,如 MCD、FSGS 或系膜增生性肾小球肾炎(mesangial proliferative glomerulonephritis,MsPGN)等。在不同地区、不同种族、不同时期的 SRNS 中各种病理类型所占比例各不相同,但大部分研究发现非 MCD 占到了大部分。部分患者的病理类型会有"变化"。因为病情变化、取材与检验等问题,对有些患者可以再次肾活检以了解病理变化。部分患者长期使用钙调神经磷酸酶抑制剂(calcineurin inhibitors,CNI),为了解其对肾脏的损害情况,需要活检以协助判断。

　　感染、血栓等是儿童肾病综合征的常见并发症,这些并发症不仅可诱导蛋白尿复发、加快肾脏病变进展,还是激素抵抗的重要原因之一。肾病综合征患儿极易患各种感染,常见为呼吸道、皮肤、泌尿道感染和原发性腹膜炎等,其中尤以上呼吸道感染感染最为多见。SRNS 因为住院时间长,免疫抑制剂使用时间更长,更容易继发严重感染。SRNS 病情长期未缓解,抗凝物质 ATⅢ丢失、水肿、血液浓缩、血流缓慢、高脂血症等均可诱发各种动静脉血栓形成,而血栓形成又是引起激素抵抗的重要原因之一。

二、诊断与鉴别诊断

(一) 诊断

1. 临床分型　依据对糖皮质激素的治疗效应可分为:

(1)激素敏感型肾病综合征:泼尼松足量治疗≤4 周尿蛋白转阴。

（2）激素依赖型肾病综合征：对激素敏感，但连续 2 次减量或停药 2 周内复发。

（3）激素敏感但频复发：指激素治疗敏感，但病程中半年内复发≥2 次，或 1 年内复发≥4 次。

（4）激素抵抗型肾病综合征：又称为激素耐药型肾病综合征，泼尼松足量治疗 >4 周尿蛋白仍阳性。又可分为初治耐药和迟发耐药。

激素抵抗型肾病综合征约占儿童原发性肾病综合征的 10%~20%。

2. 病理分型　激素抵抗型肾病综合征常规进行肾穿刺活检，依据病理结果可分为微小病变型、局灶节段性肾小球硬化、系膜增生性肾小球肾炎、膜性肾病等类型。

3. 基因型　详细询问家族史，是否有水肿、血尿、蛋白尿、肾炎、慢性肾脏病等病史。对高度怀疑遗传因素有关病例，检测父母及兄弟姐妹的尿常规、肾功能等。如果条件许可，应进行基因检测。

4. 病史与检查注意点　详细询问既往病史，既往尿液检查情况。既往有无水肿、少尿、血尿等病史。进行听力相关检查，眼科相关检查（注意角膜、晶状体、眼底等）。

（二）鉴别诊断

需排除继发性肾病综合征，常见有紫癜性肾炎、狼疮性肾炎、乙肝相关性肾炎等。

1. 紫癜性肾炎　有过敏性紫癜病史，皮疹四肢多见，高出皮面，压之不褪，可有腹痛、关节痛等情况，凝血功能往往正常，血小板正常。一般肾损害多出现在过敏性紫癜后 3~6 个月内。肾穿刺病理可以发现系膜细胞增生，IgA 沉积。

2. 狼疮性肾炎　可以有颧部红斑、光过敏、口腔溃疡、关节炎、浆膜炎等，可有神经系统异常如抽搐等，血液学异常如溶血性贫血、白细胞减少、血小板减少等，以及抗双链 DNA 抗体阳性、抗 sm 抗体阳性、抗核抗体等。肾穿刺病理往往有典型表现。

3. 乙肝相关性肾炎　是由慢性乙型肝炎病毒感染导致的免疫复合物性肾小球疾病，临床上以不同程度蛋白尿为主要表现，可伴有镜下血尿。血清乙肝病毒标志物阳性，肾脏病理改变绝大多数为膜性肾炎，少数为膜增生性肾炎和系膜增生性肾炎，肾小球中有 1 种或多种 HBV 抗原沉积。

4. IgA 肾病　往往以血尿为主要症状，表现为反复发作的肉眼血尿，多在呼吸道感染后出现，多无水肿。部分病例可有大量蛋白尿，肾穿刺病理可以发现系膜细胞增生及 IgA 沉积以诊断。

（三）诊断流程

儿童激素抵抗型肾病综合征诊治流程见图 9-1-1。

三、治疗

国内外对 SRNS 的治疗方案报道不少见，但缺乏相对统一的观点。SRNS 患儿的治疗应该个体化，要充分考虑免疫状态、病理类型、感染、血栓和遗传背景等相关因素。同时考虑药物治疗反应、药物毒副作用、患儿个体差异等多方面因素。严格掌握适应证，减少药物的不良反应。

中华医学会儿科学分会肾脏学组在 2016 年发布了激素耐药型肾病综合征诊治循证指南的修订版本，根据病理类型给予相应的治疗。国际儿科肾脏病学会在 2020 年发表了儿童激素耐药型肾病综合征诊断与管理的临床实践建议，推荐将 CNI 作为 SRNS 患儿的一线免

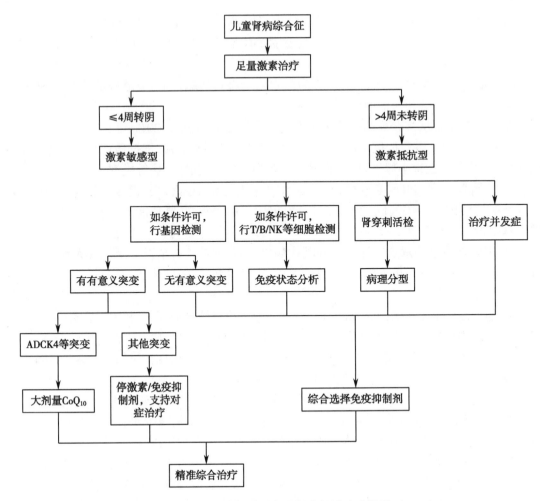

图 9-1-1 激素抵抗型肾病综合征诊治流程图

疫抑制剂,并在确诊后开始使用,二线方案可以考虑使用利妥昔单抗(rituximab,RTX)等。

(一) 根据不同病理类型的治疗方案

临床诊断明确后尽早进行肾组织活检以明确病理类型。

1. 病理类型为 MCD 的 SRNS 患儿可首选 CNI 如他克莫司(tacrolimus,TAC)或环孢素 A(cyclosporine A,CsA)进行初始治疗。

2. 病理类型为 FSGS 的 SRNS 患儿可采用 CNI 如 TAC 或 CsA 进行初始治疗,还可选用激素联合 CTX 或 RTX 治疗等方案。

3. 病理类型为 MsPGN 目前国内外尚缺乏明确的治疗方案,可参考选用 CsA、TAC、激素联合静脉 CTX 冲击等治疗。

4. 病理类型为膜增生性肾小球肾炎(membranoproliferative glomerulonephritis,MPGN)预后差。可选用大剂量甲泼尼龙冲击序贯泼尼松和 CTX 冲击;也可以选用其他免疫抑制剂,如 CsA、TAC、MMF,但缺乏确切的临床证据。

5. 病理类型为膜性肾病(membranous nephropathy,MN) 对 MN 首先应排除继发性因素,建议首选血管紧张素转化酶抑制剂(ACEI)和/或血管紧张素受体阻断剂(ARB)类药物,若大量蛋白尿、肾功能不断恶化或经上述治疗无明显好转,可选用 CNI 和泼尼松,或咪唑立宾、RTX 等方案。

(二)依据免疫异常状态选择药物

依据不同药物作用靶点及免疫异常状态,选用合适免疫抑制剂。如对 B 淋巴细胞异常为主可选择使用 RTX、奥法木单抗等;对 T 淋巴细胞异常为主可选择使用 CsA、TAC 等;对 B、T 淋巴细胞均明显异常可选择使用 MMF、CTX 等。但在不同个体、阶段、感染等情况下免疫状态会有变化,故需要结合临床、病理等综合选择用药。

(三)常用免疫抑制剂使用方法

1. TAC 剂量为 0.05~0.15mg/(kg·d),每 12 小时 1 次,建议饭前 1 小时或饭后 2 小时服用,于服药后 1 周查 TAC 血药浓度,维持谷浓度在 5~10μg/L,诱导期 6 个月,治疗 6 个月如未获得完全缓解则可停药,如获得部分缓解可继续使用至 12 个月;蛋白尿缓解后渐减量,每 3 个月减 25%,低剂量维持 12~24 个月。盐酸地尔硫草、五酯胶囊等药物可增加血药浓度。

2. CsA 初始剂量 4~6mg/(kg·d),每 12 小时 1 次,空腹,于服药后 1 周查 CsA 血药浓度,维持谷浓度 100~200μg/L。治疗 6 个月如未获得部分缓解则可停药,如获得部分缓解可继续使用至 12 个月。每 3 个月减 25%,减至 1mg/(kg·d)时维持,总疗程 1~2 年。

注意事项:TAC、CsA 等药物的血药浓度个体差异非常大,定期血药浓度检测非常重要。同时很多药物、食物会增加或减少血药浓度,应引起注意。因 CNI 可致肾小管间质的损伤,每 3 个月至少监测肾功能(包括肾小管功能)1 次,如果血肌酐较基础值增高 >30% 或伴有肾小管功能异常时,应将 CNI 剂量减少 25%~50% 或停药;当肾功能迅速下当肾功能迅速下降、血肌酐增加与尿蛋白减少相分离、接受 CNI 治疗 2 年以上时应考虑肾活检。当 eGFR<30ml/(min·1.73m^2)时,不建议用 CNI 治疗。

3. CTX 大剂量静脉冲击疗法:剂量 8~12mg/(kg·d),连用 2 天,每 2 周重复 1 次。用药期间需水化碱化治疗,总液体量 2 000ml/m^2(包括输液量及饮水量),以维持足够尿量,防止出血性膀胱炎。累积量一般不超过 168mg/kg。

4. MMF 剂量为 20~30mg/(kg·d),分两次口服,诱导期 4~6 个月,建议诱导剂量后每 3~6 个月减少 10mg/(kg·d)维持治疗,总疗程 12~24 个月。有条件单位可以监测 MPA-AUC。连续使用 MMF 4 个月无效者可列为 MMF 耐药。MMF 不良反应主要有胃肠道反应和感染;少数患儿出现潜在的血液系统骨髓抑制;肝脏损害等。

5. RTX 剂量为 375mg/m^2,静脉输注,每周 1 次共 1~4 次。监测 CD20 阳性细胞计数,治疗过程中注意过敏反应及生命体征监测,6 个月内应严密监测非常见病原体感染情况。一般用 TMP 预防卡氏肺孢子虫肺炎。

(四)多药联合治疗

对治疗无效的患儿,可采用多药联合治疗。根据药物不同作用靶点及特性进行合用,但用药剂量要相应减少。如激素+CNI+CTX,激素+CNI+MMF,激素+CNI+RTX,激素 +MMF+RTX 等。

(五)对部分致病基因的非免疫抑制剂治疗

辅酶 Q 是一种亲脂性的小分子,是呼吸链的主要组成成分,在线粒体内膜上的含量很高,参与许多重要的细胞过程。生物合成辅酶 Q 至少需要 16 种不同基因(*PDSS1,PDSS2,COQ2,COQ3,COQ4,COQ5,COQ6,COQ7,COQ8A,COQ8B,COQ9,COQ10A,COQ10B,FDX1L,*

FDXR 和 *ALDH3A1*）。有报道称 *COQ6* 和 *COQ2* 的基因突变可引起 SRNS。有个例报道在 *COQ2* 纯合错义突变的患儿中用口服 CoQ10 治疗。*ADCK4* 与 CoQ10 生物合成通路的组分有关,据报道,*ADCK4* 突变的患者细胞 CoQ10 含量降低。有报道补充大剂量 CoQ10 成功治疗 *ADCK4* 突变可以引起 SRNS。

TRPC6 突变可以引起常染色体显性 FSGS,改变 *TRPC6* 酶活性可能是治疗 FSGS 的一种新的治疗方法,但缺乏相关明确的报道。

（六）其他治疗

在 19 世纪 50 年代,促肾上腺皮质激素（adrenocorticotropin,ACTH）曾广泛用于肾病综合征的治疗,具有较好疗效。该药最初被认为通过促进肾上腺合成糖皮质激素发挥作用,因价格较贵,需注射应用,随着廉价的口服糖皮质激素的出现,ACTH 逐渐被弃用。近年新的证据显示,ACTH 可通过糖皮质激素以外的途径发挥肾脏保护和降蛋白尿作用,诱导部分 SRNS 患者缓解。

ACEI 和/或 ARB 仍是重要的辅助治疗药物,不仅可以控制高血压,还可以降低蛋白尿和维持或延缓肾功能进展。当 eGFR<30ml/（min·1.73m^2）时需慎用 ACEI 或 ARB。当合并低血容量、急性肾损伤、高钾血症或频繁呕吐/腹泻时停用 ACEI/ARB 治疗。

如多种免疫抑制剂治疗方案无效,可考虑进行血液净化治疗,如血浆置换、免疫吸附等。

治疗 SRNS 同时要注意并发症的处理。注意改善高凝状态,防止静脉血栓形成。有高凝状态时可预防性使用抗凝药物如低分子肝素、双嘧达莫等。

对 SRNS 患儿都应该充分考虑到遗传背景、免疫状态、病理类型,以及感染、血栓等并发症,进行实现个体化的精准评估和治疗,改善患者生活质量和长期预后。

病例链接：激素抵抗型肾病综合征

【一般情况】患儿,女,2 岁 1 月。

【主诉】双眼睑水肿半月余。

【现病史】患儿入院前半月余出现双眼睑水肿,进行性加重,后出现双下肢水肿,伴有尿量减少,泡沫尿,无肉眼血尿,无发热,无呕吐、腹泻,无皮疹等。至当地医院查尿常规:尿隐血 +,尿蛋白 +++;血生化:白蛋白 16.7g/L,肌酐 26μmol/L,甘油三酯 2.24mmol/L,总胆固醇 6.58mmol/L。诊断"肾病综合征",予以足量强的松口服治疗 2 周,尿蛋白仍 +++,转来笔者医院。发病以来体重增加 1kg。

【既往史】无殊。

【出生史】G$_1$P$_1$,足月顺产,出生体重 3.1kg。无窒息抢救史。

【预防接种史】按计划接种。

【家族史】父亲有"乙肝大三阳"病史。否认有肾脏病家族史。

【入院查体】T 36.5℃,P118 次/min,R26 次/min,BP 95/63mmHg,体重 13.3kg,神志清,精神可,呼吸平稳,双眼睑水肿,咽部无充血,双肺呼吸音粗,未闻及干、湿啰音,心律齐,心音有力,心前区未闻及病理性杂音,腹部膨隆,无压痛及反跳痛,肝脾肋下未及肿大,移动性浊音阳性,双肾区叩痛阴性,双下肢凹陷性水肿。

【辅助检查】当地医院查尿常规:尿隐血 +,尿蛋白 +++,尿红细胞 156/μl（参考值

0~16.9/μl）；血生化：总蛋白 37.5g/L（参考值 65~84g/L），白蛋白 16.7g/L（参考值 39~54g/L），肌酐 26μmol/L，甘油三酯 2.24mmol/L（参考值 0.4~1.7mmol/L），总胆固醇 6.58mmol/L（参考值 1.8~5.2mmol/L）。

【入院诊断】肾病综合征。

【检查计划】完善血常规、尿常规、便常规、24 小时尿蛋白定量、尿蛋白/肌酐、血气分析＋电解质、生化、血脂、免疫球蛋白、补体、血沉、抗核抗体、肝炎系列、心电图、胸片、肝胆胰脾 B 超＋泌尿系 B 超检查等。必要时行经皮肾穿刺病理检查。

【治疗计划】

1. 监测观察　记 24 小时尿量，监测心率、呼吸、血压、眼压，监测腹围、四肢末梢循环情况、水肿程度等。

2. 一般治疗　少尿明显时可用利尿剂（呋塞米、氢氯噻嗪等），必要时用白蛋白治疗。有高血压时及时降压。水肿明显时低盐饮食。补充维生素 D 与钙剂。根据血电解质及时对症治疗。抗凝治疗。

3. 激素与免疫抑制剂治疗　继续强的松治疗，如 4 周未转阴可加用他克莫司等药物。

4. 进一步检查　如 4 周未转阴，行经皮肾穿刺病理检查与基因检测。

【治疗经过】查尿常规：尿蛋白 ++++，尿红细胞镜检 75/HP（参考值 0~3/HP）；24 小时尿蛋白定量 1 081.8mg/24h（参考值 <150mg/24h）；血生化：白蛋白 13.4g/L（参考值 39~54g/L），肌酐 42μmol/L，总胆固醇 7.1mmol/L（参考值 1.8~5.2mmol/L）；ASO 18.8IU/ml，ESR 104mm/h（参考值 0~20mm/h）。血清补体 C3 1.32g/L，补体 C4 0.47g/L。抗核抗体、肝炎系列等均无异常。心电图、胸片、肝胆胰脾 B 超＋泌尿系 B 超检查均正常。PPD 结果阴性。予以那屈肝素钙皮下注射抗凝，维生素 D 口服补钙，呋塞米应用等对症处理，测血压，测眼压等。继续以泼尼松龙片 12.5mg，每天 2 次口服。

足量激素应用至 4 周后（从最初开始用激素时间起 4 周），患儿仍有轻度水肿，查尿常规示尿蛋白 ++，尿红细胞镜检 66/HP，24 小时尿蛋白定量 753.9mg，行经皮肾穿刺检查。病理：光镜下符合肾小球轻微病变；免疫荧光 IgG、IgA、IgM、C3、C4、C1q 及 Fib 均阴性。Ⅳ型胶原 α2、α3、α5 分布无异常。电镜：肾小球基底膜无明显增厚，足突弥漫融合，有微绒毛变，未见确切电子致密物沉积。同时行基因检测。遂加用他克莫司 0.5mg，每天 2 次口服，泼尼松龙减量至 12.5mg，每晨口服治疗。监测他克莫司浓度波动在 4.1~7.9ng/ml。同时加用 ACEI 药物依那普利治疗。强的松＋他克莫司应用 2 周后，尿蛋白 +~++，应用 4 周后尿蛋白转阴，复测 24 小时尿蛋白 75mg。1 个半月后基因检测报告：未检出与表型相关的致病或疑似致病变异。后强的松与他克莫司渐减量，多次复查尿常规正常，血常规、肝肾功能正常。

【出院诊断】肾病综合征（激素抵抗型）。

【出院建议】

1. 合理饮食与运动；预防感染。

2. 测血压，观察水肿、尿量、尿中泡沫、体重等情况。

3. 定期门诊就诊，查尿常规、血常规、肝肾功能、他克莫司血药浓度等，调整用药剂量与方案。

（傅海东）

参考文献

1. SADOWSKI CE, LOVRIC S, ASHRAF S, et al. A single-gene cause in 29.5% of cases of steroid-resistant nephrotic syndrome. J Am Soc Nephrol, 2015, 26(6):1279-1289.
2. WANG F, ZHANG Y, MAO J, et al. Spectrum of mutations in Chinese children with steroid-resistant nephrotic syndrome. Pediatr Nephrol, 2017, 32(7):1181-1192.
3. 中华医学会儿科学分会肾脏学组. 激素耐药型肾病综合征诊治循证指南(2016). 中华儿科杂志, 2017, 55(11):805-809.
4. TRAUTMANN A, VIVARELLI M, SAMUEL S, et al. IPNA clinical practice recommendations for the diagnosis and management of children with steroid-resistant nephrotic syndrome. Pediatr Nephrol, 2020, 35(8):1529-1561.

第二节　紫癜性肾炎

一、概述

(一) 紫癜性肾炎的定义

过敏性紫癜又称为免疫球蛋白 A 血管炎,是以坏死性小血管炎为主要病理改变的全身性疾病,是儿童期最常发生的系统性血管炎。其发病率约为每年 10~20/10 万。紫癜性肾炎是指过敏性紫癜病程 6 个月内出现血尿和/或蛋白尿等肾脏损害者。过敏性紫癜的长期预后主要取决于肾脏有无受累及肾损害严重程度。

(二) 过敏性紫癜及紫癜性肾炎的临床特点

过敏性紫癜主要发生于秋季、冬季和春季,多见于 3~15 岁儿童,男性发病率高于女性,男女发病率之比为(1.2~1.8):1。黑人发病率较白人和亚洲人稍低。临床表现为非血小板减少性可触性皮肤紫癜,伴或不伴腹痛、胃肠道出血、关节痛、肾脏损害等症状。肾脏受累者称为紫癜性肾炎。紫癜性肾炎临床上主要表现为镜下血尿和/或蛋白尿,也可表现为肉眼血尿、急性肾小球肾炎或肾病综合征,严重者甚至表现为急性肾衰竭。肾脏受累通常在全身性症状后数日至 1 个月内出现,其发生率约为 20%~80%。紫癜性肾炎大多预后良好,但少数患儿可进展至终末期肾病。

二、过敏性紫癜及紫癜性肾炎的诊断与鉴别诊断

由于紫癜性肾炎被定义为过敏性紫癜病程 6 个月内出现肾脏损害者,故过敏性紫癜的正确诊断对紫癜性肾炎十分重要。

(一) 过敏性紫癜的诊断

过敏性紫癜的诊断主要依据欧洲抗风湿病联盟和欧洲儿科风湿病学会(EULAR/PReS)制定的儿童血管炎的分类标准。过敏性紫癜诊断标准:可触性皮疹(必要条件)伴以下任何一条:①弥散性腹痛;②任何部位活检示 IgA 沉积;③关节炎/关节痛;④肾脏受损表现(血尿和/或蛋白尿)。

鉴于部分患儿仅表现为单纯皮疹而无其他症状,2012 年长沙儿童过敏性紫癜诊治专家

座谈会根据国内情况建议:对于典型皮疹急性发作的患儿排除相关疾病可以临床诊断,对于皮疹不典型或未见急性期发作性皮疹者,仍需严格按标准诊断,必要时行皮肤活检。典型的皮肤活检病理表现为白细胞破碎性血管炎伴 IgA 沉积。

(二)过敏性紫癜的鉴别诊断

患儿如表现为典型的皮肤紫癜,同时伴有腹痛、关节炎/关节痛和/或肾脏受累等表现时过敏性紫癜的诊断通常较易。但如果过敏性紫癜的临床表现不典型,尤其是初始没有皮肤表现时,则诊断较困难。皮疹需要与因血小板减少或凝血异常引起的皮疹及 ANCA 相关性血管炎等可导致小血管炎的疾病进行鉴别。此外,腹痛、关节炎需要与相应疾病如急腹症、风湿性关节炎等进行鉴别。

(三)紫癜性肾炎的诊断

紫癜性肾炎(henoch-schonlein purpura nephritis,HSPN)是指过敏性紫癜肾实质的损害,是儿科常见的继发性肾小球疾病之一。临床上在过敏性紫癜病程 6 个月以内出现血尿和/或蛋白尿即可诊断为过敏性紫癜性肾炎。临床上肾脏受累发生率为 20%~80%,多发生于起病 1 个月内。常见有镜下血尿和/或蛋白尿,肉眼血尿也常见,高血压可单发或合并肾脏病变,急性肾小球肾炎或肾病综合征表现者占 6%~7%,严重者可出现急性肾衰竭。

国外多中心大样本回顾性研究显示 97% 的过敏性紫癜患儿肾损害发生在起病的 6 个月内。2012 年我国多中心回顾性调查分析亦显示 96.7% 的患儿于过敏性紫癜起病 6 个月内发生肾损害,故目前将紫癜性肾炎的诊断定义为在过敏性紫癜病程 6 个月内出现血尿和/或蛋白尿。诊断流程详见图 9-2-1。极少部分患儿在过敏性紫癜急性病程 6 个月后,再次出现紫癜复发,同时首次出现血尿和/或蛋白尿者,应争取进行肾活检,如为 IgA 系膜区沉积为主的系膜增生性肾小球肾炎,则亦应诊断为紫癜性肾炎。

1. 紫癜性肾炎血尿和蛋白尿的诊断标准

(1)血尿:肉眼血尿或镜下血尿。

(2)蛋白尿:满足以下任一项者:①1 周内 3 次尿常规蛋白阳性;②24 小时尿蛋白定量>150mg;③1 周内 3 次尿微量白蛋白高于参考值。

2. 紫癜性肾炎临床分型

(1)孤立性血尿型;

(2)孤立性蛋白尿型;

(3)血尿和蛋白尿型;

(4)急性肾炎型;

(5)肾病综合征型;

(6)急进性肾炎型;

(7)慢性肾炎型。

(四)紫癜性肾炎的鉴别诊断

紫癜性肾炎需要与兼有皮疹及尿检异常的疾病进行鉴别,如 ANCA 相关性小血管炎、狼疮性肾炎、冷球蛋白血症肾损害、Wegener 肉芽肿、结节性多动脉炎等进行鉴别。依据各自临床特点,进行相关检查,如 ANCA、ANA、免疫球蛋白＋补体、冷球蛋白测定、鼻窦 CT 等,必要时辅以肾穿刺、皮肤活检鉴别。紫癜性肾炎诊断流程见图 9-2-1。

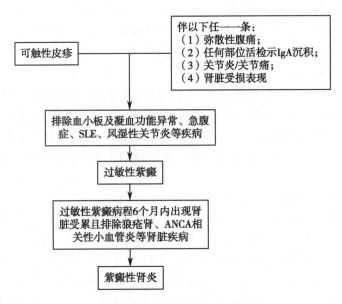

图 9-2-1　紫癜性肾炎诊断流程图

（五）紫癜性肾炎的病理特点和分级

1. 紫癜性肾炎的病理特点　紫癜性肾炎临床表现不一,病理分型多样,临床与病理表现常不平行。对于中重度蛋白尿、持续蛋白尿和/或肉眼血尿及急进性肾炎表现的患儿,建议早期行肾活检以明确肾组织损伤程度,从而根据病理分级选择合适的治疗方案。在没有条件获得病理诊断时,则依据临床表现选择相应治疗。紫癜性肾炎肾脏组织病理特征为免疫荧光显微镜下 IgA 系膜区沉积,与 IgA 肾病的表现相同。光学显微镜下改变从孤立性系膜增生到严重的新月体性肾小球肾炎不等。

2. 紫癜性肾炎的病理分级　肾活检病理检查是判断肾脏损伤程度的金标准,目前常用的病理分级指标为 1974 年 ISKDC 和 2000 年中华医学会儿科学分会肾脏病学组制定。近年来研究发现,肾脏疾病的发展和预后亦与肾小管间质损害直接相关,且其损伤较小球病变对预后更有评估价值,因此,中华医学会在 2009 年发布的《儿童常见肾脏疾病诊治循证指南》提出在现有病理分级基础上对肾小管间质进行病理分级。

（1）肾小球病理分级

Ⅰ级:肾小球轻微异常。

Ⅱ级:单纯系膜增生,分为:a. 局灶/节段;b. 弥漫性。

Ⅲ级:系膜增生,伴 <50% 肾小球新月体形成/节段性病变(硬化、粘连、血栓、坏死),其系膜增生可分为:a. 局灶/节段;b. 弥漫性。

Ⅳ级:病变同Ⅲ级,50%~75% 的肾小球伴上述病变,分为:a. 局灶/节段;b. 弥漫性。

Ⅴ级:病变同Ⅲ级,>75% 的肾小球伴上述病变,分为:a. 局灶/节段;b. 弥漫性。

Ⅵ级:膜增生性肾小球肾炎。

（2）肾小管间质病理分级

（+）级:轻度小管变形扩张。

（++）级:间质纤维化、小管萎缩 <20%,散在炎性细胞浸润。

（+++）级：间质纤维化、小管萎缩占 30%，散在和/或弥漫性炎性细胞浸润。

（++++）级：间质纤维化、小管萎缩 >50%，散在和/或弥漫性炎性细胞浸润。

三、不同病理分级紫癜性肾炎的治疗

紫癜性肾炎临床和病理类型多样，在诊治中应综合临床表现和病理改变合理选择治疗方案。对于单纯镜下血尿不需特殊治疗，但需要长期随访，动态监测尿常规。对于非单纯性镜下血尿的紫癜肾患儿，治疗主要包括糖皮质激素、免疫抑制剂、血管紧张素转换酶抑制剂、血浆置换、扁桃体切除术等多种方法。目前国内治疗主要参照 KDIGO 临床实践指南和 2016 年中华医学会儿科学分会肾脏病学组制定的过敏性紫癜性肾炎诊治指南。

（一）孤立性血尿或病理 I 级

对此类患儿指南不推荐治疗，但应加强随访，随访时间至少 3~5 年。对持续、严重的肉眼血尿应早期行肾活检按病理分级进行治疗。

（二）孤立性蛋白尿、血尿和蛋白尿或病理 IIa 级

血管紧张素转换酶抑制剂（ACEI）和/或血管紧张素受体拮抗剂（ARB）类药物有降蛋白尿的作用，建议使用。

（三）非肾病水平蛋白尿或病理 IIb、IIIa 级

国外研究证据少，可参照前一级的用药。有激素联合免疫抑制剂治疗的报道，如激素联合环磷酰胺（cyclophosphamide，CTX）或环孢素 A（cyclosporine A，CsA）治疗；对该类患儿积极治疗的远期疗效尚有待研究。

糖皮质激素是治疗儿童紫癜肾的基础用药。KDIGO 指南建议对于持续蛋白尿 >1g/（d·1.73m²）或新月体性肾炎患儿需加用糖皮质激素，国内儿童肾脏病学组制定的指南建议对于临床表现为肾病水平蛋白尿、急性肾炎综合征或肾病综合征、急进性肾炎，或病理为 IIb 以上者，建议加用激素治疗。近年来，多项临床研究报道也均证实糖皮质激素在紫癜肾治疗中的确切疗效。但近几年的荟萃分析和大样本随机对照双盲试验研究均提示糖皮质激素不能有效预防过敏性紫癜肾损害的发生，不建议将糖皮质激素用于预防过敏性紫癜肾损害。

（四）肾病水平蛋白尿、肾病综合征或病理 IIIb、IV 级

该组患儿临床症状及病理损伤均较重，现多倾向于采用激素联合免疫抑制剂治疗，其中疗效最为肯定的是糖皮质激素联合 CTX 治疗。若临床症状较重、病理呈弥漫性病变或伴有新月体形成者，可选用甲泼尼龙冲击治疗，15~30mg/（kg·d）或 1 000mg/（1.73m²·d），每天最大量不超过 1g，每天或隔天冲击，3 次为一疗程。

可供选择的治疗方案如下：

1. 糖皮质激素联合 CTX 冲击治疗　泼尼松 1.5~2mg/（kg·d），口服 4 周后渐减量，同时应用 CTX 8~12mg/（kg·d）静脉滴注，连续应用 2 天，间隔 2 周为一疗程，共 6~8 个疗程，CTX 累积总量≤150mg/kg。

CTX 是临床上常用的细胞毒药物，是一种烷基化抗细胞代谢药物，被用来作为基本的抑制免疫力的药物。它在体内主要是经过肝脏代谢为活性分子，与细胞成分中的功能基因发生烷基化作用，进而影响 DNA 的结构和功能，最终导致细胞死亡。不良反应有胃肠道反应、骨髓抑制、脱发、出血性膀胱炎、致癌和性腺损害等。

2. 糖皮质激素＋吗替麦考酚酯（mycophenolate mofetil，MMF）　MMF 20~30mg/（kg·d），

分 2 次口服,3~6 个月后逐渐减量,疗程 12~24 个月;联合泼尼松 0.5~1mg/(kg·d),并逐渐减量。

MMF 是一种新型的免疫抑制剂,它在体内的活性代谢产物霉酚酸能通过抑制次黄嘌呤单核苷酸脱氢酶选择性抑制 T、B 淋巴细胞的浸润和增殖,并快速抑制单核巨噬细胞增殖,抑制抗体的形成从而发挥免疫抑制作用。有研究认为与 CTX 联合小剂量糖皮质激素治疗相比较,MMF 联合小剂量糖皮质激素治疗肾病综合征型紫癜性肾炎有相近的临床缓解率,而在缓解蛋白尿和血尿方面,MMF 较 CTX 更为有效,MMF 不良反应亦明显少于 CTX。主要的不良反应有胃肠道反应、骨髓抑制、致癌及感染等。

3. 糖皮质激素 +CsA CsA 口服 4~6mg/(kg·d),注意监测血药浓度,维持谷浓度在 100~200ng/ml,疗程 8~12 个月;同时口服泼尼松 1~2mg/(kg·d),并逐渐减量停药。

CsA 最早用于防止移植排斥反应,近年来也用于重症紫癜肾的治疗并取得较好疗效。虽然目前关于 CsA 治疗紫癜肾的报道较少,但均为 CsA 治疗有效的报道。不良反应有多毛、高血压、胃肠道反应、肝肾功能损害等。

4. 糖皮质激素 + 硫唑嘌呤 泼尼松 2mg/(kg·d)分次口服,加用硫唑嘌呤 2mg/(kg·d)时,泼尼松改为隔天 2mg/(kg·d)顿服,2 个月后渐减量;硫唑嘌呤总疗程 8~12 个月。

(五) 急进性肾炎或病理Ⅳ、Ⅴ级

这类患儿临床症状严重、病情进展较快,现多采用三至四联疗法,常用方案为:甲泼尼龙冲击治疗 1~2 个疗程后口服泼尼松 +CTX(或其他免疫抑制剂)+ 肝素 + 双嘧达莫。亦有甲泼尼龙联合尿激酶冲击治疗 + 口服泼尼松 +CTX+ 华法林 + 双嘧达莫治疗的文献报道。

(六) 其他药物治疗

血管紧张素转换酶抑制剂/血管紧张素受体拮抗剂(ACEI/ARB):能降低高血压,减轻蛋白尿,保护肾功能并延缓慢性肾脏病的进展。KDIGO 建议,无论是否合并高血压,对于紫癜肾蛋白尿患儿均应予以 ACEI 或 ARB 治疗,其中轻度蛋白尿患儿可仅给予 ACEI 或 ARB 单独治疗。ACEI 常用制剂为依那普利,0.1~0.2mg/(kg·d)口服;ARB 制剂为氯沙坦,25~50mg/d 口服。在以上分级治疗的同时,可加用抗凝剂和/或抗血小板聚集药,如双嘧达莫、肝素等。

(七) 其他治疗

有报道显示,对顽固性重症紫癜肾或表现为急进性肾炎者,临床早期应用血浆置换可以明显提高肾小球滤过率,改善急进性紫癜性肾炎预后。血浆置换治疗可有效去除患者血浆中抗体、补体及免疫反应介质等,适用于治疗急进性紫癜性肾炎(病理提示新月体肾炎),过敏性紫癜伴有严重合并症患者,可缓解患儿病情进展,但其确切疗效尚需更大样本循证医学证据。血浆置换治疗对终末期肾衰竭治疗疗效仍有争议。也有报道使用丙种球蛋白治疗紫癜肾可改善肾脏病理、临床症状及肾活动指数,但要注意疗效反弹及丙种球蛋白配方中蔗糖成分的肾毒性。此外,尚有个案报道临床表现和肾脏病理损伤均严重的紫癜肾患儿在接受扁桃体切除术后,临床血尿蛋白尿明显缓解。

四、随访

尽管大部分紫癜性肾炎患儿预后良好,仍有约 1%~7% 的患儿病程迁延,最终进展为慢性肾功能不全。需要临床医生在重视治疗的同时,进一步加强随访。对病程中出现尿检异常的患儿应延长随访时间,建议至少随访 3~5 年。

病例链接：　紫癜性肾炎

【一般情况】患儿,男,12 岁。

【主诉】反复双下肢皮疹 2 个月,尿检异常 10 余天。

【现病史】患儿 2 个月前出现双下肢皮疹,皮疹略高出皮面,压之不褪色,无瘙痒。无发热,无腹痛、腹泻、无呕血、黑便,无关节肿痛。当地医院考虑“过敏性紫癜”给予氯雷他定片等抗过敏药物治疗后皮疹逐渐消退,后小腿皮疹仍有少量反复。当地定期监测尿常规。10 余天前查尿常规提示蛋白 ++,红细胞 85/HP。无明显肉眼血尿,尿量尚可。为进一步治疗至我院。门诊拟“过敏性紫癜,紫癜性肾炎?”收住入院。

起病以来,神清,精神可,睡眠、胃纳可,大便无殊,小便改变如上述,体重无明显增减。

【既往史】无殊,否认过敏性疾病史。

【出生史】G_1P_1 足月顺产,出生体重 3.2kg。无窒息抢救史。

【预防接种史】按计划接种。

【家族史】否认过敏性紫癜及肾脏疾病家族史。

【入院查体】T 36.5℃,P84 次/min,R20 次/min,血压 95/59mmHg,体重 34kg,神清,精神可,双眼睑略水肿,颈部未及肿大淋巴结,咽部无充血,双肺呼吸音清,无啰音,心律齐,心音中,腹软,无压痛反跳痛,肝脾肋下未及,神经系统检查阴性,双下肢可见散在暗红色皮疹,略高出皮面,压之不褪色。下肢无水肿。

【辅助检查】当地医院尿常规:潜血 ++,蛋白 ++,红细胞 85/HP(参考值 0~3/HP),白细胞 1/HP。血常规:白细胞 6.57×10^9/L,中性粒细胞 49.2%,淋巴细胞 48.9%,血红蛋白 119g/L,血小板 340×10^9/L,C 反应蛋白 3mg/L。

【入院诊断】过敏性紫癜? 紫癜性肾炎?

【检查计划】完善血常规、尿常规、便常规、血气分析 + 电解质、生化、免疫球蛋白 + 补体、凝血功能、抗核抗体、ANCA、乙肝定性 HIV 梅毒丙肝等检查进一步明确过敏性紫癜诊断。通过 24 小时尿蛋白评估肾脏损害情况。必要时肾脏组织病理活检明确肾脏病变情况。

【治疗计划】

1. 给予卧床休息,监测尿量,如尿少可利尿剂减轻水肿。

2. 完善检查明确诊断,根据临床分型结合肾脏病理分级选择治疗方案。

【治疗经过】入院后完善相关检查:血常规:白细胞 7.57×10^9/L,中性粒细胞 52.4%,淋巴细胞 30.3%,血红蛋白 116g/L,血小板 246×10^9/L,C 反应蛋白 <0.5mg/L。尿常规:潜血 ++,蛋白 +++,红细胞 152 个/HP(参考值 0~3/HP),异形 80%。凝血功能正常,抗核抗体、抗中性粒细胞胞浆抗体、乙肝定性艾滋梅毒丙肝检测均阴性。免疫球蛋白 + 补体:补体 C3 1.2g/L。尿常规蛋白 ++,红细胞 20/HP(参考值 0~3/HP)。24 小时尿蛋白定量 3 671.7mg/24h(参考值 <150mg/24h)。生化五类:白蛋白 20g/L(参考值 39~54g/L),丙氨酸氨基转移酶 34U/L,肌酐 42μmol/L,尿素 4.87mmol/L。

入科后予以卧床休息,监测尿量,限液及呋塞米利尿减轻水肿。尽快完善肾脏病理活检制订治疗方案。院内相关检查如凝血功能、血小板计数、抗核抗体、ANCA、乙肝定性艾滋梅毒丙肝检测均阴性排除相关疾病,患儿过敏性紫癜诊断明确。生化五类:白蛋白 20g/L,提示有低白蛋白血症。24 小时尿蛋白定量 3 671.7mg/24h,提示有大量蛋白尿。与患儿家长充分沟通后行肾脏组织病理活检。

肾脏病理活检:光镜可见肾小球 28 只,小球内系膜细胞增生,3 只小球可见新月体形成,1 只小球与球囊轻度粘连,小管细胞部分肿胀、颗粒变性,小管无明显萎缩。免疫荧光:小球10 只,小球内 IgG+,IgA+++,IgM+,C3+,C4−,C1q−,Fib++。电镜:足突小区融合,基底膜厚约400nm,系膜细胞增生,系膜区可见电子致密物沉积。符合紫癜性肾炎（Ⅲb 型）。

治疗:大剂量甲强龙 0.5g,每天 1 次,连续使用 3 天为一疗程,1 周后重复,连用 2 疗程后改为泼尼松 50mg/d 口服并逐渐减量,患儿病情逐渐稳定,24 小时尿蛋白降至 1 895.3mg,予以出院。

【出院诊断】过敏性紫癜;紫癜性肾炎（Ⅲb 型）。

【出院建议】

1. 定期来院行 CTX 冲击治疗,0.3g/d,连用 2 天,静脉滴注为一疗程。间隔 2 周,共 8.5个疗程。

2. 激素逐渐减量,注意口服维生素 D 和钙剂,监测电解质、眼压、血压等。

3. 监测尿常规和 24 小时尿蛋白定量,预防感染,不适随诊。

【随访及总结】患儿停药后定期随访 2 年余,患儿尿蛋白持续阴性,一般状况良好。本例患儿为过敏性紫癜发生 1 个月后出现尿常规异常,临床表现为大量蛋白尿和低白蛋白血症,相关检查排除 ANCA 相关性小血管炎、狼疮肾等疾病,结合肾脏病理检查提示以 IgA 系膜区沉积为主,患儿紫癜性肾炎（肾病综合征型）诊断明确。鉴于患儿肾脏病理提示紫癜性肾炎Ⅲb 型且临床表现为肾病水平蛋白尿,治疗选择糖皮质激素联合 CTX 治疗。

(路智红)

参考文献

1. PILLEBOUT E,SUNDERKÖTTER C.IgA vasculitis.Semin Immunopathol,2021,43（5）:729-738.
2. OZEN S,MARKS SD,BROGAN P,et al.European consensus-based recommendations for diagnosis and treatment of immunoglobulin A vasculitis-the SHARE initiative.Rheumatology（Oxford）,2019,58（9）:1607-1616.
3. 中华医学会儿科学分会肾脏病学组.紫癜性肾炎诊治循证指南（2016）.中华儿科杂志,2017,55（9）:647-651.
4. NAGAI S,HORINOUCHI T,NINCHOJI T,et al. Use of renin-angiotensin system inhibitors as initial therapy in children with Henoch-Schönlein purpura nephritis of moderate severity.Pediatr Nephrol,2022.

第三节 夜 遗 尿

一、概述

儿童夜遗尿是一种常见疾病,虽不会对患儿的身体健康造成急性伤害,但长期夜间遗尿常给患儿及其家庭带来较大的心理压力和负担,对其生活质量及心理健康造成严重的不利影响。本节着重探讨夜遗尿的诊断思路和治疗方案,以期增强大家对这一疾病的认识。

儿童夜遗尿(又称遗尿症,enuresis)是指年龄≥5 岁儿童平均每周至少 2 次夜间不自主排尿,并持续 3 个月以上。遗尿症按起病时间分为原发性遗尿症(primary nocturnal enuresis,PNE)和继发性遗尿症(second nocturnal enuresis,SNE)。前者指自幼遗尿,没有 6 个月的不尿床期并除外器质性疾病;后者指之前已经有至少 6 个月以上的不尿床期后又再次出现尿床。按伴随症状分类又可以分为单一症状性夜遗尿(monosymptomatic enuresis,MNE)和非单一症状性夜遗尿(non-monosymptomatic enuresis,NMNE)。前者指患儿仅有夜间遗尿,不伴有日间下尿路症状;后者指患儿不仅有夜间遗尿,还伴有日间下尿路症状(如尿频、尿急、尿失禁、特殊憋尿姿势、尿线中断或者排尿间断、反复泌尿道感染等)。因为目前对非单一症状性夜遗尿的研究较少,如非特别指明,本节内容中的夜遗尿主要指单一症状性夜遗尿。研究表明,遗尿的孩子很容易有自卑、自闭等负面情绪,其自尊心受伤害,导致孩子社交障碍、语言表达能力障碍、心理扭曲、性格孤僻等。在国内儿童夜遗尿以往因各种社会因素而被忽视,近年来随着医学知识的正确引导和家庭生活环境的改善,越来越多的夜遗尿儿童被及时诊断和规范治疗。

目前对夜遗尿的发病机制和病理生理改变未完全阐明,研究认为可能与睡眠觉醒异常、夜间多尿、生理节律因素、膀胱机制紊乱、肾脏因素和遗传因素等有关。

二、临床特点和诊断思路

(一) 临床特点

儿童夜遗尿的主要临床表现为夜间尿床、伴或不伴一系列症状和体征,甚至是合并症。不同年龄不同病因的患儿,其尿床频率、遗尿量和发生时间也不同。而非单一症状性夜遗尿的症状则更复杂,根据 2012 年《国际小儿尿控协会遗尿症治疗实践指南》,下述临床表现提示遗尿患儿可能存在膀胱功能障碍和相关合并症。

1. 日间漏尿　具体表现为内裤上总有尿液滴湿、发生频率不等,患儿因此长期伴有外阴部皮肤瘙痒或感染,且带有异味。

2. 尿频　指每天排尿次数 8 次以上。仔细询问病史可发现遗尿患儿的尿频可能与心理因素和睡前进食糖水类食物有关。

3. 尿急　指突然又急迫的排尿需要。以上症状提示可能存在膀胱活动过度或不稳定性膀胱。

4. 需要腹部按压以促进排尿

5. 特殊的憋尿姿势　如文森特屈膝礼。

6. 尿线中断　在一次排尿过程中不能一次性排完,尿线中断几次才能完成一个排尿过程。

7. 排尿迟疑　指在排尿过程中启动较慢或启动困难。

8. 日间排尿频率减少　每天排尿次数少于 3 次。

上述症状提示患儿存在排尿机制障碍,诊断上需要考虑非单一症状性夜遗尿。还有其他几种临床表现常和夜遗尿合并存在,比如便秘,内裤上有大便痕迹,以及心理、行为或精神问题,运动障碍和/或学习障碍等,但是目前为止我们还不清楚其与夜遗尿的因果关系,遗尿可能是其他主要病情的一个临床表现而已。

(二) 诊断思路

儿童夜遗尿是指年龄≥5岁儿童平均每周至少2次夜间不自主排尿,并持续3个月以上。诊断包括三个要点:①患儿年龄≥5岁(5岁作为判断儿童夜遗尿的年龄标准虽带有一定主观性,但其却反映了儿童排尿控制能力的发育程度);②患儿睡眠中不自主排尿,每周≥2次,并持续3个月以上(疲劳或临睡前饮水过多而偶发遗尿的儿童不作病态);③对于大年龄儿童诊断标准可适当放宽夜遗尿的次数。

按照2012年国际小儿尿控协会(International Children's Continence Society,ICCS)指南,根据排尿日记又可以将MNE分为4个亚型:①1型:夜间尿量正常 + 膀胱容量正常;②2型:夜间尿量正常 + 膀胱容量低于预期膀胱容量(expected bladder capacity,EBC);③3型:夜间尿量增多NP+ 膀胱容量正常;④4型:夜间尿量增多NP+ 膀胱容量低于EBC。这种亚型分类对治疗的选择有指导意义。在对患儿做出最终临床诊断之前,必须对其进行详细的病史采集、体格检查和必要的辅助检查,进一步明确诊断,以除外非单一症状性夜遗尿以及其他潜在疾病引起的夜遗尿,如泌尿系统疾病、神经系统疾病、内分泌疾病等,并指导临床治疗。

1. 病史采集　全面详细的病史采集可以帮助排除潜在疾病和寻找病因,同时也有助于夜遗尿的诊断和治疗。临床上常使用病史采集表,包含每周尿床夜晚数、夜间遗尿次数、遗尿量、遗尿时间,有无日间漏尿、尿频尿急、排尿延迟、特殊憋尿姿势、排尿间断、泌尿道感染、泌尿系统或者脊髓畸形、便秘和其他心理行为问题,饮水习惯、家族史及既往史等。

2. 体格检查　患儿就诊时需进行详细的体格检查,以排除潜在解剖学或神经学异常疾病。需要特别关注血压、身高、体重、外生殖器检查、腰骶椎检查和简单神经系统检查。

3. 辅助检查　所有初诊儿童都必须检验尿常规。泌尿系统超声检查常可以协助诊断儿童膀胱功能异常和泌尿系统先天畸形;若伴有明显日间排尿症状者及排便异常者,可考虑进行尿流动力学检查及腰骶部磁共振成像等检查。

4. 排尿日记　排尿日记是评估儿童膀胱容量和是否存在夜间多尿的主要依据,也是单一症状性夜遗尿具体治疗策略选择的基础(图9-3-1)。排尿日记中涉及的日间最大排尿量(maximum voided volume,MVV)指除清晨第1次排尿以外的日间最大单次排尿量,夜间总尿量(total voided volume,TVV)应包括夜间尿布增重或夜间排尿量与清晨第1次尿量之和,EBC= [30+(年龄 × 30)],单位为ml。临床医师可根据患儿排尿日记的数据信息评估患儿膀胱容量和夜间总尿量,从而判断患儿夜遗尿类型,指导治疗。日间最大排尿量MVV低于EBC的65%提示膀胱容量偏小,而夜间总尿量TVV高于EBC的130%提示夜间多尿。记录排尿日记时应在做到睡前2小时限水、睡前排空膀胱之后进行评价,需详细记录至少3~4个白天(儿童上学期间可于周末记录)饮水、尿量、漏尿情况和发生时间;同时连续记录7个夜晚儿童入睡时间、入睡前2小时内饮水情况、起床时间、夜间有无尿床、夜间起床排尿量(有/无,有则记录尿量/ml)、晨起尿布增重(g)、早晨第一次排尿量(ml)、今天是否排大便以及药物治疗(记录药物名称、剂量及服药时间)。因为排尿日记的重要性,填写之前临床医师应与家长和患儿充分沟通,详细讲解排尿日记的具体记录方法,以确保数据记录的准确性和真实性。

三、治疗

治疗措施主要针对单一症状性夜遗尿患儿。选择治疗方案时需结合患儿的年龄、症状

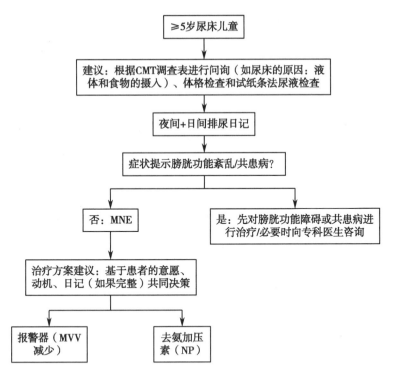

图 9-3-1 儿童夜遗尿诊断流程

的严重程度、患儿及家长的意愿,以及排尿日记等信息综合考虑。

(一)基础治疗

首先,要让患儿家长正确认识夜遗尿,不能因为儿童尿床而对其进行责罚;其次,积极地生活方式指导是治疗儿童夜遗尿的基础,包括生活方式、生活习惯的调整等。基础治疗应该贯穿夜遗尿的整个治疗过程。

1. 调整作息习惯 帮助患儿建立规律作息时间,鼓励患儿白天正常饮水,保证每日饮水量。避免食用含茶碱、咖啡因的食物或饮料。晚餐宜早,且宜清淡,少盐少油,饭后不宜剧烈活动或过度兴奋。尽早睡眠,睡前 2~3 小时应不再进食,睡前 2 小时禁止饮水及食用包括牛奶、粥汤、水果、果汁等含水分较多的食品。

2. 奖励机制 家长应该树立战胜遗尿的信心,不断强化正性行为和治疗动机。家长应该多一些鼓励,减轻孩子对疾病的心理负担,让孩子自己积极地参与到治疗过程中。

3. 养成良好的排尿、排便习惯 让患儿养成日间规律排尿(每天 4~7 次)、睡前排尿的好习惯。同时,建议多食用纤维素丰富的食物,每天定时排便,对伴有便秘的患儿应同时积极治疗便秘。

4. 记录排尿日记 指导家长认真记录"排尿日记",以帮助评估儿童夜遗尿的个体化病情并指导治疗。

(二)一线治疗

去氨加压素(desmopressin)和遗尿报警器是目前多个国际儿童夜遗尿指南中的一线治疗方法,可有效治愈大部分的儿童单症状性夜遗尿。临床医师可根据儿童夜遗尿的具体类型(参考 2012 年 ICCS 亚型分类)选择适合患儿的治疗方案,并在选择时充分考虑家长和患儿本人的意愿。去氨加压素和遗尿报警器的选用原则：①1 型：夜间尿量正常且膀胱容量正常的患儿可给予遗尿警报器或去氨加压素治疗。②2 型：膀胱容量偏小的患儿可能出现去氨加压素抵抗，宜使用遗尿报警器治疗。③3 型：夜间尿量增多但膀胱容量正常的患儿宜使用去氨加压素治疗。④4 型：夜间尿量增多且膀胱容量偏小的患儿，宜联合去氨加压素和遗尿报警器治疗；若患儿及家长对选择遗尿报警器有抵触，无论患儿为哪一亚型单症状性夜遗尿，均可首先考虑使用去氨加压素治疗。

1. 去氨加压素　夜间多尿是去氨加压素应用的最佳适应证。去氨加压素推荐剂量为 0.2mg/d，从小剂量起开始使用，并根据患儿情况及疗效调整剂量，最大剂量 0.6mg/d。建议初始治疗时每 2 周评价 1 次药物的治疗效果，无改善者应重新评估，包括记录排尿日记等。如果仍有夜间多尿，可以增加去氨加压素剂量。若治疗 6~8 周后对疗程不满意，可联合遗尿报警器治疗或转诊至遗尿专科诊治。去氨加压素疗程一般为 3 个月，治疗 3 个月后评估疗效，以治疗第 3 个月与开始治疗前 1 个月尿床夜数进行比较。

2014 年和 2016 年间国际尿控协会（ICCS）更新了疗效判断标准，进一步强化了"完全应答"的概念，一致认为其具体疗效判断标准：完全应答（full response，FR）：尿床夜数减少 100%；部分应答（partial response，PR）：尿床夜数减少 50%~99%；无应答（no response，NR）：尿床夜数减少 <50%。ICCS 治疗有效停药指征：服用至连续停止尿床 2 个月。患儿达到完全应答后停药并观察，如果停药后夜遗尿复发，则可以再次使用去氨加压素治疗。目前有多个研究建议逐渐减停药物可减少夜遗尿复发的可能，但具体减药方法尚无统一意见。去氨加压素耐受性良好，但是尽管患儿出现低钠血症及水中毒（头痛、恶心和呕吐等）的可能性极低，仍应就此对患儿家庭进行教育，避免自行调整药物剂量。使用去氨加压素治疗时注意事项包括：①夜间睡前 1 小时服药，予以少量水送服。②服药前 1 小时和服药后 8 小时限制饮水，以达到治疗效果并避免药物不良反应；③若患儿出现发热需要大量补充液体，应暂停使用去氨加压素，以免引起水中毒。如果已经服用，仍需限制饮水。④必要时监测血压及血钠。

若患儿使用去氨加压素症状无改善时需要重新评估患儿病情，2012 年 ICCS 指南认为，导致去氨加压素无应答可能的根本原因是实际应诊断为非单一症状性夜遗尿，然而却被诊断为单一症状性夜遗尿，部分患儿可能存在膀胱过度活动。但患儿有夜间排尿次数过多、疑似膀胱过度活动时，在排除神经源性膀胱等器质性疾病后可考虑联合使用去氨加压素和抗胆碱药物。当前的研究尚不能证实抗利尿激素抵抗机制的存在，因此是否有单一症状性夜遗尿患儿可能对去氨加压素治疗抵抗尚有很大争议。

2. 遗尿报警器　遗尿报警器是利用尿湿感应器装置，当患儿尿湿时，警铃报警唤醒患儿起床排尽余尿并清洁床单，通过反复训练建立膀胱胀满-觉醒之间的条件反射，使患儿最终能感受到尿意而自觉醒来排尿。

所有亚型单一症状性夜遗尿均可选用报警器，也就是说，在记录排尿日记之前就可以先使用报警器治疗。如果已经有了排尿日记的结果，则治疗针对性更强，对于小年龄相应 EBC 的 MNE 亚型，各大指南或共识都建议首选报警器治疗，因为这类患儿很可能对去氨加压素药物抵抗。

国外文献报道遗尿报警器治疗有效率高达 65%~70% 以上，持续缓解率可达 43%，在西方国家使用较为普遍。但是，由于使用遗尿报警器很容易打扰患儿和家长的睡眠，且起效时间往往较长,多需连续使用 8 周或更长时间,因此需要医师与患儿和家长建立起良好的沟通,在临床应用前医师应向患儿和家长详细介绍遗尿报警器的基本原理和使用方法,并征得其同意。正确的训练指导是成功的关键,并且在实施中监测遗尿情况的变化,利用心理学正性强化技术不断增强家庭治疗的动机,建立一套完整的随访方案,直至治疗成功。如果患儿连续 14 个夜晚不尿床为治疗成功,持续治疗 2~3 个月无效则为治疗失败。使用遗尿报警器治疗成功的患儿,如果病情复发应再次联系医师。遗尿报警器治疗注意事项包括:①遗尿报警器不适合用于有日间症状的患儿;②报警器不适合用于家庭关系不和谐的家庭;③报警器不适合用于有精神心理疾病的患儿;④报警器可能不适用于每晚多次遗尿患儿;⑤对报警器的铃声或者震动完全无应答者,不适合用遗尿报警器治疗;⑥患儿应每晚使用遗尿报警器,持续治疗 2~3 个月或至患儿连续 14 个夜晚无尿床(无论先达到哪个标准)。

我国有些医师和患儿家长常以闹钟唤醒或人工叫醒作为遗尿报警器替代方法,但闹钟唤醒或人工叫醒的时间并不能与膀胱充盈同步,不能进一步形成条件反射,并且频繁夜间叫醒患儿,干扰儿童夜间睡眠,会影响夜间去氨加压素的分泌,理论上对治疗夜遗尿具有反向作用。近年来,如何改善遗尿患儿睡眠质量已成为一个新的治疗热点,欧洲一些医疗机构正在进行应用褪黑素改善睡眠来治疗儿童夜遗尿的研究。

3. 联合治疗　夜间尿量增多且膀胱容量偏小的患儿可考虑去氨加压素和遗尿报警器的联合治疗。若患儿使用去氨加压素或遗尿报警器症状无改善时需重新评估患儿病情,并可考虑两者的联合治疗。若联合治疗仍无好转,需记录患儿发生遗尿的当天情况,再次记录排尿日记重新评估患儿病情,并转诊至遗尿专科进行诊治。

（三）其他药物治疗

常见如抗胆碱药物（主要用于治疗膀胱过度活动症）和三环类抗抑郁药。三环类抗抑郁药物治疗遗尿症的作用机制尚不完全清楚,但因此类药物具有低血压、肝脏损害、中枢神经抑制、药物过量中毒、心脏毒性等毒副作用,临床已不推荐常规使用,目前仅在去氨加压素、遗尿报警、抗胆碱能药物均无效的重型遗尿而有严重情绪沮丧的大龄患儿中才考虑使用。

（四）中医药疗法

我国传统医学认为排尿的控制与肾脏和膀胱的气化功能正常与否有关,同时与肺脾的宣发转输和肝的疏泄也有一定关系。临床中医治疗小儿遗尿主要原则是以固涩止遗为主。根据虚则补之、寒则温之、实则泻之、热则清之的原则进行。可以采用药物内服、针灸、推拿、穴位敷贴等方法。

（五）心理治疗

根据 ICCS 的相关文件,20%~30% 的遗尿症患儿至少符合 DSM-Ⅳ 和 ICD-10 中的一项精神障碍诊断标准,是非遗尿症儿童的 2~3 倍。遗尿症儿童共患的心理行为障碍主要有注意缺陷多动障碍、对立违抗障碍、抽动障碍、情绪障碍和孤独症谱系障碍等。这类患儿在首诊时需要完善一些筛查量表,如儿科症状检查表、遗尿症儿童心理问题简明筛查表等。若筛查阳性则需转入心理科进行进一步评估。

5 岁以下遗尿儿童的治疗:5 岁以下儿童排尿中枢可能尚未发育完全,目前临床建议可首先对其进行生活方式和生活习惯的调整,以及排尿习惯的引导;其次可采用较安全的治疗方法如中药、推拿等。有强烈治疗意愿的遗尿儿童也可使用遗尿报警器等治疗。

病例链接：夜　遗　尿

【一般情况】患儿,女,10 岁。

【主诉】尿床 5 年。

【现病史】患儿 5 年前开始发现有夜间尿床,尿床后患儿无法自行清醒,平均每晚尿床 1~2 次,每周尿床 2~3 天,具体尿量不详,白天无内裤湿等情况。患儿尿色清,无肉眼血尿,无泡沫尿,无尿频、尿急、尿痛,无腹痛、腰痛,无发热等,起病后曾至当地中医诊所就诊,予以中药外用后无明显好转(具体药物不详),遂来我院就诊。

起病以来,神清,精神可,睡眠欠安,平素家中饮食晚餐喜食粥或汤,大便无殊,小便如上所述,体重增加同正常同龄儿。患儿平素学习成绩中等偏上。

【既往史】无殊。

【出生史】G_1P_1,足月顺产,出生体重 3.25kg,无窒息抢救史。

【预防接种史】按计划接种。

【家族史】无殊,否认家中类似疾病史。

【体格检查】T 36.5℃,P 92 次/min,R 22 次/min,BP 119/63mmHg,神志清,精神可,咽部无充血,呼吸平稳,两肺呼吸音清,未闻及明显干、湿啰音,心律齐,心前区未闻及病理性杂音,腹平软,肝脾肋下未及肿大,神经系统检查未见阳性体征,腰骶部未及明显肿块,骶部皮肤皮纹对称,步态正常,尿道口无红肿,未见明显分泌物,全身未见皮疹。

【辅助检查】尿常规:尿潜血-,尿蛋白-,尿糖-,尿酸碱度 6.5,尿比重 1.010,尿红细胞 0/HP,尿白细胞 0/HP。

【初步诊断】遗尿。

【检查计划】肾功能、血气分析 + 电解质、泌尿系 B 超等检查。完善排尿日记。必要时行腰骶髓磁共振检查。

【治疗计划】

1. 完善相关辅助检查和排尿日记

2. 判断患儿夜遗尿类型　结合患儿病史、体格检查、辅助检查和排尿日记,判断患儿是否属于单一症状性夜遗尿,是否存在其他潜在疾病引起的夜遗尿,如泌尿系疾病、神经系统疾病、内分泌疾病等;如果符合单一症状性夜遗尿属于其中哪种类型,以指导后续治疗。

3. 基础治疗

(1)调整作息习惯:帮助患儿建立规律作息时间,鼓励患儿白天正常饮水,保证每日饮水量。避免食用含茶碱、咖啡因的食物或饮料。晚餐宜早,且宜清淡,少盐少油,少食汤粥类食物,饭后不宜剧烈活动或过度兴奋。尽早睡眠,睡前 2~3 小时应不再进食,睡前 2 小时禁止饮水及食用包括牛奶、粥汤、水果、果汁等含水分较多的食品。

(2)养成良好的排尿、排便习惯:让患儿养成日间规律排尿(每天 4~7 次)、睡前排尿的好习惯。同时,建议患儿多食用纤维素丰富的食物,每天定时排便。

(3)奖励机制:家长应该树立战胜遗尿的信心,同时应该多给患儿鼓励,减轻患儿对疾病的心理负担,让孩子自己积极地参与到治疗过程中。

4. 药物治疗　在调整作息,养成良好的排尿排便习惯基础上,根据患儿夜遗尿类型,选择去氨加压素和/或遗尿报警器治疗。

5. 治疗中的评估内容 每两周应再次评估,包括生命体征、尿常规、排尿日记等,及时调整用药种类及剂量。

使用去氨加压素药物治疗时注意事项应包括:①夜间睡前 1 小时服药,予以少量水送服。②服药前 1 小时和服药后 8 小时限制饮水,以达到治疗效果并避免药物不良反应。③若患儿出现发热需要大量补充液体,应暂停使用去氨加压素,以免引起水中毒。如果已经服用,仍需限制饮水。④必要时监测血压及血钠。

【治疗经过】该患儿完善相关检查均未见明显异常。完善排尿日记提示患儿属于单一症状性夜遗尿种的夜间尿量增多膀胱容量正常型。因此嘱患儿先调整作息饮食习惯,晚餐宜早,且宜清淡,少盐少油,晚餐少食汤粥类食物,饭后不宜剧烈活动或过度兴奋。尽早睡眠,睡前 2~3 小时应不再进食,睡前 2 小时禁止饮水及食用包括牛奶、粥汤、水果、果汁等含水分较多的食品。根据患儿遗尿类型选择加用去氨加压素 0.2mg/d 口服治疗。

【诊断】遗尿(单一症状性夜遗尿)。

【治疗建议】

1. 调整作息习惯 患儿白天正常饮水,避免食用含茶碱、咖啡因的食物或饮料。晚餐宜早,且宜清淡,少盐少油,晚餐少食汤粥类食物,饭后不宜剧烈活动或过度兴奋。尽早睡眠,睡前 2~3 小时应不再进食,睡前 2 小时禁止饮水及食用包括牛奶、粥汤、水果、果汁等含水分较多的食品。

2. 养成良好的排尿、排便习惯 养成日间规律排尿(每天 4~7 次)、睡前排尿的好习惯。多食用纤维素丰富的食物,每天定时排便。

3. 认真记录排尿日记,门诊复诊。

4. 口服药物 去氨加压素 0.2mg/d,使用药物注意事项:①夜间睡前 1 小时服药,予以少量水送服;②服药前 1 小时和服药后 8 小时限制饮水,以达到治疗效果并避免药物不良反应;③若患儿出现发热需要大量补充液体,应暂停使用去氨加压素,以免引起水中毒。如果已经服用,仍需限制饮水;④必要时监测血压及血钠。

【转归情况】

该患儿定期门诊复诊,用药 3 个月后疗效评估患儿达到完全应答,提示治疗有效。

(黄国萍)

参考文献

1. 中国儿童遗尿疾病管理协作组. 中国儿童单症状性夜遗尿疾病管理专家共识. 临床儿科杂志,2014,32(10):970-975.
2. VANDE WALLE J,RITTIG S,BAUER S,et al.Practical consensus guideline for the management of enuresis.Eur J Pediatr,2012,171(6):971-983.
3. AUSTIN PF,BAUER SB,BOWER W,et al.The standardization of terminology of lower urinary tract function in children and adolescents:update report from the Standardization Committee of the International Children's Continence Society.J Urol,2014,191(6):1863-1865.
4. AUSTIN PF,BAUER SB,BOWER W,et al.The Standardization of Terminology of Lower Urinary Tract Function in Children and Adolescents:Update Report From the Standardization Committee of the International Children's Continence Society.Neurourol Urodyn,2016,35(4):471-481.

第四节　遗传性肾小管疾病

一、概述

遗传性肾小管疾病是指参与肾小管分泌、排泄、代谢等功能的多种酶类,离子通道转运蛋白,细胞受体等基因突变所致的肾小管疾病。其种类繁多,通常表现为水电解质代谢紊乱、酸碱失衡,以及各种临床综合征等。按照其病变部位的不同可分为四大类:①病变部位在近曲小管:如 Fanconi 综合征等;②病变部位在髓袢:如 Bartter 综合征等;③病变部位在远曲小管:如 Gitelman 综合征等;④病变部位在集合管:如远端型肾小管酸中毒、肾性尿崩症等。遗传性肾小管疾病的识别和诊断除了了解详细的病史、家族史还得完善肾小管功能检查、肾素醛固酮检测等,基因检测则能进一步协助明确诊断。目前尚无根治性的治疗方法,极少部分遗传性肾小管疾病可自行缓解,极少部分遗传性肾小管疾病本身并无大碍,但绝大多数的遗传性肾小管疾病需要积极对症治疗,尽可能减少并发症提高患者生存质量。因此,深入理解遗传性肾小管疾病具有重要的意义。本节就遗传性肾小管疾病的发病原因、分类、临床特征、诊断线索、治疗和预后等一系列临床问题作以简述,以期增强大家对这一疾病的认识。

二、遗传性肾小管疾病的分类和临床特征

(一) 近曲小管病变

1. 近端型肾小管酸中毒　近端型肾小管酸中毒其本质是近曲小管存在重吸收 HCO_3^- 缺陷,往往伴有糖尿、氨基酸尿、磷酸盐尿和低分子蛋白尿等,以 Fanconi 综合征的形式存在。而儿童 Fanconi 综合征的常见病因包括胱氨酸病、特发性 Fanconi 综合征,以及药物因素(如异环磷酰胺、替诺福韦等)。新生儿期发生的 Fanconi 综合征往往是某些遗传代谢性疾病的表现,包括半乳糖血症、酪氨酸血症、Lowe 综合征、I 型糖原贮积症和遗传性乳糖不耐受等。其他可以表现为 Fanconi 综合征的遗传性疾病包括 Dent 病、Wilson 病、线粒体疾病、与 CA2 缺陷有关的骨软化病。下面简单介绍 Dent 病、Lowe 综合征和胱氨酸病的特点。

(1) Dent 病:Dent 病是一种 X 连锁隐性遗传疾病,其临床特征为低分子蛋白尿、高钙尿症、肾结石、肾钙化和肾功能异常,但极少患者有氨基酸尿、磷酸盐尿、尿钾排泄增多、糖尿、尿液酸化障碍等 Fanconi 综合征的表现。Dent 病几乎无肾外表现,极少数患儿可出现佝偻病。典型的 Dent 病症状仅见于男性,但也有女性发病的报道,一般在儿童早期即可发病。

约 65% 的 Dent 病由 *CLCN5* 基因突变引起,*CLCN5* 基因编码 CLC-5 蛋白,该蛋白属于电压门控氯离子通道蛋白家族成员,通过促进氯内流中和生电性 H^+-ATPase 泵出的 H^+,适当的 pH 值对近端肾小管重吸收小分子蛋白至关重要。另约 15% 的 Dent 病由 *OCRL* 基因突变引起,有 20% 的 Dent 病尚未发现致病基因。

(2) Lowe 综合征:Lowe 综合征又名眼-脑-肾综合征,为罕见的 X 连锁隐性遗传疾病,1952 年由 Lowe 等首先报道。临床上以先天性脑、眼病变及肾小管功能异常为主要特征。男性发病,临床表现为双侧先天性白内障、青光眼、腱反射消失、肌张力明显减低、严重智力缺陷、佝偻病、蛋白尿、高氨基酸尿、高钙尿症及肾小管酸中毒等,往往在 1 周岁左右即发生

肾功能不全。

Lowe 综合征的致病基因为 OCRL,该基因编码磷脂酰肌醇 4,5-二磷酸-5 磷酸酶,参与调节肌动蛋白聚合过程,进而影响细胞迁移和细胞间接触,在肾小管、眼晶状体和脑组织等发育过程中起重要作用。该基因突变也可导致 Dent 病,但目前认为其突变位点是不一样的。

（3）胱氨酸尿症:胱氨酸尿症为常染色体隐性遗传,临床较罕见,出生后即发病,男性症状较重。主要表现为肾结石(胱氨酸结石)及由此引发的肾绞痛、血尿、尿路梗阻及继发尿路感染等症状。部分患儿伴生长发育障碍及智力发育迟缓,疾病晚期可出现高血压,甚至肾衰竭。结石常为多发性,呈棕黄色,质地较坚硬、大小不等。杂合子患者尿中胱氨酸分泌也可增加,但很少形成结石。该病常见的基因突变为 SLC3A1 和 SLC7A9,基因突变导致相应的蛋白表达异常,导致近端肾小管对胱氨酸及二碱基氨基酸等转运障碍所致。

2. 遗传性低血磷性佝偻病伴高钙尿(hereditary hypophosphatemic rickets with hypercalciuria,HHRH)　HHRH 患者的临床特点是佝偻病、身材矮小、尿磷排泄增加、高钙尿症,但是血钙正常,1,25-$(OH)_2D_3$ 水平升高导致胃肠道钙和磷的吸收增加,甲状旁腺功能受抑制,尿中 cAMP 排泄正常。目前的研究表明,SLC34A3 基因出现纯合突变或者复合杂合突变可导致该病,SLC34A3 基因编码磷酸盐转运体 NPT2c。

3. 遗传性肾性糖(葡萄糖)尿　遗传性肾性糖尿患儿通常缺乏糖尿病患者常见的烦渴、多尿、脓尿等症状,大多通过常规尿液检查发现,一般无症状,也不影响发育,预后良好。少数患儿可因尿糖过多而发生低血糖症状,但一般不转变为代谢性糖尿病。少数病例可有多饮、多尿、多食等。肾性糖尿患者每天排泄的尿糖可高达 100g,而空腹血糖正常,葡萄糖耐量试验也正常,尿糖丢失严重者可出现酮体血症,尿酮阳性,易误诊为糖尿病,但需指出肾性糖尿可以是糖尿病的前奏,在肾性糖尿基础上发展成糖尿病。

该疾病属于常染色体隐性遗传疾病,SGLT2 基因突变可以引起葡萄糖-钠共同转运体的表达异常,导致钠和葡萄糖的重吸收障碍。SGLT2 的抑制剂就是针对这一疾病的特点研制出来的药,可以帮助糖尿病患者控制血糖降低心血管事件及糖尿病肾病的发生。

(二) 髓袢病变

1. Bartter 综合征　Bartter 综合征是一组与亨氏袢升支粗段氯化钠重吸收缺陷所致的遗传性肾小管疾病密切相关的疾病,其临床特征是代谢性碱中毒合并低钾血症、肾性失盐、尿排泄前列腺素增多、高钙尿症、肾钙盐沉积,尽管血中肾素、醛固酮水平升高但血压正常。

部分离子转运体和通道的基因突变是 Bartter 综合征的主要发病机制。根据不同的基因突变类型将其分成 5 型:I 型为 NKCC2(SLC12A1)基因突变,NKCC2 基因编码 Na^+-K^+-$2Cl^-$ 共同转运体蛋白 NKCC2,表达于肾小管髓袢升支粗段的腔膜上,负责钠、钾、氯的重吸收并间接影响钙和水的重吸收;II 型为 KCNJ1 基因突变,KCNJ1 基因编码电压依赖的 K^+ 通道蛋白 ROMK,表达于中心集合小管和髓袢,负责钾的分泌和重吸收;III 型为经典型,由 CLCKB 基因突变所致,该基因编码氯离子通道蛋白 CLC-Kb,负责重吸收氯进入血液;IV 型由 BSND 基因突变所致,该基因编码 barttin 蛋白,barttin 蛋白是 Cl^- 通道 CLC-Ka 和 CLC-Kb 的 β 亚基,由于 barttin 蛋白也表达在前庭和耳蜗,所以这类患儿常伴有感音性耳聋;V 型由 CASR 基因突变引起,该基因编码 CaSR 蛋白,是一种 Ca^{2+} 敏感的 G 蛋白耦联受体,CASR 突变可影响肾小管内 Ca^{2+} 重吸收,同时影响 ROMK 通道,这类患儿常伴低血钙。I~IV 型均为常染色体隐性遗传;V 型为常染色体显性遗传。

2. 家族性低镁血症伴高尿钙和肾钙质沉积（familial hypomagnesaemia with hypercalciuria and nephrocalcinosis, FHHNC）　FHHNC 是一种常染色体隐性遗传的肾小管疾病，往往伴随有进行性肾功能不全。儿童期即起病，由于低血钙和低血镁而出现抽搐或者手足搐搦；其他临床表现包括尿路感染、多尿烦渴、生长迟缓等。实验室指标包括低镁血症、低钙血症、血尿酸升高、高钙尿症、尿镁排泄增加、低枸橼酸尿、远端型肾小管酸中毒、肾钙盐沉积等。

　　该病的致病基因是 *CLDN16* 或 *CLDN19*，分别编码 Claudin16 蛋白及 Claudin19 蛋白，它们表达在髓袢升支粗段，并和 Claudin14 蛋白一块形成 Claudin 蛋白复合体，增加肾小管上皮对镁的吸收。

（三）远曲小管病变

1. Gitelman 综合征　Gitelman 综合征是一种常染色体隐性遗传的失盐性肾小管疾病，1966 年 Gitleman 等首先报道了 3 例家族性低钾、低镁、低尿钙及代谢性碱中毒而得名。曾被认为是 Bartter 综合征的一个特殊亚类，直至 1996 年其致病基因被成功克隆。两者的病变部位并不一致，Bartter 综合征的病变部位在髓袢升支粗段，而 Gitleman 综合征是远曲小管。

　　现已明确，Gitelman 综合征的病因是编码位于肾远曲小管的噻嗪类敏感的钠氯共同转运体（NCCT）蛋白的基因 *SLC12A3* 发生功能缺失突变导致 NCCT 的结构和/或功能异常，从而引起肾脏远曲小管对钠氯重吸收障碍导致低血容量、肾素-血管紧张素-醛固酮系统（RAAS）激活、低血钾和代谢性碱中毒等一系列病理生理和临床表现。

2. EAST 综合征　EAST 综合征是一种常染色体隐性遗传病，临床表现为癫痫、共济失调、感音神经性聋和失盐性肾病等，癫痫是患儿新生儿期常见的临床表现，但癫痫的发作会随年龄增长而逐渐减少，甚至消失。其病因是 *KCNJ10* 基因突变，*KCNJ10* 基因编码的蛋白可表达于脑部、耳部及远曲小管基底膜侧。

3. Gordon 综合征　Gordon 综合征是 Gitelman 综合征的镜像，又称为家族性高钾性高血压或Ⅱ型假性醛固酮减低症（Ⅱ型 PHA），是一种少见的常染色体显性遗传病，其临床表现与 Gitelman 综合征相反，表现为高血钾、高血氯、代谢性酸中毒、低肾素高血压、高钙尿症。钠氯协同蛋白（NCC）上游的 WNK 激酶 1 和 4 基因突变导致 NCC 过度活化而导致上述一系列临床表现。噻嗪类利尿剂治疗 Gordon 综合征非常有效。

（四）集合管病变

1. 远端型肾小管酸中毒　远端型肾小管酸中毒是远端肾单位泌氢障碍所致，由此引起高氯性代谢性酸中毒，常伴有低钾血症、高钙尿症、肾内钙盐沉积及代谢性骨病等。

　　遗传性远端型肾小管酸中毒的遗传形式可以是常染色体显性遗传或常染色体隐性遗传。常染色体显性遗传的远端型肾小管酸中毒往往是由 *SLC4A1* 基因突变所致，该基因编码 Cl^-/HCO_3^- 交换体，这种蛋白也是红细胞膜上糖蛋白的重要成分，因此，部分患者可表现为溶血性贫血；*ATP6V1B1* 或 *ATP6V0B4* 基因突变可引起常染色体隐性遗传的远端型肾小管酸中毒，其中 *ATP6V1B1* 编码肾小管腔膜上 H^+-ATPase 上的 β 亚基，这一亚基变异还可导致感音神经性聋。

2. Ⅰ型假性醛固酮减少症（pseudohypoaldosteronism, PHA Ⅰ）　Ⅰ型 PHA 是唯一一种出现典型低钠血症的失盐性肾病。它的遗传方式包括常染色体显性或隐性遗传，其中常染色体显性遗传仅表现为肾小管对醛固酮抵抗，隐性遗传则还可以表现为汗腺、涎腺及结肠等。一般来说常染色体显性遗传 PHA Ⅰ（adPHA Ⅰ）临床表现较轻，临床上补充钠盐效果好，一段时间后病情可自行好转。常染色体隐性遗传 PHA I（arPHA I）临床症状较重，一出生即可出现失盐症状，可引起致死性高钾血症，且反复发生呼吸困难、发热、发绀等，通常需要终身高钠低钾饮食和服用噻嗪类利尿剂。

目前已经明确 adPHA I 的发病机制是 *NR3C2* 基因出现杂合突变，导致其编码的盐皮质激素受体功能缺陷而致病；arPHA I 的发病机制则是编码 ENaC 的亚基因 *SCNN1A*、*SCNN1B* 和 *SCNN1G* 出现失活性突变，因为 ENaC 同时可表达在肺部和皮肤上，所以相关亚基因突变可导致肺部囊性纤维化和粟粒状皮疹。

3. Liddle 综合征（假性醛固酮增多症）　1963 年 Liddle 等首次报道，患者表现有严重高血压、低钾血症和代谢性碱中毒，以及类似醛固酮增多样表现。位于集合管的钠通道（ENaC）对 Na^+ 重新进入血管内起重要的调控作用，Liddle 综合征是由于 ENaC 持续激活而过多的重吸收 Na^+ 从而导致血容量扩张和高血压，而过多的血容量抑制了肾素-醛固酮的分泌，管腔负电位增加，同时也促进了该段 K^+ 的分泌，H^+ 排出增加，从而导致高血钠、高血容量、低血钾及碱中毒。

该病为常染色体显性遗传，由 *SCNN1B* 及 *SCNN1G* 基因突变（功能获得性）所致，该基因编码蛋白位于肾集合管细胞胞质中 ENaC 的 β 或 γ 亚单位。临床表现为高血压、低血钾、代谢性碱中毒、低肾素活性、低醛固酮血症。治疗包括限制盐的摄入，纠正低钾血症，钠通道阻滞剂氨苯蝶啶或阿米洛利可改善其症状，而螺内酯无效。

4. 肾性尿崩症　肾性尿崩症通常在新生儿期到 2 岁半前出现症状，多数在婴儿早期诊断，多尿是最主要的表现，继有烦渴，如不及时补充水分则出现脱水、高钠血症继而出现惊厥，由于过多饮水导致厌食、呕吐、生长障碍等非特异性表现，由于反复高渗透压和再水化导致脑水肿，引起脑损伤，表现为精神行为异常。

肾性尿崩症是由于抗利尿激素（vasopressin，AVP）不能有效地与肾脏 AVP 受体结合，致肾小管浓缩障碍而出现的一组多尿综合征。AVP 与集合管主细胞基膜侧的 2 型受体（V2R）结合，从而保证水的重吸收。大约 90% 遗传性肾性尿崩症是由 *AVPR2* 基因突变所致，该基因在 1992 年被克隆并认定其为 X 连锁隐性遗传；剩下 10% 是由 *AQP2* 基因突变所致，该基因的遗传方式可为常染色体隐性遗传、极少数可为常染色体显性遗传。

三、诊断和鉴别诊断

婴幼儿期的肾结石及难以纠正的水、电解质、酸碱紊乱在排除胃肠道疾病后即需怀疑肾小管疾病，可从以下几个方面来全面评估病情：

1. 详细询问病史　孕期羊水情况、生长发育、近期用药病史、合并疾病情况等。

2. 重视肾小管功能检查　近端肾小管主要负责重吸收葡萄糖、氨基酸、钙、磷、尿酸等，若患者在血糖不高、饮食正常的情况下，出现糖尿、氨基酸尿、尿钙、尿磷、尿酸升高，要考虑近端肾小管病变；若患者同时出现糖尿、氨基酸尿、磷酸盐尿等近端肾小管复合功能缺陷，则诊断范科尼综合征；另外，尿视黄醇结合蛋白、尿 β_2 微球蛋白均由肾小球自由滤过，几乎全部被肾小管重吸收，所以尿中含量极微，若血中含量正常，尿视黄醇结合蛋白、尿 β_2 微球蛋白排泄增多，也提示近端肾小管功能受损。远端小管在神经体液的调节下，保持机体水、电解质的平衡和尿液的浓缩稀释等。反映远端肾小管功能的主要指标包括：尿 pH、尿比重、尿渗透压、尿可滴定酸、尿钾排泄率、尿氯排泄率等。肾小管酸中毒时，由于尿中排碱增多或泌酸减少,尿 pH>6.5;若患者出现尿比重降低、尿渗透压降低,常提示肾远端小管浓缩稀释功能障碍。远端小管功能障碍的患者常会伴随尿钠或尿钾丢失过多。

3. 注意血压和肾素、醛固酮之间的关系　Gitelman 综合征和 Bartter 综合征患者由于肾小管对氯离子和钠离子重吸收明显减少,血容量不足,常表现为血压正常或偏低,可导致 RAS 激活,肾素、血管紧张素Ⅱ、醛固酮水平升高;Liddle 综合征由于 ENaC 持续激活而过多地重吸收 Na^+,从而导致血容量扩张和高血压,抑制了肾素、醛固酮的分泌。

4. 排除摄入和饮食影响的高钙尿症　需进一步完善血钙、血甲状旁腺素(PTH)等检查,与其相关的肾小管疾病诊断思路见图 9-4-1。

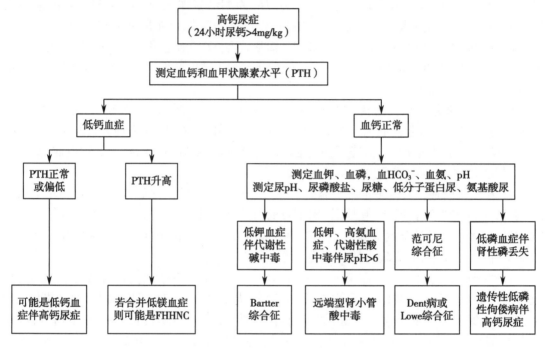

图 9-4-1　高钙尿症相关的肾小管疾病的诊断思路

5. 充分应用现有的生物学技术　科学评估并权衡利弊,积极动员患儿及家属进一步行相关致病基因或分子检测。不仅可以协助明确诊断,更重要的是可以进一步完善疾病的致病机制,为寻找"个体化"分子靶向治疗提供方向。

四、治疗和预后

遗传性肾小管疾病目前尚无根治性的治疗方法,极少部分遗传性肾小管疾病可自行缓解,如常染色体显性遗传 PHA Ⅰ(adPHA Ⅰ);极少部分遗传性肾小管疾病本身并无大碍,如肾性糖(葡萄糖)尿。但绝大多数的遗传性肾小管疾病需要积极对症治疗,尽可能减少并发症,提高患者生存质量。

(一) 失盐性肾病的治疗

失盐性肾病是一大类涉及 Na^+ 重吸收障碍的肾小管疾病,包括 Bartter 综合征、Gitelman 综合征、FHHNC、Ⅰ型 PHA 等。其治疗原则是保持水电解质平衡。

新生儿期发病的失盐性肾病一般累及髓袢,所以早期就可以出现脱水性休克,其治疗原则充分补充氯化钠溶液防止休克或急性肾损伤,必要时加用 PGE$_2$ 合成抑制剂如吲哚美辛以减少水、电解质的丢失,这类疾病可随着患儿年龄增长病情逐渐缓解,甚至痊愈。

儿童期或成人发病的失盐性肾病一般累及远曲小管,他们的临床表现可以不重但是持续终身,换言之需要终身高钠饮食,除了 arPHA I 患者其他患者还需要富含钾的饮食,早期注意补充镁剂有利于调整血钾、减少低钾血症的并发症。

RAAS 系统的阻滞剂或 ENaC 阻滞剂仅应用于二线治疗:当所有其他治疗方案效果不明显且存在非甾体抗炎药使用禁忌证或是存在明显副作用时。噻嗪类利尿剂可应用于合并高钙尿症者。

（二）肾小管酸中毒的治疗

1. 远端型肾小管酸中毒的治疗　该病的治疗目标:保证患儿正常生长、预防骨病、预防肾结石和肾钙盐沉着症的形成。dRTA 患者往往合并高钙尿症和低枸橼酸尿症,所以建议用枸橼酸钾或枸橼酸钾钠混合剂补充碱剂（一般碱需要量不超过 5mmol/（kg·d）),必要时加用阿米洛利以助纠正持续存在的低钾血症。

2. 近端型肾小管酸中毒的治疗　遗传型 pRTA 的最基本治疗为补充碱剂,一般所需碱量 5~15mmol/（kg·d）,使用噻嗪类利尿剂可减少碱剂的用量,但利尿剂的使用可能会加重低钾血症,所以需要监控血钾及积极补充钾。

（三）肾性尿崩症的治疗

治疗目的:预防并发症、减少饮水频率、减少尿量至社会可接受和方便的水平。

限盐和噻嗪类利尿剂［氢氯噻嗪 2~4mg/（kg·d）口服,每天 2~3 次］能减少尿量 40%~50%,并常加用保钾作用的阿米洛利［20mg/（1.73m^2·d）口服,每天 2~3 次］;如单一利尿剂治疗,多尿控制不满意,可加用吲哚美辛;联合噻嗪类利尿剂、吲哚美辛和去氨加压素可减少尿量达 80%。

病例链接：Gitelman 综合征

【一般情况】患儿,女,9 岁 10 月。

【主诉】因"反复头晕 3 年余,再发 1 天"入院。

【现病史】患儿 3 年前无明显诱因下出现头晕,无头痛、呕吐,无发热,无咳嗽、咳痰,无呕吐、腹泻,无尿频、尿急、尿痛,无皮疹,无关节肿痛,在当地医院就诊,查血钾低,具体不详,予以静脉以及口服补钾治疗可好转,但头晕反复发作,多次查血钾都低。1 天前患儿再次无明显诱因下出现头晕,症状同前,为求进一步诊治而来笔者医院,门诊拟"低钾血症"收入院。

起病以来,神清,精神可,睡眠可,大小便正常,胃纳可,体重增长 3kg。

【既往史】无殊。

【出生史】G$_1$P$_1$,足月顺产,出生体重 3.3kg。无窒息抢救史。

【预防接种史】按计划接种。

【家族史】否认低钾血症、肾炎肾病等家族史。

【入院查体】T 36.5℃,P 80 次/min,R 18 次/min,BP 110/75mmHg,身高 125cm（<-2SD）,

神清精神可,颈软,咽不红,呼吸平稳,两肺呼吸音粗,未闻及明显干、湿啰音,心律齐,心前区未闻及病理性杂音,腹平软,肝脾肋下未及肿大,神经系统检查未见阳性体征,全身未见皮疹,四肢肌张力正常。

【辅助检查】急诊查血气 + 乳酸 + 糖:pH 7.502(参考值 7.35~7.45),PCO_2 41.2mmHg,PO_2 80.3mmHg,K^+ 2.3mmol/L(参考值 3.7~5.2mmol/L),Na^+ 138mmol/L,Ca^{2+} 1.18mmol/L,Glu(电极法)5.6mmol/L,Lac 1.0mmol/L,HCO_3^- 31.2mmol/L(参考值 21~28mmol/L),ABE 4.5mmol/L(参考值 −3~+3mmol/L)。

【入院诊断】1. 低钾血症;2. 代谢性碱中毒。

【诊疗计划】

1. 完善血常规、尿常规、便常规、血气分析 + 电解质、生化、血脂、尿氯排泄分数、尿钙/尿肌酐、尿钾/尿肌酐、尿镁排泄分数、血肾素醛固酮(直立、卧位)、血抗核抗体、免疫球蛋白 + 补体、甲状腺功能、血遗传代谢谱、24 小时动态血压、肝胆脾胰 B 超、泌尿系 B 超等检查。

2. 患儿目前存在低钾血症予以静脉及口服补钾。

3. 密切观察病情变化,及时调整治疗方案。

【诊疗经过】入院后查血气 + 电解质:pH 7.5(参考值 7.35~7.45),HCO_3^- 28.4mmol/L,ABE 5.4mmol/L,K^+ 2.53mmol/L(参考值 3.5~4.5mmol/L),Na^+ 138mmol/L,Mg^{2+} 0.57mmol/L(参考值 0.73~1.06mmol/L);尿钾/尿肌酐 4.0mmol/L(参考值 >2.0mmol/L);尿镁排泄分数 5.2%(>4.0% 为尿镁排泄增多);尿钙/尿肌酐 0.1mmol/L(<0.2mmol/L 为低尿钙);尿氯排泄分数 0.9%(>0.5% 为尿氯排泄增多);血肾素、醛固酮活性增高;血肝肾功能正常,24 小时动态血压正常,听力正常,泌尿系 B 超正常。入院后予以高盐饮食,口服及静脉给药补充氯化钾,予以螺内酯口服、门冬氨酸钾镁及镁片口服补镁,患儿血钾上升到 3.0~3.3mmol/L,血镁 0.63mmol/L,头晕症状消失予以出院。

【出院诊断】Gitelman 综合征?

【出院建议】

1. 高盐饮食,多食富含镁的食物,多运动。

2. 出院带药　10% 氯化钾口服液每次 15ml,一天 4 次;螺内酯每次 20mg,一天 2 次;门冬氨酸钾镁片每次 2 片,一天 3 次;镁片每次 100mg,一天 1 次。

3. 完善基因检测。

4. 肾内科门诊定期复诊,若有乏力、头晕等不适及时就诊。

【随访复查】

患儿出院后高盐饮食,并进食富含镁的食物,规律服药,血钾波动在 3.0~3.4mmol/L,血镁波动在 0.6~0.7mmo/L,基因检测报告 *SLC12A3* 基因纯合突变。未再发作头晕,身高有所追赶(10 岁 10 月时身高 137cm,介于 −2SD~−SD)。

(王晶晶)

参考文献

1. 王晶晶,毛建华. 重视肾小管疾病的早期诊断. 中国实用儿科杂志,2018,33(2):113-117.

2. KLETA R,BOCKENHAUER D.Salt-Losing Tubulopathies in Children:What's New,What's

Controversial? .J Am Soc Nephrol,2018,29(3):727-739.

3. FALLER N,DHAYAT NA,FUSTER DG.Nephrolithiasis secondary to inherited defects in the thick ascending loop of henle and connecting tubules.Urolithiasis,2018.

4. KAVANAGH C,UY NS.Nephrogenic Diabetes Insipidus.Pediatr Clin North Am,2019,66(1):227-234.

第十章

血液科

血液系统包括造血器官及血液。造血器官是指肝、脾、骨髓、胸腺和淋巴结等器官。出生后骨髓是主要的造血器官。骨髓是生成红细胞、粒细胞和血小板的唯一器官。造血干细胞能够自我更新、多系分化。血细胞生成是多潜能造血干细胞分化为不同系列血细胞的持续过程。造血干细胞缺陷、造血过程及成熟血细胞的异常均可导致血液系统疾病。

1. 白细胞疾病 白细胞主要分成粒细胞（包括中性粒细胞、嗜酸粒细胞、嗜碱粒细胞）和淋巴细胞。儿童血液科诊治的白细胞相关疾病中，急性白血病较常见，近年来随着白血病诊断、治疗水平的提高，儿童急性淋巴细胞白血病的5年生存率可达90%以上。近年来，儿童组织细胞病备受儿科医师关注，这是由于单核巨噬细胞、树突状细胞异常引起，以噬血细胞综合征和朗格汉斯细胞组织细胞增生症相对多见。

2. 红细胞疾病 贫血是儿童时期最常见的红细胞疾病，儿童贫血本身不是一种独立的疾病，病因和发病机制复杂多样。紧密结合病史和体格检查，遵循贫血临床诊断思路，合理选择相应的实验室检查，明确贫血病因对于实施相应的治疗具有重要的临床意义。

3. 出血性疾病 此类疾病主要由于凝血机制异常引起。血小板、凝血因子和血管是参与凝血的主要成分。血小板的数量减少或功能异常可以导致各类出血性疾病。儿童时期最常见的出血性疾病为免疫性血小板减少症，治疗效果好，大部分患儿能自愈。此外，凝血因子或血管因素亦可导致出血，但发生率较相对较ITP更低。

近年来，随着基因检测技术、造血干细胞移植技术和免疫治疗的发展，儿童血液病的治疗水平有了很大的提升，在临床诊治方面也有很多新进展。本章将着重介绍儿童贫血、原发性免疫性血小板减少症、急性淋巴细胞白血病和噬血细胞综合征的规范化临床诊治及进展。

第一节 贫 血

一、概述

贫血（anemia）是小儿时期常见的一种综合征，是指外周血中单位容积血液的血红蛋白含量及红细胞计数低于正常。红细胞比容（hematocrit，HCT）也可同时减少，但并非平行地减少。儿童贫血本身不是一种独立的疾病，病因和发病机制复杂且多样。WHO资料显示，

5岁以下儿童贫血患病率最高达47.4%。紧密结合详尽病史和体格检查结果,遵循贫血临床诊断思路,对于合理选择相关实验室检查,力争明确贫血病因和指导治疗具有极为重要的临床意义。

二、临床表现及诊断

(一) 一般表现

皮肤黏膜苍白为贫血最突出的表现,以皮肤、口腔黏膜、结膜、手掌、甲床等处较明显。但如伴有黄疸、发绀或皮肤色素沉着时,可掩盖贫血的表现。病程长者,可出现疲倦、乏力、生长发育迟缓、营养低下、毛发干枯等症状。

(二) 造血器官反应

婴儿期,往往出现骨髓外造血,表现为肝、脾及淋巴结大(除外再生障碍性贫血),末梢血中可出现有核红细胞及幼稚粒细胞。

(三) 各系统症状

1. 呼吸与循环呼吸系统　可出现胸闷、呼吸加快、心动过速、脉搏加快、脉压增高(哭闹活动后更明显)。重度贫血时,代偿功能失调,可出现心脏扩大,心前区可闻及收缩期杂音,严重者可发生充血性心力衰竭。

2. 消化系统　消化功能减退,胃肠蠕动减弱,消化酶分泌减少,出现食欲不振、恶心、腹胀或便秘等。偶有舌炎、舌乳头萎缩。

3. 神经系统　表现为精神不振、嗜睡或烦躁不安,注意力不集中,情绪易激动,对外界反应力差,慢性贫血者还可出现智力减退,年长儿可诉头痛、头晕、黑蒙、耳鸣等,巨幼细胞性贫血可出现震颤、腱反射亢进。

4. 泌尿生殖系统　多尿、蛋白尿、低比重尿、月经紊乱等。

5. 其他　溶血性贫血可有黄疸及血红蛋白尿,甚至肾衰竭。部分由于骨髓造血功能极度活跃,骨髓腔扩大,引起"特殊面容"等骨骼改变,还可并发血色病。

三、小儿贫血标准

采用1972年WHO制订的儿童贫血诊断标准,即6月至6岁时血红蛋白<110g/L,6~14岁时<120g/L(海平面)作为贫血诊断的截断值。6个月以下的婴儿由于生理性贫血等因素,血红蛋白值变化较大,目前尚无标准,根据我国小儿血液病会议制订的小儿贫血诊断标准,<10天新生儿为血红蛋白<145g/L,10天至3个月定为<100g/L。高原地区居民血红蛋白参考值较海平面者高;血容量的变化也可以影响红细胞、血红蛋白检测结果,如脱水、失血所致血液浓缩,可能掩盖贫血;充血性心力衰竭、水肿等使血容量扩张,可能导致稀释性假性贫血。

四、贫血发生机制和分类

(一) 发生机制

红系造血是一个受造血干细胞、造血微环境和多种造血生长因子调控的极为复杂的过程。促红细胞生成素(erythropoietin,EPO)与红系前体细胞表面EPO受体结合后,显著抑制细胞凋亡,促进细胞增殖和分化,为最重要的红系造血生长因子。雄性激素增强EPO活性可能是男性血红蛋白水平高于女性的重要原因,而 EPO 产生不足为慢性肾脏疾病相关性贫血的关键发病机制。生理情况下,每天红细胞的生成与破坏处于动态平衡之中。任何原因导致红细胞生成减少、破坏过多或丢失过多,超过红细胞生成代偿程度时均可出现贫血。

(二) 病理生理学分类

不同类型贫血的病理生理机制不同(表 10-1-1)。

表 10-1-1　贫血病理生理学分类

病理生理机制	代表性疾病
红细胞生成减少	
造血原料缺乏	
铁缺乏	缺铁性贫血
叶酸和/或维生素 B_{12} 缺乏	巨幼细胞性贫血
造血功能障碍	
骨髓衰竭	遗传性骨髓衰竭综合征
	获得性再生障碍性贫血
促红细胞生成素不足	慢性肾脏疾病相关性贫血
	早产儿贫血
肿瘤骨髓浸润	白血病和其他恶性实体肿瘤
红细胞破坏增多	
	各种原因所致溶血性贫血
红细胞丢失增多	
	各种原因所致失血性贫血

五、诊断步骤

(一) 确定有无贫血

面色苍白、乏力为贫血的共同性常见临床表现,与贫血程度、发生速率和机体代偿反应程度密切相关。轻度贫血患者可无自觉症状,多因常规体检或其他原因就而偶然发现。血红蛋白测定为诊断贫血必需的基线检查和必要依据,但血红蛋白轻度降低或临界水平时,应考虑测定方法、血浆容量改变等对测定结果的影响,必要时应复查。

(二) 明确贫血程度

依据血红蛋白水平划分贫血程度,虽然简单但为贫血重要诊断步骤,有时对提示贫血原因也具有重要价值。例如,营养性缺铁性贫血(iron-deficiency anemia,IDA)通常为轻度至中度,重度贫血通常应不考虑,即使铁代谢检查确诊为 IDA,也应积极搜寻是否存在慢性失血。

(三) 病史询问

包括现病史、既往史、月经生育史、用药史、家族史、饮食情况、营养状况及有无危险因素接触史等。

（四）实验室检查

1. 基础血液学检查 红细胞计数及形态、血红蛋白量、HCT、网织红细胞计数、白细胞及血小板计数。

2. 骨髓检查 包括骨髓涂片、外周血涂片及相关特殊检测,可对大部分血液病做出诊断。如判断增生情况;各系细胞比例、形态有无异常;有无异常细胞和寄生虫;可行造血细胞免疫表型、组化染色、染色体核型及某些血液病相关基因的检查。

3. 溶血相关检查 血清胆红素、游离血红蛋白、结合珠蛋白检测,红细胞寿命测定,红细胞脆性试验,红细胞酶的检查,血红蛋白电泳分析,抗人球蛋白试验等。

4. 铁代谢相关检查 血清铁、总铁结合力、转铁蛋白饱和度、血清铁蛋白、红细胞游离原卟啉、血清转铁蛋白受体等。

六、鉴别诊断

（一）小细胞贫血的诊断流程

红细胞体积主要取决于红细胞中血红蛋白含量和含水量。一价阳离子转运调控红细胞水平衡和溶质平衡,是决定红细胞体积的关键环节,但影响红细胞溶质平衡的遗传性和获得性疾病极为少见。血红蛋白为红细胞内含量最多的蛋白,占红细胞干重的97%,任何影响血红蛋白合成的因素均可导致小细胞贫血。临床上 IDA 最为常见,其次为慢性病贫血(anemia of chronic disease,ACD)和地中海贫血,铅中毒和铁粒幼细胞贫血等相对比较少见。小细胞贫血诊断流程见图 10-1-1。

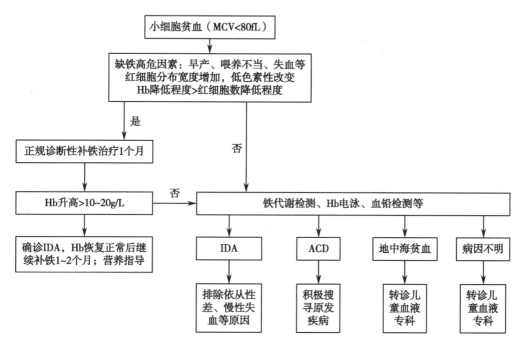

注:Hb:血红蛋白;IDA:缺铁性贫血;MCV:平均红细胞体积;ACD:慢性病贫血

图 10-1-1 小细胞贫血的诊断流程

（二）大细胞贫血的诊断流程

大细胞性贫血指以平均红细胞容积 >100fL 为显著形态学特征的一组贫血的总称,可分为巨幼细胞性贫血和非巨幼细胞贫血两大类。临床上推荐下述大细胞贫血诊断步骤:

（1）是否存在导致大细胞贫血的药物因素,成人尚应考虑是否存在慢性酒精中毒。

（2）是否为叶酸和/或维生素 B_{12} 缺乏所致巨幼细胞性贫血,并进一步搜寻病因或基础疾病,如摄入不足、自身免疫性萎缩性胃炎。大细胞贫血诊断流程见图 10-1-2。

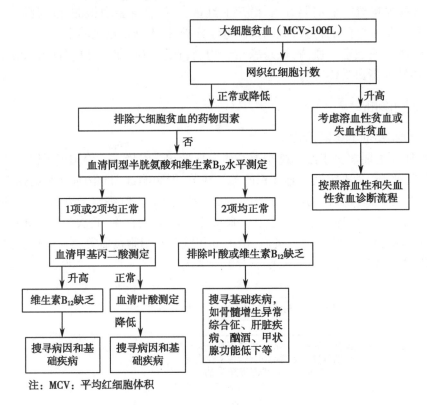

注:MCV:平均红细胞体积

图 10-1-2　大细胞贫血的诊断流程

（三）正细胞贫血的诊断流程

一般推荐先根据网织红细胞计数对正细胞贫血进行初步划分。正细胞贫血诊断流程见图 10-1-3。

七、贫血的治疗原则

1. 去除病因　对于缺铁性贫血和巨幼红细胞性贫血,喂养不当者应予以纠正。根据年龄对营养的需要,安排好饮食品种,注意添加辅食,并根据患儿的消化能力多食一些含铁丰富的食物,如肝末、蛋黄、肉类、血类等。对未成熟儿,推荐尽早给予铁剂。对易感儿,应给予预防量铁剂预防。在钩虫病流行地区,要大力开展消灭寄生虫病的卫生防疫工作,防止患儿重复感染。巨幼红细胞贫血患儿慢性腹泻应予以治疗,对于不能根治的先天性缺陷,只能采用补充或替代疗法。

2. 药物治疗　铁剂是治疗缺铁性贫血的特效药物。常用的制剂有硫酸亚铁、葡萄糖酸

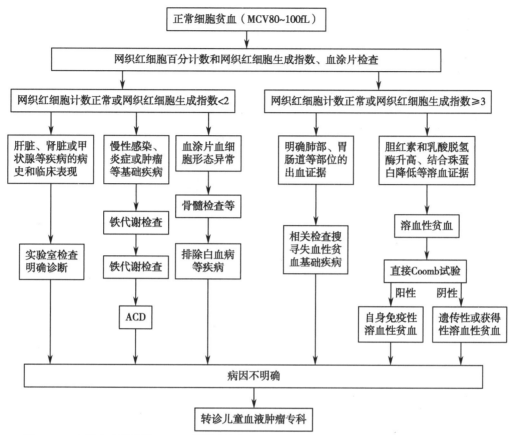

注：MCV：平均红细胞体积；ACD：慢性病贫血

图 10-1-3 正细胞贫血的诊断流程

亚铁、富马酸亚铁等。维生素 C、稀盐酸与铁剂同时服用可增加治疗功效。根据元素铁来计算剂量：日常每天 4~6mg/kg，分 3 次口服即可有效刺激造血。由于牛奶含磷较多，可影响铁的吸收，故口服铁剂时不宜饮用牛奶。注射铁剂疗效并不比口服好，且易出现毒性反应，因此仅在那些不宜口服治疗如伴有吸收不良的患儿才考虑使用。铁剂治疗的效果可利用网织红细胞百分数作为观察指标，通常治疗后 3 天网织红细胞开始上升，第 7~10 天达高峰。1 周内红细胞和血红蛋白逐渐上升，连续治疗 3~4 周，血红蛋白可恢复正常。此时，铁剂治疗不能立刻停止，而仍需继续治疗 2~3 个月，以补充贮存。

巨幼红细胞性贫血叶酸缺乏者，每天口服叶酸 5~15mg，维生素 C 300mg，后者可加强前者的疗效。由于叶酸不能改善维生素 B_{12} 缺乏的神经症状，故营养因素引起的维生素 B_{12} 缺乏者，可给予维生素 B_{12}，每 3 天肌内注射 0.1mg，共 2~3 周。其他原因引起或病情严重者可每个月 1 次，每次 1mg，待血象正常后，减量维持。治疗期间要适当加服铁剂，以供造红细胞所需。

3. 输红细胞 输血轻度贫血无须输血。重度贫血致组织缺氧甚至危及心脏功能者，应给予少量多次输血，通常每次给予 5~7ml/kg，一次大量输血可造成急性心功能衰竭而危及患儿生命。输血时点滴速度要缓慢。重型地中海贫血，采用高量输血，维持血红蛋白 >80g/L。这样使患儿保持较高的血红蛋白水平，以消除贫血症状。

4. 造血干细胞移植　重型地中海贫血、重型再生障碍贫血患儿,造血干细胞移植或脐血干细胞移植成功后的 5 年无病生存率达 80% 以上。可采用 HLA 匹配的同胞姊妹、父母或者非亲缘供者的骨髓或重组人粒细胞集落刺激因子动员外周血,以及脐血造血干细胞。

5. 并发症治疗　严重巨幼红细胞贫血病儿在治疗开始 48 小时,血钾可突然下降,加之心肌因慢性缺氧,可发生突然死亡,严重巨幼红细胞性贫血患儿,治疗时应同时补充钾盐。溶血性贫血急性发作时,注意水和电解质紊乱,纠正酸中毒,防止高钾血症及碱化尿液防止急性肾衰竭。新生儿时溶血发病应注意同时防治高胆红素血症及胆红素性脑病。

病例链接：缺铁性贫血

【一般情况】患儿,女,8 月 8 天龄。

【主诉】面色苍黄 2 个月。

【现病史】2 个月前无明显诱因下家长发现患儿面色苍黄,进行性加重。无发热,无皮疹,无关节肿痛,无皮肤黄染,无呕吐、腹泻,无嗜睡、抽搐等情况,全身未见任何出血情况,吃奶好,大小便无殊,未经药物治疗。

【既往史】生后 10 天曾因"呕血"拟诊"维生素 K 缺乏症"在当地医院住院治疗。无外伤手术史。无其他疾病史。无药物过敏史。无输血史。

【出生史】G_1P_1,足月剖宫产(胎动减少),出生体重 3.0kg,无窒息抢救史。母乳喂养,6 个月起添加少量辅食。按时接种疫苗。2 月龄能抬头,现能坐。

【预防接种史】按计划接种。

【家族史】父母体健,非近亲结婚,否认有肝炎、结核等传染病史,否认有出血性疾病史,否认有贫血家族史。

【入院查体】体温 36.4℃,脉搏 124 次/min,呼吸 26 次/min,血压 84/63mmHg,体重 12.5kg,身长 67cm。反应可,精神佳,面色苍黄,口唇、眼结膜、甲床略苍白,双眼巩膜未见黄染,全身浅表淋巴结未及肿大,心肺听诊无殊,腹平软,肝脾肋下未触及,未触及肿块,全身皮肤未见瘀点、淤斑,四肢关节无红肿,活动好,神经系统检查无明显异常。

【辅助检查】当地医院血常规:白细胞计数 9.7×10^9/L,淋巴细胞比例 62.4%,中性粒细胞比例 32.2%,血红蛋白 65g/L(参考值 97~141g/L),平均红细胞体积 59.7fl(参考值 72~86fl),平均血红蛋白含量 18.1pg(参考值 24~30pg),平均血红蛋白浓度 303g/L(参考值 310~355g/L),血小板计数 237×10^9/L,网织红细胞比例 5.3%(参考值 0.5~1.5%)。血清铁:6.0mmol/L(参考值 7.52~11.82mmol/L)。

【入院诊断】中度贫血。

【检查计划】完善三大常规(血 + 网织红细胞、尿、便)、生化 + 铁代谢、叶酸、维生素 B_{12}、EPO、高铁蛋白还原率、红细胞渗透脆性试验、血红蛋白电泳、Coomb 试验、心电图、腹部 B 超、骨髓穿刺 + 铁染色等检查。

【治疗计划】

1. 病因治疗　补充铁,未经过铁剂治疗,仅通过食物疗法,不能达到治疗的效果。缺铁性贫血每天需要铁剂 4~6mg/kg,故首先选用口服铁剂治疗,右旋糖酐铁为二价铁,易吸收,并且患儿可以耐受治疗,故使用至疗程结束。

2. 生活指导　调整饮食结构,增加铁含量高的饮食,如牛肉、猪肉、猪肝等。碱性食物可能会减少剂的吸收,故应避免与牛奶、茶、咖啡、鞣酸蛋白、碳酸氢钠等一起服用,建议两餐间服药,可以与维生素 C 一起服用。

【治疗经过】给予右旋糖酐铁每次 25mg,每天 2 次,口服、维生素 C 每次 0.1g,每天 2 次,口服,避免与碱性食物如牛奶、茶、咖啡、鞣酸蛋白、碳酸氢钠等一起服用,建议两餐间服药,并嘱添加辅食,特别是铁含量高的饮食,如牛肉、猪肉、猪肝等。1 周后复查血常规,网织红细胞明显上升,血红蛋白较前无明显变化;2 周后随访血常规,网织红细胞正常,血红蛋白较前略有上升;4 周后随访血常规,血红蛋白恢复正常,面色转红润;嘱其继续服用右旋糖酐铁 8 周。

【出院诊断】中度贫血(缺铁性贫血)。

【出院建议】

1. 合理饮食;预防感染。

2. 喂养指导,给予加入适量铁剂强化的婴幼儿食品,定期血液科门诊复诊,查血常规 + 网织红细胞等,调整铁剂量与方案。

(张晶樱)

参考文献

1. BENOIST B,MCLEAN E,EGLI I,et al. Worldwide prevalence of anemia 1993-2000,Geneva,Switzerlan:World Health Organization,2008 .

2. 张之南,沈悌 . 血液病诊断及疗效标准 . 3 版 . 北京:科学出版社,2007.

3. FRANCO RS. Measurement of red cell lifespan and aging. Transfus Med Hemother,2012,39(5):302-307.

4. JELKMANN W. Regulation of erythropoietin production. JPhysiol,2011,589(6):1251-1258.

5. GALLAGHER PG. Disorders of red cell volume regulation. Curr Opin Hematol,2013,20(3):201-207.

6. JANUS J,MOERSCHEL SK. Evaluation of anemia in children.Am Fam Physician,2010,81(12):1462-1471.

7. VAN VRANKEN M. Evaluation of microcytosis. Am Fam Physician,2010,82(9):1117-1122.

8. JOLOBE OM. How to interpret and pursue an abnormal complete blood cell count in adults. Mayo Clin Proc,2005,80(10):1389-1390.

9. JANUS J,MOERSCHEL SK. Evaluation of anemia in children.Am Fam Physician,2010,81(12):1462-1471.

10. MORENO CHULILLA JA,ROMERO COLÁS MS,GUTIÉRREZ MM. Classification of anemia for gastroenterologists. World J Gastroenterol,2009,15(37):4627-4637.

11. KOURY MJ,RHODES M. How to approach chronic anemia.Hematol Am Soc Hematol Educ Prog,2012,2012:183-190.

第二节　原发性免疫性血小板减少症

一、概述

免疫性血小板减少症(immune thrombocytopenia,ITP)是由于异常的自身免疫而导致的血小板破坏过多和巨核细胞生成血小板减少,从而引起的获得性血小板减少,是儿童期最常见的出血性疾病,表现为血小板单一系列的减少,低于 $100 \times 10^9/L$。从发病原因上分为原发性和继发性。继发性 ITP 指继发于其他自身免疫性疾病、感染和药物相关免疫性血小板减少等。排除继发性及其他导致血小板减少的原因如再生障碍性贫血、低增生性白血病、肿瘤骨髓转移、遗传性血小板减少症等方诊断原发性 ITP(primary ITP,PITP)。PITP 在儿童和老人中发病呈两个高峰,儿童发病约 4~5/10 万,常于感染或疫苗接种后数天或数周内起病。如无出血,血小板在 $20 \times 10^9/L$ 以上,能适当控制活动避免外伤的情况下,可以选择"观察与等待",80% 的病例在诊断后 12 个月内血小板计数可恢复正常,少数转成慢性 ITP,但目前无法预先判断哪些患者会病程较长,变成慢性 ITP,或者发生严重的出血,如颅内出血、内脏出血等。在新诊断的 ITP 患者和慢性 ITP 患者之间的比较发现,慢性 ITP 患者出血风险较新诊断患者低。

二、临床表现及诊断标准

(一)临床表现

皮肤、黏膜出血为 ITP 的典型表现,严重者可发生内脏出血,甚至颅内出血,出血风险随年龄增长而增加。部分患者仅有血小板减少而没有出血症状,因此自 2007 年开始,ITP 由"免疫性血小板减少性紫癜"更名为"免疫性血小板减少症"。以下因素增加出血风险:①出血风险随患者年龄增长和患病时间延长而增高;②血小板功能缺陷;③凝血因子缺陷;④未被控制的高血压;⑤外科手术或外伤;⑥感染;⑦服用阿司匹林、非甾体抗炎药、华法林等抗凝药物。儿童严重出血发生率仅为 0.4%。

(二)诊断标准

PITP 为排他性诊断,诊断需根据临床表现及实验室检查,参考以下标准,且在治疗的过程中,若疗效不佳,需对疾病重新评估。

1. 至少两次血常规检测仅血小板计数 $<100 \times 10^9/L$,余两系正常,血细胞形态无异常。
2. 皮肤出血点、瘀斑和/或黏膜、脏器出血等临床表现
3. 一般无脾脏肿大
4. 须排除其他继发性血小板减少症 如低增生性白血病、以血小板减少为首发血液学异常的再生障碍性贫血、遗传性血小板减少症、继发于其他免疫性疾病,以及感染和药物因素等。

(三)实验室检查

除血小板计数外,目前没有任何实验室检查可作为 ITP 的确诊依据,以下检查主要作为鉴别诊断的参考。

1. **血常规** 除确定血小板数量外,血小板形态(如大血小板或小血小板)、白细胞和红细胞的数量和形态有助于鉴别遗传性血小板减少症和继发性血小板减少症。没有急性出血,网织红细胞应不高,否则需排除 Evans 综合征。

2. **骨髓检查** 巨核细胞增多或正常,伴成熟障碍。典型 ITP 无须骨髓检查;骨髓检查的主要目的是排除其他造血系统疾病。

3. **血小板膜抗原特异性自身抗体** 推荐以单克隆抗体特异性俘获血小板抗原试验法检测血小板表面糖蛋白抗体,特异性和敏感性较高,有助于鉴别免疫性与非免疫性血小板

减少。

4. 其他有助于鉴别继发性血小板减少的检查 如免疫性疾病相关的检查及病毒病原检查等。

(四)分型

1. 新诊断 ITP(newly diagnosed ITP) 病程 <3 个月。

2. 持续性 ITP(persistent ITP) 病程 3~12 个月。

3. 慢性 ITP(chronic ITP) 病程 >12 个月。

三、鉴别诊断

除上述实验室检查中提到的疾病外,尚需和再生障碍性贫血早期鉴别,再生障碍性贫血的血小板减少骨髓巨核细胞是减少的。

四、发病机理

ITP 发病机制与免疫异常激活状态下对自体抗原失去耐受或抗病原体抗体与血小板存在抗原交叉反应相关。发病机制除了体液免疫异常抗体导致的血小板破坏过多、巨核细胞成熟障碍外,还有 T 细胞免疫异常,调节性 T 细胞减少,细胞毒性 T 细胞导致的血小板破坏过多、巨核细胞产血小板功能下降。

五、治疗

儿童 ITP 多为自限性,治疗措施更多取决于出血的症状,而非 PLT 计数。当血小板 $>20 \times 10^9$/L,无活动性出血表现,可先观察随访,不予以治疗。在此期间,必须动态观察 PLT 的变化;如有感染需抗感染治疗。

(一)一般疗法

1. 适当限制活动,避免外伤。

2. 有或疑有感染者,酌情使用抗感染治疗。

3. 避免应用影响血小板功能的药物,如阿司匹林等。

4. 暂停预防接种。

(二)ITP 的一线治疗

血小板 $<20 \times 10^9$/L 和/或伴活动性出血,建议使用以下治疗,一般无须血小板输注。

1. 肾上腺糖皮质激素 常用泼尼松剂量从 1.5~2mg/(kg·d)开始(最大不超过 60mg/d),分次口服,血小板 $>100 \times 10^9$/L 后稳定 1~2 周,逐渐减量直至停药,一般疗程 4~6 周。也可用等效剂量的其他糖皮质激素制剂代替。糖皮质激素治疗 4 周,仍无反应,说明治疗无效,应迅速减量至停用。应用时注意监测血压、血糖的变化及胃肠道反应,防治感染。

2. 静脉输注免疫球蛋白(intravenous immunoglobulin,IVIg)治疗 常用剂量 400mg/(kg·d),3~5 天;或 0.8~1.0g/(kg·d),用 1 天或连用 2 天,必要时可以重复。

3. 静脉输注抗-D 免疫球蛋白 用于 Rh(D)阳性的 ITP 患儿,提升血小板作用明显。用药后可见轻度血管外溶血。常用剂量 50~75μg/(kg·d),用 1~3 天。

(三)二线治疗

对一线治疗无效病例需对诊断再评估,进一步除外其他疾病。然后根据病情酌情应用以下二线治疗。

1. 大剂量地塞米松（high dose dexamethasone，HDD）　地塞米松 0.6mg/（kg·d），连用 4 天，每 4 周 1 个疗程，酌情使用 4~6 个疗程。鉴于 HDD 对血压、血糖、行为异常等的影响，应密切观察，同时使用胃黏膜保护剂。有研究认为 HDD 疗效优于常规剂量激素，而副作用并未明显增加，因此建议可将 HDD 治疗纳入一线方案。

2. 抗 CD20 单克隆抗体（Rituximab，利妥昔单抗）　标准剂量方案 375mg/m^2，静脉滴注，每周 1 次，共 4 次；小剂量方案 100mg/d，静脉滴注，每周 1 次，共 4 次。一般在首次注射 4~8 周内起效，使用时多数儿童耐受良好，但也可出现血清病。使用半年内应注意获得性体液免疫功能低下。21% 的成人和 26% 的儿童 ITP 患者可从标准剂量的利妥昔单抗中长期获益。

3. 促血小板生成药物　对于严重出血，一线治疗无效可选用。重组人血小板生成素（recombinant human thrombopoietin，rhTPO）：剂量 300U/（kg·d），连用 14 天，观察疗效。该药儿童应用副作用轻微，耐受性好。血小板生成素受体激动剂 Romiplostim：首次应用从 1μg/kg，每周 1 次皮下注射开始，若血小板 <50×10^9/L，则每周增加 1μg/kg，最大剂量 10μg/kg，若持续 2 周血小板 >200×10^9/L，开始每周减量 1μg/kg。血小板 >400×10^9/L 时停药。若最大剂量应用 4 周，血小板不升，视为无效，停药。血小板生成素受体激动剂 Eltrombopag 是一种人工合成的非肽链小分子，用法：每次 25~75mg/kg，饭后口服，每天 1 次。研究显示，Eltrombopag 可明显提高血小板计数，降低出血风险。Romiplostim 使 32% 的患者中断治疗后血小板计数持续≥50×10^9/L。HDD 治疗 4 天后，用 Eltrombopag 50mg/d 治疗 5~32 天，75% 和 67% 的患者分别在第 6 个月及第 12 个月时血小板计数≥30×10^9/L，说明联合用药可进一步提高疗效。

4. 免疫抑制剂及其他治疗　免疫抑制剂及其他治疗：常用的药物包括硫唑嘌呤、长春新碱、环孢素 A 及干扰素等，可酌情选择。免疫抑制剂治疗儿童 ITP 的疗效不肯定，毒副作用较多，应慎重选择且密切观察。

5. 新药治疗　基于 ITP 的发病机理，新药的研发针对以下 ITP 发病的靶点。

（1）阻断 CD40-CD154 之间的相互作用，阻断抗原提呈细胞将抗原递呈给 T 细胞。人源化 CD154 单抗 Toralizumab（IDEC131）的 I 期临床研究中，3/5 的患者有效，疗效持续至少 6 周。

（2）阻断巨噬细胞 Fc 受体与抗血小板抗体 Fc 段结合，可溶性 Fc-R IIb 有此作用。Rozrolimupab 是基因重组的 25 种抗 RHD 的抗体的混合制剂，它的作用类似于抗 RHD，但它避免了病毒感染的风险。Rozrolimupab I/II 期多中心临床研究表明：62% 患者血小板有增高，仅 1 例患者需要其他治疗。然而该药物导致溶血性贫血的副作用限制了它的应用。

（3）巨噬细胞吞噬血小板的信号传导途径是通过 Syk 分子起重要作用的，Syk 抑制剂可阻断此作用。一项开放、前瞻性、单臂、剂量递减的临床研究表明，18 例成人慢性 ITP 患者服用 Syk 抑制剂 R788，8 个患者血小板由 30×10^9/L 升至 50×10^9/L 以上，4 个患者呈短暂的效应。也有一定的疗效，不良反应包括腹泻、呕吐及肝酶的增高。

（四）脾切除术

鉴于儿童患者的特殊性，应严格掌握适应证，尽可能地推迟切脾时间。在脾切除前，必须对 ITP 的诊断重新评价，骨髓巨核细胞数量增多者方可考虑脾切除术。

脾切除指征可参考以下指标:①经以上正规治疗,仍有危及生命的严重出血或急需外科手术者;②病程 >1 年,年龄 >5 岁,且有反复严重出血,药物治疗无效或依赖大剂量糖皮质激素维持(>30mg/d);③病程 >3 年,PLT 持续 <30×10⁹/L,有活动性出血,年龄 >10 岁,药物治疗无效者;④有使用糖皮质激素的禁忌证。

病例链接: 免疫性血小板减少症

【一般情况】患儿,女,6 岁 1 月。

【主诉】发热、咳嗽 3 天,发现皮肤瘀点、瘀斑 1 天。

【现病史】患儿 3 天前无明显诱因下出现发热,体温最高 39.3℃,热峰每天 1~2 次,热高时伴头晕,无畏寒、寒战,无视物旋转,无头痛、呕吐,伴咳嗽,阵发性,有痰不易咳出,流黄涕,无气喘、气促,无昼夜差别,无声嘶,无犬吠样咳嗽,于社区医院就诊,考虑"急性上呼吸道感染",当时未行血常规检测,给予"头孢克肟 50mg,一天两次"口服,发热和咳嗽未见明显好转。1 天前发现左侧臀部及小腿处瘀斑和皮肤散在瘀点,皮疹压之不褪色,不高出皮面,无瘙痒,伴鼻出血,量多,不能自止,无牙龈出血,无大小便出血,无腹痛、腹泻,无关节肿痛,外院门诊耳鼻喉科给予肾上腺素棉球填塞止血,查血常规"血小板 12×10⁹/L",故转本院门诊,复查血常规"血小板 9×10⁹/L",诊断"血小板减少、支气管炎",急诊给予"头孢呋辛、止血药和丙种球蛋白 20g 静脉滴注"。今复查血常规提示"血小板 5×10⁹/L",再次给予"丙种球蛋白 20g 静脉滴注",现患儿仍有发热和咳嗽,鼻腔仍有少许渗血,无口腔出血,为进一步诊治,急诊拟"血小板减少、急性支气管炎"收入院。起病来患儿精神可,胃纳可,睡眠一般,大小便正常,体重无明显改变。

【既往史】2 年前曾因"肺炎支原体肺炎(重症)、胸腔积液、Ⅰ型呼吸衰竭"在本院住院治疗。平素易鼻出血,每个月 1 次,当时门诊凝血功能和血常规未提示异常。否认食物药物过敏史、否认手术外伤史、否认输血史、否认传染病史。

【出生史】G₂P₂,足月顺产,出生体重 4kg,否认难产史及窒息抢救史。

【预防接种史】按计划接种。

【家族史】父母均体健,1 哥 9 岁,体健。否认家族类似病史者,否认家族出血性疾病史,否认家族中肝炎、结核等传染病史及肿瘤、高血压等遗传病史。

【入院查体】T 37.7℃,P 110 次/min,R 22 次/min,BP 104/67mmHg,体重 19.2kg,神清,精神可,左侧鼻腔棉球填塞中,咽红,双侧扁桃体未及肿大,咽后壁可见暗红色鼻血挂下,呼吸平稳,两肺呼吸音粗,未闻及啰音,心律齐,未闻及病理性杂音,腹软,肝脾肋下未及,全身淋巴结未及肿大,颈软,神经系统检查阴性。全身皮肤散在瘀点,左侧臀部、左小腿和右腰部可见瘀斑,直径 5cm 左右。

【辅助检查】外院血常规:白细胞计数 14.0×10⁹/L(4.3~11.3×10⁹/L),淋巴细胞比例 24.6%,中性粒细胞比例 61.2%,血红蛋白 115g/L,血小板计数 12×10⁹/L(167~453×10⁹/L),超敏 C 反应蛋白 40.6mg/L(<8mg/L)。我院急诊血常规:白细胞计数 12.25×10⁹/L(4.3~11.3×10⁹/L),淋巴细胞比例 28.7%,中性粒细胞比例 60.1%,血红蛋白 110g/L,血小板计数 5×10⁹/L[(167~453)×10⁹/L],超敏 C 反应蛋白 38.57mg/L(<8mg/L)。

【入院诊断】1. 免疫性血小板减少症;2. 急性支气管炎;3. 鼻出血。

【检查计划】完善血常规、尿常规、便常规、凝血功能、血气电解质、生化、免疫球蛋白、Coombs 试验、EB 病毒抗体、EBV-DMA、TORCH 抗体、乙肝 HIV 梅毒丙肝、抗核抗体、MP 抗体、咽拭子 MP-DNA、咽拭子呼吸道免疫荧光检测、血培养、心电图、腹部 B 超、心超、胸片等检查。

【治疗计划】

1. 保持安静，卧床休息，软食，保持大便通畅，避免剧烈咳嗽。

2. 左侧鼻腔膨胀海绵填塞止血。

3. 酚磺乙胺静脉滴注止血。

4. 抗感染　患儿考虑细菌感染可能，给予头孢曲松静脉滴注抗感染。

5. 对症治疗　止咳化痰，维持水电解质和酸碱平衡，密切关注患儿出血表现。

【治疗经过】

1. 辅助检查结果

（1）粪便潜血阳性。

（2）肺炎支原体 IgM 3.23（参考值 <1.1 COI），其余病原体相关检测均阴性。

（3）尿常规、凝血功能、生化、血气电解质基本正常，Coombs 试验和抗核抗体阴性。免疫球蛋白：IgG 38.7g/L，IgA 1.72g/L，IgM 1.14g/L，IgE 353IU/L。

（4）胸片：两肺纹理增多；心电图、心超、腹部 B 超检查均无殊。

2. 疾病转归　入院后第 2 天复查血常规：白细胞计数 9.97×10^9/L，血红蛋白 89g/L（参考值 118~156g/L），血小板计数 5×10^9/L（参考值 $167~453 \times 10^9$/L），超敏 C 反应蛋白 39.71mg/L。故再次给予丙种球蛋白 20g 静脉滴注。夜间出现头痛、呕吐 2 次，非喷射性，胃内容物，少许暗红色血性物质。急诊行头颅 CT：两侧顶骨颅板下及前纵列条片状稍高密度影，硬膜下出血可能；复查血常规：白细胞计数 9.5×10^9/L，血红蛋白 89g/L（参考值 118~156g/L），血小板计数 7×10^9/L（参考值 $167~453 \times 10^9$/L）。给予预约输注血小板、输注血浆、禁食补液、奥美拉唑等对症处理，头痛和呕吐好转。第 3 天输注血小板后完善骨髓穿刺检查，镜检未提示白血病，给予泼尼松每次 20mg，每天 2 次，口服，并给予 rh TPO 5 700U，每天一次皮下注射。第 4 天体温正常，咳嗽好转。第 6 天无发热、咳嗽，无活动性出血。复查血常规：白细胞计数 8.46×10^9/L，血红蛋白 86g/L（参考值 118~156g/L），血小板计数 185×10^9/L，超敏 C 反应蛋白 2.27mg/L。粪便颜色由黑转黄，粪便潜血弱阳性，予以出院。

【出院诊断】重症免疫性血小板减少症；急性支气管炎（肺炎支原体）；鼻出血；硬膜下出血；失血性贫血。

【出院建议】

1. 出院带药，泼尼松片、蛋白琥珀酸亚铁、阿奇霉素口服，同时口服补钾、补钙药物。

2. 每周血液科门诊复诊，每周至少复查 1 次血常规；1~2 周后血小板数稳定且无出血后泼尼松酌情逐渐减停。

3. 颅内出血神经外科门诊随诊。

4. 若有出血表现及时复查血常规，若血小板 $<20 \times 10^9$/L 或有口、鼻、眼睛、大小便出血，以及头痛、呕吐、意识改变、脸色差、精神差等情况，立即至血液科门诊或急诊就诊。

（徐卫群）

参考文献

国家卫生健康委. 儿童原发性免疫性血小板减少症诊疗规范（2019 年版）. 全科医学临床与教育,2019,7（12）:1059-1062.

第三节　急性淋巴细胞白血病

一、概述

急性白血病是严重威胁患儿生命的血液系统恶性肿瘤,儿童时期急性淋巴细胞白血病（acute lymphoblastic leukemia,ALL）为常见的类型。ALL 主要起源于 B 系、T 系或 NK 系淋巴祖细胞。白血病细胞主要在骨髓内异常增生和聚集并抑制正常造血,导致贫血、血小板减少和正常粒细胞减少;白血病细胞也可侵犯髓外组织,如脑膜、性腺、胸腺、肝、脾、淋巴结、骨组织等,引起相应病变。以往白血病是"不治之症",死亡率极高。近二十年来,随着新的诊疗技术的不断改进,儿童急性白血病治疗效果已显著提高,其中 ALL 长期治愈率已达到80% 以上。但规范化综合治疗至关重要。本节就 ALL 的诊治进展予以阐述。

二、ALL 诊断

(一) 临床表现

发热、贫血、出血和白血病细胞脏器浸润,包括骨疼痛、肝脾淋巴结、中枢神经系统、皮肤、睾丸、胸腺、心脏、肾脏及唾液腺浸润症状等是 ALL 重要的临床特征。但个体间可存在较大差异,不能仅凭临床表现作出诊断。

1. 一般情况　起病大多较急。早期症状有面色苍白、精神不振、乏力、食欲低下,鼻衄或齿龈出血等;少数患儿以发热和类似风湿热的骨关节痛为首发症状,少数晚期患者可呈现恶病质状况。

2. 出血　以皮肤和黏膜出血多见,表现为紫癜、瘀斑、鼻出血、齿龈出血,消化道出血和血尿等。偶有颅内出血,为引起死亡的重要原因之一。

3. 贫血　出现较早,并随病情发展而加重,表现为苍白、虚弱无力、活动后气促、嗜睡等,查体时发现面色、甲床、眼睑结膜不同程度的苍白。

4. 发热　约 50%~60% 的患者首发症状为发热,热型不定。发热主要原因是感染所致,这种发热用抗生素治疗有效。由 ALL 本身引起的发热较为少见。

5. 感染　起病时常伴有感染,最常见的感染有呼吸道感染如扁桃体炎、气管炎和肺炎;消化道感染如胃肠炎;少数患儿发病时即有较严重的感染如脓毒血症。几乎任何病原体都可成为感染源,如细菌（葡萄球菌、链球菌、特殊病菌等）、真菌（念珠菌、曲霉菌、卡氏肺囊虫等）、病毒（单纯疱疹病毒、水痘病毒、巨细胞病毒等）都可导致感染。白血病患儿易于合并感染,与其免疫功能低下、白细胞数量减少及其功能异常,尤其中性粒细胞的数值减低密切相关。

6. 白血病细胞浸润　常见部位:肝、脾、淋巴结、骨和关节。少见部位:中枢神经系统、皮肤、睾丸、胸腺、心脏、肾脏等。

（二）实验室检查

1. 骨髓细胞学及细胞化学

（1）骨髓细胞形态学：原始及幼稚淋巴细胞≥20%，按照 FAB 分类可分为 L1、L2 和 L3 三型，但目前这种分型方法已不再作为危险度分组的依据。

（2）细胞化学染色：表现为过氧化酶染色（POX）和苏丹黑染色（SB）阴性，糖原染色（PAS）常 ±~+++，多为粗大颗粒或呈小珠、团块状。酸性磷酸酶（ACP）染色，T 淋巴细胞白血病常阳性。

2. 免疫分型（immunology） 应用系列相关性单克隆抗体对白血病细胞进行免疫荧光标记，常用多参数流式细胞仪进行分析，确定白血病类型；主要分为 T 细胞系、B 细胞系、NK 细胞系三大类，儿童 ALL 主要以 B 细胞系为主，占 80%。根据白血病细胞分化阶段不同，B 细胞系 ALL 主要分为早期前 B、普通 B、前 B、成熟 B 四种类型，具体免疫表型特征见表 10-3-1。T 细胞系 ALL 主要分为早前 T、前 T、皮质 T 及髓质 T 四种类型。T 细胞系免疫表型特征见表 10-3-2。

表 10-3-1　急性 B 细胞系淋巴细胞白血病免疫表型特征

型别	TDT	CD34	CD19	CD10	Cyμ	sIgM（κ、λ）
Ⅰ（早期前 B）	+	+	+	−	−	−
Ⅱ（普通 B）	+/−	+	+	+	−	−
Ⅲ（前 B）	+/−	+/−	+	+	+	−
Ⅳ（成熟 B）	−	−	+	+/−	+	+

注：Cyμ，胞浆免疫球蛋白 μ 重链；SIgM，膜表面免疫球蛋白 M。

表 10-3-2　急性 T 细胞系淋巴细胞白血病免疫表型特征

型别	CyCD3	CD34	CD7	CD5	CD2	CD3	CD4	CD8	CD1a
早前 T	+	+/−	+	+/−	−	−	−	−	−
前 T	+	+/−	+	+	+	−	−	−	−
皮质 T	+	+/−	+	+	+	+/−	+	+	+
髓质 T	+	−	+	+	+	+	+/−	+/−	−

在 2016 版 WHO 白血病分型中 ETP ALL 是最近定义的一种 T-ALL 亚型，以独特的免疫表型为特征：cyCD3$^+$、sCD3$^-$、CD1a$^-$、CD2$^+$、CD5^{dim}（<75%$^+$）、CD7$^+$，干细胞和/或髓系标志包括 HLA-DR、CD13、CD33、CD34 或 CD117 阳性，约占 T-ALL 的 15%。

3. 细胞遗传学和分子生物学

（1）染色体 G 带或 R 带分析：应用染色体显带技术进行核型分析，以发现白血病细胞染色体数目异常或结构异常如易位、倒位、缺失等。90% 以上的 ALL 具有克隆性染色体异常。染色体数量异常：①超二倍体：大于 50 条染色体，约占 ALL 的 1/4，以前体 B-ALL 多见，多以 4、6、10、14、17、18、21 及 X 染色体异常多见。②假二倍体：伴有结构异常的 46 条染色体，常表现为染色体易位。③亚二倍体：较少见，小于 44 条染色体，多见 20 号染色体缺失。结构异常:常见的染色体结构异常包括 t(1;19)、t(12;21)、t(9;22)、11q23 等。

（2）FISH 检查:有条件作 FISH 检查,应包括用分离探针做 *MLL* 重排、*iAMP21*;可以选做 *ETV6-RUNX1*(*TEL-AML1*)、*E2A-PBX1*(*TCF3-PBX1*)、*BCR-ABL1* 等。

（3）PCR 基因检测:至少应该包括 *ETV6-RUNX1*、*E2A-PBX1*、*MLL-AF4*、*BCR-ABL1*、*SIL/TAL1*、*MEF2D* 重排、*ZNF384* 重排、*TCF3-HLF* 和 *IKZF*,以及 Ph 样基因或突变检测等。

4. 脑脊液检查　脑脊液检查是诊断中枢神经系统白血病(central nervous system leukemia,CNSL)的重要依据,除了常规和生化检查外,必须同时做离心甩片法检查。如果腰椎穿刺术无损伤,白细胞计数 >5×10^6/L 并见有幼稚细胞,便可诊断为 CNSL。当患儿伴有高白细胞血症、血小板严重减低者及凝血异常时应避免行腰椎穿刺术,以免将白血病细胞带入中枢神经系统。对这类患者可先行化疗及输注血小板等,使其白细胞下降及弥散性血管内凝血纠正后再进行腰椎穿刺术。详见脑脊液分级。

5. 血液常规、生化、凝血检查

（1）血常规检查:除自动化血常规检查外,还应该做血涂片进行人工分类。外周血白细胞计数多数增高,但也可以正常或减低。通常血涂片可见原始及幼稚细胞,血红蛋白及红细胞下降,血小板呈不同程度降低。

（2）生化检查:肝肾功能、乳酸脱氢酶、电解质是必查项目。白细胞负荷大的患者可出现血尿酸及乳酸脱氢酶含量增高。

（3）凝血功能:包括 PT、APTT、TT、FIB、DD 二聚体、FDP。白血病发病时可造成凝血酶和纤维蛋白原减少,从而导致 PT 时间延长和出血。

6. 影像学检查　胸部 X 线摄片、腹部 B 超,根据病情选择以下其他影像学检查:

（1）超声检查:心脏超声了解心功能;腹部超声了解腹部脏器情况。

（2）CT 检查:头颅 CT 评估占位及出血,必要时行胸、腹部 CT 评估占位、出血及炎症。

（3）MRI 检查:必要时头颅 MRI 评估占位及出血及血管情况,胸、腹部、骨骼 MRI 也可酌情选做。

7. 骨髓活检　对于骨髓干抽或骨髓坏死的患儿应进行骨髓活检。初诊无明显睾丸肿大的男性患儿不建议做睾丸组织活检,但在全身化疗骨髓缓解的患儿出现不明原因的睾丸肿大时,应进行睾丸组织活检以确定是否出现睾丸白血病复发。

（三）儿童 ALL 的诊断标准

1. 诊断标准　所有疑诊病例均需经形态学(morphology,M)、免疫学(immunology,I)、细胞遗传学(cytogenetics,C)和分子生物学(molecular biology,M),简称 MICM 进行诊断与分型,符合以下标准中一项者可以明确诊断:

（1）骨髓形态学标准:按照 WHO2016 诊断标准,骨髓中原始及幼稚淋巴细胞≥20%。

（2）若幼稚细胞比例不足 20%,但如有分子生物学检测确定存在 ALL 特异性融合基因如 *ETV6-RUNX1*(*TEL-AML1*)、*BCR-ABL1* 等。

2. CNSL 的诊断与分级

（1）CNSL 的诊断:CNSL 在 ALL 发病时或治疗过程中往往缺乏临床症状,仅在行脑脊液常规检查时才发现异常,但需与细菌感染与药物所致化学性脑膜炎区别。CNSL 若发生在 ALL 停药时,早期有颅压增高如头疼或呕吐症状,后期出现颅神经麻痹、脑炎症状如嗜睡,甚至昏迷。①诊断时或治疗过程中以及停药后脑脊液中白细胞计数≥5/μl,同时在脑脊液离心涂片标本中以白血病细胞为主,或白血病细胞所占比例高于外周血幼稚细胞百分比,有脑神经麻痹症状;②或有影像学检查(CT/MRI)显示脑或脑膜病变;③排除其他病因引起的中枢神经系统病变;④流式细胞术进行 CSF 中细胞学免疫表型分析有助于 CNSL 诊断和鉴别诊断。

（2）脑脊液的分级:对于新诊断的 ALL 判断是否存在 CNSL 需进行 CNS 状态分级,准确评估 CNS 状态对于 CNSL 的诊断、预防和治疗具有重要指导意义。根据脑脊液细胞学(包括脑脊液细胞计数及细胞形态学)、临床表现和影像学检查结果,将 CNS 分为 3 级:即 CNS1 (CSF 中白细胞数 <5/μl,且无明显白血病细胞)、CNS2(CSF 中白细胞 <5/μl,且由明确的白血病细胞)和 CNS3(CSF 中白细胞 >5/μl,且具有明确的白血病幼稚细胞)。

3. 睾丸白血病(testicular leukemia,TL)的诊断　ALL 患者表现为睾丸单侧或双侧肿大,质地变硬或呈结节状,缺乏弹性,透光试验阴性,超声检查可发现睾丸呈非均质性浸润灶。全身化疗骨髓缓解的患儿如出现睾丸肿大,应进行活检以确定是否存在睾丸白血病复发。

4. 完全缓解(complete remission,CR)　血常规显示血红蛋白 >90g/L,白细胞正常或减低,分类无幼稚细胞,血小板 >100×10^9/L;骨髓象增生好,有正常骨髓的再生,原始淋巴细胞 + 幼稚淋巴细胞 <5%,红细胞系统及巨核细胞系统正常,也称 M1 骨髓。脑脊液中无白血病细胞;临床和影像学评估无白血病浸润的证据。

5. 部分缓解(partial remission,PR)　经化疗患儿骨髓中幼稚细胞明显下降,低于 20% 以下,但仍 >5%,称为部分缓解(PR),也称 M2 骨髓。

6. 未缓解(not remission,NR)　经诱导化疗结束后,患儿骨髓中幼稚细胞仍大于 20% 以上,称为未缓解(NR),也称 M3 骨髓。

（四）鉴别诊断

1. 类白血病反应　可有肝脾大,血小板减少,末梢血象中偶见中晚幼粒细胞及有核红细胞,但本病往往存在感染灶,当原发病控制后,血象即恢复。中性粒细胞碱性磷酸酶积分增高。

2. 传染性单核细胞增多症　系 EB 病毒感染所致,有肝、脾、淋巴结肿大,发热,血清嗜异凝集试验阳性,EBV 抗体阳性,白细胞增高并出现异常淋巴细胞,但血红蛋白及血小板计数正常,骨髓检查无白血病征象。

3. 再生障碍性贫血(再障)　再障患儿常见出血、贫血、发热和全血细胞减少,与低增生型白血病类似,但本病不伴有肝脾、淋巴结肿大,骨髓细胞增生低下,无幼稚细胞增生。

4. 风湿与类风湿关节炎　风湿与类风湿关节炎常见发热、关节痛为游走性及多发性,轻者仅有关节疼痛而无局部关节红、肿、热、痛等症,这与首发症状为关节痛而无明显血液学改变的 ALL 易混淆,遇不典型病例应尽早行骨髓检查以免误诊。

（五）临床治疗反应评估时间点及方法

1. 骨髓细胞形态学评估　目前主要用于缓解和复发状态的初步评价,以及化疗期间骨髓增生情况的评估。

2. 治疗反应及白血病微小残留(minimal residual disease,MRD)水平评估时间　患儿在诱导治疗早期、结束、巩固治疗前进行危险度评估治疗反应;MRD 阳性患者在其后的治疗阶段追踪评估直至转阴。

3. MRD 评估方法

（1）流式细胞法：利用白血病细胞和正常细胞间抗原表达异常区分白血病细胞和正常细胞，是目前应用最广泛、最快速的方法。流式细胞术进行 MRD 监测都必须在初次诊断时对白血病细胞进行全面的免疫标记筛查。

（2）融合基因定量 RT-PCR：监测灵敏度高，但只有不到 50% 病例存在融合基因，且这一方法的结果和以细胞为单位的真实 MRD 相关性的线性较差，因此，仅适用于融合基因阳性的病例。

（3）IgH/TCR 重排定量 PCR：监测灵敏度高，线性好，90%~95% 以上病例可用此方案。

（4）新一代测序（next generation sequencing，NGS）：如果有条件下可开展新一代测序，目前新一代测序只能基于 IgH/TCR 重排进行 MRD 监测，95% 以上病例可以应用这一方法，可克服 RT-PCR 的一些局限性，并且在分析足够数量的细胞时可增强敏感性（10^{-5}~10^{-6}）。NGS 能检测初诊或复发病例白血病细胞的潜在而微细的基因突变，具有精确度高、覆盖面广等特点，且能提供治疗期间和治疗后与预后相关的生理 B 细胞和 T 细胞的信息，可用于分析免疫系统多样性、免疫重建等，但由于信息量大且复杂，对结果的解读尚缺乏专家共识或指南，所给出的结果与临床之间的相关程度尚待阐明。

三、临床危险度分层

ALL 危险度标准至今国内外没有统一标准，原则上应该综合诊断时的年龄、外周血白细胞计数、髓外白血病状态、肿瘤细胞遗传学特征及治疗反应加以确定。

（一）与儿童 ALL 预后不良确切相关的危险因素

1. 诊断时年龄 <1 岁婴儿或≥10 岁的年长儿童。

2. 诊断时外周血白细胞计数≥50×10^9/L。

3. 诊断时已发生中枢神经系统白血病或睾丸白血病者。

4. 免疫表型为 T-ALL。

5. 不利的细胞及分子遗传学特征 染色体数目 <45 条的低二倍体（或 DNA 指数 <0.8）；t（9；22）（q34；q11.2）/*BCR-ABL1*；t（4；11）（q21；q23）/*MLL-AF4* 或其他 *MLL* 基因重排；t（1；19）（q23；p13）/*E2A-PBX1*（*TCF3-PBX1*），Ph 样、*iAMP21*、*IKZF* 缺失、*TCF3-HLF* 及 *MEF2D* 重排。

6. 诱导缓解治疗结束后骨髓未缓解（原始及幼稚淋巴细胞≥20%） 或诱导缓解治疗结束骨髓未获得完全缓解，原始及幼稚淋巴细胞 >5%。

7. 微小残留病（MRD）水平 如诱导缓解治疗早期（d15~d19）MRD≥10^{-1}，诱导缓解治疗后（d33~d45）MRD≥10^{-2}，或巩固治疗开始前（第 12 周左右）MRD≥10^{-4}。

（二）临床危险度分型

临床危险度应该结合初诊危险度和治疗反应。一般将 ALL 分为 3 型：低危组、中危组、高危组。根据临床危险度不同分别采用不同强度的治疗方案。推荐分组危险度分组标准为：

1. 低危（low risk，LR） 符合以下所有条件：

（1）年龄≥1 岁且 <10 岁。

（2）WBC<50×10^9/L。

（3）诱导化疗 d15 骨髓 M1（原淋 + 幼淋 <5%）；或诱导化疗 d33 天骨髓 M1。

（4）MRD 符合低危标准：即诱导治疗 d15~d33 MRD<1×10^{-2} 和巩固治疗前 MRD<1×10^{-4}。

2. 中危（intermediate risk，IR） 符合以下任何 1 项或多项：

（1）年龄≥10 岁。

（2）初诊最高 WBC≥50×10^{9}/L。

（3）CNS2、CNSL（CNS3）和/或睾丸白血病（TL）。

（4）t（1；19）（*E2A-PBX1*）。

（5）d15 骨髓 M2（5%≤原淋 + 幼淋 <20%），且 d33 骨髓 M1。

（6）Ph^{+}ALL。

（7）Ph 样 ALL。

（8）*iAMP 21*。

（9）T-ALL。

（10）MRD 标准：诱导治疗 d15：1×10^{-3}≤MRD<1×10^{-1} 或诱导治疗后（d33）1×10^{-4}≤MRD<1×10^{-2} 或巩固治疗前 MRD<1×10^{-4}。

3. 高危（high risk，HR） 符合以下任何 1 项或多项：

（1）d15 骨髓 M3（原淋 + 幼淋≥20%）。

（2）d33 骨髓未完全缓解 M2（原淋 + 幼淋≥5%）或 M3（原淋 + 幼淋≥20%）。

（3）t（4；11）（*MLL-AF4*）或其他 *MLL* 基因重排阳性。

（4）低二倍体（≤44）或 DNA 指数 <0.8。

（5）*IKZF* 阳性。

（6）*MEF2D* 重排。

（7）*TCF3-HLF*/t（17；19）（q22；p13）。

（8）诱导治疗后（d33）评估纵隔瘤灶没有缩小到最初肿瘤体积的 1/3 以下，评为高危，巩固治疗前仍存在瘤灶者列入高危。

（9）符合高危的 MRD 标准：诱导治疗 d15，MRD≥1×10^{-1}，或诱导治疗后（d33）MRD≥1×10^{-2}，或巩固治疗前 MRD≥1×10^{-4}。

四、治疗

(一) 系统化疗

1. 化疗原则 目前国内外儿童 ALL 的治疗原则类似，主要包括早期诊断、精确分型、正规化疗和定期随访四项。

2. 化疗前准备

（1）病史需包括：过去健康状况、家族中肿瘤性疾病史及有关接触有害理化因素的生活社会环境。

（2）专科体检：如皮肤、黏膜、骨骼及肝、脾、淋巴结大小；CNS 体征；睾丸大小质地；身高、体重、体表面积。

（3）实验室检查：诊断时（必须输血前）的血常规，包括白细胞及血小板计数，血红蛋白，白细胞分类包括幼稚细胞计数；骨髓检查：如细胞形态学和组织化学、免疫分型、染色体核型分析（G 显带或 R 显带以及 FISH 分析）、融合基因检测等；血液生化检查：肝肾功能及输血前行输血相关性疾病筛查,包括乙肝、丙肝抗体,梅毒和艾滋病毒检查;电解质及血淀粉酶测定;乳酸脱氢酶;凝血功能;心脏功能检查:心电图、心肌酶测定等;结核病相关试验包括 PPD 试验或干扰素释放(T-spot)试验等。

(4)影像学检查:胸部 X 线正侧位片;腹部 B 超,观察有无肿大的淋巴结及其他病灶;头颅与脊髓 MRI 平扫 + 增强,检查脑实质、脑膜及脊髓有无浸润。

(5)其他:对患儿进行营养状态及体能状态评估,积极改善机体状况,酌情输红细胞、血小板及其他支持治疗。化疗前行 PICC 置管或植入输液港。积极清除感染和潜伏感染灶如龋齿等。病情解释及心理疏导。

(二)化疗方案

1. 诱导期治疗　VDLP 或 VDLD 或 CVDLD,具体药物见以下:

(1)环磷酰胺(CTX)1 000mg/m²,1 次,静点(T-ALL 可考虑 CVDLD 方案);长春新碱(VCR)1.5mg/m²,每周 1 次,共 4 次,每次最大量不超过 2mg;无长春新碱可用长春地辛替代,长春地辛(VDS)3mg/m²,每周 1 次,共 4 次,最大单次剂量不超过 4mg;柔红霉素(DNR)30mg/m²,每周 1 次,共 2~4 次;左旋门冬酰胺酶(L-asp)5 000~10 000U/m²,共 8~10 次;或培门冬酶(PEG-ASP)2 000~2 500U/m²,d9,d23,肌内注射;泼尼松(PDN,VDLP 方案应用)60mg/(m²·d),d1~d28,d29~d35 天递减至停。地塞米松(DXM,VDLD 方案应用)6~8mg/(m²·d),d8~d28,d29~d35 递减至停。

(2)泼尼松试验:d1~d7,60mg/(m²·d)以观察 ALL 细胞对泼尼松的敏感性,第 8 天测血象,如外周血幼稚细胞 <1×10⁹/L,则判定为泼尼松试验为反应良好(prednisone good response,PGR),如幼稚细胞≥1×10⁹/L,则判定为泼尼松试验为反应差(prednisone poor response,PPR)。对白细胞总数 >100×10⁹/L 的患儿,尤其伴有下肢水肿、肾脏有浸润的病例,因泼尼松剂量应从足量的 25%~33%(即总量的 1/4~1/3)剂量用起,根据临床反应逐渐加至足量,7 天内累积剂量 >210mg/m²,以免发生肿瘤溶解综合征。

说明:为了减少过敏反应发生率以及频繁注射对患儿的影响,门冬酰胺酶(Asp)首选聚乙二醇修饰的 Asp(培门冬酶,PEG-Asp)。对培门冬酶过敏者首先推荐欧文菌来源的 Asp。两者全部过敏者可以进行普通大肠杆菌 Asp 皮试,皮试阴性者可尝试使用,最好能够监测 Asp 活性,原则上应该使替换前后的 Asp 总有效活性时间相似。此原则适用于所有 Asp 疗程。

2. 巩固治疗　CAM 或 CAML 方案,根据危险度不同给予 1~2 个疗程,具体药物见下:环磷酰胺(CTX)750~1 000mg/(m²·d),1 次,静点;阿糖胞苷(Ara-C)75~100mg/m²,每天 1~2 次,7~8 天,静点(如每天 1 次,Ara-C 可 1 周 5 天,连续两周共 10 天);6- 巯基嘌呤(6-MP)50~75mg/(m²·d),7~14 天,空腹口服。培门冬酶(PEG-ASP,CAML 方案)2 000~2 500U/m²,d2,1 次,肌内注射。

3. 髓外白血病预防　mM 方案:大剂量甲氨蝶呤(HD-MTX)3~5g/m²,静脉持续点滴,每10~14 天 1 次,共 3 次;MTX 开始治疗后 36~42 小时开始用四氢叶酸钙(CF)15mg/m²,6 小时 1 次,共 3~8 次解救,根据 MTX 血药浓度给予调整剂量;同时给予 6-MP 50mg/(m²·d),根据白细胞计数调整剂量。同时给 MTX、Ara-C、地塞米松三联鞘注(TIT)。上述方案实施期间需要进行水化、碱化。

4. 延迟强化治疗　推荐 VDLD(或 VDLA)方案和 CAM(或 CAML)方案,中危组患者在继续治疗后可选择重复一次上述方案。

（1）VDLD 或 VDLA 方案：VCR 1.5mg/m²，每周 1 次，共 3~4 次，每次最大量不超过 2mg；或者 VDS 3mg/m²，每周 1 次，共 3~4 次，静脉推注，最大剂量 4mg；DXM 8~10mg/（m²·d），d1~d7，d15~d21，口服；L-asp 6 000~10 000U/m²，共 4~10 次或 PEG-ASP，2 000~2 500U/m²，共 2 次（间隔 14 天），肌内注射。DNR 或阿霉素（ADR）25~30mg/m²，每周 1 次，静点，共 2~4 次（VDLD 方案）；Ara-C 2 000mg/m²，静点，12 小时 1 次，d1~d2，共 4 次（VDLA 方案）。

（2）CAM 或 CAML 方案：根据危险度不同给予 1~2 个疗程；具体为 CTX 750~1 000mg/（m²·d），静点，1 次；Ara-C 75~100mg/m²，7~8 天，每天 1~2 次静点（如每天 1 次，Ara-C 可 1 周 5 天，连续两周共 10 天）；6-MP 50~75mg/（m²·d），7~14 天，空腹口服；培门冬酶（PEG-ASP，CAML 方案）2 000~2 500U/（m²·d），d2，1 次，肌内注射。

5. 继续治疗（中间治疗） 中危组患儿可选择继续治疗或不选择继续治疗，如选择则推荐以下 2 个方案：

（1）6-MP+MTX 方案：6-MP 50mg/（m²·d），持续睡前空腹口服；MTX 15~30mg/m²，每周 1 次，口服或肌内注射；共 8 周。

（2）6-MP/6-MP+MTX/6-MP+VCR+DXM/Dex+DNR+VCR+6-MP+PEG-Asp 方案交替：

1）用量：6-MP 25~50mg/（m²·d），d1~d7，睡前空腹口服；MTX 25mg/（m²·d），d1 口服；DXM 8~12mg/（m²·d），d1~d5；VCR 1.5mg/m²，d1；DNR 25mg/m²，d1，静点；PEG-Asp 2 000~2 500U/m²，d2，肌内注射。

2）具体用法：低危组第 1、4、13 周采用 6-MP+VCR+Dex 治疗且每周 TIT 一次，第 2、3、5、6、10~12、10~16 周采用 6-MP+MTX 治疗；中高危组第 1、4、7、10、13 周采用 Dex+DNR+VCR+6-MP+PEG-Asp，第 2、3、5、6、11、12、14~16 周采用 6-MP 治疗。

6. 维持期治疗 重复延迟强化后进入维持治疗，可选择以下两个方案之一：

（1）6-MP+MTX 方案：6-MP 50mg/（m²·d），持续睡前空腹口服；MTX 15~30mg/m²，每周 1 次，口服或肌内注射，持续至终止治疗（男 2.5~3 年，女 2~2.5 年）。根据白细胞调整方案中的药物剂量。

（2）6-MP+MTX/VD 方案（6-MP+MTX 方案期间每 4~8 周插入）：VCR 1.5mg/m²，1 次，每次最大量不超过 2mg；DXM 6~8mg/（m²·d），d1~d7，口服。

ALL 患儿化疗总疗程：低危组男孩、女孩均为 2 年，中危组女孩 2 年，男孩 2.5 年，高危组男孩、女孩均为 2.5 年。

7. Ph⁺ ALL 的治疗 t（9;22）/*BCR-ABL1* 阳性 ALL，早期（诱导 d15 开始）加用酪氨酸激酶抑制剂（tyrosine kinase inhibitor，TKI）治疗，如伊马替尼 [300mg/（m²·d）] 或达沙替尼 [80mg/（m²·d）]。本方案将初诊阳性者纳入 IR 组，以 MRD 监测评估疗效，若符合 MRD-HR 标准，则升级至 HR 组的方案治疗。TKI 治疗时间至少应用至维持治疗结束。一旦出现 TKI 相关严重非造血系统毒性时可暂停 TKI 直到毒性作用明显减轻后恢复使用。若仍不能耐受可考虑换用其他 TKI 制剂。若有明显血液系统毒性表现，原则上先停止或减量 DNR、Ara-C、CTX、MTX、6-MP 等骨髓抑制性药物，然后再考虑暂停 TKI。对达沙替尼或伊马替尼反应不良者应该进行 *BCR-ABL1* 基因序列测定，并按照突变情况选择合适的 TKI。出现对达沙替尼或伊马替尼同时耐药的突变时（如 T315I 突变）可以选用敏感的第三代 TKI（如波纳替尼），并在巩固治疗后进行造血干细胞移植。

8. CNSL 的防治 初诊未合并 CNSL 的患儿取消放疗,在进行全身化疗的同时,采用三联鞘注。CNS2 者在诱导早期增加 1~2 次腰椎穿刺及鞘内注射至少 17~26 次,根据危险度分组可单用 MTX 或三联鞘注,具体药物剂量见表 10-3-3:

表 10-3-3 CNSL 防治

疗程	Ara-C	MTX	DEX
<12 个月	12mg	6mg	2mg
12~24 个月	24mg	8mg	2.5mg
24~36 个月	30mg	10mg	3mg
>36 个月	36mg	12mg	4mg

初诊时合并 CNSL 患儿在进行全身化疗的同时,采用三联鞘注,诱导治疗期间每周一次直至脑脊液肿瘤细胞消失,之后在不同治疗阶段鞘内注射。初诊合并中枢神经系统白血病,如果治疗反应良好,可不予以放疗。如需放疗,可在完成延迟强化治疗后维持治疗前接受颅脑放疗。<2 岁不建议放疗,年龄≥2 岁剂量为 12~18Gy。放疗后不再应用 HD-MTX 及 Ara-C,但仍然需鞘内注射直至停止全身化疗,放疗后每 8~12 周鞘内注射一次预防 CNSL 复发。对于反复发作的 CNSL 可采用脑室注射法,安置 Omaya 囊,使药物在蛛网膜下腔充分循环吸收;避免反复腰椎穿刺给患儿带来的巨大痛苦;不影响患儿淋浴甚至游泳;同时便于医务人员操作。

9. 睾丸白血病(TL)治疗 初诊时合并 TL 在全身化疗的巩固治疗结束后 B 超检查仍有病灶者进行活检,若确定白血病细胞残留者需睾丸放疗。或在全身化疗骨髓缓解的患儿出现睾丸白血病复发,也需放疗。一般作双侧睾丸放疗,剂量 20~26Gy,对年龄较小的幼儿采用 12~15Gy。

(三)造血干细胞移植

对于儿童 ALL 来说,一般无须进行造血干细胞移植(hematopoietic stem cell transplantation,HSCT),但如化疗达 CR 后,早期(如治疗过程中)出现复发,再次诱导 CR 即 CR2 后,可考虑进行 HSCT。对于初诊患儿,符合下面指征之一者,也有移植的必要:

1. 诱导缓解治疗失败 (d33 骨髓形态未达到缓解)。

2. d45 骨髓评估 MRD≥1×10^{-2}。

3. 具有 t(9;22)/*BCR-ABL1*、*MLL* 重排、EPT-ALL、*iAMP21* 的患儿 12 周 MRD≥1×10^{-4}。

(四)放射治疗

初诊合并 CNSL,如果治疗反应良好,可不予放疗。否则,可在完成延迟强化治疗后维持治疗前接受颅脑放疗。<2 岁不建议放疗,年龄≥2 岁剂量为 12~18Gy。

初诊时合并 TL 在全身化疗的巩固治疗结束后,如果反应良好,可不予以放疗。如果睾丸 B 超检查仍有病灶者进行活检,若确定白血病细胞残留者需睾丸放疗。或在全身化疗骨髓缓解的患儿出现睾丸白血病复发,也需放疗。一般作双侧睾丸放疗,剂量 20~26Gy,对年龄较小的幼儿采用 12~15Gy。

(五)分子靶向药物治疗

随着对基因表达谱、DNA 拷贝数变化及表观遗传学改变的高通量全基因组分析的进步,以及最新一代全基因组与转录本测序技术的开发为白血病发生与耐药,以及新白血病亚型的识别带来了新的探索工具,并将为治疗发现新靶点。某些亚型白血病治愈率的显著提高只有通过开发新药来实现,一些现有药物的新制剂可提高疗效同时减轻毒性。新的核苷类似物如氯法拉滨和奈拉滨,现已成为治疗复发难治性白血病化疗药物中新的选择。在 Ph 染色体阳性 ALL 患儿中使用甲磺酸伊马替尼和其他 ABL 激酶抑制剂治疗是白血病分子靶向治疗的典范(具体见 Ph⁺ALL)。白血病治疗的抗体正在逐步增加。利妥昔单抗(抗 CD20)、阿仑单抗(抗 CD52)和依帕珠单抗(抗 CD22)已经加入一些临床试验中,新的抗体衍生物和重组免疫毒素也已开发供临床使用。CD19/CD3 双特异性抗体构建产物(blinatumomab)为 B 系 ALL 患儿带来了令人鼓舞的治疗反应。临床试验早期的其他新型药物包括 FLT3 抑制剂、法尼基转移酶抑制剂、γ-分泌酶抑制剂和针对表遗传学改变的药物,如使静止的肿瘤抑制因子重新复活等。蛋白酶体抑制剂和短干扰 siRNA 也正在研究,可能成为今后的治疗手段。

（六）细胞免疫治疗

最近利用基因工程技术表达嵌合抗原受体(chimeric antigen receptor,CAR)T 细胞的过继免疫治疗在复发难治性 B 系 ALL 中取得突破性进展,CAR 修饰 T(CAR-T)细胞治疗是一种具有特异性杀伤功能、副作用可控的抗肿瘤免疫治疗新技术,是目前除了放化疗以外可选择强烈靶向杀伤肿瘤的有效方法,其中识别 CD19、CD20、CD22 抗原靶点的 CD19CAR-T、CD20CAR-T、CD22CAR-T 等已进入临床试验。CD19CAR-T 应用最多,疗效也较肯定。CAR-T 细胞治疗与抗体治疗不同,CAR-T 细胞输注会在肿瘤细胞膜上相应靶点抗原的刺激下大量扩增,可在体内维持几个月,甚至几年。因此,人们称 CAR-T 细胞治疗是一个"活药物"的治疗,而且,CAR-T 细胞可迁移到多个组织器官,包括中枢神经系统。但该疗法的一个潜在长期毒副作用是发生慢性 B 细胞缺乏,导致体液免疫缺陷,需要用 IVIG 替代治疗,直至 B 细胞功能恢复。目前 CAR-T 细胞治疗已经应用于临床难治复发病例,但随着技术的改进、毒性反应的降低,有望进入一线治疗。

五、并发症及辅助治疗

儿童白血病发病及治疗过程中可以发生各种各样的并发症,如感染、出血、贫血、过敏、急性肿瘤溶解综合征、重要脏器(如心、肺、肝、肾、脑)、胃肠道、骨、内分泌、生殖腺、皮肤黏膜、毛发等受损等,轻者一般对症处理即可治愈,重者可危及生命,正确、及时、合理的治疗对于患儿具有至关重要的作用,限于文字篇幅,具体诊治措施请参考相关专著。

六、随访

（一）停药后两年内

每 3 个月行 1 次血常规检查,每年行全面体格检查,重点检查淋巴结、肝、脾及睾丸。

（二）停药第三年以后

每 6 个月左右行 1 次血常规检查及每年行正常儿童体格检查。出现复发症状随时复诊。

病例链接： 急性淋巴细胞白血病

【一般情况】患儿,男,5 岁 5 月。

【主诉】乏力伴面色苍白 1 月余,皮肤瘀点伴发热 3 天。

【现病史】患儿入院前 1 月余出现乏力,伴面色稍苍白,家长未予以重视。3 天前开始皮肤出现瘀点,同时伴发热,体温最高 38.3℃,伴咳嗽,不剧,无腹痛、腹泻,无恶心、呕吐、头痛等。家长自行给予"感冒药"口服 3 天,发热好转,皮肤瘀点增多,至当地医院就诊,查血常规白细胞计数 48×10⁹/L,中性粒细胞绝对值 0.62×10⁹/L,幼稚细胞 58%,血红蛋白 82g/L,血小板计数 21×10⁹/L,超敏 C 反应蛋白 23mg/L,未予以特殊处理,转笔者医院就诊,门诊拟"白细胞增多、急性上呼吸道感染"收入院。

起病以来,患儿神清,精神可,睡眠可,大小便无殊,体重无明显增减。

【既往史】既往体健,否认药物过敏史。

【个人史】G_1P_1,足月自然分娩,出生体重 3.3kg。生后混合喂养,按时添加辅食。正规接受疫苗接种,生长发育与正常同龄儿无区别。

【家族史】父母体健。否认家族人员中有贫血、白血病等疾病,否认有肝炎、结核等传染病接触史。

【入院查体】T 38.0℃,P 100 次/min,R 30 次/min,BP 100/65mmHg,体重 19kg,下肢皮肤见少许瘀斑瘀点,皮肤巩膜无黄染,颈部可及数枚肿大淋巴结,咽充血,扁桃体Ⅱ度肿大,两肺呼吸音稍粗,未闻及干、湿性啰音及哮鸣音,心律齐,未闻及病理性杂音,腹平软,肝肋下 2cm,脾肋下 2cm,质地中等,下肢无浮肿,神经系统检查阴性。

【辅助检查】入院当天血常规:白细胞计数 47×10⁹/L(参考值 4.4~11.9×10⁹/L),淋巴细胞比例 40%,中性粒细胞比例 10%(参考值 22%~65%),中性粒细胞绝对值 0.47×10⁹/L,幼稚细胞 50%,血红蛋白 80g/L(参考值 112~149g/L),血小板计数 20×10⁹/L(参考值 188~472×10⁹/L),超敏 C 反应蛋白 30.5mg/L(参考值 <8mg/L)。

【入院诊断】血三系减少待查:急性白血病? 急性上呼吸道感染;脓毒症?

【检查计划】

1. 血常规、尿常规、便常规、胸片、心电图、腹部 B 超等检查。

2. 血生化、凝血功能、血气电解质、降钙素原等检查。

3. 血培养、血清 EB 病毒、CMV 病毒抗体及 DNA 测定,细胞因子、前降钙素等测定。

4. 骨髓常规及免疫学分型诊断、染色体核型、融合基因、二代测序等检查。

【诊疗计划】

1. 一般治疗　一级护理,注意卧床休息。

2. 抗感染　给予头孢呋辛静脉滴注抗感染,酚磺乙胺预防止血。

3. 预约输注血小板 5U。

4. 对症支持治疗　维持水电解质平衡,保持液体平衡,密切关注患儿生命体征,注意发热情况及出血情况。

5. 尽快完善相关辅助检查,明确诊断。

【诊疗经过】

1. 辅助检查结果

(1)骨髓常规:有核细胞增生明显,Wright 染色见大量幼稚淋巴细胞增生,原始淋巴细胞占 30%,幼稚淋巴细胞 65%。细胞化学染色:过氧化物酶(POX)阴性,糖原染色(PAS)呈颗粒状阳性,非特异性酯酶(NAE)阴性。形态学考虑急性淋巴细胞白血病(ALL)。流式细胞术免疫表型分析:CD19 95%,CD34 93%,CD10 96%,CD22 65%,CD79a 85%,其他 T 细胞系、髓系抗原表达阴性。提示普通型 B 系急性淋巴细胞白血病。43 种融合基因检测提示 *TEL-AML1* 阳性。二代测序检查未发现有其他异常基因突变。

（2）生化:白蛋白 35.2g/L,总胆红素 12.5μmol/L,直接胆红素 1.5μmol/L,间接胆红素 11.0μmol/L 丙氨酸氨基转移酶 30U/L,甘油三酯 2.0mmol/L,乳酸脱氢酶 743U/L,铁蛋白 320μg/L。

（3）凝血功能:PT11.6 秒(正常对照 11.9 秒),APTT18.5 秒(正常对照 25.5 秒),纤维蛋白原 3.03g/L。

（4）EBV、CMV 及血培养均阴性。

（5）降钙素原 0.3ng/ml。

（6）细胞因子:IL-2 1.1pg/ml,IL-4 1.3pg/ml,IL-6 21pg/ml,IL-10 3.5pg/ml,TNF 2.3pg/ml,IFN-γ 8.7pg/ml。

（7）腹部 B 超:肝肋下 2.2cm,脾肋下 1.5cm。

2. 下一步治疗措施

（1）改 "罗氏芬" 加强感染治疗。

（2）行泼尼松敏感试验,醋酸泼尼松片,每天 60mg/m²,分 3 次,口服,同时给予别嘌呤醇每次 10mg,每天 2 次口服,碱化水化治疗。

（3）每日监测血常规,监测血气电解质,每2~3天复查凝血功能、生化、细胞因子等治疗。第 8 天复查外周血幼稚细胞为 0。

（4）第 8 天开始进入正规 ALL 方案诱导、巩固治疗,大剂量甲氨蝶呤 HD-MTX+ 三联鞘注治疗预防髓外白血病,以后再强化、巩固等 5 个疗程的治疗,小化疗期间用巯嘌呤 + 甲氨蝶呤口服作维持治疗。至 2 年后停药,观察,门诊长期随访。

3. 疾病转归 经积极规范治疗后,患儿经过顺利,复查骨髓检查,无复发迹象。

【出院诊断】

1. ALL,普通 B 细胞型,低危组。

2. 急性上呼吸道感染。

【出院建议】

1. 血液科门诊定期随访。每 3 个月血液科门诊复诊,复查血常规及骨髓,监测 MRD 水平。如无异常,6 个月后每半年复查一次,直至诊断后 5 年。

2. 积极预防感染,治疗后 1 年开始补种必要的疫苗。

3. 如有出现乏力、苍白、皮肤出血点、头痛或睾丸肿大,应立即至血液科门诊就诊。

（汤永民）

第四节 噬血细胞综合征

一、概述

噬血细胞综合征,又称为噬血细胞性淋巴组织细胞增生症（hemophagocytic lymphohisti-ocytosis,HLH）,是一组由于免疫应答失常,淋巴细胞和组织细胞过度增殖活化引起多器官高炎症反应的临床综合征。HLH以发热、肝脾肿大、肝功能损害、血细胞减少、骨髓等部位发现噬血现象为主要临床特征。该病于1939年由儿科医生Scott和Robb-Smith首次描述，1952年，英国学者Farquhar和Claireaux将其命名为"家族性噬血细胞网状细胞增多症"。根据瑞典的统计数据，其年发病率约为1.2/100万儿童。该病病因复杂，起病急，病情进展迅速，病死率高。因此，临床上需要早期诊断，及早干预，尽快控制炎症风暴，方能最大限度挽救患者生命。

二、噬血细胞综合征的临床表现和发病机制

(一) 临床表现

HLH患者多见于儿童，但成人并非罕见。HLH的主要症状是长期发热、贫血出血和肝脾肿大。主要的实验室检查包括全血细胞减少、血清铁蛋白、甘油三酯、转氨酶、胆红素、可溶性CD25（sCD25）增高伴纤维蛋白原下降。血清铁蛋白大于10 000ng/L对于儿童HLH诊断的敏感性和特异性分别为90%及96%。噬血现象在疾病早期并不多见，但并不能据此排除HLH的诊断；而很多重症感染病例可在骨髓中发现噬血现象，亦不能据此来诊断HLH。NK细胞杀伤功能缺陷是诊断原发性HLH（primary HLH，pHLH）的重要指标，但在疾病急性期，由于NK细胞数量的下降及一过性功能抑制，继发性HLH（secondary HLH，sHLH）亦可出现NK活性下降。因此，在疾病缓解期进行NK细胞功能检测更有助于原发性和继发性HLH的鉴别。sCD25是很有用的炎症标记物，可反映机体过分的免疫活化，对于HLH的诊断具有高度的敏感性。

(二) 疾病分类

根据国际组织细胞协会诊疗指南，HLH分为原发性HLH（pHLH）和继发性HLH（sHLH）两种类型，pHLH主要包括家族性HLH（family HLH，FHL）、具有HLH相关基因缺陷的免疫缺陷综合征和EB病毒驱动型HLH三大类（表10-4-1）。目前，已知pHLH相关的基因超过20种。MUNC13-4、STX11、STXBP2、RAB27A、LYST、AP3B1等基因缺陷均可导致NK细胞和细胞毒T细胞（cytotoxic T cell，CTL）脱颗粒异常，细胞表面CD107a表达水平降低。EB病毒驱动型HLH则多与细胞信号通路异常、凋亡异常有关。sHLH则是由于感染、肿瘤、风湿免疫性疾病等因素导致疾病免疫系统过度活化所引起，通常无家族史和已知的遗传基因缺陷。sHLH主要继发于以下情况：①感染：各种感染（细菌、病毒、真菌、结核、原虫感染）均可引起sHLH，其中病毒感染尤其EBV感染最常见；②风湿免疫性疾病：系统性幼年型特发性关节炎、系统性红斑狼疮、川崎病、自身免疫性淋巴细胞增生综合征（autoimmune lymphoproliferative syndrome，ALPS）等可以合并HLH，发生巨噬细胞活化综合征（macrophage activation syndrome，MAS）；③血液病：恶性淋巴瘤（尤其T细胞或NK细胞淋巴瘤）、白血病（尤其T细胞型）、造血干细胞移植后均可能继发HLH；④免疫治疗或化疗过程中：嵌合抗原受体（CAR）T细胞治疗时可引起细胞因子释放综合征相关的HLH。类型上，儿童以感染相关HLH居多，其中EB病毒感染是最常见的诱发因素。

(三) 发病机制

大部分pHLH的发病与穿孔素依赖的细胞毒作用缺陷有关。这是NK细胞和CTL清除病毒感染的靶细胞的重要途径。NK细胞/CTL与靶细胞接触后，高尔基体分泌细胞毒颗粒，与内体结合形成囊泡，极化到免疫突触部位，停靠在细胞膜上，进行编辑并与细胞膜融合，

表 10-4-1　HLH 的分类

遗传性 HLH	位点	基因	蛋白	蛋白功能
家族性 HLH（FHL）				
FHL-1	9q21.3-22	未知	未知	未知
FHL-2	10q21-22	*PRF1*	Perforin	形成跨膜孔道
FHL-3	17q25	*UNC13D*	Munc13-4	囊泡启动与成熟
FHL-4	6q24	*STX11*	Syntaxin11	介导囊泡与细胞膜融合
FHL-5	19p13	*STXBP2*	Munc18-2	调控囊泡与细胞膜融合
免疫缺陷综合征				
GS 2	15q15-21.1	*RAB27A*	Rab27a	连接囊泡与细胞膜
CHS	1q42.1-42.2	*LYST*	Lyst	介导内体的聚合与解离
HPS Ⅱ	5q14.1	*AP3B1*	Ap3β1	内体蛋白的整理、转运
EBV 驱动型 HLH				
XLP 1	Xq25	*SH2D1A*	SAP	信号转导与淋巴细胞激活
XLP 2	Xq25	*BIRC4*	XIAP	抑制细胞凋亡
ITK	5q31-32	*ITK*	ITK	T 细胞信号转导
CD27	12p13	*CD27*	CD27	淋巴细胞共刺激分子
XMEN	Xq21.1	*MAGT1*	Mg^{2+} 转运体	T 细胞活化
获得性 HLH				
感染（感染相关性 HLH，IAHS）				
肿瘤（肿瘤相关性 HLH，MAHS）				
风湿免疫性疾病（巨噬细胞活化综合征，MAS）				
化疗、造血干细胞或器官移植、CART 细胞治疗				

然后释放出胞，穿孔素在靶细胞膜上打孔，颗粒酶等物质被释放到靶细胞中，引起靶细胞凋亡。该过程中任一个环节的异常均可导致杀伤作用失败。在抗原不能清除、抗原递呈细胞的持续刺激下，CTL 和巨噬细胞过度增殖活化，分泌大量的细胞因子，从而导致了一系列临床表现。

sHLH 的发病机制尚不明确。固有免疫的非抗原特异性刺激可能是触发 HLH 的因素。固有免疫应答细胞通过模式识别受体激活，尤其是 Toll 样受体对细菌、支原体、真菌及病毒的成分产生应答。这些抗原成分持续刺激 TLRs 导致免疫细胞持续活化分泌细胞因子引起高炎症反应。

三、噬血细胞综合征的诊断和鉴别诊断

（一）诊断

虽然对 HLH 发病机制和免疫学异常等方面的了解不断深入，但临床上 HLH 的诊断仍主要基于非特异性临床表现和实验室检查结果，没有一项能够单独确定诊断。对于不明原

因发热、血细胞减少和肝功能损害的患儿,需要警惕该病的可能,结合病史、体检、家族史及炎性指标检测做出初步判断。目前,国际上最常采用的 HLH 诊断标准是国际组织细胞协会制订的 HLH-2004 方案(表 10-4-2)。对于诊断 HLH 的患儿,除进行 HLH 诊断指标的检查外,还需要进行相关基因突变的筛查和各类病因的排查(图 10-4-1)。

表 10-4-2　HLH 的诊断标准(HLH-2004)

满足以下两条任一条的可诊断为 HLH:

A)发现 HLH 相关的分子遗传学异常者

B)满足下列诊断标准 8 条中的 5 条者:

1. 发热

2. 脾肿大

3. 血细胞减少(两系或三系):
血红蛋白 <90g/L(新生儿 <100g/L)
中性粒细胞计数 $<1.0 \times 10^9/L$
血小板计数 $<100 \times 10^9/L$

4. 高甘油三酯血症和/或低纤维蛋白原血症:甘油三酯(空腹)≥3.0mmol/L,纤维蛋白原≤1.5g/L

5. 骨髓检查/活检、或脾、淋巴结、皮肤穿刺/活检发现噬血细胞,无恶性病证据

6. NK 细胞活性降低或完全缺少

7. 血清铁蛋白增高(≥500μg/L)

8. 可溶性 CD25(IL-2 受体)增高(≥2 400U/ml)

说明:以下临床表现支持诊断:脑脊液单核细胞数和/或蛋白增高、黄疸、肝酶增高、低蛋白血症、低钠血症、LDH 增高。

基因检测是诊断 pHLH 的金标准,目前公认的相关基因有 10 余种,随着疾病认识的深入还将不断扩展。如上文所述,基因突变引起细胞毒功能受损,而受损程度与受累基因及突变类型相关,无义突变明显重于错义突变,通常认为双等位基因突变方可致病,但近年来发现一个以上的单等位基因突变亦可以导致 pHLH 的发生。另一方面,sHLH 的发生也存在一定的基因背景,因此完全将 pHLH 和 sHLH 分开非常困难,可能两者并不存在明显的界限。

近年来,免疫学检测对于 pHLH 的筛查显得尤为重要。NK 细胞杀伤功能的检测已经纳入诊断标准,而穿孔素表达和细胞脱颗粒功能检测对于鉴别 pHLH 和 sHLH 可能更具优势。CD107a 是溶酶体相关膜糖蛋白,在免疫细胞脱颗粒过程中表达于细胞膜上,可通过流式细胞术检测到。CD107a 的缺失提示细胞脱颗粒途径中的相关基因存在缺陷。此外,SAP、XIAP 等与 HLH 缺陷基因相对应的蛋白的定量检测亦是诊断 XLP 的可靠依据。

细胞因子风暴是 HLH 发病的核心,单中心研究发现它对 HLH 的诊断具有重要价值。IL-10 和 IFN-γ 显著增高伴 IL-6 轻度增高的细胞因子谱对于 HLH 的诊断具有高度的准确性,且有利于疾病的早期诊断。另外,IL-10 和 IFN-γ 水平的高低与疾病的严重程度和预后相关,两者的比例亦有助于 pHLH 和 EBV-HLH 的鉴别。因此,细胞因子可用于疾病的诊断和鉴别诊断、病情复发的监测和分层治疗。

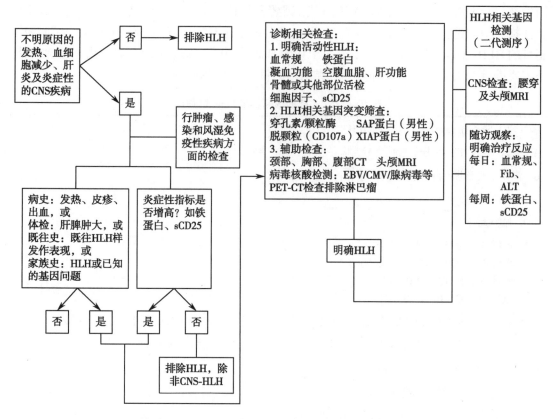

图 10-4-1　噬血细胞综合征（HLH）诊断流程图

（二）鉴别诊断

1. pHLH 和 sHLH 的鉴别　两者在发病机制、治疗及预后方面有所差别。pHLH 具有家族遗传倾向和基因缺陷，一般发病年龄较早、病情较重、易于反复，造血干细胞移植（HSCT）为目前唯一根治性治疗手段。sHLH 一般无家族史或基因缺陷，但多有明确的诱因或基础疾病，病情相对较轻，一般不需要 HSCT 治疗。故即使符合 HLH 临床诊断标准，也需尽量及时检查是否存在 HLH 相关基因的突变，明确 HLH 类型。需要强调的是，即使未检测出 HLH 相关基因突变或存在明确诱发因素，也不能完全排除 pHLH。

2. HLH 与重症感染的鉴别　HLH 的表现与重症感染存在很大的重叠，很多的诊断指标可见于重症感染。当患者出现持续发热伴肝脾肿大和血细胞减少时应当怀疑 HLH 的可能；或者发热、全血细胞减少合并明显肝功能异常者应考虑 HLH。同时，HLH 治疗过程中可能再次发热，应注意鉴别是 HLH 复发抑或是继发感染。细胞因子谱对于两者的鉴别具有重要价值。一般重症感染以 IL-6 升高为主，IFN-γ 较少升高；而 HLH 则表现为 IL-10 和 IFN-γ 显著增高，但 IL-6 升高相对不明显。

3. HLH 与其他血液病的鉴别　朗格汉斯细胞组织细胞增生症、组织细胞坏死性淋巴结炎、恶性淋巴瘤等可有血象改变、肝脾大、肝功能异常等类似于 HLH，需加以鉴别。

四、噬血细胞综合征的治疗

(一) 基本治疗原则

HLH 病情进展迅速,病势凶险,FHL 如不及时治疗其生存时间很少超过 2 个月。所以早期、恰当和有效的治疗非常重要。疑诊 HLH,建议尽早联系儿科血液病专科医师会诊。是否启动 HLH 相关治疗主要取决于病情进展情况和严重性,而非是否达到 5/8 标准。部分未达到 5/8 标准的患儿仍可以从及时的 HLH 治疗中受益,如中枢神经系统 HLH。同样的,并非所有的达到 5/8 的 HLH 患者都需要应用依托泊苷(VP16)化疗。因此,对于高度怀疑 HLH 而未完全达到诊断标准但病情进展迅速者,应立即开始治疗。HLH 的治疗有三个目的:清除诱发因素,抑制高炎症反应;杀灭病原感染的细胞;治疗潜在的病因。

(二) 原发性 HLH 的治疗

一旦确诊,应尽快按 HLH-1994 方案治疗(图 10-4-2),有条件的应尽早行造血干细胞移植方能根治。根据国际组织细胞协会的临床研究,HLH-94 和 HLH-2004 方案治疗的 5 年生存率分别为 54% 及 62%,并无差异。因此,目前国际组织细胞协会推荐采用 HLH-94 方案进行治疗,以减少早期的治疗相关死亡率。该方案主要由地塞米松(DXM)、VP-16 和环孢素 A(CSA)组成,包括前 8 周的诱导治疗和后续的维持治疗两个阶段,维持治疗至行造血干细胞移植。

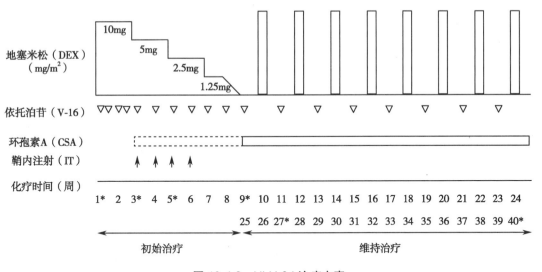

图 10-4-2　HLH-94 治疗方案

DXM:初始治疗阶段每日应用,静脉滴注或用片剂分次口服,10mg/(m²·d),连续 2 周,第 3 周开始减半量,连续 2 周,以后每隔 2 周减半直至第 8 周减停。维持治疗阶段 10mg/(m²·d),第 10 周开始,隔周应用,连用 3 天。

CSA:从不早于第 3 周开始应用,从 6mg/(kg·d)开始口服(分两次),定期检测血药浓度,调整剂量,维持血药谷浓度在 200μg/L 左右。

VP-16:初始治疗阶段 150mg/(m²·d)静脉滴注,第 1~2 周每周 2 次,第 3 周开始每周 1 次,共 8 周。维持阶段每 2 周 1 次,第 9 周开始,剂量同前。VP16 的剂量可根据患者的耐受性进行适当调整,耐受性差者可给予每周 50~100mg/m^2。

鞘内注射 IT:IT 仅在治疗后神经系统症状进展或脑脊液仍异常的情况下施行,一般不超过 4 次。具体剂量:MTX,<1 岁,每次 6mg;1~2 岁,每次 8mg;2~3 岁,每次 10mg;>3 岁,每次 12mg。DXM,<3 岁,每次 2mg;>3 岁,每次 4mg。

评估的内容:血常规、生化指标(转氨酶、甘油三脂、肌酐)、纤维蛋白原、血清铁蛋白、CSA 浓度。APTT、PT 根据临床需要进行复查。胸部、腹部及头颅的影像学检查在第 1、9、27 和 40 周进行。

(三)继发性 HLH 的治疗

由于 HLH 病因复杂、疾病轻重差别较大,部分病例可不需要完全按照 HLH-94 方案进行治疗。对于感染相关的 HLH,应重点根据病因治疗原发病,在治疗基础疾病的基础上酌情使用丙种球蛋白和小剂量激素,仍不能控制者酌情给予 HLH-94 方案,并积极寻找基础病因。对于 MAS,HLH-94 方案并非首选,强烈免疫抑制治疗(如大剂量甲强龙)及大剂量丙种球蛋白应用一般效果良好,对于复发难治的患者,VP16 仍可选用。对于肿瘤相关的 HLH,既要针对 HLH 进行治疗以控制炎症反应,也要在条件允许下积极治疗原发肿瘤,但具体用药需要根据患者病情个体化制订。对于 sHLH 而言,大部分患儿治疗 8 周即可停药,对于 HLH-94 方案治疗无效或复发者,建议尽早进行造血干细胞移植。

(四)对症支持治疗

HLH 病情危重,在控制细胞因子风暴的同时,加强对症支持治疗,合理处理出血、感染和多脏器功能衰竭等并发症是降低死亡率的关键。治疗过程中要加强血常规、凝血功能、肝肾功能、电解质的监测。对于凝血功能异常者,积极补充凝血因子,适当应用止血药物;贫血及血小板低者酌情输注红细胞、血小板。加强脏器功能保护,预防真菌、卡氏肺囊虫等机会性感染。丙种球蛋白输注具有针对病原菌及抑制免疫反应的作用。血浆置换或血液灌流可以去除血液中的细胞因子,对于重症病例可能有一定帮助。

(五)造血干细胞移植(HSCT)

HSCT 为 HLH 重要治疗手段,尤其是提高原发性 HLH 患者生存率的关键。HSCT 的指征包括:原发性 HLH;NK 细胞活性持续降低;虽无明确阳性家族史或基因突变,但诱导治疗 8 周仍未缓解;HLH 治疗期间或停药后复发者。中枢神经系统受累预后差,有条件的可进行 HSCT。合适的移植供者选择与 HSCT 效果密切相关。首选 HLA 配型全相合同胞供者,在没有全相合供者情况下,半相合作为替代供者的移植也是合适的选择,脐血移植风险相对较大。至于移植时机,应该在病情缓解期早期尽快移植。

(六)挽救治疗

尽管 HLH-1994/HLH-2004 方案在治疗 HLH 上取得了巨大成功,但仍有相当一部分患者治疗效果欠佳或复发。初始诱导治疗后的 2~3 周应进行疗效评估,对于未能达到部分缓解以上疗效的患者建议尽早接受挽救治疗。具体可考虑采用以下方案:

1. DEP 或 L-DEP 联合化疗方案　DEP 方案由脂质体多柔比星、VP-16 和甲强龙组成,病情缓解后积极过渡到原发病治疗或造血干细胞移植。L-DEP 方案推荐用于难治性 EBV-HLH,在 DEP 方案的基础上加用培门冬酶或门冬酰胺酶。

2. 抗胸腺球蛋白(ATG)及混合免疫治疗方案　ATG 能有效清除 T 细胞,作为一线或二线治疗 HLH 的一个疗程缓解率为 82% 和 50%。将 ATG 与地塞米松、VP16 联合的混合免疫治疗(hybrid immunotherapy,HIT)方案目前已完成临床试验。

3. 靶向治疗　阿仑单抗靶向 CD52,对于清除 B 细胞、T 细胞和单核巨噬细胞有作用,可以作为难治复发 HLH 的有效挽救性治疗药物,也是桥接造血干细胞移植的手段。利妥昔单抗能清除 B 细胞,对于 B 细胞淋巴瘤相关 HLH 疗效肯定,但对于 EBV-HLH(EBV 感染 T 细胞和 NK 细胞)的作用有待进一步研究。芦可替尼是 JAK1/2 抑制剂,小鼠模型表明该药可抑制 HLH 的发病,散在的临床报道提示其对复发难治性 HLH 有一定的治疗作用。IFN-γ 单克隆抗体 Emapalumab 的临床研究提示该药物对于传统治疗失败的 pHLH 患儿亦有 70.4% 的有效率。

HLH 曾经是一个致命性的疾病,在 HLH-94 方案之前,其 1 年生存率近于 0。而目前 HLH-94 和 HLH-2004 方案的长期存活在 60% 左右。早期诊断、早期治疗,在有效控制高炎症反应的基础上进行积极的支持治疗是降低死亡率的关键。同时,要进一步提高长期生存,还有赖于新的治疗手段的研发。

病例链接： 噬血细胞综合征

【**一般情况**】　患儿,男,5 岁 3 月。

【**主诉**】发热 5 天。

【**现病史**】患儿入院前 5 天出现发热,体温最高 39.7℃,病初热峰每天 1~2 次,伴少许咳嗽,不剧。入院前 2 天发热,每天热峰 3~4 次,体温最高 40.5℃,伴畏寒、寒战,并出现双眼睑水肿。至当地医院就诊,查血常规:白细胞计数 2.8×10^9/L,中性粒细胞 0.66×10^9/L,血红蛋白 86g/L,血小板计数 44×10^9/L,超敏 C 反应蛋白 46.5mg/L。为求进一步治疗,遂来笔者医院,门诊拟"脓毒症,全血细胞减少"收入院。

【**既往史**】既往体健,否认食物药物过敏史。

【**个人史**】G_2P_2,足月剖宫产,出生体重 2.6kg,否认难产史及窒息抢救史。生后母乳喂养,按时添加辅食,现普食。按卡接种疫苗,2 月龄抬头,4 月龄翻身,6 月龄独坐,1 岁会走,生长发育与正常同龄儿相仿。

【**家族史**】父母体健。否认家族中肝炎、结核等传染病史及肿瘤、高血压等遗传病史。

【**入院查体**】T 39.4℃,P 144 次/min,R 38 次/min,BP 96/54mmHg,体重 18kg,颜面部少许出血样点状皮疹,双手掌、脚底黄染,皮肤巩膜稍黄染,颈部可及数枚肿大淋巴结,咽充血,扁桃体 Ⅰ 度肿大,心律齐,未闻及病理性杂音,腹平软,肝肋下 4cm,脾肋下 5cm,质地中等,四肢未及皮疹,无水肿。神经系统检查阴性。

【**辅助检查**】门诊血常规:白细胞计数 0.49×10^9/L [参考值(4.4~11.9)$\times 10^9$/L],中性粒细胞绝对值 0.16×10^9/L(参考值 1.2~7.0 $\times 10^9$/L),血红蛋白 87g/L(参考值 112~149g/L),血小板计数 16×10^9/L(参考值 188~472 $\times 10^9$/L),超敏 C 反应蛋白 37.2mg/L。

【**入院诊断**】脓毒血症;血三系减少待查:急性白血病? 再生障碍性贫血? 噬血细胞综合征?

【**检查计划**】

1. 血常规、尿常规、便常规、胸片、心电图、腹部 B 超检查。

2. 血生化、血清铁蛋白、凝血功能、血气电解质、降钙素原、T 细胞亚群检查。

3. 血培养、血清 EB 病毒、CMV 病毒 DNA 测定、EB 病毒抗体五项、TORCH、细胞因子、可溶性 CD25 测定。

4. 骨髓常规检查。

【治疗计划】

1. 一般治疗　一级护理,注意卧床休息。

2. 抗感染　给予美罗培南静脉滴注抗感染,复方甘草酸苷片、丁二磺酸腺苷蛋氨酸静脉滴注护肝,酚磺乙胺预防出血。

3. 输血治疗　预约输注血小板 5U。

4. 对症支持治疗　维持水电解质平衡,密切关注患儿生命体征,注意退热。

5. 尽快完善相关辅助检查,明确诊断。

【诊疗经过】

1. 辅助检查结果

（1）生化:白蛋白 27.3g/L（参考值 39~54g/L）,总胆红素 42.7umol/L（参考值 3.42~20.5umol/L）,直接胆红素 31.4umol/L（参考值 0~3.42umol/L）,丙氨酸氨基转移酶 494U/L（参考值 7~30U/L）,甘油三酯 2.47mmol/L（参考值 0.4~1.7mmol/L）,乳酸脱氢酶 1 449U/L（参考值 110~295U/L）,铁蛋白 >1 500ng/ml（参考值 28~397ng/ml）。

（2）凝血功能:PT16.6 秒（正常对照 11.9 秒）,APTT38.5 秒（正常对照 25.5 秒）,纤维蛋白原 1.03g/L（参考值 2~4g/L）。

（3）EB 病毒 DNA:4.3×10^4 拷贝 /ml;TORCH 阴性;EB 病毒抗体谱:VCA-IgM（+）、VCA-IgG（+）、EA-IgG（-）、NA-IgG（-）。

（4）降钙素原:15.3ng/ml（参考值 0~0.46ng/ml）。

（5）细胞因子:IL-2 1.2pg/ml,IL-4 1.1pg/ml,IL-6 123.5pg/ml（参考值 1.7~16.6pg/ml）,IL-10 4 197.9pg/ml（参考值 2.6~4.9pg/ml）,TNF 6.7pg/ml,IFN-γ 4 844.0pg/ml（参考值 1.6~17.3pg/ml）,可溶性 CD25 17 185pg/ml（参考值 <6 400pg/ml）。

（6）骨髓常规:感染骨髓象,噬血现象易见。幼稚细胞比例无明显增高。

（7）腹部 B 超:肝肋下 2.8cm,脾肋下 3.3cm,胆囊壁水肿,腹腔积液（4.1cm）。

2. 修正诊断

（1）脓毒血症。

（2）噬血细胞综合征（EB 病毒相关）。

3. 下一步治疗措施

（1）继续美罗培南抗感染,加用阿昔洛韦抗病毒,丙种球蛋白静脉滴注增强抗病毒。

（2）给予 HLH-1994 方案,地塞米松联合依托泊苷治疗噬血细胞综合征。

（3）监测血常规,每 2~3 天监测血气电解质、凝血功能、生化、细胞因子等,密切评估病情,根据病情调整治疗方案。

4. 疾病转归　经积极抗感染和针对 HLH 的治疗后,患儿体温在入院后 3 天恢复正常,一般情况改善。肝功能损伤指标和凝血功能异常在 1 周左右恢复正常。血常规在 10 天左右恢复到正常水平。患儿治疗两周后出院。

【出院诊断】脓毒血症;噬血细胞综合征（EB 病毒相关）。

【出院建议】

1. 血液科门诊继续完成 HLH-1994 方案 8 周疗程。每周血液科门诊随诊,行依托泊苷化疗,每 2 周地塞米松减量,复查生化、铁蛋白、凝血功能、细胞因子、EB 病毒 DNA 等指标。

2. 地塞米松口服期间注意补钙补钾,监测血压。

3. 如有发热、腹痛、恶心、呕吐、出血等不适,及时就诊。

(徐晓军)

参考文献

1. ALLEN CE, YU X, KOZINETZ CA, et al. Highly elevated ferritin levels and the diagnosis of hemophagocytic lymphohistiocytosis. Pediatr Blood Cancer, 2008, 50: 1227-1235.

2. TANG YM, XU XJ. Advances in hemophagocytic lymphohistiocytosis: pathogenesis, early diagnosis/differential diagnosis, and treatment. ScientificWorldJournal, 2011, 11: 697-708.

3. HENTER JI, ELINDER G, OST A. Diagnostic guidelines for hemophagocytic lymphohistiocytosis. The FHL Study Group of the Histiocyte Society. Semin Oncol, 1991, 18: 29-33.

4. TROTTESTAM H, HORNE A, ARICO M, et al. Chemoimmunotherapy for hemophagocytic lymphohistiocytosis: long-term results of the HLH-94 treatment protocol. Blood, 2011, 118: 4577-4584.

5. HENTER JI, HORNE A, ARICO M, et al. HLH-2004: Diagnostic and therapeutic guidelines for hemophagocytic lymphohistiocytosis. Pediatr Blood Cancer, 2007, 48: 124-131.

6. ZHANG K, CHANDRAKASAN S, CHAPMAN H, et al. Synergistic defects of different molecules in the cytotoxic pathway lead to clinical familial hemophagocytic lymphohistiocytosis. Blood, 2014, 124: 1331-1334.

7. RUBIN TS, ZHANG K, GIFFORD C, et al. Perforin and CD107a testing is superior to NK cell function testing for screening patients for genetic HLH. Blood, 2017, 129: 2993-2999.

8. XU XJ, TANG YM, SONG H, et al. Diagnostic Accuracy of a Specific Cytokine Pattern in Hemophagocytic Lymphohistiocytosis in Children. J Pediatr, 2012, 160: 984-990.

9. BERGSTEN E, HORNE A, ARICO M, et al. Confirmed efficacy of etoposide and dexamethasone in HLH treatment: long term results of the cooperative HLH-2004 study. Blood, 2017, 130: 2728-2738.

10. 徐晓军, 汤永民. 2018 年国际组织细胞协会关于依托泊苷和骨髓移植治疗噬血细胞性淋巴组织细胞增生症的专家共识解读. 中华儿科杂志, 2019, 57 (10): 752-756.

11. MARSH RA, JORDAN MB, TALANO JA, et al. Salvage therapy for refractory hemophagocytic lymphohistiocytosis: A review of the published experience. Pediatr Blood Cancer, 2017, 64: 26308.

12. 噬血细胞综合征中国专家联盟, 中华医学会儿科学分会血液学组. 噬血细胞综合征诊治中国专家共识. 中华医学杂志, 2018, 98: 91-95.

13. 中华医学会儿科学分会血液学组. 噬血细胞性淋巴组织细胞增生症诊疗建议. 中华儿科杂志, 2012, 50: 821-825.

14. 王昭. 噬血细胞综合征. 北京: 科学出版社, 2017.

第十一章

神经内科

　　儿童神经病学是研究儿童神经系统和骨骼肌疾病的发病机制、临床表现、诊断与鉴别诊断、治疗及预防为主要内容的学科。儿童神经系统疾病是儿童时期常见疾病,具有临床表现多样、病情复杂、较多留有后遗症等特点并严重影响患儿生活质量。

　　随着神经影像学、神经遗传学、神经分子生物学等及其他神经科学(neuroscience)分支的发展,以及新的检查手段的涌现,如神经影像的 CT 血管造影(CTA)、功能磁共振(fMRI)、正电子发射断层显像(PET)、基因检测、新的神经免疫抗体检测等使儿童神经病学得到了迅猛的发展。

　　小儿神经系统处于不断发育中,儿童神经系统疾病与成人相比,无论在病因、发病机制或临床表现、防治方法等方面都有明显的特点。因此本专业进修期间需熟悉神经系统解剖生理特点,掌握神经系统体格检查,熟悉神经系统辅助检查如脑脊液检查、神经电生理检查、CT、MRI 检查等,在此基础上掌握儿童神经系统常见病如癫痫、化脓性脑膜炎、病毒性脑炎、急性脊髓炎、热性惊厥、吉兰-巴雷综合征、重症肌无力、中枢神经系统脱髓鞘疾病等的诊断和治疗,同时不断更新专业知识,了解最新诊治进展。

第一节　中枢神经系统自身免疫性疾病

一、概述

　　儿童中枢神经系统炎症是儿童神经系统较为常见的疾病,其主要病因为各种病原体的感染。近年来,随着对中枢神经系统自身抗体认识的不断深入,儿童中枢神经系统自身免疫性炎症性疾病越来越受到关注,且与成人中枢神经系统自身免疫性炎症相比,无论在自身抗体种类和疾病类型等方面都有很大的不同,是儿童神经系统疾病的诊治难点。随着自身抗体检测和免疫治疗技术的不断发展,其诊断和治疗发生着日新月异的变化,本节将对这类疾病的发病原因、分类、临床特征、诊断标准、治疗和预后等一系列临床问题作以介绍,以期增强大家对这一疾病的认识。

　　儿童中枢神经系统炎症(脑炎/脑脊髓炎)是由弥漫性或者多发性炎性病变导致的神经功能障碍,其病理改变表现为灰质、白质和血管受累。其中自身免疫性炎症泛指一类由自身免疫机制介导的中枢神经系统炎症,在儿童常见的疾病有急性播散性脑脊髓炎、自身免疫性脑炎、视神经脊髓炎谱系疾病等。近年来，随着相关自身抗体研究的不断深入，对这类疾病的临床表现各具特点的根本原因已经得到了进一步的阐述，如急性播散性脑脊髓炎与 MOG 抗体、自身免疫性脑炎与 NMDAR 抗体、视神经脊髓炎谱系疾病与 AQP4 抗体等密切关联，以下分别就儿童常见的中枢神经系统炎症性疾病进行简要介绍。

二、自身免疫性急性播散性脑脊髓炎

急性播散性脑脊髓炎（acute disseminated encephalomyelitis，ADEM）也称为感染后脑脊髓炎，是一种中枢神经系统脱髓鞘疾病，通常表现为多灶性神经系统症状及脑病相关的单相病程。年发病率为（0.2~0.8）/10 万，80% 的患者位 10 岁以下的儿童，平均发病年龄 5.7 岁，男女比例为 2.3∶1，成人也可发生，但罕见，70%~93% 的患者发病数周前有感染或疫苗接种史。感染后 ADEM：70%~75% 的 ADEM 发病前往往有病毒或细菌感染，通常表现为非特异性上呼吸道感染。多种病原体与该病相关，包括病毒、伯氏疏螺旋体、衣原体、钩端螺旋体、肺炎支原体等。接种后 ADEM：不到 5% 的 ADEM 病例发生于免疫接种后。接种后 ADEM 与狂犬病、乙型肝炎、流感、日本乙型脑炎等各种疫苗的免疫接种相关。ADEM 好发于儿童，可能与儿童中枢神经系统髓鞘发育不成熟或免疫应答与成人不同有关。ADEM 发病机制并不完全清楚，在遗传易感性个体中由环境刺激诱发。主要病理改变包括静脉周围脱髓鞘和炎症反应，伴有大量的淋巴细胞和巨噬细胞，大脑、脑干、小脑、脊髓有播散性的脱髓鞘改变，脱髓鞘改变以小静脉为中心，有炎性细胞浸润，其外层有以单个核细胞为主的围管性浸润，即血管袖套，静脉周围白质髓鞘脱失，并有散在胶质细胞增生。

（一）临床特点和诊断

1. **临床表现**　ADEM 多发生在病毒感染或疫苗接种后的 2 天至 4 周，临床表现为多灶性神经功能异常，提示中枢神经系统广泛受累，可出现单侧或双侧锥体束征、急性偏瘫、共济失调、脑神经麻痹、视神经炎、脊髓受累等，并且伴有意识障碍。病初发热和脑膜刺激征亦常见，另外，ADEM 较其他中枢神经系统脱髓鞘病更易出现周围神经病。国际小儿多发性硬化研究小组（International Pediatric Multiple Sclerosis Study Group，IPMSSG）的定义中要求患者必须有脑病的表现，即精神异常、认知障碍或意识障碍。

2. **神经影像学**　几乎所有患者都存在深部及皮质下白质多发性病变，以脱髓鞘为特征。MRI 是最重要的诊断工具，T_2 和 FLAIR 相表现为片状的边界不清的高信号，多发、双侧不对称。病灶累及广泛，包括皮层下、半卵圆中心、双侧半球的灰白质交界、小脑、脑干和脊髓，丘脑和基底节常受累，胼胝体和脑室旁白质较少受累，11%~30% 的患者可出现强化病灶（图 11-1-1）。ADEM 的头颅 MRI 病灶有四种形式：多发小病灶（<5mm）、弥漫性大病灶可类似肿瘤样伴有周边水肿和占位效应、双侧丘脑病变、出血性病变，四种形式可单独出现，也可合并出现。有脊髓症状的患者 80% 脊髓 MRI 检查可发现病灶，可为局灶或节段性，但多数为较长脊髓节段（>3），甚至为全脊髓。

3. **脑脊液检查**　正常或有细胞增多和/或蛋白浓度增加，寡克隆带（OB）多为阴性，或一过性阳性，鞘内 IgG 合成率增高。

4. **实验室检查**　很多患儿有非特异性炎症表现，白细胞增多，以淋巴细胞增多为主，红细胞沉降率和 C 反应蛋白浓度可能增加。脑电图显示脑病典型的背景慢波活动。视神经炎患者的视觉诱发电位可延长。抗髓鞘少突胶质细胞糖蛋白（myelin oligodendrocyte

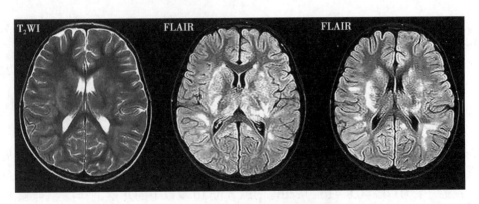

图 11-1-1　儿童 ADEM 头颅磁共振图

白质多发性病变,T_2 和 FLAIR 相表现为片状的边界不清的高信号,多发、双侧不对称;丘脑和基底节对称性受累。

glycoprotein,MOG）抗体血清检测,持续存在高滴度抗 MOG 抗体可能与复发风险增加有关。

　　5. 诊断标准　ADEM 的诊断是根据临床及影像学特点,无特异性的生物标志物或确诊试验(表 11-1-1)。若儿童发生多灶性神经系统异常伴脑病(如意识模糊、过度易激惹或意识水平改变),尤其是在病毒感染或疫苗接种后 12 周内发病,应怀疑为 ADEM。IPMSSG 提出了儿童 ADEM 的诊断标准包括:首次中枢神经系统脱髓鞘疾病的多灶性临床发作,不能通过发热、全身疾病或发作后症状解释的脑病,发病后 3 个月或以上无新的临床和 MRI 表现,以及急性期(3 个月)脑 MRI 异常。脑部 MRI 通常显示弥漫性、边界不清、较大(>1.2cm)的病变,主要累及白质。MRI 也可显示深部灰质病变(如丘脑或基底节),但 T_1 加权成像上的低信号白质病变罕见。脑病定义包括行为改变,如意识模糊或过度易激惹;或者更严重的意识水平变化,如昏睡、嗜睡或昏迷,且不能通过发热、全身疾病或发作后症状来解释。脑病发作必须与疾病状态的出现一致。

表 11-1-1　儿童急性播散性脑脊髓炎诊断标准

临床表现（需满足以下 4 条标准）
—首发的炎性脱髓鞘病变引起的多灶性 CNS 临床事件
—发热、系统性疾病及发作后症状不能解释的脑病
—起病 3 个月以后无新的症状及 MRI 病灶出现
急性期（3 个月内）头颅 MRI 异常
—头颅 MRI 表现
—弥散性边界不清的直径>1~2cm 的主要累及白质的病灶
—可有深部灰质病变（包括基底核和丘脑）
—T_1 低信号病灶罕见

注:CNS:中枢神经系统;MRI:磁共振成像。

　　播散性脑脊髓炎其他类型的诊断包括:①复发型 ADEM:在第 1 次 ADEM 事件 3 个月之后或完整的激素治疗 1 个月之后,出现新的 ADEM 事件,但是新事件只是时间上的复发,没有空间的多发,症状和体征与第 1 次相同,影像学发现仅有旧病灶的扩大,没有新的病灶出现。②多相型 ADEM(MDEM):在第 1 次 ADEM 事件 3 个月之后或完整的激素治疗 1 个月之后,出现了新的 ADEM 事件,而且新的事件不管在时间上,还是在空间上都与第 1 次不同,因此症状、体征及影像学检查都有新的病灶出现。

6. 鉴别诊断　对于有神经系统异常(包括脑炎征象)的儿童,必须考虑并排除细菌性和病毒性脑膜炎或脑炎。若有非特异性脑脊液异常及 MRI 显示白质病变,应考虑与其他炎症性脱髓鞘疾病鉴别,主要是 MS(鉴别点见表 11-1-2),其他包括视神经炎、视神经脊髓炎谱系障碍、横贯性脊髓炎等。

表 11-1-2　ADEM 与 MS 鉴别要点

特点	ADEM	MS
年龄	<10 岁	>10 岁
前驱感染	常有	无
症状及体征	多样,CNS 广泛受累,伴意识障碍	单一(如视神经炎或脊髓病变) 复发-缓解过程
发热,颈强直	常见	少见
脑病症状	必须有	多数无
视神经炎	较少,多双侧	多见,多单侧
脊髓病变	完全性,反射消失	部分性
共济失调	常见	罕见
CSF	可见淋巴细胞增多	IgG 指数升高,OB(+)
MRI 病灶特点	ADEM	MS
时间多发	无	有
空间多发	无	有
病灶数量	多灶	较少
病灶部位	皮质下,深部灰质核团	脑室旁,胼胝体
病变边界	边界欠清	边界清
病灶范围	范围较大,双侧分布,不对称	范围较小,非双侧分布
黑洞(T_1WI 低信号)	多无	有
其他特点	ADEM	MS
脑室周围病灶	罕见	常见
丘脑病变	常见	罕见
MRI 随诊	多无新病灶	出现新病灶

注:ADEM:急性播散性脑脊髓炎;MS:多发性硬化;CNS:中枢神经系统;CSF:脑脊液;OB:寡克隆区带。

(二) 治疗

ADEM 患儿常表现为发热、脑膜刺激征、急性脑病,以及血液和脑脊液有炎症迹象。因此,应考虑给予广谱抗生素和阿昔洛韦治疗,直至排除感染性病因。糖皮质激素被广泛认为是一线治疗。二线治疗包括静脉用丙种球蛋白（IVIG）和血浆置换，其他免疫抑制剂，如环磷酰胺等（图 11-1-2）。

1. 糖皮质激素　静脉给予甲泼尼龙［10~30mg/（kg·d），最大剂量 1 000mg/d］，连用 3~5 天，随后采用在 4~6 周期间逐渐减量的口服糖皮质激素治疗。泼尼松逐渐递减方案通常以较低的初始剂（与静脉方案相比）开始应用，起始剂量为 1mg/（kg·d），最高剂可达 60mg/d，然后每 5 天减少 10mg，总减量时间为 4~6 周。对于疾病复发的患者，建议急性期静脉给予糖皮质激素治疗，随后以较长时间逐渐减量糖皮质激素。部分患者可能会获益于低剂口服泼尼松或每月 IVIG 的预防性维持治疗。

2. 静脉用免疫球蛋白　对于接受甲泼尼龙治疗失败的 ADEM 患者，将 IVIG 作为挽救治疗措施是有益的，将 IVIG 作为初始治疗也是有益的。IVIG 的剂量介于 1~2g/kg，采用单次给予或分 3~5 天给予。

3. 血浆置换　建议对存在长节段横贯性脊髓炎且经糖皮质激素治疗失败的 ADEM 患儿进行血浆置换治疗。对于其他经糖皮质激素和 IVIG 治疗失败的 ADEM 患者，也应考虑进行血浆置换。

4. 环磷酰胺　具体用量：500~1 000mg/m^2，一次静脉滴注，或在第 1、2、4、6 和 8 天分次给予。严重副作用有继发恶性肿瘤、不育、出血性膀胱炎、充血性心力衰竭、免疫抑制、感染、Stevens-Johnson 综合征、肺间质纤维化等。

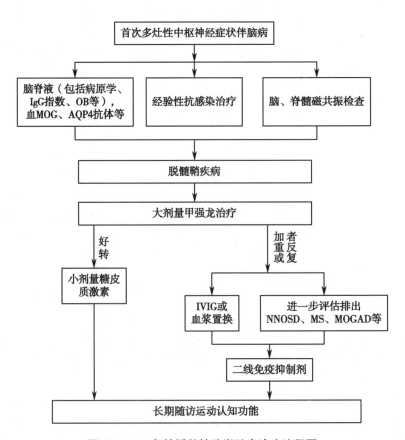

图 11-1-2　急性播散性脑脊髓炎诊疗流程图

（三）预后

大多数 ADEM 患儿可完全恢复，通常在 4~6 周期间缓慢恢复，60%~90% 的患者仅有极少或者没有神经功能障碍。遗留神经功能缺损者可表现为运动障碍、感觉异常、视力损害、认知下降、癫痫等。

三、急性横贯性脊髓炎

急性横贯性脊髓炎（acute transvense myelitis，ATM）是一种累及脊髓的获得性免疫性疾病，急性起病，呈急性或亚急性病程，以双侧肢体无力、脊髓病变节段以下的感觉障碍及自主神经功能障碍为主要临床表现。ATM 可作为一种独立的疾病发生称之为特发性急性横贯性脊髓炎（idiopathic ATM），也可以是某些神经炎症性疾病或全身系统疾病中的一种表现，称之为疾病相关性 ATM（disease-associated ATM），常见的疾病有急性播散性脑脊髓炎、多发性硬化、视神经脊髓炎谱系疾病等。尽管本病发病率较低，为每年（1.34~24.7）/百万，儿童约占 20%，但有 1/2~2/3 患儿遗留不同程度的神经功能损害，严重影响患儿的生活质量，及早诊断和治疗对疾病恢复至关重要。不同种类的 ATM 病因和发病的免疫机制不同，部分特发性 ATM 患者发病前有呼吸道、消化道病毒感染的病史，推测是通过分子相似性及超抗原等机制导致 ATM 的病理改变。部分患者于疫苗接种后发病，可能为疫苗接种引起的异常免疫反应。体液免疫紊乱也是 ATM 的发病机制之一，在疾病相关性 ATM（如视神经脊髓炎谱系疾病）和复发性脊髓炎中发挥着重要的作用。

（一）临床特点和诊断

ATM 诊断主要依靠临床表现，急性起病，病前有感染或预防接种史，迅速出现的脊髓横贯性损害的临床症状和体征，结合脑脊液检查和脊髓磁共振影像学检查特点，并排除其他导致脊髓功能损害的疾病。

1. **临床表现** 本病好发于冬春季节，各个年龄段均可发病，儿童时期有两个发病高峰，分别是 5 岁以下和 10~17 岁。疾病起病后可呈急性或亚急性过程，约 2/3 特发性 ATM 患者发病前有感染史，ATM 还可与疫苗接种有关。外伤、劳累、受凉等可为发病诱因。前驱感染与神经系统症状出现的时间间隔通常为 5~10 天，临床表现有后背及下肢痛，肢体瘫痪及感觉障碍（多数患者存在感觉平面）、括约肌功能障碍等。疾病相关性 ATM 除脊髓受累的表现外，具有相应疾病的其他表现。

（1）运动障碍：急性起病，迅速进展早期为脊髓休克期，出现肢体瘫痪、肌张力减低、腱反射消失、病理反射阴性，一般持续 2~4 周则进入恢复期，肌张力、腱反射逐渐增高，出现病理反射。因脊髓受累部位不同其肢体瘫痪可有特征性表现：如果颈膨大（$C_5~T_2$）受累上肢呈下运动神经元瘫痪（肌张力降低、腱反射减弱或消失、病理征阴性等），下肢呈上运动神经元瘫痪；如果腰膨大（$L_1~S_2$）受累双下肢呈下运动神经元瘫痪。肢体肌力的恢复常始于下肢远端，然后逐步上移。脊髓休克期长短取决于脊髓损害严重程度和有无发生肺部感染、尿路感染、压疮等并发症。

（2）感觉障碍：病变节段以下所有感觉减退或丧失，在感觉缺失平面的上缘可有感觉过敏或束带感，多数患者可有感觉平面，轻症患者可不明显。

（3）自主神经功能障碍：早期表现为尿潴留，病变平面以下少汗或无汗、皮肤脱屑及水肿、指/趾甲松脆和角化过度等。

2. 辅助检查　包括脑脊液、磁共振、病原体等相关检查（表 11-1-3）。

表 11-1-3　急性横贯性脊髓炎相关辅助检查的诊断意义

辅助检查	诊断意义
MRI 检查	
全部脊髓,使用和不使用钆对比剂	外源性压迫,内在脊髓病变 McDonald MRI 标准支持多发性硬化诊断;长节段性横贯性脊髓炎合并亚临床的视神经受累可能支持视神经脊髓炎
大脑	脑白质营养不良和其他神经退行性病变
脑脊液检查	
细胞计数与细胞学及其鉴别	特发性炎症,感染,肿瘤
蛋白质和葡萄糖	
IgG 指数,寡克隆带(血清配对研究)	多发性硬化(MS)中指标异常;视神经脊髓炎和自身免疫相关性横贯性脊髓炎中 30% 指标异常
细菌和病毒培养	传染病
聚合酶链反应(PCR)	肠道病毒,单纯疱疹病毒,巨细胞病毒,EB 病毒,人疱疹病毒 6 和 7,水痘-带状疱疹病毒,流感病毒,甲型、乙型和丙型肝炎,支原体肺炎,支原体,结核病等病原体检测
水通道蛋白 4-IgG(AQP4)	视神经脊髓炎(不可能只在脑脊液中阳性而血清中阴性)
血清	
抗核抗体(ANA),抗可溶性抗原抗体(ENA),抗双链 DNA(ds-DNA),抗中性粒细胞胞浆抗体(ANCA),抗磷脂抗体(APL),狼疮抗凝物(LAC)	系统性红斑狼疮,干燥综合征,抗磷脂抗体综合征,白塞综合征
水通道蛋白 4-IgG(AQP4)	视神经脊髓炎
MOG 抗体	MOG 抗体相关性疾病
HIV 的急性期和恢复期抗体滴度,支原体,虫媒病毒,猫抓病,莱姆病	感染或类感染
血管紧张素转换酶水平	结节病
维生素 B_{12},叶酸,维生素 E,生物素酶,铜,血浆氨基酸,血氨,乳酸	脊髓病的营养和代谢因素
其他体液	
鼻咽抽吸物/拭子中呼吸道病毒的免疫荧光测定	感染或类感染
咽拭子和粪便的肠道病毒 PCR 检测	急性弛缓性脊髓炎

（1）脑脊液检查:约一半患者脑脊液检查异常,脑脊液压力正常,细胞数和蛋白含量正常或轻度增高,以淋巴细胞为主。感染后 ATM 患者可有鞘内 IgG 合成率升高,寡克隆区带阳性。

（2）影像学检查:ATM 常见的脊髓 MRI 表现为脊髓肿胀,纵行梭形 T_2 高信号,可有结节状、弥漫性或周边的强化,与成人相比,儿童 ATM 长节段损害(受累脊髓≥3 个椎体节段)较常见(图 11-1-3)。

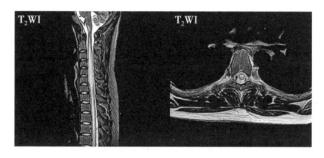

图 11-1-3　横贯性脊髓炎脊髓磁共振图片

脊髓肿胀,纵行梭形 T_2 高信号,长节段损害。

（3）神经电生理检查:①视觉诱发电位(VEP):正常,可作为与视神经脊髓炎及多发性硬化的鉴别依据;②下肢体感诱发电位(SEP):常有异常,波幅可明显减低;③运动诱发电位(MEP):异常,可作为判断疗效和预后的指标。

（4）肌电图:可正常或呈失神经改变。

（5）其他检查:血抗 AQP4-IgG、抗 MOG-IgG、ANA、ANCA、SSA、SSB 等检查,以鉴别特发性 ATM 和疾病相关性 ATM。

3. **诊断标准**　2002 年横贯性脊髓炎协作组(Transverse Myelitis Consortium Working Group,TMCWG)提出了 ATM 的诊断标准(表 11-1-4),特发性 ATM 应满足所有纳入标准且不具备任何排除标准,疾病相关性 ATM 诊断需要满足所有纳入标准且具备排除标准中的某一特异性疾病特点。在临床上,根据 ATM 可有双侧对称性或不对称性脊髓损害的症状和体征,分为急性完全性横贯性脊髓炎(ACTM)和急性部分性横贯性脊髓炎(APTM)。

表 11-1-4　特发性横贯性脊髓炎的诊断标准

纳入标准	排除标准
1. 由于脊髓原因引起的感觉、运动及自主神经功能障碍	1. 在过去 10 年中有脊髓放射史
2. 症状和/或体征的双侧性(不必完全对称),有明确的感觉平面	2. 符合脊髓前动脉血栓的明确血管分布区的功能障碍
3. 通过影像学检查排除脊髓受压(MRI 或脊髓造影)	3. 与脊髓动静脉畸形相符合的脊髓表面异常血管流空
4. 脑脊液细胞增多/鞘内 IgG 合成率增高/MRI 显示增强信号均提示脊髓内炎症,如起病时不符合上述炎症特点,应在起病 2~7 天内重复 MRI 或腰椎穿刺	4. 结缔组织病的血清学及临床证据(如类肉瘤病、白塞病、干燥综合征、系统性红斑狼疮、混合结缔组织病等)
5. 出现症状后 4 小时至 21 天进展至高峰(假如患者因症状从睡眠中觉醒,症状应在醒后更加加重)	5. 中枢神经系统梅毒、莱姆病、HIV、HTLV-1、支原体及其他病毒感染(HSV-1、HSV-2、EBV、HHV-6、肠道病毒等)临床表现
	6. 脑 MRI 异常提示多发性硬化
	7. 视神经炎病史

4. **鉴别诊断**

（1）视神经脊髓炎:属于脱髓鞘疾病,除有横贯性脊髓炎的症状外,还有视力下降或

VEP 异常,视神经病变可出现在脊髓症状之前、同时或之后,脊髓 MRI 长节段损害多见,头颅 MRI 和视神经 MRI 可见颅内和视神经病灶,血清抗 AQP4-IgG 检测可呈阳性。

（2）脊髓血管病:①缺血性:脊髓前动脉闭塞综合征容易和急性脊髓炎相混淆,病变水平相应部位出现根痛、短时间内出现截瘫、痛温觉缺失、尿便障碍但深感觉保留。②出血性:脊髓出血少见,多由外伤或脊髓血管畸形引起,起病急骤伴有剧烈背痛,肢体瘫痪和尿便潴留。可呈血性脑脊液,MRI 检查有助于诊断。③急性脊髓压迫症:脊柱结核或转移癌,造成椎体破坏,突然塌陷而压迫脊髓,出现急性横贯性损害。脊柱影像学检查可见椎体破坏、椎间隙变窄或椎体寒性脓肿等改变,转移癌除脊柱影像学检查外可做全身骨扫描。④急性硬脊膜外脓肿:临床表现与急性脊髓炎相似但有化脓性病灶及感染病史,病变部位有压痛,椎管有梗阻现象,外周血及脑脊液白细胞增高,脑脊液蛋白含量明显升高,MRI 可帮助诊断。⑤急性炎症性脱髓鞘性多发性神经病:肢体呈弛缓性瘫痪,末梢型感觉障碍,容易与 ATM 的脊髓休克期相混淆,前者无感觉平面,括约肌功能障碍少见,即使出现,一般也在急性期数天至 1 周内恢复。

（二）治疗与预后

对 ATM 患者应做到早期诊断、尽早治疗、精心护理及尽早行康复训练,以改善预后。

1. **药物治疗**

（1）糖皮质激素治疗:对于特发性 ATM 静脉应用糖皮质激素是目前比较认可的标准治疗和一线治疗,是 ATM 的主要治疗手段。国内外许多研究证实糖皮质激素可缩短病程、改善预后。可用甲基泼尼松龙 15~30mg/（kg·d）（最大量<1g）,应用 3~5 天,继之口服泼尼松 1~1.5mg/（kg·d）,逐渐减量,总疗程 1~2 个月。

（2）免疫球蛋白:采用静脉注射丙种球蛋白（IVIG）400mg/（kg·d）,连用 3~5 天。也有学者主张,急性期给予 IVIG 联合糖皮质激素治疗,较单用激素疗效好。

（3）血浆置换:病情较严重的中至重度患者（即不能行走,典型的自主神经功能障碍、双下肢感觉障碍）或静脉注射应用糖皮质激素后症状无改善时,应首选血浆置换。

（4）免疫调节治疗:对于使用静脉激素冲击治疗后病情仍进展的患者,可考虑行环磷酰胺冲击治疗,剂量为 500~1 000mg/m²,应用时警惕血细胞减少症及出血性膀胱炎等并发症的发生。而对于脊髓炎复发患者,可考虑长期口服免疫调节剂,如硫唑嘌呤、甲氨蝶呤、霉酚酸酯或环磷酰胺等。

（5）其他对症支持治疗:脊髓肿胀者可使用甘露醇等脱水剂减轻水肿。B 族维生素有助于神经功能恢复,常用维生素 B_1 和维生素 B_{12}。并发或伴发细菌感染时,根据病原学检查和药敏选用抗生素。伴呼吸和吞咽功能障碍者予以呼吸及营养支持,同时需预防坠积性肺炎、褥疮、深静脉血栓等长期卧床相关并发症的发生。

2. **康复治疗**　对预防并发症和提高患者的实用技能非常重要,早期应将患者瘫肢置于功能位,进行被动活动、按摩等;肌力部分恢复时,应鼓励患者主动运动,积极锻炼;针灸、理疗有助于康复。

3. **护理**　ATM 患者的护理极为重要。保持患者皮肤清洁,在骶尾部、足跟及骨隆起处放置气圈,防止压疮。注意按时翻身拍背、排痰和转换体位,防治坠积性肺炎。排尿障碍者应无菌导尿,留置尿管并用封闭式集尿袋,定期放尿,尿失禁者应勤换尿片,保持会阴清洁,预防尿路感染。

4. **预后**　ATM 患者的预后取决于病变的程度及合并症的情况。约 44% 的患者预后较好,完全无后遗症或仅有轻度感觉异常或锥体束征;可独立行走但存在痉挛性步态、感觉障碍或括约肌功能异常者约占 33%;存在严重后遗症,不能独立行走者占 23%。ATM 病程中经达峰及平台期后神经系统的症状恢复多开始于病后 1 月内,恢复过程可持续半年。研究发现约 1/4 的特发性 ATM 出现复发,而在疾病相关性 ATM 中复发率高达 70%(图 11-1-4)。

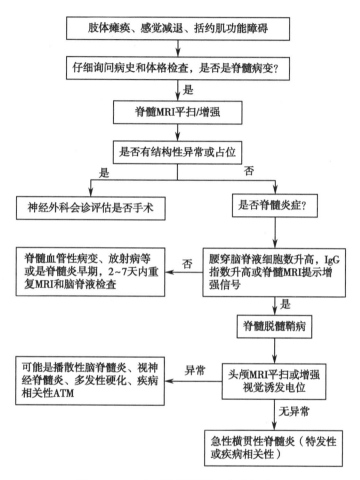

图 11-1-4　急性横贯性脊髓炎诊断流程

四、自身免疫性脑炎

自身免疫性脑炎(autoimmune encephalitis,AE)泛指一类由自身免疫机制介导的脑炎,自身免疫性脑炎分类方法较多,最常见的是根据自身抗体对应的抗原位置分为针对突触受体抗体、针对离子通道或其他细胞表面蛋白抗原抗体、针对细胞内抗原抗体。针对突触受体抗体和离子通道或其他细胞表面蛋白抗原抗体由于作用机制的相似性,统称为针对细胞表面抗原抗体。常见的细胞表面抗原有 NMDAR、髓鞘少突胶质细胞糖蛋白(MOG)、富亮氨酸胶质瘤失活蛋白 1(LGI1)、氨基丁酸 A 型受体(GABA$_A$R)、氨基丁酸 B 型受体(GABA$_B$R)等;常见的细胞内抗原有谷氨酸脱羧酶(GAD)等。针对细胞内抗原抗体的自身免疫性脑炎患者多数伴随肿瘤,成人尤为多见,其中以小细胞肺癌最为常见,所以曾称为副肿瘤抗体,并将此类自身免疫性脑炎统称为副肿瘤综合征。

根据不同的抗神经元抗体和相应的临床综合征,AE 可分为 3 种主要类型:①抗 NMDAR 脑炎:抗 NMDAR 脑炎约占 AE 的 80%,也是在儿童中目前能明确诊断的最常见的免疫性脑炎,其特征性临床表现符合弥漫性脑炎,与经典的边缘性脑炎有所不同;②边缘性脑炎:以精神行为异常、癫痫发作(起源于颞叶)和近事记忆力障碍为主要症状,脑电图与神经影像学检查符合边缘系统受累,如抗 LGl1 抗体、抗 GABA$_B$R 抗体相关的脑炎;③其他 AE 综合征:包括莫旺综合征、抗 GABA$_A$R 抗体相关脑炎等,这些 AE 综合征或者同时累及中枢神经系统与周围神经系统,或者表现为特征性的临床综合征。

(一)临床特点和诊断

自身免疫性脑炎的诊断包括临床表现、辅助检查、确诊实验与排除其他病因 4 个方面。

1. 临床表现 急性或者亚急性起病(<3 个月),具备以下 1 个或者多个神经与精神症状或者临床综合征。①边缘系统症状:近事记忆减退、癫痫发作、精神行为异常,3 个症状中的 1 个或者多个;②脑炎综合征:弥漫性或多灶性脑损害的临床表现;③基底节和/或间脑/下丘脑受累的临床表现;④精神障碍,且精神心理专科认为不符合非器质性疾病。

2. 辅助检查

(1)具有以下 1 个或者多个的辅助检查发现,或者合并相关肿瘤:①脑脊液异常:脑脊液白细胞增多(>5×10^6/L);或者脑脊液细胞学呈淋巴细胞性炎症;或者脑脊液寡克隆区带阳性。②神经影像学或电生理学检查异常:MRI 边缘系统 T$_2$ 或 FLAIR 异常信号,单侧或者双侧,或者其他区域的 T$_2$ 或者 FLAIR 异常信号(除外非特异性白质改变和卒中);或者 PET 边缘系统高代谢改变,或者多发的皮质和/或基底节的高代谢;或者脑电图异常:局灶性癫痫或者癫痫样放电(位于颞叶或者颞叶以外),或者弥漫,或者多灶分布的慢波节律。③与 AE 相关的特定类型的肿瘤,如边缘性脑炎合并小细胞肺癌、抗 NMDAR 脑炎合并畸胎瘤。

(2)确诊实验:抗神经元表面抗原的自身抗体阳性。抗体检测主要采用间接免疫荧光法。根据抗原底物分为基于细胞底物的实验(cell based assay,CBA)与基于组织底物的实验(tissue based assay,TBA)两种。CBA 具有较高的特异度和敏感度。应尽量对患者的配对的脑脊液与血清标本进行检测,脑脊液与血清的起始稀释滴度分别为 1:1 与 1:10。

(3)合理地排除其他病因:包括病毒性脑炎、代谢性与中毒性脑病、CNS 肿瘤等其他疾病。

(4)诊断标准:包括可能的 AE 与确诊的 AE。可能的 AE:符合上述诊断条件中的第 1、第 2 与第 4 条。确诊的 AE:符合上述诊断条件中的第 1~4 条。

3. 抗 NMDAR 脑炎的诊断 确诊的抗 NMDAR 脑炎需要符合以下 3 个条件:

(1)下列 6 项主要症状中的 1 项或者多项:①精神行为异常或者认知障碍;②言语障碍;③癫痫发作;④运动障碍/不自主运动;⑤意识水平下降;⑥自主神经功能障碍或者中枢性低通气。

(2)抗 NMDAR 抗体阳性:建议以脑脊液 CBA 法抗体阳性为准。若仅有血清标本可供检测,除了 CBA 结果阳性,还需要采用 TBA 与培养神经元进行 IIF 予以最终确认,低滴度的血清阳性(1:10)不具有确诊意义。

(3)合理地排除其他病因。

4. 其他抗体相关的脑炎　在儿童最常见的自身免疫性脑炎是抗 NMDAR 脑炎,其他抗体相关的脑炎相对少见。

（1）抗 LGl1 抗体相关脑炎诊断要点:①急性或亚急性起病,进行性加重;②临床符合边缘性脑炎,或者表现为面-臂肌张力障碍发作;③脑脊液白细胞数正常或者呈轻度淋巴细胞性炎症;④头颅 MRI:双侧或者单侧的颞叶内侧异常信号,或者无明显异常;⑤脑电图异常;⑥血清和/或脑脊液抗 LGl1 抗体阳性。

（2）抗 GABA$_B$R 抗体相关脑炎诊断要点:①急性起病,进行性加重;②临床表现符合边缘性脑炎;③脑脊液淋巴细胞轻度升高或者白细胞数正常;④头颅 MRI:双侧或者单侧的颞叶内侧异常信号,或者未见异常;⑤脑电图异常;⑥血清和/或脑脊液抗 GABA$_B$R 抗体阳性。

5. 鉴别诊断

（1）中枢神经系统感染性疾病:如病毒性脑炎、细菌、真菌、结核等所致的中枢神经系统感染,可通过脑脊液、病原学、头颅磁共振等检查鉴别。既往抗 NMDAR 脑炎常被误诊为病毒性脑炎,但两者在临床表型及病情的演变过程很大差异,可资鉴别。

（2）精神疾病:当患者仅表现精神行为异常时常被误诊,但随着疾病进展出现抽搐、认知障碍、意识水平下降、椎体外系等症状时易于区分。

（3）其他自身免疫性脑炎:如抗 Hu、CV2、Ma2 等神经元内抗体脑炎、桥本氏脑病等,临床表现相似,需进行血清和脑脊液相关特异性抗体检查以鉴别。其他需鉴别的疾病还包括代谢性和中毒性脑病、遗传性疾病及神经系统变性病等。

（二）治疗

AE 的治疗包括免疫治疗、对癫痫发作和精神症状的对症治疗、支持治疗和康复治疗,合并肿瘤者进行切除肿瘤等治疗。

1. 免疫治疗　分为一线免疫治疗、二线免疫治疗和长程免疫治疗。一线免疫治疗包括糖皮质激素、IVIG 和血浆交换。二线免疫药物包括利妥昔单抗与静脉用环磷酰胺,主要用于一线免疫治疗效果不佳的患者。长程免疫治疗药物包括吗替麦考酚酯与硫唑嘌呤等,主要用于复发病例,也可以用于一线免疫治疗效果不佳的患者和肿瘤阴性的抗 NMDAR 脑炎患者。

（1）糖皮质激素:一般采用糖皮质激素冲击治疗,方法为甲泼尼龙 20~30mg/d,连续静脉滴注 3 天,可以每周用 1 个疗程,总疗程 2~3 个疗程,而后改为口服醋酸泼尼松 1~2mg/(kg·d),口服激素总疗程为 6 个月左右。

（2）IVIG:根据患者体重按总量 2g/kg,分 3~5 天静脉滴注。对于重症患者,建议与激素联合使用,可每 2~4 周重复应用 IVIg。

（3）血浆置换:可与激素联合使用。在静脉注射免疫球蛋白之后不宜立即进行血浆置换。

（4）利妥昔单抗:按 375mg/m^2 静脉滴注,每周 1 次,根据外周血 CD20 阳性的 B 细胞水平,共给药 3~4 次。

（5）静脉注射环磷酰胺:按 750mg/m^2,溶于 100ml 生理盐水,静脉滴注,时间超过 1 小时,每 4 周 1 次,病情缓解后停用。

（6）硫唑嘌呤:口服剂量 2mg/(kg·d),至少 1 年,主要用于预防复发。

2. **肿瘤的治疗** 抗 NMDAR 脑炎患者一经发现卵巢畸胎瘤应尽快予以切除。对于未发现肿瘤且年龄≥12 岁的女性抗 NMDAR 脑炎患者,建议病后 4 年内每 6~12 个月进行一次盆腔超声检查。

3. **癫痫症状的控制** AE 的癫痫发作一般对于抗癫痫药物反应较差。可选用广谱抗癫痫药物,例如苯二氮䓬类、丙戊酸钠、左乙拉西坦、拉莫三嗪和托吡酯等。

4. **精神症状的控制** 可以选用的药物包括奥氮平、氯硝西泮、丙戊酸钠、氟哌啶醇和喹硫平等药物。需要注意药物对意识水平的影响和锥体外系的不良反应等;免疫治疗起效后应及时减停抗精神病药物。

5. **自身免疫性脑炎的预后** AE 总体预后良好。80% 左右的抗 NMDAR 脑炎患者功能恢复良好,患者早期接受免疫治疗和非重症患者的预后较好,重症抗 NMDAR 脑炎患者的平均重症监护病房治疗周期为 1~2 个月,病死率为 2.9%~9.5%。

病例链接: 抗 NMDAR 脑炎

【一般情况】患者,男,6 岁 3 月。

【主诉】性格改变 6 天,思睡伴反复抽搐 2 天。

【现病史】患儿 6 天前无明显诱因下出现脾气变差,不愿理人,有时无故哭闹,2 天前出现思睡,并逐渐加重,同时出现抽搐 4 次,表现为凝视,发绀,肢体抖动,持续 2~3 分钟缓解,起病以来无发热,无头痛,无外伤史,当地医院查脑磁共振未见异常,转至笔者医院,门诊拟"脑炎"收入院。

患儿自患病以来,神志清,精神软,胃纳差。

【既往史】既往体健,否认食物药物过敏史,按常规预防接种。

【个人史】G_1P_1,足月剖宫产,出生体重 3.6kg,否认难产史及窒息抢救史。生后母乳喂养,按时添加辅食,现普食。按卡接种疫苗,生长发育与正常同龄儿相仿。

【家族史】父母体健,否认家族中肝炎、结核等传染病史及癫痫、肿瘤、高血压等遗传病史。

【入院查体】T 37℃,P 85 次/min,R 21 次/min,BP 92/62mmHg,神清,颈略抵抗,脑神经检查无殊,呼吸平稳,咽红,两肺呼吸音粗,未闻及干、湿啰音,心律齐,心音中等,未闻及明显病理性杂音,腹软,肝脾肋下未及肿大,肌力 V 级,肌张力正常,腱反射存在,双巴氏征阴性。

【辅助检查】门诊血常规+超敏 CRP:WBC $8.73×10^9$/L,L 30.6%,N 65.4%,Hb 124g/L,PLT $350×10^9$/L,CRP6mg/L,ESR13mm/h;急诊血气+电解质:pH7.410,PCO_2 35.9mmHg,PO_2 98.0mmHg,K^+4.10mmol/L,Na^+138mmol/L,HCO_3^-22.9mmol/L,ABE1.6mmol/L。当地医院脑 MRI 检查未见异常。

【入院诊断】脑炎

【进一步检查】

1. 血常规、尿常规、便常规、血气电解质、乳酸、血氨、血糖等。

2. 血生化、体液免疫、细胞免疫、遗传代谢疾病谱、肿瘤标志物检测、脱髓鞘相关抗体。

3. 行腰椎穿刺检查,脑脊液常规、生化、培养、病毒学检测、自身免疫性脑炎相关抗体。

4. 头颅磁共振平扫、脑电图、腹部 B 超、腹部 CT。

【诊疗计划】

1. 完善相关检查,明确诊断。

2. 糖皮质激素免疫治疗,阿昔洛韦经验性抗病毒治疗。

3. 对症治疗,纠正水电解质紊乱及酸碱失衡,甘露醇、维生素等治疗,密切关注患儿症状变化,根据病情变化及时调整治疗方案。

【诊疗经过】

1. 辅助检查结果

（1）血常规+CRP:WBC $6.8 \times 10^9/L$,L 26.6%,N 72.8%,Hb 11.4g/L,PLT $350 \times 10^9/L$,CRP<1mg/L;血气电解质、乳酸、血氨、血糖、尿常规、便常规基本正常。

（2）生化、遗传代谢疾病谱正常,脱髓鞘相关抗体阴性,脑脊液自身免疫性脑炎相关自身抗体:抗 NMDAR 抗体 1:32（正常阴性）。

（3）脑脊液常规:潘氏蛋白定性阴性,WBC $39 \times 10^6/L$［参考值（0~15）$\times 10^6/L$］,单个核细胞 80%,生化正常,涂片未找到抗酸杆菌,墨汁染色未找到隐球菌。脑脊液 PCR:HSV/EBV DNA 阴性,肠道病毒通用型（RNA）阴性。

（4）头颅 MR 平扫、腹部 B 超、腹部 CT 检查均未见异常。

2. 疾病转归　入院后,大剂量甲泼尼龙静脉滴注,丙种球蛋白,阿昔洛韦抗病毒治疗（抗 NMDAR 抗体报告阳性结果后停用）,左乙拉西坦片口服预防癫痫发作治疗,维生素 B_6、维生素 B_1、甲钴胺口服等治疗。入院 10 天后患儿情绪逐渐稳定,未再抽搐。

出院时患儿无发热,精神好,表情仍较淡漠。查体:神志清,心肺听诊无殊,腹软,肝脾肋下未及,颈无抵抗,布氏征阴性,克氏征阴性,肌力级 V 级,肌张力正常,下肢腱反射正常,腹壁反射、双侧巴氏征阴性。

【出院诊断】抗 NMDAR 脑炎。

【出院建议】

1. 继续口服醋酸泼尼松片,逐渐减量。定期神经内科门诊随访。

2. 随访复查脑电图,定期肿瘤筛查。

（高　峰）

参考文献

1. WANG CX. Assessment and Management of Acute Disseminated Encephalomyelitis（ADEM）in the Pediatric Patient. Pediatric Drugs,2021,23（3）:213-221.

2. COLE J,EVANS E,MWANGI M,et al. Acute Disseminated Encephalomyelitis in Children:An Updated Review Based on Current Diagnostic Criteria. Pediatric Neurology,2019,100:26-34.

3. POHL D,ALPER G,HAREN KV,et al. Acute disseminated encephalomyelitis:Updates on an inflammatory CNS syndrome. Neurology,2016,87（9 Supplement 2）:38.

4. ABKUR T,SAEED M. Transverse myelitis:a diagnostic challenge. Clin Med（Lond）,2021,21（6）:682.

5. 包新华,姜玉武,张月华. 儿童神经病学. 3 版. 北京:人民卫生出版社,2021.

6. ABSOUD M,GREENBERG BM,LIM M,et al. Pediatric transverse myelitis. Neurology,2016,87（2）:46.

7. NOSADINI M,THOMAS T,EYRE M,et al. International Consensus Recommendations for

the Treatment of Pediatric NMDAR Antibody Encephalitis. Neurology Neuroimmunology & Neuroinflammation, 2021, 8(5):1052.

8. 中华医学会神经病学分会. 中国自身免疫性脑炎诊治专家共识. 中华神经科杂志, 2017, 50(2):91-98.

第二节　惊　厥

一、概述

惊厥是儿科常见的急诊,尤其多见于婴幼儿。惊厥频繁发作或持续状态可危及生命或可使患儿遗留严重的后遗症,影响儿童智力发育。惊厥原因多样,容易漏诊误诊。本节着重探讨惊厥的临床特点、病因、诊断思路、鉴别诊断、治疗关键,希望能对各位的临床实践有切实的帮助。

惊厥是儿科常见的临床症状之一,是多种原因引起以骨骼肌不自主收缩为基本表现的暂时性大脑皮层功能障碍,发作中常伴有不同程度的意识障碍。由于儿童惊厥病因的复杂性、诊断的易混淆性,目前已成为儿科临床诊断治疗的难点和关注热点。

二、临床特点和诊断思路

惊厥发作时临床表现各异,表现为全身或局部肌群突然发生阵挛、松弛交替,或强直性收缩,同时可有不同程度的意识障碍。局部以面部(特别是眼睑、口唇)和拇指抽搐为突出表现,双眼球常有凝视、发直或上翻,瞳孔扩大。不同部位肌肉的抽搐可导致不同的临床表现:咽喉肌抽搐可致口吐白沫、喉头痰响,甚至窒息;呼吸肌抽搐可致屏气、发绀,导致缺氧;膀胱、直肠肌、腹肌抽搐可致大小便失禁;此外,严重的抽搐可致舌咬伤、肌肉关节损害、跌倒外伤等。惊厥发作每次持续数秒至数分钟不等,多在5~10分钟以内。严重持续惊厥或频繁惊厥中间无清醒期持续超过30分钟,称为惊厥持续状态,有时还伴有暂时性瘫痪(Todd瘫痪)。新生儿期的惊厥发作往往表现不典型,可表现为轻微的局限性抽搐如凝视、眼球偏斜、眼睑颤动、面肌抽搐、呼吸不规则等。由于幅度轻微,表现不典型,易被忽视。

(一)病因

惊厥只是一个神经系统症状,诊断思路首先要尽可能明确引起惊厥的病因。儿童惊厥的病因可分为感染性及非感染性,按病变累及的部位分为颅内疾病与颅外疾病两类。

1. 感染性疾病多为发热惊厥　可分为颅内和颅外感染性疾病两大类。

(1)颅内感染性疾病:①各种细菌性脑膜炎、脑脓肿、结核性脑膜炎、颅内静脉窦炎等;②各种病毒性脑炎、脑膜炎;③各种脑寄生虫病;④真菌性脑膜炎。

(2)颅外感染性疾病:①呼吸道感染:上呼吸道感染、急性扁桃体炎、各种重型肺炎;②消化道感染:各种细菌性、病毒性胃肠炎;③泌尿道感染:急性肾盂肾炎;④全身性感染和传染病:脓毒症、破伤风、麻疹、猩红热、伤寒等,以及感染中毒性脑病。

2. 非感染性疾病多为无热惊厥

(1)颅内非感染性疾病:①癫痫;②颅脑创伤:包括产伤、手术;③颅内出血;④颅内肿瘤;⑤中枢神经畸形;⑥中枢神经遗传、变性、脱髓鞘疾病。

（2）颅外非感染性疾病：①中毒：包括有毒动物、植物（蛇毒、毒草、白果等），无机、有机毒物，农药（有机磷），杀鼠药（毒鼠强、磷化锌）以及药物（中枢神经兴奋剂）中毒等；②各种原因的脑缺氧：包括心源性脑缺氧综合征；③遗传代谢性疾病：低血糖、半乳糖血症、果糖血症、苯丙酮尿症、高雪氏病、尼曼匹克氏病等；④水、电解质、酸碱平衡紊乱：水中毒、低钠血症、高钠血症、高钾血症、低钙血症、低镁血症、低磷血症、酸中毒、碱中毒；⑤维生素缺乏症、中毒症：维生素 B_6 缺乏症、维生素 B_6 依赖症，以及维生素 A、维生素 D 中毒症等。

（二）鉴别惊厥病因的提示因素

1. **发生年龄**　①新生儿期：包括颅脑损伤（产伤）、窒息、缺氧缺血性脑病、颅内出血、脑发育畸形、代谢紊乱及颅内感染等；②婴儿期：以低钙血症、热性惊厥、化脓性脑膜炎多见；③幼儿期：以热性惊厥、各种颅内感染和惊厥样癫痫发作多见；④学龄前期及学龄期：以颅内感染、惊厥样癫痫发作和中毒多见。

2. **发生季节**　夏秋季应注意细菌性痢疾、流行性乙型脑炎及其他肠道感染性疾病，它们常伴发惊厥。冬春季需注意流行性脑脊髓膜炎、呼吸道感染及中毒性脑病。此外，学龄期儿童在夏季易发生低血糖，而维生素 D 缺乏性低钙惊厥及一氧化碳中毒则多见于冬末春初。

3. **伴随症状**　无发热者大多为非感染性疾病，但新生儿、小于或等于 3 个月的幼婴，以及休克者例外，甚至体温不升。伴发热者大多为感染性疾病，但注意惊厥持续状态本身也可致患儿体温升高。当惊厥发作患儿伴有意识丧失、呼吸、瞳孔和血压等生命体征异常时，要注意颅内疾患甚至脑疝的可能性。

4. **严重程度**　顽固的惊厥发作常提示患儿存在颅内病变。

5. **体征**　全面而详细的体格检查对惊厥发作患儿具有重要意义，某些特征性的表现可提示惊厥发作的病因，如遗传代谢性疾病患儿常有发育落后、特殊面容及智力低下；流行性脑脊髓膜炎患儿的皮肤可见瘀点、瘀斑；婴幼儿颅内压增高时可见前囟隆起、颅缝增宽及头围增大。儿童惊厥发作后可出现数小时的锥体束征阳性，若急性惊厥发作后患儿持续存在意识障碍、锥体束征阳性、脑膜刺激征或偏瘫，均高度提示有颅内疾病的可能。

6. **实验室检查**　①血常规：白细胞及中性粒细胞增多一般提示细菌性感染，但要注意惊厥发作本身可导致白细胞总数的一过性增多，嗜酸性粒细胞增多可提示寄生虫感染；②生化：对有水电解质紊乱者查血电解质及做血气分析，对原因不明者应做血糖及肝、肾功能检查；③脑脊液：怀疑颅内感染者，需考虑行腰椎穿刺脑脊液检查；④脑电图：脑电图主要用于癫痫的诊断和鉴别诊断，任何严重惊厥发作的脑电图都可出现短暂的背景异常，局灶性或全面性慢波等非特异性背景改变提示脑部可能存在脑水肿、脑炎、脑部占位性病变等；⑤头颅CT、磁共振：当怀疑患儿颅内有局灶性或占位性病变时，应考虑选择头颅影像学检查。

三、儿童惊厥的常见疾病

（一）热性惊厥

热性惊厥（febrile seizures，FS）是儿童时期年龄依赖性疾病，首次发作多见于 6 个月龄至 5 岁，绝大多数 6 岁后不再发作。通常发生在热性疾病初期，体温骤然升高（大多为 39℃）时，发作后不遗留神经系统异常体征。70% 以上的患儿以呼吸道感染为诱因。诊断时应排除颅内感染、各种颅脑病变和代谢性疾病引起的惊厥。临床上可分单纯性和复杂性热性惊厥。

1. 单纯性热性惊厥的诊断要点：

（1）惊厥呈全面性发作，通常为全面性强直阵挛发作。

（2）发作持续时间不超过 15 分钟。

（3）惊厥发作出现于热程初起的 24 小时内且无反复发作，即在一次热程中仅发作一次。同时具备以上 3 个条件方能诊断为单纯性热性惊厥。

2. 复杂性热性惊厥的诊断要点：

（1）长程发作（持续时间≥15 分钟）。

（2）丛集式发作（一次热程中尤其是在 24 小时内反复发作≥2 次）。

（3）局限性发作和/或伴有发作后神经系统异常，如 Todd 麻痹。

（4）既往有神经系统损伤病史，如脑性瘫痪或发育落后。

具备上述任一条便可归类于复杂性热性惊厥。

（二）中枢神经系统感染及自身免疫性脑炎

对于存在发热和惊厥的患儿，主要考虑中枢神经系统感染及自身免疫机制介导的脑炎引起的癫痫样发作。临床常见疾病如下所述：

1. 化脓性脑膜炎　是婴幼儿时期急性惊厥发作最常见的颅内病因，大多起病急，感染中毒症状明显，伴急性脑功能障碍等症状。脑脊液改变明显，糖降低是其早期特征性改变，同时外观浑浊，白细胞显著增多且以多核细胞为主，蛋白明显增高、涂片和培养可找到致病菌。神经影像学检查可发现硬膜下积液、脑膜增厚、脑脓肿等表现。

2. 病毒性脑膜炎　临床表现与化脓性脑膜炎相似，但感染中毒及神经系统症状均较化脓性脑膜炎轻，病程呈自限性，大多不超过 2 周。脑脊液外观清亮，白细胞正常或轻度增多，以单核细胞为主，蛋白轻度增多，糖和氯化物正常，查脑脊液中的特异性抗体和进行病毒分离有助于诊断。神经影像学检查在颅内不同区域可出现异常信号。脑电图出现背景活动减慢，慢波增多。

3. 自身免疫性脑炎　泛指一类由自身免疫机制介导的脑炎，根据不同的抗神经元抗体和相应的临床综合征有不同的临床分型，其中最常见的是抗 NMDAR 脑炎。主要临床特点包括急性或者亚急性起病、癫痫发作、认知障碍及精神行为异常。辅助检查：①脑脊液异常：非特异性炎性改变，多为淋巴细胞增多，部分患者蛋白水平增高，糖及氯化物含量多正常，偶可见寡克隆区带阳性者；②神经影像学异常：表现无特异性，部分患者可有长 T_2 信号，主要出现于颞叶中部、边缘系统，极少数可见于胼胝体、脑干等部位；③脑电图异常：呈弥漫或多灶的慢波，偶尔可见癫痫波，异常 δ 刷是该病较特异性的脑电图改变，多见于重症患者；④抗神经元表面抗原的自身抗体：为该病的特异性检查项目，伴肿瘤者其抗体滴度较无肿瘤者高。

（三）癫痫

1. 癫痫定义　2014 年国际抗癫痫联盟（ILAE）推出了新的癫痫临床实用定义，提出诊断癫痫的条件是符合如下任何一种情况：①至少两次间隔>24 小时的非诱发性（或反射性）发作；②一次非诱发性（或反射性发作），在未来 10 年再发风险与两次非诱发性发作再发风险相当（至少>60%）；③诊断某种癫痫综合征。

2. 癫痫分类　1981 年 ILAE 以临床表现和 EEG 改变（发作间期及发作期）作为分类

依据,将癫痫发作分为:①部分性癫痫发作:最初的临床发作表现和 EEG 改变提示"一侧大脑半球内的一组神经元首先受累",按照有无意识障碍,将部分性发作进一步分为简单部分发作、复杂部分发作和继发全面性发作;②全面性癫痫发作:最初的临床发作表现及 EEG 改变提示"双侧大脑半球同时受累";③不能分类的发作。2017 年 3 月,ILAE 发布了最新的癫痫发作及癫痫分类修订指南,将癫痫发作分为局灶性起源(focal onset)、全面性起源(generalized onset)、未知起源(unknown onset)三大类。

3. 常见癫痫发作类型、癫痫综合征及诊断要点

(1)全面性强直阵挛发作(generalized tonic-clonic seizures,GTCS):是一种表现最明显的发作形式,故既往也称为大发作(grand mal)。以意识丧失、双侧对称强直后紧跟有阵挛动作并通常伴有自主神经受累表现为主要临床特征。发作时 EEG 为全面性(多)棘波或(多)棘-慢波综合。

(2)失神发作(absence seizures):表现为动作突然中止或明显变慢,意识障碍,不伴有或伴有轻微的运动症状(如阵挛/肌阵挛/强直/自动症等)。发作通常持续 5~20 秒(<30 秒)。发作时 EEG 呈双侧对称同步、3Hz(2.5Hz~4Hz)的棘慢综合波暴发。约 90% 的典型失神患者可被过度换气诱发。主要见于儿童和青少年,如儿童失神癫痫和青少年失神癫痫。

(3)大田原综合征(Ohtahara 综合征:又称婴儿早期癫痫性脑病(early infantile epileptic encephalopathy),被认为是年龄依赖性癫痫性脑病的最早发病形式。主要特征为婴儿早期出现强直痉挛性发作,伴脑电图暴发抑制图形和严重的精神运动障碍,部分病例有脑部结构性病变。本病发作多难以控制,预后差。存活者常演变为 West 综合征和 Lennox-Gastaut 综合征。

(4)婴儿痉挛症(Infantile spasms):又称为 West 综合征。通常起病于 3~12 个月,病因复杂多样,可分为症状性、隐源性和特发性,是脑损伤的年龄依赖性反应。特征性表现为癫痫性痉挛发作、脑电图高度失律和精神运动发育障碍三联征,为临床最常见的癫痫性脑病,总体预后不良。

(5)Lennox-Gastaut 综合征:是一种临床常见的年龄相关性癫痫性脑病。多发生于 1~8 岁儿童。病因复杂多样,发病机制不清,部分病例由 West 综合征演变而来。主要特征为多种癫痫发作类型、脑电图广泛性慢的(1.5~2.5Hz)棘-慢综合波和精神智能发育迟滞三联征。最常见的发作类型有强直、不典型失神及失张力发作,也可有肌阵挛、全面强直-阵挛和局灶性发作。通常发作频繁,药物难以控制,总体预后不良。

(6)Dravet 综合征:既往又称婴儿严重肌阵挛癫痫(severe myoclonic epilepsy in infancy),其临床特点为 1 岁以内起病,首次发作多表现为热性惊厥,1 岁以内主要表现为发热诱发的持续时间较长的全面性或半侧阵挛抽搐,1 岁后逐渐出现多种形式的无热抽搐,包括全面性或半侧阵挛或强直阵挛发作、肌阵挛发作、不典型失神、局灶性发作,发作常具有热敏感性。早期发育正常,1 岁后逐渐出现智力运动发育落后或倒退,可出现共济失调和锥体束征。脑电图在 1 岁以前常无异常,1 岁以后出现广泛性棘慢波、多棘慢波或局灶性、多灶性痫样放电。约 80% 的患儿可发现钠通道 *SCN1A* 基因突变。多数患儿对抗癫痫药物疗效差,预后不良,属于癫痫性脑病。

(7)儿童良性癫痫伴中央颞区棘波(benign childhood epilepsy with centrotemporal spikes,BECTS):又称为良性 Rolandic 癫痫,是儿童期最常见的癫痫综合征,明显年龄依赖,多数患者 5~10 岁发病。主要特点是面部和口咽部局灶运动性和感觉性发作,偶有继发全面性发作。大多数病例仅在睡眠中发作,通常发作不频繁。预后良好,几乎所有病例在 16 岁前缓解。EEG 的特征为中央颞区棘波,在睡眠中发放明显增多。

四、儿童惊厥的治疗

(一) 一般处理

1. 让患儿取平卧位,头转向一侧,或取侧卧位。
2. 松解衣领,保持呼吸道通畅,及时清除口鼻分泌物,避免窒息及误吸。
3. 吸氧。
4. 迅速建立静脉通路。
5. 对发热患儿应及时采取退热措施。
6. 如有呼吸暂停或呼吸不规则,应立即行人工呼吸或气管插管。

(二) 止惊治疗

从止惊效果和用药安全性考虑,临床常用药物:

1. **地西泮**　每次 0.25~0.5mg/kg,静脉缓慢注射(1mg/min),1~3 分钟即可生效,疗效短(15~20 分钟),必要时 10 分钟后可重复应用。气管内给药的作用与静脉途径一样有效和快速,直肠灌注吸收较好,但吸收量不易预测,肌内注射途径吸收缓慢,故止惊时不宜采用。该药可抑制呼吸和引起血压下降,注意有无呼吸抑制现象。

2. **苯巴比妥钠**　每次 5~10mg/kg 肌内注射,起效慢,半衰期长,一般在地西泮等药物控制后作为长效药物使用,以巩固止惊效果。新生儿或小婴儿惊厥可首次给予负荷量 15~25mg/kg,分 2 次、间隔 30 分钟肌内注射,然后按 5mg/(kg·d) 维持给药。该药可抑制呼吸和引起血压下降。

3. **水合氯醛**　10% 水合氯醛 0.5~0.6ml/kg 保留灌肠。

(三) 防治脑水肿

由于反复多次惊厥或惊厥持续状态,脑组织缺氧,可出现继发性脑水肿,或颅内病变本身所致脑水肿,宜加用 20% 甘露醇脱水降颅压。

(四) 病因治疗

病因治疗惊厥发作时迅速止惊是首要措施,但更重要的是病因治疗,应依据诊断过程中拟定或确定的病因,制订相应的治疗方案,积极治疗,防止惊厥的反复发作。

1. **热性惊厥的治疗与预防**(表 11-2-1)

表 11-2-1　热性惊厥治疗与预防药物

类型	处理指征	药物(各项列举药物选择其中一种)
惊厥发作急性期	惊厥发作>5 分钟	地西泮 0.3mg/kg,缓慢静脉推注,单次最大剂量≤10mg
	若用药后 10 分钟发作仍持续,可重复静脉推注地西泮或咪达唑仑	咪达唑仑肌内注射或静脉推注 0.2~0.3mg/kg(≤10mg 每次);10% 水合氯醛溶液 0.5ml/kg 灌肠
惊厥持续状态	惊厥持续>30 分钟	按癫痫持续状态处理指南,丙戊酸 15mg/kg 缓慢静脉推注,持续至少 5 分钟,然后静脉滴注每小时 1~2mg/kg

续表

类型	处理指征	药物(各项列举药物选择其中一种)
间歇性预防	短时间内频繁惊厥发作(6个月内≥3次或1年内≥4次)或既往惊厥持续状态	地西泮口服每次0.3~0.5mg/kg,发热24小时内,每8小时1次,≤3次;氯硝西泮口服0.1~0.3mg/(kg·d),每日1次;水合氯醛灌肠<3岁,每次250mg,>3岁,每次500mg;左乙拉西坦口服15~30mg/(kg·d),分2次每天;卡马西平、苯妥英无效
长期预防	间歇性预防无效或1年内发作≥5次或惊厥持续状态、复杂性热性惊厥等预测癫痫高风险的患儿	持续治疗1~2年,丙戊酸20~30mg/(kg·d),分2次;左乙拉西坦15~30mg/(kg·d),分2次;不建议卡马西平、苯妥英、拉莫三嗪

2. 癫痫的治疗 包括药物治疗(表11-2-2,表11-2-3)、外科治疗(包括神经调控、根治性手术、姑息性手术)、生酮饮食等(图11-2-1)。

表11-2-2 根据癫痫发作类型的选药原则

癫痫发作类型	一线药物	添加药物	可考虑药物	可能加重发作药物
全面强直-阵挛发作	丙戊酸 拉莫三嗪 卡马西平 奥卡西平 左乙拉西坦	左乙拉西坦 托吡酯 丙戊酸 拉莫三嗪 氯巴占	氯硝西泮 苯巴比妥	
强直或失张力发作	丙戊酸	拉莫三嗪	托吡酯 卢非酰胺*	卡马西平 奥卡西平 加巴喷丁* 普瑞巴林* 替加宾* 氨己烯酸*
失神发作	丙戊酸 乙琥胺* 拉莫三嗪	丙戊酸 乙琥胺* 拉莫三嗪	氯硝西泮 氯巴占 左乙拉西坦 托吡酯 唑尼沙胺	卡马西平 奥卡西平 苯妥英钠 加巴喷丁* 普瑞巴林* 替加宾* 氨己烯酸*
肌阵挛发作	丙戊酸 左乙拉西坦 托吡酯	左乙拉西坦 丙戊酸 托吡酯	氯硝西泮 氯巴占 唑尼沙胺	卡马西平 奥卡西平 苯妥英钠 加巴喷丁* 普瑞巴林* 替加宾* 氨己烯酸*

续表

癫痫发作类型	一线药物	添加药物	可考虑药物	可能加重发作药物
局灶性发作	卡马西平 拉莫三嗪 奥卡西平 左乙拉西坦 丙戊酸	卡马西平 左乙拉西坦 拉莫三嗪 奥卡西平 加巴喷丁 * 丙戊酸 托吡酯 拉考沙胺 吡仑帕奈 唑尼沙胺 氯巴占	苯妥英钠 苯巴比妥	

标注 * 者为目前国内市场尚没有的抗癫痫药

表 11-2-3　常见癫痫综合征的选药原则

癫痫综合征	一线药物	添加药物	可考虑药物	可能加重发作药物
儿童失神癫痫 青少年失神癫痫 或其他失神综合征	丙戊酸 乙琥胺 * 拉莫三嗪	丙戊酸 乙琥胺 * 拉莫三嗪	氯硝西泮 唑尼沙胺 左乙拉西坦 托吡酯 氯巴占	卡马西平 奥卡西平 苯妥英钠 加巴喷丁 普瑞巴林 替加宾 * 氨己烯酸 *
青少年肌阵挛癫痫	丙戊酸 拉莫三嗪	左乙拉西坦 托吡酯	氯硝西泮 唑尼沙胺 氯巴占 苯巴比妥	卡马西平 奥卡西平 苯妥英钠 加巴喷丁 * 普瑞巴林 * 替加宾 * 氨己烯酸 *
仅有全面强直阵挛发作的癫痫	丙戊酸 拉莫三嗪 卡马西平 奥卡西平	左乙拉西坦 托吡酯 丙戊酸 拉莫三嗪 氯巴占	苯巴比妥	
特发性全面性癫痫	丙戊酸 拉莫三嗪	左乙拉西坦 丙戊酸 拉莫三嗪 托吡酯	氯硝西泮 唑尼沙胺 氯巴占 苯巴比妥 吡仑帕奈	卡马西平 奥卡西平 苯妥英钠 加巴喷丁 * 普瑞巴林 * 替加宾 * 氨己烯酸 *

续表

癫痫综合征	一线药物	添加药物	可考虑药物	可能加重发作药物
儿童良性癫痫伴中央颞区棘波	卡马西平 奥卡西平	卡马西平 奥卡西平	唑尼沙胺 普瑞巴林 *	
Panayiotopoulos综合征或晚发性儿童枕叶癫痫（Gastaut 型）	左乙拉西坦 丙戊酸 拉莫三嗪	左乙拉西坦 丙戊酸 拉莫三嗪 托吡酯 拉考沙胺 吡仑帕奈 氯巴占	替加宾 * 艾司利卡西平 *	
West 综合征（婴儿痉挛症）	皮质激素 氨己烯酸 *	托吡酯 丙戊酸 氯硝西泮 拉莫三嗪		
Lennox-Gastaut综合征	丙戊酸	拉莫三嗪	托吡酯 左乙拉西坦 卢菲酰胺 * 非氨酯 * 大麻二酚 *	卡马西平 奥卡西平 加巴喷丁 普瑞巴林 替加宾 * 氨己烯酸
Dravet 综合征	丙戊酸 托吡酯	氯巴占 司替戊醇 左乙拉西坦 氯硝西泮	氯苯丙胺	卡马西平 奥卡西平 加巴喷丁 拉莫三嗪 苯妥英钠 普瑞巴林 * 替加宾 * 氨己烯酸 *
癫痫性脑病伴慢波睡眠期持续棘慢波	丙戊酸 氯硝西泮 皮质激素	左乙拉西坦 拉莫三嗪 托吡酯		卡马西平 奥卡西平
Landau-Kleffner 综合征（获得性癫痫性失语）	丙戊酸 皮质激素 类皮质激素	左乙拉西坦 拉莫三嗪 托吡酯		卡马西平 奥卡西平
肌阵挛-失张力癫痫	丙戊酸	拉莫三嗪 左乙拉西坦 托吡酯 氯硝西泮 氯巴占		卡马西平 奥卡西平 苯妥英钠 加巴喷丁 * 普瑞巴林 * 替加宾 * 氨己烯酸 *

标注 * 者为目前国内市场尚没有的抗癫痫药

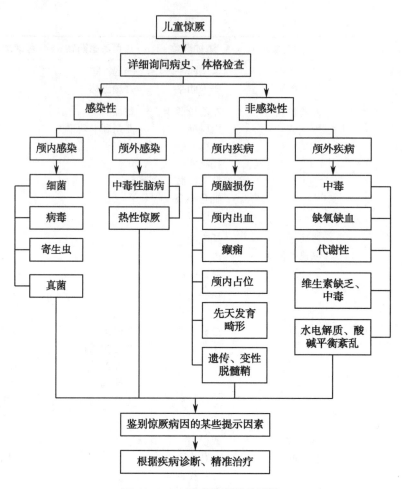

图 11-2-1 儿童惊厥诊治思路

病例链接： 热 性 惊 厥

【一般情况】患儿,男,1岁2月。

【主诉】发热2天,抽搐2次。

【现病史】2天前无明显诱因下出现发热,体温最高39.5℃,伴鼻塞、流涕,有少许咳嗽,无声音嘶哑,无气促,无恶心、呕吐,无腹泻,无皮疹。发热约3小时后突然出现抽搐,表现为神志不清,双眼凝视,四肢抽搐,持续约1分钟后缓解,测体温39.3℃,家长自行给予"布洛芬混悬液"口服退热治疗,患儿热退后,精神好。间隔6小时后患儿又出现发热,体温达39.0℃,再次出现抽搐,表现同前,持续约1~2分钟后自行缓解,家长再次给予"布洛芬混悬液"口服后到笔者医院就诊。

起病以来,患儿精神可,胃纳欠佳,睡眠可,大小便无殊,体重无明显增减。

【既往史】患儿自8月龄开始有多次发热抽搐(具体不详),近半年有发热抽搐3次,每次热程第1天抽搐1次,抽搐时有高热。

【出生史】 G_1P_1,足月顺产,出生体重 3.6kg。无窒息抢救史。

【生长发育史】 同正常同龄儿。

【预防接种史】 按计划接种。

【家族史】 父亲小时候有多次发热抽搐史。

【入院查体】 T 39.5℃,P 128 次/min,R 32 次/min,BP 86/54mmHg,体重 9.8kg,神志清,精神可,脑神经检查无殊,颈软,咽充血,未见疱疹,心肺腹查体无殊,全身无皮疹,克氏征(-),布氏征(-),双巴氏征(-)。

【辅助检查】 门诊血常规+CRP:WBC 8.55×10^9/L,N 31.4%,L 65.6%,Hb 112g/L,PLT 246×10^9/L,CRP 2mg/L。

【入院诊断】 抽搐待查:热性惊厥? 颅内感染? 急性上呼吸道感染。

【检查计划】 完善血常规、尿常规、便常规、血培养、血气+电解质、前降钙素、血生化、呼吸道病毒免疫荧光检查、血常规+CRP(复查);腰椎穿刺脑脊液常规、生化、培养;头颅磁共振检查。

【治疗计划】

1. **监测观察** 监测体温,注意精神,意识行为,运动有无异常,注意有无抽搐再发。

2. **一般治疗** 高热时给予退热治疗。

【治疗经过】 入院后复查血常规+CRP:WBC 6.55×10^9/L,N 29.4%,L 66.6%,Hb 110g/L,PLT 226×10^9/L,CRP 1mg/L;血气电解质、生化、前降钙素无明显异常,呼吸道病毒免疫荧光检查阴性、腰椎穿刺脑脊液常规、生化正常,头颅磁共振平扫未见明显异常。入院后无抽搐再发,精神好,活动正常,入院第 2 天体温降至正常,入院第 3 天出院。

【出院诊断】 复杂性热性惊厥;急性上呼吸道感染。

【出院建议】

1. 出院带药,地西泮片 2.5mg,发热第 1 天每 8 小时 1 次口服(备用)。

2. 合理饮食与运动;预防感染。

(江佩芳)

参考文献

1. LEUNG AK,HON KL,LEUNG TN. Febrile seizures:an overview. Drugs Context,2018,7:212536.
2. CAMFIELD P,CAMFIELD C. Febrile seizures and genetic epilepsy with febrile seizures plus(GEFS+). Epileptic Disord,2015,17(2):124-133.
3. GIORDANO A,FAZIO R,GELIBTER S,et al. Diagnosing autoimmune encephalitis in a real-world single-centre setting. J Neurol,2020,267(2):449-460.
4. DALMAU J,LANCASTER E,MARTINEZ-HERNANDEZ E,et al. Clinical experience and laboratory investigations in patients with anti-NMDAR encephalitis. Lancet Neurol,2011,10(1):63-74.
5. AABERG KM,SURÉN P,SØRAAS CL,et al. Seizures,syndromes,and etiologies in childhood epilepsy:The International League Against Epilepsy 1981,1989,and 2017 classifications used in a population-based cohort. Epilepsia,2017,58(11):1880-1891.

第三节　细菌性脑膜炎

一、概述

细菌性脑膜炎（bacterial meningitis，BM），又称化脓性脑膜炎（purulent meningitis，PM），简称化脑，是各种化脓性细菌感染所致的脑膜炎症，部分患者病变累及脑实质。本病是儿童时期，尤其是婴幼儿时期常见的中枢神经系统感染。临床上以急性发热、惊厥、意识改变、颅内压增高、脑膜刺激症状及脑脊液呈化脓性改变为特征。我国5岁以下化脑的年发病率为12.28/10万，病死率约为18.42%，90%以上的病例发生在5岁以下，其中1岁以内，占1/2~2/3，死亡率为5%~10%，后遗症发生率约为25%~50%。随着对本病诊断和治疗水平的不断提高和脑膜炎球菌疫苗、流感嗜血杆菌疫苗和肺炎链球菌疫苗的推广应用，化脑的发病率和病死率均已明显下降，但仍是目前死亡率较高的儿童感染性疾病，并有较高的致残率。早期诊断、及时合理的治疗可显著改善预后。

（一）致病菌

常见病原菌随年龄而异，新生儿及<3个月婴儿：最常见的病原体是B组链球菌和大肠埃希菌、肠道革兰阴性杆菌。肺炎链球菌和脑膜炎奈瑟菌在该年龄组中不常见。其他不常见病原体包括肠球菌属、金黄色葡萄球菌、单核细胞增多性李斯特菌、A组链球菌和流感嗜血杆菌。3个月至3岁婴幼儿：以流感嗜血杆菌、肺炎链球菌和脑膜炎双球菌多见。学龄前和学龄期儿童：以脑膜炎双球菌、肺炎链球菌、流感嗜血杆菌和金黄色葡萄球菌多见。机体免疫功能低下或血脑屏障功能受损患儿可发生表皮葡萄球菌、白色葡萄球菌和铜绿假单胞菌等条件致病菌感染。一年四季均有发病，但肺炎链球菌以冬春季多见，而脑膜炎球菌和流感嗜血杆菌以春、秋季发病多。

（二）入侵途径

致病菌可通过多种途径侵入脑膜：

1. 最常见的途径是血源性播散　体内感染灶通过菌血症抵达脑膜微血管，当儿童免疫防御功能降低时，细菌通过血脑屏障侵犯至脑膜。

2. 邻近组织器官感染蔓延或扩散　常见有头面部软组织感染、鼻窦炎、中耳炎、乳突炎等。

3. 颅腔存在与外界直接相通的通道　如颅骨骨折、神经外科手术、皮肤窦道、脑脊膜膨出和医疗装置（如CSF分流管、人工耳蜗）等，细菌可通过异常通道直接侵入蛛网膜下腔。

（三）发病机制

细菌进入蛛网膜下腔，在细菌毒素和多种炎症相关细胞因子作用下形成以软脑膜、蛛网膜和表层脑组织为主的炎症反应，表现为广泛性血管充血、大量中性粒细胞浸润和纤维蛋白渗出，伴有弥漫性血管源性和细胞毒性脑水肿。感染进一步蔓延，可导致脑室管膜炎、脑膜脑炎；广泛性炎性病变使脑脊液循环受阻或脑脊液重吸收障碍，产生阻塞性或交通性脑积水。感染波及脑神经，或因颅内压力增高使脑神经受压、坏死，从而导致相应脑神经功能受损，或并发脑脓肿、硬膜下积液或积脓，炎症损伤可引起弥漫性脑水肿、颅内压增高，严重时可发生脑疝。

二、诊断与评估

细菌性脑膜炎的诊断主要依据临床症状和体征,以及脑脊液呈化脓性改变特征,并排除其他颅内感染性疾病。发热患儿若伴有头痛、呕吐、意识障碍、惊厥、脑膜刺激征阳性和前囟饱满等均应注意本病的可能性,应进一步依靠脑脊液检查确立诊断。婴幼儿患者和经不规则抗生素治疗者临床表现常不典型,脑脊液改变也可不明显,病原学检查往往阴性,诊断时应仔细询问病史和进行详细的体格检查,结合病史、症状体征及治疗过程综合分析,以免延误诊治。

（一）临床症状和体征

1. 病程　急性细菌性脑膜炎有两种表现形式;①逐步进展性病程,大多数脑膜炎儿童先出现发热性疾病,然后在1天至数天内进行性出现脑膜炎症的症状和体征;②暴发性病程,急性暴发性脑膜炎患者数小时内迅速出现脓毒症和脑膜炎的临床表现,伴有严重脑水肿。

2. 特征性表现　脑膜炎的特征性表现是包括发热、颈僵硬和精神状态异常(如昏睡、意识模糊、易激惹)三联征。

儿童临床表现因年龄不同而有所差异:年龄小于3个月的幼婴和新生儿化脓性脑膜炎表现多不典型,体温可高可低或不发热,甚至体温不升;颅内压增高表现可不明显,幼婴儿可能仅有吐奶尖叫或颅缝分离;颈僵硬不明显,可能出现举颈啼哭;惊厥症状可不典型,如仅见面部肢体轻微抽搐,或呈发作性眨眼、呼吸不规则屏气等。

3. 临床表现

（1）一般表现:细菌性脑膜炎儿童一般表现为不适状态。通常有生命体征异常(如心动过速、呼吸过速),特别是在幼儿中。呈急性和暴发性发病的患者可能表现为低血压和休克。

（2）脑膜刺激征:大多数患者入院时存在脑膜刺激征(颈强直、头痛、畏光和易激惹)。

（3）神经系统表现:神经系统异常可能包括精神状态不佳或神志改变(如易激惹、昏睡、意识模糊和嗜睡)、惊厥发作、颅内压(intracranial pressure,ICP)升高征象,以及其他神经系统定位表现。

（4）精神状态异常:大多数患者就诊时精神状态异常,轻则为易激惹或意识模糊,重则为昏睡,甚至昏迷。

（5）惊厥发作:20%~30%的脑膜炎患者在就诊前或入院后头48小时内出现惊厥发作,惊厥发作通常为全身发作。病程较晚期可出现局限性惊厥发作,可能提示脑损伤。

（6）颅内压升高:颅内压升高的体征在婴儿中可能包括囟门膨出或颅缝分开,在年龄较大儿童中可能包括头痛、呕吐和神志改变。体循环高血压、心动过缓及呼吸抑制(库欣综合征)一系列表现是颅内压增高的晚期体征。任何年龄段眼底检查显示视乳头水肿可提示颅内压升高,但在急性细菌性脑膜炎中不常见。发现视乳头水肿时,应及时评估有无静脉窦闭塞、硬膜下积脓或脑脓肿。在细菌性脑膜炎中可能发生的其他颅内压升高征象包括Ⅲ、Ⅳ和Ⅵ(最常见)脑神经麻痹。

（7）神经系统定位表现:神经系统定位表现可能包括运动异常(如轻偏瘫、四肢轻瘫)、腱反射不对称或消失,以及脑神经麻痹(如瞳孔对光反射异常、视野缺损、眼偏斜或眼球运动异常、面部不对称)。

（8）皮肤表现：皮肤瘀点和紫癜可能出现在任何细菌病原体所致感染中，但在脑膜炎奈瑟菌感染中最常见。病变往往在四肢更明显，在病变出现之前可出现红斑状斑丘疹。

（9）全身性表现：细菌性脑膜炎儿童常出现全身性表现，可为发热和寒战，也可为脓毒性休克、弥散性血管内凝血、急性呼吸窘迫综合征、心包积液，以及化脓性或反应性关节炎。这些全身性并发症常伴发于脑膜炎的菌血症导致。关节炎最常见于脑膜炎球菌，但也可能并发于其他感染。在脑膜炎病程早期，关节炎可能与直接侵犯关节有关，而病程后期发生的关节炎则被认为是免疫复合物介导的事件。有播散性疾病的患者也可能出现心包积液，通常在抗生素治疗过程中消退。在某些病例中，心包积液是持续发热的原因，可能需行心包穿刺术或开放引流操作。

（二）并发症和后遗症

1. **硬膜下积液**　多发生于2岁以下的婴幼儿，以流感嗜血杆菌最为常见，其次为肺炎链球菌及脑膜炎双球菌感染。因血浆成分外渗至硬膜下腔或硬膜下桥静脉炎性栓塞所致。凡经有效治疗48~72小时后脑脊液有好转，但体温不退或体温下降后再升高；或一般症状好转后又出现意识障碍、惊厥、前囟隆起或颅内压增高等症状，首先应怀疑本症的可能性。临床可行颅骨透光检查，或行头颅CT、MRI检查，当硬膜下穿刺液>2ml，蛋白质定量>0.4g/L可以确诊。

2. **脑室管膜炎**　主要发生在治疗被延误的婴儿，特别是新生儿或婴幼儿革兰氏阴性杆菌脑膜炎多见。患儿在有效抗生素治疗下发热不退、惊厥、意识障碍不改善、进行性加重的颈项强直，甚至角弓反张，脑脊液持续异常，以及CT或MRI检查见脑室扩大时，需考虑本症。侧脑室穿刺白细胞≥$50×10^6$/L，糖<1.6mmol/L，蛋白质>0.4g/L，头颅CT示脑室扩大，细菌学阳性即可诊断。

3. **脑积水**　常见于治疗延误或治疗不当时，新生儿、小婴儿常见，炎症渗出物粘连堵塞脑室内脑脊液流出通道，如导水管、第四脑室侧孔或正中孔等狭窄处，引起非交通性脑积水；也可因炎症破坏蛛网膜颗粒或颅内静脉窦栓塞致脑脊液重吸收障碍，造成交通性脑积水。患儿出现烦躁不安、嗜睡、呕吐、惊厥发作、头颅进行性增大、缝分离、前囟扩大饱满、头颅破壶音和头皮静脉扩张，至疾病晚期，持续的颅内高压使大脑皮质退行性萎缩，患儿出现进行性智力减退和其他神经功能倒退。

4. **抗利尿激素异常分泌综合征**（syndrome of inappropriate secretion of antidiuretic hormone，SIADH）　炎症刺激神经垂体致抗利尿激素过量分泌，引起低钠血症和血浆低渗透压，脑水肿进一步加重，出现惊厥发作、意识障碍或昏迷。

5. **其他**　由于炎症波及耳蜗迷路，10%~30%的患儿并发神经性耳聋。其他如智力障碍、脑性瘫痪、癫痫、视力障碍和行为异常等。

（三）实验室检查

1. **脑脊液检查**　是确诊本病的重要依据（表11-3-1）。有疑似严重颅内压增高表现的患儿，腰椎穿刺有诱发脑疝的危险，建议先做头颅影像学检查评估。典型病例脑脊液外观混浊或脓性，压力增高，白细胞升高达（500~1 000）×10^6/L以上，以中性粒细胞为主，蛋白质明显增高（常>1g/L），糖降低（常<1.1mmol/L）。

确认致病菌对明确诊断和指导治疗均有重要意义，涂片革兰氏染色检查致病菌简便易行。脑脊液培养则是明确病原菌最可靠的方法，尽可能在抗生素使用之前采集脑脊液标本，留取的脑脊液标本应尽快送检,同时进行脑脊液需氧菌和厌氧菌的培养,细菌培养阳性者应做药物敏感试验。未经抗菌药物治疗患儿脑脊液培养阳性率为 70%~85%,但腰椎穿刺前已经接受抗菌药物治疗者,阳性率明显降低。以乳胶颗粒凝集试验为基础的多种免疫学方法可检测出脑脊液中致病菌的特异性抗原,对涂片和培养未能检测到致病菌的患者诊断有参考价值。脑脊液 PCR 检测技术受抗菌药物治疗的影响相对较小、检查耗时短,尤其适用于腰椎穿刺前使用了抗菌药物的患儿,高通量测序能捕捉到常规检验方法难以发现的细菌以及其他少见病原体,可能成为一项重要的病原体辅助检测手段,但其阳性率、假阳性率和假阴性率仍有待大样本研究证实。

脑脊液酶学检测可检测脑脊液内的乳酸脱氢酶、乳酸、C 反应蛋白、肿瘤坏死因子等。

2. **外周血象及炎性标志物**　白细胞总数明显增多,可达 $(20 \sim 40) \times 10^6/L$,分类以中性粒细胞为主,可伴有核左移。但在感染严重或不规则治疗者,有可能出现白细胞总数减少,C 反应蛋白和降钙素原水平明显升高有助于区分细菌性与病毒性脑膜炎,血清降钙素原 >0.5ng/ml 提示细菌感染。

3. **外周血培养**　对所有疑似化脓性脑膜炎的病例均应做血培养,以帮助寻找致病菌。如检查前使用了抗生素,则总体阳性率下降。

4. **局部病灶分泌物培养**　如咽拭子培养、皮肤疱疹液、新生儿脐炎分泌物等分离出致病菌对化脓性脑膜炎的病原学诊断有重要参考价值。

5. **皮肤瘀点、瘀斑涂片染色**　是检测奈瑟脑膜炎双球菌脑膜炎感染的重要方法,阳性率在 90% 以上。

6. **神经影像学**　颅脑 CT 及 MRI 平扫+弥散及增强扫描有助于了解颅内病变情况,发现并发症;必要时进行鼻窦及颅底高分辨率 CT,脊髓 MRI 平扫增强扫描有助于明确是否合并其他基础疾病。头颅 MRI 较 CT 更能清晰地反映脑实质病变,在病程中重复检查能发现并发症指导干预措施的实施。增强显影虽非常规检查,但能显示脑膜强化等炎症改变。

(四) 鉴别诊断

除化脓性细菌外,结核分枝杆菌、病毒、真菌等都可引起脑膜炎,并出现与化脓性脑膜炎相似的临床表现而需注意鉴别。当患儿临床以抽搐和精神症状为主要改变时,还需要和自身免疫性脑炎、代谢性脑病相鉴别;当出现颅内多发病灶、肉芽肿样改变时,需要和中枢神经系统脱髓鞘疾病、肿瘤性疾病、寄生虫病等相鉴别;还需与无菌性脑膜炎鉴别。脑脊液检查,尤其是病原学检查是鉴别诊断的关键(表 11-3-1)。

1. **病毒性脑炎**　病毒性脑炎临床表现与化脓性脑膜炎相似,初始常有呼吸道和消化道感染,脑脊液白细胞数为(数个至数百个)$\times 10^6/L$,早期以多核细胞为主,以后以淋巴细胞为主,蛋白轻度增高,糖、氯化物正常。病毒检测(如病毒特异性抗体和病毒 DNA PCR 等)有助于鉴别。

2. **结核性脑膜炎**　结核性脑膜炎需与不规则治疗的化脓性脑膜炎鉴别。亚急性起病,不规则发热 1~2 周后出现脑膜刺激征、惊厥或意识障碍等表现,或于昏迷前先有脑神经或肢体麻痹。有结核接触史,结核中毒症状,结核菌素试验可阳性,多有原发结核感染灶。脑脊液外观呈毛玻璃样,白细胞数为数百个 $\times 10^6/L$,淋巴细胞为主,蛋白明显增高,糖、氯化物明显降低。脑脊液薄膜涂片抗酸染色检测结核分枝杆菌,T-sport 检查、PCR 技术、结核菌培养等可有助于鉴别。

表 11-3-1　常见颅内感染性疾病的脑脊液改变特点

项目	压力（KPa）	外观	潘氏试验	白细胞数（10⁶/L）	蛋白（g/L）	糖（mmol/L）	氯化物（mmol/L）	查找病原
正常	0.69~1.96	清亮透明	-	0~15	0.2~0.4	2.8~4.5	111~123	
化脓性脑膜炎	增高	米汤样混浊	+~+++	数百至数千，多核为主	增高或明显增高	明显降低	多数降低	涂片或培养可发现致病菌
结核性脑膜炎	增高	微浑，毛玻璃样	+~+++	数十至数百，淋巴为主	增高或明显增高	明显降低	降低	涂片或培养可发现抗酸杆菌
病毒性脑膜脑炎	正常或轻度增高	大多清亮	-~+	正常至数百，淋巴为主	正常或轻度增高	正常	正常	特异性抗体阳性，病毒分离可阳性
隐球菌性脑膜炎	增高或明显增高	微浑，毛玻璃样	+~+++	数十至数百，淋巴为主	增高或明显增高	明显降低	多数降低	涂片墨汁染色可发现隐球菌

　　注：正常新生儿脑脊液压力 0.29~0.78kPa；蛋白质 0.8~1.2g/L；婴儿脑脊液细胞数（0~30）×10⁶/L，糖 3.9~5.0mmol/L。

　　3. **真菌性脑膜炎**　真菌性脑膜炎亚急性起病，临床症状无特异性，头痛持续而严重，有脑膜刺激征和进行性颅内压增高的表现，脑脊液检查及培养、真菌检测等可以鉴别。采用墨汁染色可检测隐球菌。

　　此外，还需注意与脑脓肿、热性惊厥、颅内出血、肿瘤性脑膜炎鉴别。

三、治疗

（一）抗生素治疗

　　1. **治疗原则**　应选用对病原菌敏感、易透过血脑屏障在脑脊液中能达到杀菌浓度的抗生素，尽早、足量、足疗程、静脉给药。

　　2. **早期经验性治疗**　临床疑为细菌性脑膜炎的患儿，建议入院后 1 小时内行血和脑脊液培养后开始经验性抗菌治疗；但若有任何原因使腰椎穿刺延迟，在行血培养后也应立即开始抗菌治疗。经验性治疗方案（可覆盖耐抗生素肺炎链球菌、脑膜炎奈瑟菌和流感嗜血杆菌）包括万古霉素和大剂量的第三代头孢菌素（如头孢曲松、头孢噻肟）。万古霉素 60mg/(kg·d)，分 4 次静脉给药，最大剂量为 4g/d；头孢曲松 100mg/(kg·d)，单次或分 2 次静脉给药，最大剂量为 4g/d；或头孢噻肟 300mg/(kg·d)，分 3 次或 4 次静脉给药，最大剂量为 12g/d。

　　1 月龄以上的患儿可选用万古霉素联合三代头孢菌素治疗；怀疑为李斯特菌感染选择阿莫西林或氨苄西林；考虑为革兰氏阴性菌脑膜炎时可选择三代头孢加氨基糖苷类，或美罗培南治疗。一旦得到脑脊液革兰染色或培养结果，应根据病原体药敏结果结合经验治疗效果调整抗菌药物。

疗程:对所有细菌性脑膜炎的患儿均应进行足疗程的抗菌药物治疗,而不同病原疗程不同。流感嗜血杆菌脑膜炎 7~10 天,肺炎链球菌脑膜炎 10~14 天,脑膜炎奈瑟菌脑膜炎一般 7 天左右,而金黄色葡萄球菌脑膜炎需 4~8 周,革兰氏阴性杆菌脑膜炎需 3~4 周。病原不明时疗程一般为 2~3 周。

3. 针对性治疗　患儿脑脊液细菌培养明确病原菌后应根据病原和药敏试验结果,及时调整抗生素。

(1)肺炎链球菌:①对青霉素敏感的分离株:对于分离株对青霉素敏感[最小抑菌浓度(MIC)≤0.06μg/ml)]的患儿,抗生素治疗:青霉素 G 30 万 U/(kg·d),分 4~6 次静脉给药;或头孢曲松 100mg/(kg·d),单次或分 2 次静脉给药,最大剂量为 4g/d;或头孢噻肟 200~300mg/(kg·d),分 3 次或 4 次静脉给药,最大剂量为 12g/d。疗程:10~14 天。②对青霉素不敏感的分离株:对于分离株对青霉素不敏感[最小抑菌浓度(MIC)>0.06μg/ml)]的患儿,治疗取决于分离株对头孢曲松和头孢噻肟的敏感性。对头孢曲松和头孢噻肟敏感:继续单独使用头孢曲松或头孢噻肟。对头孢曲松和头孢噻肟不敏感:使用万古霉素,以及继续使用大剂量头孢曲松或头孢噻肟。在特定的情况下加用利福平 20mg/(kg·d),分 2 次静脉给药,疗程 10~14 天。

肺炎链球菌脑膜炎其他抗生素选择有限,美罗培南的体外抑菌活性尚未得到充分研究。新一代喹诺酮类药物对肺炎球菌的抑菌活性增加,例如莫西沙星和吉米沙星。不常规推荐喹诺酮类用于 18 岁以下的儿童,因为动物实验表明其会对生长中的软骨产生影响。然而,对于诸如脑膜炎的严重感染,如果其他药物不能使用,可能需使用喹诺酮类。氯霉素已经被用于对青霉素及头孢菌素过敏的患者,很多耐青霉素菌株对氯霉素的杀伤作用也有某种程度的耐受。

(2)脑膜炎球菌:青霉素 G 25 万~30 万 U/(kg·d),分 4 次或 6 次静脉给药,最大剂量为 2 400 万 U/d,疗程 7 天。

青霉素过敏患儿可选择第三代头孢菌素,头孢曲松 100mg/(kg·d),单次或分 2 次静脉给药,最大剂量为 4g/d;或头孢噻肟 200~300mg/(kg·d),分 3 次或 4 次静脉给药,最大剂量为 12g/d;氯霉素 75~100mg/(kg·d),分 4 次静脉给药,最大剂量为 2~4g/d,疗程 5~7 天。

(3)流感嗜血杆菌:头孢曲松或头孢噻肟是治疗耐氨苄西林流感嗜血杆菌脑膜炎的首选。头孢曲松 100mg/(kg·d),单次或分 2 次静脉给药,最大剂量为 4g/d;或头孢噻肟 200mg/(kg·d),分 3 次或 4 次静脉给药,最大剂量为 12g/d;氨苄西林对敏感菌株有效:氨苄西林 300~400mg/(kg·d),分 4 次或 6 次静脉给药,最大剂量为 10~12g/d;对于青霉素引起全身性过敏反应的患者,选用氯霉素 100mg/(kg·d),分 4 次静脉给药,最大剂量为 2~4g/d,疗程 7~10 天。

(4)金黄色葡萄球菌:甲氧西林敏感性金黄色葡萄球菌(MSSA)脑膜炎的标准治疗为萘夫西林或苯唑西林。萘夫西林 150~200mg/(kg·d),分 4 次给药,最大剂量为 12g/d;或苯唑西林 150~200mg/(kg·d),分 4 次给药,最大剂量为 12g/d。耐甲氧西林金黄色葡萄球菌(MRSA)脑膜炎优选万古霉素治疗。万古霉素 60mg/(kg·d),分 4 次静脉给药,最大剂量为 4g/d。一些专家推荐在使用万古霉素的基础上添加利福平 20mg/(kg·d),分 2 次口服或静脉给药,最大剂量为 600mg/d。

治疗 MRSA 脑膜炎的替代药物包括 TMP-SMX 或利奈唑胺。TMP-SMX:TMP 成分 10~12mg/(kg·d) 及 SMX 成分 50~60mg/(kg·d),分 4 次给药;或利奈唑胺:对于<12 岁的患儿,30mg/(kg·d),分 3 次给药;对于≥12 岁的患儿,一次 600mg,一天 2 次,最大剂量 1 200mg/d,疗程至少 2 周。

（5）革兰阴性杆菌:抗生素选择通常采用超广谱头孢菌素和氨基糖苷类抗生素治疗。用药 5~7 天后,一旦脑脊液培养结果已证实无菌,通常可停用氨基糖苷类抗生素。头孢曲松 100mg/(kg·d),分 2 次静脉给药,最大剂量为 4g/d;或头孢噻肟 200~300mg/(kg·d),分 4 次静脉给药,最大剂量为 12g/d,加庆大霉素 7.5mg/(kg·d),分 3 次静脉给药。铜绿假单胞菌等病原体常对许多常用抗生素耐药。治疗铜绿假单胞菌感染（包括脑膜炎）时,效果最一致的头孢菌素是头孢他啶。头孢他啶 150mg/(kg·d),分 3 次静脉给药,最大剂量为 6g/d。

美罗培南用于治疗各种革兰阴性杆菌的耐头孢他啶菌株感染,并且是产超广谱 β-内酰胺酶的革兰阴性肠道病原体所致脑膜炎的首选治疗药物。美罗培南 120mg/(kg·d),分 3 次静脉给药,最大剂量为 6g/d,疗程 3 周,或脑脊液培养首次无菌后再治疗至少 2 周,以这两种情况中疗程较长者为准。

（二）糖皮质激素的应用

糖皮质激素可降低血管通透性,减轻脑水肿和高颅压,抑制脑内炎症介质的产生,减少抗生素溶菌作用后继发的炎症反应。早期糖皮质激素的应用可以降低听力减退或丧失的发生率,对 b 型流感嗜血杆菌脑膜炎疗效肯定,对儿童肺炎链球菌脑膜炎可能有效,但并不能降低细菌性脑膜炎的总体病死率。由其他病原菌引起的脑膜炎、抗菌药物治疗后的脑膜炎、耐 β 内酰胺酶类抗菌药物的肺炎链球菌致细菌性脑膜炎及小于 6 周的患儿均不推荐常规使用糖皮质激素治疗。伴有液体复苏失败的脓毒性休克的脑膜炎,推荐使用激素。常用地塞米松,推荐剂量 0.15mg/(kg·d),6 小时 1 次,连用 2~4 天,应在抗菌治疗开始前或同时使用,在开始抗菌治疗后 4 小时内仍可应用。糖皮质激素应用时机掌握不当,使用时间过长则弊大于利。

（三）并发症的治疗

1. 硬膜下积液　少量积液可自行吸收,如积液量多,有明显颅内压增高症状引起反复惊厥发作、出现神经系统局灶体征时,需行硬膜下穿刺放液。每天或隔天穿刺 1 次,每次放液一侧不超过 15ml,两侧不超过 30ml,症状好转后可延长穿刺间隔时间,一般共需 2~3 周,必要的外科治疗。有硬膜下积脓、积血时难以自行吸收可请外科评估是否手术干预治疗。

2. 脑室管膜炎　全身应用抗生素疗程延长至 6~8 周,必要时侧脑室穿刺引流缓解症状,如脑室液压力增高或侧脑室积脓者,可择期行侧脑室持续引流或 Ommaya 囊预埋引流,不仅能缓解颅内压力,也有利于控制脑室内细菌感染。

（四）对症治疗

对所有患儿均应密切观察生命体征,维持水电解质和酸碱平衡,及时处理高热。控制惊厥发作,并防止再发,可给予止惊剂,如地西泮、苯巴比妥、左乙拉西坦等。控制脑水肿、高颅压可以显著减少患儿神经系统后遗症发生率和病死率,临床常用高渗性脱水剂,如 20% 甘露醇 0.5~1.0g/kg,静脉注射,每 4~6 小时重复 1 次,可以联合利尿剂治疗。

（五）重复脑脊液分析及抗生素治疗疗程

对于常见病原菌所致无并发症的化脓性脑膜炎,无须反复复查脑脊液,仅需在接近疗程结束时复查一次以指导下一步治疗。对于经 24~36 小时恰当抗生素治疗后临床反应仍然较差的患儿,推荐再次进行脑脊液检查;持续或反复发热的患儿可能也需要重复脑脊液检查。革兰阴性杆菌脑膜炎治疗 2~3 天后有必要复查脑脊液,以确定适当的疗程。

重复脑脊液培养应显示无菌。如果复查脑脊液时从脑脊液培养中分离出了病原体,则需要延长疗程。如果在标准疗程结束时脑脊液检查显示中性粒细胞比例大于>30%、脑脊液葡萄糖<20mg/dl 或脑脊液葡萄糖与血糖之比<20%,也需延长疗程。若治疗不顺利,特别是新生儿脑膜炎则应及时复查脑脊液并行必要的影像学检查除外脑内并发症,并延长治疗疗程。

抗生素停药指征:症状体征消失、体温正常 1 周以上,脑脊液压力、细胞数低于 20×10^6/L 且均为单个核细胞、蛋白和糖正常,脑脊液培养阴性,没有神经系统并发症。

病例链接: 细菌性脑膜炎

【一般情况】患儿,女,8 月 21 天。

【主诉】发热 4 天,抽搐 1 次。

【现病史】患儿 4 天前无明显诱因下出现发热,体温最高 39.8℃,无咳嗽,无腹泻,无皮疹,无吐泻。2 天前到当地医院就诊,给予"头孢曲松"输液治疗,发热无明显好转。今上午突然出现抽搐 1 次,表现为神志不清,双眼上翻,四肢抽搐,持续约 1 分钟自行缓解,抽搐后,精神差,少吃,为进一步治疗转至笔者医院。

起病以来,精神欠佳,胃纳差,睡眠增多,大小便无殊,体重无明显增减。

【既往史】既往体健;否认药物食物过敏史。

【出生史】G_1P_1,足月顺产,出生体重 3.67kg,否认窒息抢救史。

【预防接种史】卡介苗已接种;其他按卡接种。

【家族史】否认家族过敏性疾病、遗传病等病史。

【体格检查】T 38.5℃,P 124 次/min,R 38 次/min,BP 82/50mmHg,体重 10kg,神清,精神欠佳,头围 46cm,前囟隆起,大小 2cm×2cm,脑神经检查无殊,颈抵抗,双肺呼吸音清,未闻及明显干湿啰音,心律齐,未闻及病理性杂音,腹软,肝肋下 1cm,质软,克氏征(+),布氏征(+),双侧巴氏征(+),全身无皮疹。

【辅助检查】外院 2 天前血常规:白细胞计数 11.3×10^9/L,淋巴细胞 42%,中性粒细胞 51%,血红蛋白 112g/L,血小板计数 376×10^9/L,超敏 C 反应蛋白 102mg/L(参考值<8mg/L)。

【入院诊断】1. 急性细菌性脑膜炎? 2. 脓毒症。

【进一步检查】

血常规,CRP,前降钙素,血培养,血气分析,尿、便常规,血生化,心电图,胸片,降颅压后给予腰椎穿刺脑脊液检查,头颅磁共振平扫。

【诊疗计划】

1. 卧床休息,心电监护,持续低流量鼻导管吸氧。

2. 给予美罗培南 120mg/(kg·d)(分成每 8 小时 1 次)加万古霉素 60mg/(kg·d)(分成每 6 小时 1 次)联合静脉用药抗感染治疗。

3. 甘露醇降颅压,注意高颅压症状。

4. 注意抽搐情况,如抽搐反复可考虑给予地西泮或苯巴比妥等抗惊厥治疗。

5. 对症治疗:高热时布洛芬混悬液口服退热治疗,维持水电解及酸碱平衡,密切关注患儿生命体征、高颅压症状、意识状态、瞳孔变化等情况,根据病情变化及时调整治疗方案。

【诊疗经过】

1. **辅助检查**

(1) 血常规+CRP:WBC 7.22×10^9/L,L28.8%,N 65%,RBC 3.64×10^{12}/L,Hb 96g/L,PLT 335×10^9/L,CRP 106mg/L(参考值<8mg/L),PCT 8.5ng/ml(参考值 0~0.46ng/ml)。

(2) 血气分析电解质、血生化、尿常规、便常规、心电图、胸片未见明显异常。

(3) 脑脊液常规:潘氏球蛋白定性试验++,白细胞数 $1\,020.0 \times 10^6$/L [参考值(0~10)× 10^6/L],单个核细胞 22.0%,多核细胞 78%,生化:腺苷脱氨酶 2.8U/L,葡萄糖 1.2mmol/L(参考值 3.9~5.0mmol/L),氯 118mmol/L,微量总蛋白 1.512g/L(参考值 0.2~0.4g/L),涂片未找到致病菌。

(4) 血培养和脑脊液培养均阴性。

(5) 头颅磁共振:双侧额部硬膜下积液(图 11-3-1)。

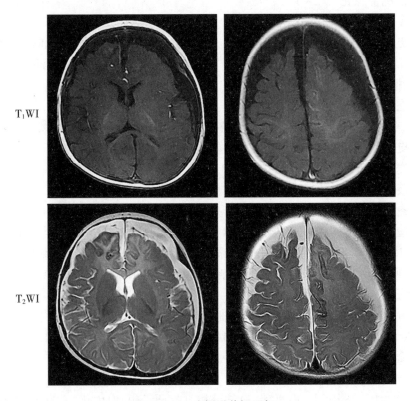

T_1WI

T_2WI

图 11-3-1　头颅磁共振平扫

2. **疾病转归**　入院后给予美罗培南联合万古霉素抗感染、甘露醇降颅压、苯巴比妥止惊治疗,CRP 较前下降,但仍反复发热、抽搐,入院第 4 天头颅 MRI 检查后请神经外科会诊,行颅内脓肿引流术,术后患儿病情恢复可,入院第 6 天起发热明显好转,未再抽搐,精神好,住院治疗 22 天,复查血常规、CRP、PCT、脑脊液常规、生化正常,脑脊液培养阴性,复查头颅 MRI 提示硬膜下积液较前明显好转,给予出院。

出院时患儿无发热,无抽搐,无呕吐,精神好,胃纳佳,大小便无殊。查体:神志清,前囟平,心肺听诊无殊,腹软,肝脾肋下未及,四肢肌张力正常,神经系统查体无明显阳性体征。

【诊断】急性细菌性脑膜炎伴硬膜下积液;脓毒症。

【出院建议】

1. 注意休息,合理喂养,避免交叉感染。
2. 出院 2 周门诊神经内科复诊,如有不适及时复诊。

(江佩芳)

参考文献

1. 中华医学会儿科学分会神经学组 . 儿童社区获得性细菌性脑膜炎诊断与治疗专家共识 . 中华儿科杂志,2019,57(8):584-591.
2. CABELLOS C,DZUPOVA O. ESCMID guideline:diagnosis and treatment of acute bacterial meningitis. Clin Microbiol Infect,2016,(Suppl 3):37-62.
3. OUCHENIR L,RENAUD C,KHAN S,et al. The Epidemiology,Management,and Outcomes of Bacterial Meningitis in Infants. Pediatrics,2017,140(1):20170476 .
4. van de BEEK D,DE GANS J,SPANJAARD L,et al. Clinical features and prognostic factors in adults with bacterial meningitis. N Engl J Med,2004,351:1849.
5. HASBUN R,WOOTTON SH,ROSENTHAL N,et al. Epidemiology of Meningitis and Encephalitis in Infants and Children in the United States,2011-2014.Pediatr Infect Dis J,2019,38(1):37-41.

第四节　肌　无　力

一、概述

儿童肌无力为神经系统疾病常见症状之一,早期识别肌无力症状并给予定性定位诊断对指导治疗、遗传咨询和预后分析至关重要。本节着重探讨肌无力的系统定位、临床特点、诊断思路、常见病因诊断与鉴别诊断,以及治疗原则,以期为小儿神经临床实践提供切实有效的指导。

肌无力是儿童神经元疾病和神经肌肉疾病最常见的临床症状,其定义为随意运动功能的减低或丧失,指主动运动时肌肉的力量、幅度和速度降低。凡皮质运动神经元和锥体束、脊髓、周围神经、神经肌肉接头或运动肌肉本身受到病变的损害,均可引起肌力下降。

肌无力的病因复杂,先进行定性诊断,根据其肌无力临床表现及伴随症状,如发热、惊厥、意识障碍、饮食或运动诱因、毒物或药物接触史等,从不同角度可分为遗传性或非遗传性、先天性或获得性、急性或慢性、进行性或非进行性等;其次进行定位诊断,通过询问病史、体格检查、临床表现、电生理检查、血清磷酸肌酸激酶检测可初步确定肌源性或神经源性损害,骨骼肌或周围神经活检病理分析也是明确诊断和鉴别诊断的有效方法,分子遗传学等新技术的出现和发展,为该类疾病的诊断和鉴别诊断提供了强有力的检测手段;同时关注其呼吸、循环及其他脏器功能,可明确病因诊断。

根据其病变部位不同,可分为中枢神经系统病变、脊髓前角病变、周围神经疾病、神经肌肉接头疾病和肌肉疾病,均可由缺氧缺血性损伤、感染性或免疫性疾病、遗传性疾病和代谢性疾病等病因引起。其中缺氧缺血性损伤引起的肌无力通常是静止性的,不会随病史延长而进展;解决感染性或免疫性因素后多数患儿可恢复正常功能,但部分患儿会遗留永久性损伤;遗传性因素引起的肌无力并非在新生儿期即表现出来,新生儿期即表现明显肌无力的患儿往往预后极差,可根据遗传病的发病年龄、进展速度和临床表现判断疾病亚型。明确病灶定位后可进一步分析病因。

二、临床特点和诊断线索

肌无力的病因多种多样,其诊断需明确病变部位。首先应区分肌无力属中枢性、周围性或混合性;再根据临床症状和体征,结合神经系统解剖、生理和病理知识,推断病灶可能部位。其中定位病变部位的最佳方法是进行详细的病史采集和体格检查等。

(一)病史采集

病史询问是获知疾病相关内容的首要方法,系统全面的病史资料是做出正确临床诊断的前提和保证。

病史应包括患儿基本信息、现病史、既往史、家族史等。其中应重点询问肌无力持续时间及性质(是否有时间差异如晨轻暮重、休息后是否可缓解、是否伴有疼痛或感觉异常、疾病进展速度、是否伴有智力障碍等);详细询问父母或其他家庭成员是否有肌张力低下、肌力低下、运动发育迟缓或其他神经肌肉疾病等情况。此外,母亲孕期暴露于传染性病原体、酒精、出生创伤与脐带绕颈等是新生儿肌无力的危险因素,应询问孕母羊水量及孕期胎动频率、幅度;生后 Apgar 评分低是评估中枢性肌无力发生的危险因素。

(二)体格检查

查体前需明确以下几个重要概念。

1. **肌力**　指肢体作随意运动时肌肉收缩的力量,分五级(表 11-4-1)。

表 11-4-1　肌力分级

0级	1级	2级	3级	4级	5级
完全瘫痪	可见肌肉轻微收缩而无肢体运动	肢体能在床上移动但不能抬起	肢体能抬离床面	能作抵抗阻力的运动	正常肌力

2. **肌张力**　指肌肉静止松弛状态下的紧张度。肌张力减低时,肌肉迟缓松软,被动运动时阻力减退,关节运动的范围增大;肌张力增高时,触摸肌肉较坚硬,被动运动时阻力增大。

3. **肌容积**　指肌肉体积。与邻近及对侧相同的肌肉比较,通过带尺测量肢体的周径,常包括肌萎缩和肌肥大两种病理表现。

4. **反射**　指对感觉刺激引起的不随意运动反应。浅反射是指皮肤或黏膜受刺激引起的反射(角膜反射、咽反射、腹壁反射、提睾反射、跖反射、肛门反射)。深反射指快速牵拉肌腱时发生的不自主肌肉收缩(肱二头肌反射、肱三头肌反射、桡反射、膝反射、跟腱反射等)。其中消失(−)、减弱(+)、正常(++)、增强(+++)、阵挛(++++)评定深反射强弱。

5. **病理反射**　是指中枢神经系统损害时发生的异常反射,正常情况下无法引出(除婴儿外)。包括 Babinski 征、Oppenheim 征、Gordon 征、Chaddock 征。

进行神经系统查体时需牢固掌握中枢和周围肌无力病因的鉴别体征。通常同时评估肌张力和肌力,观察肌力性质(如是否左右对称、近端及远端下降程度是否相等、上肢及下肢下降程度是否相等),并仔细评估其肌容积、反射、病理反射、原始反射、肌束颤动和感觉情况。

（三）辅助检查

50% 肌无力患儿的病因定位通过病史和体格检查即可确定;实验室和影像学检查可完善其诊断(表 11-4-2)。

中枢性肌无力常先行头颅影像学检查以明确结构性、创伤性或代谢性病因;磁共振波谱成像可为代谢性疾病提供诊断信息;其他检查包括基因检测和代谢性评估等(电解质、肝功能、血氨、血清氨基酸、尿有机酸、乳酸、丙酮酸和酰基肉碱)。周围性肌无力也需参考影像学检查结果,多数周围性肌张力低下患儿常伴有特征性的头颅影像学改变,如先天性肌营养不良患儿头颅核磁可出现白质信号增加。若怀疑患儿肌肉病变致肌无力,则需及时检测血清肌酸激酶(CK)水平,伴产伤的新生儿生后 1~2 天 CK 升高,需谨慎解释并注意其变化趋势。

其他辅助检查包括肌肉活检和肌电图(EMG)及神经传导速度测定(NCS),可本质性区别神经源性损伤和肌源性损伤。对新生儿 EMG/NCS 检查结果可能不准确,因新生儿身体大小的原因(很容易同时刺激到邻近神经);新生儿肌肉的终板区增大(导致终板棘波被解释为纤颤);运动单位动作电位降低(可出现于肌病)及较慢的传导速度(缘于新生儿神经髓鞘不完整)。

表 11-4-2 肌无力病变部位定位

	中枢性损伤	中枢性发育障碍	前角细胞	外周神经	神经肌肉接头	肌肉
肌力	正常或轻度无力	正常或轻度无力	明显无力	明显无力	明显无力	明显无力
肌张力	从减低演变至升高	低下	低下	正常/低下	正常/低下	低下
腱反射	正常-亢进	正常	减弱/消失	减弱/消失	正常/减弱	减弱/消失
病理征	+/-	+/-	阴性	阴性	阴性	阴性
肌容积	正常/失用性萎缩	正常/失用性萎缩	明显萎缩(近端为主)	远端萎缩	正常/萎缩	萎缩/肥大
原始反射	持续存在	持续存在/阴性	阴性	阴性	阴性	阴性
肌束颤动	无	无	明显	阴性	阴性	阴性
感觉	正常	正常	正常	过敏/减退	正常	正常

（四）常见定位诊断

1. **中枢神经系统疾病** 中枢神经系统病变引起的肌无力,常伴有肌萎缩或失用性肌萎缩、肌张力增高呈痉挛性瘫痪、腱反射增强或亢进、病理反射阳性。中枢性病因在新生儿中最常见,包括缺氧缺血性脑病、感染、遗传性疾病及代谢性疾病。

2. **脊髓前角疾病** 脊髓前角细胞病变属下运动神经元瘫痪,肌萎缩明显,伴有肌束震颤,通常肌张力减低、腱反射迟钝或消失,无感觉障碍。多见于脊髓灰质炎、脊髓性肌萎缩症等。

3. **外周神经疾病** 外周神经疾病引起的肌无力为末梢性、非对称性,伴肌萎缩、肌束颤动和皮肤感觉异常。其症状局限于某特定区域,伴对称性手套、袜套样无力、麻木等异常感觉。患者常有去神经改变如肌肉萎缩、肌束颤动。查体时可见肢体末梢表现更为明显,伴有肌萎缩、肌束颤动和感觉丧失的非对称性无力。肌张力正常或减退,反射常减弱。因常有自主神经纤维受累,可发生皮肤营养改变,如皮肤平滑光亮,血管舒缩性改变(肿胀或温度调节失常),毛发或指/趾甲脱落。

4. 神经肌肉接头疾病　易疲劳是神经肌肉接头疾病的主要临床特征,在活动时加重而休息时缓解。查体时可见肢体近端对称性无力,且近端肢体和躯干核心力量较远端明显,重复性动作试验肌力下降,短暂休息后肌力恢复;持续向上凝视造成上睑下垂,肌肉形态正常,无萎缩或肌束颤动,肌张力和反射正常,无感觉丧失。

5. 肌肉疾病　肌肉疾病往往引起肌肉近身体中央的对称性无力而无感觉丧失。体格检查中应可发现肢体近中央的无力,无感觉丧失,肌肉形态正常,无萎缩或肌束震颤,肌张力正常或轻度下降。

(五)常见病因诊断

1. 脊髓灰质炎　俗称小儿麻痹症,是由脊髓灰质炎病毒引起的严重危害儿童健康的急性传染病,脊髓灰质炎病毒为嗜神经病毒,主要侵犯中枢神经系统的运动神经细胞,以脊髓前角运动神经元损害为主。患者多为 1~6 岁儿童,主要症状是发热、全身不适,严重时肢体疼痛,发生分布不规则和轻重不等的弛缓性瘫痪。本病潜伏期为 8~12 天。诊断标准:

(1)流行病学史:确诊患者接触史或近期到过脊髓灰质炎流行地区。

(2)临床表现:早期可有发热等不适,热退后出现不对称性迟缓性麻痹,肌张力减弱,肌力下降,腱反射减弱或消失,但无感觉障碍。

(3)实验室检测:粪便、咽部、脑脊液等组织分离病毒或脑脊液或血液检测到 IgM 抗体。

出现病因不明的急性弛缓性麻痹,符合(1)(2)或检测到抗体时即可临床诊断,明确分离到病毒即可确诊。

2. 脊髓性肌萎缩症(spinal muscular atrophy,SMA)　是一种常染色体隐性遗传性疾病,因脊髓前角及延髓运动神经元变性,导致近端肢体和躯干进行性、对称性肌无力和肌萎缩的神经肌肉病,位居 2 岁以下儿童致死性遗传病的首位。临床表现典型、高度怀疑 SMA 的患者,可直接行基因检测。如果疑诊神经肌肉病,诊断指向不明者,可同时行血清 CK、肌电图、神经传导速度检查或肌活检病理检查,此类检查不能确诊 SMA,但有助于鉴别诊断及引导下一级诊断方向。基因检测推荐采用 MLPA 或 qPCR 检测 SMN1 拷贝数。SMN1 基因第 7 外显子或第 7、8 外显子纯合缺失(0 拷贝)即可诊断 SMA,但仍有 3%~5% 的 SMA 为 1 拷贝的复合杂合变异,需进一步行长片段 PCR 结合巢式 PCR 或 RT-克隆测序检出致病点突变。

3. 吉兰-巴雷综合征(Guillain-Barre syndrome,GBS)　即急性多发性神经根神经炎,是我国当前引起小儿肢体急性弛缓性麻痹的主要疾病。诊断标准:

(1)常有前驱感染史,起病前 1~3 周多数有空肠弯曲菌或病毒等前驱感染,呈急性起病,进行性加重,多在 4 周内达高峰。

(2)肢体远端或近端对称性麻痹(即两侧肌力相差不超过 1 级),重者有呼吸肌无力。四肢腱反射减低或消失。

(3)可伴有感觉异常和自主神经功能障碍,感觉症状相对较轻,主要表现为根性痛,可伴有感觉异常和末梢型感觉障碍。

（4）脑脊液出现蛋白-细胞分离现象。

（5）电生理检查提示运动神经传导远端潜伏期延长、传导速度减慢、F波或H反射延迟、传导阻滞、异常波形离散等周围神经脱髓鞘改变。

（6）病程有自限性，大多在数周或数月内恢复。

4. **重症肌无力（myasthenia gravis，MG）**　是一种神经-肌肉接头部位因乙酰胆碱受体减少而出现传递障碍的自身免疫性疾病，以受累肌群运动后异常地易疲劳和休息后好转为主要临床特征。据国内近年报道，MG在小儿的发生率明显增高。早期可为短暂性瘫痪，随着疾病的进展，可发展为持续性瘫痪。现可因受累神经肌肉的不同而不同，如闭眼困难、上睑下垂、复视、面部运动减少、吞咽困难、鼻音、鼻反流。颈部肌肉无力可引起下颌下垂。呼吸系统受累可引起呼吸困难、浅呼吸以及发绀。常以眼肌为首发症状，晨轻暮重。常用的诊断方法有新斯的明试验阳性，Ach受体抗体检测阳性可提示MG诊断，肌电图表现为低频重复电刺激波幅递减。

5. **进行性肌营养不良**　是一组遗传性肌肉变性疾病，于生后一定年龄期出现特定部位的进行性肌萎缩和无力的疾病，基因检测可确诊。其中以Duchenne型（轻型者称Becker型）最常见。杜氏肌营养不良症（DMD）是一种全身肌肉呈渐进性损伤和运动功能减退的致死性X连锁隐性遗传病。患儿多于3~4岁出现步态异常，10~12岁逐渐丧失行走能力，最终在20~40岁死于心肺功能衰竭。该病发病原因是位于Xp21的编码抗肌萎缩蛋白（Dystrophin）的*DMD*基因突变，导致Dystrophin蛋白在肌细胞膜上缺失，患者肌细胞变性、坏死，继而脂肪结缔组织增生。DMD在男性新生儿中的发病率约为1/3 500，最常见的首诊原因为CK升高，肌电图检测表明肌源性损害。临床表现典型、高度怀疑DMD的患者，可直接行基因检测。其中大范围（一个或数个外显子缺失）型占60%，重复型突变占6%，还有缺失区域不连续或同一患者既有缺失又有重复的复杂突变，微小缺失占3%，单核苷酸改变占29%。应用MLPA技术和基因内微卫星多态位点连锁分析技术可对临床疑似者进行基因检测（图11-4-1）。

三、治疗

肌无力首要治疗原则即是明确病因者，针对病因治疗；病因不明者，采取经验性对症治疗。常见病因的治疗：

（一）脊髓灰质炎

目前尚无特效药物，主要以对症处理和支持治疗为主。治疗原则是减轻恐惧，康复锻炼，减少骨骼畸形，预防及处理并发症。

1. **卧床休息**　患者卧床持续至热退1周，隔离40天，避免体力活动至少2周。

2. **对症治疗**　应用退热镇痛剂、镇静剂缓解全身肌肉痉挛、不适和疼痛；每2~4小时湿热敷一次，每次15~30分钟；热水浴亦有良效，特别对年幼儿童，与镇痛药合用有协同作用；有条件者可静脉输注丙种球蛋白400mg/（kg·d），连用2~3天，可缓解病情。早期应用干扰素，100万U/d，肌内注射，14天为一疗程；轻微被动运动可避免畸形发生。

3. **瘫痪期**

（1）保持正确姿势：患者卧床时膝部稍弯曲，髋部及脊柱可用夹板或沙袋使之挺直，踝关节成90°。疼痛消失后立即作主动和被动锻炼，以避免骨骼畸形。

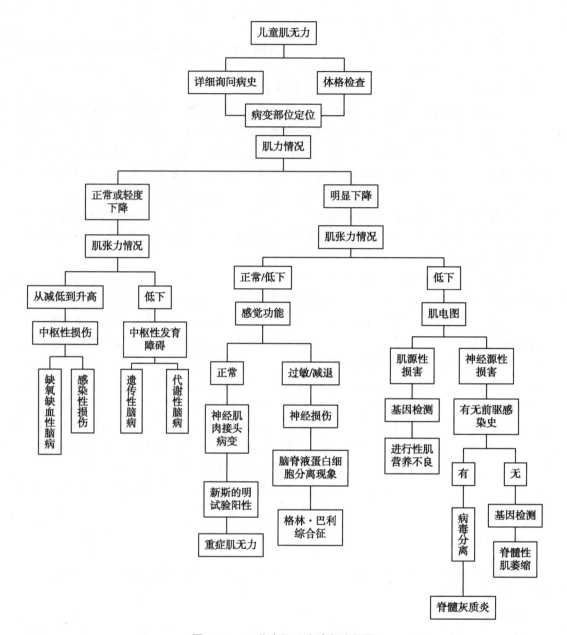

图 11-4-1　儿童肌无力诊断流程图

（2）适当营养补充：应给予营养丰富的饮食和大量水分，环境温度过高或热敷可引起出汗，应及时补充钠盐。厌食者予以胃管饲养保证食物和水分摄入。

（3）药物治疗：应用促神经传导功能药物如地巴唑、加兰他敏、维生素 B_{12} 等；继发感染者可考虑抗生素治疗。

4. **恢复期及后遗症期**　尽早开始主动和被动锻炼，防止肌肉萎缩。针灸、按摩及理疗等也可促进功能恢复，严重肢体畸形者行矫正术。

5. **主动免疫**　所有小儿均应口服脊髓灰质炎减毒活疫苗进行主动免疫。基础免疫自出生后 2 个月开始，连服 3 剂，每次间隔 1 个月，4 岁时加强免疫一次。目前国际上逐步采用脊灰灭活疫苗替代口服脊髓灰质炎减毒活疫苗进行主动免疫,国内也有试行。

6. **被动免疫**　未服用疫苗而与患者密切接触的小于5岁者和先天性免疫缺陷的儿童应及早注射免疫球蛋白,每次0.3~0.5ml/kg,每天一次,连用2天,可防止发病或减轻症状。

(二)脊髓性肌萎缩症

药物治疗联合多学科综合管理,可提高患儿生存质量。

1. **药物治疗**　①诺西那生,为国外最早上市的疾病修正治疗药物,是一种反义寡核苷酸类药物,通过鞘内注射给药,靶向 SMN2 基因,国内于2019年上市;②Zolgensma,一次性静脉治疗,以补充 SMN1 基因,国内目前尚无;③利司扑兰,是一种口服的小分子 SMN2 mRNA 剪接修饰剂,2021年在国内上市。

2. **多学科综合管理**　因疾病的复杂性、渐进性及涉及多器官组织的功能衰退,临床上需要包括神经内科、骨科、呼吸内科、消化内科、临床营养科、重症医学科、康复科等多专业医生共同参与 SMA 的疾病管理,同时应做好家族内遗传再生育咨询。

(三)吉兰-巴雷综合征

1. **护理**　本病虽缺少特效治疗,但病程呈自限性,大多可完全恢复,积极的支持治疗和护理措施是顺利康复的关键。对瘫痪正在继续进展的患儿,原则上都应住院观察:①保持呼吸道通畅,勤翻身,防止坠积性肺炎或压疮;②吞咽困难者要鼻饲,以防吸入性肺炎;③保证足量的水分、热量和电解质供应;④补充B族维生素、ATP、辅酶A、胞磷胆碱及神经生长因子等,以促进神经修复;⑤尽早对瘫痪肌群进行康复训练,防止肌肉萎缩,促进恢复。

2. **呼吸肌麻痹的抢救**　呼吸肌麻痹是本病死亡的主要原因。对出现呼吸衰竭,或因咳嗽无力及第Ⅸ、Ⅹ、Ⅻ对脑神经麻痹致咽喉分泌物积聚者,应及时进行气管切开或插管,必要时使用机械通气以保证有效的通气和换气。

3. **静脉注射免疫球蛋白(IVIG)**　早期(1~2周内)给予静脉注射大剂量免疫球蛋白,能明显延缓本病的进展速度,减轻极期症状的严重程度,减少使用呼吸机的概率。IVIG治疗的总剂量为2g/kg,分5天[400mg/(kg·d)]给予,其总疗效与血浆交换相当。目前,多数专家认为肾上腺皮质激素对本病治疗无效。

4. **康复治疗**　瘫痪期康复即应该介入,应尽可能将肢体摆在功能位,或者使用辅助器具,避免出现继发的肢体功能障碍,如足下垂、跟腱挛缩等。病情稳定后,早期进行康复锻炼。

(四)进行性肌营养不良

1. **对症治疗药物**　激素、其他针对 NF-κB 的药物、调节细胞钙水平的药物、促进肌肉生长药物、抗纤维化药物;类固醇皮质激素可短期内保持 DMD 患者肌力,泼尼松0.75mg/(kg·d),使用时间超过6个月,若出现体重显著增加、发育迟缓、骨质疏松等副作用,可减少剂量至0.3mg(kg·d)。另外,可间歇性使用泼尼松0.75mg/(kg·d),每个月前10天用药,后20天停用,减轻副作用。Deflazacort 是泼尼松的衍生物,用于治疗肌营养不良,无体重增加和骨质疏松的副作用,不良反应较泼尼松少。由于激素、免疫抑制剂并不能使肌纤维的 dystrophin 蛋白及其相关蛋白增多,无法根除该病。

2. **物理治疗**　延缓减慢肌纤维的变性、坏死,防止、矫正肌腱挛缩和关节畸形;最大限度的训练、动员、维持残留的正常肌肉功能;改善、维持心肺功能以延长其生命。

3. **基因治疗**　基因替代疗法、外显子跳跃法、基因编辑、干细胞疗法等疗法正在研究中,近年取得重大进展,FDA 已批准通过外显子跳跃法药物 Eteplirsen、Golodirsen、Viltolarsen 和 Casimersen。

4. **综合治疗**　加强呼吸锻炼,改善呼吸功能和心脏功能,对防治呼吸和心力衰竭,较长时间维持生命有一定意义。进行心理治疗,进行日常生活能力训练,使患者和家庭保持积极的态度也非常重要。

(五)重症肌无力

1. **药物治疗**

(1)胆碱酯酶抑制剂:首选药物为溴吡斯的明,青少年 MG 眼肌型初始可单用此药,如不缓解再加用免疫治疗。

(2)免疫抑制剂:①强的松、甲基强的松龙等肾上腺类固醇皮质激素;②硫唑嘌呤;③环孢素 A;④环磷酸胺;⑤他克莫司。

(3)血浆置换:通过将患者血液中乙酰胆碱受体抗体去除的方式,暂时缓解重症肌无力患者的症状,疗效不超过 2 个月,需辅助其他治疗。

(4)静脉注射免疫球蛋白:中和自身抗体、调节免疫功能,与血浆置换效果相当。

2. **胸腺切除手术**　胸腺切除是治疗重症肌无力的有效手段之一。适用于在 16~60 岁之间发病的全身型、无手术禁忌证的重症肌无力患者,尤其 MG 合并胸腺瘤患者需要手术切除。胸腺切除术对发病年龄在 0~18 岁 JMG 的疗效尚不明确,因此手术指征仍有争议。

病例链接: 进行性肌营养不良

【一般情况】患儿,男,3 岁 8 月。

【主诉】发现肝酶升高 4 天。

【现病史】患儿 4 天前入园体检检查示"谷丙转氨酶 312U/L",无恶心、呕吐,无腹痛、无皮肤黄染及皮疹、无排陶土样便,遂至医院就诊,考虑"肝功能损害",给予"复方甘草酸苷片 20ml 静脉滴注护肝治疗",现为进一步治疗,拟"肝功能损害"收入院。

起病来,患儿神志清,精神可,胃纳可,睡眠可,大小便正常,体重无明显下降。

【既往史】无殊。

【出生史】G_1P_1,足月顺产,出生体重 3.5kg,否认难产史及窒息抢救史。

【喂养史】生后母乳喂养,按时添加辅食,现普食。

【预防接种史】按卡接种疫苗。11 个月可扶站,15 个月可独走,现不会双脚跳,语言发育与同龄儿童相仿。

【家族史】父母体健,否认近亲结婚。否认家族中肝炎、结核等传染病史及肿瘤、高血压等遗传病史。

【入院查体】T 36.1℃,P 85 次/min,R 20 次/min,BP 89/58mmHg,体重 15.0kg,身高/年龄 Z 值 –2.04SD,神清,精神可,巩膜皮肤无黄染,呼吸平,两肺呼吸音清,未闻及干、湿啰音,心音中,律齐,未闻及杂音,腹软,无压痛、反跳痛,肝脾肋下未及肿大,神经系统查体未见阳性体征,腓肠肌稍肥大,质偏硬,Gower 征阳性。

【辅助检查】外院肝功能:谷丙转氨酶 312U/L(参考值 7~30U/L),谷草转氨酶 275U/L(参考值 14~44U/L)。乙肝定性:乙肝表面抗体阳性。腹部超声:肝胆胰脾无殊。

【入院诊断】肝功能损害原因待查,进行性肌营养不良?

【检查计划】完善血常规、尿常规、便常规检查,生化检查包括肌酸激酶、肌酸激酶同工酶、肝酶异常相关病因检查等,肌电图,遗传学检测 *DMD* 基因 WES+MLPA,心脏超声,心电图等。

【治疗计划】暂给予复方甘草酸苷片 20ml,每天一次静脉滴注护肝,待检查结果调整方案。

【治疗经过】

1. 入院后完善辅助检查

（1）心电图:窦性心动过缓伴不齐;右心室高电压。

（2）心脏超声:三尖瓣轻度反流。

（3）生化:丙氨酸氨基转移酶 368U/L(参考值 7~30U/L),天门冬氨酸氨基转移酶 380U/L(参考值 15~60U/L),肌酸激酶 34 601U/L(参考值 25~200U/L),肌酸激酶-同工酶活性 783U/L(参考值 0~25U/L)。

（4）肌电图:肌源性损害。

（5）DMD-MLPA:*DMD* 基因 51 号外显子半合子缺失;WES 未见致病性点突变。

2. 基因检测　结果回报后与家长沟通建议激素治疗,给予多学科管理。

【出院诊断】进行性肌营养不良。

【出院建议】

1. 醋酸泼尼松,每次 2 片（10mg）,每天 1 次口服;3 个月后调整至每次 1.5 片（7.5mg）,每天 1 次口服。口服激素期间注意补充维生素 D、碳酸钙、氯化钾。

2. 神经内科、康复科门诊规律随访。

3. 每年至少 1 次多学科门诊随访,评估呼吸功能、心肌受累、脊柱侧弯等情况。

4. 家系内遗传咨询。

（毛姗姗）

参考文献

1. 中华医学会神经病学分会,中华医学会神经病学分会周围神经病协作组,中华医学会神经病学分会肌电图与临床神经电生理学组,等. 中国吉兰-巴雷综合征诊治指南 2019. 中华神经科杂志,2019,52（11）:877-882.

2. 北京医学会罕见病分会,北京医学会医学遗传学分会,北京医学会神经病学分会神经肌肉病学组,等. 脊髓性肌萎缩症多学科管理专家共识. 中华医学杂志,2019,99（19）:1460-1467.

3. KORINTHENBERG R. Neuromuscular Disorders in Children and Adolescents. Neuropediatrics,2017,48（4）:209-210.

4. VINCENT A. ANTIBODIES AND RECEPTORS:From Neuromuscular Junction to Central Nervous System. Neuroscience,2020,S0306-4522（20）:30152-30154.

5. FOX H. Duchenne muscular dystrophy. BMJ（Clinical research ed.）,2020,368:l7012.

6. LO JK,ROBINSON LR. Post-polio syndrome and the late effects of poliomyelitis:Part 2. treatment,management,and prognosis. Muscle Nerve,2018,58（6）:760-769.

第五节　抽　动　障　碍

一、概述

抽动障碍（tic disorders，TD）是一种起病于儿童时期的以抽动为主要表现的神经精神疾病。抽动分为运动性抽动、发声性抽动和感觉性抽动三种类型。TD 根据其临床特点和病程长短不同，主要分为暂时性抽动障碍（provisional tic disorders）、慢性运动性或发声性抽动障碍（chronic motor or vocal tic disorders）和 Tourette 综合征（Tourette syndrome，TS）三种类型。TD 的发病目前有明显增多趋势，其临床表现多样，可伴多种共患病，部分患儿表现为难治性，近年来对其又有新的认识与进展，故在诊断与治疗上需要予以规范和更新。

（一）流行病学

抽动障碍可以在各种不同的种族、社会阶层和文化背景中发病。到目前为止，国内外有关 TD 流行病学研究大多较零散和局限，缺乏大样本的系统研究，由于选择的人群、地区、诊断标准及调查的方法与时段不同，TD 的发病率及患病率调查结果差别较大。一般认为，暂时性 TD、慢性运动性或发声性 TD 和 TS 的患病率分别为 5%~7%、1%~2% 和 0.3%~1.0%。TD 的起病年龄为 2~21 岁，以 5~10 岁最多见，10~12 岁最严重；男性明显多于女性，男女之比为（3~5）∶1。

（二）病因与发病机制

TD 的病因及发病机制尚未完全明了，其发病与遗传因素、神经生化因素、心理因素、感染免疫及环境因素等多方面有关，可能是多种因素在发育过程中相互作用的综合结果。具有 TD 遗传素质的儿童，在遇到不利的环境条件或心理应激并超出神经系统的耐受力或内环境平衡遭到破坏时可促使发病。目前认为皮质-纹状体-丘脑-皮质环路功能异常参与 TD 的发病机制，表现为对运动皮质的去抑制或直接抑制作用，基底神经节是该环路的基础。环路中多巴胺、5-羟色胺、去甲肾上腺素、谷氨酸、γ-氨基丁酸等神经递质紊乱是 TD 的发病原因。目前比较公认的是多巴胺能基底神经节环路的功能异常，可能为多巴胺活动过度或突触后多巴胺受体超敏感。TD 具有明显遗传倾向，目前研究发现 TD 是一种多基因参与的神经精神性疾病，相关基因包括 *DRD2*、*DRD4*、*5-HT2C*、*SERT*、*SLITRK1*、*IMMP2L*、*CNTNAP2*、*NLGN4* 等，这些基因异常可引起上述神经递质混乱，在环境等综合因素作用下引发 TD。

（三）预后

TD 预后相对良好，症状可随年龄增长和脑发育逐渐完善而减轻或缓解，大部分 TD 患儿到了成年期后可正常生活，也可胜任所从事的任何工作；但也有部分难治性的病例，尤其是伴行为障碍和精神障碍的患儿，治疗上仍有不少困难，存在功能损害，部分患儿至成年期症状加重进而可能出现严重并发症。文献研究发现 TD 患儿到成年期后：约半数患者症状消失，病情完全缓解；30%~50% 的患者病情减轻；5%~10% 的患者病情无变化或加重，症状迁延至成年或终身，可因抽动症状或共患病而影响患者生活质量。TD 患儿的预后与抽动严重程度、尾状核体积减小、是否合并注意缺陷多动障碍（attention-deficit hyperactivit y disorder，ADHD）、强迫障碍（obsessive-compulsive disorder，OCD）等共患病，以及是否有精神或神经疾病家族史等危险因素相关。

二、临床特点和诊断线索

(一) 临床表现

（1）抽动分类：分为运动性抽动、发声性抽动和感觉性抽动三种类型。其中运动性抽动是指头面部、颈、肩、躯干及四肢肌肉不自主、突发、快速收缩运动；发声性抽动是口鼻肌、咽喉肌及呼吸肌群的收缩，这些部位的肌肉收缩通过鼻、口腔和咽喉的气流而发声。运动性抽动或发声性抽动可再细分为简单性和复杂性两类。近半数患儿于运动性抽动或发声性抽动之前有身体局部不适感，称为感觉性抽动，被认为是前驱症状，包括压迫感、紧绷感、烧灼感、痒感、痛感、热感、冷感或其他异样感觉，年长儿尤为多见。运动性抽动或发声性抽动可能与对局部不适感（感觉性抽动）的缓解有关。

（2）抽动特点：抽动表现为一种不自主、无目的、快速、刻板的肌肉收缩。①抽动通常从面部开始，如眨眼、歪嘴、清嗓等，逐渐发展到头、颈肩部肌肉，如点头、摇头、斜颈、耸肩等，而后波及上、下肢及躯干，如搓手、甩手、踢腿、跺脚、挺胸、收腹等；②可以从一种形式转变为另一种形式，或者多种形式并存；③症状波动，可暂时或长期自然缓解，也可因某些诱因加重或减轻；④症状可受意志短暂自我控制，但多不能长时间控制。常见加重抽动的因素包括紧张、焦虑、生气、情绪低落、惊吓、兴奋、疲劳、感染、被人提醒等。常见减轻抽动的因素包括注意力集中、放松、情绪稳定等。

(二) 共患病

共患病亦称共病、同病或合病，约半数 TD 患儿共患一种或多种行为障碍。包括 ADHD、OCD、学习困难（learning difficulties，LD）、睡眠障碍（sleep disorder，SD）、情绪障碍（emotional disorder，ED）、自伤行为（self-injurious behavior，SIB）、品行障碍（conduct disorder，CD）等。其中共患 ADHD 最常见，其次是 OCD。

ADHD 是儿童和青少年时期常见的一种心理障碍，主要表现为与儿童年龄和发育水平不相称的注意力涣散不能集中，活动过度、任性冲动和学习困难为主要特征的一组综合征。TD 患儿 ADHD 的发生率为 35%~80%，平均在 50% 左右。对 TD 患儿而言，ADHD 的症状通常出现在抽动之前，较 TD 的运动性抽动和发声性抽动早 2~3 年，并且在重度抽动患儿中较常见，ADHD 症状也可与 TD 患儿的抽动症状相伴出现。共患 ADHD 的 TD 患儿行为问题发生率较单纯 TD 患儿明显增高，严重影响患儿的学习成绩、同伴关系和身心健康。尽管随着年龄增长，患儿抽动症状有减少或消失趋势，但 ADHD 症状仍可持续至成年期，对认知和社会心理功能有更大损害。因此，ADHD 常较 TD 症状具有更大的损害性，也是其出现社会适应困难等严重并发症和预后不良的重要因素。

TD 患儿 OCD 的发生率为 25%~60%，而一般人群 OCD 的发生率为 2%~3%。OCD 包括强迫观念或强迫行为，或两者皆有。强迫观念与强迫行为是以反复出现的刻板行为和/或观念为其特征。强迫观念有强迫性怀疑、强迫性回忆和强迫性联想等；强迫行为有强迫性计数、强迫性触摸、强迫性检查、强迫性洗手、强迫性仪式动作和强迫性发声等。TD 共患 OCD 可表现为反复从事简单动作（如反复洗手和反复多次开关灯等），重复无目的动作（如强迫性触摸、对称性放置物品等），检查仪式（如多次检查锁门、关炉子和关窗户等），清除身体上或物体上污垢的仪式动作，频繁计数，重复写字等。自身无法克制这些不必要的强迫观念和动作，从而使日常活动和学习受到严重干扰。与无共患 OCD 个体相比，5~10 岁 TD 共患 OCD

患儿同时存在其他共患病的发生率明显升高;而>10岁TD共患OCD的青少年,内化性情绪障碍如焦虑、心境恶劣等发生率明显升高。TD和OCD两者可能共享额叶-纹状体功能障碍,TD和OCD之间存在遗传连锁关系,可能是同一致病基因的不同表型,染色体7q35-q36,2p21-p23和t(2;18)(p12,q22)可能与TD共患OCD有关。TD伴发的OCD随患者年龄增大而明显。

TD患儿LD的发生率为24%~50%。LD是指儿童在有适当的学习机会时,学业一方面或几方面的成就严重低于智力潜能的期望水平。TD患儿存在学校或学业上的各种困难,涉及单一或多种联合因素,可能是严重TD、抑制TD药物的应用、执行功能障碍的直接后果,也可能和共患ADHD、OCD或其他精神病理状态相关。其中严重TD患儿出现LD,源于未控制的运动性抽动或发声性抽动使患儿注意力分散,同学甚至老师的歧视或嘲笑可能加重患儿厌学情绪,从而导致不同程度的LD。共患ADHD时,影响TD患儿的注意力集中、执行功能和应用学习等,从而造成LD。共患OCD时,重复怀疑和检查行为等会影响重大考试或学习时的效率,从而加重LD。TD患儿还表现出特殊的LD,包括视知觉损害,视觉运动技能降低,以及在阅读技能、数学计算和书写语言利用方面的损害等。绝大多数TD共患LD患儿可表现出不同于ADHD的学习技能损害如阅读障碍、计算和书写困难等。

TD共患病越多,病情越严重,预后越差。共患病的危害并不亚于TD本身,甚至高于TD。共患病增加了疾病的复杂性和严重性,影响患儿学习、社会适应能力、个性及心理品质的健康发展,给治疗和管理增添许多困难。故在治疗存在共患病的TS患儿时,除了治疗TD本身以外,应该同时实行针对共患病的治疗。

(三)诊断

1. **诊断标准** 根据临床特点和病程长短,TD主要分为暂时性TD、慢性TD和TS三种类型。其诊断标准依据《国际疾病分类》第10版(ICD-10)、《美国精神障碍诊断与统计手册》第5版(DSM-5)、《中国精神障碍与诊断标准》第3版(CCMD-3)。目前国内外多数学者倾向于采用DSM-5的诊断标准,具体如下。

(1)暂时性TD:①一种或多种运动性抽动和/或发声性抽动;②病程短于1年;③18岁以前起病;④排除某些药物或内科疾病所致;⑤不符合慢性TD或TS的诊断标准。

(2)慢性TD:①一种或多种运动性抽动或发声性抽动,病程中只有一种抽动形式出现;②首发抽动以来,抽动的频率可以增多或减少,病程在1年以上;③18岁以前起病;④排除某些药物或内科疾病所致;⑤不符合TS的诊断标准。

(3)TS:①具有多种运动性抽动及一种或多种发声性抽动,但二者不一定同时出现;②首发抽动后,抽动的频率可以增多或减少,病程在1年以上;③18岁以前起病;④排除某些药物或内科疾病所致。

有些患儿不能归于上述任一类型诊断,属于其他特定的TD,或未特定的TD,如18岁以后发病的TD(其他特定的TD)。而难治性TD是近年来小儿神经/精神科临床逐渐形成的新概念,尚无明确定义,通常认为是指经过盐酸硫必利、阿立哌唑等抗TD药物足量规范治疗1年以上无效,病程迁延不愈的TD患者。

2. **体格检查** 需要详细询问病史,认真做好体格检查(包括神经系统检查)和精神状况检查,鉴别继发性TD的体征。

3. **辅助检查** 辅助检查包括脑电图、神经影像、心理测验及实验室检查,目的在于评估共患病及排除其他疾病。TD 的辅助检查结果一般无特征性异常,仅少数 TD 患儿可有非特异性改变;如脑电图检查可发现少数 TD 患儿背景偏慢或不对称等,有助于与癫痫发作鉴别;头颅 CT 或 MRI 检查显示少数患儿存在尾状核体积偏小、额叶及枕叶皮质稍薄、脑室轻度扩大、外侧裂加深等非特异性结构改变,神经影像学主要在于排除基底节等部位有无器质性病变;心理测验有助于辨别共患病。

临床常用的评定抽动严重程度的量表包括耶鲁综合抽动严重程度量表(YGTSS)、Hopkins 抽动量表(HMVTS)、TS 严重程度量表(TSSS)、TS 综合量表(TSGS)等。YGTSS 应用较广泛,其 TD 严重程度判定标准:YGTSS 总分<25 分属轻度,25~50 分属中度,>50 分属重度。

4. **诊断流程**　TD 的诊断缺乏特异性指标,目前国内外学者主要采用临床描述性诊断方法,依据患儿抽动症状及相关伴随精神行为表现进行诊断。需要与患儿直接会谈,观察抽动和一般行为表现,弄清症状的主次、范围及规律,以及发生的先后过程。具体诊断流程见图 11-5-1。

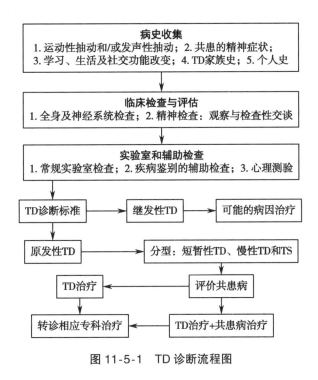

图 11-5-1　TD 诊断流程图

(四) 鉴别诊断

临床上 TD 需要与风湿性舞蹈症、亨廷顿舞蹈症、肝豆状核变性、Hallervorden-Spatz 病、引起肌张力障碍的其他锥体外系疾病、癫痫、心因性抽动、儿童精神病、沙眼、鼻炎、咽炎等鉴别。

同时还需要与继发性 TD 鉴别,多种器质性疾病及相关因素可以引起继发性 TD,包括遗传因素(如 21-三体综合征、脆性 X 综合征、结节性硬化、神经棘红细胞增多症等)、感染因素(如链球菌感染、感染后脑炎、神经梅毒、克-雅病等)、中毒因素(如一氧化碳、汞、蜂毒等中毒)、药物因素(如哌甲酯、氟哌啶醇、安非他明、可卡因、卡马西平、苯巴比妥、苯妥英钠等)、以及其他因素(如脑卒中、颅脑外伤、发育障碍、神经变性病等)。

三、治疗

TD 患儿的治疗包括抽动症状的控制及共患病的治疗。应确定治疗的靶症状,指对患儿日常生活、学习或社交活动影响最大的症状,包括 TD 靶症状和共患病靶症状,抽动通常是治疗的靶症状。目前已使用的治疗手段包括心理行为治疗、药物治疗、神经调控治疗、手术治疗等,应根据 TD 患儿的具体情况选择,注重治疗的个体化。对于轻度 TD 患儿,主要是心理疏导,密切观察;中重度 TD 患儿的治疗原则是药物治疗和心理行为治疗并重。除了抽动,有些患儿靶症状是多动、冲动、强迫观念、焦虑、抑郁等共患病症状时,需在精神科医师等多学科联合指导下制订治疗方案。

(一) 非药物治疗

1. 心理行为治疗　心理行为治疗作为综合治疗的一个方面,对改善抽动症状、干预共患病和改善社会功能具有重要作用。多数轻症 TD 患儿采用单纯心理行为治疗即可,不需要药物治疗。心理治疗支持和帮助患儿消除心理困扰,减少焦虑、抑郁情绪,适应现实环境。需要医生、家庭和学校三方面充分合作,其中主要是对患儿及其家长进行心理支持和指导,调适其心理状态,改善家庭环境和功能,消除病耻感;采用健康教育指导患儿、家长、老师正确认识本病,消除歧视,淡化患儿的抽动症状。同时可给予行为治疗,包括习惯逆转训练、综合行为干预、暴露和反应预防、放松训练、阳性强化、自我监察、消退练习、认知行为治疗等。其中习惯逆转训练、综合行为干预和暴露与反应预防是一线行为治疗。

2. 教育干预　对 TD 进行积极药物治疗的同时,对患儿的学习问题、社会适应能力和自尊心等方面予以教育干预。策略涉及家庭、学校和社会。向患儿解释抽动症状会随年龄的增长而逐渐减轻,压力、紧张、疲劳等会使症状加重。鼓励患儿多参加文体活动等放松训练,避免接触不良刺激,如打电玩游戏、看惊险恐怖片、吃辛辣食物等。让患儿和家长清楚地了解 TD 的自然病程及治疗选择,向 TD 家庭提供足够的疾病相关知识,并与老师、学校管理人员共同讨论患儿的抽动状况。家长应与学校老师多沟通交流,通过老师引导同学不要嘲笑或歧视患儿,多关心包容患儿。鼓励患儿大胆与同学及周围人交往,增进社会适应能力。

(二) 药物治疗

对于影响到日常生活、学习或社会功能的中重度 TD 患儿,单一心理行为治疗效果不佳时,需要加用药物治疗,及时控制患儿症状。药物治疗基本原则是剂量个体化,从小剂量开始,逐渐缓慢增加,兼顾疗效和副作用,要有一定的疗程,不宜过早换药或停药。目前临床常用的药物包括多巴胺受体拮抗剂、α 受体激动剂及一些其他药物等。

1. 常用药物　目前儿科临床常用的药物包括硫必利、舒必利、阿立哌唑、可乐定及氟哌啶醇(表 11-5-1)。其中氟哌啶醇为二线用药,共患 ADHD 时,可首选可乐定。其他药物还包括弧法辛、利培酮、奥氮平、托吡酯、丙戊酸钠、苯二氮䓬类药物等。

2. 治疗方案

(1)一线药物:可选用硫必利、舒必利、阿立哌唑、可乐定等。从最低起始剂量开始,逐渐缓慢加量(1~2 周增加 1 次剂量)至治疗剂量。

(2)强化治疗:病情基本控制后,需继续治疗剂量至少 1~3 个月,称为强化治疗。

表 11-5-1　TD 常用药物

药名	作用机制	起始剂量	治疗剂量	不良反应	级别
硫必利	D_2受体拮抗	50~100mg/d	150~500mg/d	头昏、乏力、嗜睡、胃肠道反应	一线
舒必利	D_2受体拮抗	50~100mg/d	200~400mg/d	镇静、嗜睡、体重增加、轻度锥体外系反应	一线
阿立哌唑	D_2受体拮抗	1.25~2.50mg/d	2.5~15.0mg/d	头痛、失眠、易激惹、焦虑、嗜睡、胃肠道反应	一线
可乐定	α_2受体拮抗	1mg/w	1~2mg/d	镇静、头晕、头痛、乏力、口干、易激惹、嗜睡、直立性低血压、P-R 间期延长	一线
氟哌啶醇	D_2受体拮抗	0.25~0.50mg/d	1~4mg/d	嗜睡、锥体外系反应	二线

（3）维持治疗:强化治疗阶段后病情控制良好,仍需维持治疗 6~12 个月,维持剂量一般为治疗剂量的 1/2~2/3。强化治疗和维持治疗的目的在于巩固疗效和减少复发。

（4）停药:经过维持治疗阶段后,若病情完全控制,可考虑逐渐减停药物,减量期至少 1~3 个月。用药总疗程为 1~2 年。若症状再发或加重,则应恢复用药或加大剂量。

（5）联合用药:当单一药物治疗症状改善不佳时,需要两种或两种以上药物联合治疗,对难治性 TD 也需要联合用药。

（6）共患 ADHD、OCD 或其他行为障碍时,需要儿童精神或心理科多学科协作,进行综合治疗。

（三）难治性 TD 的治疗

对难治性 TD 可采用综合治疗,包括联合用药、尝试新药、非药物治疗、共患病治疗等。其中联合用药包括抗 TD 药物联用、抗 TD 药物与共患病治疗药物联用等。非药物治疗包括心理行为治疗、神经调控治疗和手术治疗等,也可以进行药物治疗与非药物治疗联用。已有报道治疗难治性 TD 的新药包括:囊泡单胺转运体抑制剂(如伐苯那嗪、四苯喹嗪)、新型 D_1/D_5 受体拮抗剂(如依考匹泮)、大麻类药物(如四氢大麻酚、大麻二酚)、谷氨酸类药物(如 D-丝氨酸、利鲁唑、N-乙酰半胱氨酸)、尼古丁类药物(如美卡拉明)、γ-氨基丁酸、非那雄胺等。此外,对一些药物难治性 TD 患儿,可尝试重复经颅磁刺激(rTMS)、电惊厥治疗(ECT)、经颅微电流刺激(CES)、经颅直流电刺激(tDCS)、脑电生物反馈(electroencephalogram biofeedback)等神经调控疗法;少部分可考虑转诊至神经外科行深部脑刺激(DBS),DBS 属于有创侵入性治疗,要充分评估适应证和风险,儿童和青少年要慎重,把握指针后对年长儿(12 岁以上)或成人难治性 TD 可尝试。对难治性 TD 的外科手术治疗尚有争议。应用多受体调节药物联合治疗或探索新药,成为难治性 TD 治疗的一个方向。通常对于难治性 TD 患儿,需要寻求多学科协作,联合儿童精神科或功能神经外科协同治疗。

（四）共患病的治疗

1. **共患 ADHD**　ADHD 是 TD 最常见的临床共患病,平均发生率在 50% 左右。治疗上可首选 α_2 肾上腺素能受体激动剂,如可乐定或胍法辛,兼有抗抽动和改善注意力的作用,但有时常规剂量下对 ADHD 和抽动症状改善不明显,需要联合用药或增加剂量。托莫西汀属于非中枢兴奋剂,不诱发或加重抽动,也适用于 TD 共患 ADHD 的患儿。三环类抗抑郁药,如地昔帕明,研究提示对 ADHD 和 TD 症状均有效。中枢兴奋剂存在加重或诱发抽动的潜在危险,在临床实践中尚有争议。

2. **共患其他行为障碍**　共患 OCD、LD、SD、ED、SIB、CD 等行为障碍时,在 TD 治疗的基础上,应采取教育训练、心理行为治疗、联合用药等方法,联合儿童精神科进行综合治疗。

病例链接： 抽 动 障 碍

【一般情况】患儿,男,6 岁 8 月。

【主诉】反复不自主眨眼 1 年余,加剧伴躯体抖动 2 天。

【现病史】患儿 1 年余前无明显诱因下反复出现不自主眨眼,有时伴有口角抽动、耸鼻,症状波动,情绪紧张时明显。半年前到笔者医院门诊就诊,诊断短暂性抽动障碍,给予盐酸硫必利口服半个月,后症状缓解,自行停药,症状反复。2 天前患儿与父母吵架后,眨眼和耸鼻症状加重,伴有频繁躯体抖动,不能上学,无不自主发声,无秽语,无明显性格改变,睡觉时症状可消失,门诊拟“抽动障碍”收入院。

起病来,睡眠可,二便正常,体重无异常增长。

【既往史】无殊。

【出生史】G_2P_1,足月顺产,出生体重 3.45kg。无窒息抢救史。

【预防接种史】按计划接种。

【家族史】无殊。

【入院查体】T 36.6℃,P 88 次/min,R 22 次/min,BP 92/62mmHg,体重 25kg,神志清,频繁眨眼伴面肌抽动,躯体不自主抖动,双肺呼吸音清,未闻及干、湿性啰音,心律齐,心音有力,心前区未闻及病理性杂音,腹部平软,无压痛及反跳痛,肝脾肋下未及肿大,四肢肌力肌张力正常,腱反射正常,双侧巴氏征阴性,全身未见皮疹。

【辅助检查】门诊脑电图未见异常。

【入院诊断】抽动障碍。

【检查计划】完善血常规、尿常规、便常规、血生化、血气电解质、ASO、血沉、铜蓝蛋白、微量元素、心电图、头颅磁共振、视频脑电图等检查。

【治疗计划】

1. **监测观察**　注意抽动情况,有无情绪异常、睡眠障碍等。

2. **一般治疗**　给予健康宣教,尽量避免使用电子产品,少饮含咖啡因等刺激性食物和饮料,合理安排时间,做到生活有规律,保证充足睡眠,创造轻松愉快的亲子关系,多关心、鼓励。家长对疾病不能表现出过于焦虑,对于孩子的抽动症状不要指责批评也不要给予特别提醒。

3. **药物治疗**　盐酸硫必利 50mg,每天 2 次口服。

【治疗经过】入院后完善血常规、尿常规、大常规、生化、血气电解质、ASO、血沉、铜蓝蛋白、微量元素、心电图、头颅磁共振、视频脑电图等检查,均未见明显异常。患儿入院后开始口服盐酸硫必利,每次 50mg,每天 2 次,3 天后症状无明显缓解,躯体抖动症状在清醒状态下频繁发生,1 分钟有数次,患儿情绪不稳定,加用阿立哌唑 2.5mg,每天晚上口服,2 天后症状明显好转,予以带药出院,门诊随访。

【**出院诊断**】慢性抽动障碍。

【**出院建议**】

1. 出院带药,盐酸硫必利 50mg,每天 2 次口服;阿立哌唑 2.5mg,每天晚上口服。

2. 尽量避免使用电子产品,少饮含咖啡因等刺激性食物和饮料,合理安排时间,做到生活有规律,保证充足睡眠,创造轻松愉快的亲子关系。监测血压,观察水肿、尿量、尿中泡沫、体重等。

3. 出院 2 周后门诊复诊。

(袁哲锋)

参考文献

1. 刘智胜. 儿童抽动障碍. 2 版. 北京:人民卫生出版社,2015.
2. 中华医学会儿科学分会神经学组. 儿童抽动障碍的诊断与治疗建议. 中华儿科杂志,2013,51(1):72-75.
3. 中华医学会儿科学分会神经学组. 儿童抽动障碍诊断与治疗专家共识(2017 实用版). 中华实用儿科临床杂志,2017,32(15):1137-1140.
4. PRINGSHEIM T,OKUN MS,MÜLLER-VAHL K,et al. Practice guideline recommendations summary:Treatment of tics in people with Tourette syndrome and chronic tic disorders. Neurology,2019,92(19):896-906.
5. QI Y,ZHENG Y,LI Z,et al. Genetic Studies of Tic Disorders and Tourette Syndrome. Methods Mol Biol,2019,2011:547-571.
6. MARTINO D,PRINGSHEIM TM. Tourette syndrome and other chronic tic disorders:an update on clinical management. Expert Rev Neurother,2018,18(2):125-137.
7. TAGWERKER GLOOR F,WALITZA S. Tic Disorders and Tourette Syndrome:Current Concepts of Etiology and Treatment in Children and Adolescents. Neuropediatrics,2016,47(2):84-96.

第十二章

内分泌科

内分泌系统（endocrine system）是包括人体内分泌腺（如垂体、甲状腺、甲状旁腺、性腺、肾上腺、胰岛等）及某些脏器中内分泌组织（如心、肺、肝、胃肠、肾、脑等）所形成的调节系统，与神经系统、免疫系统相互调节并共同作用，参与人体的代谢过程、脏器功能、生长发育、生殖衰老等生命现象，维持内环境和生理功能的完整和稳定。

内分泌系统的疾病根据激素的效应情况分为功能减退、功能亢进和激素的敏感性缺陷三大类。儿童常见的内分泌疾病主要有生长迟缓、性分化异常、性早熟、甲状腺疾病、糖尿病、肾上腺疾病、尿崩症等，常需要长期甚至终身治疗，治疗剂量需个体化，在治疗过程中应密切随访，及时调整治疗方案，保证儿童的正常生长发育。

近年来，多种激素测定方法及一系列完善的动态试验（兴奋或抑制）方法的建立和完善，提升了内分泌疾病的功能诊断水平；内分泌腺的影像学检查如 B 超、CT、SPECT、PET 和 MRI 等提高了内分泌疾病定位诊断的水平；细胞分子生物学技术的深入发展和临床应用，将内分泌疾病推进到精准诊断的时代，儿童内分泌学的理论概念也正在不断更新和发展。

由于内分泌疾病多为慢病，具有病程长及门诊随访为主等专科特点，在专科进修医生培养中，应推行"住院+病房"双线培养模式，建立从疾病发生、发展及随访管理多环节学习场景。在本科室专科进修期间，除了深入学习专科疾病的临床诊疗外，如何有效与患儿家属进行沟通、科普教育，提高患儿的依从性及随访率，也是一项重要的学习内容，为内分泌慢病的长期治疗打下共赢基础。

第一节　1 型糖尿病

一、概述

糖尿病是一组以高血糖为特征的代谢性疾病。其特征是由胰岛素分泌缺陷、胰岛素作用不足或两者兼而有之引起的慢性高血糖症。胰岛素分泌不足和/或组织对胰岛素的反应减弱，导致胰岛素对目标组织的作用不足，从而导致碳水化合物、脂肪和蛋白质代谢异常。根据 2018 年美国糖尿病协会公布的分类糖尿病可分为：①1 型糖尿病（type 1 diabetes mellitus，T1DM），又称胰岛素依赖性糖尿病（insulin-dependent diabetes mellitus，IDDM）；②2 型糖尿病（type 2 diabetes mellitus，T2DM），又称非胰岛素依赖性糖尿病（non-insulin-dependent diabetes mellitus,NIDDM);③其他特殊类型糖尿病;④妊娠糖尿病。在大多数国家,T1DM 占儿童和青少年糖尿病的 90% 以上。T1DM 的发病率在芬兰、北欧和加拿大最高;亚洲的发病率较低:日本约为 2/10 万人年;中国上海约为 3.1/10 万人年。

二、诊断和鉴别诊断

(一)诊断

糖尿病典型临床表现包括多饮、多尿、多食伴体重下降,简称"三多一少"。T1DM 往往急性发病,糖尿病酮症酸中毒(diabetic ketoacidosis,DKA)通常是新发 T1DM 患儿的首发表现。一项针对英国近 3 000 例 DKA 发作的监测研究发现,其中 38% 发生在患者初次诊断糖尿病时。在来自欧洲和北美的其他研究中,DKA 作为 T1DM 首发表现的发生率大约为 30%(15%~67%)。DKA 可出现呼吸深快、呼气有烂苹果味及口唇樱红等酮症酸中毒的症状,病情严重时有尿量减少、皮肤黏膜干燥、脉快而弱、血压下降、四肢厥冷等失水表现,甚至出现昏迷。需要注意的是,儿童患者以上表现可不典型,或以呼吸道感染、消化道症状、急腹症等前来就诊。胃肠道症状以弥漫性腹痛为主的胃肠道疼痛见于 46% 的患者,恶心和呕吐见于2/3 的患者。约一半的患者出现昏睡和昏迷,不过少于 25% 的患者出现意识丧失。因此对于不明原因的酸中毒、昏迷患者,甚至消化道症状的患者应首先了解有无糖尿病的病史,并做血糖、尿糖和电解质检查,及时确定有无 DKA,以免漏诊误诊。

根据 2018 年 ADA 指南和 IDF/ISPAD IDF/ISPAD 全球儿童青少年糖尿病指南糖尿病(包括 1 型和 2 型)诊断标准为:

1. A1c≥6.5%(根据 NGSP 认证和 DCCT 标准化的方法实验诊断)。
2. FPG≥7.0mmol/L(空腹指 8 小时内无卡路里进食)。
3. OGTT 试验(75g)2 小时后血糖≥11.1mmol/L。
4. 随机血糖≥11.1mmol/L,并有高血糖症状或高血糖危象的个体。

需要注意的是,以糖化血红蛋白诊断出的人群和以空腹血糖或糖耐量诊断的人群并不完全重叠,同时在儿童中该标准也存在争议,因此仍需慎重。除糖尿病外,空腹血糖受损和糖耐量受损可独立或同时存在(图 12-1-1)。需要注意以上诊断标准均为静脉血而非毛细血管血。

(二)分型

在诊断糖尿病的基础上,第二步是进行糖尿病的分型。儿童在糖尿病分型时,首先考虑为 T1DM,除非有迹象提示为 2 型糖尿病。这些迹象包括明确的 2 型糖尿病家族史,肥胖,起病缓慢,症状不明显,无须使用胰岛素治疗,或缓解期每日胰岛素使用剂量小于0.5U/(kg·d),或存在和胰岛素抵抗相关的情况,如黑棘皮病、高血压、血脂异常及 PCOS 等。

有时在临床上较难区分 1 型和 2 型糖尿病。其因素包括:

1. **肥胖** 儿童肥胖发病率增加,导致新诊断的 T1DM 可高至 30% 合并肥胖。
2. **2 型糖尿病** 很多急性期诊断时也会有代谢紊乱包括酮症或酮症酸中毒。
3. **阳性家族史** 在某些地区和人群中,糖尿病发病率可高达 15%,导致阳性家族史常见。
4. **胰岛素及 C 肽释放试验** 可帮助判断胰岛功能和分型。但由于各种原因,在 1 型和2 型糖尿病中特定病程的胰岛素和 C 肽水平可有部分重叠。如蜜月期时,T1DM 的 C 肽水平可在正常范围之内,而急性高血糖时,由于高血糖对胰岛细胞的毒性作用,可导致 2 型糖

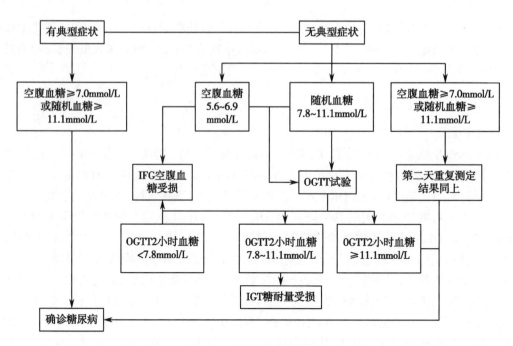

图 12-1-1　糖尿病诊断流程图

尿病检测出相对较低的 C 肽水平,如果临床病情稳定后的数月 C 肽水平还是低下,则倾向于诊断 T1DM。

5. **糖尿病自身抗体**　以 GAD65、IAA、IA2 及 ICA 等的检测来区分 1 型和 2 型本来最为准确,但问题在于检测方法不一,不同人群抗体谱不一,不能检测到所有参加自身免疫的抗体等。同时,亚洲人包括我国的 T1DM 患者抗体阳性率往往比较低,所以自身抗体阴性不能排除胰腺自身免疫的存在和 T1DM 的诊断。另一方面,即使是很典型的 2 型糖尿病,也有可能存在胰岛细胞的自身免疫,在美国和欧洲,临床诊断为 2 型糖尿病的患者,也可有15%~40% 出现自身抗体阳性。因此,对于临床诊断为 2 型糖尿病的所有患儿,也应考虑进行糖尿病自身抗体检测。抗体阳性者或合并有 Grave 病、重症肌无力等自身免疫性疾病者,相对来说更支持分型为 1 型。

诊断分型过程中同时要注意排除单基因糖尿病,典型的单基因糖尿病有青少年发病的成年型糖尿病(maturity-onset diabetes of the yong,MODY)、线粒体基因糖尿病(maternally inherited diabetes and deafness,MIDD)、新生儿糖尿病(neonatal diabetes mellitus,NDM)等,基因检测有助于明确诊断。

值得一提的是,有部分患儿刚开始诊断分型时会存在困难,这时面对家长的焦虑,要引导大家把重点放在采用各种方法尽可能控制血糖上,而暂时不要纠结于分型,而后可通过治疗效果和追踪观察重新评估分型。

三、治疗

(一)糖尿病酮症酸中毒的治疗

糖尿病酮症酸中毒(DKA)是儿科急症之一,也是 T1DM 常见的急性并发症。发病原因为胰岛素绝对或相对不足,前者包括进行性 β 细胞衰竭,已经诊断的糖尿病患者漏打胰岛素,药物失效或组织吸收不好;后者包括感染、手术等应激状态,以及反调节激素增加,包括胰高糖素、儿茶酚胺、可的松、生长激素、性激素。胰岛素总的作用是促进合成代谢,是唯一同时促进糖原、脂肪、蛋白质合成的激素。在糖代谢上,促进组织细胞对葡萄糖的摄取和利用,促进糖原合成,抑制糖异生,使血糖降低。在脂肪代谢上,促进脂肪酸合成和脂肪贮存,减少脂肪分解。在蛋白质代谢上,促进氨基酸进入细胞,促进蛋白质合成的各个环节以增加蛋白质合成。

DKA 的关键环节为脂肪分解致酮体增加,引起酸中毒和高血糖导致渗透性利尿和随之而来的大量脱水(图 12-1-2)。

DKA 治疗原则包括:纠正脱水,恢复有效循环血容量;补给胰岛素以促进葡萄糖的利用,阻断脂肪的分解;纠正酸中毒,纠正电解质紊乱。

最初支持包括确保气道开放(神志不清或严重昏迷),心肺监护,必要时吸氧(循环衰竭或休克)。如有感染需应用抗生素,如呕吐+意识障碍,可用鼻胃管引流。如有休克或昏迷时,需 0.9% 氯化钠 10ml/kg,10~30 分钟内输入(假如外周循环依然不好可以重复 1~2 次,可以使用 4%~5% 的白蛋白)。患儿就诊即建立外周循环(两路)。

1. 液体疗法

(1)液体种类:首先为扩容,生理盐水 20ml/kg(1 小时),继之 0.45% 氯化钠静脉滴注。有尿且血钾不高的情况下可予以补钾。当血糖降到 12~15mmol/L 时,液体应换为含糖液:用半张或等张+4%~5% 葡萄糖共同使用,糖浓度根据血糖调整,不超过 12.5%。

(2)补液数量:补液量=脱水量+生理需要量。估计脱水量可根据酸中毒程度:

1)轻度　DKA:<5% 体重(<50ml/kg)。

2)中度　DKA:5%~7% 体重(50~70ml/kg)。

3)重度　DKA:10% 体重(100ml/kg)。

(3)补液速度:目前国际上推荐采用 48 小时均衡补液法:此种方法一般不需要额外考虑继续丢失量,液体复苏(扩容)所补的液体量一般无须从总量中扣除。补液总量=累计丢失量+维持量。对于外周循环稳定的患儿,也可以直接进行 48 小时均衡补液而不需要快速扩容。须强调,纠正 DKA 脱水的速度应较其他原因所致者缓慢,因为过快地输入张力性液体可能加重脑水肿进程。补液时影根据监测情况调整补充相应的离子、含糖液等。补液量过大或患儿有高颅压表现时,可酌情使用甘露醇等脱水剂。

2. 胰岛素应用　液体治疗开始后 1~2 小时,或者患儿已经得到最初的容量扩增后,可以用胰岛素,0.1U/(kg·h)[特别敏感的患儿,有时建议 0.05U/(kg·h)]起,输液泵静脉给药。需要注意的是,只有当通过充分扩容休克完全恢复,盐/钾补液计划开始后,胰岛素才可以用,可以避免钾突然进入细胞内,导致心律不齐。在纠正脱水补液的最初 60~90 分钟内,即使不用胰岛素血糖也会下降。胰岛素和含糖液之间要取得平衡来控制血糖稳定下降:如前所述,当血糖下降到 12~15mmol/L 时改为糖盐水输注。维持血糖在 8~12mmol/L 之间,血糖下降速度 2~5mmol/(L·h)。假如血糖再次升高到 15mmol/L 以上,胰岛素的输入量增加 25%;假如血糖下降到 8mmol/L 以下或血糖下降速度太快,糖的输入浓度增加到 10% 或更高。如果补充了糖到最大浓度,血糖依然低于预计范围,才可以够低胰岛素输入速度,但不要停用胰岛素,一般也不要降低到 0.05U/(kg·h)以下。这是因为为了促进合成代谢和减少酮体生成,持续供给胰岛素和葡萄糖底物是重要的。

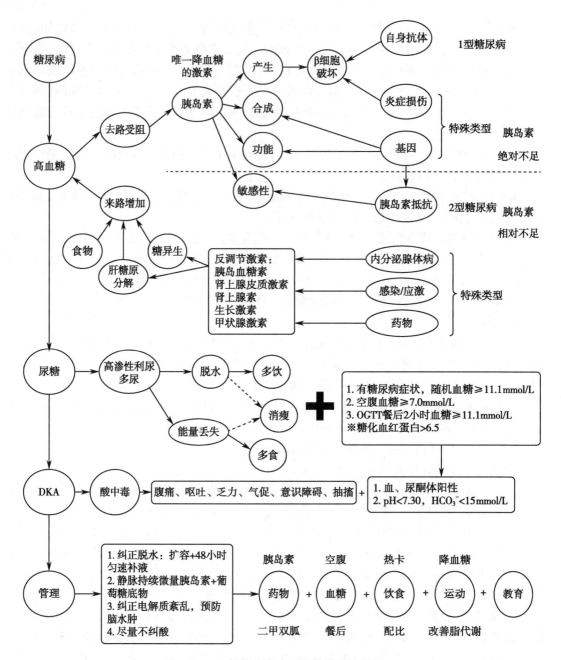

图 12-1-2　糖尿病发生机制及诊疗流程图

当患儿精神好转,血气 pH 正常,阴离子间隙关闭后可以停止禁食,并开始皮下胰岛素注射。为了防止高血糖反跳,在第一次皮下注射短效胰岛素后 60 分钟内不要停用静脉胰岛素。尽量停在开饭前。DKA 后胰岛素总量一般从 1.5U/(kg·d)开始,根据血糖调整,数天内调到稳定剂量。

3. 纠正酸中毒　一般不以碳酸氢钠纠酸,以防脑水肿风险。

(二) 高血糖高渗性综合征的治疗

高血糖高渗性综合征(hyperglycemic hyperosmolar syndrome,HHS),又称糖尿病非酮症性高

渗性昏迷或高渗性高血糖非酮症状态（hyperosmotic hyperglycemic nonketotic state，HHNK），是以严重高血糖、高渗性脱水、无明显酮症为特点的糖尿病急性危重并发症，常伴有不同程度的意识障碍或昏迷。虽然 HHS 通常发生于 2 型糖尿病，但 1 型糖尿病患者和部分新生儿糖尿病患者也可能会发生。HHS 可并发心肌梗死、卒中、癫痫发作、脑水肿和脑桥中央髓鞘溶解症等其他危重疾病。

HHS 的早期症状多不典型，患者可能出现轻度的多尿和烦渴症状，并随病程逐渐增加，患者及家属容易忽视，延迟就诊，导致在就诊时患者往往存在严重高渗性脱水和电解质紊乱。成人 HHS 患者的体液流失估计是 DKA 的 2 倍；此外，HHS 发病患者多为 2 型糖尿病伴有肥胖，高渗性脱水程度更难以通过临床表现准确评估，即便患者已经出现中度脱水和电解质紊乱，但因为高渗透性使血压仍旧保持在正常范围，肥胖使脱水貌不明显，需要临床医生更加细心地结合外周灌注情况综合评判。

HHS 和 DKA 的在临床表现上可能出现重叠，部分 HHS 患者，尤其是严重脱水时，可合并轻度或中度酸中毒，主要是由于低灌注引起乳酸性酸中毒。而 DKA 患儿可多见合并 HHS（严重高血糖）的临床特征，特别是曾大量饮用含高碳水化合物的饮料来解渴或者医源性输入大量葡萄糖的患者。2003 年美国糖尿病学会首次在糖尿病诊疗指南中将糖尿病 DKA 及 HHS 作为专论单独进行了论述，将 DKA 合并 HHS 称为高血糖危象，在治疗、检测及护理等方面提出了更加详细的方案。

1. HHS 诊断标准

（1）血浆葡萄糖浓度>33.3mmol/L（600mg/dl）。

（2）动脉 pH>7.30；静脉 pH>7.25。

（3）血清碳酸氢盐>15mmol/L。

（4）可有少量酮尿，无酮血症。

（5）有效血清渗透压>320mmol/L。渗透压计算公式：$2 \times ([Na^+]+[K^+])(mmol/L)+$血糖（mmol/L）。

（6）多伴有意识障碍、激惹谵妄或癫痫发作（大约 50%）。

在治疗期间，通过大量补液恢复肾脏灌注，同时通过补充胰岛素增加葡萄糖的摄取，血清渗透压导致水从血管内移出，导致血管内容量减少。

2. HHS 治疗

（1）液体治疗：对于 HHS 患者，初始液体治疗的目标是扩大血管内和血管外容量，恢复正常的肾脏灌注，使大量葡萄糖从尿液中排除，使血糖、校正后的血清钠浓度和血清渗透压逐渐下降。对于血浆葡萄糖浓度极度升高的患者，恢复肾脏灌注后，由于渗透性利尿，在治疗过程的早期，患者会通过尿液流失大量水分，导致血管内容量迅速减少。因此 HHS 患者需要更积极地扩容补液，来补充血管内容量（与 DKA 患者相比），以避免血管塌陷及休克。

1）初始液体为 20ml/kg 的生理盐水（0.9% NaCl），半小时内输注。如有必要，可以再次扩容。

2）待循环稳定后，应在 24~48 小时内给予足量的 0.45%~0.75% NaCl 补充液体容量。如果随着血清渗透压下降而灌注和血流动力学状态出现不稳定的情况，可以重新换用生理盐水（0.9% NaCl）。

3）监测血清钠浓度，并及时调整治疗液体中的钠浓度，理想情况下校正后的血钠浓度应以每小时 0.5mmol/L 的速度下降。校正血清钠浓度=测量的钠浓度+2［（血浆葡萄糖 –5.6）/5.6］mmol/L。如果校正后的血清钠浓度持续不下降，应考虑血液透析治疗。

4）未加用胰岛素，仅补液治疗的情况下，血清葡萄糖浓度每小时理想的下降速度为 4.1~5.5mmol/L（75~100mg/dl）。

5）在液体治疗初期，如血糖持续快速下降>5mmol/(L·h)［90mg/(dl·h)］，可考虑在补液中加入 2.5% 或 5% 的葡萄糖。

（2）胰岛素治疗：与 DKA 不同，HHS 治疗中不需要早期给予胰岛素治疗。单独的液体治疗，可以通过稀释血糖浓度、改善肾功能及肾灌注使尿糖排除增加、循环改善使组织葡萄糖摄取增加等途径，使血清葡萄糖浓度显著下降。

一定浓度的葡萄糖可以维持渗透压有助于维持血容量，在脱水未得到有效纠正的情况下，过早给予胰岛素治疗，可使血清葡萄糖浓度和渗透压的快速下降，加重循环损害，导致静脉血栓形成。对于钾缺乏的 HHS 患者，胰岛素诱导的钾快速向细胞内转移会引发心律失常。

当单独液体治疗下，血清葡萄糖浓度每小时下降速度<3mmol/L（50mg/dl）时，应开始胰岛素治疗。初始胰岛素剂量 0.025~0.05U/(kg·h) 静脉持续泵注，使血清葡萄糖浓度每小时下降速度保持在 3~4mmol/L（50~75mg/dl）。

对于合并 DKA 的高血糖危象患者，应按 DKA 治疗方案，更早开始胰岛素治疗。

（3）每 2~4 小时检查电解质、BUN、肌酐和血浆葡萄糖，直到患儿症状稳定。

（三）T1DM 的治疗和随访

长期管理随访比住院治疗更为重要，患儿首次出院时即应完成系统的糖尿病患者教育。以后的管理随访包括以下几点（图 12-1-2）：

1. **血糖监测**　每天至少 4~6 次指血监测。监测点在以下时间段：用餐前或吃零食前，偶尔餐后，睡前，运动前，怀疑发生低血糖时，治疗低血糖至血糖恢复正常时。动态血糖监测能有效降低 1 型患者的 HbA1c，是自我血糖监测有益的补充，其有效性取决于持续依从性。糖尿病血糖控制目标见表 12-1-1。

表 12-1-1　国际儿童与青少年糖尿病学会（ISPAD）糖尿病血糖控制目标

血糖控制		理想水平	一般水平	预警水平	危险水平
临床评价	高血糖	无	有，但无症状	多饮、多尿、遗尿	视物模糊、发育不良、青春期延迟、学校缺勤、皮肤生殖器感染、血管并发症
	低血糖	无	偶发轻度低血糖，无严重低血糖	严重低血糖发生（意识丧失或惊厥）	
血糖监测（mmol/L）	空腹	3.6~5.6	5.0~8.0	>8.0	>9.0
	餐后	4.5~7.0	5.0~10.0	10.0~14.0	>14.0
	睡前	4.0~5.6	6.7~10.0	<6.7 或 10.0~11	<4.4 或>11.0
	夜间	3.6~5.6	4.5~9.0	<4.2 或>9.0	<4.0 或>11.0
糖化血红蛋白 HbA1c（%）		<6.5	<7.5	<7.5~9.0	>9.0

2. **胰岛素治疗方案** 鼓励患者接受一天多次胰岛素注射疗法或胰岛素泵疗法使用。按照糖尿病分会的推荐,胰岛素强化多次胰岛素注射治疗方案中,中效或长效胰岛素可能占日总剂量的 30%~50%,其余的 50%~70% 的常规或超短效胰岛素分配在 3~4 次餐前给药。初始时可以按照三餐 1/3、1/3、1/3 或 1/5、2/5、2/5 分配。

餐前大剂量的准确计算要根据饮食种类、数量、特别是碳水化合物含量,以及进食后体力活动量的大小来确定。

CSII(胰岛素泵):使用胰岛素泵治疗方案的患者,可根据平时血糖水平以及体重情况确定初始推荐剂量,一般为 0.4~0.5IU/(kg·d),如已接受胰岛素治疗,可根据患者血糖控制情况进行调整。按照全天胰岛素总量的 30%~60% 设定基础量,根据血糖控制的需要可设置为一个或多个时间段,在运动或某些特殊情况时,可相应地设定临时基础输注率。剩余胰岛素可按照 1/3、1/3、1/3 或者 1/5、2/5、2/5 分配至三餐前注射。临时进餐前可根据食物中碳水化合物含量和碳水化合物系数(即该患者每 1 单位胰岛素所能平衡的碳水化合物克数)计算临时胰岛素注射量。血糖高于目标血糖值时可以通过校正胰岛素注射量来加强血糖的控制。

3. **饮食营养管理** T1DM 患者营养尤为重要。糖尿病儿童能量摄入应遵循"总量控制"原则,全日摄入能量可参照计算公式拟订:总能量(kcal)=1 000+年龄 × 系数(公式系数:70~100)。公式中系数可结合年龄选择:<3 岁按 100,3~6 岁按 90,7~10 岁按 80,>10 岁按 70,再根据糖尿病儿童的营养情况、体力活动量及应激状况等因素调整为个体化的能量推荐值。0~12 个月婴儿能量摄入推荐 80~90kcal/(kg·d)。12~15 岁推荐 1 500~2 000kcal/kg;15~20 岁推荐:女性 29~33kcal/kg,男性 33~40kcal/kg。同时应注意保持平衡膳食,每日总能量摄入宜按如下分配:碳水化合物占 50%~55%,脂肪占 25%~35%,蛋白占 15%~20%。在碳水化合物计算上,可以采取食物交换份法和碳水化合物计数法,同时要注意食物的血糖生成指数(glycemic index,GI)和血糖负荷(glycemic load,GL)。此外,要保证维生素和矿物质的摄入。

4. **运动** 可以增加糖尿病患儿对胰岛素的敏感性。一定时间(30~40 分钟)的有氧运动可使反调节激素精确的调节糖的消耗和生成达到平衡,如运动时间过长需要预防低血糖。当基础血糖过高时(空腹>15mmol/L)或有 DKA 迹象时不宜运动,可诱发 DKA。具体运动量要依据年龄及个体化的经验,不断摸索运动量、运动方式和运动时间,找出适合每个患儿的运动模式,使胰岛素、运动、饮食三者互相匹配。尽量坚持有规律、有计划的运动,可以增加体能和肌肉力量。糖尿病患儿可以进行任何形式的运动。但是在运动前、中、后都要检测血糖。在进行大运动量及高危险性的体育活动时,要有熟知低血糖表现和处理的成人陪同,并注意补充饮食以防低血糖。剧烈运动前也可以适当减少胰岛素用量。

5. **糖尿病低血糖管理** 低血糖的 ADA 分类:

(1)重度低血糖:需要他人救助,发生时可能缺少血糖的测定,但神经症状的恢复有赖于血糖水平的纠正。

(2)有症状低血糖:明显的低血糖症状,且血糖≤3.9mmol/L。

(3)无症状低血糖:无明显的低血糖症状,但血糖≤3.9mmol/L。

(4)可疑症状性低血糖:出现低血糖症状,但没有检测血糖。

(5)相对低血糖:出现典型的低血糖症状,但血糖>3.9mmol/L。

发生低血糖时,意识清楚者可口服 15~20g 糖类食品,葡萄糖为佳;意识障碍者,可行 10% 葡萄糖 1~2ml/kg 静脉推注或胰高血糖素 0.5~1mg 肌内注射。如还未恢复,静脉注射 5% 或 10% 的葡萄糖液,必要时加用糖皮质激素。

6. **门诊随访和年度评估计划**　3~6 个月一次,包括营养计划、运动计划、代谢指标控制计划、血糖检测计划、并发症筛查计划,未成年患者需有家属监督计划。年满 9 岁且有 5 年病史或年满 11 岁且有 2 年病史的患者,应每年筛查 1 次各项并发症。病程>2 年且大于 12 岁的患者应每年检查微量白蛋白尿。推荐青春期前患者诊断每年筛查 1 次视网膜病变;青春期后患者病程达 5 年开始筛查,之后每年至少复查 1 次。年龄达到 12 岁的患者应进行血脂测定。控制血糖、血压和血脂及改善微循环是控制慢性并发症的有效手段。每 6 个月行眼病(视网膜病、白内障、黄斑病变等)、肾病(蛋白尿、CKD)及甲状腺功能评估。一般认为只有 T2DM 在发病之初就需要开始血压监测,但也有专家认为在 T1DM 患者中高血压发生率也可达 6%~16%,所以每两年要行血压筛查。

(四)青春期对糖尿病治疗的影响

青春期血糖水平较青春期前高且波动较大。青春期前的儿童平均糖化血红蛋白水平较低,青春发育期中期升高,青春期后期糖化血红蛋白水平又渐下降。青春期患者不增加胰岛素剂量,则可能使血糖水平增高。在相同的青春期发育阶段,T1DM 女孩常较男孩需要更多的胰岛素。青春期黎明现象更为明显。青春期女性患者的胰岛素用量与月经周期有关,往往月经来潮前数天,血糖控制较差,因此严密的血糖监测和个体化治疗更为重要。

病例链接： 儿童 1 型糖尿病

【一般情况】患儿,男,9 岁 9 月。

【主诉】多饮、多尿、多食、消瘦 15 天,呕吐 3 天。

【现病史】患儿 15 天前无明显诱因下出现多饮,烦渴,量具体不详,白天小便解 7~8 次,夜间小便解 3~4 次,色清,每次量多,伴食欲增加,具体不详,同时发觉有消瘦,15 天来体重减轻了 7.5kg,有乏力倦怠感,无恶心、呕吐,无腹痛、腹泻,无头晕、抽搐,无意识障碍,无气急,无心慌、胸闷,无发热,无咳嗽、咳痰。病初家长未重视,6 天前至当地医院,查血生化示"葡萄糖 15.28mmol/L",未予以特殊处理,3 天前患儿出现呕吐,每天 1~3 次,为胃内容物,量不等,10 小时前患儿出现腹痛,较剧,不能忍,初为右中腹区,后左、右中腹区均有疼痛,至当地医院查随机血糖 31.4mmol/L,遂转至笔者医院急诊就诊。急诊查随机血糖 28mmol/L,查血气+乳酸+糖:酸碱度,pH 6.983,PCO_2 20.3mmHg,PO_2 48.4mmHg,K^+ 4.4mmol/L,Na^+ 148mmol/L,Glu(电极法)28.0mmol/L,Lac 2.9mmol/L,HCO_3^- 4.6mmol/L,ABE -28.4mmol/L,予以生理盐水 100ml 扩容,为进一步治疗,急诊拟"糖尿病酮症酸中毒"收入院。起病以来,神清,精神差,睡眠欠安,大便无殊,食欲、小便、体重改变如上述。

【既往史】无殊,否认湿疹史。

【出生史】G_1P_1,足月顺产,出生体重 3.95kg。无窒息抢救史。

【预防接种史】按计划接种。

【家族史】亲属无糖尿病病史。

【入院查体】T 36.7℃,P 140 次/min,R 40 次/min,BP 119/84mmHg,嗜睡,精神差,颈软,

咽充血,呼吸促,呈深大呼吸,可见吸气性三凹症,两肺呼吸音粗,未闻及明显干、湿啰音,心律齐,心前区未闻及病理性杂音,腹平软,肝脾肋下未及肿大,神经系统检查未见阳性体征,全身未见皮疹,肢端凉,毛细血管充盈时间 3 秒。

【辅助检查】外院医院生化:葡萄糖 15.28mmol/L;甲状腺功能:总三碘甲状腺原氨酸 0.49μg/L,总甲状腺素 4.9μg/dl,促甲状腺素 0.934mIU/L,游离三碘甲状腺原氨酸 1.59ng/L,游离甲状腺素 0.88ng/dl;胸部 CT:两肺未见明显实质性病变。笔者医院急诊查随机血糖:28mmol/L,查血气+乳酸+糖:pH 6.983(参考值 7.35~7.45),PCO_2 20.3mmHg,PO_2 48.4mmHg,K^+ 4.4mmol/L,Na^+ 148mmol/L,Glu(电极法)28.0mmol/L(参考值 3.9~6.1mmol/L),Lac 2.9mmol/L(参考值 0.5~2.2mmol/L),HCO_3^- 4.6mmol/L(参考值 21~28mmol/L),ABE −28.4mmol/L(参考值 −3~+3mmol/L)。

【入院诊断】糖尿病;糖尿病酮症酸中毒。

【检查计划】完善血常规、尿常规、便常规、血气分析+电解质、生化、血脂、甲状腺功能、糖化血红蛋白、血清胰岛素、血清 C 肽、糖尿病自身抗体、免疫球蛋白、心电图、胸片、肝胆脾胰肾 B 超、颈部血管 B 超等检查,必要时行垂体磁共振等相关检查。

【治疗计划】

1. **紧急评估和对症处理** 诊断酮症酸中毒后,立即评判生命体征,急诊化验血糖、血酮、电解质和血气分析,判断脱水和酸中毒的程度,给予心电、血氧监测,吸氧等对症治疗,必要时呼吸支持。

2. **补液治疗** 估计脱水程度,计算补液量,48 小时均衡补液法治疗。

3. **药物治疗** 应用小剂量胰岛素,暂不给予纠酸治疗。

4. **治疗中的评估内容** 包括生命体征、意识状态、出入量、胰岛素用量、尿和血糖及酮体浓度、电解质、渗透压及血气,及时调整用药剂量。

5. **并发症治疗** 在使用胰岛素后应注意低血糖的情况,注意及时处理,防止血糖大幅波动。

酮症酸中毒的液体疗法中应注意及时补钾,以防止低钾血症的发生;注意血浆渗透压和 Na^+ 的变化,预防脑水肿等其他合并症的发生。如出现头痛、血压升高和心率减慢,氧饱和度下降,以及躁动、激惹、嗜睡、大小便失禁或特异的神经征象,应限制液量,给予甘露醇 2.5~5ml/kg,20 分钟静脉滴注,必要时行呼吸支持等治疗。

【治疗经过】入院后完善相关检查:血气:pH 6.959(参考值 7.35~7.45),PCO_2 10.2mmHg(参考值 35~45mmHg),PO_2 87.6mmHg,K^+ 4.5mmol/L,Na^+ 147mmol/L,HCO_3^- 2.2mmol/L(参考值 21~28mmol/L),ABE −30.8mmol/L(参考值 −3~+3mmol/L);血气(4.20):pH 7.259(参考值 7.35~7.45),PCO_2 29.8mmHg(参考值 35~45mmHg),PO_2 77.6mmHg,K^+ 3.0mmol/L(参考值 3.7~5.2mmol/L),Na^+ 140mmol/L,HCO_3^- 14.9mmol/L(参考值 21~28mmol/L),ABE −10.8mmol/L(参考值 −3~+3mmol/L);血气(4.24):pH 7.429,PCO_2 39.8mmHg,PO_2 75.3mmHg,K^+ 3.6mmol/L,Na^+ 141mmol/L,HCO_3^- 25.9mmol/L,ABE −2.0mmol/L;尿常规:潜血+,尿酮体++++,尿糖++++;血清 C 肽测定:血清 C 肽测定 720pmol/L;血清胰岛素测定:胰岛素 1.9μIU/ml(参考值 6.0~27.0μIU/ml);糖化血红蛋白测定:12.9%(参考值 4%~6%)。

入科后予以告病危、鼻导管吸氧、心电监护、监测血压、禁食,以及生理盐水扩容、胰岛素持续泵注及持续静脉补液治疗。入院第 3 天后停禁食,改糖尿病饮食,控制饮食、鼓励运动、予以门冬胰岛素三餐前大剂量及夜间地特胰岛素皮下注射提供基础胰岛素量,静脉及口服补钾等对症治疗。入院第6天饮食控制可,血糖监测平稳,予以出院。

【出院诊断】1型糖尿病;糖尿病酮症酸中毒;低钾血症。

【出院建议】

1. 控制饮食,适当运动,注意营养。

2. 如有乏力、大汗淋漓等,及时监测血糖,防止低血糖;如低血糖发生,及时给予口服糖水等处理,必要时及时随诊。

(吴　蔚)

参考文献

1. ADELOYE D,CHAN KY,THORLEY N,et al. Global and regional estimates of the morbidity due to type I diabetes among children aged 0-4 years:a systematic review and analysis. J Glob Health,2018,8(2):021101.

2. DOWNIE ML,ULRICH EH,NOONE DG.An Update on Hypertension in Children With Type 1 Diabetes. Can J Diabetes,2018,42(2):199-204.

3. GROSSE J,HORNSTEIN H,MANUWALD U,et al. Incidence of Diabetic Ketoacidosis of New-Onset Type 1 Diabetes in Children and Adolescents in Different Countries Correlates with Human Development Index(HDI):An Updated Systematic Review,Meta-Analysis,and Meta-Regression. Horm Metab Res,2018,50(3):209-222.

4.《儿童青少年糖尿病营养治疗专家共识(2018版)》编写委员会,儿童青少年糖尿病营养治疗专家共识(2018版). 中华糖尿病杂志,2018,10(9):569-577.

第二节　先天性肾上腺皮质增生症

一、概述

(一)定义与疾病现状

先天性肾上腺皮质增生症(congenital adrenal hyperplasia,CAH)是一组由肾上腺皮质类固醇合成通路各阶段各类催化酶的缺陷而引起以皮质类固醇合成障碍为主的常染色体隐性遗传性疾病。CAH于1865年由解剖学家De Crecchio首次发现,按已知缺陷酶的种类,CAH大致分为6个型。其中最常见的为21-羟化酶缺陷(21-hydroxylase deficiency,21-OHD),约占90%~95%;其次为11-羟化酶缺乏症,约占3%~5%。全球发病率范围为1∶14 000至1∶18 000出生人数,杂合子发生率更可高达1∶60。国内自2002年上海地区首个开展21-OHD新生儿筛查,2007年始全面筛查,分别得出患病率为1∶16 466和1∶12 200。CAH有因PAI而发生致命的肾上腺失盐危象风险,但同时也有高雄激素血症致生长和性腺轴紊乱,但有确定的药物治疗,属于可治性疾病。

(二)病因与发病机制

肾上腺由皮质和髓质组成,肾上腺皮质由外向内分别是球状带、束状带和网状带,分别分泌醛固酮、皮质醇和肾上腺源雄激素,肾上腺类固醇相关激素的合成途径如图12-2-1。

CAH由于编码类固醇合成过程中某种酶的基因突变,导致相应酶的合成减少,致皮质

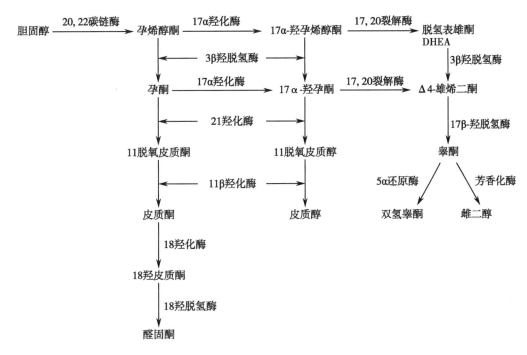

图 12-2-1 肾上腺类固醇的合成途径

醇合成减少,由于反馈抑制减弱,致使 CRH 和 ACTH 分泌增加,从而使肾上腺皮质增生,导致酶缺陷近端皮质醇的前体产物过多堆积,以及其他不依赖于此酶的肾上腺类固醇分泌过多,而出现相应的临床表现。宫内的性激素合成异常致两性畸形,而生后性激素合成和分泌异常则引起性早熟或青春发育延迟或性发育不良。催化类固醇合成的各阶段的酶都是氧化酶的 P450 家族,目前已明确酶缺陷种类包括 21-羟化酶缺陷、11β-羟化酶缺陷、17α-羟基脱氢酶/17,20 裂解酶缺陷、3β-羟基脱氢酶缺陷,此外还有胆固醇侧链剪切酶、类固醇快速调节蛋白(StAR)缺陷及肾上腺皮质氧化还原酶(P450 oxidoreductase,POR)缺陷。下面详细介绍常见的 21-羟化酶缺陷和 11-羟化酶缺陷发病机制。

1. **21-羟化酶缺陷(21-OHD)** 21-OHD 是最常见的 CAH,由 CYP21A2 突变引起,它位于 6p21.3,编码 P450c21。P450c21 催化 17-羟孕酮(17-OHP)转为 11-脱氧皮质醇及催化孕酮(P)转为 11-脱氧皮质酮,两者分别为皮质醇和醛固酮的前体。P450c21 活性低下致皮质醇和醛固酮合成受损。皮质醇低下,经负反馈使 ACTH 分泌增加,刺激肾上腺皮质细胞增生。因雄激素合成通路无缺陷,在高 ACTH 刺激下,堆积的 17-OHP 和 P 向雄激素转化增多,产生了旁路代谢亢进的特征性后果—高雄激素血症。雄激素升高显著程度依次为雄烯二酮(A)、睾酮(T)和 DHEA。盐皮质激素合成通路阻滞致醛固酮低下,临床发生水盐平衡失调,并可发生致命的失盐危象(未确诊者死亡率可达 4-10%)。酶缺陷程度因基因型而异,在基本病理生理基础上形成了 21-OHD 基因型-生化病理和临床表现的宽阔谱带。

2. **11β-羟化酶缺陷** 11β-羟化酶(P450C11B 和 P45011AS)是皮质醇代谢通路的终阶段的两个异构酶,两者的编码基因(*CYP11B1* 和 *CYP11B2*)具 93% 同源性。其功能则与醛固酮(ALD)合成有关。该酶缺乏阻断了 11-去氧皮质醇转化为皮质醇,皮质醇分泌不足,而糖皮质激素前体 11-脱氧皮质醇和盐皮质激素前体 11-脱氧皮质酮(DOC)堆积,后者具有盐皮质激素作用,导致低血钾和高血压。同时因雄激素合成途径完整,堆积的类固醇前体经雄激素途径转化为雄激素,导致雄激素过多。P450C11B 缺乏可产生足量的 ALD,而 P450C11AS 缺乏时皮质醇合成量正常,但只生产少量 ALD,临床仅表现为失盐。

二、诊断与鉴别诊断

(一)诊断

不同酶的缺陷,分别发生不同类型的 CAH,临床特点及诊治重点有所不同。诊断依靠临床表现、生化和激素检测综合判断,必要时应用基因诊断。

1. **临床表现** 21-羟化酶缺陷是以雄激素过度分泌为突出特征,依据酶活性残余及醛固酮合成受累程度而分为:失盐型(salt wasting,SW)和单纯男性化型(simple virilizing,SV),以及非经典型(non-classic CAH,NCCAH)。NCCAH 也称为迟发型、隐匿型或轻型,其 21-羟化酶活性残余可达 20%~50%。21-OHD 中 1/4 为非失盐型,而 NCCAH 在女性中常误诊为特发性多毛和多囊卵巢。

(1)失盐表现:患儿在生后 2~4 周内或婴儿早期发病,在有或无诱因时表现为急性低血容量性休克的肾上腺危象,未及时诊治可致命。部分患者的危象由应激因素诱发,如轻重不等的感染、外伤、手术甚至预防接种。慢性失盐表现为软弱无力、慢性脱水状态、不长、恶心、呕吐、腹泻和喂养困难。

(2)皮肤表现:不同程度的皮肤、黏膜色素增深,位于齿龈、外阴、乳晕、掌纹和关节皱褶部位。部分患儿可无色素增深。

(3)高雄激素血症:不同年龄、不同性别表现不一。女性患儿(46XX)出生时即有不同程度的外阴男性化。轻者出生时仅轻度阴蒂肥大(如无及早治疗,随年龄增长而日益严重),严重者阴蒂形似阴茎,因阴唇融合而外阴酷似完全性阴囊型尿道下裂伴隐睾的男性(但有完全正常的女性内生殖器卵巢和子宫、输卵管等结构)。中间状态为阴蒂肥大伴不同程度的大阴唇背侧融合和阴囊化;尿、阴道分别开口或共同一个开口。NCCAH 因无肾上腺皮质功能减退,且高雄激素状态往往至儿童期或青春期才显现,因此常常在青春期时因阴毛早现、多毛、阴毛浓密和/或呈男性倒三角状分布,嗓音低沉,甚至无女性性征发育或原发性闭经才来就诊。男性患儿(46,XY)因婴儿期雄激素不敏感,出生时和婴儿期外阴无明显异常,但 2 岁后开始(早迟不一)发生阴茎增大伴阴毛早现等外周性性早熟表现。两性幼儿期都可有体毛增多、阴毛早现和多痤疮。

(4)青春发育及生殖轴功能:女孩 21-羟化酶缺陷者因雄激素过多,出生即有两性畸形,如未经及时治疗,发生外周性异性性早熟,后可转为中枢性性早熟。NCCAH 者出生时外阴可正常,但至青春前期(6 岁后)或在青春期表现为异性性早熟或异性青春发育。患儿的乳腺较正常女性为小,触诊时腺结松软,即使经合理皮质醇替代治疗,月经规则的患儿亦如此。此外,因宫内就开始的高雄激素暴露女性生殖轴的功能可受损。可有卵巢功能异常,表现为初潮延迟或原、继发性闭经,月经不规则或稀发等各种类似多囊卵巢综合征(PCOS)的表现。此外,尤其是迟发型、未及早治疗的女孩,青春发育及成年后心理问题较为显著,并可有性功能异常。特别是经历过外阴整形手术的 CAH 妇女。CAH 妇女妊娠时,如其怀的是正常基因的女孩,一般不会因其妊娠期间的高雄激素血症引起女婴的男性化,其原因是胎盘有活力很高的芳香化酶以及母体的性激素结合蛋白和孕酮的抗雄激素作用,均能限制母体过高的雄激素进入胎儿循环。

男性 21-OHD 患儿,从宫内起就有高睾酮血症以及其前体的雄激素的堆积(雄烯二酮和 DHEA),它们可被芳香化而在外周转化为雌激素。这些患儿未经皮质醇抑制性替代治疗或虽经治疗,未能有效抑制雄激素分泌时,在幼年时发生外周性性早熟。此外,异常升高的性甾体,尤其是雌激素可作为青春发育的诱导因子,在原有的外周性性早熟的基础上诱发中枢性性早熟(CPP)。一般在 6 岁左右(骨龄至 8~9 岁时)可从外周性性早熟转化为中枢性性早熟,此时睾丸开始增大,GnRH 激发后 LH 升高符合 CPP 改变。如果是 CAH 继发的 CPP则并非单用 GnRH 所能控制,而需同时给相应的皮质醇抑制性替代治疗。患儿的睾丸发育大部分正常,生殖功能一般也正常。但部分患儿(30%)睾丸内可有肾上腺的原基残留组织(adrenal rests),称为睾丸内肾上腺残余瘤(testicular adrenal rest tumor,TART),宜定期做 B 超检查以及时发现。未经合理治疗的 21-OHD 的男性患者,长期过多的雄激素和孕激素干扰了 FSH 和 LH 分泌,引起低促性腺激素性性腺发育不良,睾丸小,发育不良。另外,小部分CAH 成年男性阴茎偏短,可短至为正常的 −2.5SD 以下。

2. 辅助检查

(1)血清 17-OHP:17-OHP 升高是 21-OHD 的特异性诊断指标和主要治疗监测指标。应该在早晨空腹、服药前采血(不迟于晨 8 时)。按基础 17-OHP 测值划分为 3 个区段指导诊断和分型:①17-OHP>300nmol/l(1 000ng/dl)时考虑为典型的 21-OHD;②6~300nmol/l(200~1 000ng/dl)时考虑为非典型,如临床拟似诊断,需作 ACTH 激发试验。③<6nmol/l(200ng/dl)时则不支持 CAH 或为 NCCAH。基础值属第②、③种情况,行 ACTH 激发试验后,按 17-OHP 激发值的大致判断界值为:17-OHP>300nmol/L(10 000ng/dl)时考虑为典型的 21-OHD,17-OHP 介于 31~300nmol/L(1 000~10 000ng/dl)考虑为 NCCAH。17-OHP<50nmol/l(1 666ng/dl)时不支持 21-OHD 的诊断,或杂合子携带者。携带者与健康个体间17-OHP 水平会有重叠。

(2)基础血浆皮质醇和 ACTH:典型患者血皮质醇低下伴 ACTH 升高。也有 21-OHD患者皮质醇在正常范围,但 ACTH 升高,需结合其他指标综合判断。NCCAH 患者两种激素基本在正常范围。

(3)雄激素:雄激素升高显著程度依次为雄烯二酮(A)、睾酮(T)和 DHEA、DHEAS。各雄激素测值需按照性别、年龄和青春发育期建立的正常参照值判断,尤其是男性患儿的睾酮(也可来自睾丸)。雄烯二酮与 17-OHP 有较好的相关性,用作诊断和监测意义最佳。

(4)血浆肾素和醛固酮:肾素在经典失盐型患儿升高,但诊断特异性不高。小婴儿有生理性醛固酮抵抗,此时诊断失盐型需慎重。反之,部分非失盐型患者肾素也可升高,对无明显失盐患者是否联用盐皮质激素治疗有一定指导意义。测值按年龄和实验室所采用药盒试剂的参照值判断。同时需强调,肾素是盐皮质激素替代治疗中的重要监测指标。醛固酮低下支持失盐型诊断,但有 1/4 患儿血清醛固酮可正常。

(5)血生化:未替代治疗的失盐型患者有不同程度的低钠和高钾血症。危象时严重的低钠血症可致抽搐等中枢神经系统表现。严重的高钾血症(可≥10mmol/L)可引起包括致命的严重心律失常等各类心电异常。生化改变无诊断特异性,部分患儿非危象时血钠、钾可在正常范围。高尿钠支持肾小管的保钠缺陷,有助与其他病因的低钠血症鉴别。

(6)皮质醇代谢产物测定:近年应用 GC-MS 或 LC-MS-MS 方法能测定 30 种以上尿中

类固醇代谢产物,可用于诊断各类肾上腺疾病(如 CAH 和肾上腺肿瘤)。

(7)影像学检查:对出生时性别模糊的婴儿应按 DSD 诊断流程,在生后尽早做 B 超检查性腺。儿童期起病,肾上腺的 B 超和 CT 等影像学检查有助于肾上腺肿瘤或其他肾上腺(发育不良)病变鉴别。骨龄要至 2 岁才开始检查。

(8)染色体和基因诊断:婴儿期发现有皮质醇低下者,无论有无性别模糊(尤其女性表型)都必须做染色体检查,以与非 21-OHD 的其他病因的 DSD 鉴别。21-OHD 患者是由 *CYP21A2* 基因突变引起,最新指南建议,仅针对临床不能确诊 21-OHD、需进行遗传咨询或需与其他相关疾病鉴别时,行基因诊断确诊。

(二)鉴别诊断

临床上 CAH 类型多样,除 21-OHD 以外,仍有较多其他类型 CAH 需进行鉴别,详见表12-2-1。

表 12-2-1　五种肾上腺皮质激素合成酶缺陷的主要临床表现

缺陷的酶	编码基因	外生殖器		青春发育		失盐	高血压	血雄激素	
		男	女	男	女			DHEA	睾酮
类脂性 CAH	*StAR/CYP11A*	间性	正常	延迟	延迟	+	−	↓	↓
3β-羟类固醇脱氢酶	*HSD3B2*	间性	间性	延迟	可延迟	+	−	↑	↓
17-羟化酶/17,20-裂解酶	*CYP17*	间性	正常	延迟	矛盾性	−	+	↓	↓
21-羟化酶	*CYP21*	正常	间性	早熟	矛盾性	+/−	−	↑	↑
11β-羟化酶	*CYP11*	正常	间性	早熟	矛盾性	−	+	↑	↑

此外,还需与肾上腺皮质肿瘤、其他病因的先天性肾上腺发育不良及单纯性阴毛早现等鉴别。

1. **肾上腺皮质肿瘤**　也表现为肾上腺源性激素分泌增多,伴或不伴皮质醇分泌增多。肿瘤患儿皮质醇可正常或升高,但 ACTH 明显低下是鉴别要点。在新生儿或婴儿早期发病者可常伴有 17-OHP 升高,但同时 DHEA 可显著升高,有别于 21-OHD。影像学检查可以发现和确诊肿瘤,但也受肿瘤大小、性质和部位的影响。对于高度怀疑肿瘤但影像检查呈阴性者,需要密切随诊、反复检查。

2. **其他病因的先天性肾上腺发育不良**　有肾上腺皮质功能减退表现,但无肾上腺源性激素增多,可予鉴别。

3. **单纯性阴毛早现**　单纯性阴毛早现者,尤其女孩,需要与 21-OHD 鉴别(尤其是 NCAAH)。ACTH 激发后的 17-OHP 测值是主要鉴别依据。

三、治疗

按照不同类型 CAH 制订治疗目标。对于 21-OHD,治疗目标包括替代生理需要以防止危象发生,以及合理抑制高雄激素血症。目前,应用于儿童和青春期替代治疗的皮质醇制剂包括糖皮质激素氢化可的松(hydrocortisone,HC)和盐皮质激素 9α-氟氢可的松(fludrocortisone,FC)。

(一)皮质醇替代治疗方案

1. **HC 需终身替代治疗** 失盐型 CAH 需联合 FC。建议分别按照患者未停止生长和已达到成年身高情况制订方案(表 12-2-2,表 12-2-3)。

2. **强调个体化方案** 婴儿因性激素不敏感,无须高剂量 HC,建议使用低剂量[8~12mg/(m^2·d)]以避免生长抑制。青春期 HC 清除率增高,尤其是女孩,故剂量需相对大,但为避免对生长的负面影响,建议不超过 17mg/(m^2·d)。

3. **初始剂量** 新生儿和婴儿期 FC 建议 150~200μg/(m^2·d)(50~100μg/d)。对未添加半固体食物喂养的乳儿需额外补充食盐 1~2g/d。1 岁后 FC 剂量相应减少,青春期和成人期更少。

4. **对 NCAH 患者一般不需要糖皮质激素治疗** 当未停止生长个体呈现阴毛早现、伴骨龄和生长加速,对青春发育和成年身高产生明显负面影响,可给予 HC 治疗。仅有严重痤疮和多毛等,建议只作对症治疗。

表 12-2-2 21-OHD 皮质醇替代剂量和方案选择(未停止生长的个体)

皮质醇制剂	每天总剂量	每天分次
氢化可的松	10~15mg/(m^2·d)	3 次/d
氟氢可的松	0.05~0.2mg/d	1~2 次
氯化钠补充	1~2g/d(婴儿)	分次于进食时

表 12-2-3 21-OHD 皮质醇替代剂量和方案选择(已达到成年身高的个体)

皮质醇制剂	每天总剂量(mg/d)	每天分次
氢化可的松	15~25	2~3 次
泼尼松	5~7.5	2 次
强的松龙	4~6	2 次
地塞米松	0.25~0.5	1 次
氟氢可的松	0.05~0.2	1 次

(二)监测和剂量调节

外源 HC 难以模拟皮质醇的正常脉冲分泌和昼夜节律乃至替代 ACTH-皮质醇之间的生理负反馈关系。剂量不足难以抑制高雄激素血症,剂量过度则致抑制生长,甚至发生医源性库欣综合征。维持抑制雄激素和不抑制生长间的平衡是治疗的挑战。FC 替代同样也需维持防止失盐和过度致钠潴留、高血压间的平衡,治疗方案需个体化并定期监测,进行剂量调整。以实验参数可作为近期的判断指标,结合骨龄和线性生长等反映阶段性控制状态的指标,两者综合判断。

1. **内分泌激素监测** 主要监测早晨空腹、未服 HC 前的 17-OHP 和雄烯二酮,两者测值需综合判断。两参数均宜控制在稍高于按年龄或青春期相应参照值范围正常上限为度。长期控制在"正常"水平甚至低下则提示治疗过度,可致抑制生长和其他皮质醇过量的合并症。需强调,17-OHP 和各激素测值尚无单个的"金标准"切割值,各激素参数需结合临床指标调节剂量。皮质醇和 ACTH 不能作为 21-OHD 的监测指标,尤其当 ACTH 在正常范围时提示治疗过度。

2. 临床监测　包括体格生长指标、青春发育进程和骨龄。监测间隔建议:3 月龄以内每个月一次,其后 3 个月一次至 2 岁。年龄≥2 岁幼儿半年随访一次,学龄期起 1 年一次,进入围青春期时按需 4~6 个月一次,成年期可 1 年一次。2 岁起检查骨龄,每年一次,但如发现线性生长加速时应按需及时复查。中枢性性早熟是常见合并症,为及时发现,6 岁起需密切注意第二性征和按需半年检测一次骨龄。为防止医源性高血压,需定期监测血压、血钠、钾和血浆肾素作为调节 FC 剂量依据。

3. 并发症监测

(1)医源性库欣综合征:当雄激素显著受抑制时,常提示 GC 替代过量。治疗中应监测生长速度(减慢)、体重、BMI、血压和其他库欣综合征相关临床指标。

(2)肾上腺皮质占位性病变:肾上腺皮质腺瘤在 21-OHD 不少见,儿童期已可发生腺瘤,尤其监测指标控制差者。建议按需做肾上腺的 CT/MRI 检查。

(3)睾丸内肾上腺残余瘤:是 CAH 并发症,并可引起睾丸不可逆性损害,是男性 CAH 患者生育力降低的重要原因之一,多见于经典型。对于患 CAH 的男孩,建议 3 岁后每年行睾丸 B 超检查,围青春期因残余瘤高发,监测力度尤其要加大。

(三)过渡期治疗

因 CAH 患儿治疗是终身的,而他们(尤其是迟发型、未能及早有效治疗者)青春发育多有异常状况,应该建立完善的转送机制,将青春期或成年 CAH 患者转介给相关的接收机构(如青春期专科、内分泌专科等)。对于 CAH 青春期女性患者,建议询问妇科病史和进行体格检查,以确保女性解剖学功能正常;对于生育能力受损的 CAH 个体,建议转诊至生殖内分泌科医生和/或生育专家。

四、肾上腺危象的识别和处置

(一)肾上腺危象的识别

肾上腺危象是一种严重威胁患者生命的内分泌急症,又称急性肾上腺皮质功能减退,是指机体在严重感染、创伤、外科手术、严重精神创伤、分娩、大量出汗、呕吐、停用糖皮质激素等生理性或病理性应激情况下,肾上腺皮质激素分泌绝对或相对不足而引起急性肾上腺皮质功能衰竭的临床综合征。

临床主要表现为严重低血压或低血容量休克、急腹症、呕吐、高热或低体温、低血糖发作等。所有接受 GC 治疗的 CAH 患者,不能产生足够的皮质醇以应对应激,如果出现发热性疾病(>38.5℃)、伴有脱水的胃肠炎、需全身麻醉的大手术和严重创伤等情况时,需要增加 GC 剂量。

(二)肾上腺危象的处置

CAH 患者如果出现肾上腺危象,需要增加 GC 剂量(表 12-2-4)。建议应激剂量每 6 小时给药一次;持续静脉 HC 治疗的剂量为起始肠外 HC 剂量的 1/4。对于小手术患者是否需要使用应激剂量,应根据个体情况进行评估。但对于处于日常精神和情绪压力下、轻微疾病和/或进行常规体育锻炼的 CAH 患者,不推荐增加 GC 剂量。

表 12-2-4 推荐 21-OHD 患者肾上腺危象的 GC 应激剂量

患者年龄	起始的肠外 HC 剂量
婴儿及学龄前儿童	25mg
学龄儿童	50mg
成人	100mg

经典型 CAH 成人患者应该始终携带医疗警报身份标识和可注射 HC 以备不时之需。20% 的 CAH 患者肾上腺危象发生在成年期,最常见于胃肠道疾病肾上腺危象可使患者的平均寿命减少 6.5 年。

当使用应激剂量 HC 时,不需要再使用 FC,因为 HC 可以激活 FC 受体。疾病稳定后患者应恢复 HC 维持剂量并且在急性病期应避免禁食。由于存在发生低血糖和电解质紊乱的风险,因此必须指导父母给幼儿口服葡萄糖和补充电解质。对于无法耐受口服液体或药物的患者,应当立即寻求医疗支持,并通过肠外给予 GC 和等渗液体以预防肾上腺危象。

病例链接: 先天性肾上腺皮质增生症

【一般情况】患者,女,4 岁 1 月。

【主诉】发现阴蒂肥大 1 年余。

【查体】血压 148/94mmHg,身高 116.5cm(图 12-2-2),体重 25kg,身材匀称,眉毛浓密,无特殊面容,脊柱四肢关节无畸形。双乳 B1-2 期,乳晕色素稍沉着(图 12-2-3,见文末彩插),外阴幼稚,阴蒂增大、增粗,长约 3cm,前庭小,尿道口位置低(图 12-2-4,见文末彩插),未见明显尿道开口,无阴毛、腋毛生长。

【辅助检查】

电解质 K^+:2.7mmol/L(参考值 3.7~5.3mmol/L);Na^+:146mmol/L(参考值 135~145mmol/L);Ca^{2+}:1.07mmol/L。

B 超:子宫 1.8cm×1.6cm×0.8cm,宫颈 1.6cm;右侧卵巢 2.6cm×1.3cm×1.0cm,左侧 2.4cm×1.4cm×0.8cm,内见滤泡回声,直径 0.34cm,无异常回声。阴道未见异常包块。

肝、胆、肾上腺 B 超未见异常。

染色体:46,XX,SRY(−)。

骨龄(4 岁 1 月):10/10 骨化中心,尺骨茎突出现,拇指内侧籽骨出现,骨龄约 12 岁(图 12-2-5)。

【病史总结】患儿,4 岁 1 月,发现阴蒂肥大 1 年余;血压 148/94mmHg,身高 116.5cm,体重 25kg,眉毛浓密,双乳 B1-2 期,乳晕色素稍沉着,外阴幼稚,阴蒂增大增粗,长约 3cm。性激素水平异常,骨龄提前。染色体 46,XX,SRY(−)。

【初步诊断】CAH,11β-羟化酶缺乏症(表 12-2-5)?

【入院后完善检查】

1. **多次复测血压** 140~160/90~100mmHg。

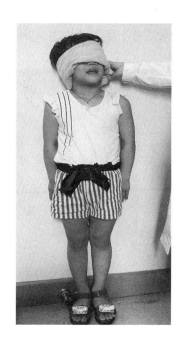

图 12-2-2 CAH 患儿外貌

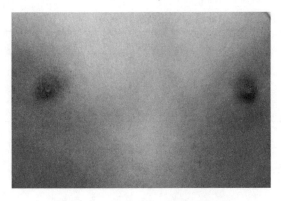

图 12-2-3　CAH 患儿乳晕颜色偏深

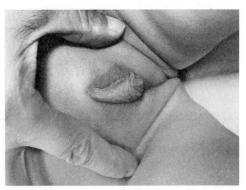

图 12-2-4　CAH 患儿外阴

表 12-2-5　CAH 患儿各项激素检测值

激素（4Y1M）			
17α-OHP	11.51nmol/L（0~11.5nmol/L）	DHEA	72.1μg/dl
COR	1.8μg/dl（5~25μg/dl）	T	123ng/dl
ACTH	14.9pg/ml	E_2	32.5ng/dl
FSH	0.6mIU/ml	PRL	9.33ng/ml
LH	0.1mIU/ml	P	<0.2ng/ml
		HCG	<1mIU/ml

2. **双肾上腺 CT（增强）**　双肾上腺外形丰满，较同侧膈肌脚增粗，未见占位；增强 CT 提示双肾上腺强化均匀，边缘光滑，未见局部隆起，未见肿块（图 12-2-6）。

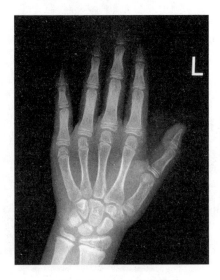

图 12-2-5　CAH 患儿骨龄

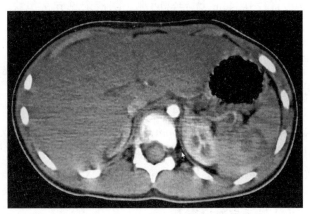

图 12-2-6　CAH 肾上腺 CT 影像

3. **基因检测**　患儿家系行 *CYP11B1* 基因测序

（1）患儿：c1120C>T（Arg374Trp），杂合突变；c1358G>A（Arg453Gln），杂合致病突变。

（2）患儿母亲：c1120C>T（Arg374Trp），杂合突变携带。

（3）患儿父亲：c1358G>A（Arg453Gln），杂合突变携带。

11β-羟化酶缺乏症是常染色体隐性遗传，患儿父母为突变携带者，患儿存在 *CYP11B1* 基因的两个杂合突变，该基因突变导致该酶失活，引起 11β-OHD。

【出院诊断】CAH：11β-OHD，DSD（46，XX）。

【治疗】螺内酯 10mg，12 小时一次，氢化可的松 5mg+10mg。

【随访复查】血压 130/90mmHg，K⁺ 3.5mmol/L，皮质醇 1.91μg/dl；促肾上腺皮质激素 17.6pg/ml，17-羟孕酮 2.3nmol/L；睾酮/雌二醇<20ng/dl。

（王金玲）

参考文献

1. SPEISER PW，ARLT W，AUCHUS RJ，et al. Congenital Adrenal Hyperplasia Due to Steroid 21-Hydroxylase Deficiency：An Endocrine Society Clinical Practice Guideline. J Clin Endocrinol Metab，2018，103（11）：4043-4088.

2. SIMONETTI L，BRUQUECD，FERN´ANDEZCS，et al. CYP21A2 mutation update：Comprehensive analysis of databases and published genetic variants. Hum Mutat，2018，39（1）：5-22.

3. PIJNENBURG-KLEIZEN KJ，THOMAS CMG，OTTEN BJ，et al. Long-term follow-up of children with classic congenital adrenal hyperplasia：suggestions for age dependent treatment in childhood and puberty. J Pediatr Endocrinol Metab，2019，32（10）：1055-1063.

4. ZHANG HJ，YANG J，ZHANG MN，et al. Metabolic disorders in newly diagnosed young adult female patients with simple virilizing 21-hydroxylase deficiency. Endocrine，2010，38：260-265.

第三节　性发育异常

一、概述

性的分化发育是一个动态连续的过程，要求多种基因、蛋白、信号分子、旁分泌信号以及内分泌刺激交互作用，既环环相扣，又互相制衡；任何一个环节出错都可能导致性腺、生殖器和/或生殖功能等异常。

性发育异常（disorders of sex development，DSD）是其染色体核型与性腺和/或解剖结构不一致，包括外生殖器模糊、不典型的性腺发育不全和性染色体异常等。性别决定和性别分化可分为 3 个主要部分：染色体性别（存在 Y 染色体或 X 染色体），性腺性别（存在睾丸或卵巢），表型性别或解剖性别（存在"男性"或"女性"内、外生殖器）。同时，还有抚养性别、社会或心理性别，因受到外界因素和心理问题的诸多干扰，使某些性发育正常的个体装扮成与生理性别相矛盾的性别，甚至产生更改表型性别的行为。DSD 是目前儿科学的难点，其中一部分还与生殖系统肿瘤、不孕不育相关。无法确定性别，或者无法获得正常的青春期发育，困扰着患者及其家庭，甚至可能带来巨大的心理问题。

据文献报道,新生儿外生殖器模糊的概率高达 1/300,而真正性别模糊、需要进一步检查的患者约 1/5 000。因此,作出正确的临床决策,动态进行评估、干预及随访至关重要,需要一个多学科的专业团队协同管理,包含小儿内分泌科、泌尿外科、妇产科、肿瘤外科、新生儿科、遗传学、超声影像学、心理学等,帮助 DSD 患者和家庭走出困境。

二、分型与诊断

(一) 分型

性发育异常的病因主要包括性决定和性分化的遗传学异常,性激素缺陷性异常,及其他遗传因素、环境因素等。在过去,临床上主要以真、假性两性畸形,性逆转、性腺发育不良等来命名分类。随着分子遗传学技术的快速发展,这类疾病的许多分子生物学机制被逐步澄清,目前临床上多采用核型与表型相结合的方法命名、分类(表 12-3-1)。

表 12-3-1　性发育异常分类诊断

A. 46,XY DSD
  1. 睾丸发育异常
    a. 完全性性腺发育不良(Swyer 综合征)
    b. 部分性性腺发育不良
    c. 性腺退化综合征
    d. 卵睾型 DSD
  2. 雄激素合成或作用异常
    a. 雄激素生物合成缺陷
      i. 5α-还原酶缺乏
      ii. 17-羟类固醇脱氢酶缺乏
      iii. StAR 突变
    b. 雄激素作用缺陷
      i. 部分性雄激素不敏感综合征
      ii. 完全性雄激素不敏感综合征
    c. LH 受体缺陷(睾丸间质细胞发育不良)
    d. AMH 和 AMH 受体异常(永存米勒管综合征)
  3. 其他
    a. 与激素无关的尿道下裂
    b. 泄殖腔外翻
B. 46,XX DSD
  1. 卵巢发育异常
    a. 卵睾型 DSD
    b. SRY+,dup SOX9 睾丸型 DSD
    c. 卵巢发育不良
  2. 雄激素过度分泌
    a. 胎儿肾上腺
      i. 21-羟化酶缺乏
      ii. 11-羟化酶缺乏
    b. 胎儿胎盘
      i. 芳香化酶缺乏
      ii. 细胞色素 P450 氧化还原酶缺乏
  3. 其他

续表

  a. 泄殖腔外翻

  b. Mayer-Rokitansky-Küster-Hauser 综合征

  c. MURCS（米勒管发育不良，肾发育不良，颈胸体节异常）

C. 性染色体 DSD

 1. 45,X Turner 综合征

 2. 47,XXY Klinefelter 综合征

 3. 45,X/46,XY 混合型性腺发育不良，卵睾型 DSD

 4. 46,XX/46,XY 嵌合体（卵睾型 DSD）

（二）生殖系统的胚胎发育与分子遗传学机制

性分化是由 Y 染色体上的 *SRY* 基因为主导的多基因参与的有序协调表达过程，相互独立又彼此关联，目前已知基因参与性腺的分化、内外生殖器官的分化过程。在 *NR5A1.WT1* 等相关基因的作用下，具有双向分化潜能的原始生殖嵴形成。XY 核型中，在 *GATA4/FOG2/NR5A1/WT1* 等基因作用下，SRY 表达激活，触发男性分化，SOX9、AMH 随之先后上调，促使睾丸形成和米勒管退化。而在 46,XX 胎儿中，调节卵巢的特异性转录因子 *NROB1* 基因位于 X 染色体上，可促使 β-catenin、FOXL2 表达，抑制 SOX9 活性，使其向女性分化。

同时，肾上腺、卵巢和睾丸类固醇合成代谢途径障碍，也可以导致 DSD。DSD 最常见的病因就是先天性肾上腺皮质增生症（classical adrenal hyperplasia，CAH），其中 21-羟化酶缺乏发病率约为 1/5 000~1/15 000 活产新生儿。这一合成途径中各种酶活性的改变或缺失，都可能引起相关激素水平的改变而致病。

在妊娠的第 6 周，体腔上皮向外生长形成泌尿生殖嵴，是构成性腺、生殖管道、肾、肾上腺皮质的原始结构。在 SRY 蛋白的触发下，大约在妊娠第 7 周，睾丸的分化开始于泌尿生殖嵴的髓质；若无 SRY 蛋白的刺激，则稍晚些出现卵巢的分化，开始于泌尿生殖嵴的皮质。

随着原始生殖结构的出现，中肾旁管（米勒管）和中肾管（沃尔夫管）在男女两性中形成。胚胎第 7 周，睾丸支持细胞（Sertoli cell）开始分泌抗米勒管激素（anti-Müllerian hormone，AMH），其作用是抑制米勒管继续进一步发育和使其退化。同时，睾丸间质细胞（Leydig cell）分泌睾酮，促使中肾管发育为附睾、输精管、精囊和射精管。若缺乏这些睾丸激素，米勒管进一步发育为女性的输卵管、子宫体、子宫颈和阴道上 1/3 段。

同时，最原始具有双向分化潜能的生殖结构，如生殖结节、尿生殖皱褶和生殖隆突分化为男性和女性外生殖器。男性胚胎中，5α-还原酶使睾酮转化为双氢睾酮（dihydrotestosterone，DHT），DHT 促使男性外生殖器的分化。胚胎第 12~14 周尿生殖皱褶融合形成尿道和尿道海绵体。生殖结节发育成阴茎海绵体，生殖隆突发育成阴囊。在正常女性中，尿生殖皱褶和生殖隆突不能融合，分别形成小阴唇和大阴唇；生殖结节形成阴蒂和阴道的下 2/3 段。

（三）临床表现与诊断

大部分 DSD 病例在出生时发现，典型表现是新生儿外生殖器模糊；而青春期发病的 DSD 患者，多表现为原发性闭经（伴或不伴乳房发育）、青春期女性男性化、男性性发育延迟等。因此，需要详细询问病史、个人史及家族史，专科查体，并进一步做针对性的检查。

1. **病史**　除患者自身病史之外，需特别详细询问以下情况：有无子女或闭经女性的家族史，母亲妊娠史（包括母亲男性化史或雄激素暴露史），父母内分泌致畸物接触史，家族中

有无婴儿意外死亡(特别是新生儿期),近亲婚配史等。

2. 体格检查　体格测量,性征检查,智力发育,有无特殊面容、神经系统发育异常、骨骼等其他畸形。需着重检查外生殖器,触摸和定位双侧外生殖器官,检查其对称性,测量阴茎的长度和直径,检查会阴部开口是 1 个或 2 个,定位尿道口并确定有无排泄物流出,评估阴唇-阴囊皱褶的融合程度,生殖器官的色素沉着等。

临床上,常运用 Prader 评分系统(图 12-3-1)评估 46,XX DSD 的外生殖器男性化程度;EMS 评分(external masculinization score)(表 12-3-2)用于评估 46,XY DSD 患者的男性化不足程度,<11 分建议进行 DSD 评估。

3. DSD 常见疾病举例

(1) Klinefelter 综合征:又称克氏征、先天性曲细精管发育不全、先天性睾丸发育不全综合征。患者具有两条或两条以上 X 染色体,典型核型为 47,XXY,是男性性腺功能减退、男性不育和染色体非整倍体疾病的最常见病因。总体人群患病率为 0.1%~0.2%,主要表现为睾丸生精小管发育不良及间质细胞功能减退为主的综合征。在青春期,其最主要的临床特点为高促性腺激素性性腺功能减退症,可有无精症或少精症、男性乳房发育,身材瘦长。其他表现如:骨质疏松,肌肉运动迟缓,注意力不集中,学习能力低,心理社会问题或行为异常等。

克氏征中 X 染色体可为父源或母源,X 数量越多,睾丸生精小管玻璃样变性、间质增生纤维化越严重,智力发育亦愈受累。X 染色体可能通过控制细胞雄性激素受体的数量而影响男性生殖器官。睾丸的组织学改变随年龄增长而进行性加重,并且具有促性腺激素依赖性。

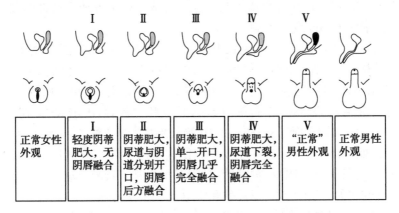

图 12-3-1　Prader 评分系统:外生殖器男性化程度
左侧为正常女性,右侧为正常男性,从左至右逐渐男性化。

表 12-3-2　EMS 评分系统(共 12 分;<11 分建议进行 DSD 评估)

评分	阴唇阴囊融合	小阴茎	尿道口位置	右侧性腺位置	左侧性腺位置
0	否	是	近端	缺如	缺如
0.5				腹腔内	腹腔内
1			中间	腹股沟	腹股沟
1.5				大阴唇或阴囊	大阴唇或阴囊
2			远端		
3	是	否	正常		

患者由于青春期前缺乏特异的临床表现,且青春期早期有正常青春期启动,与正常儿童难以鉴别。多数患者由于青春期后期性腺发育减退或婚后不育就诊。睾丸容积是评估病人是否为克氏征患者敏感的指标,发现睾丸容积<4ml 应考虑疾病的可能。染色体核型是该病的确诊依据,染色体核型为 47,XXY 及其变异型。血清睾酮降低或正常,促性腺激素升高,GnRH 刺激试验提示促性腺激素反应过度,HCG 刺激试验睾酮反应降低。

（2）雄激素不敏感综合征:雄激素不敏感综合征（androgen insensitivity syndrome,AIS）是由于雄激素受体（androgen receptor,AR）功能异常导致雄激素的正常生物学效应全部或部分丧失而引起的疾病。AR 基因位于 Xq11-12,因此 AIS 属于 X 连锁隐性遗传病。患者多具有正常男性的染色体核型 46,XY,SRY 基因阳性。AIS 的临床表型轻重不一,主要根据雄激素抵抗程度分为:完全型雄激素不敏感综合征（complete AIS,CAIS）、部分型雄激素不敏感综合征（partial AIS,PAIS）和轻型雄激素不敏感综合征（mild AIS,MAIS）。主要临床表现及分级见表 12-3-3。

表 12-3-3　AIS 临床分级

	外生殖器	性腺位置	青春期及成人表现
CAIS	女性表型,或女性化程度高	可位于腹内、盆腔、腹股沟管或大阴唇	"原发性闭经"
PAIS	不同程度的外生殖器模糊,可表现为"阴蒂肥大"、小阴茎、尿道下裂等	可位于盆腔、腹股沟管、大阴唇或阴囊内	个体差异大,可有部分男性第二性征,如胡须与喉结、声音低沉、痤疮等
MAIS	男性表型	多位于阴囊内	男性乳房发育、阴毛稀疏、少精症、男性不育

根据患者的病史和临床特征,结合染色体检查、激素测定（尤其是睾酮水平的评估）、雄激素受体基因的检测,并排除完全型性腺发育不良、17α-羟化酶缺乏症、睾丸间质细胞发育不良、5α-还原酶Ⅱ型缺乏症等疾病后可诊断。临床上需完善下丘脑-垂体-性腺轴的功能评估:基础睾酮正常或增高,GnRH 激发试验（FSH 正常或增高,LH 增高）,HCG 激发试验后血睾酮和双氢睾酮均增加,T/DHT 比值正常。患者无子宫、输卵管、卵巢,可有盲端阴道,前列腺缺如或发育不全。可在大阴唇、腹股沟或腹腔内发现睾丸样回声。

（3）芳香化酶缺乏症:芳香化酶缺乏症（aromatase deficiency,AD）是芳香化酶基因（CYP19A1）失功能突变所致的一种罕见的先天性雌激素缺乏综合征。AD 属于常染色体隐性遗传,CYP19A1 基因位于染色体 15q21.1。芳香化酶的主要作用为促使雄激素转化为雌激素。当体内缺乏芳香化酶时,雄激素大量增加,可导致孕有严重芳香化酶缺乏胎儿的母亲孕期男性化,女性患儿出生时外生殖器不同程度男性化,表现为青春期发育延迟、原发性闭经,伴卵巢多发囊肿、高胰岛素血症、骨质疏松等,青春期时男性第二性征进一步加重,如阴蒂肥大、声音低沉、痤疮等,青春期身高无突增,骨龄延迟。基础和 GnRH 诱导的 LH 和 FSH 水平升高。血清睾酮和雄烯二酮水平高于正常年龄和性发育阶段,而血清雌二醇水平极低。

（四）诊断流程图

根据病史、生殖器、性腺等情况进行 DSD 的鉴别诊断（图 12-3-2）,必要时腹腔镜、膀胱镜等手段进行探查和性腺活检。DSD 的病因复杂、表型多样,无法一一列举,加附原发性闭经的诊断流程（图 12-3-3）。

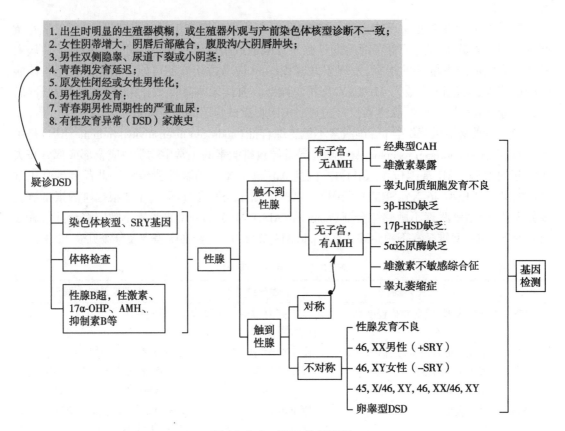

图 12-3-2 DSD 诊断流程

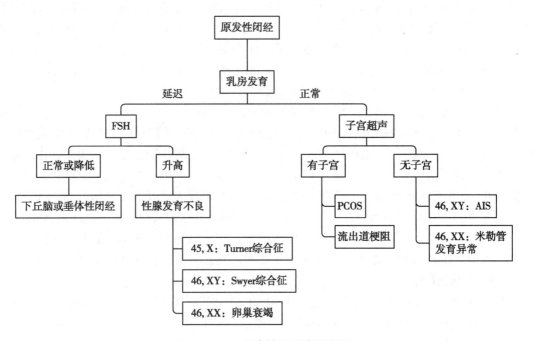

图 12-3-3 原发性闭经诊断流程

三、治疗

DSD 是相对复杂的疾病,需要多学科合作,成立专家小组,成员应包括小儿内分泌科、泌尿外科、妇产科、肿瘤外科、新生儿科、遗传学、超声影像学、心理学等,尽可能作出具体诊断,对症处理,并给予性别指认的建议,包括外科对性腺的重建、何时对性腺做活检和性腺切除防止恶性肿瘤的出现。

(一) 良好的沟通

父母或其他监护人以及患者自身,对患者医疗决定起至关重要的作用,医生应结合心理学和生物学有关性别和性发育的知识,将医疗信息详细告知。在性别指认上,应与 DSD MDT 团队反复沟通后,结合患者的实际情况谨慎做决定。

(二) 性别指认

大部分 DSD 病例在出生时就被发现,但性别指认需要多学科专家组长期随访做出合适的阶段性评估,过早定论并不恰当。对于性别难辨的婴儿,应根据患者自身特质、染色体性别、社会性别等诸多因素,考虑暂时按照何种性别抚养,帮助患者适应社会环境,减少因此带来的适应障碍。当然,所有 DSD 患者都应该得到一个性别指认,对于指认困难的,目前有观点认为,性别分配需至青春期或以后,待患者有完全自我意识时来决定性别。少数西方国家,在新生儿注册时允许第三性别,即最后的性别待成年后患者自己决定。

(三) 药物治疗

DSD 的分类繁多,明确病因、完成性别指认后需要一定的药物治疗,尤其是内分泌激素的替代治疗。DSD 激素治疗的目的,是维护男/女性性器官发育,改善并维持其基本的生理功能,尽量将激素不良影响控制在可控的最小范围。有一部分病因明确的疾病,早诊断早治疗可以明显改善患者的生活质量并避免严重的并发症,并对情绪和行为的控制具有积极作用。

1. 雄激素替代　治疗婴儿小阴茎,外源性睾酮可以促使雄激素升高和阴茎生长。DSD 男童青春期发育通常在 12 岁,超过 14 岁为青春期发育延迟。治疗时,可使用低剂量的睾酮并在 2~3 年逐渐增至成人剂量。睾酮的使用方式有肌内注射、口服、外用等。

2. 雌激素替代　DSD 女童青春期发育通常在 11 岁,超过 13 岁则为青春期延迟。可使用低剂量雌激素,1~2 年后逐渐增加至成人剂量,在月经初潮后加用孕酮。

3. CAH 的激素替代　CAH 患者需长期应用氢化可的松和氟氢可的松,CAH 指南有详细说明。

4. 其他　如男性乳房发育,不会因为雄激素替代治疗而消退。他莫西芬是雌激素受体拮抗剂,可使乳腺明显缩小。严重者可行乳腺整形术以避免乳腺组织恶变。

(四) 手术治疗

1. 性腺肿瘤发生的风险　性腺肿瘤是 DSD 随访治疗中必须重点关注的问题,根据 DSD 的病因不同肿瘤发生风险也不完全相同。总体上,携带 Y 染色体物质,SRY 基因阳性的 DSD 患者,罹患 II 型生殖细胞瘤的风险较高。既往对 46,XY DSD 患者均建议早期行性腺切除术预防恶变。但目前更多的专家推荐根据分子诊断,预测性腺肿瘤的风险,如何性别指认、何时行性腺切除术则需要多学科团队共同权衡利弊正确决策。关于儿童和青少年性腺切除术时机的前瞻性研究资料仍非常有限,缺乏被普遍接受的指南共识。

2. 经 MDT 专家组和家长、患者讨论性别指认,明确方向后确定手术方案　分析重建手术的难易及利弊,制订从幼年至成年的手术计划。女性化手术的基本步骤包括:阴道成形术、阴蒂缩短成形术、会阴成形术。雄性化不足主要表现为隐睾、尿道下裂和小阴茎,根据相应的情况,由经验丰富的泌尿外科医生完成手术。

病例链接: 性发育异常

【一般情况】患儿,社会性别女,2岁8月。

【主诉】发现阴蒂肥大2年余。

【现病史】患儿2年余前发现阴蒂肥大,伴双侧腹股沟包块,无乳房发育,无阴毛、腋毛生长,否认特殊药物、食物摄入史。

【既往史】无殊。

【出生史】G_1P_1,足月顺产,出生体重3.1kg。无窒息抢救史。

【预防接种史】按计划接种。

【家族史】否认类似家族史。

【专科查体】T 36.5℃,P 98次/min,R 26次/min,BP 95/63mmHg,一般情况可,无特殊面容,双乳B1,乳晕无色素加深,女性外阴,阴蒂肥大,阴道、尿道分别开口,阴唇阴囊未融合,Prader评分Ⅰ级,双侧腹股沟区可触及包块,大小约1cm×0.8cm。

【初步诊断】阴蒂肥大待查。

【辅助检查】完善染色体、SRY基因、17α-羟孕酮、性激素、双氢睾酮、ACTH、皮质醇、AMH、抑制素B、血气电解质、子宫卵巢B超、肾上腺+泌尿系B超、腹股沟B超等。

1. **染色体**   46,XY,SRY基因阳性。

2. **17α-羟孕酮**   1.26ng/ml。

3. **ACTH**   253pg/ml(参考值0~46pg/ml),皮质醇17.7ug/dl。

4. **AMH**   1.51ng/ml,抑制素B 12.3pg/ml。

5. **性激素**   LH 0.68IU/L,FSH 18.9IU/L,T<0.39nmol/L,E_2<20.0pg/ml。

6. **双氢睾酮**   170.6pg/ml。

7. **盆腔B超**   未见子宫、卵巢回声。

8. **腹股沟B超**   双侧腹股沟区可见睾丸样回声,左侧1.5cm×0.7cm,右侧1.5cm×0.8cm,实质回声均匀,血流未见异常。

9. **泌尿系+肾上腺B超**   未见明显异常。

【治疗经过】修正诊断为46,XY DSD,拟进一步完善HCG激发试验、腹腔镜探查、膀胱镜探查、性腺活检等。

1. HCG激发试验后睾酮上升至1.9nmol/L。

2. 腹腔镜探查   腹腔镜见双侧有精索及输精管结构通过内环口进入腹股沟,膀胱后方未见子宫及卵巢组织。腹股沟探查于内环口处提出左侧性腺1.6cm×0.8cm×0.7cm,似睾丸组织,右侧性腺1.5cm×0.6cm×0.7cm,均可见输精管结构,于双侧性腺顶部作梭形切口,切取约0.2mm×0.2mm组织送病检。

3. 术后病理(双侧性腺活检)镜下双侧组织均可见生精小管结构,部分生精小管上皮细胞发育不成熟,间质有轻度水肿。

4. 膀胱镜探查 可见盲端阴道,长约 1.5cm。

【修正诊断】46,XY DSD。

【诊疗及随访建议】

1. 完善基因检测,进一步明确分子遗传学病因。

2. 患儿属于幼儿,尚缺乏自我性别意识,难以心理评估,暂继续按女性抚养。

3. 暂时保留性腺于腹股沟,但须警惕癌变风险,建议每年复查。

4. 定期心理评估和指导,适时完成性别认定。

(袁金娜)

参考文献

1. 杜敏联. 青春期内分泌学. 北京:人民卫生出版社,2006.
2. 颜纯,王慕逖. 小儿内分泌学. 2 版. 北京:人民卫生出版社,2006.
3. AHMED SF. Society for Endocrinology UK guidance on the initial evaluation of an infant or an adolescent with a suspected disorder of sex development (Revised 2015). Clin Endocrinol (Oxf), 2016,84(5):771-788.
4. 陈晓波. 儿科内分泌学—诊治与实践. 北京:人民军医出版社,2012.
5. BASHAMBOO A. New technologies for the identification of novel genetic markers of disorders of sex development (DSD). Sex Dev,2010,4(4-5):213-224.
6. JURAYYAN NA. Disorders of sex development:diagnostic approaches and management options-an islamic perspective. Malays J Med Sci,2011,18(3):4-12.
7. BAXTER RM,VILAIN E. Translational genetics for diagnosis of human disorders of sex development. Annu Rev Genomics Hum Genet,2013,14:371-392.
8. RAVEENTHIRAN V. Neonatal Sex Assignment in Disorders of Sex Development:A Philosophical Introspection. J Neonatal Surg,2017,6(3):58.
9. KEARSEY I,HUTSON JM. Disorders of sex development (DSD):not only babies with ambiguous genitalia. A practical guide for surgeons. Pediatr Surg Int,2017,33(3):355-361.
10. KALTIALA-HEINO R,BERGMAN H,TYÖLÄJÄRVI M,et al. Gender dysphoria in adolescence:current perspectives. Adolesc Health Med Ther,2018,9:31-41.
11. MAKIYAN Z. Systematization of ambiguous genitalia. Organogenesis,2016,12(4):169-182.
12. ALHOMAIDAH D,MCGOWAN R,AHMED SF. The current state of diagnostic genetics for conditions affecting sex development. Clin Genet,2017,91(2):157-162.
13. 吴德华,田红娟,唐达星,等. AR 基因突变雄激素不敏感综合征相关因素在性别分配中的作用分析. 临床小儿外科杂志,2019,(05):10.
14. 唐达星,傅君芬. 性别发育异常的新认识及外科选择. 中华小儿外科杂志,2016,37(7):481-484.

第四节 多垂体激素缺乏

一、概述

多垂体激素缺乏多见于下丘脑垂体病变,最多见的是鞍区肿瘤术后。以颅咽管瘤为例,患者术后垂体功能减退的发生率在生长激素轴为 68%~100%,性腺轴为 60%~80%,肾上腺轴为 55%~88%,甲状腺轴为 39%~85%,垂体后叶为 25%~86%,但不同病因在不同人群中的发生率各不相同。治疗原则是使用激素替代,尽可能使外源性激素模拟人体生理变化,同时又尽量避免激素不良反应的出现,因此对后期的内分泌管理中的规范化、个体化、精准化提出了更高的要求。

二、诊断与鉴别诊断

对于疑似多种激素不足患者,需要按顺序进行检查。首先检查下丘脑-垂体-肾上腺轴,其次是下丘脑-垂体-甲状腺素轴,最后才是下丘脑-垂体-性腺轴和下丘脑-垂体-生长轴。需要特别重视评估并纠正皮质激素不足。

（一）下丘脑-垂体-肾上腺轴功能的评估

任何年龄的鞍区术后患者,首先要进行肾上腺皮质功能的评估。常规评估晨 8~9 点皮质醇水平,必要时行胰岛素低血糖刺激试验(胰岛素 0.05~0.15U/kg 静脉注射,使血糖下降至 2.2mmol/L 以下,胰岛素使用 −30、0、30、60 和 120 分钟采血)或标准剂量 ACTH 激发试验(ACTH$_{1-24}$ 成人及≥2 岁儿童 250μg;<2 岁 15μg/kg,最大量 125μg;ACTH$_{1-24}$ 使用 0、30 和 60 分钟采血)。诊断肾上腺皮质功能不全(adrenocortical insufficiency,AI)的流程见图 12-4-1,晨 8~9 点测皮质醇<3μg/dl 提示 AI,>15μg/dl 可排除 AI,如介于 3~15μg/dl 则需要行激发试验,激发试验时皮质醇峰值<18μg/dl 也提示 AI。需要注意的是,如果在使用糖皮质激素的患者需要在最后一次使用糖皮质激素至少 18~24 小时后评估肾上腺功能。

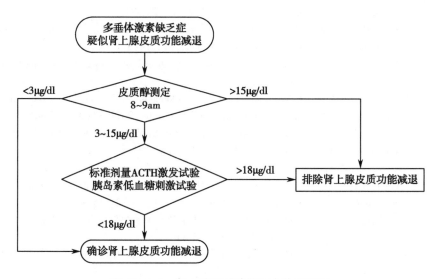

图 12-4-1　肾上腺皮质功能不全诊断流程

（二）下丘脑-垂体-甲状腺轴功能的评估

对于鞍区术后患者,即使游离甲状腺素水平在正常低限,也需要高度警惕继发性甲状腺功能减退,如果同时伴有甲低的临床症状或者 FT$_4$ 水平较术前下降 20% 及以上,建议立即开始使用左旋甲状腺素(L-T$_4$)替代治疗。

（三）下丘脑-垂体-性腺轴功能的评估

性激素与体格、性征发育及生殖密切相关,其不同程度的降低会严重影响青春期患儿的身心健康,尤其是青春期患儿处于生长发育最为快速的阶段之一,早期及时有效的性激素替代对患儿后期的社会适应产生重要影响。鞍区手术后出现青春后期男性患者低睾酮水平、女性患者出现月经稀发或停经,同时伴有促性腺激素水平正常或降低即可确诊中枢性性腺功能减退。中枢性性腺功能减退对于儿童期或青春前期患儿的症状识别较为困难,需要结合患者年龄和性发育情况谨慎评估,如没有出现性发育迹象,需要进行定期的评估和检测。如在女性 13 周岁以上、男性 14 周岁以上没有出现第二性征发育,可以通过 GnRH 激发试验确诊继发性中枢性性腺功能减退。

(四)下丘脑-垂体-生长轴功能的评估

研究报道生长激素缺乏症是儿童青少年鞍区手术后的主要并发症之一。生长激素(rhGH)对维持儿童正常生长发育,维持身体正常脂肪、肌肉和骨骼含量,改善心功能,促进伤口愈合等方面均有非常重要的作用。若不及时补充外源性 GH,不仅影响患儿身高生长,同时会引起骨质丢失、骨密度降低,严重者甚至出现病理性骨折;同时可导致脂肪组织增加以及肥胖,肌肉组织减少使运动能力下降;长时间缺乏 GH 可导致胰岛素敏感性下降,甚至胰岛素抵抗等一系列代谢综合征表现。目前,生长激素激发试验仍然是确诊继发性生长激素缺乏症的金标准,推荐首选胰岛素低血糖试验,有条件可以使用胰高血糖素试验。需要注意的是,进行生长激素激发试验前需要将其他垂体激素替代到正常范围,否则存在相当高的假阳性率。如果对有明确生长激素缺乏症典型临床表现者,且有其他 3 个垂体激素轴缺乏的患者,则没有必要再次生长激素激发试验。儿童期生长激素缺乏症的诊断标准:①身高低于同年龄、同性别正常健康儿童身高第 3 百分位数或负两个标准差以上;②年生长速率<7cm(3 岁以下),<5cm(青春期前),<6cm(青春期);③骨龄落后于实际年龄;④GH 激发试验峰值<10μg/L;⑤类胰岛素样生长因子 1(insulin-like growth factor-1,IGF-1)低于正常。

儿童期诊断的孤立性 GHD 患者在女孩骨龄 14~15 岁,男孩骨龄 16~17 岁(此时往往身高已达到成年终身高的 98%~99%),在正规使用 rhGH 治疗情况下年生长速率<1.5~2cm,选用至少一种 GH 激发试验重新评估 GH 分泌水平,明确是否存在过渡期生长激素缺乏症(transition growth hormone deficiency,TGHD)。考虑到 rhGH 对类胰岛素样生长因子 1(IGF-1)的影响,在重新评估之前至少停用 rhGH 1 个月,但如临床高度怀疑 GHD 者也需注意长时间停用 rhGH 产生的不良后果。而对影像学已经证实鞍区和/或鞍上区先天性结构异常、获得性下丘脑-垂体疾病如颅咽管瘤、直接影响下丘脑-垂体区域的手术或大剂量放疗以及由明确基因突变导致的生长激素分泌功能异常,临床高度疑似 TGHD 者,无须重新评估 GH 分泌水平,只需测定 IGF-1 的水平即可,如排除其他慢性疾病后 IGF-1 水平低于均值 $-2SD$,直接给予 rhGH 治疗。对于 TGHD 患者,目前公认的可行且有效的 GH 激发试验研究较少。普遍认为 TGHD 生长激素分泌状态评估首选胰岛素低血糖激发试验。由于该激发试验可诱发低血糖,故禁用于存在心脑血管疾病及癫痫发作风险的患者。如该激发试验实施有禁忌,美国临床内分泌协会推荐可以使用胰高血糖素试验和醋酸马西瑞林激发试验代替,欧洲内分泌协会推荐使用生长激素释放激素(growth hormone releasing hormone,GHRH)+精氨酸(arginine,ARG)复合试验代替,但这几种药物在国内获取困难、实际使用经验过少。少量文献报道使用单一 ARG 试验作为替代检查,但没有经过系统的评估和验证,其灵敏度和特异性在 TGHD 患者中较低,不常规推荐作为 TGHD 诊断试验,如选择其作为诊断方法,切值应放在 0.4μg/L。此外,在儿童生长激素缺乏症诊断中常用的可乐定、左旋多巴等激发试

验在 TGHD 中的诊断效率和精确度更为低下,不推荐作为 TGHD 的诊断试验;吡啶斯的明
(PD)+左旋多巴(L-DOPA)、ARG+L-DOPA 复合试验在 TGHD 的诊断效率需要更多的评估
和验证。具体诊断流程见图 12-4-2。

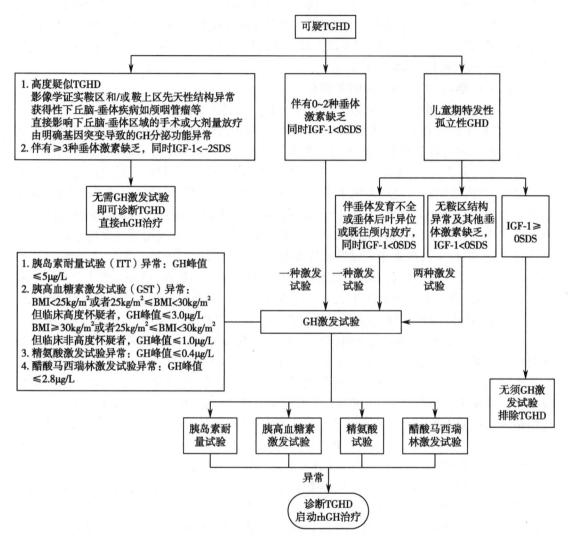

图 12-4-2　TGHD 诊断流程

(五)垂体后叶功能的评估

　　除了肿瘤占位效应引起的垂体功能减退外,手术后出现垂体后叶功能减退在临床上
极为常见。由于肿瘤或手术导致神经垂体受损,抗利尿激素(ADH)分泌或释放障碍,肾脏
远曲小管和集合管重吸收水分作用减弱,肾脏不能浓缩尿液而排出大量低渗尿。血管内液
体渗透压增高,引起细胞内脱水,触发大脑渴觉中枢,出现烦渴,大量饮水,暂时代偿缺失
的液体,当不能代偿时,发生严重的血容量不足及高钠血症。主要表现为多尿、烦渴、多饮;
在脱水时,表现为直立性低血压、皮肤湿冷、心率增快、呼吸浅快;高钠血症时,表现为淡漠、
嗜睡、进行性肌肉张力增加、颤抖、运动失调、惊厥、癫痫发作,甚至昏迷而死亡。对于存在

多尿的患者,需要记录 24 小时尿量,同步检测血尿渗透压。出现以下表现时,可以使用兴奋 AVP 释放的刺激试验(如禁水试验、高渗盐水试验等):尿量增多[青春期>2L/(m²·d),儿童>40~50ml/(kg·d),婴幼儿>4~6ml/(kg·h)],低渗尿,尿渗透压低于血浆渗透压;尿比重<1.005;饮水不足时,有高钠血症,伴高尿酸血症(尿酸清除减少致血尿酸升高)。如禁水试验不能使尿量减少,尿比重和尿渗透压增高,且应用 AVP 治疗有明显的效果,尿量减少,尿比重和尿渗透压升高,则可以诊断中枢性尿崩症。

三、治疗

对于多垂体激素缺乏的患者,应该最先应用糖皮质激素,然后是甲状腺素,病情稳定后再应用性激素及生长激素。

(一)糖皮质激素替代

对于肾上腺皮质功能减退的患者首选氢化可的松进行替代治疗,青春期后及成人剂量 15~25mg/d,分 2~3 次,也可以使用泼尼松。儿童用药剂量为 6~10mg/(m²·d),分 2~3 次服药。应该使用最小剂量的糖皮质激素模拟皮质醇生理分泌节律进行用药,50%~60% 剂量在白天给药,使患者皮质醇水平达到正常值。剂量调整主要依据临床经验及调整后患者是否出现新发或症状缓解,不合理的提升糖皮质激素剂量也容易导致皮质醇增多症表现。在肾上腺皮质功能稳定前不建议添加甲状腺素和其他激素。术后早期不建议用中效和长效的糖皮质激素(表 12-4-1)。

表 12-4-1　各种肾上腺皮质激素对应表

肾上腺皮质激素	抗炎作用	等效剂量(mg)	生长抑制	储钠作用	血浆半衰期(分钟)	生物活性(小时)
氢化可的松	1.0	20	1.0	1.0	80~120	8
醋酸可的松	0.8	25	0.8	0.8	80~120	8
泼尼松龙	4.0	5	5~15	0.8	200	12~36
甲泼尼龙	5.0	4		0.5	180	12~36
倍他米松	25.0~35.0	0.6		0	130~330	36~54
地塞米松	30.0	0.7	80	0	150~300	36~54
9α-氟氢考的松	15	—		200		

(二)甲状腺激素替代

甲状腺激素除了对生长、智力发育有明显的作用,是正常生长及骨骼发育所必需的因素之一,同时对增强机体应激反应能力也有重要作用,鞍区肿瘤术前甲状腺激素的替代治疗能降低患儿手术风险。因此,如非急诊手术患者,建议在补充糖皮质激素后给予左甲状腺素补充治疗,5~10 岁替代剂量 3~5μg/(kg·d),10~20 岁替代剂量 2~4μg/(kg·d)。对于术后患者,即使游离甲状腺素水平在正常低限,也需要高度警惕继发性甲状腺功能减退,如果同时伴有甲低的临床症状或者 FT_4 水平较术前下降 20% 及以上,建议立即开始替代治疗,从低剂量开始逐渐增加,成人或青春后期儿童可以每 2~3 周增加 25μg,儿童应根据其体重进行剂量计算,根据其临床表现及甲状腺功能指标调整剂量,平均使用剂量为 1.6μg/(kg·d)。治疗过程中每 2~3 个月评估一次甲状腺功能并相应调整剂量,使 FT_4 逐渐升高到正常范围的中上水平。需要注意的是,应先排除中枢性肾上腺功能低下后再使用 L-T_4,以免出现肾上腺危象。

(三) 性激素替代

由于考虑到推迟儿童患者骨骺融合而获得更好的终身高,推荐女童 12~13 岁、男童 14~15 岁开始补充性激素。青春期前男性患者,在肿瘤无复发及其他激素替代良好的情况下,可先给予人绒毛膜促性腺激素治疗,以促进睾丸降入阴囊,并改善阴茎、睾丸的发育,增进患儿的性心理健康和体质。到正常儿童青春后期年龄,若患儿外生殖器发育仍差,可继续使用外用睾酮促进阴茎发育,也可给予促性腺激素治疗,促进睾丸进一步增大和诱导精子发生。对于青春期女性患儿应重视卵泡刺激素、黄体生成素的替代治疗,来获得第二性征的出现和成熟,以及卵巢、子宫的正常发育。对青春发育已完成者可考虑使用戊酸雌二醇片/环丙孕酮片维持人工月经。对于垂体功能尚存相对较好的患者,可采用模拟下丘脑生理性促性腺素释放激素(GnRH)脉冲分泌模式,人工给予 GnRH 类似物按一定的脉冲节律持续输注,达到重建下丘脑-垂体-性腺轴内分泌功能的目的,使患者恢复生育能力。

(四) 生长激素替代

多垂体激素缺乏症患者在肾上腺功能和甲状腺功能正常后,可以考虑进行重组人生长激素(rhGH)的替代,维持正常的生长。尽管目前大多数研究认为 rhGH 的应用不会增加颅咽管瘤复发的概率,但仍然建议在颅咽管瘤根治术后 1 年没有肿瘤复发迹象,才可考虑 rhGH 的替代治疗。其他恶性肿瘤需征询肿瘤科医生意见。儿童期推荐剂量为 $20~35\mu g/(kg\cdot d)$。青春期患者需要使用足够的剂量才能获得正常人的青春期身高突增,同时也需考虑到青春期发生的生长激素抵抗,需要使用相对较高的 rhGH 剂量 $[43~70\mu g/(kg\cdot d)]$。青春后期已经达到接近成年身高者(年生长速率<2cm,男性骨龄>16 岁,女性骨龄>14 岁),不需要考虑 rhGH 对成年终身高的作用,可以使用 0.2~0.4mg/d 的 TGHD 剂量,以临床症状改善(体脂分布、运动能力、神经心理表现、骨密度正常、心血管危险因素减少)及 IGF-1 恢复正常为参考标准调整剂量。无论各个年龄段,在治疗过程中均需要定期监测 FT_4、糖代谢指标、脂代谢指标、骨龄、生长速度及肿瘤复发情况。需要注意的是,在 rhGH 治疗过程中,rhGH 和 IGF-1 会减少皮质酮向皮质醇的转换,降低血清皮质醇结合蛋白,导致加重隐匿性肾上腺皮质功能减退患者的临床症状,因此在使用 rhGH 后需要重新评估肾上腺轴的功能,调整糖皮质激素的用量;同时由于 IGF-1 上升过程中增加了外周 T_3、T_4 的转化,加速了甲状腺激素的代谢、清除速率,也可能需要增加左甲状腺素剂量。

(五) 抗利尿激素替代

去氨加压素(DDAVP)为合成的 AVP 类似物,副作用少,使用方便,为目前治疗尿崩症比较理想的药物,最常用的剂型是片剂,口服作用时间可持续 8~12 小时。成人常规初始剂量为每次 0.1mg,一天 3 次,多数患者适宜剂量为每次 0.1~0.2mg,每天 3 次;每天总量在 0.2~1.2mg。儿童去氨加压素的治疗需要遵循个体化原则,在术后数周到数月内,至少尝试 1 次停用 DDAVP,以判断垂体后叶功能是否恢复。需要提醒的是,长期过量不恰当使用 DDAVP 会导致水中毒、稀释性低钠血症,因此在长期治疗过程中需要定期监测电解质水平。对于同时伴有渴感消退的尿崩症患者,更需要密切监测尿量、体重和电解质水平。其他可用于 CDI 的药物包括鞣酸加压素、氢氯噻嗪、卡马西平等。药物治疗的目标是儿童尿量维持于 $1~3ml/(kg\cdot h)$,青春期以后应维持于 50~200ml/h。

病例链接: 多垂体激素缺乏

【一般情况】患儿,男,14 岁 4 月。

【主诉】颅咽管瘤术后,多垂体激素缺乏 5 年余。

【现病史】患儿 5 年余前因体检发现颅内占位,至复旦大学附属儿科医院住院并行手术治疗,确诊为"颅咽管瘤"(具体手术情况不详),术后出现多垂体激素缺乏,给予去氨加压素、左甲状腺素及氢化可的松口服(具体量不详),术后半年复诊后给予停去氨加压素。目前左甲状腺素片 75μg 晨服及氢化可的松 5mg 晨服,术后患儿无多饮,无多食,无夜尿增多,无腹痛,无恶心、呕吐,无胸闷,无心悸,无视物模糊或反复晕厥,现为评估垂体功能,门诊拟"多垂体激素缺乏、颅咽管良性肿瘤术后"收治入院。患儿患病以来神清,精神好,胃纳一般,睡眠可,二便无殊。

【既往史】5 年前在复旦大学附属儿科医院行颅咽管瘤切除术。

【出生史】G_1P_1,足月顺产,出生体重 3.8kg。无窒息抢救史。

【预防接种史】按计划接种。

【家族史】否认肿瘤家族史。

【入院查体】T 36.4℃,P 96 次/min,R 22 次/min,BP 102/59mmHg,身高 133cm,体重 28.5kg,神志清,精神可,呼吸平稳,咽部无充血,双肺呼吸音粗,未闻及干、湿啰音,心律齐,心音有力,心前区未闻及病理性杂音,腹部无膨隆,无压痛及反跳痛,肝脾肋下未及肿大,神经系统检查阴性,四肢脊柱无殊,双侧睾丸容积 2ml,阴茎 2cm,无阴毛,未见腋毛。

【辅助检查】无。

【入院诊断】多垂体激素缺乏;颅咽管良性肿瘤术后。

【检查计划】入院后继续给予左甲状腺素片 75μg,晨服。进一步完善各种检查,包括血常规、血生化、血气电解质、ACTH+皮质醇节律、胰岛素低血糖兴奋试验、骨龄、B 超、垂体MRI、心电图等检查。必要行胰岛素低血糖兴奋试验。

【治疗计划】

1. **监测观察** 记 24 小时出入量,监测心率、呼吸、血压等生命体征。

2. **一般治疗** 继续给予左甲状腺素片 75μg 晨服,根据甲状腺功能结果调整药物剂量。暂停氢化可的松片口服,进一步行皮质醇节律评估,必要时行胰岛素低血糖兴奋试验评估,根据评估结果调整氢化可的松剂量。

3. **进一步检查** 评估下丘脑-垂体-生长激素轴及下丘脑-垂体-性腺轴相关功能,并根据评估结果制订替代治疗方案。

【治疗经过】入院后监测尿量波动在 1 100~1 900ml/d,尿常规示尿蛋白阴性,尿比重 1.015,血常规、粪常规、超敏 C 反应蛋白、肝肾功能均正常。糖化血红蛋白 5.5%。空腹血糖 4mmol/L。乙肝定性+丙肝测定提示乙型肝炎病毒表面抗体阳性,余正常。类胰岛素样生长因子-1 133.0ng/ml(参考值 143.0~506.0ng/ml),类胰岛素样生长因子结合蛋白-3 3.94μg/ml。甲状腺功能检测:促甲状腺素 0.584mIU/L,三碘甲状腺原氨酸 1.52nmol/L,甲状腺素 61.84nmol/L(参考值 62.68~150.8nmol/L),游离三碘甲状腺原氨酸 4.13pmol/L,游离甲状腺素 7.82pmol/L(参考值 9.01~19.05pmol/L),抗甲状腺过氧化物酶抗体 0.20IU/ml,抗甲状腺球蛋白抗体 1.73IU/ml。性激素测定:雌二醇<36.7pmol/L,卵泡刺激素 0.99IU/L,黄体生成素 0.09IU/L,孕酮<0.30nmol/L,泌乳素 77.5mIU/L,睾酮<0.45nmol/L,人绒毛膜促性腺激<1.2mIU/ml。ACTH+皮质醇节律测定:促肾上腺皮质激素<5.0pg/ml,皮质醇 3.24μg/dL(参考值 5~25μg/dL)(8am)。ACTH+皮质醇测定:促肾上腺皮质激素<5.0pg/ml,皮质醇<1.00μg/dl(4am)。acth+皮质醇测定:促肾上腺皮质激素<5.0pg/ml,皮质醇<1.00μg/dl(0am)。进一步完善胰岛素低血糖兴奋试验示皮质醇峰值 3.57μg/dl。同步测定血清生长激素峰值 3.77ng/ml。行 HCG 激发试验,提示睾酮 5.25nmol/L(激发后)。

　　X 线骨龄片:左腕骨化中心出现 9/10 颗,尺骨茎突未出现,拇指内侧籽骨未出现,各掌指骨骨骺线未闭合,尺桡骨远侧骨骺线未闭合,提示骨龄落后;附睾、睾丸、阴囊 B 超检查:左侧阴囊内探及睾丸回声,大小 1.3cm×1.1cm×0.7cm,包膜光,内回声均匀,右侧阴囊内探及睾丸回声,大小 1.3cm×0.9cm×0.7cm,包膜光,内回声均匀,提示睾丸外形较同龄人小;后腹膜、肾上腺 B 超示:双侧肾上腺区未见明显异常;普通心电图示:窦性心律不齐。垂体增强 MRI 示:颅咽管瘤术后,垂体薄,未见异常 MR 信号影。

　　根据评估结果调整左甲状腺素剂量为 100μg 晨服,调整氢化可的松片 5mg,每日 2 次口服。

　　【出院诊断】多垂体激素缺乏;颅咽管良性肿瘤术后。

　　【出院建议】

　　1. 合理饮食与运动;预防感染,如有发热等感染情况,氢化可的松剂量翻倍并及时就医。

　　2. 监测尿量、身高、体重等变化情况。

　　3. 定期内分泌科门诊就诊,查 ACTH+皮质醇、电解质、甲状腺功能等相关检查,可考虑加用 GH 治疗,待身高改善后,可考虑加用性激素替代治疗。

　　4. 定期神经外科门诊就诊,复查垂体磁共振。

(黄　轲)

参考文献

1. BORNSTEIN SR,ALLOLIO B,ARLT W,et al. Diagnosis and Treatment of Primary Adrenal Insufficiency:An Endocrine Society Clinical Practice Guideline. J Clin Endocrinol Metab,2016,101(2):364-389.

2. FLESERIU M,HASHIM IA,KARAVITAKI N,et al. Hormonal Replacement in Hypopituitarism in Adults:An Endocrine Society Clinical Practice Guideline. J Clin Endocrinol Metab,2016,101(11):3888-3921.

3. SBARDELLA E,POZZA C,ISIDORI AM,et al. ENDOCRINOLOGY AND ADOLESCENCE:Dealing with transition in young patients with pituitary disorders. Eur J Endocrinol,2019,181(4):155-171.

4. YELIOSOF O,GANGAT M. Diagnosis and management of hypopituitarism. Curr Opin Pediatr,2019,31(4):531-536.

第五节　内分泌常用功能试验

一、概述

内分泌功能试验可以反映内分泌腺功能状态,分激发试验与抑制试验。激发试验可观察正反馈状态下腺体的功能及反应是否正常,而抑制试验是观察药物负反馈下功能升高的腺体能否被抑制。能正常激发或被抑制说明有正常的正反馈、负反馈功能。

二、生长激素激发试验

(一) 目的

生长激素(GH)多在夜间脉冲式分泌,饥饿状态时高(低血糖)、血压低时高、血氨基酸高时高、剧烈活动试验高,生理激发不容易成功。通过药物进行药物激发试验,刺激 GH 的分泌反应可以评价垂体 GH 细胞的储备功能。临床主要用于生长激素缺乏症的诊断(图 12-5-1)。

(二) 方法

1. **胰岛素低血糖激发试验**

（1）原理:注射胰岛素以造成低血糖(≤2.2mmol/l),兴奋下丘脑-垂体轴,可刺激 GH、PRL、ATCH 分泌而了解垂体储备功能。不但可用于垂体性的侏儒患者 GH 缺乏的诊断,还

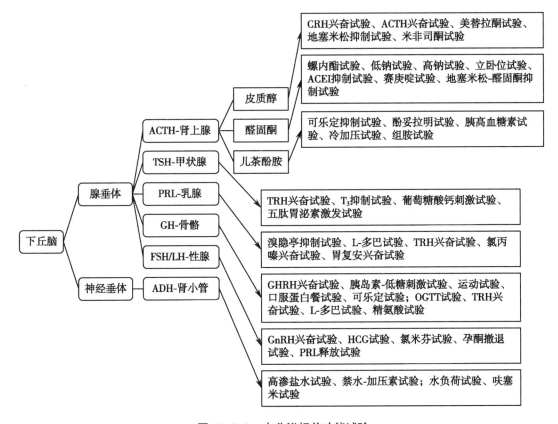

图 12-5-1　内分泌相关功能试验

可以鉴别继发性肾上腺功能低下是垂体性还是下丘脑性。

（2）具体步骤

1）晨 8 点开始试验（禁食 10 小时以上，禁水 6 小时以上），提前留置静脉穿刺。

2）试验开始前 30 分钟安静卧位，静脉注射胰岛素 0.1U/kg（可溶于 10ml 生理盐水中稀释，静脉注射时间不少于 3 分钟）。

3）于另一侧手臂分别于试验开始前 0 和注射后 15、30、45、60、90 和 120 分钟抽血，测定血葡萄糖、血 GH、血 ACTH 和血浆皮质醇。

4）观察低血糖症状及体征，血葡萄糖最低水平≤2.2mmol/L（最佳），或≤基础值的 50%，为试验有效，不能以低血糖症状严重程度来判断。

5）45 分钟后血糖未达标，追加胰岛素剂量 0.1U/kg 再次给药，并重新计时。

6）医护人员严密监护低血糖反应，给予心电监护，备 10% 葡萄糖，原则上轻中度低血糖不用积极干预，若出现严重低血糖症状（面色苍白、出汗、脉速、嗜睡等），则给予 10% 葡萄糖 2ml/kg 静脉注射，并进行相应的临床处理，尽量不要中止采血。

7）若有必要，试验后的午餐应含有足够碳水化合物。

8）如果合并肾上腺皮质功能减退，需要在试验前进行治疗，获得足够的生理量肾上腺皮质激素替代。试验当天早晨需要暂停皮质类固醇替代治疗。试验结束后应立即补充氢化可的松。

2. 生长激素复合激发试验

（1）原理：通过两种以上不同机制的药物进行复合激发试验，可以提高激发试验的特异性和敏感性。

（2）具体步骤

1）晨 8 点开始试验（禁食 10 小时以上，禁水 6 小时以上），提前留置静脉穿刺。

2）选择 2 种作用不同的药物进行复合激发试验（表 12-5-1），2 种试验中，其中一种必须静脉给药，以减少假阳性。

3）于试验开始前 0 和注射后 15、30、45、60、90 分钟抽血，测定血 GH 水平。

4）观察低血糖症状及体征，血葡萄糖最低水平≤2.2mmol/L（最佳），或≤基础值的 50%，

表 12-5-1　生长激素复合激发试验药物选择

药物	机制	剂量	途径	副作用
可乐定	引起低血压，刺激 GHRH 分泌	0.15mg/m²	口服	疲倦、入睡，少数可有恶心、呕吐
L-多巴	脑内转变为多巴胺和去甲肾上腺素，作用于多巴胺能及肾上腺素能受体，刺激 GHRH 分泌	10mg/kg（最大 250mg）	口服	恶心、呕吐，多在 1 小时内消失
精氨酸	升高血氨基酸水平，抑制 SS 分泌	精氨酸 0.5g/kg（最多不超过 30g），加入 3ml/kg 生理盐水混合	静脉滴注	无特殊副作用，少尿或无尿禁用
胰岛素	诱发低血糖，促进 GH 分泌，发挥升糖激素作用	正规胰岛素 0.05~0.1U/kg，加生理盐水 5ml	静脉注射	癫痫禁用

为试验有效,不能以低血糖症状严重程度来判断。

5)如选用激发药物之一为胰岛素,请具体参考胰岛素低血糖激发试验。

(三)临床结果解读

1. **正常人** GH峰值至少达到10μg/L,峰值一般在60分钟左右出现。

2. **矮小症** 指身高低于同种族、同性别、同年龄儿童的第3百分位数或正常人群平均身高2个标准差(-2 *SD*)。

(1)生长激素峰值5~10μg/L:可诊断部分性生长激素缺乏症。

(2)生长激素峰值<5μg/L:可诊断完全性生长激素缺乏症。

三、促性腺激素释放激素激发试验

(一)目的

促性腺激素释放激素(GnRH)是下丘脑释放的多肽激素,可刺激垂体释放黄体生成素(LH)及卵泡雌激素(FSH),评价其储备功能,并有助于低促性腺激素水平患者的定位诊断。

(二)方法

禁食过夜,试验期间卧床休息,避免剧烈运动,试验当天8点皮下注射戈那瑞林(GnRH)2.5μg/kg(最大不超过100μg),分别于0、15、30、60和90分钟在前臂采血作FSH、LH测定。

在没有戈那瑞林的情况下,可使用曲普瑞林(GnRH-a)皮下注射替代,剂量及采血时间同戈那瑞林。

(三)临床结果解读

1. **正常儿童**

(1)青春期前:LH峰值<3.3U/L,LH峰值/FSH峰值<0.6。

(2)青春期后:LH峰值>3.3~5U/L,LH峰值/FSH峰值>0.6。

2. **性早熟** 指第二性征提前出现,在我国通常定义为女孩8周岁前、男孩9周岁前,出现任何形式的第二性征发育。

(1)中枢性性早熟:LH峰值>5U/L,LH峰值/FSH峰值>0.6。

(2)外周性性早熟:LH峰值无反应,同时性腺无明显发育者。

3. **性发育落后** 在我国通常定义为女孩13周岁后、男孩14周岁后,仍未出现任何形式的第二性征发育。

(1)垂体功能受损者:用药后LH持续低水平或稍上升,FSH变化更小。

(2)下丘脑功能受损者:用药后LH高峰时间迟于正常反应出现时间。

(3)原发性性腺病变者:LH峰值无反应,同时性腺无明显发育。

四、口服糖耐量试验

(一)目的

正常情况下,口服葡萄糖或进餐30分钟后血糖开始升高,60分钟达高峰,120分钟左右血糖恢复至空腹水平。临床用于确诊糖尿病及糖耐量异常。禁忌证为感染、酮症酸中毒、严重水电解质紊乱等急性疾病,以及可能干扰实验结果的慢性疾病。

(二)方法

1. **患儿试验前3天停服对血糖代谢有影响的药物** 如口服避孕药、噻嗪类利尿剂、β受体拮抗剂等;正在应用糖皮质激素者不适于行 OGTT。连续 3 天,每天至少摄入碳水化合物 150g。

2. **试验前 1 天避免激烈运动**　因运动会改变葡萄糖代谢。减少压力,因压力会使肾上腺素分泌增加,升高血糖。

3. **禁食禁水 10 小时以上**　早晨 8 点开始实验,并空腹测定末梢血糖(0 分)。空腹血糖≥15mmol/L 者,为避免血糖过快升高,应暂停 OGTT 试验。

4. **将无水葡萄糖粉 1.75g/kg(≤75g)溶于温开水中**　稀释比例为 1g:4ml(≤300ml),于 3~5 分钟内服完。如果没有无水葡萄糖粉,可使用 50% 葡萄糖溶液替代。由于 50% 葡萄糖溶液为 1 分子水葡萄糖(82.5g 一水葡萄糖≈75g 无水葡萄糖),其剂量应为 3.85ml/kg(≤165ml),溶于 1.25 倍的温开水中,于 3~5 分钟喝完。

5. **从开始服糖即记录时间**　然后于 30、60、90、120 分钟,测定末梢血糖。实验过程中仍需禁食禁水,并避免一切静脉输液,直至试验结束。

（三）临床结果解读

临床结果解读见表 12-5-2。

表 12-5-2　OGTT 临床结果解读

提示	空腹血糖	120 分钟血糖
正常	3.0~5.6mmol/L	<7.8mmol/L
糖尿病(结合临床症状)	≥7.0mmol/L	≥11.1mmol/L
空腹血糖受损 IFG	5.6~7.0mmol/L	<7.8mmol/L
葡萄糖耐量异常 IGT	3.0~5.5mmol/L	7.8~11.1mmol/L

五、禁水试验及加压素试验

（一）目的

1. **禁水试验**　主要观察禁水后由于循环血量减少,血浆渗透压升高,兴奋抗利尿激素(ADH)分泌,尿量减少,尿比重升高,尿渗透压升高,使血渗透压保持稳定,这一生理反馈是否存在。临床主要用于鉴别真性尿崩症与精神性烦渴。

2. **加压素(DDAVP)试验**　中枢性尿崩症患者由于缺乏 ADH,注射加压素后尿渗透压可明显提高。临床主要用于鉴别中枢性尿崩症与肾性尿崩症。

（二）方法

1. **禁水试验**

（1）试验前准备

1）测定 24 小时出入量,明确患儿是否多尿或尿崩[尿崩>6ml/(kg·h),多尿>3ml/(kg·h),少尿<1ml/(kg·h),无尿<0.5ml/(kg·h)]。

2）测定基础尿比重,一般至少需三次,时间段包括上午、下午和夜间。

（2）试验步骤

1）根据年龄及患儿选择凌晨 0~6 点为开始禁食禁水时间。

2）禁水前,喝 20ml/kg 水,需测体重并记录,测定尿比重、血气电解质并记录血钠值,测定血压(表 12-5-3)。

3）禁水后每 2 小时测定尿比重（如年龄小或患儿不能配合，可选择接近时间），计算尿量。

4）禁水后每 2~4 小时根据患儿情况及时测定血气电解质、体重、血压。

5）准备去氨加压素或垂体后叶素 1 支备用。

6）明确尿崩者，继续进行加压素试验。

表 12-5-3　禁水试验记录表格模板

时间	体重 kg	尿比重	血钠 mmol/L	血压 mmHg	尿量/(kg·h)
禁水前					
禁水后＿＿小时					
禁水后＿＿小时					
禁水后＿＿小时					

2. 加压素（DDAVP）试验

（1）试验条件

1）禁水试验中尿量无明显减少，尿比重无明显上升，体重明显减少>3%。

2）禁水试验中血钠>150mmol/L 或血浆渗透压>295mmol/L。

3）小年龄婴幼儿（<2 岁）考虑尿崩者，可酌情直接进行加压素试验。

（2）试验步骤

1）符合条件者开始加压素试验，皮下注射加压素 $1U/m^2$（或垂体后叶素 0.1~0.2U/kg）。

2）加压素前需测体重并记录、测定尿比重、测定血气电解质并记录血钠值、测定血压（表 12-5-4）。

3）加压素后每 2 小时测定尿比重（如小年龄或患儿不能配合，可选择接近时间），计算尿量。

4）加压素后每 2 小时根据患儿情况及时测定血气电解质、体重、血压。

5）加压素试验中可以吃少量含水食物（如苹果等），但不能大量饮水。

表 12-5-4　加压素试验记录表格模板

时间	体重 kg	尿比重	血钠 mmol/L	血压 mmHg	尿量/(kg·h)
加压素前					
加压素后＿＿小时					
加压素后＿＿小时					

（三）临床结果解读

1. 禁水试验

（1）体重明显减少>3%，考虑尿崩症，停止禁水试验，继续行加压素试验。

（2）血钠>150mmol/L 或血浆渗透压>295mmol/L，考虑尿崩症，停止禁水试验，继续行加压素试验。

（3）尿量明显减少，尿比重>1.010，体重无明显下降，血钠及血浆渗透压正常水平，考虑习惯性多饮或精神性烦渴,停止禁水试验。

2. **加压素试验**

(1)尿量明显减少,尿比重明显上升,考虑中枢性尿崩,予以醋酸去氨加压素片口服试验性治疗。

(2)尿量轻度或不减少,尿比重轻度或不上升,考虑肾性尿崩,完善基因诊断,视尿量及血钠情况,可给予氢氯噻嗪或吲哚美辛等治疗。

六、促皮质素激发试验

(一)目的

正常人肾上腺皮质醇受垂体分泌的促皮质素(ACTH)调控,在大剂量 ACTH 作用下,皮质醇的分泌量急剧增高,代表肾上腺的储备能力或最大储备能力。原发性/继发性肾上腺皮质功能改变,两腺体的储备能力或最大储备能力可发生改变。

临床主要用于评价肾上腺皮质储备功能,判断是否存在肾上腺皮质功能减退症,鉴别原发性/继发性肾上腺皮质功能减退症,评估长期应用外源性糖皮质激素患者的肾上腺皮质功能。

(二)方法

1. 试验开始前收集 24 小时尿测定 24 小时 UFC(试验前)。

2. 试验当日上午 8 点抽血 ACTH(0 分钟)、血浆皮质醇(0 分钟)。考虑先天性肾上腺皮质增生者,加抽 17α-羟孕酮(0 分钟)。

3. 抽血后,将 ACTH 放入 5% 葡萄糖注射液 250ml,缓慢静脉滴入。ACTH 剂量:<6 月龄,6.25U;6~24 月龄,12.5U,>2 岁,25U。从输注时开始计时。

4. 输注开始后 30、60、90 分钟,分别测定血浆皮质醇。考虑先天性肾上腺皮质增生者,加抽各时点 17α-羟孕酮,输注结束后开始留第二次尿 24 小时 UFC(试验后)。

5. 试验次日上午 8 点(24 小时后)可再次抽血测血浆皮质醇。

(三)临床结果解读(表 12-5-5)

表 12-5-5　ACTH 激发试验结果(和试验前或 0 分钟比较)

临床情况	尿 24 小时 UFC	血浆皮质醇		血 17α-羟孕酮
		当日	次日	
正常人	增加 2~5 倍	增加 30~50μg/dl	仍在 2 倍以上	无明显增加
先天性肾上腺皮质增生症	无明显增加	增加≤20μg/dl	无明显增加	显著升高 ≥10nmol/L
垂体前叶功能减退者	增加 2 倍以上	增加≥20μg/dl	轻度增加	无明显增加
艾迪森病	无明显增加	增加≤20μg/dl	无明显增加	无明显增加
长期应用糖皮质激素治疗者	轻度增加	增加≥20μg/dl,长期过量用药,肾上腺皮质发生萎缩者可以无反应	轻度增加	无明显增加

七、地塞米松抑制试验

(一) 目的

根据下丘脑-垂体-肾上腺轴反馈抑制的原理,下丘脑-垂体-肾上腺轴可以被外源性糖皮质激素所抑制。而地塞米松的代谢产物由尿排出的量极为微小,不影响尿中类固醇的测定。临床上小剂量地塞米松抑制试验用于鉴别皮质醇增多症与单纯性肥胖,大剂量地塞米松抑制试验用于皮质醇增多症的病因鉴别。

(二) 方法

1. **经典(标准)小剂量地塞米松抑制试验** 10 岁以上口服地塞米松片 0.5mg(<10 岁每次 5μg/kg),每 6 小时 1 次,连续 2 天(d1,d2),服药前和服药结束后 1 天(d3)分别测定血浆 ACTH 和皮质醇,并留取 24 小时尿测定 24 小时 UFC。

2. **经典(标准)大剂量地塞米松抑制试验** 10 岁以上口服地塞米松片 2mg(<10 岁每次 20μg/kg),每 6 小时一次,连续 2 天(d1,d2),服药前和服药结束后 1 天(d3)分别测定血浆 ACTH 和皮质醇,并留取 24 小时尿测定 24 小时 UFC。

(三) 临床结果解读

1. **经典(标准)小剂量地塞米松抑制试验**

(1) 正常人:服药第 3 天(d3),24 小时 UFC<27nmol/24h(10μg/24h),血浆皮质醇<1.8μg/dl(50nmol/L)。

(2) 皮质醇增多症:服药后皮质醇不能被抑制,可进一步行大剂量地塞米松抑制试验鉴别病因。

2. **经典(标准)大剂量地塞米松抑制试验**

(1) 库欣病(垂体性或下丘脑性):被抑制,服药后 24 小时 UFC 或服药结束后 1 天(d3)血浆皮质醇较服药前下降>50%。

(2) 肾上腺皮质肿瘤或异位 ACTH 分泌综合征:未被抑制,服药后 24 小时 UFC 或服药结束后 1 天(d3)血浆皮质醇较服药前下降≤50%。

八、人绒毛膜促性腺激素试验

(一) 目的

人绒毛膜促性腺激素(HCG)的分子结构和生理效应与黄体生成素(LH)相似,能兴奋睾丸间质细胞分泌睾酮。临床主要用于了解睾丸 Leydig 细胞的储备功能。注意该试验仅能反映睾丸功能,不能诊断低促性腺激素性性腺功能减退症。

(二) 方法

1. 试验日起每天 1 次肌内注射 HCG,连续 3 天,注射时间以早上 8 点至 9 点左右为宜。HCG 剂量:<1 岁,500IU/d;1~10 岁,1 000IU/d;>10 岁,1 500IU/d。

2. 分别于注射前和最后一次肌内注射 HCG 后 24 小时在采血作睾酮测定,比较用药前后的雄烯二酮、睾酮,可以测定雌二醇做参考,以明确诊断。

(三) 临床结果解读

1. 正常反应为血睾酮峰值较基础值增加 2~3 倍以上,基础值很低者应计算睾酮增加的绝对值。

2. 原发性性腺功能减退者 HCG 刺激后睾酮无明显增高。

3. 继发于下丘脑/垂体功能低下者 HCG 刺激后血睾酮显著增加。

病例链接: 生长发育异常

（一）性早熟病例

【一般情况】患儿，女，7 岁 11 月。

【主诉】发现双乳房增大 6 个月。

【现病史】患儿 6 个月前发现双乳增大，触之有小块状物，初起有触痛，无红肿溢乳。无发热，无头痛、呕吐，无皮疹及色素沉着，无阴道流血。无口服避孕药及其他药物或保健品史。3 月前曾至外院就诊，具体检查经过不详，给予"大补阴丸"口服治疗，效果不佳，双乳仍增大，触痛较前缓解。

病来，神清，精神可，胃纳可，二便正常，体重无明显减轻。

【既往史】无殊。

【个人史】G_1P_1，出生体重 3.0kg，出生过程顺利。饮食习惯正常，智能及运动发育同正常同龄儿。

【家族史】否认家族遗传病史。父亲身高 175cm，母亲身高 165cm。

【入院查体】T 37.0℃，P 90 次/min，R 20 次/min，BP 105/70mmHg。一般可，身材匀称，心肺腹查体无殊。身高 134cm，体重 30.5kg，双乳 B2 期，乳晕色素无明显加深，外阴幼稚，未见阴毛生长。

【辅助检查】血常规、尿常规、血气电解质基本正常。性激素基础值：LH：0.14IU/L，FSH：1.61IU/L，PRL：99.13mIU/L，E_2：63.86pmol/L，HCG：0mIU/ml，T：1.65nmol/L。骨龄片（图 12-5-2）：左手腕骨化中心出现 10/10 颗，尺骨茎突出现，发育较好，钩骨钩出现，拇指内侧籽骨出现，各掌指骨骨骺线未闭合，尺桡骨远侧骨骺线未闭合。超声检查（2016-9-5）：子宫 3.3cm×2.1cm×1.4cm，宫颈 1.6cm，宫腔线清晰，右卵巢 3.2cm×1.5cm×1.3cm，左卵巢 3.0cm×1.8cm×1.4cm，滤泡直径为 0.47cm，肾上腺未见明显异常。

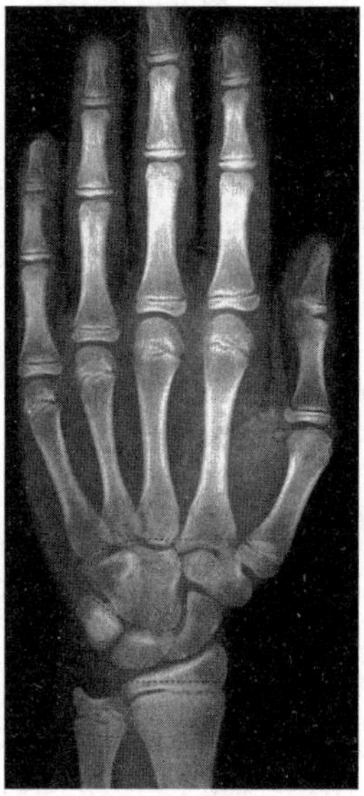

【入院诊断】性早熟：患儿女性，8 周岁前出现第二性征发育，骨龄提前，诊断明确。

【进一步检查】血浆 ACTH+ 皮质醇、17α-OHP、胰岛素、甲状腺功能，以及肝肾功能、血糖、骨代谢指标、肝炎系列、肿瘤标志物、GnRH 激发试验、IGF-I+IGFBP3、性激素结合球蛋白、垂体磁共振等。

图 12-5-2 病例 1 骨龄

【诊疗计划】中枢性性早熟治疗首先应明确治疗范围，符合指征的 CPP 患儿给予 GnRH-a 治疗，有器质性病变的 CPP 应针对病因治疗，中枢病变无手术指征者按 ICPP 治疗；部分性性早熟加强随访；外周性性早熟针对病因治疗；均衡饮食，注意多纵向运动，定期随访。

【诊疗经过】患儿入院行 GnRH 激发试验及完善相关检查。入院查：ACTH：12.5pg/ml，皮质醇(8am,4pm):24.7μg/dl,5.95μg/dl;血糖:4.9mmol/L;17a-OHP:1.71nmol/L;肝肾功能:正常范围;胰岛素:5.1IU/ml;肝炎系列:阴性;甲状腺功能:正常范围;GnRH 激发试验:LH 峰值 38.99IU/L,FSH 峰值 18.99IU/L,LH/FSH 比值 2.05;IGF-I:341ng/ml;IGF-BP3:4.23μg/ml;性激素结合球蛋白:68.79nmol/L;维生素 D:38.2nmol/L;DHEAS:73μg/dl;肿瘤标志物(女):正常范围;垂体磁共振:平扫未见明显异常改变。

【出院诊断】中枢性性早熟:①第二性征提前出现:女孩 8 岁前,男孩 9 岁前出现第二性征发育。以女孩出现乳房结节,男孩睾丸容积增大为首发表现。②线性生长加速:年生长速率高于正常儿童。③骨龄超前:骨龄超过实际年龄 1 岁或 1 岁以上。④性腺增大:盆腔 B 超显示女孩子宫、卵巢容积增大,且卵巢内可见多个直径>4mm 的卵泡;男孩睾丸容积>4ml。⑤HPGA 功能启动,血清促性腺激素及性激素达青春期水平。

【出院建议】①可考虑用 GnRH-a 治疗,3 个月时门诊复查简易 LHRH 激发试验;②内分泌门诊随访,3 个月复查骨龄、身高、盆腔 B 超、性激素等检查;③平衡膳食,多做纵向运动。

(二) 生长迟缓病例

【一般情况】患儿,女,11 岁 6 月。

【主诉】发现生长速度缓慢 9 年。

【现病史】患者 9 年前开始出现生长速度缓慢,近 2 年年身高增长小于 4cm,无反复发热、咳嗽、腹泻、呕吐、头痛、头晕、四肢酸痛等病史,无特殊药物使用史。

病来,神清,精神可,胃纳可,二便正常,体重无明显减轻。

【既往史】无殊。

【个人史】G_1P_1,足月剖宫产,出生体重 3.3kg,出生过程顺利。平素较为挑食,运动及言语发育同正常同龄儿。

【家族史】否认家族遗传病史。父亲身高 160cm,母亲身高 158cm,姐姐 29 岁身高 162cm,体健。

【入院查体】T 37.0℃,P 80 次/min,R 16 次/min,BP 110/70mmHg。一般情况可,无特殊面容,无脱水貌,心肺听诊无殊,身高 128.5cm,体重 29kg,双乳 B1,未见阴毛。

【辅助检查】血常规、尿常规、血气检查基本正常范围。肝肾功能:正常范围。性激素基础值:LH:<0.07IU/L,FSH:<0.30IU/L,PRL:238.98mIU/L,E_2:45.15pmol/L,HCG:0.0mIU/ml,T:0.44nmol/L。IGF-I:117ng/ml,IGFBP3:3.06μg/ml。甲状腺功能:游离 T_3:5.89pmol/L,其余正常范围。微量元素:正常范围。骨龄片(图 12-5-3):左手腕骨化中心出现 9/10 颗,尺骨茎突出现,拇指内侧籽骨未出现,各掌指骨骨骺线未闭合,尺桡骨远侧骨骺线未闭合。子宫 B 超:1.0cm×0.5cm×1.7cm,双层内膜不明显,宫区回声均匀,右卵巢 0.8cm×0.7cm×0.9cm,左卵巢 1.1cm×0.9cm×1.0cm。双侧卵巢内探及细小滤泡样回声。

【入院诊断】矮小症:患儿身高 128.4cm,低于正常儿童平均身高 −2 SD 以下,骨龄落后,无其他慢性疾病,可诊断。

【进一步检查】染色体检查(女性,尤其身材矮小伴性发育延迟

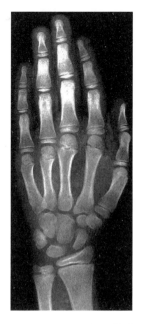

图 12-5-3　病例 2 骨龄

者);血 ACTH+皮质醇、肿瘤标记物,骨代谢指标;生长激素激发试验;腹部 B 超、垂体磁共振、心电图、心脏 B 超。

【诊疗计划】及时纠正先天畸形和治疗原发疾病;改善生活习惯,多做纵向运动;对生长激素缺乏症患儿,以及部分无生长激素使用禁忌,预测成年终身高低于第 3 百分位数以下者,可考虑生长激素治疗,定期随访。

【诊疗经过】入院后检查:皮质功能:ACTH:10.8pg/ml, 皮质醇(8am,4pm):11.3μg/dl, 17.3μg/dl。空腹血糖:4.9mmol/L,空腹胰岛素:8.7μIU/ml。AFP+CEA:正常范围。肝炎系列:阴性。精氨酸+左旋多巴复合激发试验:GH(0、30、45、60、90 分钟)0.19,1.6,4.2,4.99, 2.77ng/ml。维生素 D:30.6nmol/L(参考值 41.7~175.0nmol/L)。染色体检查:46,XX。B 超:肝胆胰脾未见异常。双肾上腺未见明显异常回声。请结合临床。垂体磁共振:垂体略小。ECG 诊断:窦性心律,正常心电图。心脏超声:二尖瓣轻度反流。

【出院诊断】生长激素缺乏症,维生素 D 缺乏症。

【出院建议】①平衡膳食;保证夜间睡眠时间充足、质量好;多做纵向运动(投篮、单杠、吊环、摸高等)。②可考虑用生长激素治疗,1 个月门诊随访,检测血糖、甲状腺功能、IGF-1 及骨龄、性腺 B 超等。③维生素 D400U,每天 2 次。

(张　黎)

参考文献

1. American Diabetes Association. The 2020 Standards of Medical Care in Diabetes. Diabetes Care, 2020,43(1):1-212.
2. The Endocrine Society. Treatment of Cushing's Syndrome:An Endocrine Society Clinical Practice Guideline. J Clin Endocrinol Metab,2015,(8):2807-2831.
3. 中华医学会儿科学分会内分泌遗传代谢学组. 中枢性性早熟诊断与治疗共识 2015. 中华儿科杂志,2015,53(6):412-418.

第十三章

重症监护

儿童重症医学（pediatric critical care medicine，PCCM）是专门研究儿童从出生后满 28 天到青春期各年龄阶段危重病症，并进行及时有效的救治的医学学科。它所研究的疾病范围包括各种危及小儿生命的器官功能障碍，涉及全身各系统及儿科各专业。PCCM 的目标是防治器官功能障碍，阻止和扭转机体由损伤或疾病向死亡发展的过程，争取最大限度地降低小儿危重症的发生率、死亡率和致残率。

PCCM 的核心技术系统为体外生命支持系统（extracorporeal life support system，ELSS），包括器官功能监测技术、器官功能维护技术和器官功能替代技术。ELSS 是每一个完善的 PICU 必须具备的基本技术系统。PCCM 在维持和稳定生命的同时，需要及时有效的诊断并治疗引起器官功能障碍的原发疾病，从而达到根本治愈的目的。有些治疗可以在器官功能障碍纠正之后由各专科完成，如骨髓移植等。更多的时候是需要在处理器官功能障碍的同时，就进行原发病的治疗，如支气管镜处理、外科手术等。以体外生命支持系统为核心，目前 PCMM 已经形成一套"转运→生命支持（器官功能替代）→原发疾病诊断→原发疾病治疗→重症康复"相对完整的技术流程。

PCCM 在我国经过近 40 年的发展，不仅在规模、硬件设施、诊治技术及专业人员数量上均取得了飞速的进步，成立了多个全国性 PCCM 专业协会，而且已经成为儿科学中最为活跃的领域之一。随着儿童重症临床技术的广泛应用，重症患儿在诊断、监测和救治方面有了更多的手段；同时随着 PCCM 临床研究的深入，本专业也向着更为循证和精准的方向前进。

在本专业进修期间，应做好个人防护工作，防止交叉感染，佩戴口罩，接触患儿和各种操作前后或接触污染物后应充分洗手；此外，PICU 患儿家属更渴望医护人员的关爱，因此要求进修人员必须将心比心，站在患儿的立场上思考和处理问题。良好的医患沟通，是减少纠纷的一种方式，也是 PICU 进修期间学习的一项技能。

第一节　暴发性心肌炎

一、概述

暴发性心肌炎（fulminant myocarditis，FM）是儿童心肌炎最为严重和特殊的类型，约占急性心肌炎的 20%~30%，临床主要表现为起病急骤，病情进展极其迅速，且临床症状不典型,极易漏诊、误诊,已引起儿科同道的广泛重视,并成为儿科重症领域关注的热点之一。患儿在数小时或数天内很快出现血流动力学异常及严重心律失常,部分患儿会以心外表现为主诉,容易误诊,早期病死率极高。感染是 FM 主要的病因,以病毒最为常见,如柯萨奇病毒、腺病毒、巨细胞病毒、EB 病毒及流感病毒等。这些病毒致心肌损伤的病理生理机制包括:①直接损伤:病毒侵蚀心肌细胞并在细胞内复制,引起心肌变性、坏死和功能丧失。②免疫损伤:由于病毒致组织损伤而释放的细胞因子,一方面导致炎症水肿,另一方面趋化炎症细胞包括单核巨噬细胞、淋巴细胞和中性粒细胞在心肌间质中浸润,引起细胞毒性反应、抗原抗体反应对心肌造成损伤。FM 急性期往往病情非常严重,但若度过危险期后,患儿大多预后良好,经体外膜氧合支持治疗后存活率可达 60% 以上。近年来,随着床旁临时起搏、体外膜氧合等体外生命支持技术的发展,儿童暴发性心肌炎的救治成功率逐年提高。

二、临床特点、辅助检查及诊断线索

(一) 临床特点

暴发性心肌炎冬春季发病较多,各年龄段均可发病,主要见于年长儿。FM 是一种以急性血流动力学障碍为主要表现的心肌炎,起病急,进展迅速,早期即可出现严重心律失常、急性心功能衰竭、阿-斯综合征等并发症。FM 发病前 1~2 周,可有病毒感染前驱症状,如低热、乏力、纳差等,这些症状可持续 3~5 天或更长,但个体差异较大,多被患儿家属忽视。但前驱症状是诊断心肌炎的重要线索,因此详细询问病史至关重要。FM 的临床特点包括以下几点:

1. **以心外症状为首发表现多见**　FM 多数表现为非特异性症状,如发热、乏力、恶心、呕吐、咳嗽等,其中消化道症状最为常见,故早期易误诊为急性胃肠炎。有研究显示 58.8% 的 FM 患儿表现为消化道症状,47% 表现为呼吸系统症状,只有 5.9% 表现为心脏相关症状。

2. **起病急,进展迅速,早期表现为血流动力学障碍**　FM 患儿多在发病后数小时或 1~2 天,即出现循环衰竭(急性心力衰竭、心源性休克)和各种恶性心律失常或阿-斯综合征发作。循环衰竭可表现为心肌收缩力减弱导致心尖冲动减弱或消失,听诊心音明显低钝,可闻及第 3 心音或奔马律;可出现全身湿冷、末梢循环差及皮肤花斑样表现等;脑灌注减低时可出现意识障碍。心律失常主要表现为心动过速或心动过缓(传导阻滞)。窦性心动过速是 FM 患儿最为显著的特点,表现为心率与体温不相称,虽然并不特异,但为急性心肌炎诊断的重要线索,需高度重视。除窦性心动过速外,还可以出现各种类型心律失常,包括室性或室上性期前收缩、室性或室上性心动过速、心室颤动等,也可由于传导系统损伤而出现心动过缓、窦性停搏和传导阻滞。快速室性心动过速、心室颤动、窦性停搏以及三度房室传导阻滞时可发生阿-斯综合征,危及患儿生命。

3. **多器官功能损害**　FM 可引起多器官功能损害或衰竭,包括肝功能异常、肾功能损伤、凝血功能异常以及呼吸系统受累。这种多器官功能的异常除了继发于心脏损害外,病毒侵蚀及免疫损伤导致的直接损害也起着重要的作用,最终导致患儿全身情况急剧恶化。

(二) 辅助检查

必要的辅助检查对诊断 FM 来说,是必不可少的。

1. **心肌酶谱检查**　肌钙蛋白、肌酸激酶及其同工酶、乳酸脱氢酶、天门冬氨酸氨基转移酶及肌红蛋白等升高,其中以肌钙蛋白最为敏感和特异。B 型利纳肽(BNP)或 N 末端 B 型利纳肽原(NT-proBNP)水平通常显著升高,提示心功能受损严重,是诊断心功能不全及其严重性、判断病情发展及转归的重要指标,但 BNP 或 NT-proBNP 的升高与心肌损伤相比有一定滞后,发病早期检查正常或仅有轻度增高者,短期内需要复查。

2. **心电图**　对 FM 诊断敏感度较高,但特异度低,应多次重复检查,观察其变化。常见的心电图变化有窦性心动过速、频发房性期前收缩或室性期前收缩、短阵室性心动过速、ST-T 改变等,少数患儿可出现心室颤动,此为猝死和晕厥的原因。值得注意的是,FM 患儿心电图变化可非常迅速,应持续心电监护,必要时行 24 小时动态心电图检查。

3. **胸部 X 线和 CT**　大部分患儿心影不大或稍增大,因左心功能不全而有肺瘀血或肺水肿征象;急性肺水肿时肺门影呈蝴蝶状,肺野可见大片融合的阴影。

4. **超声心动图**　对于 FM 的诊断和随访意义重大,可见以下变化:

(1)弥漫性室壁运动减低:表现为蠕动样搏动,为心肌严重弥漫性炎症导致收缩力显著下降所致。

(2)心脏收缩功能异常:左室射血分数显著降低,一般都低于 50% 以下,甚至低至 10%,但若病情好转数日后很快恢复正常。

(3)心腔大小变化:多数患者心腔大小正常,仅少数患者心腔稍扩大,极少数明显扩大。

(4)室间隔或心室壁可增厚,系心肌水肿所致。

(5)可出现心室壁节段性运动异常或反常运动,左室后壁运动减弱较常见,系心肌受累不均所致。

心脏超声检查的意义在于评估心脏舒缩功能及排除瓣膜疾病、心肌病、心肌梗死、心包积液等疾病,建议每天 1 次或多次床边动态观察。

5. **其他血流动力学监测**　FM 患儿可以通过无创心排量监测仪监测心排指数、每搏心输出量、外周血管阻力等指标。脉搏指数连续心搏量因其创伤性,目前临床应用逐渐减少。

6. **心脏磁共振成像(MRI)**　MRI 能够对心脏结构进行扫描,判定心脏功能,还能够直接观察心肌组织的病理改变,提供包括心肌水肿、充血、坏死及纤维化等多种病理图像证据,为一种无创性检查方法,其在心肌炎诊断中的价值近年来受到重视。

7. **经皮心内膜心肌活检**　急性期患儿病情危重,不推荐在急性期做心肌活组织检查,但心肌活检目前仍是确诊的客观标准,因此在病情好转后做活检有助于发病机制的研究。

8. **病原学检测**　病毒性心肌炎常由呼吸道或肠道病毒感染所致,常见的为柯萨奇 B 组 RNA 病毒,其 IgM 抗体检测可能有助于早期诊断。目前,采用宏基因组及目标基因测序技术对明确病原体有帮助。

(三)诊断和鉴别诊断

FM 是一个临床诊断而非组织学或病理学诊断,需结合临床表现、体征及辅助检查综合分析。当出现急性起病,有明显病毒感染前驱症状(尤其是全身乏力、不思饮食、腹痛、呕吐),继而迅速出现严重的血流动力学障碍,表现为急性左心功能衰竭、心源性休克和阿斯综合征,实验室检测显示心肌严重受损、超声心动图可见弥漫性室壁运动减弱、射血分数降低时,即可临床诊断暴发性心肌炎(图 13-1-1)。

FM 需与以下疾病鉴别:

1. **原发性心肌病**　病程进展相对缓慢,心肌功能异常与临床表现不符,如 EF 下降明显而组织低灌注并不严重。心脏超声发现心脏结果异常明显,心肌酶谱和心电图改变不明显,治疗后恢复缓慢等特点有助于鉴别。

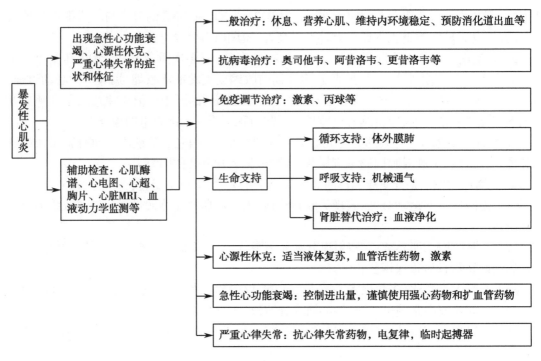

图 13-1-1　暴发性心肌炎治疗流程

2. 普通急性心肌炎　FM 通常起病急骤、发展迅速、病情重且心功能损害明显,治疗后迅速好转并恢复正常,长期预后好。相反,急性心肌炎上述特点均不突出,病情可长期迁延而成为慢性或持续性心肌炎或心肌病改变。

三、治疗

FM 发病急骤,病情进展迅速,早期病死率高,而患儿一旦度过危险期,长期预后好。因此对于 FM 的治疗,应高度重视,采用各种可能手段,包括体外生命支持措施,尽力挽救患儿生命,必要时可行心脏移植。

(一) 严密监护

所有 FM 患儿均应尽快收到重症监护病房,监护内容主要包括:

1. **监测和控制进出量**　每小时记录并作为病情变化和补液的参考。

2. **严密监测心电、血氧饱和度和血压。**

3. **监测血常规、心肌酶、肝肾功能、电解质、凝血功能、血乳酸、血气等各项实验室指标。**

4. **床边胸部平片检查**　对于肺部病变明显的患儿可根据情况适时复查。

5. **床旁超声心动图**　根据病情可多次反复评估心腔大小、室壁运动状态及左室射血分数。

6. **其他血流动力学检测**　如 NICOM 等。

(二) 一般治疗

1. **绝对卧床休息**　可适当镇静,能进食时,少吃多餐清淡、易消化而富含营养的饮食。

2. **改善心肌能量代谢**　可给予磷酸肌酸、辅酶 Q_{10}、维生素等。

3. **补充液体**　补充时忌过快过多;维持内环境稳定。

4. 预防应激性溃疡和消化道出血 特别是使用糖皮质激素的患儿。

（三）抗病毒治疗

FM是否行抗病毒治疗目前尚未统一，但有学者认为在心肌炎急性期病毒的感染和复制直接导致心肌的损伤，故早期抗病毒治疗非常重要。奥司他韦、帕拉米韦等药物对流感病毒有效；阿昔洛韦对 EB 病毒等 DNA 病毒有效；更昔洛韦则对巨细胞病毒有效。

（四）免疫调节治疗

所有 FM 患儿均应尽早给予糖皮质激素和丙种球蛋白进行免疫调节治疗，具有阻断减轻炎症、缓解临床症状、挽救濒死心肌、改善患者预后的作用。目前虽然没有大规模多中心的临床研究结果，但已有的研究成果和临床实践提示其有效性及安全性良好，推荐使用。

（五）生命支持治疗

所有 FM 患儿应尽早给予生命支持治疗。生命支持治疗是 FM 各项治疗措施的重中之重，主要包括循环支持、呼吸支持和肾脏替代 3 个方面。

1. 循环支持 对于急性严重心功能不全、组织低灌注，经积极药物治疗仍无法维持有效循环的 FM 患儿，排除绝对禁忌证后应尽早使用体外膜氧合（extracorporeal membrane oxygenation，ECMO）进行治疗。大多数 FM 患儿经 5~9 天 ECMO 辅助即可撤离，逐渐痊愈，长期随访心功能结果满意。少数 FM 患儿因心肌受损不可逆，可借助 ECMO 过渡到心脏移植或心室辅助。

2. 呼吸支持 FM 患儿若出现呼吸功能障碍应尽早给予呼吸支持治疗：

（1）无创呼吸机辅助通气：分为持续气道正压通气和双相间歇气道正压通气两种模式。推荐存在呼吸困难且能配合呼吸机通气的患儿，如果效果欠佳或不能配合者应改为气管插管方式。

（2）气道插管和机械通气：合并呼吸衰竭的 FM 患儿须使用。

3. 连续肾脏替代治疗（continuousrenalreplacementtherapies，CRRT） 主要目的是减轻心脏负荷，保证体内水、电解质及酸碱平衡，同时去除体内过多的细胞因子；若合并肾功能损伤时，更应早期积极使用。有研究表明，早期有效地稳定暴发性心肌炎患儿的血流动力学并减轻继发免疫损伤可明显改善预后，而 CRRT 有助于减轻继发的免疫损伤。

（六）心源性休克和急性左心衰竭的药物治疗

1. 心源性休克的药物治疗 当 FM 患儿循环不好、外周灌注不佳时，可适当液体复苏，应根据动力学监测指标决定补液速度和剂量，切忌太多太快。若液体复苏效果不佳，应结合临床目标和药物特点来选择血管活性药物维持。应用时，应注意其副作用，血管活性药物易导致心率加快、心肌耗氧量增加和室性心律失常，如期前收缩、室性心动过速，甚至心室颤动。作为抗休克治疗的一部分，糖皮质激素应尽早足量使用。

2. 急性心功能衰竭的药物治疗 心率明显加快的 FM 患儿可小剂量使用洋地黄类药物。由于 FM 患儿大多血压低，应慎用血管扩张剂。为了减少急性左心衰竭发生，应根据液体平衡和血流动力学状况决定液体进出量。对于心力衰竭严重甚至心源性休克的 FM 患儿，需积极使用生命支持治疗，维持血流动力学稳定，保证重要脏器的灌注，使心脏得到休息，以助度过急性期。

（七）心律失常的治疗

FM 患儿常并发各类严重心律失常，加重血流动力学障碍，危及生命。其处理原则应遵

表 13-1-1　暴发性心肌炎常用药物及使用方法

药物		使用剂量及疗程
调节免疫用药	甲泼尼龙	5~20mg/(kg·d),冲击治疗 3~5 天,然后在 7~8 天内逐渐减量或改为口服。
	丙种球蛋白	1g/(kg·d),共 2 天
血管活性药物	肾上腺素	心肺复苏:0.01mg/kg 静脉/骨髓腔内注射,最大单次剂量 1mg,必要时每隔 3~5 分钟可重复给药。 急性心搏骤停伴低血压:0.1~1μg/(kg·min)静脉/骨髓腔内输注,根据临床反应调整剂量
	去甲肾上腺素	起始剂量 0.05~0.1μg/(kg·min),持续静脉输注,根据临床反应调整剂量,最大剂量为 2μg/(kg·min)
	多巴胺	2~20μg/(kg·min)持续静脉输注,根据临床反应调整剂量
	多巴酚丁胺	2~20μg/(kg·min)持续静脉输注,根据临床反应调整剂量
	米力农	负荷量 25~75μg/kg,10~60 分钟缓慢静注,后 0.25~0.75μg/(kg·min)维持,每日最大不超过 1.13mg/kg
抗心律失常药物	心律平	口服:一天按 200~600mg/m²,或体重<15kg:一天 10~20mg/kg,>15kg:一天 7~15mg/kg,分 3 次服用。 静脉注射:负荷量:一次 1~1.5mg/kg,于 10 分钟内缓慢注射,必要时 10~20 分钟重复;维持量:4~7μg/(kg·min),24 小时总量不应超过 6mg/kg
	胺碘酮	口服:一天 10~20mg/kg,分 2 次服,7~10 天后减至一天 5~10mg/kg 顿服,10 天后可减至 2.5mg/kg 一天一次维持。 静脉滴注:负荷量 5mg/kg,20 分钟至 2 小时内滴入;维持量 5~15μg/(kg·min)维持,24 小时最大剂量不超 15mg/kg。 静脉注射:用于电除颤无效的心室颤动或无脉性室性心动过速。一次 5mg/kg,缓慢静脉注射 3 分钟以上(最大量不超过 300mg)。
	利多卡因	室性心律失常:负荷剂量 1.0mg/kg,2~3 分钟内静脉/骨髓腔内注射。若负荷剂量后超过 15 分钟未予维持输注,可重复单次剂量。维持剂量 20~50μg/(kg·min),静脉/骨髓腔内输注,对伴休克、肝脏疾病、心搏骤停、充血性心力衰竭的患者,剂量不超过 20μg/(kg·min)
	阿托品	0.01~0.02mg/kg,静脉注射,最大剂量 0.5mg
	异丙肾上腺素	起始剂量 0.05μg/(kg·min)持续静脉输注,每 5~10 分钟根据临床反应调整剂量,剂量范围:0.05~2μg/(kg·min)

循现有的心律失常指南,同时亦应充分考虑患儿的心脏泵功能和血压状况,再选择合适的药物或处理策略。总体治疗原则如下:

1. **快速识别并纠正血流动力学障碍**　因心律失常导致严重血流动力学障碍者,需立即纠正心律失常,对快速心律失常如心房颤动或心室颤动时应立即电复律,电复律不能纠正或纠正后复发,需在兼顾血压条件下应用抗心律失常药物。

2. **血流动力学相对稳定者**　根据临床症状、心功能状态以及心律失常性质,选用适当抗心律失常药物;纠正后应采取预防措施,尽力减少复发。

3. **积极改善心脏功能、低血压情况**　纠正和处理电解质、血气和酸碱等内环境紊乱。

4. **不宜使用负性肌力、负性频率的抗心律失常药物。**

5. **心动过缓者首先考虑植入临时起搏器**　无条件时可暂时使用提高心率的药物如异丙基肾上腺素或阿托品。大多数 FM 患儿度过急性期后可痊愈,因此急性期不建议植入永久起搏器。

病例链接： 暴发性心肌炎

【一般情况】患儿,女,9 岁。

【主诉】发热 2 天,输液后胸闷 3 分钟。

【现病史】患儿 2 天前无明显诱因下出现发热,体温最高至 39℃,伴咳嗽,痰不多,感乏力,伴腹痛,脐周为主不剧能忍,无咽痛、皮疹,无腹泻,曾到当地医院诊治,拟 "急性上呼吸道感染" 给予输液(具体不详)治疗 1 天未好转,来笔者医院就诊,门诊拟 "急性支气管炎",予以 "青霉素类" 静脉滴注,用药后 3 分钟突然出现胸闷、气促、脸色苍白,送急诊抢救,血压 80/35mmHg,四肢冷,诊断 "过敏性休克",给予停止原输液、肾上腺素肌内注射、生理盐水扩容等处理,收入 PICU 继续治疗。

起病以来,神清,精神差,睡眠欠安,大便无殊,食欲、小便、体重无增减。

【既往史】既往无过敏史。

【出生史】G_2P_1,足月顺产,出生体重 3.5kg。无窒息抢救史。

【预防接种史】按计划接种。

【家族史】亲属无特殊病史。

【入院查体】T 37℃,P 140 次/min,R 40 次/min,BP 65/35mmHg,浅昏迷,烦躁不安,面部无浮肿,双瞳孔等大等圆,光反射灵敏,颈抵抗,心音低,律齐,未闻及明显杂音,呼吸不规则,双肺呼吸音粗,可闻及广泛湿啰音,腹软,肝脾肋下未及,四肢肌力检查不合作,肌张力中,腱反射引出,双巴氏征阴性,肢端凉。

【辅助检查】血常规:WBC 15.42×10^9/L[参考值(4.3~11.3)$\times 10^9$/L],N 82.9%(参考值 31%~70%),Hb 127g/L,PLT 298×10^9/L;CRP 3.6mg/L;血气+电解质:pH 7.13(参考值 7.35~7.45),pCO_2 65.6mmHg(参考值 35~45mmHg),pO_2 92.4mmHg,K^+ 3.6mmol/L,Na^+ 134mmol/L,Cl^- 107mmol/L,BE -9.6mmol/L(参考值 -3~+3mmol/L),Lac 5.3mmol/L(参考值 0.5~2.2mmol/L);心肌酶谱正常;胸片:肺水肿;心电图:ST-T 改变,明显压低;床边心脏超声:EF 0.35(参考值 0.55~0.80),心室同向运动,左室后壁运动减弱。

【入院诊断】1. 暴发性心肌炎;2. 急性左心衰;3. 急性肺水肿。

【检查计划】寻找病原学依据,给予呼吸道病毒、肠道病毒等检测,进一步完善血肌钙蛋白、脑利钠肽(BNP)和氨基末端脑利钠肽前体(NT-proBNP)等心肌标志物,动态观察心肌酶谱、心电图、心脏超声及胸片变化。

【治疗计划】

1. 一般治疗,卧床休息,心电监护,避免刺激以减少心脏做功。

2. 给予大剂量维 C 营养心肌,改善心肌能量代谢。

3. 应用糖皮质激素减轻患儿炎症反应,应用静脉丙种球蛋白调节免疫。

4. 呼吸支持,氧合不能维持时可气管插管,呼吸机支持。

5. 应用血管活性药物(肾上腺素),增强心肌收缩力,维持患儿血流动力学稳定,必要时给予体外膜肺支持治疗。

6. 纠正水、电解质及酸碱紊乱,维持内环境稳定,必要时给予血液净化治疗。

在治疗过程中注意患儿各器官功能状态,特别是心肺功能状态。

【治疗经过】入院后先后予以肾上腺素、多巴酚丁胺等治疗,并行气管插管人工呼吸机应用。电解质:K^+ 3.0mmol/L(参考值 3.5~4.5mmol/L),乳酸 6.2mmol/L(参考值 0.5~2.2mmol/L),糖 18mmol/L(参考值 3.9~6.1mmol/L)。

同时,继续血管活性药物应用,纠正低钾,大剂量维 C、甲强龙、丙种球蛋白、呋塞米、限制液体等处理,病情好转不明显。入院 2 小时后心搏骤停,CPR 基础上予以体外膜肺氧合治疗。

ECMO 治疗 1 天后,出现室性心律,予以利多卡因及纠酸补钙后好转。

ECMO 治疗 2 天后,ST-T 段明显好转,EF 0.35~0.4,血气和乳酸基本正常,逐渐下调 ECMO 的流量,停用肾上腺素及多巴酚丁胺维持。

ECMO 治疗 5 天后,EF 0.47,X 线胸片肺水肿明显好转,撤离 ECMO 继续呼吸机应用。

入院后第 6 天(撤离 ECMO 后 1 天),撤离呼吸机,改面罩吸氧。

入院后第 7 天改鼻导管。

入院后第 10 天转出 PICU,心内科继续予营养心肌等治疗,1 周后出院(图 13-1-2,图 13-1-3)。

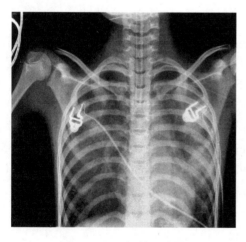
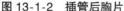
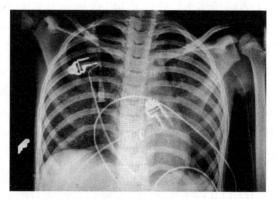

图 13-1-2　插管后胸片　　　　　　图 13-1-3　撤机后胸片:肺水肿好转

【出院诊断】1. 暴发性心肌炎;2. 急性左心衰;3. 急性肺水肿。

【出院建议】

1. 注意休息,避免剧烈运动。

2. 继续口服维生素 C 片及瑞安吉口服液营养心肌,心内科随诊。

(杨子浩)

参考文献

1. 崔云,张育才,黄敏.儿童急性暴发性心肌炎诊治进展.中国小儿急救杂志,2017,24(9):653-656.
2. 夏源园,龚方戚.儿童暴发性心肌炎的早期诊断及治疗进展.临床儿科杂志,2016,34(11):866-869.
3. 封志纯,祝益民,肖昕.实用儿科重症医学.北京:人民卫生出版社,2012.
4. 国医师协会体外生命支持专业委员会儿科学组,中国医师协会儿童重症医师分会体外生命支持委员会,中华医学会儿科分会急救学组,等.体外膜氧合支持儿科暴发性心肌炎专家共识.中华急诊医学杂志,2020,29(1):5-10.

第二节 休 克

一、概述

休克(shock)是儿科领域经常遇到的危急重症。若未能及时纠正,可发展为多脏器功能不全或衰竭,成为难治性休克,死亡率极高。早期识别、尽早治疗休克是改善患儿预后,降低病死率和致残率的关键。本节将从儿童休克的病因病理、分类分期、临床表现、诊断思路、监护监测、治疗和预后等方面进行讲述。医学上定义休克为机体在有害因子作用下出现的组织有效血流量急剧降低,导致重要生命器官的微循环灌流量不足、组织细胞缺血缺氧、代谢紊乱和脏器功能障碍的临床综合征。结合近年来提出的氧输送角度,休克本质被定义为氧输送的减少不足以满足组织代谢的需求,包括氧运输障碍和组织利用障碍。休克并非一种疾病,而是多种致病因素触发的一种病理生理过程。

二、休克分类及病理生理

休克有多种分类方法,我们根据儿童休克的病理生理特点分为以下五类:

(一) 低(血)容量性休克

血容量/体液容量急剧减少致心输出量降低而导致的休克。常见于急性失血、严重烧伤的血浆外渗,以及婴幼儿吐、泻所致的重度脱水。

(二) 分布性休克

由于外周血管收缩舒张功能失调,导致血流分布异常;其血流动力学特点表现为全身血管阻力下降,并伴有高心排血量,包括脓毒性休克、过敏性休克、神经源性休克、中毒后休克等。分布性休克亦可是其他类型休克发展恶化的共同通路。

(三) 心源性休克

心功能不全所致心输出量极剧下降,引起组织器灌注不足而致的临床综合征。常见于心肌病、暴发性心肌炎、严重心律失常等。

(四) 梗阻性休克

引起血流流动通道受阻的因素均可导致梗阻性休克,根据梗阻的部位可分为心外和心内梗阻性休克。前者常见于心包缩窄、心脏压塞、张力性气胸等;后者常见于心瓣膜狭窄、心室流出道梗阻等。

（五）贫血性休克

由于血红蛋白低,携氧能力有限,导致机体氧输送出现不足。

重症患儿常合并存在多种休克类型,临床上应避免仅从单一的角度去评估休克类型(各类休克血流动力学参数见表 13-2-1)。

表 13-2-1　各种休克类型血流动力学变化

休克类型	心排量	体循环阻力	平动脉压	中心静脉压
低(血)容量	↓	↑	→或↓	↓↓
心源性				
收缩性	↓↓	↑↑	→或↓	↑↑
舒张性	→	↑↑	→	↑
脓毒性				
早期	↑↑	↓↓	→或↓	↓
晚期	↓↓	↓	↓↓	→或↓
梗阻性	↓	↑	→或↓	↑↑

↓下降;↓↓明显下降;↑上升;↑↑明显上升;→变化不大。

休克的病理生理因其分类不同而不尽相同,以脓毒性休克为例,时间上先后经历 3 个阶段:

1. 微循环痉挛缺血期　此期微血管痉挛收缩,交感-肾上腺髓质兴奋,体内血流量重新分配,皮肤、肌肉、腹腔内脏血流量减少,保证心脑等重要生命脏器血供。该期积极恢复有效循环血容量,则可中止病程的发展。

2. 微循环淤血期　此为失代偿阶段,前毛细血管括约肌松弛,毛细血管开放,而静脉端仍处于收缩状态,血液大量淤滞在微循环中,加之血管通透性增加,有效循环血量更低,休克进一步加重。

3. DIC 期　缺氧致内皮细胞损伤释放出促凝物质,诱发 DIC,使肺、肝、脑、肠、肾等重要脏器的微血管血流阻塞而发生 MODS。

三、休克的分期分型及临床表现

不同类型休克的临床表现多样,以其临床分类来分别叙述:

（一）脓毒性休克

脓毒性休克(septic shock)是指脓毒症诱导的组织低灌注和心血管功能障碍,主要属于分布性休克。脓毒性休克按照临床上有无血压下降分为代偿期和失代偿期:

1. 代偿期　该期虽无血压下降,但已出现组织低灌注表现。

（1）心率、脉搏:均增快,外周动脉搏动细弱。

（2）皮肤改变:苍白或苍灰,湿冷,大理石样花纹。但暖休克可四肢温暖、皮肤干燥。

（3）毛细血管再充盈时间(CRT)延长(>3 秒,除外环境温度影响),但暖休克 CRT 可正常。

（4）意识改变:早期烦躁不安,晚期意识模糊,昏迷、惊厥。

（5）液体复苏后尿量仍<0.5ml/(kg·h),持续至少2小时。

（6）乳酸性酸中毒(除外其他缺血缺氧及代谢性疾病因素等),动脉血乳酸大于2mmol/L。

2. **失代偿期**　血压下降,此期收缩压小于该年龄组第5个百分位或小于该年龄组正常值2个标准差。不同年龄低血压标准参考表13-2-2。

表 13-2-2　不同年龄低血压标准

年龄	收缩压 (mmHg)
≤1 个月	<60
>1~12 个月	<70
>1~9 岁	<70+2 × 岁数
≥10 岁	<90

注:取第5百分位数。

脓毒性休克按照临床表现的差异可分暖休克和冷休克两型,儿科以冷休克多见:

1. **暖休克**　"高排低阻"型休克,心律快、面色潮红、四肢温暖、外周脉搏有力、CRT 正常,可很快转为冷休克。

2. **冷休克**　"低排高阻/低阻"的低动力型休克,皮肤苍白或花斑,四肢凉,外周脉搏快、细弱,CRT 延长。冷暖休克的鉴别见表13-2-3。

表 13-2-3　冷暖休克的临床特点不同之处

特征	暖休克	冷休克
毛细血管充盈时间(秒)	≤2	>2
外周脉搏搏动	有力	减弱
皮肤花斑	无	有

（二）心源性休克

主要表现为心脏原发疾病的症状和休克的症状,小婴儿可表现为哭闹、呻吟、多汗、少动、气促、拒乳、面色苍白或发绀。年长儿常以胸闷、胸痛、呕吐、腹痛、乏力等症状起病。心律失常如阵发性室上性心动过速所致者伴相关心电图的改变。急性心脏压塞所致者,常有急性心包炎的病史,临床有颈静脉怒张、奇脉、心音遥远等体征。

心源性休克分期:

1. **初期(代偿期)**　脉压减低,心率加快,烦躁激惹,面色苍白,四肢湿冷,尿量正常或稍减。

2. **休克期(失代偿期)**　脉压缩小至 20mmHg 以下,意识模糊,心率更快,呼吸增快,脉搏无力,CRT 明显延长,无尿。

3. **休克晚期**　血压明显降低或测不出,昏迷,肢冷发绀,心率转为缓慢,脉搏微弱或触不到,呼吸缓慢,节律不整,随时可心肺停止。

（三）低(血)容量性休克

出血量达总血量的20%时,可有血压下降;达30%以上时,出现四肢厥冷,少尿或无尿,神志恍惚。重症腹泻患儿体液丢失量约占体重 10%~15% 以上。

(四) 过敏性休克

是外界抗原性物质进入机体后导致的强烈的全身性过敏反应,使组胺、缓激肽、5-羟色胺等大量释放,致全身毛细血管扩张,通透性增加,循环血量急剧减少所致休克。为速发性变态反应,临床表现主要为器官广泛充血、水肿和渗出,在呼吸道为喉或支气管水肿,在消化道则为腹痛,循环衰竭后则可因脑缺氧出现昏迷、抽搐。需要注意的是,过敏性休克并不一定出现皮疹表现。

(五) 梗阻性休克

往往有 "梗阻" 病因+"低排高阻" 的血流动力学表现。如张力性气胸表现出的呼吸困难、肺部体征的变化,以及胸片的改变。缩窄性心包炎、心瓣膜异常、肺动脉高压、流出道梗阻等疾病导致的休克,应有疾病本身恶化的证据。

四、休克的诊断及鉴别

(一) 诊断线索

1. **病史**　体液丢失的病史,提示低血容量性休克;张力性气胸或心脏压塞,提示梗阻性休克;发热和/或免疫功能受损,提示脓毒性休克;变应原暴露史,提示过敏性休克;心脏病患儿可能发生心源性休克。

2. **体格检查**

(1) 呼吸频率:常呼吸过速。

(2) 心率:在儿童中,窦性心动过速与休克相一致(缓慢性心律失常导致的心源性休克除外)。对于代偿性休克的患儿,这可能是唯一异常的生命体征。

(3) 血压:休克早期可能血压正常,但脉压缩小可提示休克;失代偿期休克收缩压下降。

(4) 体温:发热(或小婴儿的低体温)提示脓毒性休克的可能。

(5) 其他表现:原发病不同,临床体征亦不同,如哮鸣音或异常呼吸音、颈静脉怒张、异常心脏杂音、肝大,以及腹部膨隆、包块或压痛等。

3. **辅助检查**

(1) 血、尿、便常规+感染指标(CRP+PCT+血培养+痰培养+尿培养+脑脊液等其他体液培养+必要时高通量病原学查找)+内环境指标(血气电解质+乳酸+血糖+凝血功能)+脏器功能指标(肝肾功能+心肌标志物+B 型脑钠肽)。

(2) 病因查找的特检:如急诊心电图+心脏超声+胸片对于心源性休克的明确十分急迫和重要。胸、腹部 CT、头颅 MRI 检查对于脓毒性休克感染部位的明确有参考价值。急诊超声来识别张力性气胸、血胸、心脏压塞则对于梗阻性休克的诊断有重要帮助。

(二) 诊断标准

1. **脓毒性休克**　患儿由可疑或明确的感染导致的全身炎症反应综合征(SIRS,诊断标准详见表 13-2-4)即为脓毒症。脓毒症患儿出现低血压(见表 13-2-2)或需要血管活性药物 [多巴胺>5μg/(kg·min),任何剂量的多巴酚丁胺、去甲肾上腺素、肾上腺素]才能维持血压即可诊断脓毒性休克(失代偿期)。虽未出现低血压表现,但出现前述组织低灌注 6 条表现中的 3 条或以上,也可诊断脓毒性休克(代偿期)。

表 13-2-4　全身炎症反应综合征（SIRS）临床诊断标准

年龄	呼吸频率（次/min）	心率（次/min）	体温（℃）	白细胞计数（×10⁹）和分类（%）
>5 天	>60	>190	>38 或<35.5	>35 或<4 或杆状核>30
<1 个月	>60	>190	>38 或<35.5	>20 或<4 或杆状核>25
1~12 个月	>45	>160	>38 或<36	>15 或<4 或杆状核>20
1~2 岁	>40	>140	>39 或<36	>15 或<4 或杆状核>15
2~5 岁	>35	>130	>39 或<36	>15 或<4 或杆状核>15
5~12 岁	>30	>120	>38.7 或<36	>12 或<4 或杆状核>10
12~15 岁	>25	>100	>38.5 或<36	>12 或<4 或杆状核>10
>15 岁	>20	>90	>38 或<36	>12 或<4 或杆状核>10

诊断 SIRS 符合 4 项中的 2 项,其中必有一项为体温变化或白细胞异常。

2. 心源性休克

（1）有急性发作或加重的心脏疾患;

（2）收缩压降至同年龄正常血压低限以下;

（3）有周围循环不足表现;

（4）有心功能不全体征:如心音低钝、奔马律、肝脏增大、双肺湿啰音等,中心静脉压>6cmH₂O;

（5）床边心脏超声:EF<0.55,FS<0.3;

（6）排除其他类型休克。

上述指标中,（1）、（2）、（5）、（6）为必备指标,加（3）、（4）中的任意 2 个症状或体征即可诊断。

3. 过敏性休克　可疑的过敏反应（接触可疑或已知过敏物、急性起病、胃肠道症状、皮肤改变）+前述休克表现即可诊断。不能肯定的患儿中,如试用肾上腺素等抗过敏性休克的药物后明显改善,亦可证实。

（三）鉴别诊断

1. 脓毒性休克和心源性休克　心源性休克往往有心脏原发的疾病或者直接的心脏病变。脓毒性休克则有感染的前驱表现。休克初始,"高排低阻"的脓毒性休克和心排功能低下的心源性休克之间有明显临床表现不同。但两者在一定临床条件下可能转化,脓毒性休克后期可以造成心肌损伤和抑制而出现部分心源性休克的表现。甚至一开始两者就是交织一起的,如暴发性心肌炎本身和病毒感染相关。这就需要我们结合疾病发展过程仔细甄别。

2. 过敏性休克　需和迷走血管性晕厥鉴别,后者见于药物注射后,特别是精神紧张、有脱水或低血压倾向的患儿。注射后可出现面色苍白、恶心、出冷汗、轻度血压下降,甚至晕厥,常有心动过缓,无瘙痒或皮疹等过敏反应表现,平卧后很快恢复是该病的特点之一。此外,也要和输液反应进行鉴别,输液反应是以液体中的微粒致热源所致的发热为主要表现,严重程度和进入的液体量有关。而过敏性休克则和入体内的致敏物量大小无直接关系,临床表现更为多样。

五、休克的监护监测

(一)生命体征

视病情每 15~30 分钟一次,病情稳定后改为 1~2 小时一次。当心输出量明显减少时,最好动脉插管直接监测血压。

(二)中心静脉压(CVP)

能反映右心的充盈压,可决定输液的速度以及是否需要血管活性药物。CVP 正常为 0.49~1.18kPa(6~12cmH$_2$O),<5cmH$_2$O 提示血容量不足,>15cmH$_2$O 提示液体过量或右心衰竭。

(三)心输出量

经肺热稀释技术+脉搏轮廓分析技术设备(PICCO)可持续测定心输出量(CO)、心指数(CI)等指标,但因此为有创监测,临床应用较少。最近,生物电阻抗技术(NICOM)、连续多普勒无创血流动力学监测系统(USCOM)等设备以其无创、便捷、较高准确度的优势,已广泛地使用于儿科临床。

(四)乳酸测定

乳酸可反映微循环和代谢的状况,正常为 0.1~1.0mmol/L,休克时常>2mmol/L。血乳酸增高既可反映乳酸生成过多,又可反映清除障碍。循环衰竭时,可使乳酸显著增高,升高的程度与病死率密切相关。

(五)中心静脉血氧饱和度或混合静脉血氧饱和度

中心静脉血氧饱和度(ScvO$_2$)和混合静脉血氧饱和度(SvO$_2$)都是反映氧输送及组织氧代谢的重要参考指标。ScvO$_2$ 正常值为 75%~85%。脓毒性休克时 ScvO$_2$ 降低,根据早期目标导向治疗提示,6 小时内使患者 ScvO$_2$ 或 SvO$_2$≥70% 可提高抢救成活率。

六、休克的治疗

(一)脓毒性休克

脓毒性休克早期的矛盾是有效循环血量不足,应首先纠正低血容量,其次用升压药物维持灌注压,如仍存在灌注不足,则需应用强心药物。而晚期,则以防治细胞损害和器官功能衰竭为主。

1. 液体复苏

(1)快速复苏:首剂选生理盐水或平衡液 20ml/kg(超重患儿,按标准体重),10~15 分钟静脉快速输入。若循环灌注无改善,则再给予第 2、3 次液体,可按 10~20ml/kg,适当减慢输注速度,1 小时内总量可达 40~60ml/kg。无效或存在毛细血管渗漏/低蛋白血症可给予 5% 白蛋白。接近成人体重患儿液体复苏量为:每次等渗晶体液 500~1 000ml 或 5% 白蛋白 300~500ml,30 分钟内输入。液体复苏期间严密监测患儿对容量的反应性,如出现肝大和肺部啰音(容量负荷过度)则停止液体复苏并利酚情利尿,如有条件可监测 CVP 动态变化。

(2)继续和维持输液:由于血液重新分配和毛细血管渗漏,液体丢失和持续低血容量可能要持续数日,故需继续和维持输液。继续输液可用 1/2~2/3 张,5~10ml/(kg·h),6~8 小时输入。维持输液用 1/3 张,24 小时内输液速度 2~4ml/(kg·h),24 小时后根据情况进行调整。

2. **纠正酸中毒**　休克缺氧是根本的原因,临床上应改善微循环及通畅气道,不强调积极使用碳酸氢钠,以免在呼吸功能欠佳的情况下 CO_2 潴留。但经液体复苏后酸中毒仍未纠正,血 pH 值低于 7.25,可适当使用碳酸氢钠。

3. **呼吸支持**　保持气道通畅,供氧。氧合不佳或对液体复苏和外周正性肌力药物输注反应不佳,组织低灌注持续无缓解,应尽早气管插管。插管前应该注意容量和血管张力情况,以免插管本身导致休克进一步恶化。

4. **血管活性药物和正性肌力药物**　经液体复苏后仍然存在低血压和低灌注,需考虑应用血管活性药物或正性肌力药物。这些药物建议通过中心静脉输注,相关药物应用特点详见表 13-2-5。

表 13-2-5　血管活性及正性肌力药物

药　物	作　用	用　法	备　注
多巴胺	中剂量以激动 β 受体为主,增加心肌收缩力,大剂量以激动 α 受体为主,收缩外周血管	中剂量 5~9μg/(kg·min) 大剂量 10~20μg/(kg·min)	静脉维持,一般不超20μg/(kg·min)
多巴酚丁胺	激动 β 受体为主,增加心肌收缩力,正性肌力首选药	10~20μg/(kg·min)	无效者可考虑肾上腺素替代
去甲肾上腺素	激动 α 受体为主,收缩血管,用于暖休克	0.05~1μg/(kg·min)	长期大剂量用药可因血管强烈收缩,反致脏器灌注下降
肾上腺素	激动 α、β 受体,小剂量强心收缩血管,大剂量用于多巴胺抵抗性休克	小剂量:0.05~0.3μg/(kg·min) 中大量:0.3~2.0μg/(kg·min)	冷休克时常选择使用
米力农	磷酸二酯酶抑制剂,增加心肌收缩力和扩血管作用,用于低排高阻型休克	负荷量:20~25μg/kg 静脉推注(>10 分钟) 维持量:0.25~0.75μg/(kg·min)	低容量时使用可能导致低血压
硝普钠	血管扩张剂,心输出量降低、外周血管阻力增加、血压尚可时使用降低心脏后荷	0.5~8μg/(kg·min)	小剂量起短期避光使用,一般不超过 5 天,以防中毒

5. **控制感染**　一旦诊断脓毒性休克,考虑为细菌性感染的,应尽早静脉用抗生素,需广谱且能覆盖可能病原的抗生素,必要时 2 种或以上联合。获得病原后根据目标更换非广谱抗生素,防止耐药菌产生。

6. **肾上腺皮质激素使用**　儿茶酚胺抵抗性休克和怀疑或证实肾上腺皮质功能不全的患儿需及时使用类固醇激素治疗,时机一般是充分液体复苏和血管活性药物使用后血流动力学仍不稳定时,静脉用氢化可的松 3~5mg/(kg·d),或甲泼尼龙 2~3mg/(kg·d),分 2~3 次给予,无须大剂量,待血流动力学稳定。升压药物减停后,应逐渐撤离。

7. **抗凝治疗及血制品输入**　对于血栓高危患儿早期可给予小剂量肝素(5~10IU/kg,皮下注射,6小时次),同时应适当补充血浆、血小板及其他凝血成分。血小板低于 10×10^9/L 或低于 20×10^9/L 且有出血倾向,建议输注血小板。活动性出血、侵入性操作或手术时,需维持不低于 50×10^9/L 的血小板。当患儿出现弥散性血管内凝血(DIC),可予以新鲜冰冻血浆输注治疗。血流动力学稳定患儿,血红蛋白不应低于 70g/L,不稳定者,不应低于 100g/L。条件允许,可输注丙种球蛋白。

8. 血糖的控制   脓毒性休克常伴应激性高血糖,连续 2 次血糖超过 10mmol/L,可予以胰岛素静脉输注,0.05~0.10U/(kg·h),控制目标血糖≤10mmol/L。但要注意避免低血糖的发生,尤其是小婴儿。

9. 连续血液净化(CBP)   脓毒性休克常因组织低灌注导致急性肾损伤(AKI),补液过程中也容易产生液体超负荷。脓毒性休克进入急性肾损伤Ⅱ期,伴有至少一个其他脏器功能不全或液体过量超过体重的 10% 且药物利尿无法消除,都是进行连续血液净化的时机,一般采用连续血液滤过或连续血液滤过透析的方式。

10. 体外膜氧合治疗(ECMO)   对于难治性休克或伴有 ARDS 的严重脓毒症患儿,状况允许时可行体外膜氧合治疗。作为目前脓毒性休克治疗的热点,体外膜氧合治疗的优点是对循环和氧合的支持力度大,缺点是管理难度大,存在一定并发症,费用亦高。

脓毒性休克初期复苏治疗目标:第 1 个 6 小时内是复苏的"黄金时段",临床上力求达到:CRT≤2 秒,血压正常,脉搏正常且外周和中央搏动无差异,肢端温暖,尿量 1ml/(kg·h),意识正常。在 ICU 病房有条件进一步监测如下指标并达到:CVP 8~12mmHg(有机械通气和心室顺应性降低或腹内压高者,CVP 可至 12~15mmHg),$ScvO_2$≥70%,心脏指数(CI)3.3~6.0L/(min·m²),血乳酸、血糖、离子钙浓度维持正常水平(图 13-2-1)。

(二)心源性休克

在积极抢救休克的同时,重视原发病的相应治疗。治疗关键是提高心排出量,改善组织细胞氧供应及减少氧消耗。

抗休克救治

(1)心肺监护,CVP 监测,有条件应利用 PICCO、NICOM、USCOM 等先进设备进行心功能动态监测,指导补液及用药。

(2)有效镇静,以减少耗氧量。

(3)改善机体氧供,维持动脉氧分压≥70mmHg,SpO_2≥90%。纠正代谢性酸中毒,呼吸性酸中毒严重时可行机械通气。

(4)补液及纠正电解质紊乱,心源性休克因心功能不全引起,扩容不当会使病情恶化,血压难以维持,必须补液时要注意量和速度的控制,一般为 5~10ml/kg 于 30~60 分钟内静脉均匀滴注,休克未改善可重复 1 次。每天总入液量以基础的 60% 左右均匀进入,注意保持出入平衡。维持电解质,尤其是血钾的稳定。

(5)强心药物及血管扩张剂:强心药物可选择肾上腺素、多巴酚丁胺、米力农(参考表 13-2-5)。左西孟旦(Levosimendan)是钙离子增敏剂,使心肌收缩力增加而不影响心肌舒张功能,同时有扩张组织血管及心肌细胞保护作用,负荷量 6~12μg/kg,10 分钟静注,静脉维持量 0.05~0.2μg/(kg·min)。洋地黄制剂可在阵发性室上性心动过速及心房纤颤电转复无效时使用,在暴发性心肌炎时需谨慎应用。血管扩张剂可选择硝普钠(参考表 13-2-5)或硝酸甘油,后者主要扩张静脉血管,可用于心脏术后低心排综合征伴左室充盈压升高及肺水肿患

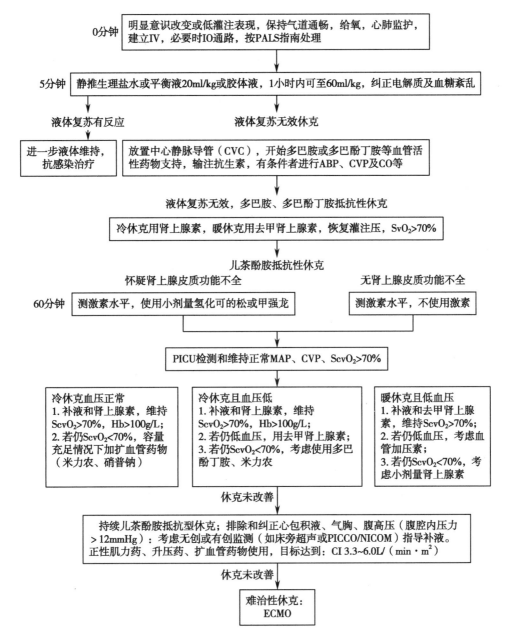

0分钟　明显意识改变或低灌注表现，保持气道通畅，给氧，心肺监护，建立IV，必要时IO通路，按PALS指南处理

5分钟　静推生理盐水或平衡液20ml/kg或胶体液，1小时内可至60ml/kg，纠正电解质及血糖紊乱

液体复苏有反应　　　　　液体复苏无效休克

进一步液体维持，抗感染治疗

放置中心静脉导管（CVC），开始多巴胺或多巴酚丁胺等血管活性药物支持，输注抗生素，有条件者进行ABP、CVP及CO等

液体复苏无效，多巴胺、多巴酚丁胺抵抗性休克

冷休克用肾上腺素，暖休克用去甲肾上腺素，恢复灌注压，$SvO_2>70\%$

儿茶酚胺抵抗性休克

怀疑肾上腺皮质功能不全　　　　　无肾上腺皮质功能不全

60分钟　测激素水平，使用小剂量氢化可的松或甲强龙　　　　　测激素水平，不使用激素

PICU检测和维持正常MAP、CVP、$ScvO_2>70\%$

冷休克血压正常
1. 补液和肾上腺素，维持$ScvO_2>70\%$，Hb>100g/L；
2. 若仍$ScvO_2<70\%$，容量充足情况下加扩血管药物（米力农、硝普钠）

冷休克且血压低
1. 补液和肾上腺素，维持$ScvO_2>70\%$，Hb>100g/L；
2. 若仍低血压，用去甲肾上腺素；
3. 若仍$ScvO_2<70\%$，考虑使用多巴酚丁胺、米力农

暖休克且低血压
1. 补液和去甲肾上腺素，维持$ScvO_2>70\%$；
2. 若仍低血压，考虑血管加压素；
3. 若仍$ScvO_2<70\%$，考虑小剂量肾上腺素

休克未改善

持续儿茶酚胺抵抗型休克；排除和纠正心包积液、气胸、腹高压（腹腔内压力>12mmHg）；考虑无创或有创监测（如床旁超声或PICCO/NICOM）指导补液。正性肌力药、升压药、扩血管药物使用，目标达到：CI 3.3~6.0L/（min·m²）

休克未改善

难治性休克：ECMO

MAP:平均动脉压；CVP:中心静脉压；$ScvO_2$:中心静脉混合血氧饱和度；CI:心脏指数；
PICCO:经肺热稀释技术心排血量监测仪；NICOM:生物电阻抗技术新排量监测仪；ECMO:体外膜肺

图 13-2-1　脓毒性休克的诊治流程图

者,剂量 0.25~10μg/（kg·min）。

（6）利尿剂:呋塞米为首选,可减轻肺循环淤血,常用 0.5~1mg/kg 静脉注射,必要时可重复应用或静脉维持,剂量为 0.1~1mg/（kg·h）,小剂量开始。

（7）糖皮质激素:大剂量糖皮质激素有增加心输出量、降低周围血管阻力、增加冠状动脉血流量的作用。主要用在暴发性心肌炎所致休克(详见暴发性心肌炎章节)。

（8）改善心肌代谢药物;可用磷酸肌酸钠、1,6-二磷酸果糖及大剂量维生素 C 静脉滴注

改善心肌能量代谢,促进受损细胞的修复。

（9）体外膜氧合（ECMO）:能够减轻肺水肿,减少心室射血做功,维持动脉血压,提高血氧饱和度,改善包括心肌在内的组织器官的缺氧状态。国外已将其作为心源性休克的首选治疗方法。国内儿童的 ECMO 应用也有十多年历史,该技术为患儿争取了治疗时间,但也有出血、溶血、血栓、感染等并发症。尽管如此,ECMO 仍被认为是目前心源性休克心功能的终极支持方法。

（三）过敏性休克

1. 脱离过敏源 如为药物引起,立即停用。

2. 保持呼吸道通畅 给氧,如有喉梗阻、吸气困难,重复或持续应用肾上腺素+激素雾化,呼吸不稳定者应立即气管插管。

3. 药物治疗

（1）肾上腺素:1:1 000 的肾上腺素 0.01mg/kg,最大量 0.5mg。大腿前外侧肌内注射,必要时 5 分钟可重复一次,血流动力学仍不稳定患儿考虑静脉维持。

（2）异丙嗪:每次 0.5~1mg/kg,肌内注射,可对抗组胺的作用。

（3）H_1 受体拮抗剂,如西咪替丁 10mg/kg 静脉滴注。

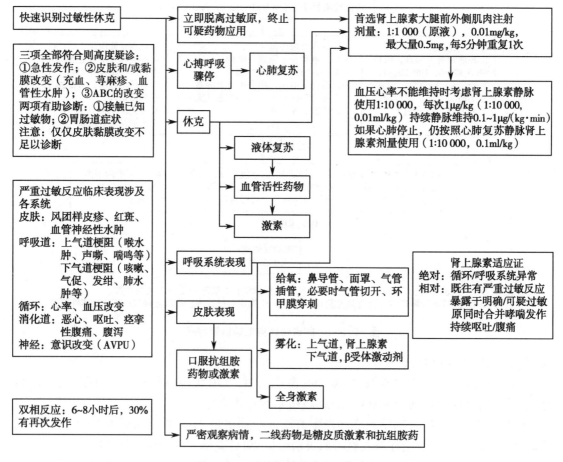

图 13-2-2 过敏性休克诊治流程

（4）10% 葡萄糖酸钙 5~10ml 稀释于 10% 葡萄糖液 20ml 中缓慢静脉推注。

（5）血管活性药物:酌情选择使用。

4. **补充容量**　参照脓毒性休克液体复苏。

5. **病情观察**　过敏性休克处理后即使病情稳定,也需至少观察 24 小时,有潜在风险者可收入 ICU 治疗。

（四）低(血)容量休克

治疗关键在于补液(血)量是否充足、是否及时,根据病因采用不同治疗措施,如出血所致休克则应立即止血,药物止血效果不佳情况下也可考虑手术止血,同时输注红细胞悬液。对于急性失血,应快速输入红细胞。对于贫血性休克,输注红细胞悬液则要控制速度和量,以免出现心功能不全。

病例链接:　脓毒性休克

【**一般情况**】患儿,男,4 岁 1 月,15kg。

【**主诉**】发热伴腹痛 2 天,精神差半天。

【**现病史**】2 天前无明显诱因下出现发热,体温在 37.5~38.5℃之间波动,伴有腹痛,下腹部为主,阵发性,无法确切定位,程度不重,无恶心,大便稀,每次 3~4 次,无黏液脓血,无咳嗽、咳痰等。前天家长带去当地卫生所就诊,查血常规白细胞 12.5×10⁹/L,中性比例 51.0%,血红蛋白 117g/L,血小板 261×10⁹/L CRP 15mg/L,予以“头孢克洛、妈咪爱”等口服,体温和腹痛症状无缓解,今开始出现精神不振、嗜睡、多汗等表现。来笔者医院急诊科就诊,进入急诊时精神差、面色苍白、心率快、尿量少,血压 75/30mmHg,考虑“脓毒性休克”,予以生理盐水 2 次液体复苏后,血压仍不能维持正常。床边胸片:肺部纹理粗,双肺少量渗出。床边超声提示“阑尾脓肿、腹腔积液”。急诊科联系后转入 PCIU 病房继续治疗。

起病以来,神清,精神差,睡眠欠安,食欲差、小便少、大便同前述。

【**既往史**】无殊,按时接种疫苗。

【**出生史**】G_1P_1,足月顺产,出生体重 3.95kg。无窒息抢救史。

【**预防接种史**】按计划接种。

【**家族史**】亲属无重大疾病和慢性病史。

【**入院查体**】T 38.2℃,P 165 次/min,R 55 次/min,Bp 80/40mmHg,SpO₂ 96%,嗜睡,能唤醒,面色苍白,气促明显,无发绀,呼吸规则,瞳孔大小约 2mm,对光反射灵敏,两肺未闻及干、湿啰音,心音中强,腹不胀,腹肌紧张,全腹压痛明显,无反跳痛,肝脾肋下未及,双下肢无水肿,四肢温,花斑明显,毛细血管充盈时间（CRT）7 秒。

【**辅助检查**】血常规:白细胞 34.5×10⁹/L［参考值（4.4~11.9）×10⁹/L］,中性比例 85.0%,血红蛋白 120g/L,血小板 221×10⁹/L CRP 236mg/L(参考值<8mg/L)。急诊血气分析:pH 7.18(参考值 7.35~7.45),PCO₂ 40mmHg,PO₂ 90mmHg,HCO₃⁻ 10mmol/L(参考值 21~25mmol/L),Lac 7.2mmol/L(参考值 0.5~2.2mmol/L),BE −18mmol/L(参考值 −3~+3mmol/L),K⁺ 3.6mmol/L,Na⁺ 135mmol/L,Cl⁺ 100mmol/L,血糖 12mmol/L(参考值 3.9~6.1mmol/L)。急诊床边超声报告:右下腹阑尾区探及低回声区,中等量腹腔积液,透声可。心脏超声:EF 0.60。急诊床边胸片:肺部纹理粗,双肺少量渗出。

【入院诊断】1.重症脓毒症;2.脓毒性休克;3.急性阑尾炎;4.急性腹膜炎;5.腹腔积液;6.失代偿性代谢性酸中毒;7.高乳酸血症。

【检查计划】完善血常规、尿常规、便常规、血气分析+电解质、生化及其他感染指标(血PCT、血高通量细菌学检测、血细胞因子、腹水培养等)检查。NICOM 和 CVP 监测。

【治疗计划】

1. 继续液体复苏,必要时血管活性药物、激素等抗休克治疗。

2. 尽早氧疗,氧饱和度波动不能维持,应尽早机械通气。

3. 维持内环境稳定,预防应激性溃疡、ARDS 等并发症治疗。

4. 待生命体征能稳定及凝血状态改善,应当尽早完成手术,清除感染源。

【治疗经过】

患儿进入监护病房测 CVP 7mmHg,嗜睡,四肢暖,心音中强。考虑暖休克,白蛋白继续扩容的同时,加用去甲肾上腺素 0.2μg/(kg·min)维持。抗生素用美罗培南+利奈唑胺。第三次胶体扩容后患儿循环仍差,血压不能维持正常,予以气管插管机械通气,去甲肾上腺素加量维持,糖皮质激素静脉应用。3 小时后,普外科确认生命体征平稳、凝血功能达标后行急诊剖腹探查术,术后诊断为阑尾脓肿伴穿孔、急性腹膜炎。

术后患儿血压平稳,术后继续予以美罗培南+利奈唑胺抗感染,小剂量甲强龙共使用 3天,术后第 3 天乳酸正常,减停去甲肾上腺素,术后第 4 天体温基本正常,胸片改善,撤离呼吸机,术后第 5 天血象基本恢复正常,术后第 7 天 CRP 基本恢复正常,转回普外科病房。阑尾脓肿脓液培养提示:大肠埃希氏菌,美罗培南敏感。转科诊断:阑尾脓肿伴穿孔;急性腹膜炎;脓毒性休克(大肠埃希氏菌)。转普外科后停利奈唑胺,继续美罗培南继续抗感染治疗 10天,血培养复查阴性,感染指标均正常,患儿一般情况可,予以出院,共住院 17 天。

【出院诊断】1.重症脓毒症(大肠埃希氏菌);2.脓毒性休克;3.阑尾脓肿伴穿孔;4.急性腹膜炎;5.腹腔积液;6.失代偿性代谢性酸中毒;7.高乳酸血症。

【出院建议】

1. 3 天切口换药 1 次。

2. 继续口服法罗培南 4 天。

3. 1 周后普外科复查。

(陈振杰)

参考文献

1. 赵祥文,董宗祈,胡皓夫 . 儿科急诊医学 .4 版 . 北京:人民卫生出版社,2015.

2. 中华医学会儿科学分会急救学组,中华医学会急诊医学分会儿科学组,中国医师协会儿童重症医师分会 . 儿童脓毒性休克(感染性休克)诊治专家共识(2015 版),中华儿科杂志,2015,53(8):576.

3. 邢艳琳,于宪一 . 小儿心源性休克的诊断和治疗 . 中国小儿急救医学,2017,24(9):657.

4. WEISS SL, PETERS MJ, ALHAZZANI W, et al. Surviving sepsis campaign international guidelines for the management of septic shock and sepsis-associated organ dysfunction in children. Intensive Care Medicine,2020,46:10-67.

第三节 急性呼吸窘迫综合征

一、概述

急性呼吸窘迫综合征（acute respiratory distress syndrome，ARDS）是在严重感染、休克、创伤等严重疾病过程中，肺毛细血管内皮细胞和肺泡上皮细胞损伤造成的弥漫性肺间质和肺泡水肿，导致的急性低氧性呼吸功能不全。其主要病理特征为肺水肿、炎症细胞浸润，肺泡透明膜形成和肺出血。病理生理改变以肺容积减少、肺顺应性下降、肺内分流增加和严重的通气/血流比例失调为主。临床上表现为进行性低氧血症和呼吸窘迫，肺部影像学上表现为肺透亮度下降。

ARDS 是儿科重症监护病房（PICU）中病死率极高的危重症之一。国外儿童 ARDS 在 PICU 中的患病率为 0.7%~4.2%，病死率为 42%~75%，但由于研究年代不同，所采用诊断标准不一，各研究间缺少可比性。2004 年国内小儿 ARDS 协作组对全国 25 所大中城市的儿童医院及某些三级甲等综合医院的 PICU 进行为期 12 个月的前瞻性 ARDS 临床发病状况调查显示，国内小儿 ARDS 的患病率为 1.42%，病死率为 62.9%，占通气 PICU 病死率的 13.1%，死亡相对危险性是 PICU 平均水平的 9.3 倍。

二、病因和危险因素

根据肺损伤的机制，ARDS 的病因与危险因素可分为直接因素和间接因素。前者指对肺的直接损伤，如严重肺部感染、胃内容物误吸、吸入有害气体、淹溺、氧中毒、肺挫伤等；后者指肺外疾病通过启动全身炎症反应所致的肺损伤，包括严重脓毒症、休克、严重的非肺部创伤、大量输血、体外循环、弥散性血管内凝血等。

严重感染是小儿 ARDS 的首位高危因素，多种病原体如细菌、病毒、真菌、肺炎支原体、肺囊虫和结核等的感染均可以并发 ARDS，在革兰氏阳性菌中金黄色葡萄球菌、肺炎球菌的肺部感染并发 ARDS，死亡率高达 50%。高浓度氧吸入、呼吸机相关性肺损伤、输血相关性肺损伤和心血管手术所致肺缺血再灌注等是医源性肺损伤的原因。

三、临床表现

（一）症状

ARDS 的症状大多在各种原发病过程中逐渐出现，因而起病隐匿，易被误认为是原发病的加重。一般认为，由直接因素导致的肺损伤，1 小时内即可出现浅快呼吸；而间接因素导致的肺损伤、气促等症状可以延迟至 96 小时。对多数 ARDS 患儿而言，症状多在原发病后的 24~48 小时出现。呼吸窘迫是 ARDS 最常见的症状，主要为气急、呼吸频速，其严重程度与基础呼吸频率和肺损伤的严重程度有关，可伴由不同程度的咳嗽，甚至少量咯血，可伴口唇和指/趾端发绀。随着病情进展，发绀越来越明显，可伴烦躁、嗜睡等神经系统症状。

（二）体征

呼吸急促伴发绀是患儿最常见的体征，且发绀不能被普通吸氧所缓解，可伴有鼻翼扇动、吸气性三凹征。发病早期肺部多无啰音，在中期可闻及干、湿啰音，有时可闻及少量哮鸣音,后期出现肺实变体征,呼吸音降低,可闻及水泡音。

四、辅助检查

(一) 血气分析

1. 换气功能障碍　表现为不同程度的低氧血症,$PaCO_2 < 60mmHg$。

2. 呼吸性碱重度/酸中毒　发病早期因呼吸频速、通气过度,常为呼吸性碱中毒,常 $PaCO_2 < 35mmHg$,后期组织严重缺氧,代谢性酸中毒加重,呼吸肌疲劳及肺实变加重,使通气量减少,出现呼吸性酸中毒,提示预后不良。

(二) X 线胸片

ARDS 的胸片表现分为 3 期:

1. 早期　发病 24 小时内,X 线胸片可无异常,或肺纹理呈网状增多,边缘模糊;重症可见小片状模糊阴影。

2. 中期　发病 1~5 天,胸片显示以肺实变为主要特征,两肺散在大小不等、边缘模糊、浓密的斑片状阴影,常融合成大片呈均匀致密磨砂玻璃样影,有时可见支气管充气征,有别于心源性肺水肿。

3. 晚期　发病多在 5 天以上,X 线胸片表现为双肺野大部分呈均匀的密度增加,磨砂玻璃样改变,支气管充气征明显,心影边缘不清或消失,呈"白肺"样改变。

(三) 肺部 CT

CT 尤其是高分辨率 CT 可更好地反映 ARDS 的肺内各种病理改变。ARDS 的肺部 CT 表现分为五种基本改变:

1. 毛玻璃样改变　云雾状高密度区,其间血管和支气管壁清晰。

2. 实变　肺泡水肿所致的肺野密度对称性增加及空气支气管征,当其中出现非对称性实变时常提示是肺内原发损伤所致。

3. 网状改变　间质性肺水肿或纤维化引起的小叶间隔增厚。

4. 线状影　病损区增厚的小叶间隔或线条索状影。

5. 肺纹理扭曲　表现为肺纹理扭曲或支气管扩张,即所谓"牵张性支气管扩张"。

与胸片相比,胸部 CT 可为 ARDS 的早期诊断提供重要帮助。在 ARDS 早期,由于肺毛细血管通透性一致增高,可引起血管内液体甚至有形成分渗出血管外,呈非重力依赖性影像学变化。对于这一变化,高分辨率 CT 具有很高的灵敏性,甚至在渗出局限于肺间质时即可发现。随着病程进展,当渗出突破肺泡上皮防线进入肺泡内后,由于重力依赖性作用致使渗出液易坠积在下垂的肺区域(仰卧时主要在背部)。

五、诊断和鉴别诊断

(一) 诊断标准

2015 年急性肺损伤会议组发布的"儿童急性呼吸窘迫综合征:儿童急性肺损伤共识会议推荐"首次提出儿童 ARDS 的诊断标准,具体为:

1. 排除有围产期相关性肺部疾病的患儿。

2. 发生在 7 天内的已知临床表现。

3. 不能完全用心功能衰竭或液体超负荷来解释的呼吸衰竭。

4. 肺部影像学出现新的渗出性改变与急性器质性肺损伤的表现一致。

5. 在无创辅助通气时,面罩 BiPAP 或 CPAP≥5cmH₂O 时,满足氧合指数[血氧分压(PaO₂)/吸入氧浓度(FiO₂),P/F]≤300;或经皮血氧饱和度(SpO₂)/FiO₂(S/F)≤264,可诊断儿童 ARDS。

6. 在有创机械通气时,满足 4≤氧指数[FiO₂× 平均气道压(Paw)×100/PaO₂]≤8,或 5≤脉氧饱和度指数(FiO₂×Paw×100/SpO₂,OSI)≤7.5,可诊断轻度儿童 ARDS;8≤氧指数<16 或 7.5≤OSI<12.3,可诊断中度儿童 ARDS;氧指数≥16 或 OSI≥12.3,可诊断重度儿童 ARDS(表 13-3-1)。

表 13-3-1　儿童 ARDS 诊断标准

年龄	排除围生新生儿相关性疾病			
起病时间	起病 7 天内			
肺水肿原因	呼吸衰竭不能完全用心功能不全和液体过负荷解释			
X 线胸片	符合肺水肿的、新的浸润影			
氧合	无创机械通气		有创机械通气	
	ARDS	轻度	中度	重度
	面罩 Bi-level 或 CPAP>5cmH₂O	4≤OI<8	8≤OI<16	≥16
	P/F≤ 300	5≤OSI<7.5	7.5≤OSI<12.3	OSI≥12.3
	S/F≤ 264			

注:P/F=PaO₂/FiO₂;S/F=SpO₂/FiO₂;OI=FiO₂×Paw×100/PaO₂;OSI=FiO₂×Paw×100/SpO₂。

(二) 鉴别诊断

1. **严重肺部感染**　重症肺炎时也可因严重低氧血症而出现呼吸急促、呼吸困难等表现,胸片亦可呈弥漫性改变,难以与 ARDS 鉴别。但是一般肺炎肺部体征出现早,双侧不对称,PaCO₂ 可随病情而上升,予以氧气或改善通气可以减轻低氧血症,胸片多呈一侧为主的肺实质浸润,经抗感染、氧疗、支持疗法逐渐恢复。但应注意严重肺部感染可合并 ARDS,因此当吸氧不能纠正低氧血症,或 FiO₂>0.6 而 PaO₂<50mmHg,或者 PaO₂/FiO₂<300 时应考虑合并 ARDS,尤其是有符合 ARDS 的胸部影像学表现时。

2. **急性特发性肺纤维化**　亦称 Hammam-Rich 综合征,其特点是起病即有咳嗽、咳痰等呼吸道症状,急性型常以感染为诱因。胸片呈弥漫性间质浸润和毛玻璃样改变,对激素治疗反应不一,血气呈明显低氧血症。

3. **心源性肺水肿**　根据病史、病理基础、临床表现,结合胸片和血气分析等,鉴别诊断多不困难(表 13-3-2)。

表 13-3-2　ARDS 与心源性肺水肿的鉴别

病史	严重感染、休克、创伤等	多有心脏病史
病理基础	肺泡毛细血管膜损伤所致通透性肺水肿	左心功能不全所致压力性肺水肿
呼吸困难	与体位关系不明显	与体位关系明显
低氧血症	较重,氧疗效果不明显	较轻,氧疗有效
血性痰	非泡沫样、血水样	泡沫样

续表

病史	严重感染、休克、创伤等	多有心脏病史
体征	多无心脏病体征,湿啰音较少	心脏病体征、大量湿啰音、多在双肺底
X 线胸片	心脏及肺门不大,双肺浸润影,支气管充气征常见	心脏扩大、肺上叶血管扩张、蝴蝶形阴影自肺门向周围扩张,支气管充气征少见
对强效利尿反应	较差	明显有效

六、治疗

（一）积极治疗原发病

1. 控制感染　对肺部感染、脓毒症等根据感染病原应早期、足量、联合使用抗生素,尽早控制感染。

2. 积极抢救休克、改善微循环　休克患儿应适当补充血容量,避免液体输入过多过快,合理应用晶体液和胶体液。

3. 及时正确处理创伤　如清创、骨折、切除坏死组织、固定等。

4. 合理输血　必须输血时,切忌过量,滴注速度不宜过快,最好输入新鲜血液。库存 1 周以上的血液含微型颗粒,这些微型颗粒能引起微栓塞,损害肺毛细血管内皮细胞。

5. 防止误吸　昏迷者放置胃管,抬高床头,防止误吸。

（二）呼吸支持治疗

1. 氧疗　氧疗是纠正 ARDS 患儿低氧血症的基本手段,使 PaO_2 达到 60~80mmHg。可根据低氧血症改善的程度和治疗反应调整氧疗方式,逐步提高氧流量和氧浓度。

2. 机械通气　是 ARDS 患儿的主要治疗策略,其目的是改善通气和氧合,维持组织氧供。

（1）机械通气的时机选择:ARDS 患儿经高浓度吸氧（>50%）仍不能改善低氧血症（PaO_2<60mmHg）时,应积极气管插管进行有创机械通气。一般认为,气管插管和有创机械通气能更有效地改善低氧血症,降低呼吸功,缓解呼吸窘迫,并能有效地改善全身缺氧,防止肺外器官损害。

（2）肺保护性通气策略:ARDS 有效病因治疗措施的缺失,使得呼吸功能支持治疗的地位显得更为重要。但是机械通气本身作为损伤因素也可能加重肺损伤。由于 ARDS 肺损伤的分布呈"非均一性"和重力依赖性,同时肺泡大量塌陷,70%~80% 的肺泡水肿和不张,肺顺应性差,仅有 20%~30% 的肺泡参与通气,具有"小肺"或"婴儿肺"的特征,常规机械通气在纠正低氧血症的同时,亦可加重肺损伤。以防止肺泡过度膨胀和维持塌陷肺泡处于复张状态为目标的非保护性通气策略,能有效降低呼吸机相关性肺损伤,也成为 ARDS 重要的治疗手段,其要点包括:

1）小潮气量通气,限制气道平台压:预测呼吸系统顺应性较好的患儿潮气量为 5~8ml/kg,呼吸系统顺应性差的患儿为 3~6ml/kg。吸气时平台压限制为 28cmH_2O,对于胸壁顺应性降低的患儿,平台压可提高到 29~32cmH_2O。

2）适度抬高 PEEP:由于严格限制潮气量和吸气平台压,可导致部分肺泡加速塌陷,加重低氧血症,因此需适度抬高 PEEP 至 10~15cmH_2O 来改善氧合。

3）允许性高碳酸血症:是指采用低容限压控制通气策略,在保证氧合的同时,允许动脉血二氧化碳分压在一定范围升高。pH 在 7.15~7.30 都是允许的,但是需除外颅高压、肺动脉高压、某些先天性心脏病、血流动力学不稳定和严重心功能障碍。

4)肺复张:肺泡塌陷是 ARDS 重要的病理生理特征,采取积极有效的措施使塌陷肺泡复张,并保持开放状态是 ARDS 治疗中的重要环节。临床应用较成熟的是 PEEP 递增法。

5)俯卧位通气:即机械通气患儿在不与呼吸机断开的情况下采取俯卧体位以改善通气血流比失调的通气方式。由于缺乏儿科证据,2015 年新共识不推荐 ARDS 患儿常规采用俯卧位通气,但是对于预防发展为严重的 ARDS,俯卧位通气是一种可选择的治疗手段。

(3)高频振荡通气:传统的 ARDS 治疗流程是常规肺保护通气策略无效后开始高频振荡通气,只有在低氧性呼吸衰竭,胸壁顺应性无降低,气道平台压超过 28cmH$_2$O 的中重度 ARDS 患儿才可以尝试高频振荡通气。

(4)体外膜肺治疗:是一种呼吸循环支持技术,采用静脉-动脉高流量分流建立体外循环以改善氧合,减轻肺负担,有利于肺功能恢复,可作为常规治疗无效时严重呼吸循环衰竭患者的治疗手段。

(三)药物治疗

1. 吸入一氧化氮　不推荐常规使用,但是对于合并重度肺动脉高压和严重右心功能不全的患儿可以使用。

2. 皮质类激素　是既往 ARDS 常用的治疗方式,但是目前研究表明 ARDS 后期应用糖皮质激素尽管能部分改善氧合,但并不降低病死率,甚至可能增加病死率。因此不推荐常规应用皮质激素治疗 ARDS。

3. 镇静剂和神经肌肉阻断剂　ARDS 患儿应接受最小剂量并且有效的镇静剂以促进患儿对机械通气的耐受。如果单一的镇静剂不能满足有效的机械通气,可考虑使用最小剂量的神经肌肉阻断剂,以促进机械通气的顺畅和呼吸功能的恢复。

4. 液体管理　ARDS 患儿液体管理的目标是维持血管内容积以保证充足的终末器官灌注,同时减少肺部血管外液体和肺水肿。在初次液体复苏和稳定后,应当监测液体平衡维持足够的血管内容量,同时避免液体正平衡。

5. 营养支持　ARDS 患儿处于应激和高代谢状态,如病情允许,应尽量经口摄取或以鼻胃管供给营养;在有消化道出血和消化功能极度低下时可给予静脉营养。

(四)血液净化

ARDS 患儿血液中存在大量炎性介质,可加重或导致肺及其他脏器功能损害。连续血液净化可清除大量炎性介质,还可减少肺血管外的肺水含量,维持内环境稳定,但其确切疗效尚待进一步研究。

病例链接: **急性呼吸窘迫综合征**

【一般情况】患者,女,4 岁 4 月。

【主诉】确诊白血病 1 个月,发热、咳嗽 6 天,气促 2 天。

【现病史】患儿 1 个月前因“血检异常”入住笔者医院血液科,经骨髓检查确诊为急性淋巴细胞白血病(L2 型,Pre-B,中危组),给予 VDLD 方案化疗(化疗中),近期血常规提示血三系均降低。6 天前出现发热,体温最高 38.6℃,无畏寒寒战,伴阵发性咳嗽,有痰不易咳出,无喘息,无胸闷、胸痛,无恶心、呕吐,无腹痛、腹泻,胸部 CT 提示双侧肺炎,给予"头孢哌酮钠、舒巴坦钠、万古霉素、伏立康唑"静脉滴注抗感染治疗 3 天。患儿发热、咳嗽无好转,2 天前出现气促,予以鼻导管吸氧,更换抗感染药物为"美罗培南、万古霉素、伏立康唑"静脉滴注治疗 2 天,患儿气促进行性加重,遂转入 ICU 病房。

患儿自发病以来,神志清,精神渐萎靡,胃纳欠佳,睡眠可,二便无殊,体重变化不详。

【既往史】既往体健。

【个人史】G_2P_2,足月剖宫产,出生体重 3.15kg,否认难产史及窒息抢救史。生后混合喂养,按时添加辅食,现普食。按卡接种疫苗,2 月龄抬头,4 月龄翻身,6 月龄独坐,1 岁会走,生长发育与正常同龄儿相仿。

【家族史】父母体健。否认家族中肝炎、结核等传染病史及肿瘤、高血压等遗传病史。有一哥哥,14 岁,体健。

【入科查体】体温 37.8℃,呼吸 52 次/min,心率 156 次/min,血压 96/36mmHg,体重 15kg,神志清,精神可,双瞳孔等大等圆,直径 3mm,对光反射灵敏,颈软,颈部可及 2 枚黄豆大小肿大淋巴结,质地中等,无压痛,咽红,双扁桃体不大,呼吸促,可见吸气性三凹征,双肺可闻及少许湿啰音,心音中,心律齐,未闻及病理性杂音,腹软,未及包块,无压痛及反跳痛,肝脾肋下未及,肢端温,毛细血管充盈时间 3 秒,神经系统查体未见阳性体征。

【辅助检查】

血常规:白细胞 $0.55×10^9$/L[参考值(4.4~11.9)$×10^9$/L],中性粒细胞 47%,淋巴细胞 47.8%,血红蛋白 63g/L(参考值 112~149g/L),血小板 $57×10^9$/L[参考值(188~472)$×10^9$/L],CRP 42.6mg/L(参考值<8mg/L)。

血气+电解质 pH 7.376,PCO_2 43.1mmHg,PO_2 50.7mmHg(参考值 80~100mmHg),K^+ 5.9mmol/L(参考值 3.7~5.2mmol/L),Na^+ 134mmol/L,Ca^{2+} 0.98mmol/L(参考值 1.05~1.35mmol/L),Lac 3.4mmol/L(参考值 0.5~2.2mmol/L),HCO_3^- 24.3mmol/L,BE 0.1mmol/L。

胸部 CT:双侧肺炎。

【入科诊断】1. 急性重症肺炎;2. Ⅰ型呼吸衰竭;3. 脓毒症;4. 急性淋巴细胞白血病(L2型,Pre-B,中危组);5. 化疗后骨髓抑制。

【检查计划】

1. 前降钙素、生化、凝血功能、心肌损伤标记物等检测。

2. 病原体检测,包括痰培养、血培养、G 试验、GM 试验、病原体 RNA(肺炎支原体)、呼吸道病毒抗原检测等。

3. 胸片、心电图、心脏彩超检查。

4. 必要时纤维支气管镜检查。

【治疗计划】

1. 告病危,心电监护,鼻导管吸氧,禁食。

2. 抗感染治疗　美罗培南 0.3g,8 小时一次泵注,伏立康唑 120mg,12 小时一次泵注,SMZ 0.48g 每天 3 次口服。因万古霉素血药浓度不达标,更换为利奈唑胺 0.15g,8 小时一次泵注。

3. 对症支持治疗　升白细胞治疗,输注红细胞改善氧输送,维持水电解质及酸碱平衡,密切关注患儿呼吸情况,根据病情变化及时调整治疗方案。

【诊疗经过】

1. **辅助检查结果**

（1）前降钙素：4.710ng/ml（参考值 0~0.46ng/ml）。生化：白蛋白 22.9g/L（参考值 39~54g/L），丙氨酸氨基转移酶 35U/L，天门冬氨酸氨基转移酶 95U/L，CK-MB 活性 103U/L（参考值 0~25U/L），铁蛋白 658.8ng/ml（参考值 6~159ng/ml）。凝血功能：纤维蛋白原 1.63g/L（参考值 2~4g/L），活化部分凝血活酶时间 59.5 秒（参考值 25.1~38.4 秒），血浆 D-二聚体测定 1.20mg/L（参考值 0~0.256mg/L）。心肌损伤标志物：氨基末端脑利钠肽前体 3 361.7pg/ml（参考值<450pg/ml）。

（2）病原体检测：G 试验：202.17pg/ml（参考值<70mg/ml）。GM 试验：阴性。痰培养、血培养阴性。病原体 RNA（肺炎支原体）、呼吸道病毒抗原检测阴性。肺泡灌洗液病原体高通量测序：皱裂菌属（微红皱裂菌），序列数 2 876。

（3）胸部影像（图 13-3-1~图 13-3-4）。

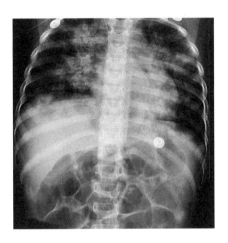

图 13-3-1　入 PICU 第一天胸片
（鼻导管吸氧）

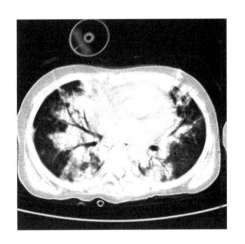

图 13-3-2　入 PICU 第二天胸部 CT
（面罩吸氧）

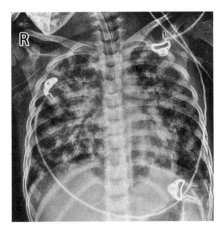

图 13-3-3　入 PICU 第五天胸片
（气管插管）

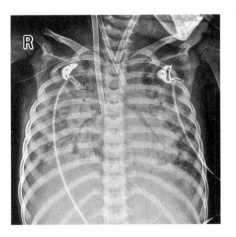

图 13-3-4　入 PICU 第六天胸片
（ECMO 第一天）

（4）胸水超声：右侧胸腔积液 1.0cm。

（5）超声心动图检查、心电图正常。

2. 疾病转归

（1）呼吸支持方面：患儿入科后鼻导管吸氧 2L/min 下血氧饱和度 92% 左右，改为面罩吸氧 4L/min，后氧饱和度下降至 83%，予以气管插管呼吸机辅助通气（SIMV 模式，FiO_2 100%，VT 90ml，F 40 次/min，PEEP 7cmH$_2$O），患儿气管内可吸出较多淡血性痰液，氧饱和度不稳定，OI 值 45。入科第 5 天再次出现氧合下降 85% 左右，伴血压下降，最低 68/38mmHg，给予扩容及去甲肾上腺素、肾上腺素维持血压，改为高频震荡通气（频率 6.9Hz，振幅 40cmH$_2$O，MAP 35cmH$_2$O，氧浓度 100%），患儿氧合仍有波动，入科后第 6 天血氧饱和度下降至 50%~60%，予以 V-A ECMO 支持 1 周，入科后第 17 天撤呼吸机改面罩，第 18 天停吸氧。

（2）抗感染方面：因病情进展，ECMO 支持同时调整抗生素为利奈唑胺、替加环素联合舒普深抗感染，SMZ 联合卡泊芬净、两性霉素 B 抗真菌治疗。

患儿入科第 19 天后体温逐渐正常，呼吸平稳，肺部影像好转，入科后第 25 天转回血液科，9 天后出院。

出院时情况：患儿无发热，大气吸入下氧饱和度正常，无咳嗽，无恶心、呕吐，无腹痛，无烦躁不安，无皮疹，大小便无殊。查体：神志尚清，精神略软，双侧瞳孔等大等圆，直径约 2mm，双侧对光反射灵敏，双肺未闻及干、湿啰音，心律齐，腹软，无压痛及反跳痛，肝脾肋下未及，肠鸣音可，肢端温，神经系统查体无阳性体征。

【出院诊断】

1. 急性重症肺炎（肺部真菌感染：微红皱裂菌）；2. 急性呼吸窘迫综合征（重度）；3. 脓毒症；4. 脓毒性休克；5. 胸腔积液；6. 心肌损害；7. 凝血功能障碍；8. ECMO 术后；9. 急性淋巴细胞白血病（L2 型，Pre-B，中危组）；10. 化疗后骨髓抑制。

【出院建议】

1. 出院后继续口服复方磺胺甲噁唑片 0.24g 每天 3 次；瑞安吉、左卡尼丁口服，营养心肌。

2. 注意休息，防止感染出血；定期复查血常规、生化、血气及凝血功能，监测血压、血糖，如有异常，及时就诊。

3. 出院后择期回院行化疗。

4. 如有发热、咳嗽、气急、腹痛腹泻等不适及时就诊。

（余　佳）

参考文献

1. Pediatric Acute Lung Injury Consensus Conference Group. Pediatric acute respiratory distress syndrome：consensus recommendations from the Pediatric Acute Lung Injury Consensus Conference. Pediatr Crit Care Med，2015，16（5）：428-439.

2. 封志纯，冯益民，肖昕，等．实用儿童重症医学．北京：人民卫生出版社，2012.

第四节　急　性　中　毒

一、概述

急性中毒病情复杂、变化急骤;严重者出现多器官功能的障碍或衰竭甚至危及患者生命。儿童急性中毒好发于1~5岁,男孩略多于女孩。中毒的原因十分复杂,以消化道摄入和接触中毒为主,这与小儿活泼好动、好奇心强、生活常识缺乏有关,也和家长疏于监护有一定关系,也有自杀性中毒的报道。近年来,随着毒物检测水平的提高及治疗方面的新技术(如血液净化、体外膜肺氧合等)在医疗中心的广泛开展,中毒治疗的抢救成功率有所提高。若能及早发现,给予及时、正确地处理,更多患儿的生命则能被挽救。

(一) 流行病学

世界卫生组织2008年报道显示,中毒为全球儿童意外伤害的五大死亡原因之一。国内卫生部统计的资料显示中毒高居意外死亡的第3位,也是我国1~4岁儿童的首位死亡原因。儿童中毒主要原因包括儿童误服、家长因素、医源性中毒、自杀等。儿童中毒的种类与地点、季节、父母职业、环境等多种因素有关。农村患儿中毒类型以鼠药、农药和有毒动物蜇咬为主;城市儿童常为误服各种内、外用药物,各种消毒剂、防腐剂、去污剂等。另外,夏季是发生食物中毒、农药中毒、蛇咬伤及蜂蜇伤的高峰期,冬季则以一氧化碳中毒多见。值得注意的是,国内外报道均显示近年来儿童自杀倾向有所增加,应引起临床医生重视。儿童急性中毒多数预后良好,风险较大、预后较差的几类中毒主要包括农药、精神类药物和鼠药中毒,农药中毒尤其是百草枯中毒预后最差。

(二) 中毒途径

主要有以下几种途径:

1. **消化道摄入中毒**　最为常见。

2. **接触中毒**　小儿皮肤较薄,表面脂质较多,故接触脂质性毒物易于吸收,发生中毒;眼结膜、鼻黏膜吸收均较快,故新生儿期用药物滴眼或者滴鼻都可以造成中毒。

3. **呼吸道吸入中毒**　是气体中毒的主要途径。由于肺泡面积大,故多为急性中毒。

4. **注入中毒**　包括误注药物、蜇伤、咬伤中毒。

5. **直肠吸收中毒**　在小儿常由灌肠引起。

(三) 毒物在人体内的分布及代谢

毒物主要分布在人体体液和组织中,影响分布的因素有:

1. 毒物与蛋白的结合力。

2. 毒物与组织的亲和力。

3. 毒物通过血脑屏障和胎盘屏障的能力,如儿童易患铅性脑病;吗啡对新生儿的毒性也比成人大3~10倍。肝脏是毒物在人体内转化的主要场所,其他如肾、胃、肠、心、脑、脾、肺,以及各组织的网状内皮细胞也进行代谢转化。

(四) 致病机制

毒物进入人体后,产生毒性作用,导致机体功能障碍和器质性损害,引起疾病甚至死亡。中毒的严重程度与毒物剂量或浓度有关,多呈剂量-效应关系。不同毒物的中毒机制不同,有些毒物通过多种机制产生毒性作用。

1. **干扰酶的活性** 人体的新陈代谢主要依靠酶参与催化。大部分毒物是通过对酶系统的干扰而引起中毒。

2. **破坏细胞膜的功能** 毒物对膜脂质、膜蛋白、膜结构及通透性的破坏。

3. **阻碍氧的交换、输送和利用** 毒物使肺泡气体交换受阻,使血红蛋白丧失携氧功能,使细胞利用氧发生障碍。

4. **影响新陈代谢功能** 毒物影响脱氧核糖核酸功能,抑制生物酶原合成,影响 ATP 形成。

5. **改变递质释放或激素的分泌** 如肉毒杆菌毒素,使运动神经末梢不能释放乙酰胆碱而致肌肉麻痹。

6. **损害免疫功能** 使免疫功能下降,引起异常免疫反应,损害免疫器官。

7. **光敏作用** 光变态反应物质如灰黄霉素,光毒性反应物质如沥青。

8. **对组织的直接毒性作用** 如强酸、强碱中毒。

二、临床特点和诊断线索

(一) 不同毒物中毒的临床特征

急性中毒可引起各系统临床症状,部分症状具有一定的诊断意义,具体见表 13-4-1。

1. **皮肤黏膜症状**

(1)灼伤:见于强酸、强碱、煤酚皂液(来苏)等腐蚀性毒物中毒。

(2)皮肤潮红:如酒精及阿托品中毒使皮肤潮红,尤以颜面为甚;一氧化碳及氰化物中毒,口唇黏膜呈樱桃红色。

(3)发绀:引起血红蛋白氧合不足的毒物或产生高铁血红蛋白的毒物(如亚硝酸盐、苯胺、硝基苯)均可导致发绀。

(4)黄疸:致肝损害(如四氯化碳、毒蕈、蛇毒、鱼胆)或急性溶血(如砷化氢中毒)的毒物可引起黄疸。

2. **眼症状**

(1)瞳孔扩大:见于阿托品类中毒。

(2)瞳孔缩小:见于有机磷农药、氨基甲酸酯类杀虫药、吗啡、氯丙嗪中毒。

(3)视神经炎:见于甲醇中毒。

3. **神经系统症状**

(1)谵妄:见于阿托品、酒精、抗组胺药物等中毒。

(2)肌纤维颤动:见于有机磷农药、氨基甲酸酯农药中毒。

(3)昏迷:是急性中毒常见的症状,麻醉药、镇静催眠药、有机磷、各杀虫药等,以及很多可引起中毒性脑病(脑水肿)的毒物均可引起。

(4)瘫痪:可溶性钡盐,以及三氯化二砷、正乙烷、磷酸三邻甲苯酯、蛇毒等。

(5)精神失常:见于甲乙铅、二硫化碳、CO、有机溶剂、酒精、阿托品、抗组胺药物等中毒。

4. **呼吸系统症状**

(1)呼吸气味:酒精中毒有酒味;氰化物中毒有苦杏仁味;有机磷中毒、砷中毒、硒中毒有蒜味。

（2）呼吸频率：呼吸中枢兴奋剂、甲醇及水杨酸类中毒可引起呼吸加快；镇静安眠药、吗啡中毒可使呼吸减慢。

（3）肺水肿：刺激性气体、磷化锌、有机磷农药中毒可引起肺水肿。

5. 循环系统症状 可有心律失常、心搏骤停、休克等表现。

6. 消化系统症状 可有呕吐、腹泻、腹痛、肝损害的表现。

7. 泌尿系统症状 有些毒物或药物损伤肾小管，引起急性肾衰竭，如汞、四氯化碳、磺胺、多黏菌素、蛇毒、毒蕈等中毒。

8. 血液系统症状

（1）溶血性贫血：可见于砷化氢、伯氨喹啉、苯胺、毒蕈等中毒，严重者可发生溶血性黄疸、血红蛋白尿和急性肾衰竭。

（2）白细胞减少和再生障碍性贫血：见于氯霉素、抗癌药、苯中毒等。

（3）出血：可因毒物（如阿司匹林、氯霉素、抗癌药等）引起血小板量或质的异常，或毒物（如肝素、敌鼠、蛇毒等）引起凝血障碍导致出血。

（二）儿童急性中毒的快速识别

儿童急性中毒多以意识障碍甚至昏迷为首发症状，临床表现无特异性，识别有时极为困难。遇到下列情况应高度警惕中毒的发生：

1. 在相同地域内的同一时段突然出现类似临床表现的多例患者。

2. 发病突然，出现难以解释的急性器官功能障碍。

3. 不明原因突然出现恶心、呕吐，惊厥发作、呼吸困难，甚至呼吸、心搏骤停等。

4. 难以解释的精神、意识改变，尤其是突然出现昏迷。

5. 不明原因的多部位出血。

6. 原因不明的皮肤黏膜、呼出气体及其他排泄物出现特殊改变（颜色、气味）。

7. 不明原因的代谢性酸中毒。

8. 原因不明的贫血、白细胞减少与血小板减少。

已经怀疑中毒患儿，应从几个方面进一步进行诊断：

1. 详细询问发病经过，饮食、生活情况、活动范围、家长职业、环境中有无毒物，特别是杀虫剂、毒鼠药等。

2. 现场检查患儿周围是否有剩余毒物，尽可能保留患儿饮食、用具，以备鉴定。

3. 体检时注意有诊断意义的中毒特征（表 13-4-1）。

4. 仔细查找呕吐物里有无毒物残留。

5. 毒物检测分析是急性中毒的客观诊断方法，有助于评估病情和判断预后。常规留取残余物或可能含毒的标本，如呕吐物、胃内容物、剩余食物及洗胃液、血、尿、粪等送检。

（三）中毒严重程度的评估

对于确认或疑诊急性中毒的患儿，入急诊室后需立即评估患儿的意识、呼吸及循环状态。中毒患儿一旦出现以下情况，需引起高度重视并按急救状态进行处理：

（1）心搏骤停；

（2）深昏迷；

（3）低血压；

（4）呼吸衰竭；

表 13-4-1　有诊断意义的中毒特征

临床表现	常见中毒种类
蒜臭	无机磷、有机磷、砷、硒、碲、砣
硫臭	含硫化物
杏仁味	含氰化物
异味	煤油、酒精、碳酸、煤酚(来苏儿)、烟草、有机氯、氨水、乙醚等
干渴、皮肤无汗	阿托品、磷化锌等
流口水,大汗	有机磷、毒蕈、砷、汞、野芹、氯丹、水杨酸、吡唑类
口唇面颊樱桃红色	一氧化碳、氰化物
面及皮肤潮红	阿托品类、醇类、烟草酸、甲状腺素及血管扩张药
皮肤紫蓝色而无呼吸困难	亚硝酸类、吡唑酮类、苯胺类、磺胺类、非那西丁、含硫化物 一氧化碳、氰化物、砷、汞
呼吸困难但无明显发绀	阿托品类、氯丙嗪、异丙嗪、毒蕈、酒精、樟脑、大麻
幻视、幻听、乱语、癫狂	
见光部位水肿	植物日光性皮炎
瞳孔缩小	麻醉剂、有机磷、毒蕈、新斯的明(先大后小),巴比妥类(有时扩大)
瞳孔扩大	阿托品类、安非他命、可卡因、格鲁米特、甲醇、铅、山莨菪碱、氨茶碱、硫酸镁等
脱发	砷、砣、麦角、环磷酰胺
失明	奎宁、甲醇、棉马、大麻
色视	山道年、洋地黄、大麻、棉马
心动过缓、心律失常	洋地黄、夹竹桃、蟾蜍、锑、奎宁、钡
肺水肿	有机磷、毒蕈、安妥、毒气吸入、氨气
肌肉震颤、抽动	有机磷、滴滴涕、氯丹、钡、汞、烟碱、巴比妥类
肌肉麻痹	肉毒杆菌、河豚、蛇毒、野芹、钩吻、乌头
尿蓝绿色	亚甲蓝、酚、麝香草酚、水杨酸苯酯等

（5）癫痫持续状态；

（6）心律失常；

（7）少尿或肾衰竭；

（8）高热或体温不升。

中毒严重度评分(poisoning severity score,PSS)是目前公认的对急性中毒进行病情分级并动态评估的客观标准(表 13-4-2)。

在目前已知的所有急性中毒种类中,除非已有明确的针对该种中毒的严重程度分级标准,其余急性中毒均推荐参考 PSS。

表 13-4-2 中毒严重度评分

0分	无症状	没有中毒的症状体征
1分	轻度	一过性、自限性症状或体征
2分	中度	明显、持续性症状或体征;出现器官功能障碍
3分	重度	严重的威胁生命的症状或体征;出现器官功能严重障碍
4分	死亡	死亡

（四）辅助检查

毒物检测分析是急性中毒的客观诊断方法,也可以帮助评估病情和判断预后。当诊断急性中毒或疑为急性中毒时,应常规留取残余物或可能含毒的标本,如剩余食物、呕吐物、胃内容物及洗胃液、血、尿、粪等。在合适的条件下保存,在需要时送往具备条件的实验室进行检测。

1. 常用毒物实验室检测取样标本 人体体液,如胃内容物、血液、尿液等;人体组织,如头发、皮肤等;患儿所接触的可疑中毒物质,如水源、食物、药物等。

2. 便携式毒物检测

（1）检气管。

（2）便携式气体测定仪。

（3）毒物测定箱。

（4）快速综合毒性检测仪。

（5）便携式酒精测试仪。

（6）便携式醇类速测箱。

（7）常见食物中毒快速检测箱:可检测有机磷农药、亚硝酸盐、毒鼠强等,以及部分有毒动物、植物毒物等。

3. 实验室毒物检测方法

（1）色谱。

（2）质谱。

（3）光谱。

（4）其他:快速广谱药物筛选系统（REMEDiHS 分析法）、化学法、胶体金法等。

三、治疗

（一）促进未吸收/已吸收毒物排除

1. 清除未被吸收的毒物

（1）接触中毒的处理脱去已污染的衣服,清水冲洗受污染的皮肤。眼部的毒物清洗要优先、彻底温水反复冲洗;皮肤化学性烧伤的毒物可考虑使用中和剂中和处理,强酸、强碱等腐蚀性毒物忌用,因化学反应可加重损伤。皮肤黏膜发生糜烂、溃疡者,清洗后应予以保护与预防继发感染。

（2）消化道误服可采用催吐、洗胃、导泻和全肠灌洗,以清除胃肠道内毒物。催吐适合吞服毒物时间 1 小时以内且吞服量较大的神志清楚能合作的中毒患儿。催吐方法为饮温水

300~500ml,压舌板刺激咽后壁诱发呕吐;也可以用药物催吐,如吐根糖浆。以下几种情况禁用催吐法:6个月以下婴儿、持续惊厥、昏迷、有出血倾向、严重心脏病、食管静脉曲张、主动脉瘤和摄入强腐蚀性毒物、汽油、煤油等。洗胃的原则为越早越好,适合于消化道中毒后4小时内;颗粒状、油状毒物及无特效解毒剂的毒物可延长至4~6小时,甚至6小时以上;有机磷、百草枯等农药中毒洗胃要积极。洗胃前需抽净胃内高浓度毒物及内容物,洗胃液一般使用清水或1/2张盐水。儿童洗胃时应注意以下几个方面:①左侧卧头稍低位,防止反流误吸;②置入较粗的胃管(12F以上);③手工洗胃,不推荐洗胃机洗胃;④每次洗胃的液体量不超过该年龄胃容量的1/2(或每次20~100ml),快进快出,尽量出入量相等,直至洗出液清洁(无色无味)为止。以下情况禁忌洗胃:腐蚀性毒物中毒或患有上消化道出血、胃穿孔、食管静脉曲张患者,洗胃可致穿孔或发生大出血。洗胃过程需密切监护患儿生命体征,做好呼吸道保护。

(3)导泻常用硫酸镁或硫酸钠,硫酸镁250mg/kg配成200g/L溶液口服,可1~2小时使用1次,直到排便为止;硫酸钠较硫酸镁安全,可用5~50g,加水50~250ml口服。山道年、酚类、磷和有机磷、碘等脂溶性毒物中毒禁用油剂泻药。导泻禁忌证为肾衰竭、严重腹泻、肠梗阻和腹部创伤者。

(4)药用炭(AC)是强力吸附剂,能吸附许多生物碱、药品、毒素类,并能阻止毒性物质在胃肠道吸收,如对乙酰氨基酚、阿司匹林、吲哚美辛、保泰松、吗啡、巴比妥类、卡马西平、苯二氮䓬类、苯妥英钠、安非他命、阿托品类、樟脑、氯苯那敏、可卡因、秋水仙碱、洋地黄类、吐根、氯化汞、亚甲蓝、毒蕈碱、有机磷、青霉素、酚、氯丙嗪、麻黄碱、奎宁、四环素、茶碱、三环类抗忧郁药、药用炭吸附毒物的比例通常是10:1。

(5)全肠灌洗适合服入毒物量大且摄入时间超过4小时的患儿。全肠灌洗适应证是不被活性炭吸附的毒物(锂、铁),肠内滞留时间长的药物缓释片(如钙通道阻滞剂)和吞服大量毒品的携带者。存于小肠内的毒物需使用Y形管,以大量液体(1.5~3.0L)行高位连续灌洗,直至洗出液变清为止。洗肠液可用10g/L温盐水、肥皂水、清水或聚乙二醇溶液。全肠灌洗的禁忌证为肠梗阻、肠麻痹、消化道出血及吞服腐蚀性毒物者。

2. **促进已吸收的毒物排泄**　补液与利尿:静脉滴注50~100g/L葡萄糖溶液可稀释体内毒物浓度,增加尿量;口服利尿药,如氢氯噻嗪、呋塞米、乙酰唑胺或肌内注射呋塞米,静脉滴注甘露醇等可促进毒物从尿液中排泄,减少重吸收。碱化、酸化尿液根据2004年美国临床中毒学会(AACT)和欧洲中毒中心和临床中毒学家协会(EAPCCT)发布的碱化尿液指南,尿液pH值的改变在以下中毒治疗中起一定作用。

(1)碱化尿液:弱酸性化合物,如水杨酸、苯巴比妥等中毒时,用碳酸氢钠静脉滴注,尿pH值达8.0能加速毒物排出。

(2)酸化尿液:弱碱性毒物,如苯丙胺、士的宁、苯环己哌啶等中毒时,尿液pH值<5.0能加速毒物排出,同时可应用维生素C静脉输注。

血液净化治疗急性中毒的适应证:①毒(药)物或其代谢产物能被血液净化清除;②中毒剂量大,毒(药)物毒性强;③摄入未知成分和数量的药物或毒物,病情迅速进展,危及生命;④中毒后合并严重内环境紊乱、急性肾功能障碍或多个器官功能不全或衰竭;⑤毒物进入体内有延迟效应,较长时间滞留体内引起损伤。

急性中毒的血液净化模式有血液透析(HD)、血液滤过(HF)、连续性肾脏替代治疗

（CRRT）、血液灌流（HP）、血浆置换（PE）及腹膜透析（PD）等。在我国,血液灌流（HP）是目前抢救重度中毒时首选的血液净化模式,主要用于蛋白结合率高、高脂溶性和大中相对分子质量的毒物。HP 联合 HD 或 CRRT 可增加对毒物的清除,适用于混合性药物中毒,尤其是中毒伴急性肾损伤、严重水电解质和酸碱失衡或原有肝肾基础疾病和功能不全者。PE 也是常用的模式,不仅可以对体内的小、中、大分子蛋白及免疫复合物等大分子物质进行清除,也适用于清除与血浆蛋白结合率高,不易被 HD 或 HP 清除的毒物,HP 联合 PE 对于某些蛋白结合率高的毒物清除可达到更好的效果。CRRT 主要适用于循环不稳定、无法耐受其他间歇性血液净化技术或需要大量超滤水分的中毒患者,但单纯 CRRT 对毒物的清除率并不高,常与 HP 或 PE 等其他血液净化方式联合使用,其联合应用已成为现阶段重度急性中毒患者抢救的重要方式之一。

（二）特效解毒剂

及时应用特效解毒剂对于有特效解毒药物的急性中毒,一旦诊断明确,尽快应用,常用特效解毒剂见表 13-4-3。

表 13-4-3 常用毒物特效解毒剂

毒物	特效解毒药
阿片类、麻醉剂、镇痛剂	纳洛酮
苯二氮䓬类药物	氟马西尼
莨菪类药物	毒扁豆碱、催醒宁
有机磷化合物	阿托品、苯那辛、东莨菪碱
抗凝血类杀鼠剂	维生素 K_1
有机磷化合物	氯解磷定、碘解磷定、双复定
砷、汞、锑	二巯丁二钠、二巯基丙磺酸钠
铅、铜、镉、钴等	依地酸钙钠、喷替酸钙钠
铊	普鲁士蓝（亚铁氰化铁）
铁剂	去铁胺
亚硝酸钠、苯胺等	亚甲蓝
肼类（异烟肼）	维生素 B_6
氰化物	亚硝酸钠、亚硝酸异戊酯、硫代硫酸钠
甲醇	乙醇
对乙酰氨基酚	乙酰半胱氨酸
有机磷农药	乙酰胺
一氧化碳	高压氧
地高辛类药物	特异性地高辛抗体片段
肉毒、蛇毒、蜘蛛毒	各种抗毒血清

（三）对症处理

1. **心搏骤停** 心搏停止患儿按照儿童高级生命支持（PALS）指南立即进行现场心肺

复苏。与常规心肺复苏不同的是,超长时间心肺复苏与尽早使用解毒剂及延续生命支持(PLS)是急性中毒复苏成功的关键。

2. 呼吸循环衰竭　呼吸道梗阻患者立即清理呼吸道,开放呼吸道,必要时建立人工气道通气。

3. 惊厥持续状态　惊厥持续状态的中毒患儿使用苯二氮䓬类药物(咪达唑仑、地西泮类)静脉滴注。对于顽固性惊厥持续状态,建议在机械通气等保护下使用全身麻醉性镇静药(如丙泊酚),甚至肌松剂。

病例链接：急性中毒

【一般情况】患儿,女,12岁7月。

【主诉】服用"敌草快"9小时。

【现病史】患儿9小时前无明显诱因下在家中服用"敌草快"约20ml,6小时前告知家属,并出现恶心、呕吐,非喷射性,为胃内容物,未见咖啡色或鲜血色样物质,无腹痛、腹泻,无头晕、头痛,无胸闷、胸痛,无气急喘息,无呼吸困难等不适,遂立即送至当地县医院,测生命体征平稳,诊断为"敌草快中毒",予以洗胃、补液等对症治疗,建议转上级医院治疗。转至当地市医院后,给予维生素C、补液等治疗,患儿无好转,建议行血液净化等治疗,遂转至笔者医院。急诊查血常规、CRP、血气及肝肾功能未示显著异常,诊断"急性敌草快中毒",为进一步治疗,收入PICU治疗。

起病以来,患儿神志清,精神偏软,胃纳欠佳,睡眠欠佳,大小便尚可,体重无明显改变。

【既往史】患儿3个月前有多次割腕自残史,于当地市中心医院及精神病院就诊,诊断为"中度抑郁",给予药物口服(具体用药及治疗不详),自诉服药规律,半个月前自行停药。

【出生史】G_2P_2,足月剖宫产,出生体重3.0kg。无窒息抢救史。

【预防接种史】按计划接种。

【家族史】否认亲属类似疾病及遗传病病史。

【入院查体】T 37.7℃,P 106次/min,R 20次/min,BP 113/71mmHg,GCS 15分,危重患儿评分96分,营养风险评分3分,意识清,精神偏软,颈软,两侧瞳孔等大等圆,对光反射灵敏,口腔无破溃,咽部无明显红肿,双侧扁桃体无肿大。两肺呼吸音粗,未闻及干、湿啰音。心律齐,心前区未闻及病理性杂音。腹软,肝脾肋下未及,剑突下轻压痛,无反跳痛。双上肢前臂可见大量划痕伴色素缺失,四肢肌力5级,肌张力适中。CRT 2秒。

【辅助检查】急诊血常规:白细胞计数13.96×10^9/L,中性粒细胞百分比94.2%,淋巴细胞百分比4.3%,红细胞计数4.61×10^{12}/L,血红蛋白101g/L,红细胞比积31.2%,血小板计数381×10^9/L。超敏C反应蛋白<0.2mg/L。血气分析:pH 7.351,PaO_2 102mmHg,$PaCO_2$ 47.6mmHg。生化:K^+ 3.8mmol/L,Na^+ 139mmol/L,Cl^- 107mmol/L,Ca^{2+} 1.34mmol/L,Lac 1.6mmol/L,ABE −1.7mmol/L,GPT 25U/L,肌酐31umol/1,尿素2.17mmol/1,肌酸激酶-MB活性6U/L。

【入院诊断】1.急性药物中毒(敌草快);2.童年情绪障碍。

【检查计划】完善三大常规(血、尿、便常规)、血气+电解质+乳酸+胆红素、生化、凝血功能、心电图、胸片、肝胆脾胰肾B超、头颅及胸部CT、胃镜、敌草快浓度等相关检查。

【治疗计划】

敌草快中毒目前尚无特效解毒剂,其救治应遵循急性中毒治疗一般原则;

1. 尽快清除未吸收毒物,促进已吸收毒物排泄:对于经口途径急性敌草快中毒,及时(中毒 1 小时内)洗胃有助于改善预后。

2. 血液净化包括 CRRT 和血液透析治疗,可用于清除毒物、肾脏功能替代、稳定内环境。

3. 抗氧化剂如维生素 C 等能减轻敌草快的毒性效应。

4. 吸氧、补液、导泻、利尿、抑酸等对症支持治疗。

【治疗经过】入院后完善相关检查:入院后予完善相关检查:血气:pH 7.440,PCO_2 32.9mmHg,PO_2 152.0mmHg,Hb 105g/L,Lac 1.2mmol/L,ABE −1.2mmol/L;血常规:白细胞计数 13.64×10^9/L,中性粒细胞百分比 91.2%,血红蛋白 102g/L,血小板计数 393×10^9/L;超敏 C 反应蛋白<0.20mg/L;血氨 29μmol/L;凝血功能:纤维蛋白原 2.31g/L,活化部分凝血活酶时间 22.1 秒,血浆 D-二聚体测定 3.58mg/L;心肌损伤标志物、尿常规、粪常规+OB、生化五类等均未见明显异常。

心电图:窦性心动过速;轻度 ST 段改变。胸部 X 线:两肺纹理增浓,模糊。胸部 CT 平扫加气道重建:左肺上叶胸膜下小结节,余胸部 CT 平扫未见明显异常。附见:胃管留置中,远端位于食管下段。肺功能:FEV_1/FVC%:88.5%,肺通气功能正常。头颅 CT:松果体区钙化灶考虑,余未见明显异常。无痛胃镜检查:食管多发溃疡(腐蚀性),浅表性胃炎。心脏超声:三尖瓣轻度反流。肝胆胰脾肾 B 超:未见明显异常。

敌草快药物浓度:入院当天尿 2 097.21ng/ml,血 1 359.28ng/ml。72 小时 CRRT 后尿 356.54ng/ml,血 0。第 1 次血液透析后尿 57.21ng/ml,血 0。第 2 次血液透析后尿 56.45ng/ml,血 0。第 3 次血液透析后尿 58.62ng/ml,血 0。第 5 次血液透析后两次(间隔 24 小时)尿<50ng/ml,血 0。

入科后予以告病危、心肺监护、鼻导管吸氧、奥美拉唑抑酸、乳果糖导泄、维生素 C、补液、碱化尿液及利尿等对症治疗,蒙脱石散口服吸附毒素,行无痛胃镜检查提示食管溃疡,留置胃管,流质鼻饲。入院后立即予以 CRRT 治疗(72 小时),住院第 4 天起陆续给予血液透析(每天一次,连续 5 天),之后复查尿中敌草快药物浓度 2 次测定均<50ng/ml,予以出院。

【出院诊断】1. 急性药物中毒(敌草快);2. 童年情绪障碍;3. 食管溃疡。

【出院建议】

1. 注意休息,避免感染,避免剧烈运动;继续牛奶鼻饲。

2. 出院带药,奥美拉唑肠溶胶囊。

3. 出院后 1 周,重症医学科及消化科门诊就诊,复查胃镜;出院后心理科定期随诊。

(余 楠)

参考文献

1. 封志纯,祝益民,肖昕. 实用儿童重症医学. 北京:人民卫生出版社,2012.

2. 中国医师协会急诊医师分会,中国毒理学会中毒与救治专业委员会. 急性中毒诊断与治疗中国专家共识,中华急诊医学杂志,2016,25(11):1361-1375.

3. 崔云史,婧奕. 儿童急性中毒的急诊处理. 中华实用儿科临床杂志,2018,33(18):1381-1384.

4. 曹雪笛,高恒妙. 儿童急性中毒流行病学单中心前瞻性研究. 中国小儿急救医学,2015,22

（11）：758-761.

5. 祝益民,吴琼.儿童急性中毒现状.中国小儿急救医学,2018,25（2）:81-83.

6. 中国医师协会儿科医师分会血液净化专业委员会.儿童血液灌流临床应用专家共识.中国小儿急救医学,2018,25（8）:561-566.

7. MOWRY JB,SPYKER DA,BROOKS DE,et al. 2014 Annual Report of the American Association of Poison Control Centers' National Poison Data System（NPDS）:32st Annual Report. Clin Toxicol,2015,53（10）:962-1147.

8. PEMSON HE,SJ BERG GK,HAINES JA,et al. Poisoning severityscore. Grading of acute poisoning. J Toxicol Clin Toxicol,1998,36（3）:205-213.

第五节　重症颅内感染

一、概述

重症颅内感染是儿科常见的危重症之一,可累及脑实质、脑膜及颅内血管等部位,具有进展迅速、病情严重、病死率高等特点,存活患儿往往遗留各类神经系统并发症。颅内感染的病原很多,包括病毒、细菌、非典型菌、真菌、寄生虫等。国外报道,急性颅内感染的发病率为（3.5~7.4）/10万,儿童显著高于成人达16/10万。英国一般人群发病率为1.5/10万,儿童为2.8/10万,而1岁以下发病率最高达8.7/10万,男女发病无明显差异。我国没有儿童颅内感染的发病率调查,但估计不会低于上述统计数字。目前,脑功能监测技术日益发展,包括颅内压监测、经颅多普勒超声、分子神经影像学检查、脑内微透析监测及脑组织氧监测等。治疗上,除常规的控制感染、降颅压、止惊药物、激素、丙种球蛋白外,呼吸支持、血液净化及脑保护措施等都是非常重要的手段。

二、病因

（一）病原学

最常见的病原为细菌和病毒。病毒是儿童神经系统感染的常见病原之一,较常见的病毒有肠道病毒、单纯疱疹病毒、虫媒病毒、腺病毒、巨细胞病毒等。细菌主要引起化脓性脑膜炎,国内引起小儿化脓性脑膜炎的病原多为脑膜炎双球菌、肺炎链球菌、流感嗜血杆菌等,但不同年龄段的致病菌有很大差别,新生儿期的病原多为大肠杆菌等革兰氏阴性杆菌、B族链球菌、单核细胞增多性李斯特菌、脑膜炎球菌等;2~3个月小婴儿常见的致病菌是革兰氏阴性菌（大肠杆菌和铜绿假单胞菌等）、金黄色葡萄球菌多见;出生2~3个月后的患儿的病原多为B型流感嗜血杆菌、肺炎链球菌和脑膜炎双球菌;5岁以上患儿的致病菌多为脑膜炎双球菌、肺炎链球菌、流感嗜血杆菌和金黄色葡萄球菌多见。近年来,学龄前期和学龄期是支原体感染高峰年龄段,儿童支原体脑炎病情重,进展快,发病率逐年增加,严重威胁儿童健康。各种真菌亦可引起颅内感染,包括曲霉菌、镰刀菌、赛多孢子菌属、毛霉菌、隐球菌等。结核分枝杆菌也是引起颅内感染的病原之一,结核性脑膜炎约占儿童结核病的20%~45%,晚期病死率可达60%以上。脑寄生虫病相对少见,囊虫、绦虫、弓形虫等均可造成颅内感染。

（二）机体免疫与解剖缺陷

儿童免疫力低下,血脑屏障功能差,有时合并先天性畸形（如脑脊膜膨出、皮肤窦道等）,

或外伤、手术等,均是引起颅内感染的易发因素。

三、发病机制

不论何种病原引起的颅内感染,均可导致脑功能的严重损害,损伤机制主要表现为以下两方面:

(一) 缺血缺氧性损伤

缺血缺氧可导致脑细胞许多的变化,包括细胞肿胀,刺激第二信使,细胞抗氧化能力下降及 ATP 耗竭等。

1. **脑对缺血缺氧的敏感性**　总体来说,脑细胞对缺血缺氧损害非常敏感,大脑对缺血耐受的时间仅为 4~6 分钟;大脑半球中枕叶的耐受性最差,其次是顶叶,颞叶相对耐受性较强。

2. **脑缺血性损伤的血流阈值**　脑血流必须保持在某临界水平,才能供应足够量的氧和葡萄糖。有研究显示,以脑电图表示皮质功能,当脑血流量低于 $0.2ml/(g\cdot min)$,脑电波幅下降;当脑血流量低于 $0.15ml/(g\cdot min)$,脑电波幅消失。也有研究显示,当脑血流量低于 $0.2ml/(g\cdot min)$ 时,出现脑细胞水肿;当脑血流量低于 $0.16ml/(g\cdot min)$ 时,脑电衰竭;当脑血流量低于 $0.1ml/(g\cdot min)$ 时,脑细胞离子泵功能衰竭。

3. **缺血性损伤**　由于血供减少,所传递的氧和其他营养物质不能满足维持脑细胞代谢需要,而脑组织代谢率很高,耗氧量很大,主要依靠葡萄糖有氧氧化供能,且脑内能量储备非常有限,对缺氧缺血耐受性差。若心搏停止 10 秒,脑内可利用氧将耗尽,5 分钟左右 ATP 耗尽,因此,一旦缺血时间较长,可引起不可逆性损伤。

(二) 缺血再灌注损伤

1. **氧自由基水平升高**　缺血缺氧后,机体通过激活细胞内 Ca^{2+} 依赖性蛋白水解酶等多种途径使得再灌注的氧获得电子而在脑部产生过多的氧自由基。

2. **细胞内钙超载**　主要由两种机制参与:钠钙交换异常,缺血缺氧造成机体有氧氧化水平降低,无氧酵解水平增加,使得体内 ATP 减少,导致细胞膜上的钠泵功能下降;再灌注增加钠钙交换,使细胞内钙浓度升高。

3. **微血管和细胞损伤再灌注**　缺血再灌注导致机体血管内皮细胞和白细胞激活及其相互作用,使中性粒细胞游动性下降,并使内皮素/一氧化氮、前列环素/血栓素 A_2 失调,造成微血管和细胞损伤。

4. **兴奋性氨基酸释放增加**　脑缺血缺氧后,由于去极化、细胞内钙离子超载,导致兴奋性氨基酸大量释放,通过持续兴奋突触后膜上的受体,开放钠通道,进而导致细胞水肿,损伤神经元。有研究显示,缺血缺氧后,脑组织谷氨酸的含量增加 9.7 倍,天冬氨酸的含量增加 11.3 倍,甘氨酸的含量增加 2.7 倍。

四、临床表现

严重颅内感染患儿主要临床表现为意识障碍、颅内压增高及抽搐等症状,严重时可造成脑疝、脑死亡及多器官衰竭等并发症,危及生命,存活者可遗留神经系统后遗症。

(一) 意识障碍

意识障碍是指高级中枢神经功能活动(意识、感觉、运动)受损所引起,机体对自身和外界环境刺激的反应能力减弱或消失。临床上常用"AVPU"来表示意识障碍程度:A 代表清醒;V 代表对声音刺激有反应,相当于嗜睡;P 代表对疼痛刺激有反应,相当于浅昏迷;U 代表没有反应,相当于深昏迷。儿童重症专业根据意识障碍定义和临床意义的不同,也可分为昏迷、植物状态、脑死亡等几种状态。

1. **昏迷**　判断昏迷的量表常用的有格拉斯哥昏迷评分量表(Glasgow Coma Scale,GCS)和格拉斯哥-匹斯堡昏迷评分量表(Glasgow-Pittsburgh Coma Scale,GCS-P)。其中,GCS 应用最为广泛,包括 3 项内容,共 15 分。GCS 评分 13~15 分,提示轻度脑损伤;9~12 分,提示中度脑损伤;3~8 分,提示重度脑损伤。GCS 评分由低转高,提示意识水平好转;反之,提示意识水平下降(表 13-5-1)。

表 13-5-1　改良格拉斯哥昏迷评分

功能测定	<1 岁	≥1 岁	分值
睁眼(A)	自发	自发	4
	声音刺激时	语言刺激时	3
	疼痛刺激时	疼痛刺激时	2
	刺激后无反应	刺激后无反应	1
最佳运动反应(B)	自发	服从命令动作	6
	因局部疼痛而动	因局部疼痛而动	5
	因疼痛而屈曲回缩	因疼痛而屈曲回缩	4
	因疼痛而呈屈曲反应	因疼痛而呈屈曲反应	3
	因疼痛而呈伸展反应	因疼痛而呈伸展反应	2
	无运动反应	无运动反应	1

最佳语言反应(C)	0~23 个月	2~5 岁	>5 岁	分值
	微笑、发声呻吟	适当的单词,短语	能定向说话	5
	哭闹,可安慰	语言不当	不能定向	4
	持续哭闹,尖叫	持续哭闹,尖叫	语言不当	3
	呻吟,不安	呻吟	语言难以理解	2
	无反应	无反应	无说话反应	1

2. **植物状态**　主要表现为对自身的认知功能完全丧失,能睁眼,有睡眠-醒觉周期,丘脑下部和脑干功能基本保存。植物状态可以分为持续性、永久性和短暂性等临床相。一般认为,1 个月内为短暂性植物状态,超过 1 个月为持续性植物状态,超过 3 个月为永久性植物状态。病理学上可分为弥漫性皮质层样坏死和弥漫性轴索损伤。

3. **脑死亡**　全部脑功能不可逆丧失,包括脑干功能。临床上表现为深昏迷、脑干反射消失、无自主呼吸;脑电图呈电静息;经颅多普勒超声提示颅内前后循环血流呈振荡波、尖小收缩波或血流信号消失;短潜伏期体感诱发电位消失。脑死亡诊断标准见表 13-5-2。脑死亡和植物状态区别见表 13-5-3。

(二)颅内压增高

颅内压是指颅腔内容物对颅腔壁所产生的压力。脑水肿是引起颅内高压的常见因素。

表 13-5-2 脑死亡诊断标准（2019）

项目	内容		
年龄范围	29 天至 18 岁		
先决条件	昏迷原因明确,排除可逆性昏迷		
临床判定（全部符合）	深昏迷	脑干反射消失	无自主呼吸
确认试验	脑电图	经颅多普勒超声	短潜伏期体感诱发电位
判定时间	3 项临床判定和 2 项确认试验结果均符合脑死亡判定标准可首次判定为脑死亡;如果脑干反射缺项,需增加确认实验项目（共 3 项）。1 岁以内婴儿 24 小时后,1 岁以上儿童 12 小时后再次判断,若符合脑死亡标准,才能最终确定脑死亡		

表 13-5-3 脑死亡和植物状态区别

项目	脑死亡	植物状态
定义	全脑功能丧失	认知功能丧失
解剖所见	全脑坏死	大脑皮质坏死
自主呼吸	无	有
意识水平	深昏迷	觉醒状态,无意识
脑干反射	无	有
恢复可能性	无	偶尔有
存活时间	短	长

颅内高压综合征是指脑实质液体增加引起的脑容积和重量的增加,或其他任何原因引起的颅腔内容物的增加,而导致颅内压的增高,并引起一系列临床表现。颅内压正常值:新生儿,10~20mmHg;婴儿,30~80mmHg;幼儿,40~150mmHg;年长儿,60~180mmHg。

颅内高压患儿可出现剧烈头痛、喷射性呕吐、视乳头水肿,以及意识障碍及抽搐等;小婴儿还可出现前囟隆起、颅缝裂开、头围增大、头部浅表静脉怒张等。颅内压增高的最终可导致脑疝,若出现意识障碍、瞳孔散大及血压升高伴缓脉,称为 Cushing 三联征,为脑疝前兆。脑疝分为小脑幕切迹、枕骨大孔疝及大脑镰疝,危及生命的主要是前两种脑疝,应积极处理。

（三）癫痫持续状态

重症颅内感染可导致频发抽搐或癫痫持续状态。癫痫持续状态是指癫痫发作持续 30 分钟以上,或连续多次发作、发作期间意识或神经功能未恢复至正常,持续 30 分钟以上。分为惊厥性癫痫持续状态、部分性癫痫发作持续状态、非惊厥性癫痫持续状态等,为儿童常见的危急重症,病死率约为 10%。目前,癫痫持续状态分为癫痫持续状态临界期、癫痫持续状态、难治性癫痫持续状态、超级难治性癫痫持续状态,一旦进入超级难治性癫痫持续状态,死亡率可达 40%,临床治疗非常棘手。

五、辅助检查及脑功能监护

重症颅内感染的检查及脑功能监护方法很多,包括感染指标、脑脊液检查、脑电图及影像学等检查,目前也有较多新技术研发,这里主要介绍与重症颅内感染相关的几种检查或脑功能监护技术。

（一）脑电图

除常规脑电图（EEG）外，还包括动态脑电图、视频脑电图等。EEG 的应用价值日益受到重视，脑电监测已成为脑功能损伤必不可少的客观的诊断和评价依据，能在衡量病情严重程度、指导用药、反映治疗效果和预测预后等方面发挥重要作用。

（二）诱发电位监测

诱发电位监测是指神经系统在感受体内外各种特异性刺激时所产生的生物电活动，最常用的是脑干听觉诱发电位、视觉诱发电位、体感诱发电位和运动诱发电位。

（三）经颅多普勒超声

经颅多普勒超声（TCD） 以其无创、价廉、简单易行、可反复操作、直接探索可靠血流动态参数等优点，已广泛应用于神经危重症的监测，可监测颅内压，判断脑死亡。

（四）颅内压监测

分为有创颅内压监测和无创颅内压监测。

1. 有创颅内压监测　根据传感器放置位置的不同，分为脑室内、硬膜下、硬膜外和脑实质内测压。不同监测的方法各有利弊，应根据患儿具体临床情条件况选用，原则是应具备测压准确、操作简便、价格低廉、并发症少等特点。但应注意，有创颅内压监测将增加颅内感染的风险，有严重出血倾向的患儿不应行有创颅内压监测。颅内压监测分级见表 13-5-4。

表 13-5-4　颅内压分级

分级	颅内压
轻度增高	一般以增高 20mmHg 作为降颅压的临界值
中度增高	20~40mmHg
重度增高	>40mmHg

2. 无创颅内压监测　近 30 年来，无创颅内压监测有了很大发展，方法比较成熟的有经颅多普勒、闪光视觉诱发电位，婴儿及新生儿中还可采用前囟测压法，其他还有鼓膜移位法、视网膜测压法、近红外线光谱和生物电阻抗法。但目前在无创监测颅内压技术上还有待进一步研究改进。

（五）分子神经影像学检查

随着医学及影像学技术的发展，除经典影像学（CT、MRI）检查外，分子影像学在临床上已有极大的应用和开发前景。与经典影像学不同，分子影像学可显示疾病过程中的分子异常。分子影像学是多学科综合发展的结果，目的是进行分子水平或基因水平的诊断，为治疗提供科学依据。分子影像学技术包括功能磁共振成像（fMRI）、磁共振波谱成像（MRS）、正电子发射计算机断层显像（PET）、光成像技术、脑磁图等。

（六）脑内微透析监测

脑内微透析监测是一种测定活体脑细胞间液中内源性物质变化的新技术。利用脑内微透析监测技术可监测在各种损伤后脑组织中一系列小分子化学物质的变化，包括氨基酸、能量代谢产物、自由基反应等，但在儿童重症中应用较少。

（七）脑组织氧监测

监测脑组织氧目前主要通过近红光技术，近红外线光谱仪（NIRS）通过监测头颅闭合状态下的氧合血红蛋白与还原血红蛋白的混合透射强度，得出局部脑氧饱和度，可用于快速诊断脑缺氧缺血状态。NIRS 具有使用简单快速、实时持续、无创、可床边无损伤实施等特点，在深低温、循环停止时使用也不受限，监测时无须动脉搏动信号，敏感性高。

六、治疗进展

（一）一般治疗

吸氧，保持呼吸道通畅，保证足够营养，密切观察意识、瞳孔、生命体征等情况，维持内环境稳定。

（二）控制感染

细菌感染时，要根据不同年龄、季节分析何种细菌可能性大，合理用药，多选用三代头孢或碳青霉烯药物、万古霉素等。病毒感染时，大多无特效抗病毒药物，HSV 或 EBV 感染可应用阿昔洛韦；CMV 感染可应用更昔洛韦；流感病毒引起的可应用奥司他韦。支原体脑炎，可应用大环内酯类药物。真菌性脑炎，需抗真菌治疗，药物有氟康唑、伏立康唑、卡泊芬净等。

（三）降颅压

常用脱水剂有甘露醇、甘油果糖、呋塞米、高渗盐水、白蛋白等。应限制液体入量，使患儿保持轻度脱水状态，但血压应维持在正常范围内。颅压增高，应积极降颅压，维持正常的脑灌注压，避免脑疝发生。一旦脑疝发生，除降颅压外，可行外科手术去骨瓣减压。

（四）肾上腺皮质激素

肾上腺皮质激素有稳定细胞膜及溶酶体膜、改善血脑屏障功能、降低毛细血管通透性、减低脑组织水肿、抑制免疫反应及抗炎、抗病毒作用，必要时需大剂量冲击治疗。但应用时要注意以下事项：

1. 抑制免疫功能、感染扩散。

2. 消化道出血。

3. 长时间或大剂量应用，应逐渐减量停药。

目前，肾上腺皮质激素已经不常规作为降颅高压药物，少见情况，如颅内脓肿引起的血管源性脑水肿，可以酌情使用。

（五）丙种球蛋白

静脉丙种球蛋白可增加机体免疫力，抑制各种免疫反应（包括病毒感染后的免疫损伤），还有清除病毒作用。常规用法 1g/（kg·d）静脉滴注，连用 2 天。

（六）呼吸支持

若患儿出现以下情况，可给予气管插管机械通气治疗：

1. 出现中枢性呼吸衰竭出现二氧化碳潴留。

2. 气道保护性神经反射障碍，或昏迷评分 8 分以下，预防误吸，保持气道通常。

3. 极少数情况下，可过度通气，降低颅内压。

（七）脑保护措施

可给予葡萄糖、能量合剂、维生素等，用以保护脑细胞功能，促进脑功能恢复，减少后遗症。头部亚低温治疗是非常重要的脑保护措施之一，能降低脑组织氧耗，减轻脑水肿，减轻脑组织局部炎症反应,具有较好的神经保护及抗惊厥作用,已广泛应用于各种危急重症,但全身脏器功能衰竭患儿应慎用。应用时,应注意监测可能出现的并发症,如多尿、电解质紊乱(低磷血症、低钾血症、低镁血症)、心律失常、低血压、全身感染(尤其肺部感染)、酸中毒、白细胞和血小板减少等。

(八) 控制抽搐

重症颅内感染可引起频繁抽搐,甚至癫痫持续状态。一旦进入癫痫持续状态,应尽早开始止惊治疗,止惊治疗要求足够强,控制惊厥发作的治疗时间足够长,避免脑组织的不可逆性损害。癫痫持续状态处理流程见图 13-5-1,止惊药物包括:

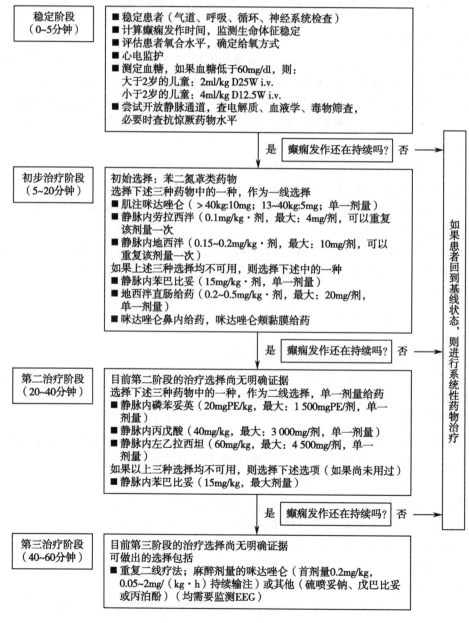

图 13-5-1　癫痫持续状态处理流程图

1. **一线药物** 苯二氮䓬类(地西泮或咪唑达伦等)作用于 GABA 受体,起效快,作用强,可重复应用,但应注意其副作用(呼吸抑制和意识障碍)。

2. **二线药物** 包括丙戊酸钠和苯巴比妥等。丙戊酸钠为广谱抗癫痫药物,作用机制包括调节钠、钙离子通道,及抑制 GABA 转运,在严重肝病或线粒体代谢障碍患儿中禁用,与碳青霉烯药物配伍禁忌。苯巴比妥也作用于 GABA 受体,使神经元兴奋性受到抑制,其不良反应包括呼吸抑制、低血压和意识改变等。

3. **三线药物** 三线药物治疗涉及全身麻醉治疗,因此需要在 ICU 中呼吸支持和血流动力学监护下进行,同时需床旁脑电图监测。用于持续静脉麻醉药物包括咪唑达伦、异丙酚等,必要时可用肌松剂。

(九) 血液净化

目前免疫相关的神经系统疾病日益受到重视,随着临床认证和自身抗体或者基因检测技术的快速发展,除传统的治疗方案(激素、静脉丙种球蛋白、免疫抑制剂等)外,血液净化技术也已用于重症颅内感染的治疗。血浆置换能够快速清除自身抗体,也不断地在重症或者急剧变化的病情中得到越来越广泛的应用。但目前血液净化治疗重症颅内感染还是缺少高质量的临床研究,今后该技术必将成为未来儿童重症免疫相关神经肌肉疾病研究的热点之一。

(十) 康复治疗

部分重症颅内感染患儿会遗留神经系统后遗症,包括意识障碍、继发性癫痫、认知功能丧失等,需做康复及高压氧治疗。在超过一个大气压的环境中呼吸纯氧称为高压氧治疗,该技术可提高机体血氧分压,增加组织氧含量,减轻脑水肿,降低颅高压,改善脑代谢,恢复脑功能。康复及高压氧治疗为严重脑损伤的治疗提供了科学有效的新辅助治疗手段,对改善严重脑损伤患儿的预后,提高本病治愈率,降低致残率具有重大的现实意义。

病例链接: 重症颅内感染

【一般情况】患儿,男,7 岁。

【主诉】发热 4 天,抽搐 3 次。

【现病史】患儿 4 天前无明显诱因下在家中出现发热,体温最高达 39.6℃,热峰每天 4~5 次,偶有咳嗽,2 天前出现精神差,嗜睡,伴呕吐 2 次胃内容物,呈喷射性,无咖啡样物,无腹痛、腹泻,无鼻塞、流涕,无尿频、尿急、尿痛等不适,至当地医院就诊,具体诊断不详,先后给予"世福素、阿奇霉素"口服治疗,未见明显好转。1 天前患儿睡眠中突发抽搐 1 次,表现为意识不清、双眼凝视、牙关紧闭、四肢强直,约 4~5 分钟到达当地医院测体温 37.5℃,抽搐持续约 3~4 分钟自行缓解,但意识水平未恢复正常,后再次出现 2 次抽搐,表现同前,约持续 7~8 分钟,当地医院住院后予安定静脉推注及力月西静脉滴注维持后抽搐缓解,并给予阿昔洛韦、美罗培南抗感染,甘露醇降颅压等治疗,但患儿仍持续高热,嗜睡。为进一步诊治,来笔者医院就诊,急诊拟"癫痫持续状态"收入 PICU。

病来患儿精神差,嗜睡,意识欠清,胃纳欠佳,睡眠可,大小便无殊,体重无明显增减。

【既往史】无殊。

【出生史】G_1P_1,足月,因"双顶径过大"顺产转剖宫产。无窒息抢救史。

【预防接种史】按计划接种。

【家族史】父母均体健。

【入院查体】T 40.8℃,P 124 次/min,R 28 次/min,BP 114/74mmHg,鼻导管吸氧下血氧饱和度正常,神志欠清,精神差,偶有睁眼及自主眼球活动,不能正常应答,咽稍红,未见疱疹,听诊双肺呼吸音清,对称,未闻及干、湿啰音,心音中,律齐,未闻及杂音,腹平软,无压痛及反跳痛,肝脾肋下未及,颈软,双侧巴氏征克氏征、布氏征阴性,脑神经检查无殊,四肢肌力检查不能配合,肌张力正常,腱反射存在,毛细血管充盈时间 2 秒。

【辅助检查】当地医院:血气分析:pH 7.27(参考值 7.35~7.45),氧分压 102mmHg,二氧化碳分压 47.6mmHg,乳酸 3.4mmol/L(参考值 0.5~2.2mmol/L),实际碱剩余 −5.4mmol/L(参考值 −3~+3mmol/L),钾 3.6mmol/L,钠 138mmol/L,氯 105mmol/L,离子钙 1.21mmol/L;血常规:白细胞计数 3.2×10⁹/L,中性粒细胞百分比 63%,血红蛋白 128g/L,血小板计数 147×10⁹/L,超敏 C 反应蛋白 9.9mg/L。急诊生化:丙氨酸氨基转移酶 70U/L(参考值 7~30U/L),总钙 2.1mmol/L;头颅 CT:未见明显异常;头颅 MRI:未见明显异常。

【入院诊断】1. 癫痫持续状态;2. 抽搐待查:颅内感染? 3. 急性上呼吸道感染。

【检查计划】进一步完善相关检查,如血常规、尿常规、便常规、床边脑电图、腰穿穿刺术、病原学化验及血培养等。必要时复查头颅影像学检查。

【治疗计划】

入院后予以告病危,心电监护,鼻导管吸氧,阿昔洛韦抗病毒,甘露醇降颅压,力月西静脉滴注维持抗惊厥发作,以及退热补液等对症支持治疗,根据检查结果及病情变化调整治疗方案。

【治疗经过】

入院后完善相关检查。血常规:白细胞计数 3.28×10⁹/L,淋巴细胞百分比 12.7%,中性粒细胞百分比 76.8%,红细胞计数 4.42×10¹²/L,血红蛋白 117g/L,血小板计数 141×10⁹/L,超敏 c 反应蛋白 6.02mg/L;前降钙素 0.251ng/ml,ALT 92U/L(参考值 7~30U/L);脑脊液检查:无色,白细胞数 4.0×10⁶/L;脑脊液生化:腺苷脱氨酶 0.7U/L,乳酸脱氢酶 27U/L,微量总蛋白 0.595g/L(参考值 0.2~0.4g/L)。入院时头颅 MRI 检查:两侧丘脑、右顶叶异常信号;鼻窦及两侧乳突炎。颅内血流图(TCD)检查结论:双侧大脑中动脉流速增快。入院后 3 天复查头颅 MRI:脑内多发斑片状异常信号,较前片明显增多;鼻窦及两侧乳突炎。入院后 5 天床边脑电图:持续性多灶起始发作性脑电改变,提示癫痫持续状态。入院后 7 天复查床边脑电图:多次发作性脑电改变伴患儿微小发作;发作间期见周期性尖慢波持续性出现。入院后 12 天头颅 CT 平扫:脑灰白质境界欠清,脑水肿;双侧大脑半球多发低密度灶。入院后 15 天查视觉诱发(神经电生理)床边脑电图提示:①多次发作性脑电改变伴患儿微小发作;②弥漫性、θ 活动;③全面性周期性/类周期性尖慢波(GPD+)持续性出现,有时左侧半球著。血氨、血沉、凝血谱、肾功能、细胞因子流式测定、免疫球蛋白+补体测定、脑脊液培养、血糖、血气电解质、呼吸道病毒抗原(呼吸道合胞病毒、腺病毒、甲乙流、副流感Ⅰ、Ⅱ、Ⅲ)、胸片、心脏超声、新冠抗体核酸等均无异常。

治疗上,入院当天,由于患儿癫痫持续状态难控制,正常氧合不能维持,予以气管插管后呼吸机辅助通气支持,同时予阿昔洛韦抗病毒,头孢曲松抗感染,甘露醇降颅压,复方甘草酸苷片护肝,甲强龙针冲击及小剂量维持治疗,免疫球蛋白抑制病毒感染引起的免疫反应,左乙拉西坦针、德巴金、咪达唑仑泵注及卡马西平片镇静抗抽搐治疗,并予以肠内肠外营养等对症支持治疗。入院后 2 周,由于顽固的抽搐,咪达唑仑减量困难而撤机失败,故行气管切开后呼吸机支持,后转康复医院进一步康复治疗。

【出院诊断】重症脑炎(病毒性)。

【出院建议】转康复医院进一步行高压氧、针灸等康复治疗。

(杨子浩)

参考文献

1. 国家卫生健康委员会脑损伤质控评价中心 . 中国儿童脑死亡判定标准与操作规范 . 中华儿科杂志,2019,057(005):331-335.
2. 胡家胜,刘智胜 . 儿童重症脑炎惊厥性癫痫持续状态处理,中国实用儿科杂志,2015,30(11):803-806.
3. 许巍 . 血浆置换治疗儿童神经系统疾病的专家共识解读,中华实用儿科临床杂志,2018,33(15):1147-1150.
4. 刘春峰 . 小儿重症病毒性脑炎,中国小儿急救医学,2015,22(4):225-228.
5. TRACY G,SHLOMO S,DAVID G,et al. Evidence-Based Guideline:Treatment of Convulsive Status Epilepticus in Children and Adults:Report of the Guideline Committee of the American Epilepsy Society. Epilepsy Currents,2016,16(1):48-61.

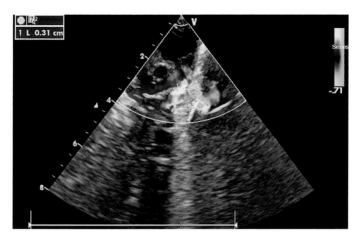

图 2-3-3　心脏超声检查提示动脉导管未闭（3.1mm），左向右分流，LA/AO 1.65

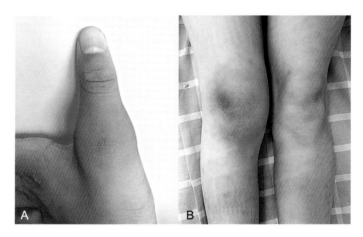

图 4-1-2　幼年特发性关节炎病例

A. 左手掌指关节肿胀；B. 右膝关节肿胀。

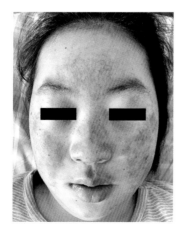

图 4-3-1　蝶形红斑

额、鼻梁、面颊部红斑，呈蝶形分布，伴有鳞状脱屑。

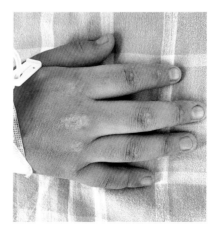

图 4-3-2　Gottrons 征

指关节伸侧红色斑及扁平隆起丘疹。

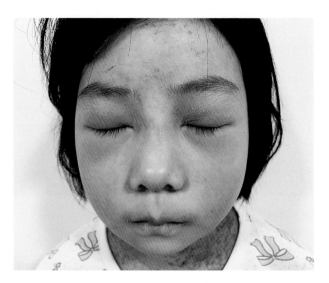

图 4-3-3　眶周皮疹

上、下眼睑水肿性红色斑疹。

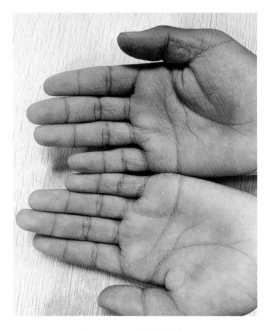

图 4-3-4　雷诺现象

双手指遇寒冷等刺激后发白-紫绀-潮红。

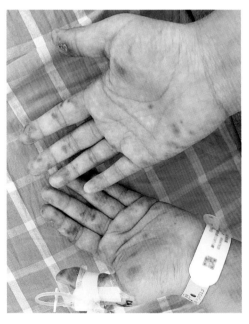

图 4-3-5　血管炎性皮损

双手掌及手指红斑、紫癜、溃疡。

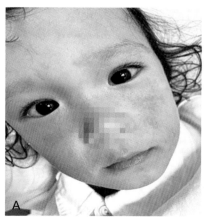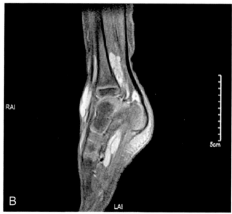

图 4-4-1　Blau 综合征病例

患儿,女,3 岁,发现手足包块 2 年余。体检:眼结膜充血(A)、全身红色粟粒样皮疹(A)和手足包块,ESR、IgG 升高;踝关节 MRI:双踝周伸屈肌腱、跟腱周围多发长条形长 T_2 信号影,腱鞘积液考虑(B);眼科检查提示双眼葡萄膜炎;全外显子基因检测:*NOD2* 基因突变(c.1001G>T,p.R334L),确诊为 Blau 综合征。目前强的松、MTX、阿达木单抗,以及眼睛局部治疗中。

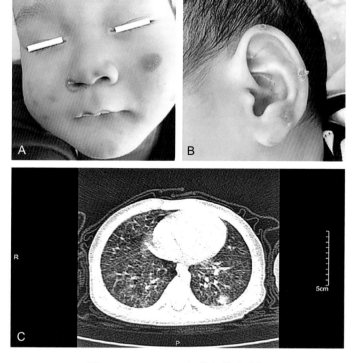

图 4-4-2　STING 相关血管病病例

患儿,男,1 岁,颜面部皮疹 3 月余。体检:双颊、鼻尖(A)和耳郭(B)暗红色冻疮样皮疹;CRP、ESR、IgG 升高;胸部 CT 提示间质性肺炎(C);全外显子基因检测:*TMEM173* 基因突变(c.463G>A,p.V155M)。确诊为 STING 相关血管病,目前 JAK 抑制剂托法替布治疗中。

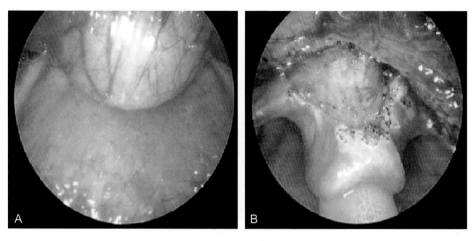

图 6-5-2　会厌部位黏液囊肿及术后表现
A.咽部会厌囊肿至会厌倒伏;B.经激光手术后囊肿减小,会厌形态恢复。

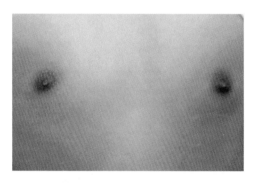

图 12-2-3　CAH 患儿乳晕颜色偏深

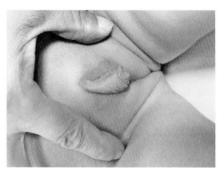

图 12-2-4　CAH 患儿外阴